BMJ

evidência
clínica
conciso

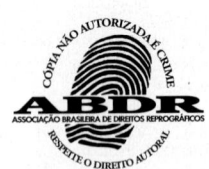

E93	Evidência clínica : conciso : edição de dezembro de 2007 / [organizado por] British Medical Journal ; tradução André Garcia Islabão. – Porto Alegre : Artmed, 2008. 686p. ; 21 cm.
	ISBN 978-85-363-1437-2
	1. Medicina clínica. I. British Medical Journal II. Título.
	CDU 616

Catalogação na publicação: Mônica Ballejo Canto – CRB 10/1023

BMJ

evidência clínica conciso

A fonte internacional
das melhores evidências
disponíveis para cuidados
de saúde efetivos

DEZEMBRO 2007

Tradução:
André Garcia Islabão

Consultoria, supervisão e revisão técnica desta edição:
Airton Tetelbom Stein
Mestre em Community Health for Developing Countries pela London School of Hygiene and Tropical Medicine.
Doutor em Clínica Médica pela Universidade Federal do Rio Grande do Sul (UFRGS).
Coordenador de Protocolos Assistenciais da Gerência de Ensino e Pesquisa do
Grupo Hospitalar Conceição, Porto Alegre.
Professor Titular de Medicina Preventiva da Universidade Federal de Ciências da Saúde de
Porto Alegre (UFCSPA).
Professor do Curso de Pós-Graduação de Saúde Coletiva da Universidade Luterana do Brasil (ULBRA).
Consultor de Medicina Baseada em Evidências da UNIMED, Porto Alegre.

Magda Costa
Mestre em Community Medicine pela London School of Hygiene and Tropical Medicine.
Médica de Família e Comunidade do Serviço de Saúde Comunitária do
Grupo Hospitalar Conceição, Porto Alegre.

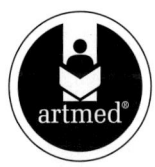

2008

Obra originalmente publicada sob o título
BMJ Clinical Evidence Handbook

This translation of BMJ Clinical Evidence Handbook is published by arrangement with BMJ Publishing Group Limited.

BMJ Clinical Evidence Handbook is owned by the BMJ Publishing Group Limited of BMA House, Tavistock Square, London WC1H 9HR, United Kingdom.

© BMJ Publishing Group Limited 2008 – All Rights Reserved. No part of this publication may be reproduced, stored in a retrieval system, or transmitted in any form or by any other means, including electronic, mechanical, photocopying, recording, or otherwise, without prior permission, in writing, from BMJ Publishing Group Limited.

Capa: *Mário Röhnelt*

Preparação do original: *Heloísa Stefan*

Supervisão editorial: *Letícia Bispo de Lima*

Editoração eletrônica: *Techbooks*

Reservados todos os direitos de publicação, em língua portuguesa, à
ARTMED® EDITORA S.A.
Av. Jerônimo de Ornelas, 670 – Santana
90040-340 – Porto Alegre – RS
Fone: (51) 3027-7000   Fax: (51) 3027-7070

É proibida a duplicação ou reprodução deste volume, no todo ou em parte, sob quaisquer formas ou por quaisquer meios (eletrônico, mecânico, gravação, fotocópia, distribuição na Web e outros), sem permissão expressa da Editora.

SÃO PAULO
Av. Angélica, 1.091 – Higienópolis
01227-100 – São Paulo – SP
Fone: (11) 3665-1100   Fax: (11) 3667-1333

SAC 0800 703-3444

IMPRESSO NO BRASIL
PRINTED IN BRAZIL

Equipe e Conselheiros

Publishing Director Rachel Armitage **Editorial Director** David Tovey **Editor** Charles Young **Deputy Editors** Karen Pettersen, Alison Martin **Clinical Editors** Shannon Amoils, Mike Bedford, Klara Brunnhuber, Maria Kouimtzi, Mark Stuart **Quality Assurance Editor** James Woodcock **Scientific Editors** Samantha Barton, Claire Castle, Sam Love, Damian Pattinson, Morwenna Stewart, Alan Thomas **Digital Production Manager** Kerrie Lapworth **Production Editor** Michelle Patten **Content Manager** Julia Stimson **Editorial Assistant** Jennie Wilkinson **Copy Editor/Technical Editor** Grant Stewart **Web Publishing Assistant** Michelle Scavone **Technical Editors** Anne Lawson, Adrienne Penfield **Indexer** Angela Cottingham **Technology Manager** Jonathan Peterson **Technology Team** Jeremy Gillies, Chris Highfield, Alex Hooper, Koroush Mojar, Lisa Van Gelder **Print Production** Catherine Harding-Wiltshire **Print Production Assistant** Lauren Buyskes **Information Specialist Manager** Andrea Lane **Deputy Information Specialist Manager** Olwen Beaven **Information Specialists** Mick Arber, Sarah Greenley, Sam Martin, Jane McHugh, Alex McNeil, Tiffany Moxham, Tamara Rader **Information Specialist Administrator** Varsha Mistry **Business Manager** Charlotte Pestridge **Business Development Manager** Marie Traisneau

CONSELHEIROS DAS SEÇÕES

Cuidados perioperatórios Andrew Smith, RU, e Valerie Palda, Canadá **Diabetes** Victor Montori, EUA **Doenças cardiovasculares** Nick Hicks, RU, e Ira Nash, EUA **Doenças da pele** Hywel Williams, RU, e Jane McGregor, RU **Doenças do ouvido, do nariz e da garganta** George Browning, RU **Doenças do sangue e da linfa** Mark Best, EUA **Doenças do sistema digestivo** David Cave, EUA, John McDonald, Canadá, e David Metz, EUA **Doenças do sono** Michael Hensley, Austrália **Doenças dos olhos** Andrew Dick, RU **Doenças dos rins** Fred Coe, EUA, e Michael Conlin, EUA **Doenças endócrinas** Shereen Ezzat, Canadá **Doenças infecciosas** Paul Garner, RU **Doenças musculoesqueléticas** Troels Mork Hansen, Dinamarca, e John Stothard, RU **Doenças neurológicas** Tony Marson, RU **Doenças respiratórias** Satyendra Sharma, Canadá, e Chris del Mar, Austrália **Envenenamentos** Robin Ferner, RU, e Allister Vale, RU **Ferimentos** Nicky Cullum, RU **Gestação e parto** Metin Gulmezoglu, Suíça **HIV e AIDS** Nandi Siegfried, África do Sul **Saúde da criança** Mary Rudolf, RU, e Virginia Moyer, EUA **Saúde da mulher** Joseph Onwude, RU, e Paul Fogarty, RU **Saúde do homem** Peter Schlegal, EUA, e Robyn Webber, RU **Saúde mental** John Geddes, RU **Saúde oral** Aubrey Sheiham, RU **Saúde sexual** George Schmid, EUA

CONSELHO EDITORIAL

Don Berwick, EUA • Jonathan Burton, RU • Nicky Cullum, RU • Chris Del Mar, Austrália • Paul Garner, RU • Paul Glaziou, RU • Peter Götzsche, Dinamarca • Andrew Haines, RU • Brian Haynes, Canadá • Ryuki Kassai, Japão • Christian Koeck, Áustria • Alessandro Liberati, Itália • Tom Mann, RU • Ruaridh Milne, RU • Elizabeth Mullen, EUA • Cynthia Mulrow, EUA • Andrew Oxman, Noruega • Eleanor Wallace, EUA

Agradecimentos

O BMJ Group agradece às seguintes pessoas e organizações por seus conselhos e apoio: The Cochrane Collaboration, e especialmente a Iain Chalmers, Mike Clarke, Phil Alderson e Carol Lefebvre; a Tom Mann, Ron Stamp, Ben Toth, Veronica Fraser e Nick Rosen; ao British National Formulary, e especialmente a Dinesh Mehta, Eric Connor e John Martin; a Martindale: The Complete Drug Reference, e em especial a Sean Sweetman; a Health Information Research Unit, da McMaster University, e em particular a Brian Haynes e Ann McKibbon; à equipe anterior que contribuiu para este número e aos clínicos, epidemiologistas e membros de grupos de pacientes que atuaram como colaboradores, conselheiros e revisores.

O BMJ Group valoriza o apoio continuado que tem recebido da comunidade médica global para *Evidência clínica*. Além de outros, desejamos agradecer os esforços da UHF, que forneceu recursos educacionais para apoiar a ampla difusão deste valoroso recurso aos médicos e profissionais de saúde nos Estados Unidos. Agradecemos aos clínicos e pacientes que tomaram parte nos grupos focais, que são cruciais para o desenvolvimento de *Evidência clínica*. Finalmente, gostaríamos de agradecer aos leitores que tomaram seu tempo para nos enviar seus comentários e sugestões.

Bem-vindo a *Evidência clínica: conciso*

APOIO À TOMADA DE DECISÃO CLÍNICA

Evidência clínica ajuda os profissionais da área da saúde a encontrar respostas para questões clínicas importantes. Oferecemos revisões sistemáticas das condições mais importantes com as quais os profissionais e os hospitais têm de lidar no dia-a-dia. A evidência é complementada pela interpretação clínica e por *links* para diretrizes validadas, alertas sobre segurança de drogas e aconselhamento de prescrição. No total, revisamos sistematicamente a evidência de mais de 3.000 intervenções e fornecemos respostas a 630 questões clínicas.

EVIDÊNCIA CLÍNICA É UM RECURSO ÚNICO

Concentramo-nos na evidência que mais interessa, direcionando nossos esforços a questões clínicas que são a prioridade mais alta para médicos e pacientes.

Nossa equipe de especialistas da informação faz buscas na literatura mundial procurando novos achados importantes, selecionando estudos e revisões sistemáticas que relatam os desfechos que interessam a maioria dos médicos e pacientes.

Especialistas médicos de expressão verificam e sumarizam a evidência e, juntamente com nossos editores especialistas, fornecem resumos que descrevem o que se sabe sobre benefícios e danos associados com intervenções específicas.

Colocamos a nova evidência no contexto do que já se sabe e fazemos reavaliações regulares e completas em cada revisão sistemática.

Apoiamos a parceria médico-paciente assegurando que os profissionais tenham fácil acesso às respostas a questões de pacientes e se encontrem na melhor posição para promover expectativas realistas dos efeitos das intervenções.

Facilitamos o processo de encontrar e usar a evidência.

EVIDÊNCIA CLÍNICA APÓIA A MBE NO MOMENTO DO CUIDADO

A medicina baseada em evidências (MBE) está em sua terceira década, e, no mundo todo, os desafios de levar a MBE à prática clínica continuam sendo um constante motivo de debate. Em uma revisão sistemática publicada no *BMJ*, Kawamoto, Houlihan, Balas e Lobach identificaram quatro características que, quando presentes, melhoraram a probabilidade de que sistemas de apoio à decisão clínica melhorassem a prática:

- fornecimento automático de apoio de decisão como parte de fluxo de trabalho clínico,
- fornecimento de recomendações em vez de apenas avaliações,
- fornecimento de apoio de decisão no momento e no local da tomada de decisão,
- e apoio de decisão baseado em computador.

De 32 sistemas que tinham todas as quatro características, 30 (94%) melhoraram significativamente a prática clínica. Essa revisão fornece uma orientação de para onde os recursos baseados em evidências devem posicionar-se no futuro. Estamos muito satisfeitos com o fato de que não apenas *Evidência clínica* foi integrado com sucesso nos sistemas de relato clínico, mas também realizamos trabalho experimental no qual nosso conteúdo sustenta diferentes aplicações em apoio de decisão.

Evidência clínica: conciso, que é atualizado a cada seis meses, fornece um panorama da evidência atual, facilmente acessível no momento do cuidado.

A edição integral de *Evidência clínica* está disponível *on-line* – facilmente utilizável, com a cobertura mais recente da evidência e estruturado para ajudá-lo a conseguir exatamente a informação de que você precisa.

Evidência clínica também pode ser fornecido para APDs (Assistentes Pessoais Digitais), proporcionando acesso à evidência onde for necessário.

Para mais informações sobre outros formatos de *Evidência clínica*, consulte www.clinicalevidence.bmj.com (em inglês).

Bem-vindo a *Evidência clínica: conciso*

EVIDÊNCIA CLÍNICA É MUNDIALMENTE CONHECIDO E ACREDITADO

Evidência clínica tem circulação internacional, alcançando mais de um milhão de médicos no mundo todo em vários idiomas, incluindo espanhol, russo, alemão, húngaro e português. *Evidência clínica* também está disponível gratuitamente *on-line* para pessoas em países em desenvolvimento como parte da iniciativa HINARI, liderada pela Organização Mundial de Saúde e pelo BMJ Group. Detalhes dos países que se enquadram estão disponíveis, em inglês, na página de *Evidência clínica* (www.clinicalevidence.bmj.com).

FEEDBACK

Estimulamos e apreciamos todo *feedback* por meio de nossa página. Você pode entrar em contato conosco em CEfeedback@bmjgroup.com ou usar o botão "Contact Us" em todas as páginas. Alternativamente, você pode mandar uma resposta para publicação clicando no botão do lado esquerdo de toda página marcada "Your response". As respostas são selecionadas antes da publicação e podem não ser divulgadas caso não preencham os requisitos descritos nas normas fornecidas para correspondentes potenciais. Usuários que não têm acesso a e-mail ou à página da internet podem entrar em contato com o Editor de *Evidência clínica*, Dr. Charles Young, em +44(0)20 7383 6257. Estamos particularmente interessados em saber a questão clínica que o levou a consultar *Evidência clínica* e em que medida ela foi respondida. Se você tem algum comentário sobre qualquer material, ou acha que evidência importante pode estar faltando, ou tem sugestões para novos tópicos ou questões, por favor informe-nos.

Leitores interessados em contribuir tanto como autores quanto como revisores também são convidados a mandar uma carta e um breve CV para jwilkinson@bmjgroup.com

Como *Evidência clínica* funciona

A página, em inglês, de *Evidência clínica* (www.clinicalevidence.bmj.com) resume o estado atual de conhecimento e incerteza sobre intervenções usadas para a prevenção e o tratamento de importantes condições clínicas. Para tanto, buscamos e avaliamos sistematicamente a literatura mundial para fornecer revisões sistemáticas rigorosas da evidência sobre os benefícios e danos de intervenções clínicas.

A elaboração de resumos envolve o descarte de detalhes, e os usuários de *Evidência clínica* devem estar cientes das limitações da evidência apresentada. Não é possível fazer afirmações globais que sejam tanto úteis como aplicáveis a cada paciente ou contexto clínico com que se depara na prática. Por exemplo, ao afirmar que encontramos evidência de que uma droga é benéfica, queremos dizer que há evidência de que a droga mostrou trazer mais benefícios do que danos quando avaliada em pelo menos um grupo de pessoas, usando no mínimo um desfecho em um dado momento particular no tempo. Isso não significa que a droga será efetiva em todas as pessoas que recebem esse tratamento, nem que outros desfechos serão melhorados, nem que o mesmo desfecho será melhorado em um momento diferente após o tratamento.

NOSSA CATEGORIZAÇÃO DE INTERVENÇÕES

Cada revisão sistemática contém uma página que lista questões clínicas chave e intervenções e que descreve se elas são consideradas efetivas ou não.

Desenvolvemos essas categorias de efetividade a partir de um dos primeiros e mais populares produtos da Cochrane Collaboration, A guide to effective care in pregnancy and childbirth. Essas categorias são explicadas na tabela a seguir.

Intervenções	Descrição
Benéficas	para as quais a efetividade foi demonstrada por evidência clara a partir de revisões sistemáticas, ECRs, ou pela melhor fonte alternativa de informação, e para as quais a expectativa de danos é pequena em comparação com os benefícios.
Provavelmente benéficas	para as quais a efetividade está menos bem estabelecida em comparação com aquelas classificadas como "benéficas".
Contrabalanço entre benefícios e danos*	para as quais médicos e pacientes devem pesar os efeitos benéficos e prejudiciais de acordo com circunstâncias e prioridades individuais.
Efetividade desconhecida	para as quais há atualmente dados insuficientes ou dados de qualidade inadequada.
Pouco provavelmente benéficas	para as quais a falta de efetividade está menos bem estabelecida em comparação com aquelas classificadas como "provavelmente inefetivas ou que causam danos".
Provavelmente inefetivas ou que causam danos	para as quais a inefetividade ou o dano associado foi demonstrado por evidência clara.

Enquadrar as intervenções nessas categorias nem sempre é simples. Primeiro, as categorias representam uma mistura de várias hierarquias: o tamanho do benefício (ou do dano), a força da evidência (ECRs ou dados observacionais) e o grau de certeza em torno de um achado (representado pelo intervalo de confiança). Outro problema é que grande parte da evidência mais relevante para decisões clínicas se relaciona a comparações entre diferentes intervenções, em vez de a comparações com placebo ou com nenhuma intervenção. Quando necessário, indicamos as comparações. Um terceiro problema é que as intervenções podem ter sido testadas ou consideradas efetivas em apenas um grupo de pessoas, como aquelas em alto risco de um desfecho. Novamente, indicamos isso sempre que possível. Todavia, talvez o mais difícil de tudo seja tentar manter a consistência entre as diferentes revisões sistemáticas. Continuamos trabalhando para refinar os critérios para classificar as intervenções em cada categoria. As intervenções que não podem ser testadas em um ECR por motivos éticos ou práticos são, às vezes, incluídas na tabela de classificação e identificadas com um asterisco.

---

*N. de R.T. Do inglês *trade-off*: balanço entre duas situações em oposição, com o objetivo de produzir um resultado desejável ou aceitável.

Como *Evidência clínica* funciona

O QUANTO SABEMOS?

Então, o que *Evidência clínica* nos diz sobre o estado de nosso conhecimento atual a partir de nossas categorias de evidência? A Figura 1 ilustra a porcentagem de tratamentos que são classificados em cada categoria.

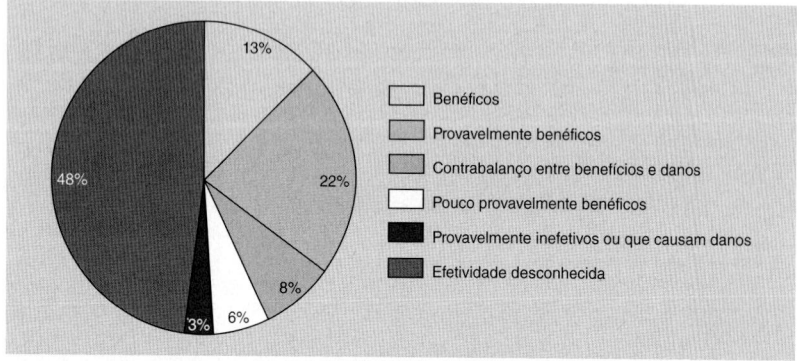

Figura 1.

Dividir os tratamentos em categorias nunca é fácil. Isso sempre envolve um grau de julgamento subjetivo e é, algumas vezes, controverso. Por que o fazemos? Porque os usuários nos dizem que isso é útil, sabendo-se que as decisões clínicas devem sempre ser informadas por mais do que simplesmente a evidência e em particular informadas pelas circunstâncias individuais e preferências do paciente. Porém, como mostra a Figura 1, a comunidade de pesquisa ainda tem uma grande tarefa pela frente. Mesmo isso subestima a extensão do que é "desconhecido", uma vez que dentro de muitos dos tratamentos que são classificados como benéficos ou que potencialmente causam danos, isso pode refletir apenas uma comparação. Então, por exemplo, o tratamento A pode ser "provavelmente benéfico" devido a um benefício provado em comparação com placebo, mas o fato de ele ser melhor ou pior do que o tratamento B pode não estar provado.

Continuamos a fazer uso do que é "desconhecido" em *Evidência clínica* retroalimentando o UK NHS Health Technology Assessment Programme (HTA) com a intenção de ajudar a informar o comissionamento de pesquisa primária. A cada seis meses avaliamos as intervenções de *Evidência clínica* classificadas como "efetividade desconhecida" e submetemos aquelas que preenchem os critérios apropriados ao HTA pela página da internet http://www.ncchta.org/

ATUALIZANDO A EVIDÊNCIA: QUE DIFERENÇA ISSO FAZ?

Evidência clínica tem o compromisso de manter a robustez de nossas bases de evidência e, para tanto, atualizamos regularmente cada uma de nossas revisões sistemáticas. Acreditamos que esse processo rigoroso de reavaliação, juntamente com a integração de uma gama de recursos adicionais de medicina baseada em evidências (MBE), garante que nossas revisões sejam abrangentes e atuais e que a eficácia das terapias seja continuamente revisada.

Embora, intuitivamente, a revisão regular da evidência para cuidado intervencional pareça essencial para assegurar uma melhor prática clínica, alguns poderiam questionar o valor de tentar encontrar nova evidência para condições para as quais há terapias antigas e bem estabelecidas. Além do mais, para algumas de nossas revisões, vários anos podem se passar sem que surjam novos tratamentos e, às vezes, passam-se mais anos ainda antes que apareçam novos achados que poderiam alterar nossas conclusões (isto é, nossas classificações das intervenções). Então é necessário atualizar todas as nossas revisões anualmente?

Tiramos um instantâneo de nossa página na internet em agosto de 2007 e avaliamos nova evidência adicionada às revisões sistemáticas de *Evidência clínica* quando elas foram atualizadas. Concentramo-nos no que causou mudanças de classificação das intervenções para menos benéficas. Consideramos esses resultados no contexto de quão freqüentemente precisamos atualizar nossas revisões para que elas forneçam evidência sólida e atual para orientar a prática clínica.

Como *Evidência clínica* funciona

A tabela a seguir mostra as alterações nas revisões que aparecem em nossa página na internet em agosto de 2007.

Freqüência de nova evidência de *Evidência clínica*	
239	Revisões na página de *Evidência clínica* em agosto de 2007
6	Novas revisões
5	Revisões arquivadas
228	Revisões atualizadas
58	Revisões sem alterações significativas
170	Revisões com alterações significativas
422	Opções sem alterações nas classificações
97	Opções com alterações nas classificações
42	Opções com uma alteração de classificação de benéfico para menos benéfico

Estudamos as alterações nas classificações que resultaram de nova evidência adicionada em uma atualização e onde a classificação das intervenções diminuiu em relação à efetividade. Houve 22 alterações desse tipo. Surpreendemo-nos ao constatar que 19/22 (86%) das intervenções mudaram de classificação porque seus benefícios foram enfraquecidos pela evidência adicional, enquanto 8/22 (36%) mudaram porque os danos foram reforçados pela evidência adicional.

Características das classificações que passaram para menos benéficas			
Classificação original	Nova categorização	Número com benefícios enfraquecidos	Número com danos reforçados
Benéficos	Provavelmente benéficos	3	1
Benéficos	Efetividade desconhecida	2	0
Benéficos	Contrabalanço entre benefícios e danos	1	1
Provavelmente benéficos	Efetividade desconhecida	4	0
Provavelmente benéficos	Provavelmente inefetivos ou que causam danos	1	0
Provavelmente benéficos	Pouco provavelmente benéficos	1	1
Provavelmente benéficos	Contrabalanço entre benefícios e danos	1	1
Efetividade desconhecida	Pouco provavelmente benéficos	6	4
Total		19	8

De modo geral, esse instantâneo de agosto de 2007 de *Evidência clínica* demonstrou que, quando 228 revisões foram atualizadas, 61 revisões (26%) continham 97 alterações nas classificações e 32 destas (14%) continham alterações que levaram a uma conclusão para menos benefício/mais dano. Isso ilustra que, sem a atualização anual, por volta de um quarto de nossas revisões terão perdido evidência que alteraria as conclusões sobre os efeitos das intervenções.

Este trabalho confirma que nós apenas podemos ter certeza do caráter confiável de uma revisão sistemática se ela for regularmente atualizada. Em *Evidência clínica*, permanecemos seguros de que os profissionais deveriam ser capazes de usar nossas revisões para reafirmar para si e para os pacientes que as conclusões sobre os tratamentos para uma condição específica derivam de uma análise continuada da evidência robusta disponível. Somente com atualizações regulares e rigorosas guiadas por questões clínicas é que se pode obter isso. Ao observar a diminuição da efetividade das intervenções, não encontramos nenhuma que tivesse sido reclassificada como inefetiva e que antes fosse efetiva; todavia, isso foi apenas um instantâneo da página na internet que analisou uma atualização. Futuramente, planejamos monitorar essas alterações ao longo do tempo e descobrir alguma tendência das mudanças nas classificações tanto para menos como para mais efetivas ao longo de muitas atualizações.

CARACTERÍSTICAS ADICIONAIS DISPONÍVEIS EM *EVIDÊNCIA CLÍNICA ON-LINE*
Uma exploração detalhada da evidência exige uma observação dos detalhes em *Evidência clínica on-line*, em inglês (www.clinicalevidence.bmj.com). Resultados quantitativos detalhados são apresentados *on-line*, onde é possível discutir sua interpretação em pormenores. Suas sugestões para melhorias são bem-vindas.

As versões eletrônicas de cada revisão na página de *Evidência clínica*, sempre que possível, têm *links* para resumos do artigo original no PubMed ou para versões publicadas *on-line*. Dessa forma, *Evidência clínica* também é desenhado para ser um indicador, conectando o médico rapidamente à evidência original relevante.

AGREGANDO VALOR À EVIDÊNCIA PRINCIPAL
ALERTAS SOBRE SEGURANÇA DE DROGAS
No caso de informação importante sobre segurança de drogas ter sido emitida por autoridades reguladoras ou qualquer outra fonte confiável antes que a revisão seja atualizada, procuramos adicionar um alerta sobre segurança de drogas em todas as revisões que mencionam a droga dentro de 72 horas. O alerta contém um *link* para a fonte do alerta de segurança de drogas para mais informações. A informação que levou a um alerta sobre segurança de drogas é processada juntamente com qualquer nova evidência que possamos encontrar para a próxima atualização da revisão.

DIRETRIZES CLÍNICAS
Para auxiliar os médicos a colocar a evidência em prática, as revisões de *Evidência clínica* agora têm *links* para o texto integral de diretrizes principais relevantes para a área clínica da revisão. Todas as diretrizes clínicas relacionadas foram produzidas por fontes governamentais nacionais ou internacionais, organizações médicas profissionais ou sociedades de especialidades médicas e preenchem requisitos de qualidade predeterminados. Novas diretrizes são adicionadas regularmente, e as mais antigas são substituídas por suas versões revisadas assim que estas são publicadas.

ATUALIZAÇÕES
Temos por objetivo atualizar anualmente as revisões de *Evidência clínica*. Além desse ciclo, os detalhes de estudos clinicamente importantes são adicionados às revisões relevantes ao longo do ano usando o serviço BMJ Updates. BMJ Updates é produzido em colaboração com o BMJ Group e com a internacionalmente reconhecida McMaster University's Health Information Research Unit para fornecer aos médicos acesso à melhor evidência oriunda de pesquisa. Todas as citações (de mais de 110 periódicos clínicos lançados) são classificadas por pesquisadores treinados quanto à qualidade e então classificadas quanto à relevância clínica, importância e interesse por, pelo menos, três membros de um painel mundial de médicos. O conteúdo final é indexado por profissionais de saúde para possibilitar que novidades dos estudos relevantes sejam adicionadas a todas as revisões relevantes de *Evidência clínica*.

"YOUR RESPONSES"
A página de *Evidência clínica* tem agora um recurso "Your Responses" que aparece em todas as revisões sistemáticas e para todas as intervenções. Os usuários são estimulados tanto a enviar comentários quanto a ler e responder. Todas as "respostas" são selecionadas antes da publicação na página. Esse serviço é muito semelhante ao bem-sucedido serviço "Rapid Responses" do *BMJ*, e adotamos a mesma política de publicação para as respostas que recebemos. Exemplos recebidos desde a abertura do serviço incluem sugestões para questões de pesquisa ainda não abordadas em *Evidência clínica* e comentários sobre como a evidência de pesquisa se relaciona com a prática clínica. Esperamos que isso se torne uma característica valiosa e bem utilizada à medida que o número de respostas cresce.

REFERÊNCIAS
1. Enkin M, Keirse M, Renfrew M, et al. *A guide to effective care in pregnancy and childbirth*. Oxford: Oxford University Press, 1998.
2. "User's Guides to the Medical Literature", The Evidence-Based Medicine Working Group. Edited by Guyatt G, Rennie D, AMA Press 2002.

Sumário

Bem-vindo a *Evidência clínica: conciso*

Como *Evidência clínica* funciona

CUIDADOS PALIATIVOS E DE SUPORTE
Constipação em pessoas com prescrição de opióides **NOVO**	17
Delírio no final da vida **NOVO**	20
Náuseas e vômitos em pessoas com câncer e outras condições crônicas **NOVO**	22

CUIDADOS PERIOPERATÓRIOS
Infecções pulmonares pós-operatórias	25

DIABETES
Diabetes: controle glicêmico no tipo 1	27
Diabetes: controle glicêmico no tipo 2	30
Diabetes: manejando a dislipidemia	33
Diabetes: prevenção de eventos cardiovasculares	36
Diabetes: tratando a hipertensão	40
Diabetes: úlceras dos pés e amputações	42
Nefropatia diabética	44
Retinopatia diabética	47

DOENÇAS CARDIOVASCULARES
Angina estável	49
Angina instável	51
Doença arterial periférica	53
Fibrilação atrial crônica	55
Fibrilação atrial de início recente	58
Infarto agudo do miocárdio	61
Insuficiência cardíaca	64
Manejo de AVC	67
Prevenção de AVC	69
Prevenção primária de doença cardiovascular: atividade física **NOVO**	72
Prevenção primária de doença cardiovascular: dieta e perda de peso **NOVO**	75
Prevenção primária de doença cardiovascular: dislipidemia	78
Prevenção primária de doença cardiovascular: hipertensão	81
Prevenção secundária de eventos cardíacos isquêmicos	83
Taquiarritmias ventriculares (paradas cardíacas fora do hospital)	86
Tromboembolismo	88
Veias varicosas	91

DOENÇAS DA PELE
Acne vulgar	93
Carcinoma epidermóide da pele não-metastático	95
Celulite e erisipela	97
Dermatite seborréica	99
Eczema atópico	101
Escabiose	104
Herpes labial	106
Infecções fúngicas das unhas dos pés	108
Melanoma maligno metastático	111
Melanoma maligno não-metastático	113
Pé-de-atleta	116
Piolho da cabeça	117
Psoríase crônica em placas	119
Rugas	122
Verrugas não-genitais	125
Vitiligo	127

DOENÇAS DO OUVIDO, DO NARIZ E DA GARGANTA
Amigdalite (tonsilite)	130
Cera no ouvido	132
Doença de Menière	134
Dor no ouvido médio e trauma durante viagem de avião	136
Otite externa	137
Otite média supurativa crônica	139
Rinite alérgica sazonal em adolescentes e adultos	141
Sinusite aguda	143
Zumbido	146

DOENÇAS DO SANGUE E DA LINFA
Doença falciforme	148
Linfoma de Hodgkin	151
Linfoma não-Hodgkin (linfoma difuso de grandes células B)	156
Mieloma múltiplo	159

DOENÇAS DO SISTEMA DIGESTIVO
Apendicite	163
Câncer colorretal	165
Câncer de estômago	167
Colecistite aguda	169
Constipação em adultos	171
Doença de Crohn	174
Doença diverticular do cólon	178
Doença do refluxo gastresofágico	180
Fissura anal crônica	182
Hemorróidas	184
Hérnia inguinal	186

Sumário

Infecção por *Helicobacter pylori*	189
Pancreatite crônica NOVO	193
Rastreamento de câncer colorretal	196
Síndrome do cólon irritável	198

DOENÇAS DO SONO
Apnéia do sono	200
Insônia em idosos	203
Jet lag (transtorno do fuso horário)	205

DOENÇAS DOS OLHOS
Ambliopia NOVO	207
Catarata	209
Conjuntivite bacteriana	212
Degeneração macular relacionada à idade	214
Glaucoma	217
Herpes simples ocular	220
Tracoma	223
Uveíte anterior aguda	225

DOENÇAS DOS RINS
Doença renal terminal	227
Insuficiência renal aguda NOVO	230
Insuficiência renal crônica	234
Litíase renal	238

DOENÇAS ENDÓCRINAS E METABÓLICAS
Hipertireoidismo	241
Hipotireoidismo primário	244
Obesidade em adultos	246

DOENÇAS INFECCIOSAS
Dengue hemorrágica ou síndrome do choque por dengue em crianças	248
Diarréia aguda em adultos	251
Disenteria amebiana	254
Doença meningocócica	256
Hanseníase	259
Hepatite B (prevenção)	261
Hepatite C crônica	264
Influenza	267
Malária: grave, com risco de vida	271
Malária: não-complicada, causada por *Plasmodium falciparum*	273
Malária: prevenção em viajantes	275
MRSA: tratamento	279
Nevralgia pós-herpética	282
Toxoplasmose congênita	284
Tuberculose	286
Varicela	289

DOENÇAS MUSCULOESQUELÉTICAS
Antiinflamatórios não-esteróides	292
Artrite reumatóide NOVO	294
Cãibras nas pernas	297
Cotovelo de tenista	299
Dor cervical	301
Dor lombar baixa aguda	304
Dor lombar baixa crônica	307
Dor no ombro	310
Dor plantar no calcanhar e fasciite	313
Fenômeno de Raynaud primário	315
Fratura de quadril	317
Gota	320
Hérnia de disco lombar	323
Joanete	325
Lúpus eritematoso sistêmico	327
Osteoartrite do joelho	330
Osteoartrite do quadril	332
Prevenção de fraturas em mulheres pós-menopáusicas	334
Síndrome da fadiga crônica	336
Síndrome do túnel do carpo	338
Torção do tornozelo	341

DOENÇAS NEUROLÓGICAS
Cefaléia crônica do tipo tensional	343
Distonia	345
Doença de Parkinson	348
Epilepsia	351
Esclerose múltipla	354
Mal das altitudes	357
Nevralgia do trigêmeo	359
Paralisia de Bell	361
Trauma cranioencefálico moderado a grave	363
Tremor essencial	366

DOENÇAS RESPIRATÓRIAS AGUDAS
Bronquite aguda	368
Dor de garganta	370
Pneumonia adquirida na comunidade	372
Pneumotórax espontâneo	375
Resfriado comum	377
Síndrome da angústia respiratória aguda	379

DOENÇAS RESPIRATÓRIAS CRÔNICAS
Asma em adultos	382
Bronquiectasia	385
Câncer de pulmão	387
Doença pulmonar obstrutiva crônica	390

www.clinicalevidence.bmj.com ©BMJ Publishing Group Ltd 2007

Sumário

ENVENENAMENTOS
Envenenamento agudo por monóxido de carbono	393
Envenenamento agudo por organofosforados	397
Envenenamento por paracetamol (acetaminofeno)	400

FERIMENTOS
Mordeduras de mamíferos	402
Queimaduras térmicas menores	404
Úlceras de pressão	406
Úlceras venosas das pernas	409

GESTAÇÃO E PARTO
Aborto recorrente	412
Cuidado perineal	414
Depressão pós-natal	417
Gestação ectópica	420
Hemorragia pós-parto: prevenção	423
Náuseas e vômitos no início da gestação	426
Parto pré-termo	428
Pré-eclâmpsia e hipertensão	431

HIV E AIDS
HIV: prevenção de infecções oportunistas	434
HIV: transmissão da mãe para o bebê	437
Infecção por HIV	439
Pneumonia por *Pneumocystis* em pessoas com HIV	442
Tuberculose em pessoas com HIV	444

SAÚDE DA CRIANÇA
Asfixia perinatal	447
Asma e outras doenças com sibilância em crianças	449
Autismo em crianças	453
Bronquiolite	457
Coleta de sangue em lactentes (redução de dor e morbidade)	460
Cólica do lactente	462
Constipação em crianças	464
Convulsões febris	466
Crises de ausência em crianças	469
Crupe	471
Depressão em crianças e adolescentes	475
Enurese noturna	478
Enxaqueca em crianças	480
Gastrenterite em crianças	482
Icterícia neonatal	484
Infecção do trato urinário em crianças	486
Infecção neonatal: estreptococos do grupo B	490
Obesidade em crianças NOVO	492
Otite média aguda em crianças	494
Otite média com efusão em crianças	497
Parada cardiorrespiratória em crianças fora do hospital	500
Refluxo gastresofágico em crianças	502
Sangramento nasal em crianças	504
Sarampo, caxumba e rubéola em crianças: prevenção	505
Síndrome da morte súbita do lactente	509
Transtorno de déficit de atenção/hiperatividade em crianças	511
Transtornos do sono em crianças	513

SAÚDE DA MULHER
Câncer cervical	516
Câncer de mama metastático	518
Câncer de mama não-metastático	522
Câncer de ovário avançado	526
Candidíase vulvovaginal	528
Cistite recorrente em mulheres não-gestantes	531
Dismenorréia	534
Dor mamária	537
Endometriose	539
Fibróides (miomatose uterina, leiomiomas)	542
Incontinência de estresse	545
Infertilidade feminina	548
Menorragia	551
Pielonefrite aguda em mulheres não-gestantes	553
Prolapso genital em mulheres	556
Síndrome dos ovários policísticos	559
Síndrome pré-menstrual	561
Sintomas da menopausa	564
Violência doméstica contra mulheres	566

SAÚDE DO HOMEM
Câncer de próstata inicial	568
Câncer de testículo: seminoma	571
Disfunção erétil	575
Hiperplasia prostática benigna	577
Prostatite crônica	579
Varicocele	582

SAÚDE MENTAL
Anorexia nervosa	583
Automutilação deliberada e tentativa de suicídio	586
Bulimia nervosa	589
Demência	592

Sumário

Dependência de opióides NOVO	595	Halitose	623
Depressão em adultos: drogas e outros tratamentos físicos	597	Síndrome de ardência bucal	625
		Úlceras aftosas recorrentes	627
Depressão em adultos: tratamentos psicológicos e vias de cuidado	600		
Esquizofrenia	603	**SAÚDE SEXUAL**	
Transtorno bipolar	606	Clamídia genital não-complicada	629
Transtorno de ansiedade generalizada	609	Doença inflamatória pélvica	631
Transtorno de estresse pós-traumático	611	Gonorréia	633
Transtorno de pânico	614	Herpes genital	635
Transtorno obsessivo-compulsivo	617	Notificação do parceiro	638
		Vaginose bacteriana	640
		Verrugas genitais	643
SAÚDE ORAL			
Candidíase orofaríngea	619		
Dentes de siso impactados	622	**ÍNDICE**	647

Cuidados paliativos e de suporte
Constipação em pessoas com prescrição de opióides

Sam H. Ahmedzai e Jason Boland

PONTOS-CHAVE

- A constipação é relatada em 52% das pessoas com neoplasia maligna avançada. Este achado aumenta para 87% em pessoas com doença terminal e que recebem opióides. A constipação pode ser o efeito adverso mais comum dos opióides. Não há razão para acreditar que pessoas com doença crônica não-maligna que recebem opióides sejam menos afetadas por esse efeito adverso.

- Existe alguma evidência de ECR, apoiada por consenso, de que os laxativos orais lactulose, soluções de macrogol/eletrólitos e sena têm provavelmente eficácia semelhante em pessoas com constipação induzida por opióides.
  As soluções de macrogol/eletrólitos podem ter um melhor perfil de efeitos adversos do que outros laxativos orais.
  Não encontramos estudos de boa qualidade sobre outros laxativos orais como casca de *ispaghula* e parafina líquida. A parafina líquida está associada com efeitos adversos graves e não é recomendada para uso a longo prazo.

- Não encontramos evidência de ECR que avaliasse agentes aplicados retalmente (enema de óleo de *arachis*, supositório de glicerol, enema de fosfato, microenema de citrato de sódio).

- Não existe consenso de que os antagonistas opióides alvimopan, metilnaltrexona e naloxona possam reverter não apenas a constipação, mas potencialmente também os outros sintomas gastrintestinais induzidos por opióides.
  A naloxona pode provocar reversão da analgesia opióidea, mas isso é menos provável com alvimopan ou metilnaltrexona. A naloxona também pode causar graus leves de abstinência opióidea, mas isso não tem sido relatado com metilnaltrexona ou alvimopan.

- São necessários outros ECRs que avaliem todos os tratamentos disponíveis.

(i) Consulte www.clinicalevidence.bmj.com para texto integral e referências.

Quais são os efeitos dos laxativos orais para constipação em pessoas com prescrição de opióides?	
Benéficos	• Lactulose*
	• Sena*
	• Soluções de macrogóis (polietilenoglicóis) mais eletrólitos*
Efetividade desconhecida	• Bisacodil
	• Casca de *ispaghula*
	• Co-dantrusato/co-dantramer
	• Docusato
	• Metilcelulose
	• Picossulfato de sódio
	• Sais de magnésio

Cuidados paliativos e de suporte

Constipação em pessoas com prescrição de opióides

Quais são os efeitos das medicações aplicadas retalmente para constipação em pessoas com prescrição de opióides?

Efetividade desconhecida	• Enema de fosfato
	• Enema de óleo de *arachis*
	• Microenema de citrato de sódio
	• Parafina líquida
	• Supositório de glicerol

Quais são os efeitos dos antagonistas opióides para constipação em pessoas com prescrição de opióides?

Provavelmente benéficos	• Antagonistas opióides (alvimopan, metilnaltrexona, naloxona)*

Data da pesquisa: agosto de 2006

*Baseado em evidência limitada de ECR apoiada por consenso clínico.

DEFINIÇÃO A constipação é a defecação infreqüente com aumento de dificuldade ou desconforto, e com um número reduzido de evacuações, que podem ou não ser anormalmente endurecidas. Ela pode ter muitas causas, uma das quais é o uso de opióide. A disfunção intestinal induzida por opióide (*opioid-induced bowel dysfunction* – OBD) abrange uma ampla gama de sintomas associados, incluindo distensão abdominal e dor, plenitude gástrica, náuseas, vômitos, anorexia, confusão e diarréia por transbordamento. Esses sintomas também podem estar associados com constipação devida a outras causas. Esta revisão aborda apenas a constipação em pessoas com prescrição de opióides. Para os propósitos desta revisão, usamos a definição do National Institute for Health and Clinical Excellence do Reino Unido de cuidado de suporte: o cuidado de suporte "ajuda o paciente e sua família a lidar com o câncer e o seu tratamento – desde o pré-diagnóstico, durante o processo de diagnóstico e tratamento, até a cura, doença continuada ou morte e luto. Ele ajuda o paciente a maximizar os benefícios do tratamento e a viver tão bem quanto possível com os efeitos da doença. Dá-se prioridade igual a diagnóstico e tratamento". Essa definição foi escrita para as pessoas com câncer, mas é aplicável a todas as pessoas com doenças crônicas ou terminais, por exemplo insuficiência cardíaca ou doença pulmonar. Nós usamos a definição da Organização Mundial de Saúde de cuidado paliativo: "Cuidado paliativo é uma abordagem que melhora a qualidade de vida de pacientes e seus familiares que enfrentam o problema associado com uma doença que ameaça a vida, por meio da prevenção e do alívio do sofrimento mediante identificação precoce e avaliação e tratamento impecáveis da dor e de outros problemas, físicos, psicossociais e espirituais". Embora essa definição de cuidado paliativo não especifique doença incurável ou terminal, existe consenso de que o cuidado paliativo se aplique a pessoas que estão se aproximando do final da vida, isto é, pessoas com um prognóstico de menos de um ano. Assim, os cuidados paliativos e de suporte incluem as mesmas prioridades de maximizar a qualidade de vida, mas os cuidados de suporte visam fazer isso em pessoas que podem viver mais, curar-se ou que estão vivendo com doença em remissão.

INCIDÊNCIA/PREVALÊNCIA Em um estudo prospectivo de coorte (1.000 pessoas com câncer avançado), a constipação foi relatada em 52%. Em outro estudo prospectivo de coorte (498 pessoas institucionalizadas com câncer avançado), esse número subiu para 87% em pessoas em fase terminal e que estavam recebendo opióides. Um inquérito (76 pessoas) realizado pela American Pain Society concluiu que, em pessoas com dor crônica de origem não-cancerosa tratadas com opióides, a incidência de constipação era cinco vezes maior do que em outro inquérito, nos Estados Unidos, de 10.018 controles (estado de saúde dos controles não definido). Cinqüenta e oito por cento das

(continua)

(continuação)

pessoas que recebiam opióides regularmente precisavam mais do que dois tipos de tratamentos para constipação. A prevalência de constipação não é a mesma com todos os opióides. Uma revisão sistemática (data da pesquisa, 2004, seis ECRs, 1.220 pessoas, 657 com câncer, 563 com dor por doenças crônicas que recebiam opióides por mais de 28 dias) concluiu que significativamente mais pessoas tinham constipação quando tomavam morfina oral de liberação modificada do que quando recebiam fentanil transdérmico (16% com fentanil transdérmico vs. 37% com morfina oral de liberação modificada; P<0,001). Um ECR (212 pessoas com câncer) que avaliou pessoas que estavam recebendo opióides por 14 dias ou menos constatou que significativamente mais pessoas recebendo morfina oral de liberação modificada do que recebendo fentanil transdérmico tinham constipação (27,2% com fentanil transdérmico vs. 44,5% com morfina oral de liberação modificada; P<0,001).

ETIOLOGIA/FATORES DE RISCO O efeito constipante dos opióides se dá por sua ação sobre os receptores opióides mu no plexo submucoso do trato gastrintestinal. Isso reduz a motilidade gastrintestinal pela diminuição da peristalse propulsiva (aumentando ao mesmo tempo as contrações circulares), pela diminuição das secreções (pancreática e biliar) e pelo aumento na absorção de fluido intestinal. Também há um efeito central descendente mediado por opióide de forma que mesmo os opióides administrados espinalmente causam diminuição do esvaziamento gástrico e prolongamento do tempo de trânsito oral-cecal. O aumento induzido por opióide nas contrações musculares circulares causa dor em cólica. Há boa evidência de ECRs e de estudos em animais de que, em comparação com os opióides solúveis em água, como morfina e oxicodona, os opióides mais lipossolúveis, como fentanil e buprenorfina, têm menor probabilidade de causar constipação enquanto mantêm o mesmo grau de efeito analgésico. Isso se deve provavelmente ao seu tempo muito reduzido na circulação sistêmica. Outros fatores de risco para constipação e disfunção intestinal em pessoas que recebem opióides para câncer avançado incluem hipercalcemia, mobilidade reduzida, ingesta diminuída de líquidos e alimentos, desidratação, fissuras anais e obstrução mecânica. A falta de privacidade para a defecação também pode ter um papel nas pessoas hospitalizadas. As drogas que podem causar ou exacerbar a constipação incluem anticolinérgicos. No tratamento de câncer, a talidomida, os alcalóides da vinca e os antagonistas $5HT_3$ podem causar constipação. Além disso, existe um risco aumentado de constipação em pessoas com neuropatia autonômica causada por diabetes melito, por exemplo, e em pessoas com problemas neuromusculares como compressão da medula espinal.

PROGNÓSTICO Um estudo observacional em um único centro (50 pessoas) encontrou uma correlação entre constipação persistente e estado de desempenho pior (94% das pessoas com escore de Eastern Cooperative Oncology Group [ECOG] 3 ou 4 eram constipadas). Esse estudo não conseguiu mostrar uma correlação entre a dose total de opióide e o grau de constipação.

Cuidados paliativos e de suporte

20 Delírio no final da vida

Paul Keeley

PONTOS-CHAVE

- O delírio é comum nas últimas semanas de vida, ocorrendo em 26 a 44% das pessoas hospitalizadas com câncer avançado e em até 88% das pessoas com doença terminal nos últimos dias de vida.

  O delírio é parte de uma ampla gama de distúrbios mentais orgânicos que inclui demência, distúrbio orgânico do humor e distúrbio orgânico de ansiedade. O delírio, como a demência, é marcado por um prejuízo cognitivo geral, enquanto, nos outros distúrbios mentais orgânicos, o prejuízo é mais seletivo. O delírio distingue-se da demência pelo fato de ser considerado, ao menos potencialmente, reversível.

- Esta revisão sistemática concentra-se em pessoas com delírio secundário a doença terminal subjacente, as quais estão sendo tratadas no contexto de cuidados paliativos e de suporte.

- Encontramos pouca evidência de ECR em pessoas com delírio causado por doença terminal subjacente. Não seria ético conduzir um ensaio controlado com placebo, sendo necessário reconhecer que a realização de qualquer forma de ensaio clínico neste grupo de pessoas particularmente vulneráveis seria difícil.

  Existe consenso baseado em evidência observacional e em experiência de que o haloperidol e outras butirofenonas como o droperidol são efetivos para o manejo do delírio, sendo amplamente usados. Porém, poucos ECRs que avaliassem os seus efeitos foram realizados.

  Embora os benzodiazepínicos, sobretudo o midazolam, sejam usados extensamente em pessoas com delírio e doença terminal, não encontramos evidência de ensaios bem conduzidos de que eles sejam benéficos.

  Também não sabemos se haloperidol, barbitúricos, fenotiazinas ou propofol são efetivos em pessoas com delírio causado por doença subjacente. Todas essas drogas estão associadas com efeitos adversos graves, e algumas, como os barbitúricos, podem na verdade causar confusão e agitação. Também não sabemos se a hidratação artificial é efetiva em pessoas com delírio.

- Não sabemos se trocar opióides é útil em pessoas que têm delírio induzido por opióides.

(i) Consulte www.clinicalevidence.bmj.com para texto integral e referências.

Quais são os efeitos das intervenções no final da vida em pessoas com delírio causado por doença terminal subjacente?

Provavelmente benéficos	• Haloperidol*
Efetividade desconhecida	• Barbitúricos
	• Benzodiazepínicos
	• Fenotiazinas
	• Hidratação artificial
	• Propofol
	• Troca de opióides

Data da pesquisa: julho de 2006

*Baseado em consenso.

Cuidados paliativos e de suporte

Delírio no final da vida

DEFINIÇÃO O delírio é definido como uma disfunção cerebral global não-específica com distúrbios concomitantes de consciência, atenção, pensamento, percepção, memória, comportamento psicomotor, emoção e ciclo sono-vigília. Na avaliação da pesquisa clínica, existe certa dificuldade, já que os termos delírio e falha cognitiva são, às vezes, usados como sinônimos. A falha cognitiva engloba delírio (que é comum em pessoas com doença avançada nas últimas semanas de vida) e demência, bem como distúrbios amnésicos (que são relativamente raros nessa população). Esta revisão sistemática inclui apenas pessoas com delírio secundário a doença terminal subjacente, as quais estão sendo tratadas no contexto de cuidados paliativos. Para os propósitos desta revisão, usamos a definição do National Institute for Health and Clinical Excellence (NICE) de cuidado de suporte: o cuidado de suporte "ajuda o paciente e sua família a lidar com o câncer e o seu tratamento – desde o pré-diagnóstico, durante o processo de diagnóstico e tratamento, até a cura, doença continuada ou morte e luto. Ele ajuda o paciente a maximizar os benefícios do tratamento e a viver tão bem quanto possível com os efeitos da doença. Dá-se prioridade igual a diagnóstico e tratamento". Essa definição foi escrita para as pessoas com câncer, mas é aplicável a todas as pessoas com doença terminal. Nós usamos a definição da Organização Mundial de Saúde de cuidado paliativo: "Cuidado paliativo é uma abordagem que melhora a qualidade de vida de pacientes e seus familiares que enfrentam o problema associado com uma doença que ameaça a vida, por meio da prevenção e do alívio do sofrimento mediante identificação precoce e avaliação e tratamento impecáveis da dor e de outros problemas, físicos, psicossociais e espirituais". Embora essa definição de cuidado paliativo não especifique doença incurável ou terminal, existe consenso de que o cuidado paliativo se aplique a pessoas que estão se aproximando do final da vida, isto é, pessoas com um prognóstico de menos de um ano. Assim, os cuidados paliativos e de suporte incluem as mesmas prioridades de maximizar a qualidade de vida, mas os cuidados de suporte visam fazer isso em pessoas que podem viver mais, curar-se ou que estão vivendo com doença em remissão.

INCIDÊNCIA/PREVALÊNCIA O delírio é comum nas últimas semanas de vida, ocorrendo em 26 a 44% das pessoas hospitalizadas com câncer avançado e em até 88% das pessoas com uma doença terminal nos últimos dias de vida. Uma dificuldade importante ao avaliar a prevalência e a incidência de delírio em uma população com doença avançada diz respeito à variedade de instrumentos de rastreamento, escalas e terminologias usadas (falha cognitiva, delírio, agitação e inquietação).

ETIOLOGIA/FATORES DE RISCO O delírio é parte de uma ampla gama de distúrbios mentais orgânicos, que inclui demência, distúrbio orgânico do humor e distúrbio orgânico de ansiedade. O delírio, como a demência, é marcado por um prejuízo cognitivo global, enquanto, nos outros distúrbios mentais orgânicos, o prejuízo é mais seletivo. O delírio distingue-se da demência pelo fato de ser considerado, ao menos potencialmente, reversível. Em uma população de cuidados paliativos (47 pessoas com câncer terminal que morreram no hospital, nas quais houve 66 episódios de falha cognitiva em três dias), foi possível atribuir uma causa para o delírio em menos de 50% das pessoas. Essas causas incluíram drogas, sepse, metástases cerebrais, falência de órgãos, hipercalcemia e hiponatremia. A lista de causas potenciais de delírio é extensa, mas, na doença em estado terminal, pode ser subdividida em: **Causas do sistema nervoso central**: Tumores cerebrais primários, disseminação metastática para o sistema nervoso central; **Causas metabólicas**: Falência de órgãos (p. ex., hiperbilirrubinemia e uremia), distúrbios eletrolíticos (p. ex., hiponatremia e hipercalcemia), hipoxia; **Efeitos do tratamento**: Quimioterapia citotóxica, radioterapia (especialmente irradiação craniana); **Outros efeitos de drogas**: Comumente corticosteróides, opióides e anticolinérgicos; **Outras causas**: Anemia, deficiências nutricionais (p. ex., deficiência de vitamina B_{12}) e síndromes paraneoplásicas.

PROGNÓSTICO O prognóstico da doença terminal piora em função do delírio. Em uma revisão sistemática, seis de sete estudos prospectivos encontraram uma associação significativa com sobrevida diminuída em pessoas com delírio e câncer em estágio terminal.

Cuidados paliativos e de suporte

22 Náuseas e vômitos em pessoas com câncer e outras condições crônicas

Paul Keeley

PONTOS-CHAVE

- Náuseas e vômitos ocorrem em 40 a 70% das pessoas com câncer, sendo também comuns em outras condições crônicas como hepatite C e doença inflamatória intestinal. As náuseas e os vômitos tornam-se mais comuns à medida que a doença progride.
- As náuseas e os vômitos podem ocorrer como resultado da doença ou do seu tratamento.
- A base de evidência para causas de náuseas e vômitos relacionados ao tratamento (quimioterapia e radioterapia) é muito maior e mais robusta do que para causas relacionadas à doença.
- A metoclopramida tem probabilidade de ser efetiva para a redução de episódios de vômitos em pessoas que recebem quimioterapia.

    A dexametasona, em combinação com outros antieméticos, reduz a êmese aguda e tardia em comparação com placebo em pessoas que recebem quimioterapia emetogênica, podendo ser mais efetiva do que a metoclopramida nessa população.

    Os antagonistas $5HT_3$ também reduzem o vômito agudo em pessoas que recebem quimioterapia em comparação com regimes baseados em metoclopramida, sendo que esse benefício é aumentado pela adição de dexametasona.

    Existe consenso de que haloperidol, fenotiazinas e gastrostomia de alívio são efetivos para o controle de náuseas e vômitos em pessoas com câncer.

- Os canabinóides são efetivos para náuseas e vômitos em pessoas que recebem quimioterapia, mas podem estar associados com uma carga alta e geralmente inaceitável de efeitos adversos.
- Não sabemos se anti-histamínicos, antimuscarínicos, antipsicóticos, benzodiazepínicos ou antagonistas NK1 são efetivos em pessoas com náuseas e vômitos relacionados ao câncer.
- Apesar da falta de evidência robusta de ECR, existe consenso baseado na experiência clínica de que os anti-histamínicos têm um lugar no manejo de náuseas e vômitos, especialmente os relacionados com doença do movimento, obstrução intestinal mecânica e pressão intracraniana elevada.

    Não sabemos se qualquer outra intervenção é efetiva para o controle de náuseas e vômitos em pessoas com outras condições crônicas que não o câncer.

 Consulte www.clinicalevidence.bmj.com para texto integral e referências.

Quais são os efeitos dos tratamentos para náuseas e vômitos que ocorrem como resultado da doença ou do seu tratamento em adultos com câncer?	
Benéficos	• Antagonistas $5HT_3$ para o controle de náuseas e vômitos relacionados à quimioterapia
	• Dexametasona para o controle de náuseas e vômitos relacionados à quimioterapia
Provavelmente benéficos	• Fenotiazinas para o controle de náuseas e vômitos em pessoas com câncer*
	• Gastrostomia de alívio para o controle de náuseas e vômitos em pessoas com câncer*

Cuidados paliativos e de suporte

Náuseas e vômitos em pessoas com câncer e outras condições crônicas

	• Haloperidol para o controle de náuseas e vômitos em pessoas com câncer*
	• Metoclopramida para o controle de náuseas e vômitos relacionados à quimioterapia
Contrabalanço entre benefícios e danos	• Canabinóides para o controle de náuseas e vômitos relacionados à quimioterapia
Efetividade desconhecida	• Antagonistas 5HT$_3$ para o controle de náuseas e vômitos relacionados à radioterapia
	• Antagonistas NK1 para o controle de náuseas e vômitos em pessoas com câncer
	• Anti-histamínicos para o controle de náuseas e vômitos em pessoas com câncer
	• Antimuscarínicos para o controle de náuseas e vômitos em pessoas com câncer
	• Antipsicóticos (atípicos) para o controle de náuseas e vômitos em pessoas com câncer
	• Benzodiazepínicos para o controle de náuseas e vômitos relacionados à quimioterapia

Quais são os efeitos dos tratamentos para náuseas e vômitos que ocorrem como resultado da doença ou do seu tratamento em adultos com outras doenças crônicas que não o câncer?

Provavelmente benéficos	• Anti-histamínicos para o controle de náuseas e vômitos em outras doenças crônicas que não o câncer*
Efetividade desconhecida	• Antagonistas 5HT$_3$ para o controle de náuseas e vômitos em outras doenças crônicas que não o câncer
	• Antagonistas NK1 para o controle de náuseas e vômitos em outras doenças crônicas que não o câncer
	• Antimuscarínicos para o controle de náuseas e vômitos em outras doenças crônicas que não o câncer
	• Antipsicóticos (atípicos) para o controle de náuseas e vômitos em outras doenças crônicas que não o câncer
	• Benzodiazepínicos para o controle de náuseas e vômitos em outras doenças crônicas que não o câncer
	• Butirofenonas para o controle de náuseas e vômitos em outras doenças crônicas que não o câncer
	• Canabinóides para o controle de náuseas e vômitos em outras doenças crônicas que não o câncer
	• Corticosteróides para o controle de náuseas e vômitos em outras doenças crônicas que não o câncer
	• Fenotiazinas para o controle de náuseas e vômitos em outras doenças crônicas que não o câncer

Cuidados paliativos e de suporte

24 Náuseas e vômitos em pessoas com câncer e outras condições crônicas

- Gastrostomia de alívio para o controle de náuseas e vômitos em outras doenças crônicas que não o câncer
- Procinéticos para o controle de náuseas e vômitos em outras doenças crônicas que não o câncer

Data da pesquisa: dezembro de 2005

*Baseado em consenso; ECRs com pouca probabilidade de serem realizados.

DEFINIÇÃO Náuseas e vômitos (êmese) são comuns em pessoas com câncer e outras doenças crônicas. Eles podem ocorrer devido a vários fatores, que podem ser facilmente considerados como relacionados à doença e relacionados ao tratamento. A base de evidência para causas de náuseas e vômitos relacionados ao tratamento (quimioterapia e radioterapia) é muito maior e mais robusta do que para causas relacionadas à doença. Esta revisão aborda o manejo de náuseas e vômitos em pessoas com câncer e outras condições crônicas; ela não inclui pessoas com náuseas e vômitos pós-operatórios. Para os propósitos desta revisão, usamos a definição do National Institute for Health and Clinical Excellence do Reino Unido para cuidados de suporte: o cuidado de suporte "ajuda o paciente e sua família a lidar com o câncer e o seu tratamento – desde o pré-diagnóstico, durante o processo de diagnóstico e tratamento, até a cura, doença continuada ou morte e luto. Ele ajuda o paciente a maximizar os benefícios do tratamento e a viver tão bem quanto possível com os efeitos da doença. Dá-se prioridade igual a diagnóstico e tratamento". Essa definição foi escrita para as pessoas com câncer, mas é aplicável a todas as pessoas com doença crônica ou terminal, por exemplo, insuficiência cardíaca ou doença pulmonar. Nós usamos a definição da Organização Mundial de Saúde de cuidado paliativo: "Cuidado paliativo é uma abordagem que melhora a qualidade de vida de pacientes e seus familiares que enfrentam o problema associado com uma doença que ameaça a vida, por meio da prevenção e do alívio do sofrimento mediante identificação precoce e avaliação e tratamento impecáveis da dor e de outros problemas, físicos, psicossociais e espirituais". Embora essa definição de cuidado paliativo não especifique doença incurável ou terminal, existe consenso de que o cuidado paliativo se aplique a pessoas que estão se aproximando do final da vida, isto é, pessoas com um prognóstico de menos de um ano. Assim, os cuidados paliativos e de suporte incluem as mesmas prioridades de maximizar a qualidade de vida, mas os cuidados de suporte visam fazer isso em pessoas que podem viver mais, curar-se ou que estão vivendo com doença em remissão.

INCIDÊNCIA/PREVALÊNCIA As náuseas e os vômitos ocorrem em 40 a 70% das pessoas com câncer, sendo também comuns em outras condições crônicas, como hepatite C e doença inflamatória intestinal. As náuseas e os vômitos tornam-se mais comuns à medida que a doença progride.

ETIOLOGIA/FATORES DE RISCO As náuseas e os vômitos são fenômenos neurológicos e físicos complexos que envolvem várias áreas do sistema nervoso central e do trato gastrintestinal. Nos cuidados paliativos e de suporte, a náusea pode se dever à quimioterapia, especialmente a baseada em platina, outras drogas (opiáceos, antibióticos) ou radioterapia. Ela também pode ter causas relacionadas à doença, por exemplo, metabólicas (hipercalcemia, uremia), cranianas (pressão intracraniana elevada, tumores do VIII nervo), gastrintestinais (obstrução do fluxo de saída gástrico, constipação, hepatomegalia, obstrução intestinal ou íleo) ou psicogênicas (náuseas e vômitos antecipatórios, ansiedade ou medo).

PROGNÓSTICO Em muitos casos, a náusea responderá ao tratamento da causa subjacente, por exemplo, náusea resultante de distúrbios metabólicos como hipercalcemia. A náusea resultante de drogas emetogênicas como opióides pode se resolver se o opióide for trocado.

Cuidados perioperatórios
Infecções pulmonares pós-operatórias | 25

Michelle Conde e Valerie Lawrence

PONTOS-CHAVE

- As infecções pulmonares pós-operatórias estão associadas com tosse, escarro, dispnéia, dor torácica, temperatura acima de 38°C e pulso acima de 100 por minuto.

    Até metade das pessoas pode ter alterações pulmonares assintomáticas após uma cirurgia, e até um quarto desenvolve doença sintomática.

    O principal fator de risco é o tipo de cirurgia, sendo que os riscos maiores estão associados com cirurgias torácicas, abdominais e de cabeça e pescoço em comparação com outras operações.

    Outros fatores de risco incluem idade acima de 50 anos, doença pulmonar obstrutiva crônica prévia, tabagismo, uso recente de álcool e estado de dependência funcional.

- As técnicas de expansão pulmonar profilática reduzem o risco de infecção pulmonar em pacientes que se submetem a cirurgia abdominal, mas não sabemos se elas são benéficas para pacientes que se submetem a cirurgia cardíaca ou para pessoas com baixo risco de infecção.

    Não sabemos qual é a técnica de expansão pulmonar mais efetiva.

- A anestesia regional (epidural ou espinal), isolada ou com anestesia geral, pode reduzir o risco de infecções pulmonares pós-operatórias em comparação com a anestesia geral isolada, embora estudos tenham gerado resultados conflitantes.

    Estima-se que uma infecção seja prevenida para cada 50 pessoas que recebem anestesia regional.

    A anestesia regional está associada com um risco pequeno (cerca de 4 por 10.000 procedimentos no total) de convulsões, parada cardíaca, depressão respiratória ou lesão neurológica.

- Não sabemos se o aconselhamento para parar de fumar antes da cirurgia reduz o risco de infecções pulmonares pós-operatórias.

    É possível que os pacientes precisem parar de fumar pelo menos dois meses antes da cirurgia para reduzir o risco de infecção pulmonar.

(i) Consulte www.clinicalevidence.bmj.com para texto integral e referências.

Quais são os efeitos das intervenções para a prevenção de infecções pulmonares pós-operatórias?	
Benéficos	• Técnicas de expansão pulmonar profilática
Provavelmente benéficos	• Anestesia regional epidural ou espinal
Efetividade desconhecida	• Aconselhamento para parar de fumar antes da cirurgia

Data da pesquisa: maio de 2006

DEFINIÇÃO Um diagnóstico de trabalho de infecção pulmonar pós-operatória pode ser baseado em três ou mais achados novos de tosse, escarro, dispnéia, dor torácica, temperatura acima de 38°C e pulso acima de 100 por minuto. Nesta revisão, tratamos estritamente de pneumonia como complicação de uma operação. Examinamos uma seleção de técnicas pré, intra e pós-operatórias

(continua)

Cuidados perioperatórios

Infecções pulmonares pós-operatórias

(continuação)

para reduzir o risco dessa complicação. Nesta revisão, o diagnóstico de pneumonia implica consolidação observada em um raio X de tórax.

INCIDÊNCIA/PREVALÊNCIA A morbidade relatada para as complicações torácicas depende de quão cuidadosamente elas são investigadas e do tipo de cirurgia realizado. Um estudo observacional encontrou alterações na gasometria arterial e na radiografia de tórax em cerca de 50% das pessoas após uma colecistectomia aberta. Porém, menos de 20% dessas pessoas tinham sinais clínicos anormais, e somente 10% tinham uma infecção torácica clinicamente significativa. Um estudo observacional encontrou uma incidência de pneumonia de 17,5% após cirurgias torácicas e abdominais. Outro estudo observacional encontrou uma incidência de pneumonia de 2,8% (usando uma definição mais estrita de pneumonia) após laparotomia.

ETIOLOGIA/FATORES DE RISCO Os fatores de risco incluem idade avançada (>50 anos), com a chance de pneumonia pós-operatória aumentando sistematicamente para cada década acima dos 50 anos; dependência funcional; história de doença pulmonar obstrutiva crônica; perda de peso >10% nos últimos seis meses; sensório prejudicado (confusão aguda/delírio associado com doença atual); tabagismo; uso recente de álcool; e nível de uréia >45 mg/dL. O nível de albumina sérica <3,5 g/dL também é um fator de risco para o desenvolvimento de complicações pulmonares pós-operatórias em geral. O fator de risco mais forte, porém, é o tipo de cirurgia (particularmente reparo de aneurisma de aorta, cirurgia torácica, cirurgia abdominal, neurocirurgia, cirurgia de cabeça e pescoço e cirurgia vascular). De maneira interessante, a obesidade não pareceu ser um fator de risco independente em uma revisão sistemática recente de estratificação de risco pulmonar pré-operatório para cirurgia não-cardiotorácica.

PROGNÓSTICO Em uma grande revisão sistemática (data da pesquisa, 1997, 141 ECRs, 9.559 pessoas), 10% das pessoas com pneumonia pós-operatória morreram. Se ocorrer sepse sistêmica, a mortalidade provavelmente será substancial. A pneumonia retarda a recuperação da cirurgia, e a oxigenação tecidual ruim pode contribuir para a cura tardia da ferida operatória. Em uma coorte de 160.805 veteranos dos Estados Unidos que se submeteram a cirurgia não-cardíaca de grande porte, 1,5% deles desenvolveram pneumonia pós-operatória, e a taxa de mortalidade em 30 dias foi 10 vezes mais alta nessas pessoas em comparação com aquelas sem pneumonia pós-operatória.

Diabetes: controle glicêmico no tipo 1

Amaryllis Campbell

PONTOS-CHAVE

- O diabetes tipo 1 ocorre quando o pâncreas produz pouca ou nenhuma insulina devido à destruição das células beta pancreáticas, o que geralmente é atribuível a um processo auto-imune.

    Estima-se que um pouco mais de 218.000 pessoas desenvolvam diabetes tipo 1 no mundo todo anualmente, das quais cerca de 40% são crianças.

    A maioria das pessoas com diabetes tipo 1 precisa de insulina para viver, sendo descritas como insulino-dependentes. Quando não são tratadas, elas vão apresentar níveis sangüíneos crescentes de glicose, progredindo para cetoacidose ou estados hiperosmolares não-cetóticos que resultam em coma e morte.

- O controle glicêmico tipicamente piora na adolescência devido a uma combinação de alterações físicas e psicológicas e ao desenvolvimento.

    Não sabemos se os programas de tratamento intensivo que incorporam um componente educacional obtêm mais sucesso do que o tratamento convencional em adolescentes com diabetes tipo 1.

    Há alguma evidência de que intervenções educacionais e psicossociais possam melhorar a qualidade de vida em adolescentes com diabetes tipo 1.

    Não encontramos nenhuma boa evidência que sirva como base para aconselhar adolescentes sobre a melhor freqüência do automonitoramento da glicose sangüínea ou da administração de insulina.

- Os programas de tratamento intensivo em adultos parecem, de fato, melhorar o controle glicêmico, mas exigem investimento significativo de tempo e recursos.

    Um melhor controle glicêmico está associado com taxas maiores de hipoglicemia, que podem não ser aceitáveis para algumas pessoas com diabetes tipo 1.

- Enquanto o automonitoramento regular da glicose sangüínea é recomendado para adultos com diabetes tipo 1, não há dados confiáveis que sirvam de base para aconselhar sobre a melhor freqüência do autoteste da glicose sangüínea.

- A infusão contínua de insulina subcutânea parece ser efetiva na melhora dos níveis de hemoglobina glicosilada e da qualidade de vida em comparação com múltiplas injeções subcutâneas ao dia.

    Contudo, a infusão está associada com riscos aumentados de cetoacidose diabética devido à desconexão ou ao mau funcionamento da bomba e infecção.

(i) Consulte www.clinicalevidence.bmj.com para texto integral e referências.

Quais são os efeitos das intervenções em adolescentes com diabetes tipo 1?	
Provavelmente benéficos	- Intervenções educacionais (em comparação com controles)
Efetividade desconhecida	- Diferentes freqüências de administração de insulina
	- Diferentes freqüências de automonitoramento da glicose sangüínea
	- Programas de tratamento intensivo (em comparação com programas de tratamento convencional)

Diabetes: controle glicêmico no tipo 1

Quais são os efeitos das intervenções em adultos com diabetes tipo 1?	
Contrabalanço entre benefícios e danos	• Infusão contínua de insulina subcutânea (em comparação com múltiplas injeções subcutâneas de insulina ao dia) • Programas de tratamento intensivo (em comparação com programas de tratamento convencional)
Efetividade desconhecida	• Diferentes freqüências de automonitoramento da glicose sangüínea • Intervenções educacionais (em comparação com controles)

Data da pesquisa: dezembro de 2005

DEFINIÇÃO O termo diabetes melito abrange um grupo de doenças caracterizadas por hiperglicemia crônica com distúrbios do metabolismo de carboidratos, gorduras e proteínas, resultando de defeitos na secreção da insulina, na ação da insulina ou ambas. A definição da Organização Mundial de Saúde (OMS) reconhece o diabetes como uma doença progressiva do metabolismo da glicose na qual os indivíduos variam entre normoglicemia, intolerância à glicose ou glicemia de jejum alterada e hiperglicemia franca. O diabetes tipo 1 ocorre quando o pâncreas produz pouca ou nenhuma insulina devido à destruição das células beta pancreáticas, o que geralmente é atribuível a um processo auto-imune. Marcadores de destruição auto-imune (auto-anticorpos para células das ilhotas, auto-anticorpos para insulina ou auto-anticorpos para ambas e para a descarboxilase do ácido glutâmico) podem ser encontrados em 85 a 90% dos indivíduos com diabetes tipo 1 quando a hiperglicemia diabética de jejum é detectada pela primeira vez. A definição de diabetes tipo 1 também inclui indivíduos com destruição das células beta com propensão à cetoacidose, mas para os quais nenhuma causa específica é encontrada. Porém, ela exclui aquelas formas de destruição das células beta para as quais uma causa específica é encontrada (p. ex., fibrose cística, pancreatite, câncer de pâncreas). O diabetes tipo 2 resulta de defeitos tanto na secreção quanto na ação da insulina. O risco de diabetes tipo 2 aumenta com a idade e a falta de atividade física e ocorre mais freqüentemente em indivíduos com obesidade, hipertensão e dislipidemia (a síndrome metabólica). Ele ocorre com maior freqüência em mulheres com diabetes gestacional prévio. Também há evidência de uma predisposição familiar. O diabetes tipo 2 não é abordado nesta revisão. **Diagnóstico**: Na presença de sintomas (como sede, eliminação de volumes aumentados de urina, borramento da visão e perda de peso), o diabetes pode ser diagnosticado com base em uma amostra única de glicose plasmática elevada (pelo menos 200 mg/dL). Na ausência de sintomas, o diagnóstico deve ser baseado em pelo menos um resultado adicional de glicose sangüínea na faixa do diabetes, tanto por uma amostra aleatória quanto por uma amostra em jejum (glicose sangüínea plasmática de pelo menos 126 mg/dL) ou pelo teste de tolerância à glicose oral (glicose sangüínea plasmática de pelo menos 200 mg/dL duas horas após uma carga de 75 g de glicose). **População**: Para o propósito desta revisão, incluímos adolescentes e adultos com diabetes tipo 1, mas excluímos mulheres grávidas e pessoas agudamente doentes, como, por exemplo, após cirurgia ou infarto do miocárdio.

INCIDÊNCIA/PREVALÊNCIA Estima-se que pouco mais de 218.000 pessoas desenvolvam diabetes tipo 1 em todo o mundo anualmente, das quais cerca de 40% são crianças. A incidência varia consideravelmente entre as populações, com 60.000 novos casos ocorrendo a cada ano na Europa, 45.000 novos casos no Sudeste Asiático, 36.000 novos casos na América do Norte e o número mais baixo de novos casos, 6.900 anualmente, na África. Parece haver um aumento mundial na incidência do diabetes tipo 1 tanto nas populações com alta incidência como naquelas com baixa incidência. A prevalência do diabetes tipo 1 é atualmente estimada em 5,3 milhões de pessoas no mundo e varia entre as populações, refletindo tanto a variação nas taxas de incidência e estruturas populacionais diferentes quanto a mortalidade.

(continua)

(continuação)

ETIOLOGIA/FATORES DE RISCO Duas formas etiológicas principais de diabetes tipo 1 são reconhecidas. O diabetes melito auto-imune resulta de destruição mediada por auto-imunidade das células beta pancreáticas. A taxa de destruição varia, mas todos os indivíduos com essa forma de diabetes acabam tornando-se dependentes de insulina para viver. O pico de incidência do diabetes auto-imune é durante a infância e a adolescência, mas pode ocorrer em qualquer idade. Há uma predisposição genética, sendo que as pessoas com esse tipo de diabetes podem ter outras doenças auto-imunes. Alguns vírus também têm sido associados com a destruição das células beta, incluindo rubéola, Coxsackie B e citomegalovírus. Outros fatores ambientais também provavelmente contribuem, mas eles não estão bem definidos e ainda são pouco compreendidos. O diabetes idiopático (cuja causa não é identificada) é mais comum em indivíduos de origem africana ou asiática.

PROGNÓSTICO Quando não são tratadas, a maioria das pessoas com diabetes tipo 1, particularmente aquelas com diabetes melito auto-imune, vão apresentar aumento nos níveis de glicose sangüínea, progressão para cetoacidose ou estados hiperosmolares não-cetóticos que resultam em coma e morte. O curso do diabetes idiopático pode ser mais variado, com algumas pessoas apresentando falta permanente de insulina e uma tendência para cetoacidose, embora, em outras, a necessidade de tratamento com insulina possa oscilar. Contudo, a maioria das pessoas com diabetes tipo 1 precisa de insulina para viver, sendo descritas como insulino-dependentes. Os efeitos a longo prazo do diabetes incluem retinopatia, nefropatia e neuropatia. Os indivíduos com diabetes melito também estão em risco aumentado de doença cardiovascular, cerebrovascular e vascular periférica. O bom controle glicêmico pode reduzir o risco de complicações diabéticas.

Diabetes: controle glicêmico no tipo 2

Amaryllis Campbell

PONTOS-CHAVE

- O diabetes melito é atualmente visto como um distúrbio progressivo do metabolismo da glicose, afetando cerca de 5% das pessoas no mundo, sendo que mais de 85% das quais têm diabetes tipo 2.

    O diabetes tipo 2 pode ocorrer com obesidade, hipertensão e dislipidemia (a síndrome metabólica), que são fortes preditores de doença cardiovascular.

    Os níveis de glicose sangüínea aumentam progressivamente com o tempo em pessoas com diabetes tipo 2 independente do tratamento, causando complicações microvasculares e macrovasculares.

- A maioria das pessoas com diabetes tipo 2 acabará precisando de tratamento com agentes hipoglicemiantes orais.

    A metformina reduz a hemoglobina glicosilada em 1 a 2%, reduz a mortalidade em comparação com dieta isoladamente e não afeta o peso, mas pode causar hipoglicemia.

    As sulfoniluréias reduzem a HbA1c em comparação com dieta isoladamente. As sulfoniluréias mais antigas podem causar ganho de peso e hipoglicemia, mas isso é menos provável com as sulfoniluréias mais novas.

    As meglitinidas (nateglinida, repaglinida) podem reduzir a HbA1c em 0,4 a 0,9% em comparação com placebo sem aumentar o peso, mas podem causar hipoglicemia.

    O tratamento combinado com drogas orais pode reduzir os níveis de HbA1c mais do que a monoterapia, mas aumenta o risco de hipoglicemia.

- Os programas educacionais intensivos individuais ou em grupos podem reduzir a HbA1c em comparação com os cuidados habituais, embora os estudos tenham sido de baixa qualidade.

- A insulina pode melhorar o controle glicêmico em pessoas com controle inadequado da HbA1c em tratamento com drogas orais, mas aumenta o ganho de peso e a hipoglicemia.

    Os estudos têm encontrado resultados conflitantes sobre o benefício da insulina em comparação com as sulfoniluréias em pessoas com diabetes tipo 2 recém-diagnosticado.

- O monitoramento dos níveis de glicose sangüínea não tem demonstrado melhorar o controle glicêmico em pessoas que não estão em tratamento com insulina.

(i) Consulte www.clinicalevidence.bmj.com para texto integral e referências.

Quais são os efeitos das intervenções em adultos com diabetes tipo 2?	
Benéficos	• Metformina (comparada com dieta isoladamente ou placebo) • Sulfoniluréias (reduzem a HbA1c em comparação com placebo ou dieta isoladamente; as novas sulfoniluréias reduzem a hipoglicemia em comparação com as sulfoniluréias mais antigas)
Provavelmente benéficos	• Educação (em comparação com cuidado habitual) • Meglitinidas (nateglinida, repaglinida) • Programas de tratamento intensivo (em comparação com cuidado habitual)

Contrabalanço entre benefícios e danos	• Insulina (em comparação com continuação do tratamento com drogas orais em que a HbA1c não esteja adequadamente controlada) • Tratamento combinado com drogas orais (em comparação com monoterapia)
Efetividade desconhecida	• Diferentes freqüências de automonitoramento da glicose sangüínea • Insulina administrada por infusão subcutânea contínua
Pouco provavelmente benéficos	• Insulina em comparação com sulfoniluréias como tratamento inicial (nenhum benefício adicional e com mais episódios hipoglicêmicos e mais ganho de peso)

Data da pesquisa: junho de 2005

DEFINIÇÃO O termo diabetes melito abrange um grupo de doenças caracterizadas por hiperglicemia crônica com distúrbios do metabolismo de carboidratos, gorduras e proteínas, resultando de defeitos na secreção da insulina, na ação da insulina ou ambas. O diabetes tipo 2 é a forma mais comum de diabetes, e defeitos tanto da ação como da secreção da insulina estão geralmente presentes no momento do diagnóstico. A Organização Mundial de Saúde (OMS) atualmente reconhece o diabetes como uma doença progressiva do metabolismo da glicose na qual os indivíduos podem variar entre normoglicemia (glicose venosa plasmática de jejum menor do que 110 mg/dL), intolerância à glicose (glicose venosa plasmática de jejum menor do que 126 mg/dL ou pelo menos 140 mg/dL duas horas após carga de 75 g de glicose oral), ou glicemia de jejum alterada (glicose venosa plasmática de jejum de 110 a menos do que 126 mg/dL) e hiperglicemia franca (glicose venosa plasmática de jejum de pelo menos 126 mg/dL ou pelo menos 200 mg/dL duas horas após carga de 75 g de glicose oral). Como conseqüência da incapacidade do corpo de usar glicose como uma fonte de energia, os níveis de glicose sangüínea aumentam, e sintomas como sede, poliúria, borramento da visão ou perda de peso podem se desenvolver. **Diagnóstico**: Na presença de sintomas, o diabetes pode ser diagnosticado com base em uma amostra aleatória única de glicose plasmática elevada (amostra única de glicose plasmática elevada de pelo menos 200 mg/dL). Na ausência de sintomas, o diagnóstico deve ser baseado em pelo menos um resultado adicional de glicose sangüínea na faixa do diabetes, tanto por uma amostra aleatória quanto por uma amostra em jejum (glicose sangüínea plasmática de pelo menos 126 mg/dL) ou pelo teste de tolerância à glicose oral (glicose sangüínea plasmática de pelo menos 200 mg/dL duas horas após uma carga de 75 g de glicose).
População: Para o propósito desta revisão, excluímos mulheres grávidas e adultos agudamente doentes (p. ex., após cirurgia ou infarto do miocárdio).

INCIDÊNCIA/PREVALÊNCIA A prevalência mundial estimada de diabetes para o ano de 2000 era 177 milhões de pessoas entre 20 e 79 anos, das quais 85 a 95% teriam diabetes tipo 2 – um aumento na prevalência de 135 milhões em 1995 (dados da OMS). Os dados de incidência e prevalência para crianças e adolescentes não são confiáveis, mas há alguma evidência de que o diabetes tipo 2 esteja se tornando mais comum em adolescentes e adultos jovens especialmente nos países em desenvolvimento. A prevalência estimada global de 5,1% para o diabetes tipo 2 não reflete uma considerável variação na prevalência, que vai de menos de 2% em alguns países africanos para mais de 14% em algumas populações.

ETIOLOGIA/FATORES DE RISCO Por definição, as razões específicas para o desenvolvimento de defeitos na secreção e na ação da insulina que caracterizam o diabetes tipo 2 são desconhecidas. O risco de diabetes tipo 2 aumenta com a idade e a falta de atividade física, ocorrendo mais freqüentemente em indivíduos com obesidade, hipertensão e dislipidemia (a síndrome metabólica). Achados da síndrome metabólica podem estar presentes por até 10 anos antes que distúrbios do

(continua)

Diabetes: controle glicêmico no tipo 2

(continuação)

controle glicêmico apareçam e são fortes preditores de doença cardiovascular e tolerância anormal à glicose (intolerância à glicose ou diabetes). O diabetes tipo 2 também ocorre com mais freqüência em mulheres com diabetes gestacional prévio. Também há evidência de uma predisposição familiar, provavelmente genética.

PROGNÓSTICO Pessoas com diabetes tipo 2 têm mostrado níveis de glicose sangüínea que sobem progressivamente desde o momento do diagnóstico, com ou sem tratamento e independente do tipo de tratamento oferecido. Níveis de glicose sangüínea acima da faixa normal mostram associação não apenas com a presença de sintomas, mas também com um risco aumentado de complicações microvasculares e macrovasculares a longo prazo.

Diabetes: manejando a dislipidemia

Jigisha Patel

PONTOS-CHAVE

- A dislipidemia caracteriza-se por níveis circulantes diminuídos de colesterol de lipoproteína de alta densidade (colesterol-HDL) e níveis circulantes aumentados de triglicerídeos e de colesterol de lipoproteína de baixa densidade (colesterol-LDL).

    A dislipidemia contribui muito para o risco aumentado de doença cardíaca encontrado em pessoas com diabetes.

    Um aumento de 1 mmol/L (cerca de 40 mg/dL) no colesterol-LDL está associado com um aumento de 1,57 vezes no risco de doença coronariana em pessoas com diabetes tipo 2.

    Um diagnóstico de dislipidemia diabética que exige tratamento farmacológico é determinado pelo perfil lipídico da pessoa e pelo nível de risco cardiovascular. A classificação de risco cardiovascular e os alvos lipídicos para tratamento com drogas diferem entre o Reino Unido, os Estados Unidos e o restante da Europa. Nós usamos a calculadora de risco do United Kingdom Prospective Diabetes Study (UKPDS) para estimar o risco cardiovascular em 10 anos e classificamos um risco maior do que 15% como "alto risco" e menor do que 15% como "baixo risco" de acordo com as diretrizes clínicas do Reino Unido. Não encontramos ECRs exclusivos de população de baixo risco, embora alguns estudos tenham sido excluídos em função de dados insuficientes para calcular o risco. Na prática clínica, a maioria das pessoas com diabetes é cada vez mais considerada de alto risco cardiovascular independentemente da presença ou ausência de outros fatores de risco.

- As estatinas são altamente efetivas para melhorar os desfechos cardiovasculares em pessoas com diabetes.

    As estatinas reduzem a mortalidade cardiovascular em pessoas com diabetes tipo 2 com ou sem doença cardiovascular conhecida e independentemente das concentrações basais de colesterol total e LDL.

    As diferentes estatinas parecem ter efeitos semelhantes na redução do colesterol-LDL.

- A combinação de estatinas com outros tratamentos (como ezetimiba ou um fibrato) parece reduzir o colesterol-LDL mais do que com a estatina isoladamente.

    As combinações podem ser úteis em pessoas com dislipidemia mista, nas quais uma droga isolada não consegue controlar todos os parâmetros lipídicos.

- Os fibratos parecem ter um efeito benéfico sobre a mortalidade e a morbidade cardiovasculares pela redução nos níveis de triglicerídeos.

    Em pessoas com dislipidemia mista, as estatinas também podem ser necessárias.

- Os programas de tratamento intensivo que envolvem múltiplas intervenções (pessoas avaliadas por um enfermeiro a cada quatro a seis semanas) parecem ser melhores na redução do colesterol do que os programas de cuidados habituais.

- Os óleos de peixe podem reduzir os níveis de triglicerídeos, mas também parecem aumentar os níveis de colesterol-LDL, o que faz com que sejam de benefício limitado para a maioria dos pacientes com diabetes.

- O ácido nicotínico parece ser eficaz no aumento do colesterol-HDL e pode reduzir os triglicerídeos, mas deve ser usado provavelmente apenas em combinação com uma estatina em pessoas com dislipidemia mista ou naquelas que não toleram fibratos.

    O ácido nicotínico parece aumentar a incidência de rubor, particularmente em mulheres.

    Não sabemos se as resinas de trocas de ânions ou a ezetimiba são úteis no tratamento de dislipidemia em pessoas com diabetes, mas talvez sejam úteis em combinação com uma estatina caso a estatina isoladamente não alcance os alvos lipídicos.

(i) Consulte www.clinicalevidence.bmj.com para texto integral e referências.

Diabetes: manejando a dislipidemia

Quais são os efeitos das intervenções para dislipidemia em pessoas com diabetes?	
Benéficos	• Estatinas
Provavelmente benéficos	• Fibratos
	• Programas de tratamento intensivo de múltiplas intervenções (para modificação lipídica)
	• Tratamentos combinados (para modificação lipídica)
Contrabalanço entre benefícios e danos	• Ácido nicotínico (para modificação lipídica)
	• Óleo de peixe (para modificação lipídica)
Efetividade desconhecida	• Ezetimiba
	• Resinas de trocas de ânions

Data da pesquisa: janeiro de 2006

DEFINIÇÃO O termo dislipidemia é usado para descrever um grupo de condições em que há níveis anormais de lipídeos e lipoproteínas no sangue. Anormalidades no metabolismo dos lipídeos estão presentes tanto no diabetes tipo 1 como no diabetes tipo 2. A natureza dessas anormalidades é complexa, mas os componentes principais da dislipidemia diabética são níveis circulantes elevados de triglicerídeos e níveis circulantes diminuídos de colesterol de lipoproteína de alta densidade (colesterol-HDL). Além disso, o número de partículas de lipoproteínas densas e pequenas está aumentado. Como consequência, embora o conteúdo de colesterol dessas partículas possa ser baixo, o colesterol de lipoproteínas de baixa densidade (colesterol-LDL) densas e pequenas está aumentado. O colesterol total e o colesterol-LDL podem ser normais se o controle glicêmico for adequado. Os triglicerídeos e o colesterol são os principais lipídeos de interesse. As principais classes de lipoproteínas consideradas nesta revisão são as lipoproteínas de baixa densidade (LDL) e as lipoproteínas de alta densidade (HDL). **Diagnóstico**: Um diagnóstico de dislipidemia diabética que exige tratamento medicamentoso é determinado pelo perfil lipídico e pelo nível de risco cardiovascular da pessoa. A classificação de risco cardiovascular e os alvos lipídicos para o tratamento medicamentoso diferem entre o Reino Unido, os Estados Unidos e o restante da Europa. Enquanto se aceita que pessoas com diabetes estejam em alto risco de doença cardiovascular, no Reino Unido e nos Estados Unidos, o grupo de alto risco é ainda estratificado em uma tentativa de incluir aquelas pessoas com mais probabilidade de serem beneficiadas com a intervenção terapêutica. Porém, as diretrizes européias para prevenção de doença cardiovascular classificam todas as pessoas com diabetes tipo 2 e diabetes tipo 1 e microalbuminúria como de alto risco. Tanto no Reino Unido como nos Estados Unidos, admite-se que se ofereça tratamento medicamentoso em níveis lipídicos mais baixos a pessoas com alto risco cardiovascular. Nos Estados Unidos, um objetivo "opcional" para o colesterol-LDL de 1,81 mmol/L (70 mg/dL) é considerado em pessoas com alto risco cardiovascular. Embora esses alvos se apliquem ao diabetes tipo 2, na prática clínica eles são geralmente extrapolados para pessoas com diabetes tipo 1. **População**: Para os propósitos desta revisão, incluímos estudos de adultos com diabetes tipo 1 e tipo 2, inclusive aqueles com hipertensão concomitante, e usamos as diretrizes do Reino Unido (National Institute for Health and Clinical Excellence [NICE]) para determinar o nível de risco. A ferramenta UKPDS (United Kingdom Prospective Diabetes Study), que inclui dados de pessoas com diabetes, foi usada para calcular o nível de risco cardiovascular apenas. As subpopulações são detalhadas na descrição dos estudos individuais quando apropriado. Estudos com crianças foram excluídos. Estudos realizados em adultos com diabetes e microalbuminúria ou nefropatia são abordados em separado (veja revisão sobre nefropatia diabética, pág. 144).

(continua)

(continuação)

INCIDÊNCIA/PREVALÊNCIA **Diabetes melito tipo 1**: Em pessoas com diabetes tipo 1 bem controlado, a incidência de dislipidemia é comparável àquela da população geral. Porém, não há dados detalhados sobre a incidência e a prevalência de dislipidemia em pessoas com diabetes melito tipo 1. **Diabetes melito tipo 2**: A dislipidemia é comum em pessoas com diabetes tipo 2. Um inquérito de 498 adultos com diabetes tipo 2 (representando um tamanho populacional projetado de 13.369.754 na população geral de adultos norte-americanos) estimou que mais de 70% das pessoas têm um colesterol-LDL mais alto do que o objetivo de tratamento nos Estados Unidos de menos do que 2,6 mmol/L (<100 mg/dL; alguns estimaram este quadro como sendo maior do que 80%). Mais da metade dos homens e dois terços das mulheres têm nível de colesterol-HDL abaixo do objetivo recomendado de mais do que 1,0 mmol/L (cerca de 40 mg/dL), enquanto mais da metade dos homens e das mulheres tem níveis elevados de triglicerídeos. Apenas 28,2% das pessoas com diabetes recebiam drogas modificadoras de lipídeos e somente 3% estavam controladas pelos alvos norte-americanos para todos os lipídeos.

ETIOLOGIA/FATORES DE RISCO Em pessoas com diabetes melito, a insuficiência de insulina ou a resistência à insulina podem ter efeitos sobre o metabolismo dos lipídeos. **Diabetes melito tipo 1**: Pouco se sabe sobre a causa da dislipidemia no diabetes tipo 1. No diabetes tipo 1 mal controlado e naquelas pessoas com nefropatia, o conjunto típico de anormalidades visto na dislipidemia diabética ocorre e está associado com risco cardiovascular muito maior do que nas pessoas sem diabetes. **Diabetes melito tipo 2**: A ação de efeito adverso da insulina pode não ser a única causa de dislipidemia. A obesidade central/visceral pode aumentar a quantidade de ácidos graxos livres liberados na circulação portal, elevando a produção hepática de triglicerídeos, enquanto refeições ricas em gordura, típicas de uma dieta ocidental, podem exacerbar a hipertrigliceridemia pós-prandial. Acredita-se que a ação de efeito adverso da insulina no diabetes tipo 2 resulte na perda de supressão da lipólise (a quebra de triglicerídeos em ácidos graxos livres e glicerol) no tecido adiposo. Isso leva a uma liberação aumentada de ácidos graxos livres na circulação portal e conseqüentemente a uma oferta aumentada de ácidos graxos livres ao fígado. O efeito desse processo é uma produção aumentada de triglicerídeos pelo fígado e uma produção diminuída de colesterol-HDL. Além disso, há uma eliminação diminuída de triglicerídeos da circulação. Essa hipertrigliceridemia resultante altera a atividade de outras enzimas, o que leva à formação de partículas de LDL densas e pequenas e ao aumento do catabolismo de HDL.

PROGNÓSTICO A doença cardiovascular é duas a seis vezes mais freqüente em pessoas com diabetes em comparação com aquelas sem diabetes e progride mais rapidamente quando ocorre. Além de tudo, é a causa mais comum de morte em pessoas com diabetes, com pelo menos 50% das mortes no diabetes tipo 2 causadas por doença arterial coronariana (DAC). A dislipidemia é um dos principais fatores que contribuem para esse risco cardiovascular aumentado. Anormalidades lipídicas são preditores importantes de DAC no diabetes tipo 2. Colesterol-LDL alto, triglicerídeos altos e colesterol-HDL baixo foram relatados como preditores para risco cardiovascular. Há relatos de um aumento de 1,57 vezes no risco de DAC associado com um aumento de 1 mmol/L (cerca de 40 mg/dL) no colesterol-LDL e de uma diminuição de 15% no risco associada com um aumento de 0,1 mmol/L (cerca de 4 mg/dL) na concentração de colesterol-HDL.

Diabetes: prevenção de eventos cardiovasculares

Ronald Sigal, Janine Malcolm e Amel Arnaout

PONTOS-CHAVE

- Pessoas com diabetes melito têm um risco duas a quatro vezes maior de desenvolver doença cardiovascular e probabilidade até três vezes maior de morrer após um infarto do miocárdio em comparação com pessoas normoglicêmicas.
- O tratamento intensivo de múltiplos fatores de risco em pessoas com diabetes tipo 2 e microalbuminúria reduz o risco de doença cardiovascular em comparação com o tratamento convencional.

   A promoção da cessação do tabagismo provavelmente reduz os eventos cardiovasculares em pessoas com diabetes, embora nenhum estudo tenha avaliado especificamente essa questão.

- O controle rigoroso da pressão arterial e a redução do colesterol diminuem o risco de eventos cardiovasculares em pessoas com hipertensão e diabetes.

   Os inibidores da enzima conversora da angiotensina, os antagonistas do receptor da angiotensina, os betabloqueadores, os bloqueadores dos canais de cálcio e os diuréticos têm demonstrado efeitos anti-hipertensivos semelhantes.

   A redução do colesterol com estatinas diminui a morbidade e a mortalidade cardiovasculares em pessoas com diabetes independentemente dos níveis iniciais de colesterol, e os fibratos também podem ser benéficos.

   A aspirina e o clopidogrel não têm demonstrado reduzir, de forma consistente, os eventos cardiovasculares ou a mortalidade em pessoas com diabetes e doença cardiovascular em comparação com controles e aumentam o risco de sangramento.

   O controle glicêmico intensivo reduz o risco de eventos cardiovasculares em pessoas com diabetes tipo 1, mas não tem demonstrado reduzir, de forma consistente, a morbidade e a mortalidade cardiovasculares em pessoas com diabetes tipo 2.

- As cirurgias de *bypass* coronariano reduzem a mortalidade em quatro anos em comparação com a angioplastia coronariana transluminal percutânea (ACTP) em pessoas com diabetes, embora os benefícios em prazos maiores sejam incertos.

   A ACTP pode reduzir mortalidade e infarto do miocárdio a curto prazo em comparação com a trombólise em pessoas com diabetes e infarto agudo do miocárdio.

   A adição de inibidores da glicoproteína IIb/IIIa reduz a morbidade e a mortalidade cardiovasculares em comparação com placebo em pessoas com síndrome coronariana aguda ou que se submetem a ACTP mais colocação de *stent*.

(i) Consulte www.clinicalevidence.bmj.com para texto integral e referências.

Quais são os efeitos da promoção da cessação do tabagismo em pessoas com diabetes?	
Provavelmente benéficos	• Cessação do tabagismo*

Quais são os efeitos do controle da pressão arterial em pessoas com diabetes?	
Benéficos	• Níveis-alvo mais baixos para pressão arterial • Tratamento anti-hipertensivo (comparado com não receber tratamento anti-hipertensivo)
Contrabalanço entre benefícios e danos	• Diferentes drogas anti-hipertensivas

Diabetes: prevenção de eventos cardiovasculares

Quais são os efeitos do tratamento da dislipidemia em pessoas com diabetes?

Benéficos	• Estatinas
Provavelmente benéficos	• Dose de estatina baixa *versus* padrão em pessoas idosas • Fibratos • Redução lipídica agressiva *versus* moderada com estatinas

Quais são os efeitos das drogas antiplaquetárias em pessoas com diabetes?

Provavelmente benéficos	• Adição de inibidores da glicoproteína IIb/IIIa à heparina em síndromes coronarianas agudas • Clopidogrel
Contrabalanço entre benefícios e danos	• Aspirina
Pouco provavelmente benéficos	• Adição de clopidogrel à heparina em síndromes coronarianas agudas

Quais são os efeitos do controle da glicose sangüínea na prevenção de doença cardiovascular em pessoas com diabetes?

Provavelmente benéficos	• Controle glicêmico intensivo *versus* convencional • Metformina *versus* dieta isoladamente como tratamento inicial em pessoas com sobrepeso ou obesas com diabetes tipo 2

Quais são os efeitos do tratamento de múltiplos fatores de risco na prevenção de doença cardiovascular em pessoas com diabetes?

Benéficos	• Tratamento intensivo de múltiplos fatores de risco

Quais são os efeitos dos procedimentos de revascularização em pessoas com diabetes?

Benéficos	• Cirurgia de *bypass* coronariano em comparação com angioplastia coronariana transluminal percutânea • *Stent* mais inibidores da glicoproteína IIb/IIIa em pessoas que se submetem a angioplastia coronariana transluminal percutânea
Provavelmente benéficos	• Angioplastia coronariana transluminal percutânea em comparação com trombólise
Contrabalanço entre benefícios e danos	• Cirurgia de *bypass* coronariano em comparação com angioplastia coronariana transluminal percutânea mais *stent*

Data da pesquisa: novembro de 2004

*Nenhum ECR, mas a evidência observacional sugere algum benefício.

Diabetes: prevenção de eventos cardiovasculares

DEFINIÇÃO Diabetes melito: Diabetes melito é um grupo de distúrbios caracterizados por hiperglicemia, definida como uma glicose plasmática de jejum de pelo menos 126 mg/dL ou de pelo menos 200 mg/dL duas horas após uma carga de 75 g de glicose oral, em duas ou mais ocasiões. O tratamento intensivo é planejado para alcançar valores de glicose sangüínea tão perto da faixa não-diabética quanto possível. Os componentes de tal tratamento são educação, aconselhamento, monitoramento, automanejo e tratamento farmacológico com insulina ou agentes antidiabéticos orais para atingir objetivos glicêmicos específicos. **Doença cardiovascular:** Doença aterosclerótica do coração e/ou dos vasos coronários, cerebrais ou periféricos que causa eventos clínicos como infarto agudo do miocárdio, insuficiência cardíaca congestiva, morte cardíaca súbita, AVC, gangrena e/ou necessidade de procedimentos de revascularização. **População:** Nas edições anteriores deste livro, tentamos diferenciar a prevenção primária da secundária nesta revisão. Porém, em pessoas de meia-idade e idosos com diabetes tipo 2, essa distinção pode não ser clinicamente importante. Não conhecemos nenhuma intervenção que tenha demonstrado efetividade na prevenção secundária, mas inefetividade na prevenção primária, ou vice-versa, em pessoas com diabetes. Na maioria dos casos, uma grande proporção das pessoas com diabetes que participam dos ensaios de prevenção de doença cardiovascular é de meia-idade ou idosa, com fatores de risco cardiovasculares adicionais, e uma grande parte delas, na verdade, tem doença cardiovascular não-diagnosticada.

INCIDÊNCIA/PREVALÊNCIA O diabetes melito é um importante fator de risco para doença cardiovascular. Nos Estados Unidos, um inquérito das mortes em 1986 sugeriu que 60 a 75% das pessoas com diabetes morrem de causa cardiovascular. A incidência anual de doença cardiovascular está aumentada em pessoas com diabetes (homens: RR 2,0 a 3,0; mulheres: RR 3,0 a 4,0, ajustado para idade e outros fatores de risco cardiovasculares). Cerca de 45% das pessoas brancas de meia-idade e idosas com diabetes têm evidência de doença arterial coronariana, comparadas com cerca de 25% das pessoas sem diabetes nas mesmas populações. Em um estudo de coorte na população finlandesa (1.059 pessoas com diabetes e 1.373 pessoas sem diabetes, com 45 a 64 anos de idade), o risco de infarto agudo do miocárdio em sete anos foi tão alto em adultos com diabetes sem doença cardíaca prévia (20,2/100 pessoas anos) quanto em pessoas sem diabetes com doença cardíaca prévia (18,8/100 pessoas anos).

ETIOLOGIA/FATORES DE RISCO O diabetes melito aumenta o risco de doença cardiovascular. Os fatores de risco cardiovasculares em pessoas com diabetes incluem os fatores convencionais de risco (idade, doença cardiovascular prévia, tabagismo, hipertensão, dislipidemia, estilo de vida sedentário, história familiar de doença cardiovascular prematura) e os fatores de risco mais específicos para o diabetes (excreção elevada de proteína urinária, controle glicêmico ruim). Os fatores de risco convencionais para doença cardiovascular contribuem para um aumento no risco relativo de doença cardiovascular em pessoas com diabetes aproximadamente na mesma medida em que naquelas sem diabetes. Um estudo de coorte prospectivo (164 mulheres e 235 homens com diabetes [idade média 65 anos] e 437 mulheres e 1.099 homens sem diabetes [idade média 61 anos] seguidos para mortalidade por uma média de 3,7 anos após um infarto agudo do miocárdio) constatou que significativamente mais pessoas com diabetes morreram em comparação com pessoas sem diabetes (116/399 [29%] com diabetes vs. 204/1.536 [13%] sem diabetes; RR 2,2, IC 95% 1,8 a 2,7). Ele também constatou que o risco de mortalidade após o infarto do miocárdio associado ao diabetes era maior para as mulheres do que para os homens (HR* ajustada 2,7, IC 95% 1,8 a 4,2 para mulheres vs. 1,3, IC 95% 1 a 1,8 para homens). A inatividade física é um fator de risco significativo para eventos cardiovasculares em homens e mulheres. Outro estudo de coorte (5.125 mulheres com diabetes) verificou que a participação em pouca (menos do que uma hora/semana) ou nenhuma atividade física comparada com a atividade física por, no mínimo, sete horas por semana estava associada ao dobro do risco de um evento cardiovascular. Um terceiro estudo de coorte (1.263 homens com diabetes, seguimento médio de 12 anos) constatou que o baixo condicionamento cardiorrespiratório basal aumentava a mortalidade geral comparado com o condicionamento moderado ou alto (RR 2,9, IC 95% 2,1 a 3,6) e que a mortalidade geral foi maior entre as pessoas que relataram que não fizeram nenhum exercício de recreação nos três meses prévios do que entre as que relataram qualquer atividade física recreativa no mesmo período (RR 1,8, IC 95% 1,3 a 2,5). O risco absoluto de doença cardiovascular é quase o mesmo em mulheres e em homens com diabetes. Os fatores de risco

(continua)

---

*N. de T. Razão de risco, do inglês *Hazard Ratio*.

(continuação)

cardiovasculares específicos para o diabetes incluem a duração do diabetes durante a vida adulta (os anos de exposição ao diabetes antes dos 20 anos adicionam pouco ao risco de doença cardiovascular), as concentrações elevadas de glicose no sangue (refletidas em uma glicemia de jejum ou HbA1c) e qualquer grau de microalbuminúria (albuminúria 30 a 299 mg/24 horas). As pessoas com diabetes e microalbuminúria têm um risco maior de morbidade e mortalidade coronarianas do que as pessoas com níveis normais de albumina urinária e uma duração semelhante do diabetes (RR 2,0 a 3,0). A proteinúria clínica aumenta o risco de mortalidade por eventos cardíacos em pessoas com diabetes tipo 2 (RR 2,61, IC 95% 1,99 a 3,43) e diabetes tipo 1 (RR 9) comparadas com pessoas com o mesmo tipo de diabetes que têm excreção normal de albumina. Uma análise epidemiológica de pessoas com diabetes que participaram do estudo de coorte Heart Outcomes Prevention Evaluation (3.498 pessoas com diabetes e no mínimo um outro fator de risco cardiovascular, idade acima de 55 anos, das quais 1.140 [32%] tinham microalbuminúria basal; seguimento de cinco anos) encontrou um risco maior de eventos cardiovasculares importantes naquelas com microalbuminúria (razão albumina:creatinina [RAC] de pelo menos 2 mg/mmol) do que naquelas sem microalbuminúria (RR ajustado 1,97, IC 95% 1,68 a 2,31) e de mortalidade por todas as causas (RR 2,15, IC 95% 1,78 a 2,60). Essa análise também encontrou uma associação entre a RAC e o risco de eventos cardiovasculares maiores (RAC 0,22 a 0,57 mg/mmol: RR 0,85, IC 95% 0,63 a 1,14; RAC 0,58 a 1,62 mg/mmol: RR 1,11, IC 95% 0,86 a 1,43; RAC 1,62 a 1,99 mg/mmol: RR 1,89, IC 95% 1,52 a 2,36).

PROGNÓSTICO O diabetes melito aumenta o risco de mortalidade ou de morbidade grave após um evento coronariano (RR 1,5 a 3). Esse excesso de risco se deve, em parte, à prevalência aumentada de outros fatores de risco cardiovasculares em pessoas com diabetes. Uma revisão sistemática (data da pesquisa, 1998, 15 estudos de coorte prospectivos) constatou que, em pessoas com diabetes admitidas ao hospital por infarto agudo do miocárdio, a "hiperglicemia de estresse" estava associada com uma mortalidade significativamente maior no hospital em comparação com níveis menores de glicose sangüínea (RR 1,7, IC 95% 1,2 a 2,4). Um grande estudo de coorte prospectivo (91.285 homens de 40 a 84 anos) constatou que, em comparação com homens sem diabetes e sem doença arterial coronariana (DAC), havia mortalidade aumentada por DAC ou por todas as causas em cinco anos de seguimento em homens com diabetes com ou sem DAC, em homens com doença arterial coronariana isoladamente, com risco mais alto em homens com ambos os fatores de risco. A análise multivariada não alterou substancialmente essas associações. O diabetes melito isolado está associado com um aumento de duas vezes no risco de morte por todas as causas, com um aumento de três vezes no risco de morte por DAC e, em pessoas com DAC preexistente, com um aumento de 12 vezes no risco de morte por DAC em comparação com pessoas sem nenhum desses fatores de risco.

Diabetes: tratando a hipertensão

Sandeep Vijan

PONTOS-CHAVE

- Entre as pessoas com diabetes, cerca de 40% daquelas com 45 anos e mais de 60% daquelas com 75 anos ou mais terão uma pressão arterial maior do que 140/90 mmHg.

    Eventos cardíacos maiores ocorrem em aproximadamente 5% das pessoas com diabetes e hipertensão não-tratada a cada ano, e o risco é maior naquelas com outros fatores de risco como nefropatia diabética.

- Não sabemos como os diferentes tratamentos se comparam em pessoas com diabetes e hipertensão. Porém, parece razoável usar inibidores da enzima conversora da angiotensina (ECA) ou diuréticos como tratamento de primeira linha.

    Os inibidores da ECA reduzem os riscos de doença cardiovascular e renal em comparação com placebo, mas podem causar tosse e angioedema.

    Os diuréticos como a clortalidona reduzem os eventos cardiovasculares em comparação com placebo, mas podem aumentar os níveis de glicose, colesterol e ácido úrico.

    Os diuréticos parecem tão efetivos quanto os inibidores da ECA na prevenção de eventos cardiovasculares e podem ser mais efetivos do que os bloqueadores dos canais de cálcio na redução do risco de insuficiência cardíaca.

    Os betabloqueadores podem ser tão efetivos quanto os inibidores da ECA na redução de eventos cardiovasculares, eventos microvasculares ou morte relacionada ao diabetes, mas podem provocar ganho de peso e aumentar a necessidade de tratamento hipoglicemiante.

    Os bloqueadores dos canais de cálcio parecem ser tão efetivos quanto os diuréticos, mais efetivos do que os betabloqueadores e menos efetivos do que os inibidores da ECA na redução de eventos cardiovasculares em geral, mas podem ser menos efetivos na prevenção da insuficiência cardíaca em comparação com a clortalidona.

    Os antagonistas do receptor da angiotensina II podem reduzir eventos cardiovasculares em comparação com os betabloqueadores em pessoas com diabetes, hipertensão e hipertrofia ventricular esquerda.

    Não sabemos se os alfabloqueadores reduzem eventos cardiovasculares em pessoas com diabetes e hipertensão.

- Parece provável que o tratamento mais intensivo para alcançar uma redução maior na pressão arterial resulte em uma redução maior em eventos cardiovasculares e mortalidade em geral. Portanto, é difícil especificar uma pressão arterial alvo em pessoas com diabetes e hipertensão.

(i) Consulte www.clinicalevidence.bmj.com para texto integral e referências.

Quais são os efeitos dos anti-hipertensivos no controle da pressão arterial em pessoas com diabetes?	
Benéficos	• Diuréticos • Inibidores da enzima conversora da angiotensina
Provavelmente benéficos	• Antagonistas do receptor da angiotensina II (reduzem eventos cardiovasculares em comparação com betabloqueadores) • Betabloqueadores (redução em eventos cardiovasculares e microvasculares semelhante aos inibidores da enzima conversora da angiotensina)

Diabetes

Diabetes: tratando a hipertensão — 41

	• Bloqueadores dos canais de cálcio (redução em eventos cardiovasculares semelhante aos diuréticos, porém menos efetivos do que os inibidores da enzima conversora da angiotensina)
Efetividade desconhecida	• Alfabloqueadores

Quais são os efeitos dos diferentes níveis-alvo de pressão arterial em pessoas com diabetes?

Benéficos	• Níveis-alvo mais baixos de pressão arterial

Data da pesquisa: fevereiro de 2006

DEFINIÇÃO A hipertensão no diabetes é classicamente definida como uma pressão sistólica de 140 mmHg ou maior ou uma pressão diastólica de 90 mmHg ou maior. A hipertensão é dividida em três estágios. A **pré-hipertensão** é uma pressão sistólica entre 120 e 139 mmHg ou uma pressão diastólica entre 80 e 89 mmHg. A **hipertensão em estágio 1** é uma pressão sistólica de 140 a 159 mmHg ou uma pressão diastólica de 90 a 99 mmHg. A **hipertensão em estágio 2** é uma pressão sistólica de 160 mmHg ou maior ou uma pressão diastólica de 100 mmHg ou maior. Contudo, as diretrizes sugerem atualmente que a terapia farmacológica deve ser instituída em qualquer pessoa com diabetes e hipertensão, independentemente do estágio. Esta revisão se concentra em adultos diabéticos com hipertensão em estágio 1 ou 2, mas sem diagnóstico de doença arterial coronariana ou retinopatia diabética. A maioria dos estudos sobre o assunto não diferencia entre diabetes tipo 1 e tipo 2, mas a epidemiologia subjacente e as idades das populações estudadas sugerem que mais de 95% dos participantes dos estudos provavelmente tinham diabetes tipo 2. O controle da hipertensão em pessoas com retinopatia diabética, pág. 147, e daquelas com nefropatia diabética, pág. 144, é descrito em revisões separadas.

INCIDÊNCIA/PREVALÊNCIA A hipertensão é altamente prevalente entre pessoas com diabetes. Ela é aproximadamente 1,5 a 3 vezes mais comum em pessoas com diabetes tipo 2 do que em populações gerais emparelhadas por idade. Usando um limiar para diagnóstico de 140/90 mmHg, cerca de 40% das pessoas com diabetes têm hipertensão em uma idade de 45 anos e mais de 60% têm hipertensão aos 75 anos. Cerca de 30% das pessoas com diabetes tipo 1 acabam desenvolvendo hipertensão, geralmente após desenvolverem nefropatia diabética. A prevalência de hipertensão varia de acordo com a população estudada (veja etiologia/fatores de risco a seguir).

ETIOLOGIA/FATORES DE RISCO A causa da hipertensão é multifatorial, complexa e não completamente entendida. Na população geral, há vários fatores de risco principais para hipertensão; os fatores de risco específicos não são claramente diferentes na população diabética. A idade é o fator predominante; dados sugerem que a prevalência aumenta com a idade, e o risco vitalício cumulativo de hipertensão na população geral é praticamente 90%. Pessoas com pelo menos um dos pais com hipertensão têm aproximadamente o dobro da probabilidade de desenvolver hipertensão. Os afro-americanos têm um aumento de 7 a 10% na prevalência em comparação com os brancos americanos não-hispânicos. Pessoas obesas também têm risco maior; para cada unidade de aumento no índice de massa corporal, a prevalência aumenta em cerca de 1 a 1,5%. A resistência à insulina está associada com o desenvolvimento de hipertensão.

PROGNÓSTICO A hipertensão não-tratada em pessoas com diabetes está associada com altas taxas de doença cardiovascular (como infarto do miocárdio, insuficiência cardíaca e AVC) e doença microvascular (como doença renal [incluindo albuminúria, insuficiência renal e doença renal terminal] e retinopatia diabética). Nos grupos placebo de grandes ensaios de controle de hipertensão em diabetes tipo 2, eventos cardíacos maiores ocorreram em cerca de 4 a 6% das pessoas a cada ano e eram substancialmente mais altos em populações com fatores de risco adicionais, como nefropatia diabética.

©BMJ Publishing Group Ltd 2007 — www.clinicalevidence.bmj.com

Diabetes: úlceras dos pés e amputações

Dereck Hunt

PONTOS-CHAVE

- Ulceração de pé diabético é a penetração da espessura completa da derme do pé em uma pessoa com diabetes. A gravidade é classificada de acordo com o sistema de Wagner, com graduação de 1 a 5.

  A incidência anual de úlceras entre pessoas com diabetes é 2,5 a 10,7% no mundo desenvolvido, e a incidência anual de amputação por qualquer razão é 0,25 a 1,8%.

  Para pessoas com úlceras de pé diabético cicatrizadas, a taxa cumulativa de recorrência da úlcera em cinco anos é de 66%, e a de amputação, de 12%.

- A medida preventiva mais efetiva para amputação maior parece ser o rastreamento e o encaminhamento a uma clínica de cuidados dos pés se achados de alto risco estiverem presentes.

  Outras intervenções para reduzir o risco de úlceras de pé incluem o uso de calçados terapêuticos e o aumento do nível da educação do paciente sobre prevenção, mas não encontramos evidência suficiente para determinar a efetividade desses tratamentos.

- A redução de pressão com tala de contato total ou talas de fibra de vidro não-removíveis melhora a cicatrização das úlceras.

  As talas removíveis transformadas em não-removíveis parecem ser igualmente efetivas, mas têm o benefício adicional de exigir menos conhecimento técnico para sua colocação.

  Não sabemos se a redução de pressão com almofada de feltro ou o alívio de pressão com meio-calçado são efetivos para o tratamento de úlceras de pé diabético.

- Os equivalentes de pele humana (aplicados semanalmente por um máximo de cinco semanas) parecem ser melhores do que as gazes umedecidas com soro fisiológico na promoção da cicatrização da úlcera.

  A derme humana cultivada não parece ser efetiva na promoção da cicatrização.

- Os fatores de crescimento tópicos parecem aumentar as taxas de cicatrização, mas tem havido pouco seguimento de longo prazo de pessoas tratadas com esses fatores.

- Parece que o oxigênio hiperbárico sistêmico é efetivo no tratamento de pessoas com úlceras gravemente infectadas, embora não esteja claro se ele é útil em pessoas com úlceras não-infectadas e não-isquêmicas.

- Não sabemos se o desbridamento ou os curativos de feridas são efetivos na cicatrização das úlceras.

  Porém, o desbridamento com curativos de hidrogel e dimetil sulfóxido parece ajudar a cicatrização das úlceras.

  O desbridamento e os curativos foram analisados juntos porque o mecanismo exato do tratamento não está claro (p. ex., hidrogel).

(i) Consulte www.clinicalevidence.bmj.com para texto integral e referências.

Quais são os efeitos das intervenções para a prevenção de úlceras de pé e amputações em pessoas com diabetes?	
Provavelmente benéficos	• Rastreamento e encaminhamento para clínicas de cuidados dos pés
Efetividade desconhecida	• Calçados terapêuticos • Educação

Diabetes: úlceras dos pés e amputações

Quais são os efeitos dos tratamentos em pessoas diabéticas com ulceração do pé?	
Provavelmente benéficos	• Equivalente de pele humana
	• Fatores de crescimento tópicos
	• Oxigênio hiperbárico sistêmico (para úlceras infectadas)
	• Redução de pressão com tala não-removível ou de contato total para úlceras plantares
Efetividade desconhecida	• Desbridamento ou curativos
	• Oxigênio hiperbárico sistêmico (para úlceras não-infectadas e não-isquêmicas)
	• Redução de pressão com almofada de feltro ou alívio de pressão com meio-calçado
Pouco provavelmente benéficos	• Derme humana cultivada

Data da pesquisa: setembro de 2006

DEFINIÇÃO A ulceração do pé diabético é a penetração de toda a espessura da derme do pé em uma pessoa com diabetes. A gravidade da úlcera freqüentemente é classificada de acordo com o sistema de Wagner. As úlceras de **grau 1** são úlceras superficiais, que envolvem toda a espessura da pele, mas não os tecidos subjacentes. As úlceras de **grau 2** são mais profundas e penetram até os ligamentos e o músculo, mas não envolvem osso nem formação de abscesso. As úlceras de **grau 3** são úlceras profundas, com celulite ou formação de abscesso, comumente complicadas por osteomielite. As úlceras com gangrena localizada são classificadas como **grau 4**, e aquelas com gangrena extensa e que envolvem todo o pé são classificadas como **grau 5**.

INCIDÊNCIA/PREVALÊNCIA Estudos realizados na Austrália, na Finlândia, no Reino Unido e nos Estados Unidos relataram uma incidência anual de úlceras do pé entre pessoas com diabetes de 2,5 a 10,7% e uma incidência anual de amputação por qualquer razão de 0,25 a 1,8%.

ETIOLOGIA/FATORES DE RISCO Os fatores de risco a longo prazo para as úlceras do pé e as amputações incluem duração do diabetes, controle glicêmico ruim, complicações microvasculares (retinopatia, nefropatia e neuropatia), doença vascular periférica, deformidade dos pés e ulceração do pé prévia ou amputação. Os preditores fortes de ulceração do pé são a sensibilidade do pé alterada, as deformidades do pé e as úlceras prévias do pé ou a amputação do outro pé (sensibilidade alterada: RR 2,2, IC 95% 1,5 a 3,1; deformidade do pé: RR 3,5, IC 95% 1,2 a 9,9; úlcera prévia do pé: RR 1,6, IC 95% 1,2 a 2,3; amputação prévia: RR 2,8, IC 95% 1,8 a 4,3).

PROGNÓSTICO Em pessoas com diabetes, as úlceras do pé freqüentemente coexistem com insuficiência vascular (embora as úlceras do pé possam ocorrer em pessoas sem insuficiência vascular) e podem ser complicadas por infecção. A amputação está indicada se a doença é grave ou não melhora com tratamento conservador. Além de afetar a qualidade de vida, essas complicações do diabetes são responsáveis por uma grande parte dos custos em cuidados de saúde para o diabetes. Para pessoas com úlceras diabéticas do pé cicatrizadas, a taxa cumulativa de recorrência de úlcera em cinco anos é de 66%, e a de amputação, de 12%. As úlceras do pé infectadas graves estão associadas com um risco aumentado de mortalidade.

Diabetes

Nefropatia diabética

Michael Shlipak

PONTOS-CHAVE

- Até um terço das pessoas com diabetes tipo 1 ou 2 vai desenvolver microalbuminúria ou macroalbuminúria após 20 anos. Tabagismo, controle glicêmico ruim, sexo masculino, idade avançada e etnia também são fatores de risco.

    A microalbuminúria também pode ser causada pela hipertensão, que geralmente complica o diabetes tipo 2, dificultando o diagnóstico.

    A nefropatia diabética aumenta o risco de doença renal terminal e a mortalidade, estando associada com risco cardiovascular aumentado.

- Em pessoas com diabetes tipo 1, os inibidores da enzima conversora da angiotensina reduzem a progressão da nefropatia precoce, enquanto, em pessoas com nefropatia tardia, reduzem o risco de insuficiência renal terminal e morte.

    O controle glicêmico intensivo reduz a progressão da nefropatia em comparação com o controle convencional em pessoas com doença renal precoce, mas não sabemos se também é efetivo em pessoas com nefropatia tardia.

    Não sabemos se os antagonistas do receptor da angiotensina II, a restrição de proteínas na dieta ou o controle rigoroso da pressão arterial reduzem os riscos de doença renal ou cardiovascular ou aumentam a sobrevida em pessoas com nefropatia precoce ou tardia.

- Em pessoas com diabetes tipo 2, os inibidores da enzima conversora da angiotensina reduzem a progressão de nefropatia precoce para tardia e podem reduzir os eventos cardiovasculares, mas não sabemos se eles são benéficos na nefropatia tardia.

    Os antagonistas do receptor da angiotensina II podem reduzir a progressão da nefropatia em pessoas com nefropatia precoce ou tardia.

    A redução da pressão arterial diastólica, mesmo que não esteja elevada inicialmente, diminui o risco de progressão da nefropatia precoce, mas não sabemos se também é efetiva na nefropatia tardia.

    Não sabemos se a restrição protéica ou o controle glicêmico rigoroso são benéficos na nefropatia precoce ou tardia.

ⓘ Consulte www.clinicalevidence.bmj.com para texto integral e referências.

Quais são os efeitos dos tratamentos em pessoas com diabetes tipo 1 e nefropatia precoce?

Benéficos	- Controle glicêmico na nefropatia precoce, diabetes tipo 1 (reduziu a progressão para nefropatia tardia) - Inibidores da enzima conversora da angiotensina na nefropatia precoce, diabetes tipo 1 (reduziram a progressão para nefropatia tardia)
Efetividade desconhecida	- Antagonistas do receptor da angiotensina II na nefropatia precoce, diabetes tipo 1 - Controle rigoroso da pressão arterial na nefropatia precoce, diabetes tipo 1 - Restrição protéica na nefropatia precoce, diabetes tipo 1

Diabetes

Nefropatia diabética

Quais são os efeitos dos tratamentos em pessoas com diabetes tipo 1 e nefropatia tardia?

Benéficos	• Captopril na nefropatia tardia, diabetes tipo 1
Efetividade desconhecida	• Antagonistas do receptor da angiotensina II na nefropatia tardia, diabetes tipo 1 • Controle glicêmico na nefropatia tardia, diabetes tipo 1 • Controle rigoroso da pressão arterial na nefropatia tardia, diabetes tipo 1 • Restrição protéica na nefropatia tardia, diabetes tipo 1

Quais são os efeitos dos tratamentos em pessoas com diabetes tipo 2 e nefropatia precoce?

Benéficos	• Antagonistas do receptor da angiotensina II na nefropatia precoce, diabetes tipo 2 • Controle rigoroso da pressão arterial na nefropatia precoce, diabetes tipo 2 (reduziu a progressão para nefropatia tardia) • Inibidores da enzima conversora da angiotensina na nefropatia precoce, diabetes tipo 2
Efetividade desconhecida	• Controle glicêmico na nefropatia precoce, diabetes tipo 2 • Restrição protéica na nefropatia precoce, diabetes tipo 2

Quais são os efeitos dos tratamentos em pessoas com diabetes tipo 2 e nefropatia tardia?

Benéficos	• Antagonistas do receptor da angiotensina II na nefropatia tardia, diabetes tipo 2
Efetividade desconhecida	• Controle glicêmico na nefropatia tardia, diabetes tipo 2 • Controle rigoroso da pressão arterial na nefropatia tardia, diabetes tipo 2 • Inibidores da enzima conversora da angiotensina na nefropatia tardia, diabetes tipo 2 • Restrição protéica na nefropatia tardia, diabetes tipo 2

Data da pesquisa: novembro de 2006

DEFINIÇÃO A nefropatia diabética é uma síndrome clínica em pessoas com diabetes, caracterizada por albuminúria em pelo menos duas ocasiões, separadas por três a seis meses. A nefropatia diabé-

(continua)

Nefropatia diabética

(continuação)

tica é geralmente acompanhada por hipertensão, aumento progressivo na proteinúria e declínio na função renal. No diabetes tipo 1, cinco estágios têm sido propostos. Desses estágios, os estágios 1 e 2 são equivalentes à nefropatia pré-clínica e detectados apenas por imagem ou biópsia. O estágio 3 é sinônimo de nefropatia precoce, o termo clínico usado nesta revisão. A nefropatia em estágio 4 é também conhecida clinicamente como nefropatia tardia, e esse termo é usado para o restante desta revisão. O estágio 5 representa a progressão para doença renal terminal. **População**: Para o propósito desta revisão, incluímos pessoas com diabetes e nefropatia precoce e tardia. A nefropatia precoce se apresenta como microalbuminúria, geralmente definida por um nível de albuminúria de 30 a 300 mg/dia (ou razão albumina/creatinina de 30 a 300 mg/g [3,4 a 34 mg/mmol]). A nefropatia tardia apresenta-se como macroalbuminúria, caracterizada por albuminúria maior do que 300 mg/dia (ou razão albumina/creatinina >300 mg/g [34 mg/mmol]). O tratamento de pessoas com diabetes e doença renal terminal não é abordado nesta revisão.

INCIDÊNCIA/PREVALÊNCIA Em 1997, a prevalência mundial de diabetes era 124 milhões, e estima-se que aumente para 221 milhões em 2010. No Reino Unido, 1,4 milhão de pessoas foi diagnosticado com diabetes em 1998, e estimativas sugerem que 1 milhão mais tem diabetes, mas ainda não foi diagnosticado. Após 20 anos de diabetes tipo 1 ou 2, o risco cumulativo de proteinúria é 27 a 28%, e a prevalência global de microalbuminúria e macroalbuminúria é 30 a 35%. Além disso, a incidência de nefropatia diabética está aumentando, em parte devido à epidemia crescente de diabetes tipo 2 e ao aumento na expectativa de vida; por exemplo, nos Estados Unidos, a incidência aumentou em 150% na década passada.

ETIOLOGIA/FATORES DE RISCO Constatou-se que duração do diabetes, idade avançada, sexo masculino, tabagismo e controle glicêmico ruim são fatores de risco no desenvolvimento de nefropatia. Além disso, certos grupos étnicos parecem estar em maior risco (veja prognóstico). A microalbuminúria é menos patognomônica de nefropatia entre diabéticos do tipo 2, porque a hipertensão, que é uma complicação comum, também pode causar microalbuminúria. A hipertensão também pode causar insuficiência renal, de modo que o tempo para o desenvolvimento de insuficiência renal pode ser mais curto no diabetes tipo 2 do que no diabetes tipo 1. Para pessoas que têm um curso atípico, a biópsia renal pode ser aconselhável. Além disso, há algumas diferenças na progressão da nefropatia diabética nos tipos 1 e 2. Em diabéticos tipo 2, a albuminúria está geralmente presente ao diagnóstico. A hipertensão também é mais comum na nefropatia diabética tipo 2. Finalmente, a microalbuminúria é menos preditiva de nefropatia tardia em diabéticos tipo 2 em comparação com os do tipo 1.

PROGNÓSTICO Pessoas com microalbuminúria estão em risco aumentado de progressão para macroalbuminúria e doença renal terminal. A história natural da nefropatia diabética é mais bem definida no diabetes tipo 1 do que no tipo 2. No diabetes tipo 2, o curso pode ser mais difícil de predizer, sobretudo porque a época de início do diabetes é menos comumente conhecida e condições co-mórbidas podem contribuir para a doença renal. Sem intervenções específicas, cerca de 80% das pessoas com diabetes tipo 1 e 20 a 40% das pessoas com diabetes tipo 2 com microalbuminúria vão progredir para macroalbuminúria. A nefropatia diabética está associada com desfechos ruins. Nos Estados Unidos, o diabetes responde por 48% de todos os casos novos de doença renal terminal. No Reino Unido, ele é a causa mais comum de doença renal terminal, respondendo por 20% dos casos. Constatou-se que pessoas com diabetes tipo 1 e proteinúria têm um risco 40 vezes maior de mortalidade do que pessoas sem proteinúria. A significância prognóstica da proteinúria é menos extrema no diabetes tipo 2, embora pessoas com proteinúria tenham risco quatro vezes maior de morte comparadas com pessoas sem proteinúria. Além disso, tem-se associado risco cardiovascular aumentado com albuminúria em pessoas com diabetes. Afro-americanos, americanos nativos e americano-mexicanos têm um risco muito mais alto de desenvolver doença renal terminal no caso de diabetes comparados com pessoas brancas. Nos Estados Unidos, pessoas afro-americanas com diabetes progridem para doença renal terminal a uma velocidade consideravelmente mais rápida do que pessoas brancas com diabetes. Na Inglaterra, as taxas para o início de tratamento para doença renal terminal são 4,2 e 3,7 vezes mais altas para afro-caribenhos e indo-asiáticos do que para pessoas brancas. A tribo Pima de americanos nativos, localizada no sudoeste dos Estados Unidos, tem taxas muito mais altas de nefropatia diabética do que pessoas brancas e também progride para doença renal terminal a uma velocidade mais rápida.

Diabetes

Retinopatia diabética

Simon Harding

PONTOS-CHAVE

- **A retinopatia diabética é a causa mais comum de cegueira no Reino Unido, sendo que as pessoas mais idosas e aquelas com pior controle diabético, hipertensão e lipídeos aumentados apresentam o risco mais elevado.**
    A retinopatia diabética pode causar microaneurismas, hemorragias, exsudatos, alterações nos vasos sangüíneos e espessamento retiniano.
- **A fotocoagulação retiniana periférica a *laser* reduz o risco de perda visual grave em comparação com nenhum tratamento em pessoas com retinopatia pré-proliferativa (não-proliferativa moderada/grave) e maculopatia.**
    Não sabemos se algum dos tipos de tratamento a *laser* é superior.
    Não sabemos se a fotocoagulação periférica a *laser* é benéfica em pessoas com retinopatia de fundo ou pré-proliferativa (não-proliferativa) sem maculopatia.
- **A fotocoagulação a *laser* da mácula reduz a perda visual em olhos com edema macular mais retinopatia diabética pré-proliferativa (não-proliferativa moderada/grave) leve a moderada em comparação com nenhum tratamento.**
    Os benefícios da fotocoagulação a *laser* são mais notáveis em pessoas com retinopatia proliferativa do que naquelas com maculopatia.
    A fotocoagulação em *grid* de zonas de espessamento retiniano pode melhorar a acuidade visual em olhos com maculopatia difusa.
    Não sabemos se a fotocoagulação é benéfica em outros tipos de maculopatia.
- **A vitrectomia pode reduzir a perda visual se realizada precocemente em pessoas com hemorragia vítrea, sobretudo se elas têm retinopatia proliferativa grave.**
    Não sabemos se a vitrectomia é benéfica em pessoas com hemorragia vítrea mais maculopatia.

(i) Consulte www.clinicalevidence.bmj.com para texto integral e referências.

Quais são os efeitos dos tratamentos em pessoas com retinopatia diabética?	
Benéficos	• Fotocoagulação macular de microaneurismas maculares em pessoas com edema macular clinicamente significativo • Fotocoagulação retiniana periférica a *laser* em pessoas com retinopatia pré-proliferativa (não-proliferativa moderada/grave) e maculopatia • Fotocoagulação retiniana periférica a *laser* em pessoas com retinopatia proliferativa
Provavelmente benéficos	• Fotocoagulação em *grid* de zonas de espessamento retiniano em pessoas com maculopatia
Efetividade desconhecida	• Fotocoagulação de microaneurismas maculares em pessoas com maculopatia, mas sem edema macular clinicamente significativo • Fotocoagulação retiniana periférica a *laser* em pessoas com retinopatia de fundo ou pré-proliferativa (não-proliferativa) sem maculopatia

Diabetes
Retinopatia diabética

Quais são os efeitos dos tratamentos para hemorragia vítrea?	
Provavelmente benéficos	• Vitrectomia em pessoas com hemorragia vítrea grave e retinopatia proliferativa (se realizada precocemente)
Efetividade desconhecida	• Vitrectomia em pessoas com maculopatia

Data da pesquisa: novembro de 2004

DEFINIÇÃO A retinopatia diabética é caracterizada por graus variáveis de microaneurismas, hemorragias, exsudatos (exsudatos duros), alterações venosas, formação de vasos novos e espessamento retiniano. Ela pode envolver a retina periférica, a mácula ou ambas. A variação de gravidade da retinopatia inclui a retinopatia de fundo (não-proliferativa leve), a pré-proliferativa (não-proliferativa moderada/grave), a proliferativa e a avançada. O envolvimento da mácula pode ser focal, difuso, isquêmico ou misto.

INCIDÊNCIA/PREVALÊNCIA A doença diabética dos olhos é a causa mais comum de cegueira no Reino Unido, sendo responsável por 12% dos casos registrados de cegueira em pessoas de 16 a 64 anos.

ETIOLOGIA/FATORES DE RISCO Os fatores de risco incluem idade, duração e controle do diabetes, pressão arterial aumentada e lipídeos séricos elevados.

PROGNÓSTICO Estudos de história natural da década de 1960 constataram que, no mínimo, metade das pessoas com retinopatia diabética proliferativa progredia para uma acuidade visual de Snellen de menos de 6/60 (20/200) dentro de três a cinco anos. Após quatro anos de seguimento, a taxa de progressão para uma acuidade visual menor do que 6/60 (20/200) no melhor olho foi 1,5% em pessoas com diabetes tipo 1, 2,7% em pessoas com diabetes tipo 2 não-insulino-dependentes e 3,2% em pessoas com diabetes tipo 2 insulino-dependentes.

Doenças cardiovasculares

Angina estável

Laurence O'Toole

PONTOS-CHAVE

- A angina estável é uma sensação de desconforto ou dor no tórax, no braço ou na mandíbula, desencadeada de forma previsível por fatores que aumentam a demanda miocárdica de oxigênio, como o exercício, e aliviada com repouso ou nitroglicerina.

  A angina estável é geralmente causada por aterosclerose coronariana e afeta até 16% dos homens e 10% das mulheres entre 65 e 74 anos de idade no Reino Unido.

  Os fatores de risco incluem hipertensão, níveis séricos elevados de colesterol, tabagismo, inatividade física e sobrepeso.

  As pessoas com angina têm risco aumentado de outros eventos cardiovasculares e de morte em comparação com as pessoas sem angina.

  Entre as pessoas que não necessitam de revascularização coronariana, a mortalidade anual é de 1 a 2%, e as taxas anuais de infarto do miocárdio não-fatal são de 2 a 3%.

- Há um consenso de que os betabloqueadores, os bloqueadores dos canais de cálcio, os nitratos e os abridores dos canais de potássio são efetivos para o tratamento dos sintomas da angina estável a longo prazo, embora haja poucos estudos confirmando isso.

  Os betabloqueadores parecem ser tão efetivos quanto os bloqueadores dos canais de cálcio na redução das crises de angina, dos eventos cardiovasculares e da mortalidade, sendo igualmente bem tolerados a longo prazo.

  Os nitratos podem ser tão efetivos quanto os bloqueadores dos canais de cálcio na redução das crises de angina e na melhora da qualidade de vida.

  Não encontramos ECRs sobre os efeitos da monoterapia a longo prazo com os abridores dos canais de potássio em pessoas com angina estável.

(i) Consulte www.clinicalevidence.bmj.com para texto integral e referências.

Quais são os efeitos do tratamento a longo prazo com droga única para angina estável?

Provavelmente benéficos	• Abridores dos canais de potássio* • Betabloqueadores* • Bloqueadores dos canais de cálcio* • Nitratos*

Data da pesquisa: dezembro de 2005

*Baseado em consenso.

DEFINIÇÃO A *angina pectoris*, conhecida muitas vezes simplesmente como angina, é uma síndrome clínica caracterizada por desconforto no tórax, no ombro, no dorso, no braço ou na mandíbula. A angina é geralmente causada por doença aterosclerótica das artérias coronárias. Causas mais raras incluem doença cardíaca valvular, cardiomiopatia hipertrófica, hipertensão não-controlada, ou vasoespasmo ou disfunção endotelial não-relacionados à aterosclerose. O diagnóstico diferencial da angina inclui condições não-cardíacas que afetam a parede torácica, o esôfago e os pulmões. A angina pode ser classificada como estável ou instável. A **angina estável** é definida como sintomas anginosos regulares ou previsíveis que tenham ocorrido por mais de dois meses. Os sintomas são transitórios e tipicamente provocados por exercício e aliviados com repouso ou nitroglicerina. Outros

(continua)

Doenças cardiovasculares
Angina estável

(continuação)

precipitantes incluem clima frio, alimentação ou desconforto emocional. Esta revisão aborda especificamente a angina estável causada por doença aterosclerótica da artéria coronária. Para o manejo da **angina instável**, veja a revisão específica em angina instável, pág. 51.

INCIDÊNCIA/PREVALÊNCIA A prevalência de angina estável permanece incerta. Estudos epidemiológicos no Reino Unido estimam que 6 a 16% dos homens e 3 a 10% das mulheres com idade entre 65 e 74 anos tenham apresentado angina. Anualmente, cerca de 1% da população visita seu médico de família com sintomas de angina e 23.000 pessoas com novos sintomas anginosos consultam seu médico de família a cada ano no Reino Unido. Esses estudos não distinguiram entre angina estável e instável.

ETIOLOGIA/FATORES DE RISCO A angina estável resultante de doença arterial coronariana é caracterizada por placas ateroscleróticas focais na camada íntima das artérias coronárias epicárdicas. As placas invadem a luz coronariana e podem limitar o fluxo sangüíneo para o miocárdio, especialmente durante períodos de demanda miocárdica de oxigênio aumentada. Os principais fatores de risco que levam ao desenvolvimento de angina estável são semelhantes àqueles que predispõem à doença arterial coronariana. Esses fatores de risco incluem idade avançada, sexo masculino, sobrepeso, hipertensão, níveis elevados de colesterol sérico, tabagismo e inatividade física relativa.

PROGNÓSTICO A angina estável é um marcador de doença arterial coronariana subjacente, que responde por uma em cada quatro mortes no Reino Unido. Pessoas com angina têm duas a cinco vezes mais probabilidade de desenvolver outras manifestações de doença arterial coronariana do que pessoas que não têm angina. Um estudo populacional (7.100 homens entre 51 e 59 anos na entrada) constatou que pessoas com angina tinham maior mortalidade do que pessoas sem história de doença arterial coronariana no início (taxa de sobrevida em 16 anos: 53% com angina vs. 72% sem doença arterial coronariana vs. 34% com história de infarto do miocárdio). Ensaios clínicos em pessoas com angina estável tenderam a recrutar participantes sem necessidade de revascularização coronariana e, nessas pessoas, o prognóstico é melhor, com uma mortalidade anual de 1 a 2% e uma taxa anual de infarto do miocárdio não-fatal de 2 a 3%. Características que indicam um prognóstico pior incluem sintomas mais graves, sexo masculino, eletrocardiograma de repouso anormal (presente em cerca de 50% das pessoas com angina), infarto do miocárdio prévio, disfunção ventricular esquerda, isquemia coronariana difusa ou facilmente provocada no teste de estresse (presente em cerca de um terço das pessoas encaminhadas ao hospital com angina estável) e estenose significativa de todas as três artérias coronárias principais ou da artéria coronária esquerda principal. Além disso, os fatores de risco coronarianos padrão continuam a exercer um efeito prejudicial e aditivo no prognóstico em pessoas com angina estável. O controle desses fatores de risco é discutido na revisão sobre prevenção secundária de eventos cardíacos isquêmicos, pág. 83.

Doenças cardiovasculares

Angina instável

Madhu Natarajan

PONTOS-CHAVE

- A angina instável é caracterizada por episódios de dor torácica em repouso ou que ocorre cada vez mais rápido com o exercício e que aumenta em freqüência ou intensidade na ausência de alterações persistentes no ECG.
  Até 10% das pessoas com angina instável morrem ou sofrem infarto do miocárdio dentro de sete dias, e até 14% morrem dentro de um ano.
- A aspirina reduz o risco de morte, infarto do miocárdio e AVC em comparação com placebo em pessoas com angina instável em doses de até 325 mg ao dia.
  Doses mais altas de aspirina não são mais efetivas e aumentam o risco de complicações.
  A adição de clopidogrel ou ticlopidina à aspirina ou terapia-padrão pode reduzir a mortalidade e as taxas de infarto do miocárdio, mas aumenta o risco de sangramento ou outros efeitos adversos.
- Os inibidores do receptor plaquetário da glicoproteína IIb/IIIa intravenosos reduzem morte e infarto do miocárdio após seis meses em pessoas com angina instável, mas aumentam o risco de sangramento, e os benefícios em prazos maiores são incertos.
  Os inibidores do receptor plaquetário da glicoproteína IIb/IIIa orais não têm melhorado os desfechos e aumentam os riscos de sangramento.
  As heparinas não-fracionada e de baixo peso molecular mais a aspirina podem reduzir morte e infarto do miocárdio aos sete dias, mas os benefícios em prazos maiores são incertos.
  Os inibidores diretos da trombina podem reduzir morte e infarto do miocárdio em comparação com a heparina, mas a varfarina não tem demonstrado benefício e aumenta o risco de sangramentos maiores.
- Não sabemos se nitratos intravenosos, betabloqueadores ou bloqueadores dos canais de cálcio reduzem o risco de infarto do miocárdio ou morte, embora eles possam reduzir a freqüência e a intensidade da dor torácica.
- CUIDADO: os bloqueadores dos canais de cálcio diidropiridínicos de curta ação podem aumentar a mortalidade em pessoas com doença coronariana.
- Não sabemos se o cateterismo cardíaco precoce de rotina e a revascularização reduzem morte e outros eventos cardíacos em pessoas com angina instável.

(i) Consulte www.clinicalevidence.bmj.com para texto integral e referências.

Quais são os efeitos dos tratamentos antiplaquetários?	
Benéficos	• Aspirina
Provavelmente benéficos	• Clopidogrel/ticlopidina • Inibidores da glicoproteína IIb/IIIa intravenosos
Provavelmente inefetivos ou que causam danos	• Inibidores da glicoproteína IIb/IIIa orais

Quais são os efeitos dos tratamentos antitrombina?	
Provavelmente benéficos	• Heparina de baixo peso molecular • Heparina não-fracionada • Inibidores diretos da trombina

Doenças cardiovasculares

Angina instável

Pouco provavelmente benéficos	• Varfarina

Quais são os efeitos dos tratamentos antiisquêmicos?

Efetividade desconhecida	• Betabloqueadores (para infarto do miocárdio ou morte) • Nitratos (para infarto do miocárdio ou morte)
Pouco provavelmente benéficos	• Bloqueadores dos canais de cálcio

Quais são os efeitos dos tratamentos invasivos?

Efetividade desconhecida	• Cateterismo cardíaco precoce de rotina e revascularização

Data da pesquisa: março de 2004

DEFINIÇÃO A angina instável se diferencia da angina estável, do infarto agudo do miocárdio e da dor não-cardíaca pelo padrão dos sintomas (dor característica, presente em repouso ou em baixos níveis de atividade), pela gravidade dos sintomas (intensidade, freqüência ou duração que vêm aumentando ultimamente) e pela ausência de elevação persistente do segmento ST em um eletrocardiograma de repouso. A angina instável inclui uma variedade de diferentes padrões clínicos: angina em repouso de até uma semana de duração; angina que aumenta de intensidade para dor moderada ou grave; infarto do miocárdio sem onda Q; e angina pós-infarto do miocárdio que continua por mais de 24 horas. A angina instável e o infarto do miocárdio sem elevação do segmento ST são entidades clinicamente sobrepostas em termos de estratégias de diagnóstico e tratamento. A angina instável, amplamente definida como dor torácica nova ou persistente, é classificada como infarto sem elevação de ST se, além de dor torácica, houver elevação de enzimas cardíacas, como troponina, ou depressão persistente de ST no eletrocardiograma. Muitos ensaios incluem tanto pessoas com angina instável quanto com infarto sem elevação de ST. Nós incluímos ECRs em uma população mista de pessoas com angina instável ou infarto sem elevação de ST, bem como ECRs somente em pessoas com angina instável.

INCIDÊNCIA/PREVALÊNCIA Em países industrializados, a incidência anual de angina instável é cerca de 6/10.000 pessoas na população geral.

ETIOLOGIA/FATORES DE RISCO Os fatores de risco são os mesmos que para outras manifestações de cardiopatia isquêmica: idade avançada, doença cardiovascular ateromatosa prévia, diabetes melito, tabagismo, hipertensão, hipercolesterolemia, sexo masculino e história familiar de cardiopatia isquêmica. A angina instável também pode ocorrer em associação com outras doenças da circulação, incluindo doença cardíaca valvular, arritmia e cardiomiopatia.

PROGNÓSTICO Em pessoas com angina instável que tomam aspirina, a incidência de desfechos adversos graves (como morte, infarto agudo do miocárdio ou angina refratária que exige revascularização de emergência) é de 5 a 10% nos primeiros sete dias e cerca de 15% em 30 dias. Entre 5 e 14% das pessoas com angina instável morrem no ano seguinte ao diagnóstico, com aproximadamente metade das mortes ocorrendo dentro de quatro semanas do diagnóstico. Nenhum fator isolado identifica as pessoas em risco maior de um evento adverso. Os fatores de risco incluem a gravidade da apresentação (p. ex., duração da dor, velocidade de progressão, evidência de insuficiência cardíaca), a história médica (p. ex., angina instável prévia, infarto agudo do miocárdio, disfunção ventricular esquerda), outros parâmetros clínicos (p. ex., idade, diabetes), as alterações do eletrocardiograma (p. ex., severidade da depressão do segmento ST, inversão profunda da onda T, elevação transitória do segmento ST), os parâmetros bioquímicos (p. ex., concentração de troponina) e a alteração no estado clínico (p. ex., dor torácica recorrente, isquemia silenciosa, instabilidade hemodinâmica).

Doenças cardiovasculares
Doença arterial periférica | 53

Kevin Cassar

PONTOS-CHAVE

- Até 20% dos adultos acima de 55 anos têm doença arterial periférica detectável nas pernas, mas esta causa sintomas de claudicação intermitente em apenas uma pequena proporção das pessoas afetadas.

    Os principais fatores de risco são tabagismo e diabetes melito, mas outros fatores de risco para doença cardiovascular também estão associados com doença arterial periférica.

    A mortalidade geral é de cerca de 30% em cinco anos após o diagnóstico de doença arterial periférica e de 70% após 15 anos.

- Os agentes antiplaquetários reduzem eventos cardiovasculares maiores, oclusão arterial e revascularização em comparação com placebo, com o balanço geral entre benefícios e danos sustentando o tratamento para pessoas com doença arterial periférica.

- O exercício regular aumenta a distância máxima caminhada em comparação com nenhum exercício.

    A cessação do tabagismo e a ingestão de vitamina E também podem aumentar a distância caminhada quando combinadas com exercício.

- Tem sido demonstrado que as estatinas reduzem eventos cardiovasculares em estudos que incluíram pessoas com doença vascular periférica e podem aumentar a distância e o tempo de caminhada até a claudicação em comparação com placebo.

    O cilostazol pode melhorar a distância caminhada em comparação com placebo, mas os efeitos adversos são comuns.

    Não sabemos se a pentoxifilina melhora os sintomas em comparação com placebo, e ela pode ser menos efetiva do que o cilostazol.

- A angioplastia transluminal percutânea (ATP) pode melhorar a distância caminhada em comparação com a não-intervenção, mas os benefícios podem não durar mais do que seis meses.

- A cirurgia de *bypass* pode melhorar a patência arterial por 12 a 24 meses em comparação com a ATP, mas parece não haver benefícios em prazos maiores.

- As prostaglandinas podem melhorar a sobrevida livre de amputação na isquemia crítica em seis meses quando a revascularização cirúrgica não é uma opção.

    É pouco provável que as prostaglandinas sejam benéficas na claudicação intermitente.

(i) **Consulte www.clinicalevidence.bmj.com para texto integral e referências.**

Quais são os efeitos dos tratamentos para pessoas com doença arterial periférica crônica?	
Benéficos	• Agentes antiplaquetários • Exercícios
Provavelmente benéficos	• Angioplastia transluminal percutânea (apenas benefício transitório) • Cessação do tabagismo* • Cirurgia de *bypass* (em comparação com angioplastia transluminal percutânea) • Inibidores da HMG-CoA redutase (estatinas)

Doença arterial periférica

Contrabalanço entre benefícios e danos	• Cilostazol • Prostaglandinas
Efetividade desconhecida	• Pentoxifilina

Data da pesquisa: dezembro de 2006

*Baseado em evidência observacional e consenso.

DEFINIÇÃO A doença arterial periférica surge quando há um estreitamento significativo das artérias distais ao arco da aorta. O estreitamento pode se originar de ateroma, arterite, formação local de trombo ou embolização proveniente do coração ou das artérias mais centrais. Esta revisão inclui as opções de tratamento para pessoas com sintomas de fluxo sangüíneo reduzido à perna que provavelmente se origina de ateroma. Esses sintomas variam de dor na panturrilha aos exercícios (claudicação intermitente) à dor em repouso, à ulceração da perna ou a sintomas de necrose isquêmica (gangrena) em pessoas com isquemia crítica do membro.

INCIDÊNCIA/PREVALÊNCIA A doença arterial periférica é mais comum em pessoas acima de 50 anos do que em indivíduos mais jovens e também mais comum em homens do que em mulheres. A prevalência da doença arterial periférica das pernas (avaliada por testes não-invasivos) é de 13,9 a 16,9% em homens e 11,4 a 20,5% em mulheres com mais de 55 anos de idade. A incidência anual geral da claudicação intermitente é de 4,1 a 12,9/1.000 em homens e de 3,3 a 8,2/1.000 em mulheres.

ETIOLOGIA/FATORES DE RISCO Os fatores associados com o desenvolvimento da doença arterial periférica incluem idade, sexo, tabagismo, diabetes melito, hipertensão, hiperlipidemia, obesidade e inatividade física. A associação mais forte é com o tabagismo (RR 2,0 a 4,0) e com o diabetes (RR 2,0 a 3,0).

PROGNÓSTICO Os sintomas da claudicação intermitente podem melhorar espontaneamente, permanecer estáveis durante muitos anos ou progredir rapidamente para isquemia crítica do membro. Cerca de 15% das pessoas com claudicação intermitente acabam desenvolvendo isquemia crítica do membro que ameaça a sua viabilidade. A incidência anual de isquemia crítica do membro na Dinamarca e na Itália em 1990 foi de 0,25 a 0,45/1.000 pessoas. A doença arterial coronariana é a principal causa de morte em pessoas com doença arterial periférica das pernas. Dentro de cinco anos, cerca de 20% das pessoas com claudicação intermitente apresentam um evento cardiovascular não-fatal (infarto do miocárdio ou AVC). A taxa de mortalidade das pessoas com doença arterial periférica é duas a três vezes maior do que a de controles pareados por idade e sexo. A mortalidade geral após o diagnóstico de doença arterial periférica é cerca de 30% após cinco anos e de 70% após 15 anos.

Doenças cardiovasculares

Fibrilação atrial crônica

Christopher J. Boos, Desidre A. Lane e Gregory Y. H. Lip

PONTOS-CHAVE

- A fibrilação atrial é uma taquiarritmia supraventricular, a qual se caracteriza pela presença de descoordenação da ativação e deterioração da função mecânica atrial com mais de sete dias de duração.

   Os fatores de risco para a fibrilação atrial crônica são idade avançada, sexo masculino, doença cardíaca coexistente, doença tireoidiana, doença febril, desequilíbrio eletrolítico, câncer e infecções agudas.

- O consenso é de que os betabloqueadores são mais efetivos do que a digoxina no controle dos sintomas da fibrilação atrial crônica, mas muito poucos estudos foram encontrados. Quando um betabloqueador é inefetivo isoladamente, é provável que a adição de digoxina seja benéfica.

- O consenso atual é de que os bloqueadores dos canais de cálcio são mais efetivos do que a digoxina no controle da freqüência cardíaca, mas muito poucos estudos foram encontrados. Quando um bloqueador dos canais de cálcio é inefetivo isoladamente, é provável que a adição de digoxina seja benéfica.

- A escolha entre um betabloqueador ou um bloqueador dos canais de cálcio depende dos fatores de risco individuais e das morbidades coexistentes.

- Não encontramos evidência conclusiva que comparasse estratégias para controle do ritmo *versus* controle da freqüência cardíaca. O consenso atual sustenta o uso de ambas as estratégias dependendo dos fatores de risco individuais e das morbidades coexistentes.

   É provável que os efeitos adversos sejam mais comuns com as estratégias para controle do ritmo.

(i) Consulte www.clinicalevidence.bmj.com para texto integral e referências.

Quais são os efeitos dos tratamentos clínicos orais para o controle da freqüência cardíaca em pessoas com fibrilação atrial não-valvular crônica (maior do que uma semana)?

Provavelmente benéficos	- Betabloqueadores mais digoxina *versus* betabloqueadores isoladamente (betabloqueadores mais digoxina mais efetivos do que betabloqueadores isoladamente)*
	- Betabloqueadores *versus* digoxina (betabloqueadores mais efetivos do que digoxina no controle dos sintomas)*
	- Bloqueador dos canais de cálcio (limitador da freqüência) mais digoxina *versus* bloqueador dos canais de cálcio (limitador da freqüência) isoladamente (bloqueador dos canais de cálcio mais digoxina mais efetivo do que bloqueador dos canais de cálcio isoladamente)
	- Bloqueadores dos canais de cálcio (limitadores da freqüência) *versus* digoxina (bloqueadores dos canais de cálcio mais efetivos do que digoxina para o controle da freqüência cardíaca)*
Contrabalanço entre benefícios e danos	- Betabloqueadores *versus* bloqueadores dos canais de cálcio limitadores da freqüência (a seleção depende dos fatores de risco individuais e das morbidades coexistentes)

Doenças cardiovasculares

Fibrilação atrial crônica

Quais são os efeitos das diferentes estratégias de tratamento para pessoas com fibrilação atrial não-valvular persistente?	
Contrabalanço entre benefícios e danos	• Controle do ritmo *versus* controle da freqüência (a seleção depende dos fatores de risco individuais e das morbidades coexistentes)

Data da pesquisa: junho de 2006

*Classificação baseada em consenso.

DEFINIÇÃO A fibrilação atrial é a arritmia cardíaca mais freqüentemente encontrada e sustentada na prática clínica. Ela é uma taquiarritmia supraventricular, a qual se caracteriza pela presença de descoordenação da ativação atrial e deterioração da função mecânica atrial. No eletrocardiograma de superfície, as ondas p estão ausentes e são substituídas por rápidas ondas fibrilatórias que variam em tamanho, forma e tempo, levando a uma resposta ventricular irregular quando a condução atrioventricular está intacta. **Classificação**: A fibrilação atrial crônica é mais freqüentemente classificada de acordo com o seu padrão temporal. Ao analisar um episódio de fibrilação atrial detectado pela primeira vez, três padrões reconhecidos de doença crônica podem se desenvolver: (1) "fibrilação atrial persistente" descreve um episódio de fibrilação atrial sustentada (geralmente >7 dias) que não reverte ao ritmo sinusal sem intervenção clínica, com a obtenção do ritmo sinusal por cardioversão elétrica ou farmacológica; (2) "fibrilação atrial paroxística" refere-se a episódios autolimitados de fibrilação atrial, geralmente durante menos de 48 horas (tanto a fibrilação atrial paroxística quanto a persistente podem ser recorrentes); (3) "fibrilação atrial permanente" ocorre em episódios de fibrilação atrial persistente (geralmente >1 ano), nos quais a cardioversão não é tentada ou não obtém sucesso, e a fibrilação atrial é aceita como ritmo de longo prazo para aquela pessoa. A "fibrilação atrial isolada" é, em grande parte, um diagnóstico de exclusão e se refere à fibrilação atrial que ocorre na ausência de doença cardiovascular concomitante (p. ex., hipertensão), doença cardíaca estrutural (ecocardiografia normal), com eletrocardiograma e raio X de tórax normais. Esta revisão trata apenas da fibrilação atrial crônica (persistente e permanente). A fibrilação atrial aguda é abordada em uma revisão separada (veja fibrilação atrial de início recente, pág. 58).
Diagnóstico: Na maioria dos casos de suspeita de fibrilação atrial, um eletrocardiograma de 12 derivações é suficiente para confirmar o diagnóstico. Porém, quando permanecem dúvidas quanto ao diagnóstico, como no caso de fibrilação atrial crônica permanente, o uso de monitorização com Holter de 24 horas (ou mesmo sete dias) ou de gravador de eventos (p. ex., Cardiomemo) também pode ser necessário. Os sintomas mais comuns de apresentação da fibrilação atrial crônica são palpitações, dispnéia, fadiga, dor torácica, tontura e AVC.

INCIDÊNCIA/PREVALÊNCIA A fibrilação atrial tem uma prevalência na população geral de 0,5 a 1% e uma incidência de 0,54 casos por 1.000 pessoas anos. A prevalência de fibrilação atrial é altamente dependente da idade e aumenta marcadamente com cada década avançada, de 0,5% aos 50 a 59 anos para quase 9% aos 80 a 90 anos. A incidência de fibrilação atrial tem uma predisposição pelo sexo masculino, afetando os homens 1,5 vezes mais freqüentemente do que as mulheres. O projeto Screening for Atrial Fibrillation in the Elderly (SAFE) relatou que a prevalência basal de fibrilação atrial em pessoas acima de 65 anos era 7,2%, com prevalência maior em homens (7,8%) e em pessoas com 75 anos ou mais, com uma incidência de 0,69 a 1,64% ao ano, dependendo do método de rastreamento. Esses dados de incidência se referem a dados de estudos transversais, em que a maioria das pessoas teria fibrilação atrial de mais de sete dias de duração (fibrilação atrial persistente, paroxística ou permanente), e não fibrilação atrial aguda.

ETIOLOGIA/FATORES DE RISCO A fibrilação atrial está ligada a todos os tipos de doença cardíaca, incluindo cirurgia cardiotorácica, bem como um grande número de condições não-cardíacas como doença tireoidiana, qualquer doença febril, desequilíbrio eletrolítico, câncer e infecções agudas.

(continua)

Doenças cardiovasculares

Fibrilação atrial crônica — 57

(continuação)

PROGNÓSTICO A fibrilação atrial crônica confere um fardo enorme e significativo. Ela é um preditor independente de mortalidade e está associada com uma razão de chance de morte de 1,5 para os homens e 1,9 para as mulheres, independentemente de outros fatores de risco. Ela aumenta o risco de AVC isquêmico e tromboembolismo em cerca de cinco vezes. Além disso, a presença de fibrilação atrial crônica está ligada a AVCs mais graves, com maior incapacidade e menores taxas de retorno para o lar. A fibrilação atrial crônica é freqüente (3 a 6% de todas as admissões hospitalares) e resulta em maior permanência hospitalar. Ademais, a fibrilação atrial crônica aumenta o desenvolvimento de insuficiência cardíaca e afeta adversamente a qualidade de vida, incluindo a função cognitiva.

Doenças cardiovasculares

Fibrilação atrial de início recente

Gregory Y. H. Lip e Timothy Watson

PONTOS-CHAVE

- Fibrilação atrial aguda é a atividade atrial rápida, irregular e caótica com menos de 48 horas de duração. Ela resolve espontaneamente dentro de 24 a 48 horas em mais de 50% das pessoas.

  Os fatores de risco para fibrilação atrial aguda incluem idade avançada, doença cardiovascular, álcool, diabetes e doença pulmonar.

  A fibrilação atrial aguda aumenta o risco de AVC e insuficiência cardíaca.

- O consenso é de que pessoas com fibrilação atrial hemodinamicamente instável devem receber cardioversão elétrica imediata. Em pessoas que estão hemodinamicamente estáveis, não encontramos estudos de qualidade adequada para demonstrar se a cardioversão elétrica aumenta a reversão ao ritmo sinusal.

  Há consenso de que o tratamento antitrombótico com heparina deve ser administrado antes da cardioversão para diminuir o risco de embolia em pessoas que estão hemodinamicamente estáveis, mas não encontramos estudos que demonstrassem tais benefícios.

- A flecainida ou a propafenona por via oral ou intravenosa aumentam a probabilidade de reversão ao ritmo sinusal em comparação com placebo em pessoas com fibrilação atrial aguda hemodinamicamente estável.

- CUIDADO: a flecainida e a propafenona não devem ser usadas em pessoas com doença cardíaca isquêmica, pois podem causar arritmias (potencialmente fatais).

- A amiodarona em *bolus* intravenosa melhora a probabilidade de conversão ao ritmo sinusal em comparação com a digoxina.

- Não sabemos se a quinidina ou o sotalol aumentam a reversão ao ritmo sinusal em pessoas com fibrilação atrial hemodinamicamente estável, já que os resultados de estudos não têm sido conclusivos.

  A digoxina e o verapamil não parecem aumentar a reversão ao ritmo sinusal em comparação com placebo.

- O tratamento com digoxina, diltiazem, timolol e verapamil pode controlar a freqüência cardíaca em pessoas com fibrilação atrial hemodinamicamente estáveis mesmo sendo improvável que restaurem o ritmo sinusal.

  Nenhuma droga mostrou-se mais efetiva no controle da freqüência cardíaca. Porém, a amiodarona em *bolus* intravenosa é mais efetiva do que a digoxina. O verapamil pode causar hipotensão. Não sabemos se o sotalol pode controlar a freqüência cardíaca em pessoas com fibrilação atrial aguda que estão hemodinamicamente estáveis.

Consulte www.clinicalevidence.bmj.com para texto integral e referências.

Quais são os efeitos das intervenções para prevenção da embolia em pessoas com fibrilação atrial de início recente que estão hemodinamicamente estáveis?	
Efetividade desconhecida	- Tratamento antitrombótico antes da cardioversão

Quais são os efeitos das intervenções para conversão ao ritmo sinusal em pessoas com fibrilação atrial de início recente que estão hemodinamicamente estáveis?	
Contrabalanço entre benefícios e danos	- Flecainida - Propafenona

Doenças cardiovasculares

Fibrilação atrial de início recente | 59

Efetividade desconhecida	• Amiodarona
	• Cardioversão elétrica
	• Quinidina
	• Sotalol
Pouco provavelmente benéficos	• Digoxina
	• Verapamil

Quais são os efeitos das intervenções para controle da freqüência cardíaca em pessoas com fibrilação atrial de início recente que estão hemodinamicamente estáveis?

Provavelmente benéficos	• Amiodarona
	• Digoxina
	• Diltiazem
	• Timolol
	• Verapamil
Efetividade desconhecida	• Sotalol

Data da pesquisa: outubro de 2006

DEFINIÇÃO A **fibrilação atrial aguda** é uma atividade atrial rápida, irregular e caótica com menos de 48 horas de duração. Ela inclui a primeira manifestação sintomática da fibrilação atrial crônica ou persistente e os episódios de fibrilação atrial paroxística. Algumas vezes é difícil distinguir a fibrilação atrial de início recente da fibrilação de longa duração que não foi diagnosticada previamente. A fibrilação atrial dentro de 72 horas do início algumas vezes é chamada de fibrilação atrial de início recente. Ao contrário, a **fibrilação atrial crônica** é mais sustentada e pode ser descrita como paroxística (com cessação espontânea e ritmo sinusal entre as recorrências), persistente ou permanente. Esta revisão trata apenas de pessoas com fibrilação atrial aguda e recente que estão hemodinamicamente estáveis. O consenso é que pessoas que não estão hemodinamicamente estáveis devem ser tratadas com cardioversão elétrica imediata. Excluímos estudos em pessoas com fibrilação atrial que surge durante ou logo após uma cirurgia cardíaca. **Diagnóstico**: Deve-se suspeitar de fibrilação atrial aguda em pessoas que se apresentam com tontura, síncope, dispnéia ou palpitações. Além disso, a fibrilação atrial pode contribuir para um grande número de outros sintomas inespecíficos. A palpação de um pulso irregular é geralmente considerada suficiente apenas para levantar a suspeita de fibrilação atrial. O diagnóstico exige confirmação com um eletrocardiograma. Porém, naqueles com fibrilação atrial paroxística, a monitoração ambulatorial pode ser necessária.

INCIDÊNCIA/PREVALÊNCIA Encontramos evidência limitada sobre a incidência ou a prevalência da fibrilação atrial aguda. A extrapolação do estudo de Framingham sugere uma incidência em homens de 3/1.000 pessoas anos aos 55 anos, subindo para 38/1.000 pessoas anos aos 94 anos. Em mulheres, a incidência foi de 2/1.000 pessoas anos aos 55 anos e 32,5/1.000 pessoas anos aos 94 anos. A prevalência da fibrilação atrial variou de 0,5% para pessoas de 50 a 59 anos a 9% em pessoas de 80 a 89 anos. Entre as admissões agudas em emergências no Reino Unido, 3 a 6% tinham fibrilação atrial e cerca de 40% eram diagnosticadas pela primeira vez. Entre as admissões agudas em hospitais na Nova Zelândia, 10% (IC 95% 9% a 12%) tiveram fibrilação atrial documentada.

(continua)

Doenças cardiovasculares
Fibrilação atrial de início recente

(continuação)

ETIOLOGIA/FATORES DE RISCO Os precipitantes comuns da fibrilação atrial aguda são o infarto agudo do miocárdio e os efeitos agudos do álcool. A idade aumenta o risco de fibrilação atrial aguda. Os homens são mais propensos a desenvolver fibrilação atrial do que as mulheres (acompanhamento de 38 anos do estudo de Framingham, RR após ajuste para idade e condições predisponentes conhecidas foi de 1,5). A fibrilação atrial pode ocorrer em associação com doença subjacente (cardíaca e não-cardíaca) ou pode surgir na ausência de qualquer outra condição. Inquéritos epidemiológicos verificaram que os fatores de risco para o desenvolvimento da fibrilação atrial aguda incluem cardiopatia isquêmica, hipertensão, insuficiência cardíaca, doença valvular, diabetes, abuso de álcool, doenças da tireóide e doenças do pulmão e da pleura. Em um estudo britânico de hospitalizações agudas de pacientes com fibrilação atrial, uma história de cardiopatia isquêmica estava presente em 33%, insuficiência cardíaca em 24%, hipertensão em 26% e cardiopatia reumática em 7%. Em algumas populações, os efeitos agudos do álcool explicam uma grande proporção da incidência da fibrilação atrial aguda. Paroxismos de fibrilação atrial são mais comuns em atletas.

PROGNÓSTICO Reversão espontânea: Estudos observacionais e grupos placebo* de ECRs constataram que mais de 50% das pessoas com fibrilação atrial aguda revertem espontaneamente dentro de 24 a 48 horas, sobretudo se a fibrilação atrial está associada com um precipitante identificável como álcool ou infarto do miocárdio. **Progressão para fibrilação atrial crônica:** Não encontramos evidência sobre a proporção de pessoas com fibrilação atrial aguda que desenvolve formas mais crônicas de fibrilação atrial (p. ex., paroxística, persistente ou permanente). **Mortalidade:** Encontramos poucas evidências acerca dos efeitos sobre a mortalidade e a morbidade da fibrilação atrial aguda quando nenhuma causa subjacente é encontrada. A fibrilação atrial aguda durante o infarto do miocárdio é um preditor independente da mortalidade tanto a curto quanto a longo prazo. **Insuficiência cardíaca:** O início da fibrilação atrial reduz o débito cardíaco em 10 a 20%, independentemente da freqüência ventricular subjacente, e pode contribuir para a insuficiência cardíaca. As pessoas com fibrilação atrial aguda que se apresentam com insuficiência cardíaca têm prognósticos piores. **AVC:** A fibrilação atrial aguda está associada com um risco de AVC iminente. Uma série de casos usou ecocardiografia transesofágica em pessoas que haviam desenvolvido fibrilação atrial aguda dentro das 48 horas precedentes; 15% tinham trombos atriais. Um AVC isquêmico associado com fibrilação atrial tem mais probabilidade de ser fatal, ter uma recorrência e deixar um déficit funcional sério entre os sobreviventes do que um AVC não-associado com fibrilação atrial.

---

*N. de R. T. Do inglês *placebo arms*.

Infarto agudo do miocárdio

Nicholas Danchin e Eric Durand

PONTOS-CHAVE

- Cerca de um quarto das pessoas que sofrem um infarto agudo do miocárdio (IAM) nos Estados Unidos morrerá em decorrência disso, metade delas dentro de uma hora do início dos sintomas.

   O choque cardiogênico ocorre em mais de 5% das pessoas que sobrevivem à primeira hora após um IAM, com uma mortalidade de 50 a 80% nas primeiras 48 horas.

- A aspirina reduz mortalidade, reinfarto e AVC em um mês em comparação com placebo em pessoas com um IAM.

   A trombólise dentro de seis horas reduz a mortalidade, mas aumenta o risco de AVC ou sangramento maior em pessoas com IAM, com os diferentes agentes parecendo ter igual eficácia.

   A adição de heparina de baixo peso molecular ou de inibidores da glicoproteína IIb/IIIa aos trombolíticos pode reduzir o risco de novos eventos cardiovasculares, mas esses tratamentos não têm mostrado melhorar a sobrevida.

- Os betabloqueadores e os inibidores da enzima conversora da angiotensina (ECA) reduzem a mortalidade em pessoas com IAM em comparação com placebo.

   Os nitratos reduzem a mortalidade e melhoram os sintomas em pessoas que não recebem trombolíticos, mas podem não ser benéficos em pessoas após a trombólise.

   Os bloqueadores dos canais de cálcio não têm mostrado reduzir a mortalidade após um IAM, e o tratamento precoce com nifedipina pode aumentar a mortalidade.

- A angioplastia coronariana transluminal percutânea primária dentro de 12 horas do início da dor torácica reduz o risco de morte, reinfarto e AVC em comparação com a trombólise.

- Em pessoas com choque cardiogênico, a revascularização cardíaca invasiva dentro de 48 horas do IAM reduz a mortalidade em 12 meses em comparação com o tratamento clínico isoladamente, mas as pessoas acima de 75 anos podem não ser beneficiadas.

   Não sabemos se a trombólise, os vasodilatadores, o balão de contrapulsação intra-aórtico, os dispositivos de assistência ventricular e transplante cardíaco ou a cirurgia cardíaca precoce melhoram a sobrevida em pessoas com choque cardiogênico.

   Há consenso de que os inotrópicos positivos e o cateterismo de artéria pulmonar são benéficos, mas não encontramos estudos que confirmem isso.

(i) Consulte www.clinicalevidence.bmj.com para texto integral e referências.

Que tratamentos melhoram os desfechos no infarto agudo do miocárdio?	
Benéficos	- Angioplastia coronariana transluminal percutânea primária *versus* trombólise (realizada em centros especializados) - Aspirina - Betabloqueadores - Inibidores da enzima conversora da angiotensina - Trombólise
Provavelmente benéficos	- Adição de heparina de baixo peso molecular (enoxaparina) aos trombolíticos (reduz as taxas de infarto agudo do miocárdio) - Nitratos (na ausência de trombólise)

www.clinicalevidence.bmj.com

Doenças cardiovasculares
Infarto agudo do miocárdio

Contrabalanço entre benefícios e danos	• Inibidores da glicoproteína IIb/IIIa
Pouco provavelmente benéficos	• Adição de heparina não-fracionada aos trombolíticos • Nitratos (em adição à trombólise)
Provavelmente inefetivos ou que causam danos	• Bloqueadores dos canais de cálcio

Que tratamentos melhoram os desfechos para choque cardiogênico após infarto agudo do miocárdio?	
Benefícios	• Revascularização cardíaca invasiva precoce
Efetividade desconhecida	• Balão de contrapulsação intra-aórtico • Cateterismo de artéria pulmonar • Cirurgia cardíaca precoce • Dispositivos de assistência ventricular e transplante cardíaco • Inotrópicos positivos • Trombólise • Vasodilatadores

Data da pesquisa: agosto de 2004

DEFINIÇÃO Infarto agudo do miocárdio (IAM): Oclusão súbita de uma artéria coronária, levando à morte celular miocárdica. **Choque cardiogênico:** Definido clinicamente como baixo débito cardíaco mais evidência de hipoxia tecidual que não melhora com a correção do volume intravascular reduzido. Quando se usa um cateter na artéria pulmonar, o choque cardiogênico pode ser definido como um índice cardíaco abaixo de 2,2 L/min/m^2 apesar de uma pressão capilar pulmonar elevada ($\geqslant$15 mmHg).

INCIDÊNCIA/PREVALÊNCIA IAM: O infarto agudo do miocárdio é uma das causas mais comuns de mortalidade no mundo. Em 1990, a cardiopatia isquêmica foi a principal causa de morte em todo o mundo, sendo responsável por cerca de 6,3 milhões de óbitos. A incidência padronizada pela idade varia entre os países, assim como em diferentes regiões de um país. A cada ano, cerca de 900.000 pessoas nos Estados Unidos sofrem IAM, das quais 225.000 morrem. Cerca de metade dessas pessoas morre dentro de uma hora dos sintomas e antes de chegar a uma emergência hospitalar. A taxa de eventos aumenta com a idade para ambos os sexos, sendo maior em homens do que em mulheres e maior em mais pobres do que em mais ricos, em todas as idades. A incidência de morte por IAM tem caído em muitos países ocidentais nos últimos 20 anos. **Choque cardiogênico:** O choque cardiogênico ocorre em cerca de 7% das pessoas admitidas ao hospital com IAM. Destas, cerca de metade tem choque cardiogênico estabelecido no momento da admissão ao hospital, e a maioria das outras o desenvolve durante as primeiras 24 a 48 horas após a internação.

ETIOLOGIA/FATORES DE RISCO IAM: Os principais fatores de risco identificados para doença cardiovascular incluem idade avançada, sexo masculino, colesterol-LDL aumentado, colesterol-HDL reduzido, pressão arterial elevada, tabagismo, diabetes, história familiar de doença cardiovascular, obesidade e estilo de vida sedentário. Para muitos desses fatores de risco, estudos observacionais

(continua)

(continuação)

mostram um gradiente contínuo de risco aumentado de doença cardiovascular com níveis aumentados do fator de risco, sem um nível limiar óbvio. O mecanismo imediato do IAM é a ruptura ou a erosão de uma placa ateromatosa, causando trombose e oclusão das artérias coronárias e morte celular miocárdica. Os fatores que podem converter uma placa estável em uma placa instável (a "placa ativa") ainda não foram completamente elucidados. Estresses de tensão na parede, inflamação e auto-imunidade foram propostos. As taxas mutáveis de doença arterial coronariana em diferentes populações são explicadas apenas parcialmente pelas mudanças nos fatores de risco padrão para a cardiopatia isquêmica (particularmente uma queda na pressão arterial e o tabagismo). **Choque cardiogênico:** O choque cardiogênico após IAM geralmente se segue a uma redução no miocárdio ventricular funcional e é causado por infarto ventricular esquerdo (79% das pessoas com choque cardiogênico) mais freqüentemente do que pelo infarto ventricular direito (3% das pessoas com choque cardiogênico). O choque cardiogênico após IAM também pode ser causado por defeitos estruturais cardíacos, como regurgitação da válvula mitral devido à disfunção dos músculos papilares (7% das pessoas com choque cardiogênico), ruptura septal ventricular (4% das pessoas com choque cardiogênico) ou tamponamento cardíaco após ruptura de parede cardíaca livre (1% das pessoas com choque cardiogênico). Os principais fatores de risco para o choque cardiogênico após IAM são infarto do miocárdio prévio, diabetes melito, idade avançada, hipotensão, taqui ou bradicardia, insuficiência cardíaca congestiva com classe II a III de Killip e baixa fração de ejeção ventricular esquerda (fração de ejeção <35%).

PROGNÓSTICO IAM: Pode levar a uma série de complicações cardíacas mecânicas e elétricas, incluindo morte, disfunção ventricular, insuficiência cardíaca congestiva, arritmias fatais e não-fatais, disfunção valvular, ruptura miocárdica e choque cardiogênico. **Choque cardiogênico:** As taxas de mortalidade para pessoas hospitalizadas com choque cardiogênico após IAM variam entre 50 e 80%. A maioria das mortes ocorre dentro de 48 horas após o início do choque. As pessoas que sobrevivem até a alta hospitalar têm um prognóstico razoável a longo prazo (88% de sobrevida em um ano).

Doenças cardiovasculares

Insuficiência cardíaca

Robert McKelvie

PONTOS-CHAVE

- A insuficiência cardíaca ocorre em 3 a 4% dos adultos com mais de 65 anos, em geral como conseqüência de doença arterial coronariana ou hipertensão, e causa dispnéia, intolerância a esforços, retenção de líquidos e mortalidade aumentada.

  A mortalidade em cinco anos em pessoas com insuficiência cardíaca sistólica varia de 25 a 75%, geralmente em função de morte súbita após arritmia ventricular. Os riscos de eventos cardiovasculares estão aumentados em pessoas com DSVE ou insuficiência cardíaca.

- As intervenções multidisciplinares e o exercício podem reduzir as admissões hospitalares e a mortalidade em pessoas com insuficiência cardíaca em comparação com os cuidados habituais, embora os benefícios a longo prazo permaneçam incertos.

- Os inibidores da enzima conversora da angiotensina (ECA), os bloqueadores do receptor da angiotensina II e os betabloqueadores reduzem as hospitalizações e a mortalidade por insuficiência cardíaca comparados com placebo, com benefícios absolutos maiores em pessoas com insuficiência cardíaca mais grave.

  O tratamento combinado com bloqueadores do receptor da angiotensina II e inibidores da ECA pode levar a uma redução maior em mortes cardiovasculares e admissão por insuficiência cardíaca do que o tratamento isolado com inibidor da ECA.

- Os antagonistas do receptor da aldosterona podem reduzir a mortalidade em pessoas com insuficiência cardíaca que já recebem outros tratamentos clínicos, mas aumentam o risco de hipercalemia.

- A digoxina diminui a progressão da insuficiência cardíaca em comparação com placebo, mas pode não reduzir a mortalidade.

- Os desfibriladores cardíacos implantáveis e a terapia de ressincronização cardíaca podem reduzir a mortalidade em pessoas com insuficiência cardíaca que estão em alto risco de arritmias ventriculares. Porém, os estudos que avaliaram a terapia de ressincronização cardíaca foram realizados em centros com experiência considerável, o que pode ter superestimado os benefícios.

- Os inibidores da ECA atrasam o início da insuficiência cardíaca sintomática, reduzem eventos cardiovasculares e melhoram a sobrevida a longo prazo em pessoas com DSVE assintomática em comparação com placebo.

- Não sabemos se algum tratamento é benéfico na redução da mortalidade em pessoas com insuficiência cardíaca diastólica.

- CUIDADO: os agentes inotrópicos positivos (exceto a digoxina), os bloqueadores dos canais de cálcio e as drogas antiarrítmicas (exceto a amiodarona e os betabloqueadores) podem aumentar a mortalidade e devem ser usados com cuidado – ou evitados – em pessoas com insuficiência cardíaca.

(i) Consulte www.clinicalevidence.bmj.com para texto integral e referências.

Quais são os efeitos dos tratamentos não-medicamentosos para insuficiência cardíaca?	
Benéficos	• Intervenções multidisciplinares
Provavelmente benéficos	• Exercícios

Doenças cardiovasculares
Insuficiência cardíaca

Quais são os efeitos dos tratamentos medicamentosos e invasivos para insuficiência cardíaca?	
Benéficos	• Betabloqueadores • Bloqueadores do receptor da angiotensina II • Desfibriladores cardíacos implantáveis em pessoas com alto risco de arritmia • Digoxina (melhora a morbidade em pessoas já recebendo diuréticos e inibidores da enzima conversora da angiotensina) • Inibidores da enzima conversora da angiotensina
Provavelmente benéficos	• Eplerenona (em pessoas com infarto do miocárdio complicado por disfunção ventricular esquerda e insuficiência cardíaca já em tratamento clínico) • Espironolactona em pessoas com insuficiência cardíaca grave • Terapia de ressincronização cardíaca
Efetividade desconhecida	• Agentes antiplaquetários • Amiodarona • Anticoagulação
Provavelmente inefetivos ou que causam danos	• Bloqueadores dos canais de cálcio • Drogas antiarrítmicas que não a amiodarona • Inotrópicos positivos (que não a digoxina)

Quais são os efeitos dos inibidores da enzima conversora da angiotensina em pessoas com alto risco de insuficiência cardíaca?	
Benéficos	• Inibidores da enzima conversora da angiotensina em pessoas com disfunção ventricular esquerda assintomática ou outros fatores de risco

Quais são os efeitos dos tratamentos para insuficiência cardíaca diastólica?	
Provavelmente benéficos	• Bloqueadores do receptor da angiotensina II
Efetividade desconhecida	• Outros tratamentos

Data da pesquisa: fevereiro de 2006

DEFINIÇÃO A insuficiência cardíaca ocorre quando a anormalidade da função cardíaca causa a falha do coração em bombear o sangue em um fluxo suficiente para as necessidades metabólicas

(continua)

Doenças cardiovasculares
Insuficiência cardíaca

(continuação)

sob uma pressão de enchimento normal. É caracterizada clinicamente por dispnéia, intolerância aos esforços, retenção de líquidos e baixa sobrevida. A retenção de líquidos e a congestão relacionada a ela podem muitas vezes ser aliviadas com tratamento diurético. Todavia, o tratamento diurético em geral não deve ser usado sozinho e, se necessário, deve ser combinado com os tratamentos farmacológicos descritos nesta revisão. A insuficiência cardíaca pode ser causada por disfunção sistólica ou diastólica e está associada com alterações neuro-hormonais. A disfunção sistólica ventricular esquerda (DSVE) é definida como uma fração de ejeção ventricular esquerda abaixo de 0,40. Ela pode ser sintomática ou assintomática. Definir e diagnosticar a insuficiência cardíaca diastólica pode ser difícil. Os critérios propostos recentemente incluem: (1) evidências clínicas de insuficiência cardíaca; (2) função sistólica ventricular esquerda normal ou levemente anormal; e (3) evidências de relaxamento, enchimento, distensibilidade diastólica ou rigidez diastólica do ventrículo esquerdo anormais. Porém, a avaliação de alguns desses critérios não está padronizada.

INCIDÊNCIA/PREVALÊNCIA Tanto a incidência quanto a prevalência da insuficiência cardíaca aumentam com a idade. Estudos de insuficiência cardíaca nos Estados Unidos e na Europa constataram que, abaixo de 65 anos, a incidência é de 1/1.000 homens por ano e 0,4/1.000 mulheres por ano. Acima de 65 anos, a incidência é 11/1.000 homens por ano e 5/1.000 mulheres por ano. Abaixo de 65 anos, a prevalência da insuficiência cardíaca é de 1/1.000 homens e 1/1.000 mulheres; acima de 65 anos, a prevalência é 40/1.000 homens e 30/1.000 mulheres. A prevalência da DSVE assintomática é 3% na população geral. A média de idade de pessoas com DSVE assintomática é menor do que para indivíduos sintomáticos. A insuficiência cardíaca e a DSVE assintomática são mais comuns em homens. A prevalência da insuficiência cardíaca diastólica na comunidade é desconhecida. A prevalência da insuficiência cardíaca com função sistólica preservada em pessoas hospitalizadas com insuficiência cardíaca clínica varia de 13 a 74%. Menos de 15% das pessoas com insuficiência cardíaca abaixo de 65 anos têm função sistólica normal, enquanto a prevalência é cerca de 40% em pessoas com mais de 65 anos.

ETIOLOGIA/FATORES DE RISCO A doença arterial coronariana é a causa mais comum de insuficiência cardíaca. Outras causas comuns incluem a hipertensão e a cardiomiopatia congestiva dilatada idiopática. Após ajuste para hipertensão, a presença de hipertrofia ventricular esquerda permanece um fator de risco para o desenvolvimento de insuficiência cardíaca. Outros fatores de risco incluem tabagismo, hiperlipidemia e diabetes melito. As causas comuns de disfunção diastólica ventricular esquerda são doença arterial coronariana e hipertensão sistêmica. Outras causas são cardiomiopatia hipertrófica, cardiomiopatias restritivas ou infiltrativas e doença cardíaca valvular.

PROGNÓSTICO O prognóstico da insuficiência cardíaca é ruim, com a mortalidade em cinco anos variando de 26 a 75%. Até 16% das pessoas são reinternadas com insuficiência cardíaca dentro de seis meses da primeira internação. Nos Estados Unidos, a insuficiência cardíaca é a principal causa de internação hospitalar entre as pessoas com mais de 65 anos de idade. Em pessoas com insuficiência cardíaca, um novo infarto do miocárdio aumenta o risco de morte (RR 7,8, IC 95% 6,9 a 8,8). Cerca de um terço de todas as mortes em pessoas com insuficiência cardíaca é precedido de um evento isquêmico importante. A morte súbita, causada principalmente por arritmia ventricular, é responsável por 25 a 50% de todas as mortes, sendo a causa de morte mais comum em pessoas com insuficiência cardíaca. A presença de DSVE assintomática aumenta o risco de um indivíduo ter um evento cardiovascular. Um grande ensaio de prevenção constatou que o risco de insuficiência cardíaca, admissão por insuficiência cardíaca e morte aumentava linearmente à medida que a fração de ejeção caía (para cada redução de 5% na fração de ejeção: RR para mortalidade 1,20, IC 95% 1,13 a 1,29; RR para admissão hospitalar 1,28, IC 95% 1,18 a 1,38; RR para insuficiência cardíaca 1,20, IC 95% 1,13 a 1,26). A mortalidade anual para pessoas com insuficiência cardíaca diastólica varia em estudos observacionais (1,3 a 17,5%). As razões para essa variação incluem idade, presença de doença arterial coronariana e variação no valor de partição usado para definir a função sistólica ventricular anormal. A mortalidade anual para disfunção diastólica ventricular esquerda é menor do que a encontrada em pessoas com disfunção sistólica.

Doenças cardiovasculares
Manejo de AVC

Elizabeth Warburton

PONTOS-CHAVE

- O AVC caracteriza-se pelo rápido desenvolvimento de sinais e sintomas clínicos de perda de função cerebral focal e, às vezes, global com duração superior a 24 horas, ou que leve à morte, sem causa aparente com exceção da origem vascular.

    O AVC isquêmico (que responde por cerca de 80% de todos os AVCs agudos) é causado por insuficiência vascular (como tromboembolismo cerebrovascular), e não por hemorragia.

    O AVC é a terceira causa mais comum de morte na maioria dos países desenvolvidos, com aproximadamente 4,5 milhões de pessoas no mundo todo morrendo por AVC a cada ano.

    Cerca de 10% de todas as pessoas com AVCs isquêmicos agudos vão morrer dentro de 30 dias do início e, daquelas que sobrevivem ao evento agudo, cerca de 50% ainda vão apresentar algum nível de incapacidade em seis meses.

- A reabilitação especializada para AVC parece ser mais efetiva do que o cuidado convencional na redução de morte e dependência após um ano.

- A aspirina efetivamente reduz morte e dependência em seis meses quando administrada dentro de 48 horas do AVC isquêmico.

    A aspirina tem eficácia semelhante à dos anticoagulantes, mas um risco mais baixo de hemorragia intra e extracraniana.

- A trombólise (administrada dentro de três horas do início dos sintomas) reduz a dependência em seis meses em pessoas com AVC isquêmico confirmado, mas aumenta o risco de hemorragia sintomática.

    A redução na dependência pode não se aplicar ao tratamento com estreptoquinase.

- Enquanto parece haver uma ligação direta entre pressão arterial e risco de AVC recorrente, a redução aguda da pressão arterial no AVC isquêmico agudo pode, na verdade, levar ao aumento da isquemia cerebral.

- As drogas neuroprotetoras não parecem reduzir significativamente o risco de desfecho ruim (incluindo morte) nem melhorar o desfecho em pessoas com AVC isquêmico.

- Em pessoas com hematomas supratentoriais, a evacuação cirúrgica não parece ser um tratamento efetivo para a maioria, mas ainda pode ser indicada em algumas poucas situações clínicas específicas.

    Não encontramos evidência que examinasse os efeitos da evacuação cirúrgica em pessoas com hematomas infratentoriais cujo nível de consciência estivesse piorando.

(i) Consulte www.clinicalevidence.bmj.com para texto integral e referências.

Quais são os efeitos do cuidado especializado em pessoas com AVC agudo?	
Benéficos	• Cuidado especializado (reabilitação especializada em AVC)

Quais são os efeitos dos tratamentos clínicos em pessoas com AVC isquêmico agudo?	
Benéficos	• Aspirina
Contrabalanço entre benefícios e danos	• Anticoagulação sistêmica (heparina não-fracionada, heparina de baixo peso molecular, heparinóides, anticoagulantes orais ou inibidores específicos da trombina)

Manejo de AVC

	• Trombólise (aumentou a mortalidade total e as hemorragias fatais, mas reduziu a dependência nos sobreviventes; os efeitos benéficos na dependência não se estendem à estreptoquinase)
Pouco provavelmente benéficos	• Agentes neuroprotetores (antagonistas dos canais de cálcio, citicolina, agonistas do ácido gama-aminobutírico, antagonistas da glicina, lubeluzol, magnésio, antagonistas do N-metil-D-aspartato, tirilazade)
Provavelmente inefetivos ou que causam danos	• Redução aguda na pressão arterial

Quais são os efeitos do tratamento cirúrgico para hematomas intracerebrais?

Pouco provavelmente benéficos	• Evacuação cirúrgica (evacuação cirúrgica precoce pouco provavelmente benéfica em comparação com tratamento conservador em hematomas supratentoriais; evidência insuficiente em hematomas infratentoriais)

Data da pesquisa: maio de 2006

DEFINIÇÃO O AVC é caracterizado pelo rápido desenvolvimento de sinais e sintomas clínicos de perda de função cerebral focal e, às vezes, global, durando mais de 24 horas ou levando à morte, sem outra causa aparente com exceção da origem vascular. O AVC isquêmico é aquele causado por insuficiência vascular (como um tromboembolismo cerebrovascular), e não por hemorragia.

INCIDÊNCIA/PREVALÊNCIA O AVC é a terceira causa mais comum de morte na maioria dos países desenvolvidos. É um problema mundial; cerca de 4,5 milhões de pessoas morrem por AVC a cada ano. Ele pode ocorrer em qualquer idade, mas metade de todos os AVCs ocorre em pessoas com mais de 70 anos.

ETIOLOGIA/FATORES DE RISCO Cerca de 80% de todos os AVCs agudos são isquêmicos, geralmente resultando da oclusão trombótica ou embólica de uma artéria cerebral. Os demais são causados por hemorragia intracerebral ou subaracnóidea.

PROGNÓSTICO Cerca de 10% de todas as pessoas com AVCs isquêmicos agudos morrem dentro de 30 dias do início do AVC. Daqueles que sobrevivem ao evento agudo, cerca de 50% apresentam algum nível de incapacidade após seis meses.

Doenças cardiovasculares

Prevenção de AVC

Gregory Y. H. Lip, Peter Rothwell e Cathie Sudlow

PONTOS-CHAVE

- A prevenção, neste contexto, é o manejo a longo prazo de pessoas com AVC ou ataque isquêmico transitório prévios e de pessoas com alto risco de AVC por outras razões, como fibrilação atrial.

    Os fatores de risco para AVC incluem ataque isquêmico transitório ou AVC prévios, idade avançada, hipertensão, diabetes, tabagismo e embolia associada com fibrilação atrial, válvulas cardíacas artificiais ou infarto do miocárdio.

- O tratamento antiplaquetário efetivamente reduz o risco de AVC em pessoas com ataque isquêmico transitório ou AVC prévios.

    Não encontramos evidência mostrando que regimes antiplaquetários alternativos à aspirina fossem mais ou menos efetivos do que a aspirina isoladamente.

    A aspirina em dose alta (500 a 1.500 mg ao dia) não parece ser mais benéfica em comparação com a aspirina em dose baixa (75 a 150 mg ao dia), embora possa aumentar os efeitos gastrintestinais adversos.

- Os tratamentos para redução da pressão arterial são efetivos na redução do risco de eventos vasculares graves em pessoas com AVC ou ataque isquêmico transitório prévios.

    A redução da pressão arterial parece ser benéfica independentemente do tipo de evento cerebrovascular qualificante (isquêmico ou hemorrágico), sejam as pessoas hipertensas ou não.

    A redução agressiva da pressão arterial provavelmente não deve ser considerada em pessoas com estenose aguda das artérias carótidas ou vertebrais devido à possibilidade de precipitar um AVC.

- A endarterectomia carotídea efetivamente reduz o risco de AVC em pessoas com estenose de carótida maior do que 50%, não é efetiva em pessoas com estenose de carótida de 30 a 49% e aumenta o risco de AVC em pessoas com estenose de menos de 30%. Porém, ela não parece ser benéfica em pessoas com suboclusão.

- A redução do colesterol com o uso de estatinas parece reduzir o risco de AVC independentemente do colesterol basal ou de doença arterial coronariana.

    A redução do colesterol com drogas que não as estatinas não parece reduzir o risco de AVC.

- Não encontramos evidência suficiente para julgar a eficácia de angioplastia transluminal percutânea carotídea e vertebral em pessoas com estenose ou ataque isquêmico transitório carotídeos ou vertebrais recentes.

- A anticoagulação não parece ser benéfica na redução do AVC em pessoas com AVC isquêmico prévio e ritmo sinusal normal, mas aumenta o risco de hemorragia intra e extracraniana.

- Em pessoas com fibrilação atrial, a anticoagulação oral reduz o risco de AVC independentemente de elas já terem sofrido um AVC ou um ataque isquêmico transitório.

    A aspirina pode ser efetiva em pessoas com fibrilação atrial mas sem AVC prévio quando há contra-indicação aos anticoagulantes, embora não saibamos se ela é efetiva em pessoas com AVC ou ataque isquêmico transitório prévios.

(i) Consulte www.clinicalevidence.bmj.com para texto integral e referências.

Quais são os efeitos das intervenções preventivas em pessoas com AVC ou ataque isquêmico transitório prévios?

Benéficos	
	• Endarterectomia carotídea em pessoas com estenose arterial carotídea sintomática grave (>70%)

	• Endarterectomia carotídea em pessoas com estenose arterial carotídea sintomática moderadamente grave (50 a 69%) • Redução da pressão arterial • Redução do colesterol • Tratamento antiplaquetário
Provavelmente benéficos	• Endarterectomia carotídea em pessoas com estenose arterial carotídea grave mas assintomática
Efetividade desconhecida	• Angioplastia transluminal percutânea carotídea e vertebral • Diferentes regimes para redução da pressão arterial (sem evidência de que algum regime seja mais ou menos efetivo do que os outros) • Regimes antiplaquetários alternativos à aspirina (sem evidência de que algum regime seja mais ou menos efetivo do que a aspirina isoladamente)
Pouco provavelmente benéficos	• Aspirina em alta dose *versus* baixa dose (sem benefício adicional, mas pode aumentar os danos) • Endarterectomia carotídea em pessoas com estenose arterial carotídea sintomática moderada (30 a 49%) • Endarterectomia carotídea em pessoas com suboclusão sintomática da artéria carótida
Provavelmente inefetivos ou que causam danos	• Anticoagulação em pessoas em ritmo sinusal • Endarterectomia carotídea em pessoas com estenose arterial carotídea sintomática de menos de 30%

Quais são os efeitos dos tratamentos anticoagulantes e antiplaquetários preventivos em pessoas com fibrilação atrial e AVC ou ataque isquêmico transitório prévios?

Benéficos	• Anticoagulantes orais
Efetividade desconhecida	• Aspirina

Quais são os efeitos dos tratamentos anticoagulantes e antiplaquetários preventivos em pessoas com fibrilação atrial sem AVC ou ataque isquêmico transitórios prévios?

Provavelmente benéficos	• Anticoagulação oral • Aspirina em pessoas com contra-indicações aos anticoagulantes

Data da pesquisa: setembro de 2005

Doenças cardiovasculares
Prevenção de AVC

DEFINIÇÃO Neste contexto, a prevenção é o manejo a longo prazo de pessoas com um AVC ou um ataque isquêmico transitório prévios e de pessoas em alto risco de AVC por outras razões, como fibrilação atrial. **AVC:** Veja a definição na revisão sobre manejo do AVC, pág. 67. **Ataque isquêmico transitório:** É semelhante a um AVC isquêmico leve, exceto pelo fato de que os sintomas duram menos do que 24 horas.

INCIDÊNCIA/PREVALÊNCIA Veja incidência/prevalência na revisão sobre manejo do AVC, pág. 67.

ETIOLOGIA/FATORES DE RISCO Veja etiologia na revisão sobre manejo do AVC, pág. 67. Os fatores de risco para AVC incluem AVC ou ataque isquêmico transitório prévios, idade avançada, hipertensão, diabetes, tabagismo, êmbolos associados à fibrilação atrial, válvulas cardíacas artificiais e infarto do miocárdio. A relação com o colesterol é menos clara. Uma revisão de estudos prospectivos entre pessoas saudáveis de meia-idade não encontrou associação entre o colesterol total e o risco geral de AVC. Porém, duas das revisões verificaram que o aumento do colesterol elevava o risco de AVC isquêmico, mas reduzia o risco de AVC hemorrágico.

PROGNÓSTICO Pessoas com uma história de AVC ou ataque isquêmico transitório apresentam alto risco de todos os eventos vasculares, como infarto do miocárdio, mas apresentam risco particular de um AVC subseqüente (cerca de 10% no primeiro ano e cerca de 5% a cada ano a seguir). Pessoas com fibrilação atrial intermitente tratadas com aspirina devem ser consideradas como tendo risco semelhante de AVC quando comparadas com pessoas com fibrilação atrial sustentada tratadas com aspirina (taxa de AVC isquêmico/ano: 3,2% com a intermitente *versus* 3,3% com a sustentada).

Doenças cardiovasculares

Prevenção primária de doença cardiovascular: atividade física

David Stensel

PONTOS-CHAVE

- O aumento da atividade física tem sido associado com redução do risco de mortalidade e doença cardiovascular.

  A proporção de pessoas que não praticam nenhuma atividade física em uma semana varia entre os países, mas pode alcançar até 25% na Europa e nas Américas.

- O aconselhamento para que as pessoas aumentem a atividade física aumenta os níveis de atividade física das pessoas em 12 meses se acompanhado por materiais escritos e seguimento telefônico.

  O aconselhamento para que as pessoas façam exercícios de maior intensidade pode aumentar os níveis de atividade mais do que o aconselhamento para que as pessoas façam exercícios de menor intensidade.

  Pessoas aconselhadas a realizar um programa de exercícios de maior intensidade também parecem ter melhor adesão do que aquelas aconselhadas a realizar um programa de intensidade mais moderada.

- Não sabemos se o aconselhamento para as pessoas aumentarem a atividade física ou se o aconselhamento para as pessoas fazerem exercícios de maior intensidade podem reduzir doença cardiovascular, embora possam reduzir o índice de massa corporal e a pressão arterial.

(i) Consulte www.clinicalevidence.bmj.com para texto integral e referências.

O aconselhamento para as pessoas na população geral aumentarem a atividade física leva a um aumento na atividade física?	
Provavelmente benéficos	• Aconselhamento para as pessoas aumentarem a atividade física *versus* nenhum aconselhamento
	• Aconselhamento para as pessoas realizarem programas de exercícios de maior intensidade em comparação com exercícios de menor intensidade

Que benefícios para a saúde traz o aumento da atividade física em relação a desfechos cardiovasculares na população geral?	
Efetividade desconhecida	• Aconselhamento para as pessoas aumentarem a atividade física *versus* nenhum aconselhamento
	• Aconselhamento para as pessoas realizarem programas de exercícios de maior intensidade em comparação com exercícios de menor intensidade

Data da pesquisa: junho de 2006

DEFINIÇÃO Não existem definições internacionalmente aceitas para atividade física. Ela tem sido definida como "qualquer movimento corporal produzido pela contração dos músculos esqueléticos que aumenta substancialmente o gasto energético". As atividades incluem programas de exercícios formais, bem como caminhar, jardinar, praticar esportes e dançar. O elemento comum é que essas atividades resultam em gasto de energia substancial, embora a intensidade e a duração possam variar consideravelmente. O exercício é considerado uma subcategoria de atividade física e pode ser definido como movimentos corporais planejados, estruturados e repetitivos para melhorar ou

(continua)

Doenças cardiovasculares
Prevenção primária de doença cardiovascular: atividade física

(continuação)

manter um ou mais componentes do condicionamento físico. O nível de atividade física é importante nas causas de muitas doenças crônicas. Alterações individuais no comportamento têm o potencial de diminuir o fardo da doença crônica, particularmente de doença cardiovascular. Esta revisão aborda a evidência de que intervenções específicas possam levar a aumentos na atividade física e de que essas mudanças possam prevenir doença cardiovascular. A relação entre atividade física e condicionamento físico é complexa. Existe consenso de que o aumento dos níveis de atividade e condicionamento físicos possa reduzir doença cardiovascular. Porém, não está claro qual é mais importante para a saúde: a atividade ou o condicionamento. Existem muitos tipos de condicionamento físico – condicionamento cardiovascular, força muscular, resistência muscular, flexibilidade, coordenação, velocidade e força. O descritor mais comum de condicionamento físico é o condicionamento cardiovascular, geralmente determinado pelo uso da predição ou da medição direta do consumo máximo de oxigênio. É importante notar que a atividade física de intensidade moderada pode não necessariamente levar a um aumento no condicionamento físico (como definido pelo consumo máximo de oxigênio), mas estudos sugerem que ainda haverá benefícios de tal atividade em termos de diminuição no risco de doença. Assim, nesta revisão, avaliamos como desfechos aumentos na intensidade, na freqüência e na duração da atividade física e aumentos no condicionamento físico. A prevenção primária, neste contexto, é o manejo a longo prazo de pessoas com risco aumentado de doença cardiovascular, mas sem evidência clínica de doença cardiovascular isquêmica. Incluímos apenas estudos em adultos com mais de 18 anos, independentes e saudáveis, excluindo estudos em que mais do que 10% dos participantes tivessem um diagnóstico relatado tal como obesidade, diabetes ou hipertensão. A prevenção de eventos cerebrovasculares é discutida em detalhes em outra parte deste livro (veja revisão sobre prevenção de AVC, pág. 69).

INCIDÊNCIA/PREVALÊNCIA Para os benefícios gerais na saúde, recomenda-se, nas diretrizes clínicas governamentais, que os adultos alcancem um total de pelo menos 30 minutos diários de atividade com intensidade no mínimo moderada em cinco ou mais dias da semana. Os níveis de atividade de recomendados podem ser atingidos pela realização de toda a atividade diária em uma sessão ou em várias sessões de 10 minutos ou mais. A atividade pode ser atividade da vida diária ou exercício estruturado ou esporte, ou uma combinação destes. Os níveis de atividade na Inglaterra são baixos. Cerca de dois terços dos homens e três quartos das mulheres relatam menos do que 30 minutos de atividade física de intensidade moderada por dia em pelo menos cinco dias da semana. Os níveis de atividade física no Reino Unido ficam logo abaixo da média da União Européia. Em um inquérito de 15 países da União Européia, a porcentagem de adultos que relataram nenhuma atividade física moderada (p. ex., "carregar cargas leves, pedalar em velocidade normal, jogar tênis") variou de 8 a 53%. É difícil fazer comparações de atividade física/inatividade entre países, uma vez que não há concordância internacional quanto às definições. Contudo, alguns dados são disponibilizados pela Organização Mundial de Saúde, os quais indicam que a prevalência de inatividade completa ("fazer nenhuma ou muito pouca atividade no trabalho, no lar, para transporte ou no tempo livre") é 11 a 12% na África, 20 a 23% nas Américas, 18 a 19% no Leste do Mediterrâneo, 17 a 24% na Europa, 15 a 17% no Sudeste Asiático e 16 a 17% na região do Pacífico Oeste.

ETIOLOGIA/FATORES DE RISCO Baixos níveis de atividade física e perda do condicionamento físico são fortes fatores de risco para doença coronariana. Ambos conferem um risco aumentado semelhante àquele associado com tabagismo, hipertensão e colesterol sangüíneo elevado. As razões citadas com maior freqüência para a inatividade na população geral são urbanização aumentada e mecanização. A maioria das ocupações hoje envolve pouca atividade física, e assistir à televisão ou usar o computador competem com atividades mais ativas no tempo livre. O maior uso de carros, junto com um aumento no uso de equipamentos que evitam trabalho, também reduziu a necessidade de atividade física. Tem havido um declínio no andar e pedalar como meios de transporte – um inquérito de 2001 no Reino Unido relatou que o número de milhas viajadas por pessoa a cada ano a pé ou de bicicleta caiu em cerca de um quarto entre 1975-1976 e 1999-2001. Uma razão identificada para o declínio na caminhada é o medo aumentado quanto à segurança pessoal. Obstáculos à atividade física incluem barreiras físicas, como uma lesão, barreiras emocionais, como constrangimento, barreiras motivacionais, como a percepção de falta de energia, barreiras de tempo e barreiras de disponibilidade, como falta de recursos.

(continua)

(continuação)

PROGNÓSTICO Aumentos na atividade física podem diminuir o risco de doença cardiovascular ao exercerem mudanças favoráveis nos fatores de risco para doença cardiovascular (redução de pressão arterial, concentração de triglicerídeos e concentrações de colesterol, e aumento das concentrações de colesterol de lipoproteína de alta densidade) e ao exercerem efeitos diretos sobre o coração (freqüência cardíaca reduzida, volume sistólico aumentado) e sobre os vasos sangüíneos (melhora da função endotelial que aumenta a capacidade de dilatação dos vasos sangüíneos e aumenta o suprimento sangüíneo quando necessário). No estudo Harvard Alumni Health (10.269 homens de 45 a 84 anos de idade), homens que relataram mudanças no estilo de vida após o início do estudo para incluir atividade moderadamente vigorosa (4 METs ou mais) tiveram um risco 23% mais baixo de mortalidade por todas as causas no seguimento após cerca de 20 anos em comparação com homens que continuaram a não realizar tal atividade (RR 0,77, IC 95% 0,58 a 0,96; $P<0,02$). A principal causa de morte foi doença cardiovascular. No Aerobics Centre Longitudinal Study (9.777 homens com 20 a 82 anos), os homens classificados como sem condicionamento no primeiro exame, mas como tendo condicionamento no segundo exame (média de 4,9 anos entre os exames), apresentaram um risco 52% mais baixo de mortalidade por doença cardiovascular durante o seguimento (RR 0,48, IC 95% 0,31 a 0,74) do que os homens classificados como sem condicionamento em ambos os exames. O condicionamento foi avaliado por um teste de esforço, e 20% das pessoas com os tempos de esforço mais baixos foram classificadas como "não-condicionadas". O Nurses' Health Study (72.488 mulheres enfermeiras de 40 a 65 anos de idade) avaliou a atividade física usando um questionário. Ele constatou que as mulheres que relataram maiores níveis de gasto energético tinham menores taxas de eventos coronarianos em seis anos. Mulheres que caminhavam o equivalente a três horas ou mais por semana em um passo acelerado (5 km por hora ou mais [3 milhas por hora]) tinham taxas significativamente menores de eventos coronarianos em comparação com mulheres que caminhavam com menos freqüência (RR 0,65, IC 95% 0,47 a 0,91). Resultados semelhantes foram encontrados no estudo de coorte prospectivo Women's Health Initiative de 73.743 mulheres pós-menopáusicas.

Doenças cardiovasculares

Prevenção primária de doença cardiovascular: dieta e perda de peso

Lee Hooper

PONTOS-CHAVE

- A dieta é uma causa importante de muitas doenças crônicas.

  A mudança no comportamento individual tem o potencial de diminuir o fardo de doença crônica, particularmente de doença cardiovascular.

  Esta revisão concentra-se nas evidências de que intervenções específicas para melhorar a dieta e aumentar a perda de peso levam à mudança de comportamento e de que essas mudanças podem prevenir doença cardiovascular.

- O aconselhamento intensivo para pessoas saudáveis reduzirem a ingesta de sódio diminui a ingesta de sódio, como medido pela excreção de sódio.

- A redução na ingesta de sódio diminui a pressão arterial mesmo em pessoas sem hipertensão.

- O aconselhamento para reduzir a ingesta de gordura saturada pode diminuir a ingesta de gordura saturada, e componentes de aconselhamentos múltiplos reduzem a ingesta de gordura saturada mais ainda.

- A redução da ingesta de gordura saturada pode diminuir a mortalidade a longo prazo.

- As intervenções combinadas complexas para perder peso (físicas mais dietéticas mais comportamentais) são efetivas para ajudar as pessoas a perder peso. As intervenções mais simples são menos efetivas.

  Não sabemos se intervenções no estilo de vida podem manter a perda de peso ou quais intervenções no estilo de vida previnem o ganho de peso, ou se o treinamento para profissionais de saúde é efetivo na promoção de perda de peso.

  Não sabemos se dietas e intervenções comportamentais para perder peso reduzem o risco de doença cardiovascular.

- Aumentar a ingesta de frutas e vegetais pode diminuir o risco de doença cardiovascular.

  Não sabemos se o aconselhamento para as pessoas aumentarem sua ingesta de frutas e vegetais vai realmente aumentar a sua ingesta.

- Tomar uma dose alta de suplementos antioxidantes (vitamina E e betacaroteno) não reduz mortalidade ou eventos cardiovasculares.

- Não sabemos se a suplementação com óleo ômega-3 ou o aconselhamento para aumentar a ingesta de ômega-3 podem reduzir a mortalidade.

- Também não sabemos quão efetiva é uma dieta mediterrânea para a redução de eventos cardiovasculares ou mortes na população geral.

(i) Consulte www.clinicalevidence.bmj.com para texto integral e referências.

Quais são os efeitos das intervenções na população geral para reduzir a ingesta de sódio?	
Benéficos	• Aconselhamento para reduzir a ingesta de sódio: redução no risco de doença cardiovascular
Provavelmente benéficos	• Aconselhamento para reduzir a ingesta de sódio: redução na ingesta de sódio

Quais são os efeitos de uma dieta redutora de colesterol na população geral?	
Provavelmente benéficos	• Aconselhamento para reduzir a ingesta de gordura saturada: redução na ingesta de gordura

Doenças cardiovasculares

Prevenção primária de doença cardiovascular: dieta e perda de peso

	• Aconselhamento para reduzir a ingesta de gordura saturada: redução no risco de doença cardiovascular

Quais são os efeitos das intervenções para aumentar ou manter a perda de peso?

Benéficos	• Dietas e intervenções comportamentais para perder peso: perda de peso (efetivas em combinação, mas não isoladamente)
Efetividade desconhecida	• Dietas e intervenções comportamentais: redução no risco cardiovascular • Intervenções no estilo de vida: manutenção da perda de peso • Intervenções no estilo de vida: prevenção do ganho de peso • Treinamento de profissionais de saúde na promoção de perda de peso: perda de peso

Quais são os efeitos do consumo de mais frutas e vegetais na redução do risco de doença cardiovascular na população geral?

Provavelmente benéficos	• Aumento da ingesta de frutas e vegetais: redução no risco de doença cardiovascular
Efetividade desconhecida	• Intervenções comportamentais e de aconselhamento: aumento na ingesta de frutas e vegetais

Quais são os efeitos dos antioxidantes na redução do risco de doença cardiovascular na população geral?

Pouco provavelmente benéficos	• Suplementos de antioxidantes em altas doses: redução no risco cardiovascular

Quais são os efeitos dos ácidos graxos ômega-3 na redução do risco de doença cardiovascular na população geral?

Efetividade desconhecida	• Ácidos graxos ômega-3: redução no risco cardiovascular

Quais são os efeitos de uma dieta mediterrânea na redução do risco de doença cardiovascular na população geral?

Efetividade desconhecida	• Dieta mediterrânea: redução no risco cardiovascular

Data da pesquisa: agosto de 2006

DEFINIÇÃO A dieta é importante na causa de muitas doenças crônicas. A alteração no comportamento individual tem o potencial de diminuir o fardo de doença crônica, particularmente de doença cardiovascular. Esta revisão se concentra na evidência de que intervenções específicas para me-

(continua)

Doenças cardiovasculares

Prevenção primária de doença cardiovascular: dieta e perda de peso | 77

(continuação)

lhorar a dieta e aumentar a perda de peso levam à alteração de comportamento e de que essas mudanças podem prevenir doença cardiovascular. A prevenção primária, neste contexto, é o manejo a longo prazo de pessoas em risco aumentado, mas sem evidência, de doença cardiovascular. A doença vascular isquêmica clinicamente manifesta inclui infarto agudo do miocárdio, angina, AVC e doença vascular periférica. Muitos adultos não têm sintomas ou sinais óbvios de doença vascular, mesmo quando têm ateroma e estão em risco aumentado de eventos vasculares isquêmicos em função de um ou mais fatores de risco. Nesta revisão, aplicamos a prevenção primária a pessoas que não haviam tido doença cardiovascular clinicamente manifesta ou a pessoas em baixo risco de eventos cardiovasculares isquêmicos. A prevenção de eventos cerebrovasculares é discutida em detalhes em outra parte deste livro (veja revisão sobre prevenção de AVC, pág. 69).

INCIDÊNCIA/PREVALÊNCIA A doença cardiovascular foi responsável por 39% das mortes no Reino Unido em 2002. Metade dessas mortes ocorreu por causa de doença arterial coronariana (DAC), e um quarto por causa de AVC. A doença cardiovascular é também uma causa importante de morte antes dos 75 anos de idade, provocando 34% das mortes precoces em homens e 25% das mortes antes dos 75 anos em mulheres. As mortes por DAC subiram dramaticamente no Reino Unido durante o século XX, atingiram um pico nos anos 1970 e têm caído desde então. O número de pessoas vivendo com doença cardiovascular não está caindo, e a British Heart Foundation estima que haja em torno de 1,5 milhão de homens e 1,2 milhão de mulheres que têm ou tiveram infarto do miocárdio ou angina. No mundo todo, estima-se que 17 milhões de pessoas morrem de doenças cardiovasculares por ano, e mais de 60% do fardo global de DAC é encontrado em países de poucos recursos (10% dos anos de vida ajustados para incapacidade [DALYs] perdidos em países de baixa e média renda e 18% nos países de alta renda). Os Estados Unidos têm um fardo de doença cardíaca semelhante ao do Reino Unido; em 2002, 18% das mortes nos Estados Unidos ocorreram por causa de doença cardíaca, em comparação com 20% no Reino Unido. Os Estados Unidos perdem 8 DALYs por uma população de 1.000 para doença cardíaca e outros 4 DALYs por uma população de 1.000 para AVC, enquanto o Reino Unido perde 7 DALYs por uma população de 1.000 para doença cardíaca e 4 DALYs por uma população de 1.000 para AVC. O Afeganistão tem a taxa mais alta de DALYs perdidos para doença cardíaca (36 DALYs por uma população de 1.000), e França, Andorra, Mônaco, Japão, Coréia, Dominica e Kiribati têm as menores taxas (1 a 3 DALYs por uma população de 1.000). A Mongólia tem a taxa mais alta para AVC (25 DALYs por uma população de 1.000), enquanto a Suíça tem a menor (2 DALYs perdidos por uma população de 1.000).

ETIOLOGIA/FATORES DE RISCO As mortes por DAC não são igualmente distribuídas na população. Elas são mais comuns em homens do que em mulheres; 67% mais comuns em homens da Escócia e do norte da Inglaterra do que naqueles do sul da Inglaterra; 58% mais comuns em trabalhadores braçais do sexo masculino; duas vezes mais comuns em trabalhadoras braçais do sexo feminino do que em trabalhadoras não-braçais do sexo feminino; e 50% mais altas nas pessoas oriundas do sul da Ásia que vivem no Reino Unido do que a média da população do Reino Unido. Há 14% mais mortes nos meses de inverno do que no restante do ano no Reino Unido. A doença cardiovascular no Reino Unido geralmente resulta do aumento lento da aterosclerose ao longo de várias décadas, com ou sem trombose. O longo tempo até o desenvolvimento da aterosclerose significa que pequenas mudanças no estilo de vida podem ter profundos efeitos sobre o risco de doença cardiovascular ao longo das décadas. Contudo, embora haja fortes evidências de estudos epidemiológicos sobre a importância dos fatores de estilo de vida – tais como tabagismo, atividade física e dieta – no processo de desenvolvimento de doença cardiovascular, o ajuste para fatores confundidores pode ser difícil, e as longas escalas de tempo envolvidas dificultam a comprovação da efetividade das intervenções preventivas nos ensaios. Na prática, os fatores de risco – e não os desfechos da doença – são freqüentemente os únicos desfechos práticos para estudos de intervenção em pessoas de baixo risco. Tais fatores de risco incluem pressão arterial, índice de massa corporal, lipídeos séricos e desenvolvimento de diabetes.

PROGNÓSTICO Melhorias na dieta e a redução de peso podem baixar o risco de doença cardiovascular pela introdução de mudanças favoráveis em relação aos fatores de risco para doença cardiovascular (obesidade, pressão arterial alta, lipídeos séricos elevados, diabetes).

Doenças cardiovasculares

78 — Prevenção primária de doença cardiovascular: dislipidemia

Michael Pignone

PONTOS-CHAVE

- A dislipidemia, definida como níveis elevados de colesterol total ou de lipoproteína de baixa densidade (LDL), ou níveis baixos de colesterol de lipoproteína de alta densidade (HDL), é um importante fator de risco para doença arterial coronariana (DAC) e AVC.

    A incidência de dislipidemia é alta: em 2000, aproximadamente 25% dos adultos nos Estados Unidos tinham colesterol total maior do que 240 mg/dL ou estavam tomando medicação hipolipemiante.

    A prevenção primária, neste contexto, é definida como o manejo a longo prazo de pessoas com risco aumentado, mas sem evidência clínica, de doença cardiovascular, como infarto agudo do miocárdio, angina, AVC e doença arterial periférica, e que não se submeteram a revascularização.

- Não encontramos nenhuma evidência que examinasse os efeitos de terapias hipolipemiantes em pessoas com baixo risco de DAC (risco anual de DAC <0,6%).

- Em pessoas com risco médio de DAC (0,6 a 1,4% ao ano), os fibratos têm mostrado reduzir efetivamente a taxa de DAC, mas não a mortalidade total, em comparação com placebo.

    As resinas e as estatinas também podem ser benéficas na redução de infartos do miocárdio não-fatais e morte por DAC neste grupo, mas não encontramos evidência com relação à efetividade da niacina.

- As estatinas têm mostrado ser altamente efetivas no tratamento de pessoas com alto risco de DAC (>1,5% ao ano), embora a magnitude do benefício pareça estar relacionada ao risco individual basal de eventos de DAC e ao grau de redução do colesterol, e não à concentração inicial de colesterol.

    Não encontramos nenhuma evidência que examinasse a eficácia de niacina, fibratos ou resinas em pessoas com alto risco de DAC.

- A eficácia de dietas com baixo teor de gorduras para reduzir eventos cardiovasculares na prevenção primária é incerta.

ⓘ Consulte www.clinicalevidence.bmj.com para texto integral e referências.

Quais são os efeitos das intervenções farmacológicas para a redução do colesterol em pessoas de baixo risco (risco anual de doença arterial coronariana <0,6%)?

Efetividade desconhecida	• Estatinas • Fibratos • Niacina • Resinas

Quais são os efeitos das intervenções farmacológicas para a redução do colesterol em pessoas de risco médio (risco anual de doença arterial coronariana de 0,6 a 1,4%)?

Benéficos	• Fibratos
Provavelmente benéficos	• Estatinas • Resinas
Efetividade desconhecida	• Niacina

Doenças cardiovasculares

Prevenção primária de doença cardiovascular: dislipidemia

Quais são os efeitos das intervenções farmacológicas para a redução do colesterol em pessoas de alto risco (risco anual de doença coronariana ⩾1,5%)?

Benéficos	• Estatinas
Efetividade desconhecida	• Fibratos • Niacina • Resinas

Quais são os efeitos da dieta reduzida ou modificada em gorduras?

Provavelmente benéficos	• Dieta reduzida ou modificada em gorduras

Data da pesquisa: março de 2006

DEFINIÇÃO A dislipidemia, definida como níveis elevados de colesterol total ou LDL, ou baixos níveis de colesterol-HDL, é um importante fator de risco para doença arterial coronariana (DAC) e AVC (doença cerebrovascular). Esta revisão examina a evidência para o tratamento da dislipidemia para a prevenção primária de doença cardiovascular. A prevenção primária, neste contexto, é definida como o manejo a longo prazo de pessoas sob risco aumentado, mas sem evidência clínica, de doença cardiovascular, como infarto agudo do miocárdio, angina, AVC e doença vascular periférica, e que não se submeteram a revascularização. A maioria dos adultos com risco aumentado de doença cardiovascular não tem sintomas ou sinais óbvios, mas eles podem ser identificados pela avaliação de seus fatores de risco (veja etiologia/fatores de risco a seguir). Classificamos as pessoas sem nenhuma doença cardiovascular conhecida em três grupos: baixo risco (<0,6% de risco anual de DAC), risco médio (0,6 a 1,4% de risco anual de DAC) e alto risco (⩾1,5% de risco anual de DAC). A prevenção dos eventos cerebrovasculares é discutida em mais detalhes em outras partes deste livro (veja a revisão sobre prevenção de AVC, pág. 69). Nos Estados Unidos, o método preferido para calcular o risco de doença cardiovascular são as equações de risco de Framingham – o melhor método validado de uma população dos Estados Unidos.

INCIDÊNCIA/PREVALÊNCIA A dislipidemia, definida como colesterol total ou LDL aumentados, ou colesterol-HDL baixo, é comum. Dados da análise do US NHANES conduzido em 1999-2000 mostraram que 25% dos adultos tinham colesterol total maior do que 240 mg/dL ou estavam tomando uma medicação hipolipemiante. De acordo com o World Health Report 1999, a doença cardíaca isquêmica era a principal causa isolada de morte no mundo e a principal causa isolada de morte em países ricos, ficando atrás apenas das infecções do trato respiratório inferior em países de baixa e média renda. Em 1998, era ainda a principal causa de morte, com quase 7,4 milhões de mortes por ano em estados membros da Organização Mundial de Saúde, e o oitavo maior fardo de doença em países de baixa e média renda (30,7 milhões em anos de vida ajustados para incapacidade – *disability adjusted life years*, DALYs).

ETIOLOGIA/FATORES DE RISCO Os principais fatores de risco para doença vascular isquêmica incluem idade avançada, sexo masculino, nível elevado de colesterol-LDL, nível reduzido de colesterol-HDL, pressão arterial elevada, tabagismo, diabetes, história familiar de doença cardiovascular, obesidade e estilo de vida sedentário. Para muitos desses fatores de risco, incluindo o colesterol-LDL elevado, estudos observacionais mostram um gradiente contínuo de risco crescente de doença cardiovascular com os níveis crescentes do fator de risco, sem limiar óbvio. Embora, por definição, as taxas de eventos sejam maiores nas pessoas com alto risco, a maioria dos eventos vasculares isquêmicos que ocorrem na população se dá em pessoas com nível intermediário de risco absoluto, que é o nível onde se situa a maior parte das pessoas.

(continua)

Prevenção primária de doença cardiovascular: dislipidemia

(continuação)

PROGNÓSTICO Um estudo realizado na Escócia constatou que cerca de metade das pessoas que apresentam um infarto agudo do miocárdio morre dentro de 28 dias e que dois terços dos infartos agudos do miocárdio ocorrem antes que a pessoa chegue ao hospital. Pessoas com doença cardiovascular conhecida têm alto risco para eventos cardíacos isquêmicos futuros (veja revisão em prevenção secundária de eventos cardíacos isquêmicos, pág. 83), bem como pessoas com diabetes (veja revisão em diabetes: prevenção de eventos cardiovasculares, pág. 36). Para pessoas sem doença cardiovascular conhecida, o risco absoluto de eventos vasculares isquêmicos é geralmente mais baixo, mas varia bastante. Estimativas do risco absoluto podem ser baseadas em equações simples de risco ou em tabelas. Tal informação pode ser útil quando se tomam decisões sobre tratamento.

Doenças cardiovasculares

Prevenção primária de doença cardiovascular: hipertensão

Stacey Sheridan

PONTOS-CHAVE

- A hipertensão (a persistência de pressão arterial diastólica de 90 mmHg ou mais e pressão arterial sistólica de 140 mmHg ou mais) afeta 20% da população adulta mundial e aumenta o risco de doença cardiovascular, doença renal terminal e retinopatia.

  Os fatores de risco para hipertensão incluem idade, sexo, raça/etnia, predisposição genética, dieta, inatividade física, obesidade e características psicológicas e sociais.

- Nenhuma droga anti-hipertensiva tem mostrado ser mais efetiva do que as outras na redução de mortalidade total, mortalidade cardiovascular ou infarto do miocárdio.

  As diferenças aparentes nos desfechos com as diferentes drogas anti-hipertensivas podem ser causadas por diferentes níveis de redução da pressão arterial.

  Os diuréticos podem ser mais efetivos do que os inibidores da enzima conversora da angiotensina (ECA) e os alfabloqueadores na redução de AVC e eventos cardiovasculares combinados, e mais efetivos do que os inibidores da ECA, os bloqueadores dos canais de cálcio e os alfabloqueadores na redução de insuficiência cardíaca.

  Os betabloqueadores podem ser tão efetivos quanto os diuréticos na redução de AVC, mas os bloqueadores dos canais de cálcio podem ser ainda mais efetivos do que os betabloqueadores ou os diuréticos.

  Os inibidores da ECA podem ser mais efetivos do que os bloqueadores dos canais de cálcio na redução de insuficiência cardíaca.

  A escolha de um agente anti-hipertensivo de segunda linha deve ser baseada em outras morbidades e efeitos adversos prováveis, uma vez que não sabemos qual tem maior probabilidade de reduzir os eventos cardiovasculares.

- Não encontramos evidência de ECR que avaliasse se a modificação dietética reduz a morbidade ou a mortalidade por hipertensão em comparação com uma dieta normal.

  O aconselhamento para redução da ingesta de sal para menos de 3 g/dia, suplementação com óleo de peixe, suplementação de potássio e suplementação de cálcio pode reduzir a pressão arterial sistólica em aproximadamente 1 a 5 mmHg e a pressão arterial diastólica em 1 a 3 mmHg em pessoas com hipertensão.

  A suplementação de potássio não deve ser usada em pessoas com insuficiência renal ou em pessoas que tomem drogas que aumentam os níveis de potássio.

  A suplementação de magnésio não tem mostrado ser benéfica na redução da pressão arterial.

(i) Consulte www.clinicalevidence.bmj.com para texto integral e referências.

Quais são os efeitos das diferentes drogas anti-hipertensivas para pessoas com hipertensão?	
Efetividade desconhecida	• Drogas anti-hipertensivas (não está claro qual droga anti-hipertensiva é mais efetiva)

Quais são os efeitos da modificação dietética para pessoas com hipertensão?	
Provavelmente benéficos	• Dieta com baixo teor de sal
	• Suplementação com óleo de peixe
	• Suplementação de potássio

Doenças cardiovasculares

Prevenção primária de doença cardiovascular: hipertensão

Efetividade desconhecida	• Suplementação de cálcio • Suplementação de magnésio

Data da pesquisa: março de 2006

DEFINIÇÃO A hipertensão, uma elevação clinicamente importante na pressão arterial, costuma ser definida em adultos como uma pressão arterial diastólica de 90 mmHg ou mais, ou uma pressão arterial sistólica de 140 mmHg ou mais. A Organização Mundial de Saúde define hipertensão grau 1 como pressões arteriais em consultório variando de 140 a 159 mmHg para sistólica ou 90 a 99 mmHg para diastólica, hipertensão grau 2 como pressões de 160 a 179 mmHg para sistólica ou 100 a 109 mmHg para diastólica e hipertensão grau 3 como pressões iguais ou maiores do que 180 mmHg para sistólica e 110 mmHg para diastólica. Revisões sistemáticas têm demonstrado consistentemente que o tratamento da hipertensão essencial (isto é, a elevação das pressões arteriais sistólicas e diastólicas, isoladamente ou em combinação, sem causa secundária subjacente) com drogas anti-hipertensivas reduz AVC fatal e não-fatal, eventos cardíacos e mortalidade total em comparação com placebo naqueles com hipertensão grave ou risco cardiovascular alto devido à idade ou outros fatores de risco co-mórbidos. Dessa forma, esta revisão concentra-se nos efeitos do tratamento da hipertensão essencial com diferentes agentes farmacológicos e também examina os efeitos do tratamento da hipertensão com agentes não-farmacológicos em comparação com placebo. **Diagnóstico**: Recomenda-se, em geral, que os médicos diagnostiquem hipertensão apenas após a obtenção de duas ou mais medidas de pressão arterial elevadas em duas ou mais visitas separadas no período de uma semana ou mais. Essa recomendação segue o padrão de medida da pressão arterial nos ECRs de terapia anti-hipertensiva e representa um compromisso entre detecção confiável da pressão arterial elevada e aplicação clínica.

INCIDÊNCIA/PREVALÊNCIA A doença arterial coronariana é uma grande causa de morbidade e mortalidade em todo o mundo. É uma causa importante de incapacidade e aumento de custos com saúde, sendo responsável por 13% das mortes em todo o mundo. Muito desse fardo da doença cardíaca pode estar ligado a vários fatores de risco "tradicionais", incluindo idade, sexo, pressão arterial elevada, colesterol elevado, tabagismo, diabetes e hipertrofia ventricular esquerda. Destes, a hipertensão é o mais comum, afetando 20% da população mundial adulta. O risco relativo de eventos adversos associados com a hipertensão é contínuo e gradual. O risco absoluto de desfechos adversos da hipertensão depende da presença de outros fatores de risco cardiovasculares, incluindo tabagismo, diabetes, anormalidades nos níveis de lipídeos séricos, bem como grau de elevação da pressão arterial. Até mesmo elevações modestas na pressão arterial em adultos jovens estão associadas com risco aumentado de eventos cardiovasculares na meia-idade.

ETIOLOGIA/FATORES DE RISCO Fatores de risco identificados para hipertensão incluem idade, sexo, predisposição genética, dieta, inatividade física, obesidade e características psicológicas e sociais. Além disso, certos grupos étnicos, como pessoas negras não-hispânicas, estão em alto risco de hipertensão.

PROGNÓSTICO Pessoas com hipertensão têm um risco aumentado em duas a quatro vezes de AVC, infarto do miocárdio, insuficiência cardíaca e doença vascular periférica comparadas com aquelas sem hipertensão. Além disso, elas têm um risco aumentado de doença renal terminal, retinopatia e aneurisma de aorta. O risco absoluto de desfechos adversos da hipertensão depende de outros fatores de risco cardiovasculares e do grau de elevação da pressão arterial (veja seção incidência/prevalência).

Doenças cardiovasculares
Prevenção secundária de eventos cardíacos isquêmicos

Apoor Gami

PONTOS-CHAVE

- A doença arterial coronariana é a principal causa de mortalidade nos países desenvolvidos e está se tornando uma causa importante de morbidade e mortalidade nos países em desenvolvimento.

    A prevenção secundária, neste contexto, é o tratamento a longo prazo para prevenir morbidade cardíaca recorrente e mortalidade em pessoas que sofreram um infarto agudo do miocárdio (IAM) previamente ou que estão em alto risco em função de estenose grave de artéria coronária, angina ou procedimento cirúrgico coronariano prévio.

- Entre os tratamentos antitrombóticos, existe boa evidência de que a aspirina (sobretudo quando combinada com o clopidogrel), as tienopiridinas (mais efetivas do que a aspirina) e os anticoagulantes orais reduzem efetivamente o risco de eventos cardiovasculares.

    Os anticoagulantes orais aumentam substancialmente o risco de hemorragia e, quando combinados com tratamentos antiplaquetários, esses riscos superam os benefícios.

    Os inibidores da glicoproteína IIb/IIIa orais parecem aumentar o risco de mortalidade quando combinados com aspirina.

- Outros tratamentos medicamentosos efetivos incluem os betabloqueadores (após IAM), os inibidores da enzima conversora da angiotensina (em pessoas de alto risco ou após IAM), os bloqueadores do receptor da angiotensina II (em pessoas com doença arterial coronariana) e a amiodarona (em pessoas com IAM e alto risco de morte por arritmia cardíaca).

    Os bloqueadores dos canais de cálcio, os agentes antiarrítmicos da classe I e o sotalol parecem aumentar a mortalidade em comparação com placebo em pessoas que sofreram IAM.

    Contrariando décadas de grandes estudos observacionais, múltiplos ECRs não mostraram benefício cardíaco com a terapia de reposição hormonal em mulheres pós-menopáusicas.

- Os tratamentos hipolipemiantes efetivamente reduzem o risco de mortalidade cardiovascular e eventos cardiovasculares não-fatais em pessoas com doença arterial coronariana.

- Existe boa evidência de que as estatinas reduzem o risco de mortalidade e eventos cardíacos em pessoas de alto risco, mas a evidência é menos clara para os fibratos.

- A magnitude da redução do risco cardiovascular em pessoas com doença arterial coronariana se correlaciona diretamente com a magnitude da redução da pressão arterial.

- A reabilitação cardíaca (incluindo o exercício), os tratamentos psicossociais e a cessação do tabagismo reduzem o risco de eventos cardíacos em pessoas com doença arterial coronariana.

    As vitaminas antioxidantes (como vitamina E, betacaroteno ou vitamina C) não parecem ter nenhum efeito sobre eventos cardiovasculares em pessoas de alto risco e, em alguns casos, podem, na verdade, aumentar o risco de mortalidade cardíaca.

    Não sabemos se alterações dietéticas alteram o risco de episódios cardíacos, embora uma dieta mediterrânea possa ter algum benefício na sobrevida em relação a uma dieta ocidental.

- A cirurgia de *bypass* coronariano (CABG) e a angioplastia transluminal percutânea (ATP) mais implantação de *stent* são mais efetivas do que o tratamento clínico, embora a ATP leve a um aumento de revascularização e angina recorrente em comparação com a CABG.

(i) Consulte www.clinicalevidence.bmj.com para texto integral e referências.

Doenças cardiovasculares

Prevenção secundária de eventos cardíacos isquêmicos

Quais são efeitos dos tratamentos antitrombóticos?	
Benéficos	• Anticoagulantes orais na ausência de tratamento antiplaquetário • Aspirina • Tienopiridinas
Provavelmente benéficos	• Combinações de antiplaquetários
Provavelmente inefetivos ou que causam danos	• Anticoagulantes orais em adição ao tratamento antiplaquetário • Inibidores do receptor da glicoproteína IIb/IIIa orais

Quais são os efeitos de outros tratamentos medicamentosos?	
Benéficos	• Amiodarona • Betabloqueadores • Bloqueadores do receptor da angiotensina II • Inibidores da enzima conversora da angiotensina (em pessoas com ou sem disfunção ventricular esquerda)
Efetividade desconhecida	• Bloqueadores do receptor da angiotensina II adicionados a inibidores da enzima conversora da angiotensina
Provavelmente inefetivos ou que causam danos	• Agentes antiarrítmicos da classe I (quinidina, procainamida, disopiramida, encainida, flecainida e moracizina) • Bloqueadores dos canais de cálcio • Sotalol • Terapia de reposição hormonal

Quais são os efeitos da redução do colesterol?	
Benéficos	• Estatinas • Redução não-específica do colesterol
Provavelmente benéficos	• Fibratos

Quais são os efeitos da redução da pressão arterial?	
Benéficos	• Redução da pressão arterial

Quais são os efeitos dos tratamentos não-medicamentosos?	
Benéficos	• Reabilitação cardíaca (incluindo exercícios)
Provavelmente benéficos	• Cessação do tabagismo • Dieta mediterrânea • Tratamento psicossocial

Doenças cardiovasculares

Prevenção secundária de eventos cardíacos isquêmicos

Efetividade desconhecida	• Aconselhamento para comer mais fibras • Aconselhamento para comer menos gordura • Consumo de óleo de peixe (de peixes gordurosos ou cápsulas)
Pouco provavelmente benéficos	• Combinações de vitaminas antioxidantes • Multivitamínicos • Vitamina C
Provavelmente inefetivos ou que causam danos	• Betacaroteno • Vitamina E

Quais são os efeitos dos procedimentos de revascularização?

Benéficos	• Cirurgia de *bypass* coronariano *versus* tratamento clínico isolado • *Stents* intracoronarianos (vs. angioplastia transluminal percutânea isoladamente)
Provavelmente benéficos	• Angioplastia coronariana transluminal percutânea *versus* tratamento clínico • Cirurgia de *bypass* coronariano (vs. angioplastia transluminal percutânea com ou sem implante de *stent* para doença de múltiplos vasos)

Data da pesquisa: julho de 2004

DEFINIÇÃO A prevenção secundária, neste contexto, é o tratamento a longo prazo para prevenir a recorrência de morbidade e a mortalidade cardíacas e melhorar a qualidade de vida em pessoas com infarto agudo do miocárdio prévio e em pessoas com alto risco de eventos cardíacos isquêmicos por outras razões, como estenoses coronarianas graves, angina ou procedimentos cirúrgicos coronarianos prévios.

INCIDÊNCIA/PREVALÊNCIA A doença arterial coronariana é a principal causa de mortalidade nos países desenvolvidos e está se tornando uma grande causa de morbidade e mortalidade nos países em desenvolvimento. Há pronunciadas diferenças internacionais, regionais e temporais em incidência, prevalência e nas taxas de óbito. Nos Estados Unidos, a prevalência da doença arterial coronariana está acima de 6%, e a incidência anual está acima de 0,33%.

ETIOLOGIA/FATORES DE RISCO A maioria dos eventos cardíacos isquêmicos está associada a placas ateromatosas que podem causar obstrução aguda dos vasos coronários. A doença arterial coronariana é mais provável em pessoas idosas ou com fatores de risco, como tabagismo, hipertensão, colesterol alto e diabetes.

PROGNÓSTICO Dentro de um ano do primeiro infarto do miocárdio, 25% dos homens e 38% das mulheres vão morrer. Dentro de seis anos do primeiro infarto do miocárdio, 18% dos homens e 35% das mulheres terão outro infarto do miocárdio, 22% dos homens e 46% das mulheres terão insuficiência cardíaca e 7% dos homens e 6% das mulheres terão morte súbita.

Doenças cardiovasculares

86 | Taquiarritmias ventriculares (paradas cardíacas fora do hospital)

Eddy S. Lang e Marwan Al Raisi

PONTOS-CHAVE

- A taquicardia ventricular sem pulso e a fibrilação ventricular são as principais causas de morte cardíaca súbita, mas outras taquiarritmias ventriculares podem ocorrer sem comprometimento hemodinâmico.

    As arritmias ventriculares ocorrem principalmente como resultado de isquemia miocárdica ou cardiomiopatias, de maneira que os fatores de risco são aqueles da doença cardiovascular.

- A parada cardíaca associada com taquiarritmias ventriculares é manejada com ressuscitação cardiopulmonar e desfibrilação elétrica, quando disponível.

    A adrenalina é administrada uma vez que o acesso venoso seja obtido ou a intubação endotraqueal seja realizada.

- A amiodarona pode aumentar a probabilidade de chegar com vida ao hospital em pessoas com taquiarritmia ventricular que ocorreu fora do hospital, em comparação com placebo ou com lidocaína, mas não mostrou aumentar a sobrevida em prazos maiores.

    A amiodarona está associada com hipotensão e bradicardia.

- Não sabemos se a lidocaína ou a procainamida melhoram a sobrevida em pessoas com taquiarritmias ventriculares em cenários fora do hospital, já que muito poucos estudos foram encontrados.

    A procainamida é administrada por infusão lenta, o que pode limitar sua utilidade em pessoas com taquiarritmias ventriculares recorrentes.

- Não sabemos se o bretílio melhora a sobrevida em comparação com placebo ou lidocaína, e ele pode causar hipotensão e bradicardia. Seu uso não é mais recomendado na fibrilação ventricular ou na taquicardia ventricular sem pulso.

(i) Consulte www.clinicalevidence.bmj.com para texto integral e referências.

Quais são os efeitos dos tratamentos medicamentosos antiarrítmicos para uso na parada cardíaca fora do hospital associada com taquicardia ventricular ou fibrilação ventricular resistentes ao choque?

Efetividade desconhecida	• Amiodarona
	• Lidocaína
	• Procainamida
Pouco provavelmente benéficos	• Bretílio

Data da pesquisa: maio de 2006

DEFINIÇÃO As **taquiarritmias ventriculares** são definidas como padrões anormais de atividade elétrica que se originam dentro do tecido ventricular. As taquiarritmias ventriculares mais comumente encontradas, de maior importância clínica para os médicos e que serão foco desta revisão são a taquicardia ventricular e a fibrilação ventricular. A **taquicardia ventricular** é classificada ainda como monomórfica quando ocorre em freqüência e amplitude consistentes e polimórfica quando as ondas são mais variáveis e caóticas. **Torsades de pointes** é um tipo específico de taquicardia ventricular polimórfica associado com um intervalo QT prolongado e um padrão torcido característico do sinal de onda. Costuma ser associado com toxicidade de droga e distúrbios eletrolíticos e é comumente

(continua)

Doenças cardiovasculares
Taquiarritmias ventriculares (paradas cardíacas fora do hospital) | 87

(continuação)

tratado com magnésio intravenoso. *Torsades de pointes* não será abordado especificamente nesta revisão. A **taquicardia ventricular sem pulso** resulta em manifestação clínica semelhante, mas é diagnosticada por uma amplitude do complexo QRS >120 ms e ritmo elétrico de 150 a 200 batimentos por minuto. As ondas na fibrilação ventricular são caracterizadas por uma freqüência irregular, em geral excedendo 300 batimentos por minuto, bem como amplitudes comumente excedendo 0,2 mV. A fibrilação ventricular em geral evolui para assistolia (linha reta) dentro de 15 minutos. A fibrilação ventricular e a taquicardia ventricular associadas com parada cardíaca e morte cardíaca súbita (MCS) são arritmias abruptas sem pulso. A **taquicardia ventricular com pulso (estável)** tem as mesmas características elétricas da taquicardia ventricular, mas sem comprometimento hemodinâmico. O tratamento da taquicardia ventricular estável não é abordado nesta revisão. A **fibrilação ventricular** é caracterizada por atividade elétrica irregular e caótica e contração ventricular na qual o coração perde imediatamente sua capacidade de funcionar como uma bomba. A taquicardia ventricular sem pulso e a fibrilação ventricular são as causas primárias de MCS. **População**: Nesta revisão, concentramo-nos nos tratamentos medicamentosos, administrados geralmente por paramédicos, para taquicardia ventricular e fibrilação ventricular associadas com parada cardíaca em um cenário fora do hospital.

INCIDÊNCIA/PREVALÊNCIA Acredita-se que a incidência anual de MCS aproxime-se de 2/1.000 da população, mas pode variar dependendo da prevalência de doença cardiovascular na população. Estima-se que 300.000 MCSs sejam relatadas anualmente nos Estados Unidos, representando 50% de toda a mortalidade cardiovascular nesse país. Dados de estudos com monitores de Holter sugerem que cerca de 85% das MCSs são o resultado de taquicardia ventricular/fibrilação ventricular.

ETIOLOGIA/FATORES DE RISCO Arritmias ventriculares ocorrem como resultado de doença cardíaca estrutural, originando-se primariamente de isquemia miocárdica ou cardiomiopatias. Em países desenvolvidos, acredita-se que a taquicardia ventricular ou a fibrilação ventricular associadas com parada cardíaca ocorram mais tipicamente no contexto de isquemia miocárdica. Como resultado, fatores de risco principais para MCS refletem aqueles que levam à doença arterial coronariana progressiva. Fatores de risco adicional específicos e atribuídos à MCS incluem cardiomiopatia dilatada (especialmente com fração de ejeção <30%), idade (pico de incidência de 45 a 75 anos) e sexo masculino.

PROGNÓSTICO A fibrilação ventricular e a taquicardia ventricular associadas com parada cardíaca resultam na falta de oferta de oxigênio e em lesões isquêmicas graves em órgãos vitais. Se não for tratada, essa condição é uniformemente fatal dentro de minutos.

Doenças cardiovasculares

Tromboembolismo

Richard J. McManus e David Fitzmaurice

PONTOS-CHAVE

- A trombose venosa profunda ou embolia pulmonar pode ocorrer em quase 2% das pessoas a cada ano, com até 25% das pessoas tendo uma recorrência.

  Cerca de 5 a 15% das pessoas com trombose venosa profunda não tratada podem morrer de embolia pulmonar.

  O risco de recorrência de tromboembolismo cai com o tempo, mas o risco de sangramento com a anticoagulação permanece constante.

- Os anticoagulantes orais são considerados efetivos em pessoas com trombose venosa profunda proximal, embora poucos estudos confirmando esse fato tenham sido encontrados.

  Em pessoas com trombose venosa profunda proximal ou embolia pulmonar, a anticoagulação a longo prazo reduz o risco de recorrência, mas o tratamento de alta intensidade não tem mostrado benefício. Ambas as abordagens aumentam o risco de sangramento maior.

  A heparina de baixo peso molecular é mais efetiva do que a heparina não-fracionada e pode ser tão efetiva quanto os anticoagulantes orais, embora ambos estejam associados com alguns efeitos adversos.

  Não existem dados suficientes para sustentar a retirada gradual dos agentes anticoagulantes orais.

  Não sabemos se a administração de heparina de baixo peso molecular uma vez ao dia é tão efetiva quanto duas vezes ao dia, ou se o tratamento domiciliar é tão efetivo quanto o tratamento hospitalar para a prevenção de recorrência.

  Os filtros de veia cava reduzem as taxas de embolia pulmonar a curto prazo, mas podem aumentar o risco de trombose venosa profunda recorrente a longo prazo.

  As meias de compressão elástica reduzem a incidência de síndrome pós-trombótica após uma trombose venosa profunda.

- Em pessoas com trombose venosa profunda isolada da panturrilha, a anticoagulação com varfarina pode reduzir o risco de extensão proximal, embora não pareça que o tratamento prolongado seja mais benéfico do que o tratamento a curto prazo.

- A anticoagulação pode reduzir a mortalidade em comparação com a não-anticoagulação em pessoas com embolia pulmonar, mas aumenta o risco de sangramento. Foram encontrados muito poucos estudos que avaliassem os tratamentos para embolia pulmonar.

  A heparina de baixo peso molecular pode ser tão efetiva e segura quanto a heparina não-fracionada.

  A trombólise parece ser tão efetiva quanto a heparina no tratamento de pessoas com embolia pulmonar maior, mas também está associada com efeitos adversos.

  O uso de apoio de decisão computadorizado pode aumentar o tempo permanecido em anticoagulação adequada, mas não mostrou reduzir morte ou hemorragia maior.

(i) Consulte www.clinicalevidence.bmj.com para texto integral e referências.

Quais são os efeitos dos tratamentos para trombose venosa profunda proximal?	
Benéficos	• Heparina de baixo peso molecular (redução de mortalidade, recorrência e risco de hemorragia maior em comparação com heparina não-fracionada)
	• Meias de compressão

Provavelmente benéficos	● Anticoagulantes orais*
Contrabalanço entre benefícios e danos	● Anticoagulação oral a longo prazo *versus* anticoagulação oral a curto prazo ● Filtros de veia cava ● Heparina de baixo peso molecular a longo prazo *versus* anticoagulação oral a longo prazo (ambos demonstraram níveis semelhantes de benefícios mas com efeitos adversos importantes)
Efetividade desconhecida	● Descontinuação abrupta da anticoagulação oral ● Heparina de baixo peso molecular uma vez ao dia *versus* duas vezes ao dia ● Tratamento domiciliar com heparina de baixo peso molecular a curto prazo
Pouco provavelmente benéficos	● Anticoagulação oral de alta intensidade

Quais são os efeitos dos tratamentos para trombose venosa profunda isolada da panturrilha?

Provavelmente benéficos	● Varfarina (taxa reduzida de extensão proximal em comparação com nenhum tratamento adicional em pessoas que receberam heparina inicialmente e usaram meias de compressão)
Pouco provavelmente benéficos	● Duração prolongada da anticoagulação

Quais são os efeitos dos tratamentos para embolia pulmonar?

Contrabalanço entre benefícios e danos	● Anticoagulação* ● Duração prolongada da anticoagulação ● Trombólise
Efetividade desconhecida	● Heparina de baixo peso molecular (nenhuma evidência clara de diferença na mortalidade ou em novos episódios de tromboembolismo ou uma diferença no risco de hemorragia maior em comparação com heparina não-fracionada)
Pouco provavelmente benéficos	● Anticoagulação de alta intensidade (com base em dados extrapolados de pessoas com trombose venosa profunda proximal)

Doenças cardiovasculares

Tromboembolismo

Quais são os efeitos do apoio de decisão computadorizado no manejo da anticoagulação oral?

Efetividade desconhecida	• Apoio de decisão computadorizado em anticoagulação oral (aumento do tempo permanecido na faixa-alvo da razão normalizada internacional, mas os efeitos em desfechos clínicos não são conhecidos)

Data da pesquisa: setembro de 2006

*Consenso clínico baseado em dados observacionais.

DEFINIÇÃO **Tromboembolismo venoso** é qualquer evento tromboembólico que ocorre dentro do sistema venoso, incluindo a trombose venosa profunda e a embolia pulmonar. **Trombose venosa profunda** é uma oclusão trombótica parcial ou total, radiologicamente confirmada, do sistema venoso profundo das pernas, suficiente para produzir sintomas de dor ou edema. A **trombose venosa profunda proximal** afeta as veias acima do joelho (poplítea, femoral superficial, femoral comum e ilíaca). A **trombose isolada da veia da panturrilha** se restringe às veias profundas da panturrilha e não afeta as veias acima do joelho. A **embolia pulmonar** é a oclusão tromboembólica parcial ou total, radiologicamente confirmada, das artérias pulmonares, suficiente para causar sintomas de dispnéia, dor torácica ou ambos. A **síndrome pós-trombótica** consiste em edema, ulceração e diminuição da viabilidade dos tecidos subcutâneos da perna que ocorrem após uma trombose venosa profunda. **Recorrência** refere-se à deterioração sintomática devido a uma trombose subseqüente (radiologicamente confirmada), após um evento tromboembólico previamente confirmado, em que houve uma melhora sintomática inicial, parcial ou total. **Extensão** refere-se a um defeito de enchimento intraluminal novo, constante e sintomático, radiologicamente confirmado, estendendo-se a partir de uma trombose existente.

INCIDÊNCIA/PREVALÊNCIA Não encontramos estudos confiáveis sobre incidência/prevalência da trombose venosa profunda ou da embolia pulmonar no Reino Unido. Um estudo prospectivo escandinavo encontrou uma incidência anual de 1,6 a 1,8/1.000 pessoas na população geral. Um estudo *post-mortem* estimou que 600.000 pessoas desenvolvem embolia pulmonar a cada ano nos Estados Unidos, das quais 60.000 morrem como resultado.

ETIOLOGIA/FATORES DE RISCO Os fatores de risco para trombose venosa profunda incluem imobilidade, cirurgia (particularmente ortopédica), neoplasia maligna, gestação, idade avançada e distúrbios da coagulação protrombóticos hereditários ou adquiridos. A pílula contraceptiva oral está associada com risco aumentado de morte por tromboembolismo venoso (aumento de risco absoluto – ARA – com qualquer contracepção oral combinada: 1 a 3 mortes/milhão de mulheres ao ano). A principal causa de embolia pulmonar é uma trombose venosa profunda.

PROGNÓSTICO A taxa de recorrência anual da trombose sintomática da veia da panturrilha em pessoas sem cirurgia recente está acima de 25%. A extensão proximal se desenvolve em 40 a 50% das pessoas com trombose sintomática da veia da panturrilha. A trombose venosa profunda proximal pode causar embolia pulmonar fatal ou não-fatal, trombose venosa recorrente e síndrome pós-trombótica. Uma série de casos (462 pessoas) publicada em 1946 encontrou uma mortalidade de 5,8% por embolia pulmonar em pessoas hospitalizadas em uma maternidade com trombose venosa profunda não-tratada. Coortes mais recentes de pessoas tratadas relataram mortalidade de 4,4% em 15 dias e 10% em 30 dias. Uma revisão não-sistemática de estudos observacionais constatou que, em pessoas após cirurgia recente que apresentavam uma trombose venosa profunda assintomática da panturrilha, a taxa de embolia pulmonar fatal era de 13 a 15%. A incidência de outras complicações sem tratamento não é conhecida. O risco de trombose venosa recorrente e de complicações é aumentado pelos fatores de risco trombóticos.

Doenças cardiovasculares
Veias varicosas

Paul Tisi

PONTOS-CHAVE
- As veias varicosas são geralmente consideradas as veias superficiais das pernas que são distendidas, tortuosas e dolorosas.

  As veias varicosas são causadas por válvulas venosas com mau funcionamento e elasticidade diminuída da parede venosa, permitindo o represamento de sangue dentro das veias e sua subseqüente distensão.

  As veias varicosas afetam até 40% dos adultos e são mais comuns em pessoas obesas e em mulheres que tiveram mais de duas gravidezes.

- As meias de compressão são geralmente usadas como tratamento de primeira linha para veias varicosas, mas não sabemos se elas reduzem os sintomas em comparação com nenhum tratamento.

- A escleroterapia com injeção pode ser mais efetiva do que as meias de compressão, porém menos efetiva do que a cirurgia na melhora dos sintomas e da aparência cosmética.

  Não sabemos qual é o melhor agente de escleroterapia.

- É provável que a cirurgia (avulsão, fleboextração da veia safena interna ou ligação safeno-femoral) seja benéfica na redução da recorrência e na melhora da aparência cosmética em comparação com a avulsão ou a escleroterapia isoladamente.

  Não sabemos se a avulsão mais fleboextração da veia safena interna melhora os desfechos em comparação com a avulsão isoladamente, nem qual é o melhor método para a fleboextração.

  A flebectomia* pode ser tão efetiva quanto a avulsão, mas tem maior probabilidade de causar dor, sangramentos e manchas.

(i) Consulte www.clinicalevidence.bmj.com para texto integral e referências.

Quais são os efeitos dos tratamentos em adultos com veias varicosas?

Provavelmente benéficos	• Cirurgia (avulsão)**
	• Cirurgia (fleboextração)**
Efetividade desconhecida	• Cirurgia (flebectomia*)
	• Escleroterapia com injeção
	• Meias de compressão

Data da pesquisa: março de 2006

*N. de T. Refere-se à expressão em inglês *transiluminated powered phlebectomy* (TIPP).
**Classificação baseada em consenso.

DEFINIÇÃO Embora não tenhamos encontrado definição consistente de veias varicosas, o termo é comumente usado para designar veias distendidas, tortuosas e dolorosas. As veias varicosas podem parecer de cor azul-escuro ou púrpura e em geral ocorrem na parte de trás das panturrilhas ou internamente nas pernas. Qualquer veia pode se tornar varicosa, mas a expressão "veias varicosas" convencionalmente se aplica a varizes das veias superficiais das pernas. A condição é causada pelo mau funcionamento das válvulas (incompetência) dentro da luz das veias e pela elasticidade diminuída das paredes das veias, o que permite que o sangue não-oxigenado a ser bombeado de

(continua)

Veias varicosas

(continuação)

volta ao coração flua retrogradamente e permaneça nas veias superficiais, causando a sua distensão e tornando-as varicosas. Isso ocorre geralmente nas junções safeno-femoral e safeno-poplítea e nas veias perfurantes que conectam os sistemas venosos profundo e superficial ao longo do comprimento da perna. A presença ou a ausência de refluxo devido à incompetência venosa são determinadas pelo exame clínico com ultra-som manual ou com ultra-som duplo. Os sintomas de veias varicosas incluem ansiedade sobre o aspecto estético, dor, prurido, sensação de peso no membro e cãibras. Esta revisão tem como foco as veias varicosas sintomáticas não-complicadas. Excluímos tratamentos para ulceração venosa crônica e outras complicações. Também excluímos estudos que examinam somente os tratamentos para veias pequenas dilatadas na pele da perna, conhecidas como veias reticulares, aranhas vasculares ou telangiectasia superficial.

INCIDÊNCIA/PREVALÊNCIA Um grande estudo de coorte nos Estados Unidos constatou que a incidência bianual das veias varicosas era de 2,6% em mulheres e 2% em homens. A prevalência de veias varicosas nas populações ocidentais foi estimada em um estudo em cerca de 25 a 30% entre as mulheres e de 10 a 20% em homens. Um estudo de coorte escocês recente, porém, encontrou uma prevalência mais alta de varizes dos troncos safenos e de seus ramos principais em homens do que em mulheres (40% em homens e 32% em mulheres).

ETIOLOGIA/FATORES DE RISCO Um grande estudo de caso-controle verificou que mulheres com duas ou mais gravidezes apresentavam risco aumentado de veias varicosas comparadas com mulheres com menos de duas gravidezes (RR cerca de 1,2 a 1,3 após ajuste para idade, peso e altura). Ele constatou que a obesidade também era um fator de risco, embora somente entre as mulheres (RR cerca de 1,3). Uma revisão sistemática narrativa encontrou evidência insuficiente sobre os efeitos de outros fatores de risco sugeridos, incluindo predisposição genética, períodos prolongados em posição sentada ou de pé, roupas justas, dieta pobre em fibras, constipação, trombose venosa profunda e tabagismo.

PROGNÓSTICO Não encontramos dados confiáveis sobre o prognóstico nem sobre a freqüência de complicações, que incluem inflamação crônica das veias afetadas (flebite), ulceração venosa e ruptura de varizes.

Acne vulgar

Sarah Purdy e David DeBerker

PONTOS-CHAVE

- A acne vulgar afeta mais de 80% dos adolescentes e persiste além da idade de 25 anos em 3% dos homens e 12% das mulheres.

  As lesões típicas da acne incluem comedões, pápulas inflamatórias e pústulas. Nódulos e cistos ocorrem na acne mais severa, podendo causar cicatrizes e sofrimento psicológico.

- O peróxido de benzoíla tópico deve ser considerado como tratamento de primeira linha na acne leve.

  O peróxido de benzoíla tópico e o ácido azelaico tópico reduzem as lesões inflamatórias e não-inflamatórias em comparação com placebo, mas podem causar prurido, queimação, ardência e vermelhidão da pele.

- Os antibióticos tópicos como a clindamicina e a eritromicina (isoladamente ou em combinação com zinco) reduzem as lesões inflamatórias, mas não mostraram melhorar as lesões não-inflamatórias em comparação com placebo. A tetraciclina pode reduzir a gravidade geral da acne.

  Pode-se desenvolver resistência antimicrobiana com o uso de antibióticos tópicos ou orais, e a sua eficácia pode diminuir com o tempo.

  As tetraciclinas podem causar manchas na pele e devem ser evitadas em mulheres grávidas ou que estejam amamentando.

  As preparações tópicas de tretinoína, adapaleno e isotretinoína podem reduzir as lesões inflamatórias e não-inflamatórias, mas também podem causar vermelhidão, queimação, ressecamento e dolorimento da pele.

- Os antibióticos orais (doxiciclina, eritromicina, limeciclina, minociclina, oxitetraciclina e tetraciclina) são considerados úteis para pessoas com acne mais severa, embora não tenhamos certeza de que sejam efetivos.

  Os antibióticos orais podem causar efeitos adversos tais como falha contraceptiva. A minociclina tem sido associada com um risco aumentado de lúpus eritematoso sistêmico e distúrbios hepáticos.

ⓘ Consulte www.clinicalevidence.bmj.com para texto integral e referências.

Quais são os efeitos dos tratamentos tópicos em pessoas com acne vulgar?	
Benéficos	• Clindamicina (reduziu o número de lesões inflamatórias)
	• Eritromicina (reduziu o número de lesões inflamatórias)
	• Peróxido de benzoíla
	• Tretinoína
Provavelmente benéficos	• Ácido azelaico
	• Adapaleno
	• Eritromicina mais zinco
	• Isotretinoína
	• Tetraciclina

Doenças da pele

Acne vulgar

Quais são os efeitos dos tratamentos orais em pessoas com acne vulgar?	
Provavelmente benéficos	• Eritromicina
Contrabalanço entre benefícios e danos	• Doxiciclina • Limeciclina • Minociclina • Oxitetraciclina • Tetraciclina

Data da pesquisa: junho de 2006

DEFINIÇÃO Acne vulgar é uma doença pilossebácea inflamatória comum caracterizada por comedões, pápulas, pústulas, nódulos inflamados, cistos com pus superficial e (em casos extremos) coleções profundas, inflamadas, algumas vezes purulentas e que canalizam. As lesões são mais comuns na face, mas o pescoço, o peito, a parte superior das costas e os ombros também podem ser afetados. A acne pode causar cicatrizes e considerável desconforto psicológico. É classificada como leve, moderada ou severa. A acne leve é definida como lesões não-inflamatórias (comedões), poucas lesões inflamatórias (papulopustulares), ou ambas. A acne moderada é definida como mais lesões inflamatórias, ocasionalmente nódulos, ou ambos, e cicatrizes leves. A acne severa é definida como lesões inflamatórias disseminadas, nódulos, ou ambos, e cicatrizes; acne moderada que não melhora com seis meses de tratamento; ou acne de qualquer "severidade" com séria preocupação psicológica. Esta revisão não aborda acne rosácea, acne secundária a ocupações industriais e tratamento de acne em pessoas com menos de 13 anos de idade.

INCIDÊNCIA/PREVALÊNCIA A acne é a doença de pele mais comum da adolescência, afetando mais de 80% dos adolescentes (13 a 18 anos) em algum momento. As estimativas de prevalência variam de acordo com as populações estudadas e o método de avaliação utilizado. A prevalência de acne em uma amostra de comunidade de indivíduos de 14 a 16 anos no Reino Unido foi registrada como sendo de 50%. Em uma amostra de adolescentes de escolas na Nova Zelândia, a acne estava presente em 91% dos indivíduos do sexo masculino e 79% do sexo feminino. Estimou-se que até 30% dos adolescentes têm acne de severidade suficiente para exigir tratamento médico. A acne era a queixa de apresentação em 3,1% das pessoas entre 13 e 25 anos de idade que procuraram cuidado primário em uma população do Reino Unido. A incidência geral é semelhante tanto em homens quanto em mulheres, e o pico é aos 17 anos de idade. O número de adultos com acne, incluindo pessoas com mais de 25 anos, está aumentando; as razões para este aumento são incertas.

ETIOLOGIA/FATORES DE RISCO A causa exata da acne é desconhecida. Quatro fatores contribuem para o desenvolvimento de acne: taxa de secreção de sebo aumentada, diferenciação folicular anormal causando obstrução do ducto pilossebáceo, bacteriologia do ducto pilossebáceo e inflamação. A bactéria anaeróbica *Propionibacterium acnes* desempenha um papel importante na patogênese da acne. A secreção de andrógenos é o maior desencadeador da acne na adolescência.

PROGNÓSTICO Em 3% dos homens (IC 95% 1,2 a 4,8%) e 12% das mulheres (IC 95% 9 a 15%), a acne facial persiste após a idade de 25 anos, e em poucas pessoas (1% dos homens e 5% das mulheres), a acne persiste até os 40 anos.

Carcinoma epidermóide da pele não-metastático

Adèle Green e Alvin H. Chong

PONTOS-CHAVE

- O carcinoma epidermóide da pele é um tumor maligno dos queratinócitos que se desenvolve na epiderme, mostrando evidência histológica de invasão da derme.

    A incidência varia conforme o país e a cor da pele e é tão alta quanto 1/100 em pessoas brancas residentes na Austrália tropical.

    As pessoas de pele clara que se queimam facilmente sem bronzear, as pessoas com xeroderma pigmentoso e as pessoas imunodeprimidas são mais suscetíveis ao carcinoma epidermóide.

- O uso diário de filtro solar na cabeça, no pescoço, nos braços e nas mãos parece reduzir a incidência de carcinoma epidermóide mais do que o uso arbitrário.

    O uso diário de filtro solar na cabeça, no pescoço, nos braços e nas mãos também parece reduzir a taxa de aquisição de ceratoses solares mais do que o uso arbitrário e reduzir a incidência de novas ceratoses solares em pessoas com ceratoses solares prévias.

- Com relação à cirurgia, não encontramos evidência suficiente para julgar a melhor margem de excisão primária necessária para prevenir a recorrência.

    Não encontramos nenhuma evidência que examinasse se a cirurgia micrograficamente controlada é mais benéfica do que a excisão primária, embora se considere em geral que poupe mais tecido devido à sua especificidade em determinar a quantidade de tecido normal circundante removido.

- Não sabemos se a radioterapia após a cirurgia reduz a recorrência local em comparação com a cirurgia isoladamente.

(i) Consulte www.clinicalevidence.bmj.com para texto integral e referências.

O uso de filtro solar ajuda a prevenir o carcinoma epidermóide da pele?	
Provavelmente benéficos	• Filtros solares na prevenção de carcinoma epidermóide (uso diário em comparação com uso arbitrário) • Filtros solares para prevenir o desenvolvimento de novas ceratoses solares (comparados com placebo ou uso diário comparado com uso arbitrário)

Qual é a melhor margem para excisão primária do carcinoma epidermóide da pele?	
Efetividade desconhecida	• Melhor margem para excisão primária

A cirurgia micrograficamente controlada resulta em menores taxas de recorrência local do que a excisão primária padrão?	
Efetividade desconhecida	• Cirurgia micrograficamente controlada *versus* excisão primária

Doenças da pele

Carcinoma epidermóide da pele não-metastático

A radioterapia após a cirurgia afeta a recorrência local do carcinoma epidermóide da pele?

Efetividade desconhecida	• Radioterapia após a cirurgia (em comparação com cirurgia isoladamente)

Data da pesquisa: janeiro de 2007

DEFINIÇÃO O carcinoma epidermóide cutâneo é um tumor maligno dos queratinócitos originários da epiderme, mostrando evidências histológicas de invasão dérmica.

INCIDÊNCIA/PREVALÊNCIA As taxas de incidência muitas vezes são derivadas de pesquisas, pois poucos registros de câncer coletam rotineiramente notificações de carcinoma epidermóide da pele. As taxas de incidência na pele exposta variam marcadamente em todo o mundo de acordo com a cor da pele e com a latitude e variam de taxas desprezíveis em populações negras e populações brancas vivendo em altas latitudes até taxas de cerca de 1/100 em brancos residentes na Austrália tropical.

ETIOLOGIA/FATORES DE RISCO As pessoas de pele clara que se queimam facilmente sem bronzear, as pessoas com xeroderma pigmentoso e as pessoas imunodeprimidas são suscetíveis ao carcinoma epidermóide. O mais forte fator de risco ambiental para o carcinoma epidermóide é a exposição solar crônica. Estudos de coorte e de caso-controle constataram que o risco de carcinoma epidermóide era três vezes maior em pessoas de pele clara, com propensão para se queimar na exposição inicial à luz solar ou com história de múltiplas queimaduras de sol. Os sinais clínicos de lesão crônica da pele, especialmente as ceratoses solares, também são fatores de risco para o carcinoma epidermóide cutâneo. Em pessoas com múltiplas ceratoses solares (>15), o risco de carcinoma epidermóide é de 10 a 15 vezes maior do que em pessoas sem ceratoses solares.

PROGNÓSTICO O prognóstico está relacionado à localização e ao tamanho do tumor, ao padrão histológico, à profundidade da invasão, ao envolvimento perineural e à imunossupressão. Uma revisão mundial de 95 séries de casos, cada uma compreendendo no mínimo 20 pessoas, verificou que a taxa geral de metástases para o carcinoma epidermóide da orelha era de 11% e do lábio era de 14% comparada com uma média para todos os locais de 5%. Uma revisão de 71 séries de casos constatou que as lesões com menos de 2 cm de diâmetro, comparadas com lesões maiores do que 2 cm, tinham menos de metade da taxa de recorrência local (7% vs. 15%) e menos de um terço da taxa de metástase (9% vs. 30%).

Doenças da pele

Celulite e erisipela

Andrew D. Morris

PONTOS-CHAVE

- A celulite é um problema comum causado pela inflamação bacteriana que se dissemina na pele, com vermelhidão, dor e linfangite. Até 40% das pessoas têm doença sistêmica.
    - A erisipela é uma forma de celulite com marcada inflamação superficial, afetando tipicamente os membros inferiores e a face.
    - Os fatores de risco incluem linfedema, úlcera de perna, intertrigo digital e feridas traumáticas.
    - Os patógenos mais comuns em adultos são estreptococos e *Staphylococcus aureus*.
    - A celulite e a erisipela podem resultar em necrose local e formação de abscessos. Cerca de um quarto das pessoas têm mais do que um episódio de celulite em três anos.
- Os antibióticos curam de 50 a 100% das infecções, mas não sabemos qual é o regime antibiótico que tem maior chance de sucesso.
    - Não sabemos se os antibióticos são tão efetivos quando administrados oralmente em comparação com a administração intravenosa.
    - Um curso de cinco dias de antibióticos pode ser tão efetivo quanto um curso de 10 dias na cura da infecção e na prevenção de recorrência precoce.
- Embora exista consenso de que o tratamento de fatores predisponentes possa prevenir a recorrência de celulite ou erisipela, não encontramos estudos que avaliassem os benefícios dessa abordagem.

Consulte www.clinicalevidence.bmj.com para texto integral e referências.

Quais são os efeitos dos tratamentos para celulite e erisipela?	
Provavelmente benéficos	- Antibióticos
Efetividade desconhecida	- Antibióticos orais *versus* intravenosos - Duração dos antibióticos - Efeitos comparativos de diferentes regimes antibióticos

Quais são os efeitos dos tratamentos para a prevenção de recorrências de celulite ou erisipela?	
Provavelmente benéficos	- Antibióticos profiláticos para prevenir recorrência de celulite e erisipela
Efetividade desconhecida	- Tratamento de fatores predisponentes

Data da pesquisa: maio de 2006

DEFINIÇÃO A **celulite** é uma infecção bacteriana que se dissemina na derme e no tecido subcutâneo. Ela causa sinais de inflamação local, como calor, eritema, dor, linfangite e, freqüentemente, alterações sistêmicas com febre e leucocitose. A **erisipela** é uma forma de celulite, sendo caracte-

(continua)

(continuação)

rizada por uma inflamação superficial pronunciada. O termo erisipela é comumente usado quando a face é afetada. Os membros inferiores são, de longe, os locais mais comumente afetados por celulite e erisipela, mas qualquer área, como orelhas, tronco ou dedos das mãos e dos pés, pode ser acometida.

INCIDÊNCIA/PREVALÊNCIA Não encontramos dados recentes validados sobre a incidência da celulite ou da erisipela mundialmente. Dados de incidência hospitalar no Reino Unido relataram que houve 69.576 episódios de celulite e 516 episódios de erisipela em 2004 a 2005. A celulite do membro é responsável pela maioria dessas infecções (58.824 episódios).

ETIOLOGIA/FATORES DE RISCO Os organismos infecciosos mais comuns da celulite e da erisipela em adultos são os estreptococos (particularmente *Streptococcus pyogenes*) e o *Staphylococcus aureus*. Em crianças, o *Haemophilus influenzae* era uma causa freqüente antes da introdução da vacinação para *Haemophilus influenzae* tipo B. Diversos fatores de risco para celulite e para erisipela foram identificados em um estudo de caso-controle (167 casos e 294 controles): linfedema (RC 71,2, IC 95% 5,6 a 908), úlcera da perna (RC 62,5, IC 95% 7 a 556), intertrigo dos dedos dos pés (RC 13,9, IC 95% 7,2 a 27) e ferimentos traumáticos (RC 10,7, IC 95% 4,8 a 23,8).

PROGNÓSTICO A celulite pode se disseminar pela corrente sangüínea e pelo sistema linfático. Um estudo de caso retrospectivo de pessoas hospitalizadas com celulite constatou que sintomas sistêmicos, como febre e leucocitose, estavam presentes em até 42% dos casos na apresentação. O envolvimento linfático pode levar à obstrução e à lesão do sistema linfático, o que predispõe à celulite recorrente. A recorrência pode ocorrer rapidamente ou após meses ou anos. Um estudo de coorte prospectivo constatou que 29% das pessoas com erisipela tinham um episódio recorrente dentro de três anos. Necrose local e formação de abscesso também podem ocorrer. Não se sabe se o prognóstico da erisipela difere do prognóstico da celulite. Não encontramos evidência sobre fatores que prevêem a recorrência ou um desfecho melhor ou pior. Não encontramos boas evidências sobre o prognóstico da celulite não-tratada.

Dermatite seborréica

Juan Jorge Manriquez e Pablo Uribe

PONTOS-CHAVE

- A dermatite seborréica afeta pelo menos 1 a 3% da população e causa placas vermelhas com escamas oleosas na face, no tórax, nas flexuras de pele e no couro cabeludo.

    Acredita-se que a *Malassezia (Pityrosporum) ovale* seja o organismo causador e provoque inflamação envolvendo células T e complemento.

    Os fatores de risco incluem imunodeficiência, doença cardíaca ou neurológica e pancreatite alcoólica.

    A dermatite seborréica tende a recidivar após o tratamento.

- Em adultos com dermatite seborréica do couro cabeludo, as preparações antifúngicas contendo cetoconazol melhoram os sintomas em comparação com placebo.

    O bifonazol e o sulfeto de selênio também são provavelmente efetivos, mas não sabemos se a terbinafina é benéfica, já que nenhum estudo foi encontrado.

    Existe consenso de que os esteróides tópicos sejam efetivos no tratamento da dermatite seborréica do couro cabeludo em adultos, embora poucos estudos tenham sido encontrados.

    O xampu de alcatrão pode reduzir a caspa e a vermelhidão do couro cabeludo em comparação com placebo.

- Em adultos com dermatite seborréica na face e no corpo, cursos breves de esteróides tópicos são considerados efetivos se usados esporadicamente, embora nenhum estudo que avalie isso tenha sido encontrado.

    O creme de cetoconazol e o bifonazol podem melhorar os sintomas cutâneos em comparação com placebo, embora não saibamos se a terbinafina ou o sulfeto de selênio sejam também benéficos.

    Não sabemos se os emolientes ou o succinato de lítio tópico melhoram as lesões em comparação com nenhum tratamento.

(i) Consulte www.clinicalevidence.bmj.com para texto integral e referências.

Quais são os efeitos dos tratamentos tópicos para dermatite seborréica do couro cabeludo em adultos?

Benéficos	• Cetoconazol
	• Sulfeto de selênio
Provavelmente benéficos	• Bifonazol
	• Esteróides tópicos (hidrocortisona, valerato de betametasona, butirato de clobetasona, furato de mometasona, propionato de clobetasol)*
	• Xampu de alcatrão
Efetividade desconhecida	• Terbinafina

Quais são os efeitos dos tratamentos tópicos para dermatite seborréica da face e do corpo em adultos?

Provavelmente benéficos	• Bifonazol

Doenças da pele

Dermatite seborréica

	• Esteróides tópicos (hidrocortisona, valerato de betametasona, butirato de clobetasona, furato de mometasona, propionato de clobetasol; tratamento episódico de curto prazo em adultos)*
Efetividade desconhecida	• Cetoconazol • Emolientes • Succinato de lítio • Sulfeto de selênio • Terbinafina

Data da pesquisa: fevereiro de 2006

*Baseado em consenso.

DEFINIÇÃO A dermatite seborréica ocorre em áreas da pele com um rico suprimento de glândulas sebáceas e se manifesta como lesões avermelhadas, bem demarcadas, com escamas de aparência oleosa. Na face, ela afeta principalmente o aspecto medial das sobrancelhas, a área entre as sobrancelhas e as pregas nasolabiais. Ela também afeta a pele do tórax (comumente pré-esternal) e as flexuras. No couro cabeludo, ela se manifesta como uma descamação seca e flocosa (caspa) ou como escamas oleosas amareladas com eritema. A caspa é um termo leigo comumente usado no contexto de dermatite seborréica leve do couro cabeludo. Porém, qualquer condição do couro cabeludo que produza escamas pode ser rotulada como caspa. Os diagnósticos diferenciais comuns para dermatite seborréica do couro cabeludo são psoríase, eczema (veja eczema atópico, pág. 101) e tinha do couro cabeludo.

INCIDÊNCIA/PREVALÊNCIA Estima-se que a dermatite seborréia afete cerca de 1 a 3% da população geral. Porém, isso é provavelmente uma subestimativa, já que as pessoas tendem a não procurar aconselhamento médico para caspa leve.

ETIOLOGIA/FATORES DE RISCO Considera-se que a *Malassezia (Pityrosporum) ovale* seja o organismo causador da dermatite seborréica e o responsável por produzir uma reação inflamatória envolvendo células T e complemento. As condições que têm sido relatadas como predisponentes à dermatite seborréica incluem HIV, condições neurológicas como doença de Parkinson, lesão neuronal como paralisia facial, lesão espinal, doença cardíaca isquêmica e pancreatite alcoólica. Nesta revisão, abordamos o tratamento em adultos imunocompetentes que não têm condições predisponentes conhecidas.

PROGNÓSTICO A dermatite seborréica é uma condição crônica que tende a recidivar e remitir espontaneamente, sendo propensa à recorrência após o tratamento.

Doenças da pele

Eczema atópico

Fiona Bath-Hextall e Hywel Williams

PONTOS-CHAVE

- O eczema atópico afeta 15 a 20% das crianças em idade escolar no mundo todo e 2 a 10% dos adultos. Apenas cerca de 60% das pessoas demonstram atopia, com respostas específicas da imunoglobulina E aos alérgenos.

    A remissão ocorre em dois terços das crianças por volta dos 15 anos, mas as recaídas podem ocorrer mais tarde.

- Existe um consenso de que os emolientes sejam efetivos para tratar os sintomas de eczema atópico, embora pouca pesquisa de alta qualidade tenha sido feita para confirmar isso.

- Os corticosteróides melhoram a resolução das lesões e diminuem as taxas de recaída em comparação com placebo, embora não saibamos qual é o corticosteróide ou o regime de dose mais efetivo.

    Os corticosteróides tópicos parecem ter poucos efeitos adversos, mas podem causar queimação, adelgaçamento da pele e telangiectasia especialmente em crianças.

- O pimecrolimus e o tacrolimus melhoram a resolução das lesões em comparação com placebo e podem ter um papel em pessoas com um alto risco de efeitos adversos com corticosteróides.

- CUIDADO: tem sido sugerida uma associação entre pimecrolimus e tacrolimus com câncer de pele. Eles devem ser usados apenas quando outros tratamentos falharem.

- Não sabemos se a vitamina E, a piridoxina, a suplementação com zinco, as dietas de exclusão ou elementares ou os probióticos reduzem os sintomas no eczema atópico, já que não há estudos suficientes de boa qualidade.

    Os ácidos graxos essenciais, como óleo de prímula, óleo de semente de groselha e óleo de peixe, não parecem reduzir os sintomas no eczema atópico.

- Não sabemos se a amamentação prolongada, a redução dos alérgenos dietéticos maternos ou o controle dos ácaros da poeira doméstica podem prevenir o desenvolvimento de eczema atópico em crianças.

    A introdução precoce de probióticos no último trimestre da gravidez e durante a amamentação pode reduzir o risco de eczema atópico no bebê.

(i) Consulte www.clinicalevidence.bmj.com para texto integral e referências.

Quais são os efeitos dos autotratamentos em adultos e crianças com eczema atópico estabelecido?	
Provavelmente benéficos	• Emolientes*

Quais são os efeitos dos tratamentos clínicos tópicos em adultos e crianças com eczema atópico estabelecido?	
Benéficos	• Corticosteróides
	• Pimecrolimus
	• Tacrolimus

Doenças da pele

Eczema atópico

Quais são os efeitos das intervenções dietéticas em adultos com eczema atópico estabelecido?

Efetividade desconhecida	• Vitamina E e multivitamínicos

Quais são os efeitos das intervenções dietéticas em crianças com eczema atópico estabelecido?

Efetividade desconhecida	• Dieta com exclusão de ovos e leite de vaca • Dieta com poucos alimentos • Dieta elementar • Piridoxina (vitamina B_6) • Probióticos • Suplementação com zinco
Provavelmente inefetivos ou que causam danos	• Ácidos graxos essenciais (óleo de prímula, óleo de semente de groselha e óleo de peixe)

Quais são os efeitos das intervenções preventivas primárias em lactentes predispostos?

Efetividade desconhecida	• Amamentação prolongada pela mãe logo após o nascimento

Quais são os efeitos da redução de alérgenos (apenas restrição dietética materna e controle do ácaro da poeira doméstica)?

Provavelmente benéficos	• Introdução precoce de probióticos (no último trimestre da gravidez ou logo após o nascimento)
Efetividade desconhecida	• Redução de alérgenos (apenas restrição dietética materna e controle do ácaro da poeira doméstica)

Data da pesquisa: fevereiro de 2005

*Baseado em consenso.

DEFINIÇÃO O eczema atópico – também conhecido como dermatite atópica – é uma condição inflamatória da pele que é crônica, recorrente e pruriginosa. No estágio agudo, as lesões eczematosas são caracterizadas por eritema maldefinido com alteração de superfície (edema, vesículas e exsudação). No estágio crônico, as lesões são marcadas por espessamento da pele (liquenificação). Embora as lesões possam ocorrer em qualquer lugar do corpo, os bebês geralmente têm lesões eczematosas nas bochechas e na face externa dos membros antes de desenvolverem o envolvimento flexural típico atrás dos joelhos e nas pregas do cotovelo e do pescoço mais tarde na infância. A atopia – a tendência de produzir imunoglobulina E específica em resposta a alérgenos – está associada com eczema "atópico", mas até 60% dos indivíduos com o fenótipo da doença podem

(continua)

Doenças da pele
Eczema atópico

(continuação)

não ser atópicos. Isso pode causar confusão, por exemplo, quanto ao diagnóstico, ao tratamento, às recomendações sobre estilo de vida e aos marcadores genéticos. O uso correto do termo eczema atópico deve, assim, referir-se idealmente apenas àqueles com um quadro clínico de eczema e que também respondem intensamente com anticorpos de imunoglobulina E. **Diagnóstico**: Não há um "padrão-ouro" definido para o diagnóstico de eczema atópico que se baseie em achados clínicos combinados com a história da doença. Porém, um grupo de trabalho do Reino Unido desenvolveu uma lista mínima de critérios diagnósticos confiáveis para eczema tópico usando a lista de achados clínicos de Hanifin e Rajka como base. Em um estudo independente de validação em crianças de um ambulatório de dermatologia, mostrou-se que os critérios tinham uma sensibilidade de 85% e uma especificidade de 96% em comparação com um diagnóstico por dermatologista. Existem vários sistemas de escores de gravidade, usados principalmente em ensaios clínicos, incluindo o SCORing Atopic Dermatitis (SCORAD) e os índices de escores de gravidade Six Area, Six Sign Atopic Dermatitis (SASSAD). As escalas quantitativas usadas para medir a gravidade do eczema atópico em ensaios clínicos são muito complexas e difíceis de interpretar na prática clínica. A divisão de eczema atópico em leve, moderado e grave depende principalmente da intensidade dos sintomas de prurido (p. ex., resultando em perda do sono), da extensão do envolvimento e do curso da doença. **População**: Para o propósito desta revisão, incluímos todos os adultos e crianças definidos como tendo eczema atópico estabelecido. Quando adultos ou crianças foram considerados separadamente, isso foi destacado no texto. Também incluímos estudos que avaliaram prevenção primária naqueles em risco de desenvolver eczema atópico por intervenções específicas: amamentação prolongada, restrição dietética materna, restrição de ácaro da poeira doméstica e introdução precoce de probióticos.

INCIDÊNCIA/PREVALÊNCIA O eczema atópico afeta 15 a 20% das crianças em idade escolar em algum momento e 2 a 10% dos adultos no Reino Unido. Os dados de prevalência para os sintomas de eczema atópico foram coletados no International Study of Asthma and Allergies in Childhood (ISAAC) global. Os resultados do estudo sugerem que o eczema atópico é um problema mundial, afetando 5 a 20% das crianças. Um estudo baseado na população no Reino Unido mostrou que 2% das crianças com menos de cinco anos têm doença grave e 84% têm doença leve. Cerca de 2% dos adultos têm eczema atópico, e muitos destes têm uma forma mais crônica e grave.

ETIOLOGIA/FATORES DE RISCO As causas do eczema não são bem compreendidas. Ele é provavelmente causado por uma combinação de fatores genéticos e ambientais. Nos últimos anos, pesquisas têm apontado para o possível papel de agentes ambientais, como ácaros da poeira doméstica, poluição e exposição precoce ou pré-natal a infecções. A nomenclatura revisada da associação mundial de alergia também sustenta que aquilo que é comumente chamado de eczema atópico não seja uma doença específica, mas englobe um espectro de mecanismos alérgicos.

PROGNÓSTICO A remissão ocorre por volta dos 15 anos em 60 a 70% dos casos, embora recaídas possam ocorrer mais tarde. Apesar de atualmente não se conhecer nenhum tratamento para alterar a história natural do eczema atópico, várias intervenções podem ajudar a controlar os sintomas. O desenvolvimento e a puberdade podem ser atrasados nas crianças mais gravemente afetadas.

Doenças da pele

104 Escabiose

Paul Johnstone e Mark Strong

PONTOS-CHAVE

- A escabiose é uma infestação da pele pelo ácaro *Sarcoptes scabiei*. Em adultos, os locais mais comuns de infestação são os dedos e os punhos, embora a infestação possa se manifestar em pessoas idosas como uma erupção difusa no tronco.

    Ela é um problema de saúde pública muito comum, com uma prevalência estimada de 300 milhões de casos no mundo todo, a maioria dos quais nos países em desenvolvimento.

- A permetrina é altamente efetiva no aumento da cura clínica e parasítica da escabiose em 28 dias.

    O lindane também é efetivo no tratamento da escabiose, embora tenha agora sido retirado do mercado no Reino Unido.

    Tanto o lindane quanto a permetrina podem ter maior probabilidade de estarem relacionados a raros efeitos adversos graves, como morte ou convulsões, do que outros tratamentos como benzoato de benzila, crotamiton ou malation.

- O crotamiton efetivamente produz a cura clínica ou parasítica após 28 dias, embora seja menos efetivo do que a permetrina.

- Não encontramos evidência suficiente que nos permitisse julgar a eficácia do benzoato de benzila, do malation ou dos compostos sulfúricos para o tratamento da escabiose.

- Como um tratamento sistêmico, a ivermectina oral parece ser benéfica em aumentar as taxas de cura clínica em comparação com placebo.

    A ivermectina oral pode ser efetiva quando incluída no tratamento da escabiose crostosa hiperceratótica e em pessoas com doença concomitante por HIV.

(i) Consulte www.clinicalevidence.bmj.com para texto integral e referências.

Quais são os efeitos dos tratamentos tópicos para escabiose?

Benéficos	• Crotamiton (tão efetivo quanto lindane, mas menos efetivo do que permetrina) • Permetrina
Contrabalanço entre benefícios e danos	• Lindane
Efetividade desconhecida	• Benzoato de benzila • Compostos sulfúricos • Malation

Quais são os efeitos dos tratamentos sistêmicos para escabiose?

Provavelmente benéficos	• Ivermectina oral

Data da pesquisa: março de 2006

DEFINIÇÃO A escabiose é uma infestação da pele pelo ácaro *Sarcoptes scabiei*. Os locais típicos de infestação são as pregas cutâneas e as superfícies flexoras. Em adultos, os locais mais comuns

(continua)

(continuação)

são entre os dedos e nos pulsos, embora a infecção possa se manifestar em idosos como uma erupção difusa no tronco. Em lactentes e em crianças, a face, o couro cabeludo, as palmas e as solas também são freqüentemente afetados. A infecção com o ácaro da escabiose causa desconforto e prurido intenso da pele, particularmente à noite, com pápulas e erupções vesiculares irritativas. O desconforto e o prurido podem ser especialmente debilitantes em pessoas imunocomprometidas, como aquelas com HIV/AIDS.

INCIDÊNCIA/PREVALÊNCIA A escabiose é um problema comum de saúde pública, com uma prevalência estimada de 300 milhões de casos mundialmente, afetando sobretudo as pessoas nos países em desenvolvimento, onde a prevalência pode exceder 50%. Em países industrializados, é mais comum em comunidades institucionalizadas. Estudos de caso sugerem que ciclos epidêmicos ocorrem a cada 7 a 15 anos e que eles refletem parcialmente o estado imune da população.

ETIOLOGIA/FATORES DE RISCO A escabiose é particularmente comum onde há perturbações sociais, aglomerações com contato corporal íntimo e acesso limitado à água. As crianças pequenas, os idosos imobilizados, as pessoas com HIV/AIDS e outros indivíduos clínica e imunologicamente comprometidos são predispostos à infestação e possuem contagens de ácaros particularmente altas.

PROGNÓSTICO A escabiose não representa risco para a vida, mas o prurido severo e persistente e as infecções secundárias podem ser debilitantes. Ocasionalmente, ocorre escabiose crostosa. Essa forma da doença é resistente ao tratamento de rotina e pode ser uma fonte de reinfestação continuada e de disseminação para as outras pessoas.

Doenças da pele

Herpes labial

Graham Worrall

PONTOS-CHAVE

- A infecção pelo vírus herpes simples tipo 1 costuma causar a erupção leve e autolimitada de bolhas ao redor da boca, afetando em algum momento de 20 a 40% dos adultos.

  A infecção primária geralmente ocorre na infância, após a qual se imagina que o vírus permaneça latente no gânglio trigêmeo.

  A recorrência pode ser desencadeada por fatores como exposição à luz intensa, estresse e fadiga.

- Os agentes antivirais orais como o aciclovir podem reduzir a duração da dor e o tempo de cicatrização de um primeiro episódio de herpes labial em comparação com placebo, mas não temos certeza disso.

  Não sabemos se os agentes antivirais tópicos podem reduzir a dor e o tempo de cicatrização em um primeiro episódio.

- O uso profilático de agentes antivirais orais pode reduzir a freqüência e a gravidade dos episódios em comparação com placebo, mas não sabemos qual é o melhor momento e a duração do tratamento.

  Não sabemos se os tratamentos antivirais tópicos são benéficos como profilaxia contra episódios recorrentes.

  Os filtros solares ultravioleta podem reduzir os episódios recorrentes, mas não temos certeza disso.

- Os agentes antivirais orais e tópicos podem reduzir a duração da dor e o tempo de cicatrização em episódios recorrentes de herpes labial.

  O aciclovir oral e o valaciclovir oral podem reduzir de forma limítrofe o tempo de cicatrização se iniciados precocemente em um episódio de recorrência, mas o valaciclovir pode causar cefaléia.

  Um curso de valaciclovir de um dia pode ser tão efetivo quanto um curso de dois dias.

  O aciclovir tópico e o penciclovir tópico reduzem discretamente o tempo de cicatrização, e o penciclovir pode reduzir a duração da dor em comparação com placebo.

- Não sabemos se os agentes anestésicos tópicos ou o creme de óxido de zinco reduzem o tempo de cicatrização. O creme de óxido de zinco pode aumentar a irritação da pele.

(i) Consulte www.clinicalevidence.bmj.com para texto integral e referências.

Quais são os efeitos dos tratamentos antivirais para o primeiro episódio de herpes labial?

Provavelmente benéficos	- Agentes antivirais orais (aciclovir)
Efetividade desconhecida	- Agentes antivirais tópicos

Quais são os efeitos das intervenções para prevenção de episódios recorrentes de herpes labial?

Provavelmente benéficos	- Agentes antivirais orais (aciclovir) - Filtros solares
Efetividade desconhecida	- Agentes antivirais tópicos

Quais são os efeitos dos tratamentos para episódios recorrentes de herpes labial?	
Provavelmente benéficos	• Agentes antivirais orais (aciclovir e valaciclovir)
Efetividade desconhecida	• Agentes anestésicos tópicos
	• Agentes antivirais tópicos (tempo de cicatrização discretamente reduzido com aciclovir ou penciclovir e efeitos limitados na duração da dor)
	• Creme de óxido de zinco

Data da pesquisa: abril de 2006

DEFINIÇÃO O herpes labial é uma infecção leve autolimitada com o vírus herpes simples tipo 1. Ele causa dor e bolhas nos lábios e na área perioral; febre e sintomas constitucionais são raros. A maioria das pessoas não tem sinais de alerta de um episódio, mas algumas experimentam um pródromo reconhecível.

INCIDÊNCIA/PREVALÊNCIA O herpes labial é responsável por cerca de 1% das consultas em cuidados primários no Reino Unido a cada ano; de 20 a 40% das pessoas já tiveram herpes labial em alguma ocasião.

ETIOLOGIA/FATORES DE RISCO O herpes labial é causado pelo vírus herpes simples tipo 1. Após a infecção primária, que geralmente ocorre na infância, acredita-se que o vírus permaneça latente no gânglio trigêmeo. Vários fatores, incluindo a exposição à luz solar brilhante, a fadiga ou o estresse psicológico, podem precipitar a recorrência.

PROGNÓSTICO Na maioria das pessoas, o herpes labial é uma doença leve e autolimitada. As recorrências costumam ser mais curtas e menos graves do que o episódio inicial. A cura geralmente é completa em 7 a 10 dias, sem cicatrizes. As taxas de reativação são desconhecidas. O herpes labial pode causar doença séria em pessoas imunodeprimidas.

Doenças da pele

108 Infecções fúngicas das unhas dos pés

Fay Crawford e Jill Ferrari

PONTOS-CHAVE

- A infecção fúngica das unhas dos pés (onicomicose) é caracterizada como infecção de parte ou toda a unidade ungueal, que inclui a lâmina, o leito e a matriz ungueais. Com o tempo, a infecção causa mudança de cor e distorção de parte ou toda a unidade ungueal.

    Há relatos de que as infecções fúngicas causam 23% das doenças do pé e 50% dos problemas nas unhas em pessoas vistas por dermatologistas, mas são menos comuns na população em geral, afetando de 3 a 5% das pessoas.

    A infecção pode causar desconforto para caminhar, dor ou limitação de atividades.

- As pessoas que tomam drogas antifúngicas orais relatam maior satisfação e menos problemas relacionados à onicomicose, como constrangimento, autopercepção e percepção de não serem consideradas limpas pelos outros, em comparação com as pessoas que usam antifúngicos tópicos.

    Os antifúngicos orais têm efeitos adversos gerais que incluem queixas gastrintestinais (como diarréia), erupções e queixas respiratórias. Foi raro que as pessoas abandonassem um ECR devido a efeitos adversos.

- Tanto o itraconazol oral como a terbinafina oral efetivamente aumentam as taxas de cura na infecção fúngica das unhas dos pés, com a terbinafina parecendo ser discretamente mais efetiva.

    Os efeitos adversos exclusivos da terbinafina incluem perda sensorial como distúrbios do paladar, do olfato e da audição.

- Os tratamentos antifúngicos orais alternativos incluem fluconazol, que parece melhorar modestamente as taxas de cura, e cetoconazol e griseofulvina, que podem ser efetivos; mas a evidência é insuficiente para nos permitir certeza.

- O ciclopirox tópico parece melhorar modestamente os sintomas de infecção fúngica das unhas dos pés em comparação com placebo.

    Não encontramos evidência que examinasse a efetividade de outros agentes tópicos como cetoconazol, fluconazol, amorolfina, terbinafina, tioconazol ou butenafina.

    Não sabemos se o desbridamento mecânico tem algum efeito na infecção fúngica das unhas dos pés, uma vez que não encontramos estudos adequados.

(i) Consulte www.clinicalevidence.bmj.com para texto integral e referências.

Quais são os efeitos dos tratamentos orais para as infecções fúngicas das unhas dos pés?	
Benéficos	- Itraconazol oral (mais efetivo do que placebo, mas provavelmente menos efetivo do que terbinafina)
	- Terbinafina oral
Provavelmente benéficos	- Fluconazol oral (embora os benefícios sejam modestos, mesmo após o tratamento a longo prazo)
Efetividade desconhecida	- Cetoconazol oral
	- Griseofulvina oral

Doenças da pele

Infecções fúngicas das unhas dos pés

Quais são os efeitos dos tratamentos tópicos para as infecções fúngicas das unhas dos pés?

Provavelmente benéficos	• Ciclopirox tópico (embora os benefícios sejam modestos, mesmo após o tratamento a longo prazo)
Efetividade desconhecida	• Amorolfina tópica • Butenafina tópica • Cetoconazol tópico • Desbridamento mecânico • Fluconazol tópico • Terbinafina tópica • Tioconazol tópico

Data da pesquisa: junho de 2006

DEFINIÇÃO A infecção fúngica das unhas dos pés (onicomicose) é caracterizada como infecção de parte ou toda a unidade ungueal, que inclui a lâmina, o leito e a matriz ungueais. Com o tempo, a infecção causa descoloração e distorção de parte ou de toda a unidade ungueal. O tecido abaixo e ao redor da unha também fica mais espesso. Esta revisão trata exclusivamente de infecções das unhas dos pés por dermatófito (veja etiologia) e exclui infecções por cândida ou leveduras.

INCIDÊNCIA/PREVALÊNCIA Há relatos de que as infecções fúngicas causam 23% das doenças dos pés e 50% das doenças das unhas em pessoas vistas por dermatologistas, mas são menos comuns na população em geral, afetando 3 a 5% das pessoas. A prevalência varia entre as populações, o que pode se dever a diferenças em técnicas de rastreamento. Em um grande projeto europeu (13.695 pessoas com uma gama de doenças dos pés), 35% tinham uma infecção fúngica diagnosticada por microscopia/cultura. Um estudo prospectivo na Espanha (1.000 adultos com idade >20 anos) relatou uma prevalência de infecções fúngicas das unhas dos pés de 2,7% (infecção definida como unhas clinicamente anormais com microscopia e cultura positivas). Na Dinamarca, um estudo (5.755 adultos com idade >18 anos) relatou a prevalência de infecção fúngica das unhas dos pés como 4% (determinado por culturas fúngicas positivas). A incidência de infecções micóticas das unhas pode ter aumentado nos últimos anos, talvez por causa do uso aumentado de antibióticos sistêmicos, tratamentos imunossupressores, técnicas cirúrgicas mais avançadas e incidência aumentada de infecção por HIV. No entanto, isso foi contraditado por um estudo em um ambulatório na Croácia oriental, que comparou a prevalência de infecções fúngicas entre dois períodos de tempo (1986 a 1988, 47.832 pessoas; 1997 a 2001, 75.691 pessoas). Ele verificou que a prevalência de infecções fúngicas em geral tinha aumentado grandemente nesses 10 anos, mas a porcentagem de infecções fúngicas afetando a unha tinha diminuído 1% (infecções fúngicas em geral: 0,26% em 1986 a 1988 vs. 0,73% em 1997 a 2001; unhas: 10,31% em 1986 a 1988 vs. 9,31% em 1997 a 2001).

ETIOLOGIA/FATORES DE RISCO As infecções fúngicas das unhas são mais comumente causadas pelos fungos antropofílicos chamados dermatófitos. Os gêneros *Trichophyton*, *Epidermophyton* e *Microsporum* estão tipicamente envolvidos, especificamente *T. rubrum*, *T. mentagrophytes* var *interdigitale* e *E. floccosum*. Outros fungos ou leveduras podem ser isolados, como *Scopulariopsis brevicaulis*, *Aspergillus*, *Fusarium* e *Candida albicans*. *T. rubrum* é agora reconhecido como a causa mais comum de onicomicose no mundo. Muitos fatores que aumentam o risco de uma infecção fúngica na unha foram identificados. Uma análise constatou que 26% das pessoas com diabetes tinham onicomicose e que o diabetes aumentava o risco da infecção, mas o tipo e a gravidade do diabetes não foram correlacionados com infecção (RC 2,77, IC 95% 2,15 a 3,57). Outra análise

(continua)

(continuação)

constatou que doença vascular periférica (RC 1,78, IC 95% 1,68 a 1,88) e imunossupressão (RC 1,19, IC 95% 1,01 a 1,40) aumentavam o risco de infecção. Esses fatores podem explicar o aumento geral na prevalência de onicomicose na população mais idosa. Exposições ambientais, por exemplo sapatos fechados ou clima quente e úmido, têm sido citadas como fatores de risco, assim como o trauma. Propôs-se que a infecção cutânea fúngica seja um fator de risco. Todavia, um grande estudo observacional, que incluiu 5.413 pessoas com micologia positiva, verificou que apenas uma pequena proporção (21,3%) tinha infecção tanto de pele quanto das unhas dos pés.

PROGNÓSTICO A onicomicose não tem conseqüências sérias em pessoas de outra forma saudáveis. No entanto, o projeto Achilles (846 pessoas com infecção fúngica das unhas dos pés) constatou que muitas pessoas queixam-se de desconforto para caminhar (51%), dor (33%) ou limitação do seu trabalho ou de outras atividades (13%). A distorção grosseira e a distrofia das unhas podem causar trauma à pele adjacente e levar à infecção bacteriana secundária. Em pessoas imunocomprometidas, há um risco de que essa infecção se dissemine. Medidas de qualidade de vida específicas para onicomicose têm sido recentemente desenvolvidas. Estudos usando esses indicadores sugerem que a onicomicose tem efeitos físicos e psicossociais negativos.

Doenças da pele
Melanoma maligno metastático

James Larkin e Martin Gore

PONTOS-CHAVE

- Existem 8.100 novos casos de melanoma maligno e 1.800 mortes por ano no Reino Unido, principalmente como resultado de doença metastática.
    A sobrevida média de pessoas com melanoma metastático é de seis a nove meses após o diagnóstico, com 10% das pessoas vivas em cinco anos.
    A quimioterapia é administrada com intento paliativo, e não curativo, para a doença metastática.
- O consenso é de que seja razoável administrar quimioterapia em pessoas com melanoma metastático.
    A quimioterapia para melanoma metastático tem sido associada com graves efeitos adversos. Porém, estes tendem a ser manejáveis, sendo razoável administrar quimioterapia em pessoas com melanoma metastático, embora não existam estudos de boa qualidade que sustentem esse ponto de vista e apenas uma pequena proporção das pessoas se beneficiem.
- A dacarbazina ou a temozolomida são a quimioterapia-padrão de primeira linha.
    Tanto a dacarbazina quanto a temozolomida estão associadas com semelhantes sobrevidas livres de progressão e menos efeitos adversos em comparação com outros agentes isolados ou quimioterapia combinada.
    A quimioterapia combinada não é mais efetiva em aumentar a sobrevida global em comparação com a quimioterapia com agente isolado. A quimioterapia combinada está associada com mais efeitos adversos em comparação com a quimioterapia com agente isolado.
- Não é provável que a imunoterapia (interferon alfa ou interferon alfa mais interleucina-2) aumente a sobrevida quando adicionada à quimioterapia, estando associada com sintomas tipo influenza e mielossupressão.

(i) Consulte www.clinicalevidence.bmj.com para texto integral e referências.

Quais são os efeitos da quimioterapia para melanoma metastático?	
Contrabalanço entre benefícios e danos	• Dacarbazina ou temozolomida (ambas associadas com semelhante sobrevida livre de progressão e menos efeitos adversos em comparação com outros agentes isolados ou quimioterapia combinada) • Quimioterapia mais cuidado paliativo de suporte *versus* cuidado paliativo de suporte isoladamente*
Pouco provavelmente benéficos	• Quimioterapia combinada (não é mais efetiva em aumentar a sobrevida global do que agente isolado e está associada com efeitos adversos graves)

Quais são os efeitos da imunoterapia para melanoma metastático?	
Pouco provavelmente benéficos	• Adição de interferon alfa à quimioterapia (aumento de efeitos adversos e nenhum benefício na sobrevida global em comparação com quimioterapia isolada)

Doenças da pele

Melanoma maligno metastático

- Adição de interferon alfa mais interleucina-2 à quimioterapia (aumento de efeitos adversos e nenhum benefício na sobrevida global em comparação com quimioterapia isolada)

Data da pesquisa: setembro de 2006

*Classificação baseada em consenso.

DEFINIÇÃO O melanoma maligno é um tumor derivado dos melanócitos na camada basal da epiderme. O tratamento sistêmico do melanoma maligno com metástases distantes é revisado aqui. Para os propósitos desta revisão, abordaremos apenas o melanoma cutâneo com metástases distantes. O melanoma maligno não-metastático é abordado em outra revisão (veja melanoma maligno não-metastático, pág. 113).

INCIDÊNCIA/PREVALÊNCIA Existem 8.100 novos casos de melanoma maligno e 1.800 mortes por ano no Reino Unido. O melanoma maligno responde por 10% de todos os cânceres de pele e é a principal causa de morte por câncer de pele. Ele ocorre mais freqüentemente na pele exposta, como a do dorso nos homens e da parte inferior das pernas nas mulheres.

ETIOLOGIA/FATORES DE RISCO Fatores ambientais, como exposição à luz ultravioleta (especialmente episódios de queimadura solar grave na infância), e fatores genéticos, como história familiar da doença, são reconhecidos como fatores de risco para o melanoma. Além disso, a cor da pele e o número de nevos que uma pessoa tem se correlacionam intimamente com o risco de melanoma maligno.

PROGNÓSTICO A sobrevida média das pessoas com melanoma metastático é de seis a nove meses após o diagnóstico, com 10% das pessoas vivas em cinco anos. A quimioterapia é administrada com intento paliativo, e não curativo, na doença metastática.

Doenças da pele

Melanoma maligno não-metastático

Philip Savage

PONTOS-CHAVE

- A incidência de melanoma maligno tem aumentado nos últimos 25 anos no Reino Unido, mas as taxas de morte têm permanecido constantes. A sobrevida em cinco anos varia de 20 a 95%, dependendo do estágio da doença.
    - Os riscos são maiores na população branca e em pessoas com maior número de nevos cutâneos.
    - O prognóstico depende da profundidade do tumor, da ulceração e do número de linfonodos envolvidos. A sobrevida pode ser maior em mulheres em comparação com homens e para lesões nos membros em comparação com o tronco.
    - As lesões podem recorrer após 5 a 10 anos, de maneira que a vigilância a longo prazo pode ser necessária.
- Os filtros solares não têm mostrado reduzir o risco de melanoma maligno, mas o uso de filtro solar não se correlaciona necessariamente com a redução da exposição total aos raios ultravioleta.
- A excisão ampla das lesões (3 cm) leva à redução da recorrência local em comparação com a excisão mais estreita (1 cm) em pessoas com tumores >2 mm de espessura de Breslow.
    - É improvável que a excisão ampla (3 a 5 cm) seja mais benéfica do que a excisão estreita (1 a 2 cm) em pessoas com tumores <2 mm de espessura de Breslow, podendo aumentar a necessidade de enxertos cutâneos.
- É improvável que a dissecção eletiva dos linfonodos aumente a sobrevida em pessoas sem metástases linfonodais clinicamente detectáveis.
    - Não sabemos se a biópsia do linfonodo sentinela é benéfica.
- Não sabemos se o tratamento adjuvante com vacinas, o interferon alfa em altas doses ou a vigilância para tratamento precoce de recidivas melhoram a sobrevida.
    - É improvável que as doses baixas e as intermediárias de interferon melhorem as taxas de recaída ou sobrevida em comparação com nenhum tratamento adjuvante.
    - O interferon alfa em dose alta pode aumentar o tempo até a recaída em comparação com nenhum tratamento adjuvante, mas a sobrevida global parece não se modificar.
    - Os efeitos adversos graves ocorrem em 10 a 75% das pessoas que recebem tratamento com interferon alfa.

(i) Consulte www.clinicalevidence.bmj.com para texto integral e referências.

Quais são os efeitos das intervenções para prevenção de melanoma maligno?	
Efetividade desconhecida	• Filtros solares

Existe uma margem cirúrgica ideal para a excisão primária do melanoma?	
Provavelmente benéficos	• Excisão ampla (3 cm) em tumores maiores do que 2 mm de espessura de Breslow (menos recorrência local do que excisão estreita de 1 cm)
Pouco provavelmente benéficos	• Excisão ampla (3 a 5 cm) em tumores com menos de 2 mm de espessura de Breslow (não é melhor do que excisão estreita de 1 a 2 cm)

Doenças da pele

114 Melanoma maligno não-metastático

Quais são os efeitos da dissecção eletiva de linfonodos em pessoas com melanoma maligno com linfonodos clinicamente não envolvidos?	
Pouco provavelmente benéficos	• Dissecção eletiva de linfonodos

Quais são os efeitos da biópsia de linfonodo sentinela em pessoas com melanoma maligno com linfonodos clinicamente não envolvidos?	
Efetividade desconhecida	• Biópsia de linfonodo sentinela

Quais são os efeitos dos tratamentos adjuvantes para melanoma maligno?	
Efetividade desconhecida	• Interferon alfa adjuvante em altas doses
	• Vacinas adjuvantes em pessoas com melanoma maligno
	• Vigilância para tratamento precoce de recorrência
Pouco provavelmente benéficos	• Interferon alfa adjuvante em doses baixas e intermediárias

Data da pesquisa: outubro de 2006

DEFINIÇÃO O melanoma maligno é um tumor derivado dos melanócitos na camada basal da epiderme. Após sofrer transformação maligna, ele se torna invasivo ao penetrar a derme e além dela. O melanoma maligno é descrito por estágios (I a IV), que se relacionam com a profundidade da invasão da derme e presença de ulceração. A disseminação metastática pode ocorrer para os linfonodos regionais ou para locais distantes, particularmente os pulmões, o fígado e o sistema nervoso central.

INCIDÊNCIA/PREVALÊNCIA A incidência de melanoma varia amplamente em diferentes populações, sendo cerca de 10 a 20 vezes maior em populações brancas do que em não-brancas. Estimativas sugerem que o número de casos de melanoma no Reino Unido tem aumentado aproximadamente quatro vezes nos últimos 25 anos. Apesar de um aumento na incidência, as taxas de morte mudaram muito modestamente e, em algumas populações, estão começando a cair. O aumento do diagnóstico precoce do melanoma superficial, de bom prognóstico, e do melanoma *in situ* são as principais razões para os achados divergentes em incidência e taxas de morte.

ETIOLOGIA/FATORES DE RISCO Os fatores de risco para melanoma podem ser divididos em genéticos e ambientais. Além dos fatores de risco genéticos de tipo de pele e cor do cabelo, o número de nevos de uma pessoa se correlaciona intimamente com o risco de melanoma maligno. Embora o risco de melanoma maligno seja maior em populações de pele clara vivendo em áreas de alta exposição solar, a exata relação entre a exposição ao sol, o uso de filtro solar, o tipo de pele e o risco não está bem clara. Tanto a alta exposição total à luz solar ao longo da vida como episódios de queimaduras solares graves na infância estão associados com um risco aumentado de melanoma maligno na vida adulta. Porém, as pessoas não necessariamente desenvolvem tumores em locais de exposição máxima ao sol.

PROGNÓSTICO O prognóstico do melanoma maligno precoce, que é clinicamente limitado ao local primário na pele (estágios I a II) está predominantemente relacionado com a profundidade de invasão da derme e com a presença de ulceração. No estágio III, em que a doença está presente nos linfonodos regionais, o prognóstico piora com o aumento do número de linfonodos envolvidos.

(continua)

(continuação)

Por exemplo, uma pessoa com uma lesão superficial (espessura de Breslow <1 mm) e sem envolvimento de linfonodos tem uma chance de 95% de sobreviver cinco anos. Porém, se os linfonodos regionais estão macroscopicamente envolvidos, há uma chance de apenas 20 a 50% de sobreviver cinco anos. Além da espessura do tumor e do envolvimento de linfonodos, vários estudos mostraram um prognóstico melhor em mulheres e em pessoas com lesões nos membros em comparação com pessoas com lesões no tronco. As lesões podem recorrer após 5 a 10 anos, de modo que a vigilância a longo prazo pode ser necessária.

Doenças da pele

116 Pé-de-atleta

Fay Crawford

PONTOS-CHAVE

- As infecções fúngicas dos pés podem ocasionar maceração e amolecimento da pele entre os dedos, ressecamento e descamação das solas, ou vermelhidão e aparecimento de vesículas por todo o pé.

    É provável que cerca de 15 a 25% das pessoas tenham pé-de-atleta em algum momento.

    A infecção pode se disseminar para outras partes do corpo ou para outras pessoas.

- As alilaminas tópicas (naftifina e terbinafina), os azóis tópicos (clotrimazol, nitrato de miconazol, tioconazol, nitrato de sulconazol, bifonazol e nitrato de econazol) e o ciclopirox olamina tópico têm maior probabilidade de curar as infecções fúngicas da pele do que placebo.

    Não sabemos se algum dos tratamentos é mais efetivo do que os outros.

- Não sabemos se a melhora da higiene dos pés ou a troca de calçados podem ajudar a curar o pé-de-atleta.

(i) Consulte www.clinicalevidence.bmj.com para texto integral e referências.

Quais são os efeitos dos tratamentos tópicos para pé-de-atleta?	
Benéficos	• Alilaminas tópicas (naftifina, terbinafina) • Azóis tópicos • Ciclopirox olamina tópico
Efetividade desconhecida	• Melhora da higiene dos pés, incluindo meias em geral

Data da pesquisa: abril de 2006

DEFINIÇÃO O pé-de-atleta é uma infecção fúngica cutânea causada pela infecção com dermatófitos. É caracterizado por prurido, descamação e fissuras da pele. Pode se manifestar de três modos: a pele entre os artelhos pode parecer macerada (branca) e amolecida; as solas dos pés podem se tornar secas e descamativas ou toda a pele do pé pode ficar vermelha, podendo surgir erupções vesiculares. É uma convenção em dermatologia referir-se às infecções fúngicas cutâneas como superficiais de modo a diferenciá-las das infecções fúngicas sistêmicas.

INCIDÊNCIA/PREVALÊNCIA Estudos epidemiológicos produziram várias estimativas da prevalência do pé-de-atleta. Os estudos geralmente são conduzidos em populações de pessoas que freqüentam clínicas de dermatologia, centros esportivos ou piscinas, ou que são militares. Estimativas no Reino Unido sugerem que o pé-de-atleta está presente em cerca de 15% da população geral. Estudos conduzidos em clínicas de dermatologia na Itália (722 pessoas) e na China (1.014 pessoas) encontraram prevalências de 25% e 27%, respectivamente. Um estudo com base populacional, conduzido em 1.148 crianças em Israel, encontrou uma prevalência de 30%.

ETIOLOGIA/FATORES DE RISCO Os usuários de piscinas e os trabalhadores industriais podem apresentar risco aumentado de infecção fúngica do pé. Porém, uma pesquisa identificou a infecção fúngica do pé em somente 9% dos nadadores, com a maior prevalência (20%) em homens com 16 anos ou mais.

PROGNÓSTICO As infecções fúngicas do pé não representam risco para a vida em pessoas com estado imune normal, mas, em algumas pessoas, elas causam prurido persistente e, por fim, fissuras. Outras pessoas aparentemente não estão conscientes da infecção persistente. A infecção pode se disseminar para outras partes do corpo e outros indivíduos.

Doenças da pele

Piolho da cabeça

Ian Burgess

PONTOS-CHAVE

- O piolho da cabeça pode ser diagnosticado apenas pelo achado de piolhos vivos, já que os ovos levam sete dias para eclodir e podem parecer viáveis durante semanas após sua morte.

    A infestação pode ser mais provável em crianças em idade escolar, com risco aumentado em crianças que têm mais irmãos, com cabelos mais compridos e de grupo socioeconômico mais baixo.

- A loção de malation pode aumentar a erradicação dos piolhos em comparação com a fenotrina ou a permetrina. A melhor prática atual é tratar com duas aplicações com sete dias de intervalo e avaliar a cura em 14 dias.

    Os estudos comparando malation ou permetrina com o uso de pente molhado encontraram resultados conflitantes, possivelmente devido à resistência variável ao inseticida.

- A permetrina pode ser mais efetiva na erradicação dos piolhos em comparação com o lindane.

    A erradicação pode ser aumentada pela adição de cotrimoxazol à permetrina tópica, embora isso aumente os efeitos adversos.

- Não sabemos se as combinações de inseticidas são benéficas em comparação com agentes únicos ou outros tratamentos.

- Não sabemos se a dimeticona ou o piretrum são benéficos em comparação com outros inseticidas.

- CUIDADO: o lindane está associado com toxicidade no sistema nervoso central.

- Não sabemos se os óleos herbais e essenciais erradicam os piolhos em comparação com outros tratamentos.

Consulte www.clinicalevidence.bmj.com para texto integral e referências.

Quais são os efeitos dos tratamentos para piolho da cabeça?	
Provavelmente benéficos	- Malation - Permetrina
Contrabalanço entre benefícios e danos	- Cotrimoxazol oral (sulfametoxazol mais trimetoprim)
Efetividade desconhecida	- Combinações de inseticidas - Dimeticona - Fenotrina - Lindane - Óleos herbais e essenciais - Piretrum - Remoção mecânica dos piolhos ou ovos viáveis com pente

Data da pesquisa: outubro de 2006

Doenças da pele
Piolho da cabeça

DEFINIÇÃO Os piolhos da cabeça são ectoparasitas obrigatórios de seres humanos socialmente ativos. Eles infestam o couro cabeludo e fixam seus ovos às hastes dos cabelos. O prurido, resultante de múltiplas picadas, não é diagnóstico, mas pode aumentar o índice de suspeita. Os ovos colados aos fios, estejam eclodidos (lêndeas) ou não, não são prova de infecção ativa, pois podem manter uma aparência viável durante semanas após sua morte. Um diagnóstico conclusivo só pode ser feito pelo achado de piolhos vivos. Um estudo observacional comparou dois grupos de crianças com ovos de piolho, mas sem piolhos na avaliação inicial. Após 14 dias, mais crianças com cinco ou mais ovos por 6 mm de couro cabeludo desenvolveram infestações em comparação com aquelas com menos de cinco ovos. Exames de seguimento adequados com o uso de pente têm maior probabilidade de serem produtivos do que a remoção das lêndeas para prevenir reinfestação. As infestações não são autolimitadas.

INCIDÊNCIA/PREVALÊNCIA Não encontramos estudos sobre a incidência e encontramos poucos estudos recentemente publicados sobre a prevalência em países desenvolvidos. Relatos de caso sugerem que a prevalência tem aumentado nos últimos anos na maioria das comunidades na Europa, nas Américas e na Australásia. Um estudo transversal recente na Bélgica (6.169 crianças, com idade de 2,5 a 12 anos) encontrou uma prevalência de 8,9%. Um estudo-piloto prévio (677 crianças, com idade de 3 a 11 anos) mostrou que, em algumas escolas, a prevalência pode chegar a 19,5%. Um estudo transversal na Bélgica concluiu que os piolhos da cabeça eram significativamente mais comuns em crianças de famílias de estado socioeconômico mais baixo (RC 1,25, IC 95% 1,04 a 1,47); em crianças com mais irmãos (RC 1,2, IC 95% 1,1 a 1,3); e em crianças com cabelos mais compridos (RC 1,2, IC 95% 1,02 a 1,43), embora o comprimento do cabelo possa influenciar a capacidade de se detectar a infestação. O estado socioeconômico da família também teve influência significativa sobre a capacidade de se tratar as infestações com sucesso; quanto mais baixo o estado socioeconômico, maior o risco de falha do tratamento (RC 1,7, IC 95% 1,05 a 2,7).

ETIOLOGIA/FATORES DE RISCO Estudos observacionais indicam que as infestações ocorrem mais freqüentemente nas crianças em idade escolar, embora não haja evidência de uma ligação com a freqüência à escola. Não encontramos evidência de que os piolhos prefiram os cabelos limpos aos sujos.

PROGNÓSTICO A infecção é quase inofensiva. As reações de sensibilização à saliva e às fezes dos piolhos podem resultar em irritação localizada e eritema. A infecção secundária da coçadura pode ocorrer. Os piolhos foram identificados como vetores mecânicos primários da piodermite do couro cabeludo causada por estreptococos e estafilococos habitualmente encontrados na pele.

Doenças da pele
Psoríase crônica em placas

Luigi Naldi e Berthold Rzany

PONTOS-CHAVE

- A psoríase afeta 1 a 3% da população, causando, em algumas pessoas, alterações nas unhas e nas articulações, além das lesões de pele.

- Não sabemos se os tratamentos que podem afetar possíveis desencadeadores, como acupuntura, balneoterapia, suplementação com óleo de peixe ou psicoterapia, melhoram os sintomas de psoríase, já que poucos estudos foram encontrados.

- Existe consenso de que os emolientes tópicos e o ácido salicílico são efetivos como tratamento inicial e adjunto para pessoas com psoríase crônica em placas, mas não sabemos se os alcatrões são efetivos.

    O ditranol pode melhorar as lesões em comparação com placebo, mas pode ser menos efetivo do que os derivados da vitamina D tópicos como o calcipotriol.

    Os corticosteróides tópicos potentes podem melhorar a psoríase em comparação com placebo, e a eficácia pode ser aumentada pela adição de tazaroteno, retinóides orais ou vitamina D e derivados ou pelo uso de curativos oclusivos.

    Não sabemos se os alcatrões são mais efetivos do que placebo, luz ultravioleta ou derivados da vitamina D em pessoas com psoríase crônica em placas.

- CUIDADO: o tazaroteno, a vitamina D e derivados e os retinóides orais são potencialmente teratogênicos e estão contra-indicados em mulheres em idade fértil.

- O psoraleno mais ultravioleta A (PUVA), a helioterapia e o ultravioleta B podem melhorar as lesões e reduzir as recaídas, mas aumentam o risco de fotoenvelhecimento e câncer de pele.

- Existe consenso de que a helioterapia e o ultravioleta B sejam benéficos.

- O metotrexato e a ciclosporina parecem ter eficácia semelhante na resolução das lesões e na manutenção das remissões, mas ambos podem causar graves efeitos adversos.

- Os retinóides orais podem melhorar a resolução das lesões, isoladamente ou com luz ultravioleta, mas podem ser menos efetivos do que a ciclosporina.

- Os inibidores de citocinas (etanercept e infliximabe) e as terapias direcionadas às células T (alefacept, efalizumabe) podem melhorar as lesões, mas os efeitos a longo prazo são desconhecidos.

- Não sabemos se a leflunomida melhora a psoríase.

- O regime Ingram é considerado efetivo, mas não sabemos se o tratamento Goeckerman ou outros tratamentos combinados são benéficos.

(i) Consulte www.clinicalevidence.bmj.com para texto integral e referências.

Quais são os efeitos dos tratamentos não-medicamentosos (que não a luz ultravioleta) para psoríase crônica em placas?	
Efetividade desconhecida	• Acupuntura
	• Balneoterapia
	• Psicoterapia
	• Suplementação com óleo de peixe

Doenças da pele

Psoríase crônica em placas

Quais são os efeitos dos tratamentos medicamentosos tópicos para psoríase crônica em placas?

Benéficos	• Derivados da vitamina D tópicos • Tazaroteno
Provavelmente benéficos	• Ceratolíticos (ácido salicílico, uréia) (como adjuntos a outros tratamentos)* • Ditranol • Emolientes*
Contrabalanço entre benefícios e danos	• Corticosteróides tópicos
Efetividade desconhecida	• Alcatrões

Quais são os efeitos dos tratamentos com luz ultravioleta para psoríase crônica em placas?

Provavelmente benéficos	• Helioterapia* • Psoraleno mais ultravioleta A* • Ultravioleta B*
Efetividade desconhecida	• Fototerapia mais balneoterapia • Ultravioleta A

Quais são os efeitos dos tratamentos medicamentosos sistêmicos para psoríase crônica em placas?

Contrabalanço entre benefícios e danos	• Alefacept • Ciclosporina • Derivados do ácido fumárico • Efalizumabe • Etanercept • Infliximabe • Metotrexato • Retinóides (etretinato, acitretina orais)
Efetividade desconhecida	• Leflunomida • Pimecrolimus oral

Quais são os efeitos do tratamento combinado com drogas mais luz ultravioleta para psoríase crônica em placas?

Provavelmente benéficos	• Regime Ingram*

Doenças da pele
Psoríase crônica em placas

Contrabalanço entre benefícios e danos	• Adição de retinóides orais ao psoraleno mais ultravioleta A • Ultravioleta B mais retinóides orais (combinação melhor do que ambos os tratamentos isoladamente)
Efetividade desconhecida	• Adição de calcipotriol tópico ao psoraleno mais ultravioleta A ou ultravioleta B • Luz ultravioleta mais emolientes • Tratamento Goeckerman

Quais são os efeitos dos tratamentos medicamentosos sistêmicos e tópicos combinados para psoríase crônica em placas?

Contrabalanço entre benefícios e danos	• Retinóides orais mais corticosteróides tópicos (mais efetivos do que ambos os tratamentos isoladamente)
Efetividade desconhecida	• Tratamento medicamentoso sistêmico mais derivados da vitamina D tópicos

Data da pesquisa: julho de 2006

*Baseado em consenso.

DEFINIÇÃO A psoríase crônica em placas, ou psoríase vulgar, é uma doença inflamatória crônica da pele caracterizada por placas descamativas e eritematosas bem demarcadas nas superfícies extensoras do corpo e do couro cabeludo. As lesões podem ocasionalmente coçar, arder e sangrar quando machucadas. Alterações ungueais distróficas ou depressões puntiformes nas unhas são encontradas em mais de um terço das pessoas com psoríase crônica em placas, e a artropatia psoriática ocorre em 1 a mais de 10%. A condição vai e volta, com variações amplas no curso e na gravidade entre os indivíduos. Outras variedades de psoríase incluem psoríase gutata, inversa, pustular e eritrodérmica. Esta revisão aborda os tratamentos da psoríase crônica em placas e não cobre o envolvimento ungueal ou do couro cabeludo.

INCIDÊNCIA/PREVALÊNCIA A psoríase afeta de 1 a 3% da população geral. Acredita-se que seja menos freqüente em pessoas da África e da Ásia, mas não encontramos dados epidemiológicos confiáveis que sustentem isso.

ETIOLOGIA/FATORES DE RISCO Cerca de um terço das pessoas com psoríase tem história familiar da doença, mas acredita-se que o trauma físico, a infecção aguda e algumas medicações (p. ex., sais de lítio e betabloqueadores) desencadeiem a condição. Alguns estudos observacionais ligaram o início ou a recidiva da psoríase a eventos vitais estressantes e a hábitos pessoais, incluindo o tabagismo e, menos consistentemente, o consumo de álcool. Outros encontraram uma associação da psoríase com o índice de massa corporal e com uma dieta pobre em frutas e vegetais.

PROGNÓSTICO Não encontramos estudos prognósticos a longo prazo. Com as exceções da psoríase eritrodérmica e da psoríase pustular generalizada aguda (condições graves que afetam <1% das pessoas com psoríase e que exigem cuidado intensivo em hospital), a psoríase não parece afetar a mortalidade. A psoríase pode afetar substancialmente a qualidade de vida, influenciando uma imagem corporal ou auto-imagem negativas e limitando as atividades diárias, os contatos sociais e o trabalho. Uma revisão sistemática (data da pesquisa, 2000, 17 estudos de coorte) sugeriu que a psoríase mais grave pode estar associada com níveis mais baixos de qualidade de vida do que a psoríase mais leve. No momento, não há cura para a psoríase. Todavia, em muitas pessoas, ela pode ser bem controlada com o tratamento, pelo menos a curto prazo.

Doenças da pele

Rugas

Miny Samuel, Rebecca Brooke e Christopher Griffiths

PONTOS-CHAVE

- Os distúrbios da pele associados com fotolesão causada por luz ultravioleta incluem rugas, hiperpigmentação, espessamento tátil e telangiectasia, sendo mais comuns em pessoas de pele branca em comparação com pessoas de pele negra.

  As rugas estão associadas com envelhecimento, estado hormonal, tabagismo e doença intercorrente.

- Não sabemos se os filtros solares ou as vitaminas C ou E tópicas previnem as rugas, já que nenhum estudo foi encontrado.

- A exposição à luz ultravioleta pode estar associada com fotolesão à pele. As diretrizes sugerem que a evitação da luz solar direta, pela permanência em ambientes fechados ou à sombra, ou pelo uso de roupas protetoras, é a medida mais efetiva para reduzir a exposição à luz ultravioleta.

- Não sabemos se as vitaminas C ou E tópicas melhoram a aparência das rugas, já que os estudos foram muito pequenos, mas elas podem causar ardência e eritema.

- A tretinoína tópica melhora as rugas finas em comparação com creme de placebo em pessoas com fotolesão leve a moderada, mas seu efeito em rugas grossas é incerto.

  A tretinoína tópica pode causar prurido, queimação, eritema e descamação da pele.

  O creme de isotretinoína melhora as rugas finas e grossas em comparação com o creme veículo em pessoas com fotolesão leve a grave, mas causa irritação severa da face em 5 a 10% das pessoas.

  O tazaroteno pode ser mais efetivo do que a tretinoína na melhora das rugas finas e grossas em pessoas com fotolesão moderada, embora os estudos tenham gerado resultados conflitantes, mas ele pode causar queimação da pele.

- Não sabemos se os ésteres de retinila, os polissacarídeos de cartilagem natural tópicos ou orais, os alfa ou beta-hidroxiácidos ou a descamação química são benéficos.

- Não sabemos se a dermoabrasão é mais efetiva na melhora das rugas em comparação com o *laser* de dióxido de carbono, já que os estudos geraram resultados inconclusivos, mas os efeitos adversos são comuns com ambos os tratamentos, especialmente o eritema.

  Não sabemos se o *laser* de pulso variável de érbio: YAG ou o *lifting* facial melhoram as rugas, já que poucos estudos foram encontrados.

(i) Consulte www.clinicalevidence.bmj.com para texto integral e referências.

Quais são os efeitos das intervenções para prevenir rugas cutâneas?	
Efetividade desconhecida	- Filtros solares - Vitaminas C ou E tópicas

Quais são os efeitos dos tratamentos para rugas cutâneas?	
Benéficos	- Tazaroteno (melhora das rugas finas) - Tretinoína (melhora das rugas finas)
Contrabalanço entre benefícios e danos	- Isotretinoína

Doenças da pele

Rugas

Efetividade desconhecida	• Ácido glicólico ou ácido láctico tópicos
	• Descamação química
	• Dermoabrasão
	• Ésteres de retinila
	• *Laser* de dióxido de carbono
	• *Laser* de pulso variável de érbio: YAG
	• *Lifting* facial
	• Polissacarídeos de cartilagem natural orais
	• Polissacarídeos de cartilagem natural tópicos
	• Vitamina C ou E tópicas

Data da pesquisa: dezembro de 2005

DEFINIÇÃO As rugas, também conhecidas como rítides, são pregas ou dobras visíveis na pele. As rugas com menos de 1 mm de largura e profundidade são definidas como rugas finas, e aquelas maiores do que 1 mm são rugas grossas. A maioria dos ECRs estudou as rugas na face, nos antebraços e nas mãos.

INCIDÊNCIA/PREVALÊNCIA Não encontramos informações sobre a incidência isolada de rugas, mas somente sobre a incidência de pele fotolesada, que inclui um espectro de características, como rugas, hiperpigmentação, espessamento tátil e telangiectasia. A incidência de doenças cutâneas associadas à luz ultravioleta aumenta com a idade e se desenvolve durante diversas décadas. Um estudo australiano (1.539 pessoas de 20 a 55 anos vivendo em Queensland) encontrou fotolesão moderada a grave em 72% dos homens e em 47% das mulheres com menos de 30 anos de idade. A gravidade da fotolesão era significativamente maior com a idade e foi associada independentemente com ceratoses solares (P <0,01) e com câncer de pele (P <0,05). As rugas foram mais comuns em pessoas de pele branca, especialmente dos fototipos I e II. Encontramos poucos relatos de fotolesão em peles negras (fototipos V e VI). Um estudo relatou que a incidência de fotolesão nas populações da Europa e da América do Norte com tipos de pele de Fitzpatrick I, II e III é cerca de 80 a 90%. Como a pele dos asiáticos é mais pigmentada (fototipo de Fitzpatrick III a V), a presença de rugas não é aparente até por volta dos 50 anos, com as rugas sendo menos graves do que em pele branca da mesma idade. Um estudo prospectivo (85 mulheres brancas vivendo na América do Norte e 70 mulheres japonesas vivendo em Tóquio com idade de 20 a 69 anos) que comparou alterações relacionadas à idade nas rugas em oito áreas da pele facial (fronte, glabela, pálpebra superior, canto do olho, pálpebra inferior, sulco nasolabial, bochecha e canto da boca) e flacidez na área subzigomática encontrou mais formação de rugas em todas as áreas da face em grupos etários mais jovens de mulheres brancas do que em mulheres japonesas (idade de 20 a 29 anos; P <0,05 para todas as comparações de rugas das áreas faciais). Outro estudo prospectivo (160 mulheres chinesas e 160 mulheres francesas, idade de 20 a 60 anos) constatou que o início das rugas era atrasado em cerca de 10 anos nas mulheres chinesas em comparação com as francesas.

ETIOLOGIA/FATORES DE RISCO As rugas podem ser causadas por fatores intrínsecos (p. ex., envelhecimento, estado hormonal e doenças intercorrentes) e por fatores extrínsecos (p. ex., exposição à radiação ultravioleta e fumaça de cigarro). Esses fatores contribuem para o adelgaçamento da epiderme, a perda de elasticidade, a fragilidade da pele e o surgimento de pregas e linhas na pele.

(continua)

Doenças da pele
Rugas

(continuação)

A gravidade da fotolesão varia de acordo com o tipo de pele, o que inclui a cor e a capacidade de se bronzear. Está cada vez mais claro que exposições breves e incidentais ao sol que ocorrem durante as atividades diárias aumentam significativamente a média de exposição diária de uma pessoa à luz ultravioleta. Uma revisão de cinco estudos observacionais verificou que as rugas faciais em homens e em mulheres eram mais comuns em fumantes do que em não-fumantes. A mesma revisão também constatou que o risco de rugas moderadas a severas em pessoas que fumaram por toda a vida foi mais do que o dobro do risco em fumantes atuais (RR 2,57, IC 95% 1,83 a 3,06). Os efeitos da gravidez e da menopausa na formação de rugas faciais também foram investigados por alguns pesquisadores. Em mulheres pós-menopáusicas, acredita-se que a deficiência de estrogênio seja um fator contribuinte importante para o desenvolvimento de rugas. Um estudo observacional (186 mulheres coreanas, idade de 20 a 89 anos) constatou que as rugas faciais aumentavam significativamente com um aumento no número de gestações a termo (RC 1,84, IC 95% 1,02 a 3,31) e no número de anos desde a menopausa (RC 3,91, IC 95% 1,07 a 14,28). Porém, as mulheres pós-menopáusicas que receberam terapia de reposição hormonal tinham significativamente menos rugas faciais em comparação com as mulheres pós-menopáusicas que não tinham história de terapia de reposição hormonal (RC 0,22, IC 95% 0,05 a 0,95).

PROGNÓSTICO Embora as rugas não possam ser consideradas uma doença clínica que exige intervenção, as preocupações quanto a alterações na aparência física causadas pelo envelhecimento podem comumente afetar a qualidade de vida. Em alguns casos, as preocupações quanto à aparência física podem afetar as interações pessoais, o funcionamento ocupacional e a auto-estima. Diferenças geográficas, cultura e valores pessoais potencialmente influenciam as ansiedades de uma pessoa quanto ao envelhecimento. Em sociedades nas quais a manutenção de uma aparência jovem é valorizada, a demanda por intervenções que melhorem os sinais visíveis do envelhecimento cresce à medida que a população idosa aumenta.

Doenças da pele

Verrugas não-genitais

Nai Ming Luk e Yuk Ming Tang

PONTOS-CHAVE

- As verrugas são causadas pelo papilomavírus humano, do qual existem mais de 100 tipos diferentes que provavelmente infectam a pele a partir de áreas de trauma mínimo.
    - Os fatores de risco incluem uso de chuveiros públicos, manuseio ocupacional de carnes e imunossupressão.
    - Em pessoas imunocompetentes, as verrugas não causam dano e são eliminadas pela imunidade natural dentro de meses ou anos.
- O ácido salicílico tópico aumenta a resolução completa das verrugas em comparação com placebo.
    - A crioterapia pode ser tão efetiva no aumento da resolução das verrugas quanto o ácido salicílico tópico, mas os estudos foram pequenos e geraram resultados inconclusivos.
    - O tratamento fotodinâmico aumenta a proporção de verrugas curadas em comparação com placebo e pode ser mais efetivo do que a crioterapia, mas aumenta a dor e o desconforto.
- A imunoterapia de contato com dinitroclorobenzeno pode aumentar a resolução das verrugas em comparação com placebo, mas pode causar inflamação.
    - Não sabemos se a bleomicina intralesional acelera a resolução das verrugas em comparação com placebo, já que os estudos geraram resultados conflitantes.
    - Não sabemos se cimetidina, formaldeído, glutaraldeído, homeopatia, tratamento oclusivo com fita adesiva, *laser* pulsado, cirurgia ou sulfato de zinco oral aumentam as taxas de cura em comparação com placebo, já que poucos estudos de alta qualidade foram encontrados.
- Para uma condição tão comum, há poucos ECRs grandes de alta qualidade disponíveis para fundamentar a prática clínica.

(i) **Consulte www.clinicalevidence.bmj.com para texto integral e referências.**

Quais são os efeitos dos tratamentos para verrugas não-genitais?

Benéficos	• Ácido salicílico tópico
Provavelmente benéficos	• Crioterapia (evidência limitada de que pode ser tão efetiva quanto ácido salicílico) • Imunoterapia de contato (dinitroclorobenzeno) • Tratamento fotodinâmico
Efetividade desconhecida	• Bleomicina intralesional • Cimetidina • Formaldeído • Glutaraldeído • Homeopatia • *Laser* pulsado • Oclusão com fita adesiva • Procedimentos cirúrgicos • Sulfato de zinco oral

Data da pesquisa: novembro de 2006

Verrugas não-genitais

DEFINIÇÃO As verrugas não-genitais são uma doença cutânea extremamente comum, benigna e em geral autolimitada. A infecção das células epidérmicas com o papilomavírus humano (HPV) resulta em proliferação celular e em uma pápula verrucosa espessada na pele. Existem mais de 100 tipos de HPV. A aparência das verrugas é determinada pelo tipo de vírus e pela localização da infecção. Qualquer área da pele pode ser infectada, porém os locais mais comuns envolvidos são as mãos e os pés. As verrugas genitais não são abordadas nesta revisão (veja revisão sobre verrugas genitais). **Verrugas comuns** são normalmente vistas nas mãos e se apresentam como pápulas da cor da pele com uma superfície áspera "verrucosa". **Verrugas planas** são vistas com mais freqüência no dorso das mãos e nas pernas. Elas aparecem como pequenas placas discretamente elevadas da cor da pele ou marrom-claro. **Verrugas plantares** ocorrem nas solas dos pés e parecem calos muito espessos.

INCIDÊNCIA/PREVALÊNCIA Há poucos dados confiáveis, baseados na população, sobre a incidência e a prevalência das verrugas não-genitais. A prevalência provavelmente varia bastante entre os diferentes grupos etários, as populações e os períodos de tempo. Dois grandes estudos baseados na população encontraram taxas de prevalência de 0,84% nos Estados Unidos e de 12,9% na Rússia. A prevalência é maior em crianças e em adultos jovens, e dois estudos em populações escolares mostraram taxas de prevalência de 12% em crianças de 4 a 6 anos no Reino Unido e de 24% em adolescentes de 16 a 18 anos na Austrália.

ETIOLOGIA/FATORES DE RISCO As verrugas são causadas pelo HPV, do qual há mais de 100 tipos. Elas são mais comuns em locais de trauma, como as mãos e os pés, e provavelmente resultam da inoculação do vírus em áreas minimamente lesadas do epitélio. As verrugas nos pés podem ser adquiridas por se caminhar descalço em áreas comunais onde outras pessoas andam descalças. Um estudo observacional (146 adolescentes) verificou que a prevalência de verrugas nos pés era de 27% naqueles que usavam um chuveiro público e 1,3% naqueles que usavam um vestiário privado. Verrugas na mão também são um risco ocupacional para açougueiros e manipuladores de carnes. Uma pesquisa transversal (1.086 pessoas) constatou que a prevalência das verrugas na mão era de 33% em funcionários de abatedouros, de 34% em açougueiros, de 20% em reparadores de máquinas e de 15% em funcionários de escritórios. A imunossupressão é outro fator de risco importante. Um estudo observacional em receptores de transplante renal imunossuprimidos constatou que, em cinco anos ou mais após o transplante, 90% tinham verrugas.

PROGNÓSTICO As verrugas não-genitais em pessoas imunocompetentes são inofensivas e em geral curam espontaneamente como resultado da imunidade natural dentro de meses ou anos. A taxa de resolução é altamente variável e provavelmente depende de diversos fatores, incluindo imunidade do hospedeiro, idade, tipo de HPV e local da infecção. Um estudo de coorte (1.000 crianças em acomodação de estadia prolongada) verificou que dois terços das verrugas curavam sem tratamento dentro de dois anos. Uma revisão sistemática (data da pesquisa, 2000, 17 ECRs) que comparou tratamentos locais com placebo constatou que cerca de 30% das pessoas usando placebo (variação de 0 a 73%) não tinham verrugas após cerca de 10 semanas (variação de 4 a 24 semanas).

Vitiligo

Rubeta Matin

PONTOS-CHAVE

- O vitiligo é um distúrbio adquirido da pele caracterizado por placas brancas (despigmentadas), causado pela perda de melanócitos funcionantes.

    As placas de vitiligo podem aparecer em qualquer lugar da pele, mas os locais comuns são ao redor de orifícios, os genitais ou áreas de exposição solar como a face e as mãos.

    A extensão e a distribuição do vitiligo geralmente mudam durante a vida de uma pessoa, e sua progressão é imprevisível.

- Cursos limitados de corticosteróides tópicos potentes são uma terapia segura e efetiva para vitiligo localizado, sendo geralmente o tratamento de primeira escolha.

    O consenso é de que os efeitos adversos dos corticosteróides orais superam os benefícios no vitiligo. Existe atualmente pouca evidência disponível para avaliar a sua eficácia.

- O UVB de faixa estreita é considerado uma terapia segura e efetiva para vitiligo generalizado, moderado a severo, sendo geralmente o tratamento de primeira escolha.

- O tacrolimus ainda precisa de mais avaliação, mas é bem tolerado em crianças e adultos, sem os efeitos adversos a longo prazo dos corticosteróides tópicos.

    Existe atualmente pouca evidência disponível para avaliar outros imunomoduladores no vitiligo.

- As placas de vitiligo em certas áreas do corpo como extremidades, palmas e solas, lábios, mucosa, mamilo e formas segmentares em qualquer área são relativamente resistentes a todas as modalidades de tratamento convencionais.

    Nesses casos, o aconselhamento e a camuflagem cosmética se tornam uma prioridade, em geral não se recomendando nenhuma terapia.

- Não existe evidência suficiente para avaliar os análogos da vitamina D tópicos, levamisol e UVB de faixa ampla no vitiligo.

- O consenso geral é de que, para o tratamento do vitiligo em adultos, o uso oral de PUVA seja efetivo, enquanto o uso tópico de PUVA seja pouco provavelmente efetivo. Porém, o uso tópico de PUVA tem menos efeitos adversos do que o uso oral de PUVA. O PUVA pode causar dano em crianças.

Consulte www.clinicalevidence.bmj.com para texto integral e referências.

Quais são os efeitos dos tratamentos clínicos para vitiligo em adultos?	
Benéficos	- Corticosteróides tópicos
Efetividade desconhecida	- Análogos da vitamina D tópicos - Levamisol oral
Provavelmente inefetivos ou que causam danos	- Corticosteróides orais*

Quais são os efeitos dos tratamentos com luz ultravioleta para vitiligo em adultos?	
Provavelmente benéficos	- Ultravioleta A mais psoraleno oral* - Ultravioleta B (faixa estreita)

Efetividade desconhecida	• Ultravioleta B (faixa ampla)
Pouco provavelmente benéficos	• Ultravioleta A mais psoraleno tópico

Quais são os efeitos dos tratamentos clínicos para vitiligo em crianças?	
Benéficos	• Corticosteróides tópicos
Provavelmente benéficos	• Imunomoduladores tópicos
Efetividade desconhecida	• Análogos da vitamina D tópicos
Provavelmente inefetivos ou que causam danos	• Corticosteróides orais*

Quais são os efeitos dos tratamentos com luz ultravioleta para vitiligo em crianças?	
Provavelmente benéficos	• Ultravioleta B (faixa estreita)*
Provavelmente inefetivos ou que causam danos	• Ultravioleta A mais psoraleno oral ou tópico*

Data da pesquisa: março de 2006

*Classificação baseada em consenso.

DEFINIÇÃO O vitiligo é um distúrbio cutâneo adquirido caracterizado por placas brancas (despigmentadas) na pele, causado pela perda de melanócitos funcionantes. O cabelo e, raramente, os olhos também podem perder a cor. As placas de vitiligo podem aparecer em qualquer lugar da pele, mas os locais comuns são geralmente ao redor de orifícios, os genitais ou áreas de exposição solar como a face e as mãos. A doença é classificada de acordo com sua extensão e distribuição, podendo ser subdividida em generalizada ou localizada. Na prática, há considerável sobreposição entre esses tipos, e as pessoas geralmente têm vitiligo que não pode ser classificado ou que vai mudar durante a vida. Assim, para os propósitos desta revisão, incluímos todas as pessoas diagnosticadas com vitiligo de qualquer tipo. As crianças são definidas como pessoas de 15 anos ou menos.

INCIDÊNCIA/PREVALÊNCIA Estima-se que o vitiligo afete 1% da população mundial, independentemente de idade, sexo ou cor da pele. Qualquer pessoa de qualquer idade pode desenvolver vitiligo, mas sua presença é muito raramente relatada ao nascimento. Em um estudo holandês, 50% das pessoas relataram que a doença apareceu antes dos 20 anos de idade.

ETIOLOGIA/FATORES DE RISCO A etiologia do vitiligo é incerta, embora fatores genéticos, imunológicos e neurogênicos pareçam desempenhar um papel. Em cerca de um terço das pessoas afetadas por vitiligo, existe uma história familiar, mas há muito poucos estudos epidemiológicos que confirmem isso. As pesquisas atuais concentram-se na procura dos genes responsáveis; porém,

(continua)

Doenças da pele

Vitiligo

(continuação)

certos desencadeadores (p. ex., trauma cutâneo, alterações hormonais e estresse) podem ser necessários para que a doença apareça. Acredita-se que mecanismos auto-imunes sejam responsáveis pela patogênese do vitiligo (especialmente do vitiligo generalizado ou focal não-dermatomal). Isso é sustentado por uma incidência aumentada de anticorpos encontrados em pessoas com vitiligo. Além disso, o vitiligo está geralmente associado com doenças auto-imunes como doenças da tireóide, anemia perniciosa e diabetes melito. Outra indicação de que o vitiligo possa ser causado por um mecanismo auto-imune é que anticorpos dirigidos aos melanócitos têm sido encontrados em pessoas com vitiligo; sua incidência se correlaciona com a atividade da doença. O envolvimento da imunidade celular tem sido considerado, já que os linfócitos T e os macrófagos são freqüentemente relatados na pele perilesional. Quanto ao vitiligo segmentar, a hipótese neural sugere que ele seja causado por um acúmulo de uma substância neuroquímica, a qual diminui a produção de melanina.

PROGNÓSTICO O vitiligo não ameaça a vida e é praticamente assintomático (embora aumente o risco de queimadura solar nas áreas afetadas). A associação de vitiligo e câncer de pele continua sendo uma área de controvérsia. A ocorrência de câncer de pele em vitiligo de longa duração é rara, embora estudos tenham demonstrado um aumento dos cânceres de pele associados com psoraleno mais ultravioleta A (PUVA). Um estudo sueco, que acompanhou pessoas tratadas com PUVA durante 21 anos, demonstrou um risco aumentado de carcinoma epidermóide. Além disso, o risco de melanoma maligno aumenta entre pessoas tratadas com PUVA aproximadamente 15 anos após o primeiro tratamento. Os efeitos do vitiligo podem ser devastadores tanto cosmética quanto psicologicamente, resultando em baixa auto-estima e imagem corporal ruim. As ansiedades quanto à doença tendem a ocorrer em vista de uma perda de compreensão da etiologia e da imprevisibilidade do curso. **Progressão**: O curso do vitiligo generalizado é imprevisível; as lesões podem permanecer estáveis por anos ou, mais comumente, podem progredir com períodos de estabilização ou, menos comumente, progredir de forma lenta por vários anos até cobrir toda a superfície corporal. Algumas vezes, as pessoas podem sofrer despigmentação rápida e completa dentro de um ou dois anos. No vitiligo segmentar, as lesões tendem a se disseminar rapidamente no início e mostram um curso mais estável a partir de então. **Prevendo a resposta ao tratamento**: Existem certas características da doença que ajudam a predizer o desfecho da terapia. Além de idade, duração da doença, localização e extensão da despigmentação, a atividade atual da doença também deve ser levada em conta durante a tomada de decisão clínica. Isso é essencial em pessoas com vitiligo vulgar, quando a atividade da doença pode flutuar em um dado momento. Terapias clínicas e tratamentos com luz ultravioleta podem ser igualmente efetivos na doença ativa e estável, mas esse pode não ser o caso para outros tratamentos (p. ex., cirurgia). Uma manifestação cutânea associada é o fenômeno de "koebnerização", que desempenha um papel importante no surgimento de novas lesões de vitiligo. Esse conhecimento é importante, já que a eliminação do trauma de fricção sob a forma de roupas apertadas, punhos de camisa e colares previne a ocorrência de novas lesões nas áreas cosmeticamente importantes em um caso de vitiligo progressivo. Além disso, tem sido relatado que a presença de fenômeno de Koebner positivo experimentalmente induzido está associada com a presença de doença ativa, mas não necessariamente doença mais grave – isto é, em termos da extensão da despigmentação. A presença de fenômeno de Koebner pode ser um fator clínico importante para avaliar a atividade da doença, podendo predizer a resposta a certos tratamentos. Uma série de casos relatou que pessoas que tinham fenômeno de Koebner positivo (experimentalmente induzido) eram significativamente mais responsivas ao propionato de fluticasona tópico combinado com terapia de ultravioleta A, mas, para o tratamento de ultravioleta B de faixa estreita, não havia diferença na resposta, sugerindo que pessoas em estágios ativos e estáveis da doença possam responder igualmente bem ao ultravioleta B.

Doenças do ouvido, do nariz e da garganta

Amigdalite (tonsilite)

Christos C. Georgalas, Neil S. Tolley e Antony Narula

PONTOS-CHAVE

- O diagnóstico de amigdalite aguda é clínico, podendo ser difícil distinguir as infecções virais das bacterianas.

  O teste de antígeno rápido tem uma sensibilidade muito baixa no diagnóstico de amigdalite bacteriana, mas os resultados dos testes mais acurados demoram mais tempo.

  Bactérias são cultivadas de poucas pessoas com amigdalite. Outras causas incluem mononucleose infecciosa pelo vírus Epstein-Barr, citomegalovírus, toxoplasmose, HIV, hepatite A e rubéola.

- A amigdalite aguda pelo estreptococo beta-hemolítico do grupo A pode ocasionalmente causar febre reumática e glomerulonefrite aguda, as quais podem ser prevenidas pelo tratamento com penicilina.

  Em países desenvolvidos, essas complicações são tão raras que o uso rotineiro de antibioticoterapia agressiva não se justifica.

- A amigdalectomia com ou sem adenoidectomia é um dos procedimentos cirúrgicos mais freqüentemente realizados no Reino Unido.

- Não sabemos se a amigdalectomia é benéfica em adultos com amigdalite aguda recorrente, já que não encontramos estudos.

- Em crianças, a efetividade da amigdalectomia tem de ser avaliada contra os potenciais danos. A amigdalectomia é mais benéfica em pessoas com sintomas graves, enquanto em populações com uma baixa incidência de amigdalite, o modesto benefício pode ser superado pela morbidade associada com a cirurgia.

- O uso de diatermia na amigdalectomia está associado com taxas reduzidas de sangramento primário, mas com taxas aumentadas de sangramento secundário e global.

- O treinamento adequado no uso apropriado da diatermia durante a amigdalectomia é importante. Ao decidir qual método aplicar, o cirurgião deve considerar as características subjacentes dos pacientes, bem como a importância relativa do sangramento secundário em relação com o primário e a perda de sangue intra-operatória em comparação com a dor pós-operatória. Além disso, a amigdalectomia com dissecção por tesoura ou cureta parece ter as menores taxas de hemorragia pós-operatória e dor pós-operatória, embora esteja associada com um discreto aumento no sangramento intra-operatório. O uso de diatermia na amigdalectomia deve ser pesado contra os danos potenciais.

(i) Consulte www.clinicalevidence.bmj.com para texto integral e referências.

Quais são os efeitos da amigdalectomia em crianças e adultos com infecções de garganta agudas recorrentes ou crônicas?	
Benéficos	• Amigdalectomia com tesoura ou cureta em comparação com amigdalectomia com diatermia em crianças e adultos
Contrabalanço entre benefícios e danos	• Amigdalectomia *versus* antibióticos em crianças
Efetividade desconhecida	• Amigdalectomia *versus* antibióticos em adultos

Data da pesquisa: novembro de 2006

Doenças do ouvido, do nariz e da garganta

Amigdalite (tonsilite)

DEFINIÇÃO A definição de infecções de garganta recorrentes graves é arbitrária, mas critérios recentes têm definido a amigdalite grave como cinco ou mais episódios de amigdalite verdadeira por ano, sintomas por, no mínimo, um ano e episódios que são incapacitantes e impedem a rotina de vida normal. Porém, na maioria dos casos, a gravidade das infecções de garganta recorrentes depende de muitos fatores e não pode ser avaliada somente com base em sua incidência. Essa definição não inclui a amigdalite causada por mononucleose infecciosa, que geralmente apresenta um episódio único. Porém, a amigdalite aguda nessa situação pode ser seguida por amigdalite recorrente em alguns pacientes. A amigdalite pode ocorrer isoladamente ou como parte do quadro clínico de uma faringite generalizada. A distinção clínica entre amigdalite e faringite é obscura na literatura, e a condição muitas vezes é referida simplesmente como "dor de garganta aguda". A dor de garganta que dura de 24 a 48 horas como parte do pródromo de uma infecção leve do trato respiratório superior é excluída dessa definição. O diagnóstico de amigdalite aguda é primariamente clínico, com o principal interesse sendo descobrir se a doença é viral ou bacteriana; essa informação tem relevância se uma prescrição de antibióticos está sendo considerada. Estudos tentaram diferenciar a dor de garganta viral da dor de garganta bacteriana em bases clínicas, mas os resultados são conflitantes, sugerindo uma falta de critérios diagnósticos confiáveis. As investigações para ajudar nessa distinção incluem *swabs* de garganta e testes sorológicos, incluindo o teste do antígeno rápido e o título de antiestreptolisina O (ASLO). O teste de antígeno rápido é conveniente e popular na América do Norte, mas tem sensibilidade duvidosa (61 a 95%), ao menos quando comparado com os resultados do *swab* de garganta, embora a especificidade seja maior (88 a 100%). Todavia, o atraso inevitável no resultado tanto dos *swabs* quanto dos títulos de antiestreptolisina O reduzem o seu valor na situação clínica de rotina.

INCIDÊNCIA/PREVALÊNCIA A dor de garganta recorrente tem uma incidência na prática geral no Reino Unido de 100/1.000 habitantes por ano. A amigdalite aguda é mais comum na infância.

ETIOLOGIA/FATORES DE RISCO Os patógenos bacterianos comuns incluem os estreptococos beta-hemolíticos e outros estreptococos. As bactérias são cultivadas somente em uma minoria das pessoas com amigdalite. O papel dos vírus é incerto. Na amigdalite associada com mononucleose infecciosa, o agente infeccioso mais comum é o vírus Epstein-Barr (presente em 50% das crianças e em 90% dos adultos com a condição). A infecção por citomegalovírus também pode resultar no quadro clínico de mononucleose infecciosa, e o diagnóstico diferencial inclui toxoplasmose, HIV, hepatite A e rubéola.

PROGNÓSTICO Não encontramos bons dados sobre a história natural da amigdalite ou da dor de garganta recorrente em crianças ou em adultos. Os participantes de ECRs que foram randomizados para tratamento clínico (cursos de antibióticos conforme necessário) têm mostrado uma tendência para a melhora com o tempo. A amigdalite grave recorrente resulta em morbidade significativa, incluindo absenteísmo à escola ou ao trabalho. A complicação mais comum da amigdalite aguda é o abscesso periamigdaliano, mas não encontramos boas evidências sobre a incidência dessa condição. A febre reumática e a glomerulonefrite aguda são complicações reconhecidas da amigdalite aguda associada com estreptococos beta-hemolíticos do grupo A. Essas doenças são raras nos países desenvolvidos, mas podem ocorrer ocasionalmente. Elas ainda são um problema comum em certas populações, notadamente entre os aborígines australianos, e podem ser prevenidas de maneira efetiva pelo uso de penicilina em comunidades fechadas. Uma revisão sistemática recentemente atualizada constatou que os antibióticos reduziam a incidência dessas doenças. No entanto, no mundo desenvolvido, essas doenças são tão raras que o uso rotineiro agressivo de antibiótico não se justifica. A revisão também constatou que os antibióticos encurtam a duração da doença em cerca de 16 horas no total.

Doenças do ouvido, do nariz e da garganta

Cera no ouvido

George Browning

PONTOS-CHAVE

- A cera no ouvido torna-se um problema apenas se causar prejuízo da audição ou outros sintomas relacionados ao ouvido.

  É mais provável que a cera no ouvido se acumule e cause prejuízo da audição quando sua extrusão normal é impedida, como pelo uso de aparelhos de audição ou pelo uso de cotonetes para limpar os ouvidos.

  A cera no ouvido pode impedir a visualização da membrana timpânica, podendo ser necessário removê-la para fins de diagnóstico.

- Para uma condição que ocorre freqüentemente, existe pouca evidência disponível de alta qualidade para guiar a prática.

- A lavagem do ouvido com seringa é geralmente considerada efetiva, mas a evidência é muito limitada.

  A lavagem com seringa pode eliminar a cera do canal auditivo em até 100% dos ouvidos quando realizada isoladamente ou após o uso de amolecedores de cera.

  A lavagem do ouvido com seringa pode estar associada com vertigem e perfuração da membrana timpânica em algumas pessoas. Outros possíveis efeitos adversos são dor, dano à pele do canal auditivo e otite externa.

- Outros métodos mecânicos de remover a cera no ouvido por pessoal treinado – como a microssucção – são provavelmente efetivos, embora a evidência seja muito limitada.

  A remoção mecânica da cera com sucção, sondas ou fórceps é considerada efetiva, mas pode causar trauma ao canal auditivo, dependendo da experiência e do treinamento do operador e da adequação da visualização.

- Os benefícios dos amolecedores de cera não são conhecidos quando usados antes da lavagem com seringa ou isoladamente.

  O uso dos amolecedores de cera antes da lavagem com seringa pode aumentar a taxa de eliminação da cera, mas a evidência é muito limitada.

  A evidência é muito limitada para mostrar se os amolecedores de cera isoladamente são efetivos na eliminação da cera ou se algum tipo de amolecedor é mais efetivo do que os outros.

(i) Consulte www.clinicalevidence.bmj.com para texto integral e referências.

Quais são os efeitos dos métodos para remover cera no ouvido?	
Contrabalanço entre benefícios e danos	• Lavagem do ouvido com seringa*
Efetividade desconhecida	• Amolecedores de cera antes de lavagem com seringa • Amolecedores de cera isoladamente • Remoção manual (exceto lavagem com seringa)*

Data da pesquisa: novembro de 2005

*Embora muitos médicos considerem estes tratamentos como padrão, não encontramos ECRs destas intervenções.

DEFINIÇÃO A cera no ouvido é normal e torna-se um problema somente se provocar surdez, dor ou outros sintomas relacionados ao ouvido. Também pode ser necessário remover a cera do ouvido

(continua)

(continuação)

caso ela impeça a inspeção do tímpano. O termo "cera impactada" é usado de diferentes modos e pode implicar simplesmente a coexistência de cera obscurecendo o tímpano e de sintomas naquele ouvido.

INCIDÊNCIA/PREVALÊNCIA Encontramos quatro pesquisas sobre a prevalência da cera impactada. Os estudos foram realizados em populações variadas e usaram uma diversidade de definições de cera impactada; a prevalência variou de 7 a 35%. Não está claro como esses achados se relacionam com a prevalência na população em geral.

ETIOLOGIA/FATORES DE RISCO Os fatores que impedem a extrusão normal da cera do canal auditivo (p. ex., usar um aparelho auditivo, usar cotonetes) aumentam a chance de a cera de ouvido se acumular.

PROGNÓSTICO A maior parte da cera de ouvido emerge do canal externo espontaneamente; um ECR que incluiu um grupo sem tratamento constatou que 32% dos ouvidos com cera impactada mostravam resolução espontânea após cinco dias (26,3% descritos como moderadamente limpos; 5,3% descritos como completamente limpos). Sem impactação ou aderência ao tímpano, provavelmente há pouca ou nenhuma perda de audição.

Doença de Menière

Adrian James e Marc Thorp

PONTOS-CHAVE

- A doença de Menière causa vertigem recorrente, perda auditiva, zumbido e sensação de plenitude ou pressão no ouvido, afetando principalmente adultos com 40 a 60 anos.

  A doença de Menière é inicialmente progressiva mas flutuante, e os episódios podem ocorrer em salvas.

  A vertigem em geral melhora, mas a audição piora, e outros sintomas que não a perda auditiva e o zumbido costumam melhorar independentemente do tratamento.

- Não sabemos se as drogas anticolinérgicas, os benzodiazepínicos, as fenotiazinas, a cinarizina ou a beta-histina melhoram os sintomas em uma crise aguda de doença de Menière, já que não encontramos estudos de boa qualidade.

- A beta-histina não parece ser mais efetiva do que placebo na prevenção da perda auditiva em pessoas com doença de Menière.

  Não sabemos se a beta-histina reduz a freqüência ou a gravidade da vertigem, do zumbido ou da plenitude aural.

  Não sabemos se diuréticos, trimetazidina, modificação dietética, suporte psicológico ou reabilitação vestibular melhoram o zumbido ou a audição, nem se reduzem a freqüência de crises da doença de Menière.

(i) **Consulte www.clinicalevidence.bmj.com para texto integral e referências.**

Quais são os efeitos dos tratamentos para crises agudas de doença de Menière?

Efetividade desconhecida	• Anticolinérgicos
	• Benzodiazepínicos
	• Beta-histina
	• Cinarizina
	• Fenotiazinas

Quais são os efeitos das intervenções para prevenir crises e retardar a progressão da doença de Menière?

Efetividade desconhecida	• Beta-histina (para vertigem, zumbido ou plenitude aural)
	• Diuréticos
	• Modificação dietética
	• Reabilitação vestibular
	• Suporte psicológico
	• Trimetazidina
Pouco provavelmente benéficos	• Beta-histina (para perda auditiva)

Data da pesquisa: janeiro de 2006

Doenças do ouvido, do nariz e da garganta

Doença de Menière

DEFINIÇÃO A doença de Menière é caracterizada por episódios recorrentes de vertigem rotacional espontânea e por perda de audição neurossensorial com zumbido e uma sensação de plenitude ou de pressão no ouvido. Ela pode ser uni ou bilateral. Episódios agudos podem ocorrer em salvas de cerca de 6 a 11 por ano, embora a remissão possa durar vários meses. O diagnóstico é feito clinicamente. É importante diferenciar a doença de Menière de outros tipos de vertigem que podem ocorrer independentemente, com perda de audição e zumbido, e que respondem de modo diferente ao tratamento (p. ex., vertigem posicional benigna e labirintite aguda). Os critérios diagnósticos estritos ajudam a identificar a condição. Nesta revisão, aplicamos a classificação da American Academy of Otolaryngology – Head and Neck Surgery para indicar o rigor diagnóstico usado nos ECRs.

INCIDÊNCIA/PREVALÊNCIA A doença de Menière é mais comum entre 40 e 60 anos de idade, embora pessoas mais jovens possam ser afetadas. Na Europa, a incidência é de aproximadamente 50 a 200/100.000 por ano. Uma pesquisa de registros de clínicos gerais sobre 27.365 pessoas no Reino Unido na década de 1950 encontrou uma incidência de 43 pessoas afetadas no período de um ano (157/100.000). Os critérios diagnósticos não foram definidos nessa pesquisa. Uma pesquisa com mais de oito milhões de pessoas na Suécia em 1973 encontrou uma incidência de 46/100.000 por ano com o diagnóstico baseado estritamente em uma tríade de vertigem, perda de audição e zumbido. Em estudos menores, a incidência parece mais baixa no Japão (17/100.000, com base em investigações nacionais de consultas em hospitais em 1977, 1982 e 1990) e em Uganda.

ETIOLOGIA/FATORES DE RISCO A doença de Menière está associada à hidropisia endolinfática (pressão da endolinfa elevada no labirinto membranoso do ouvido interno), mas uma relação causal continua sem comprovação. Distúrbios específicos associados com hidropisia (como fratura do osso temporal, sífilis, hipotireoidismo, síndrome de Cogan e displasia de Mondini) podem produzir sintomas semelhantes aos da doença de Menière.

PROGNÓSTICO A doença de Menière é progressiva, mas flutua de modo imprevisível. É difícil diferenciar a resolução natural dos efeitos do tratamento. Uma melhora significativa na vertigem costuma ser vista no grupo placebo dos ECRs. As crises agudas de vertigem geralmente aumentam em freqüência durante os primeiros anos após a apresentação e então diminuem em associação com uma deterioração sustentada na audição. Na maioria das pessoas, os episódios de vertigem acabam cessando completamente. Em um estudo de coorte de 20 anos em 34 pessoas, 28 (82%) delas tiveram no mínimo uma perda moderada da audição (perda média da audição de tom puro >50 dB) e 16 (47%) desenvolveram doença bilateral. Os outros sintomas que não a perda de audição melhoram em 60 a 80% das pessoas, independentemente do tratamento.

Dor no ouvido médio e trauma durante viagem de avião

Arin Basu

PONTOS-CHAVE

- As alterações na pressão atmosférica durante o vôo podem causar dor e perfuração na membrana timpânica, vertigem e perda auditiva. A barotite é uma inflamação na membrana timpânica em decorrência de alterações na pressão atmosférica.

  Estima-se que 10% dos adultos e 22% das crianças podem ter dano timpânico após uma viagem aérea, embora a perfuração seja rara.

  Os sintomas em geral melhoram espontaneamente.

- A insuflação de balão nasal pode reduzir os sintomas de barotite em pessoas durante viagem de avião.

- A pseudo-efedrina oral pode reduzir os sintomas em adultos com dor de ouvido prévia durante viagem de avião.

  Não sabemos se a pseudo-efedrina oral também é benéfica em crianças, mas ela pode causar sonolência.

- Não sabemos se os descongestionantes nasais tópicos podem prevenir os sintomas de barotrauma.

(i) Consulte www.clinicalevidence.bmj.com para texto integral e referências.

Prevenindo dor no ouvido médio durante viagem de avião	
Provavelmente benéficos	• Insuflação de balão nasal • Pseudo-efedrina oral em adultos
Efetividade desconhecida	• Descongestionantes nasais tópicos • Pseudo-efedrina oral em crianças

Data da pesquisa: abril de 2007

DEFINIÇÃO Os efeitos das viagens de avião sobre o ouvido médio, causados por alterações na pressão atmosférica, podem incluir dor no tímpano, vertigem, perda de audição e perfuração timpânica.

INCIDÊNCIA/PREVALÊNCIA A prevalência dos sintomas depende da altitude, do tipo de avião e das características dos passageiros. Um estudo de prevalência verificou que, em passageiros de vôos comerciais, 20% dos passageiros adultos e 40% das crianças tinham pressão negativa no ouvido médio após o vôo e que 10% dos adultos e 22% das crianças tinham evidências otoscópicas de lesão no tímpano. Não encontramos dados sobre a incidência de perfuração, que parece ser extremamente rara em passageiros de vôos comerciais.

ETIOLOGIA/FATORES DE RISCO Durante a descida da aeronave, a pressão no ouvido médio cai em relação à pressão no canal do ouvido. Uma trompa de Eustáquio estreita, inflamada ou funcionando mal impede o influxo necessário de ar. À medida que a diferença de pressão entre o ouvido médio e o externo aumenta, o tímpano é empurrado para dentro.

PROGNÓSTICO Na maioria das pessoas, os sintomas melhoram espontaneamente. A experiência na aviação militar mostra que a maioria das perfurações timpânicas cura de forma espontânea.

Doenças do ouvido, do nariz e da garganta

Otite externa

Daniel Hajioff

PONTOS-CHAVE

- Acredita-se que a otite externa afete 10% das pessoas em algum estágio da vida, podendo apresentar-se nas formas aguda, crônica ou necrotizante.

  A otite externa pode estar associada com eczema do canal auditivo, sendo mais comum em nadadores, em pessoas que freqüentam ambientes úmidos, em pessoas com ausência de cera no ouvido ou com estreitamento dos canais auditivos, em usuários de aparelhos de audição e em pessoas após trauma mecânico.

  Os patógenos mais comuns são *Pseudomonas aeruginosa* e *Staphylococcus aureus*.

  Pode ocorrer supercrescimento fúngico, especialmente após uso prolongado de antibióticos.

- Os agentes antiinfecciosos tópicos podem melhorar os sintomas e sinais de otite externa.

  As gotas de metilprednisolona-neomicina são provavelmente mais efetivas do que placebo na redução dos sinais e sintomas de otite externa em 28 dias.

  Não sabemos se algum regime específico de tratamento deve ser usado preferencialmente em relação a outros possíveis tratamentos.

  Não sabemos se os agentes antifúngicos melhoram os sintomas de otite externa.

- Os corticosteróides tópicos podem reduzir os sinais e sintomas de otite externa, mas foram encontrados poucos estudos de boa qualidade.

  A budesonida tópica é provavelmente mais efetiva do que placebo na redução dos sinais e sintomas de otite externa.

  Os corticosteróides de baixa potência podem ser tão efetivos quanto os corticosteróides de maior potência após sete dias.

  Não há evidência para comparar os corticosteróides tópicos com os agentes antiinfecciosos tópicos.

- Os antibióticos orais não têm demonstrado benefício.

  A adição de cotrimoxazol oral a agentes antiinfecciosos tópicos não melhora os sintomas em comparação com agentes tópicos isoladamente.

- O ácido acético tópico pode aumentar a taxa de cura quando usado com agentes antiinfecciosos e corticosteróides tópicos, mas é menos efetivo do que esta combinação quando usado isoladamente.

- Os tratamentos profiláticos para prevenção de otite externa (ácido acético tópico, corticosteróides tópicos ou evitação de água) e a limpeza aural por especialista não foram avaliados em ensaios clínicos.

(i) Consulte www.clinicalevidence.bmj.com para texto integral e referências.

Quais são os efeitos dos tratamentos empíricos para otite externa?	
Provavelmente benéficos	• Antibacterianos tópicos (com ou sem esteróides) • Esteróides tópicos • Gotas de acetato de alumínio tópicas (tão efetivas quanto antibióticos tópicos)
Efetividade desconhecida	• Ácido acético tópico (evidência insuficiente para demonstrar eficácia em comparação com placebo) • Antibióticos orais

Doenças do ouvido, do nariz e da garganta

Otite externa

Pouco provavelmente benéficos	• Antifúngicos tópicos (com ou sem esteróides) • Limpeza aural por especialista • Antibióticos orais mais agentes antiinfecciosos tópicos (não são melhores do que agentes antiinfecciosos tópicos isoladamente)

Quais são os efeitos dos tratamentos profiláticos para otite externa?	
Efetividade desconhecida	• Ácido acético tópico em *spray* ou gotas • Esteróides tópicos • Evitação de água

Data da pesquisa: março de 2006

DEFINIÇÃO Otite externa é a inflamação, em geral com infecção, do canal auditivo externo. Essa inflamação costuma ser generalizada a todo o canal do ouvido, de modo que é referida com freqüência como "otite externa difusa". O presente tópico exclui as inflamações localizadas, como os furúnculos. A otite externa apresenta-se nas formas aguda (<6 semanas), crônica (>3 meses) e necrotizante (maligna). A otite externa aguda pode se apresentar como um único episódio ou recorrer. Ela causa dor intensa, com secreção aural e perda de audição associada. Se o canal do ouvido está visível, parece vermelho e inflamado. *Pseudomonas aeruginosa* e *Staphylococcus aureus* são os patógenos bacterianos mais freqüentes na otite externa. O supercrescimento fúngico (p. ex., com *Aspergillus niger*) também é muito comum, especialmente após tratamento antibiótico prolongado. A otite externa crônica pode resultar em estenose do canal com perda de audição associada, para a qual pode ser difícil adaptar aparelhos auditivos. A otite externa necrotizante é definida pela destruição do osso temporal, geralmente em pessoas diabéticas ou imunocomprometidas, podendo representar risco para a vida. Nesta revisão, examinamos somente o tratamento empírico da otite externa aguda e crônica.

INCIDÊNCIA/PREVALÊNCIA A otite externa é comum em todo o mundo. A incidência não é conhecida precisamente, mas acredita-se que 10% das pessoas tenham sido afetadas em alguma ocasião. A condição afeta crianças, porém é mais comum em adultos. Ela é responsável por uma grande proporção das consultas nos departamentos de otorrinolaringologia, mas os casos mais leves freqüentemente são manejados em serviços de cuidados primários.

ETIOLOGIA/FATORES DE RISCO A otite externa pode estar associada com eczema local ou generalizado do canal auditivo. É mais comum em nadadores, em pessoas que freqüentam ambientes úmidos, em pessoas com ausência de cera no ouvido ou com estreitamento do canal do ouvido externo, em usuários de aparelhos auditivos e em pessoas que sofreram um trauma mecânico.

PROGNÓSTICO Encontramos poucos dados confiáveis. Muitos casos de otite externa melhoram espontaneamente em diversas semanas ou meses. Os episódios agudos têm uma tendência a recorrer, embora o risco de recorrência seja desconhecido. A experiência sugere que a inflamação crônica afeta uma pequena proporção das pessoas após um episódio único de otite externa aguda e que raramente pode levar à estenose do canal.

Doenças do ouvido, do nariz e da garganta
Otite média supurativa crônica

Jose Acuin

PONTOS-CHAVE

- A otite média supurativa crônica (OMSC) causa drenagem recorrente ou persistente (otorréia) através de uma perfuração na membrana timpânica e pode causar espessamento da mucosa do ouvido médio, pólipos mucosos e colesteatoma.

    A OMSC é uma causa comum de prejuízo da audição, incapacidade e mau desempenho escolar, podendo ocasionalmente provocar infecções intracranianas fatais e mastoidite aguda, sobretudo nos países em desenvolvimento.

- Os antibióticos tópicos, tanto isoladamente quanto em combinação com corticosteróides tópicos, podem melhorar os sintomas em comparação com placebo ou com qualquer tratamento isoladamente em adultos, embora poucos estudos adequados tenham sido encontrados. Existe consenso de que os antibióticos tópicos devem ser combinados com a limpeza do ouvido.

    Não sabemos se os anti-sépticos tópicos, os corticosteróides tópicos ou os antibióticos sistêmicos são benéficos na redução dos sintomas.

    É possível que antibióticos contra bactérias gram-negativas possam reduzir a drenagem no ouvido mais do que outras classes de antibióticos ou do que placebo.

- Não sabemos se a timpanoplastia com ou sem mastoidectomia melhora os sintomas em comparação com a não-realização da cirurgia ou com outros tratamentos em adultos ou crianças com OMSC.

- Em crianças com OMSC, os benefícios da limpeza do ouvido não são conhecidos, embora este tratamento seja geralmente recomendado para crianças com secreção no ouvido.

    Não sabemos se os anti-sépticos tópicos, os antibióticos tópicos ou sistêmicos, ou os corticosteróides tópicos, isoladamente ou em combinação com antibióticos, melhoram os sintomas em crianças com OMSC em comparação com placebo ou com outros tratamentos.

    É possível que os antibióticos tópicos melhorem a resolução da drenagem no ouvido em comparação com os anti-sépticos tópicos, mas eles podem aumentar o risco de ototoxicidade.

(i) **Consulte www.clinicalevidence.bmj.com para texto integral e referências.**

Quais são os efeitos dos tratamentos para otite média supurativa crônica em adultos?	
Provavelmente benéficos	• Antibióticos tópicos em adultos • Antibióticos tópicos mais corticosteróides tópicos
Efetividade desconhecida	• Antibióticos (incerto se os sistêmicos são tão efetivos quanto os tópicos) • Antibióticos (incerto se os tópicos mais os sistêmicos são mais efetivos do que os tópicos isoladamente) em adultos • Anti-sépticos tópicos em adultos • Corticosteróides tópicos • Limpeza do ouvido • Timpanoplastia com ou sem mastoidectomia

Doenças do ouvido, do nariz e da garganta

Otite média supurativa crônica

Quais são os efeitos dos tratamentos para otite média supurativa crônica em crianças?

Efetividade desconhecida	• Antibióticos sistêmicos
	• Antibióticos tópicos em crianças
	• Antibióticos tópicos mais corticosteróides tópicos
	• Anti-sépticos tópicos em crianças
	• Corticosteróides tópicos
	• Limpeza do ouvido
	• Timpanoplastia com ou sem mastoidectomia

Data da pesquisa: janeiro de 2006

DEFINIÇÃO Otite média supurativa crônica é a inflamação persistente do ouvido médio ou da cavidade de mastóide. Os sinônimos incluem "otite média crônica (sem efusão)", mastoidite crônica e timpanomastoidite crônica. A otite média supurativa crônica é caracterizada por secreção do ouvido recorrente ou persistente (otorréia), durante duas a seis semanas, através de uma perfuração na membrana timpânica. Os achados típicos também incluem mucosa granular espessada no ouvido médio, pólipos mucosos e colesteatoma dentro do ouvido médio. A otite média supurativa crônica é diferenciada da otite média crônica com efusão, na qual há uma membrana timpânica intacta com líquido no ouvido médio, mas sem infecção ativa. A otite média supurativa crônica não inclui as perfurações crônicas do tímpano que são secas ou que apresentam secreção apenas ocasionalmente e que não têm sinais de infecção ativa. A otite média supurativa crônica com colesteatoma não é abordada nesta revisão.

INCIDÊNCIA/PREVALÊNCIA A prevalência mundial da otite média supurativa crônica é 65 a 330 milhões de pessoas. Entre 39 e 200 milhões de pessoas (60%) sofrem de déficit auditivo clinicamente significativo.

ETIOLOGIA/FATORES DE RISCO Pressupõe-se que a otite média supurativa crônica seja uma complicação da otite média aguda, mas os fatores de risco da otite média supurativa crônica não são claros. As infecções freqüentes do trato respiratório superior e as más condições socioeconômicas (viver em aglomerações, má higiene e má nutrição) podem estar relacionadas ao desenvolvimento da otite média supurativa crônica. A melhora das condições de moradia, de higiene e de nutrição nas crianças maoris foi associada com uma redução pela metade na prevalência da otite média supurativa crônica entre 1978 e 1987. Veja também revisão sobre otite média aguda, pág. 494.

PROGNÓSTICO A história natural da otite média supurativa crônica é pouco compreendida. A perfuração pode fechar espontaneamente em uma porção desconhecida dos casos, mas persiste em outros, levando a prejuízo auditivo leve a moderado (aumento de aproximadamente 26 a 60 dB no limiar de audição) com base em inquéritos entre crianças na África, no Brasil, na Índia e em Serra Leoa e entre a população geral na Tailândia. Em muitos países em desenvolvimento, a otite média supurativa crônica representa a causa mais freqüente de perda de audição moderada (40 a 60 dB). A perda de audição persistente durante os dois primeiros anos de vida pode aumentar as dificuldades de aprendizado e o mau desempenho escolar. A perda auditiva progressiva pode ocorrer entre aqueles nos quais a infecção persiste e a secreção recorre. Menos freqüentemente, a disseminação da infecção pode levar a complicações com risco para a vida, como infecções intracranianas e mastoidite aguda. A freqüência das complicações graves caiu de 20%, em 1938, para 2,5%, em 1948 no mundo todo, sendo atualmente estimada em cerca de 0,24% na Tailândia e 1,8% na África. Acredita-se que isso esteja associado com o uso aumentado de tratamento antibiótico, timpanoplastia e mastoidectomia. Estima-se que a otite média tenha causado 3.599 mortes e uma perda de quase 1,5 anos de vida ajustados para incapacidade (DALYs) em 2002, 90% dos quais em países em desenvolvimento. A maioria dessas mortes foi provavelmente o resultado da otite média supurativa crônica, já que a otite média aguda é uma infecção autolimitada (veja revisão sobre otite média aguda, pág. 494).

Doenças do ouvido, do nariz e da garganta
Rinite alérgica sazonal em adolescentes e adultos

Aziz Sheikh, Sukhmeet Singh Panesar, Sangeeta Dhami e Sarah Salvilla

PONTOS-CHAVE

- A rinite alérgica sazonal causa espirros, com prurido, obstrução ou drenagem nasal, afetando até 25% das pessoas em países desenvolvidos.

    Os sintomas são causados por uma reação de hipersensibilidade do tipo 1 mediada por IgE contra alérgenos presentes no ar, como pólen ou esporos de fungos, podendo também causar problemas oculares, respiratórios ou sistêmicos.

- Os anti-histamínicos orais reduzem os sintomas e melhoram a qualidade de vida em comparação com placebo, mas podem causar sonolência.

    Os anti-histamínicos intranasais podem melhorar os sintomas em comparação com placebo, embora os estudos tenham gerado resultados conflitantes, mas não sabemos se eles são tão efetivos quanto os anti-histamínicos orais.

    Não sabemos se os descongestionantes orais reduzem os sintomas em comparação com placebo, mas o tratamento combinado com pseudo-efedrina mais anti-histamínicos orais pode ser mais efetivo em comparação com cada tratamento isoladamente.

- CUIDADO: o astemizol e a terfenadina podem estar associados com efeitos cardíacos adversos.

- O antagonista do receptor do leucotrieno oral montelucaste melhora os sintomas e a qualidade de vida em comparação com placebo, mas o tratamento combinado com montelucaste mais loratadina pode não ser mais efetivo do que cada tratamento isoladamente.

    Não sabemos se o brometo de ipratrópio intranasal reduz os sintomas, já que nenhum estudo foi encontrado.

- Os corticosteróides intranasais melhoram os sintomas em comparação com placebo.

    Os corticosteróides sistêmicos podem melhorar os sintomas em comparação com placebo, mas estão associados com efeitos adversos bem documentados.

(i) Consulte www.clinicalevidence.bmj.com para texto integral e referências.

Quais são os efeitos dos tratamentos para rinite alérgica sazonal em adolescentes e adultos?

Benéficos	• Anti-histamínicos (uso oral de acrivastina, bronfeniramina, cetirizina, levocetirizina, ebastina, fexofenadina, loratadina, desloratadina, rupatadina e mizolastina)
	• Corticosteróides intranasais
	• Pseudo-efedrina mais anti-histamínicos orais
Provavelmente benéficos	• Antagonistas do receptor do leucotrieno mais anti-histamínicos orais
	• Antagonistas do receptor do leucotrieno oral
	• Corticosteróides sistêmicos
	• Levocabastina intranasal
Efetividade desconhecida	• Azelastina intranasal
	• Brometo de ipratrópio intranasal
	• Descongestionantes orais isoladamente

Rinite alérgica sazonal em adolescentes e adultos

Provavelmente inefetivos ou que causam danos	• Astemizol oral • Terfenadina oral

Data da pesquisa: setembro de 2005

DEFINIÇÃO A rinite alérgica sazonal é um complexo de sintomas que pode afetar diversos sistemas de órgãos. Os sintomas tipicamente consistem em espirros sazonais, prurido nasal, bloqueio nasal e secreção nasal aquosa. Os sintomas oculares (olhos vermelhos, prurido ocular e lacrimejamento) são comuns. Outros sintomas podem incluir picos de tosse sazonal, sibilância e dispnéia, síndrome de alergia oral (manifestando-se como uma orofaringe edemaciada e pruriginosa ao ingerir frutas com caroço) e sintomas sistêmicos como cansaço, febre, sensação de pressão na cabeça e prurido. A confirmação da presença de hipersensibilidade ao pólen usando testes objetivos de alergia, como os testes cutâneos, a detecção de IgE específica sérica e testes de provocação nasal podem melhorar a acurácia diagnóstica. Esta revisão tem como foco pessoas com mais de 12 anos de idade.

INCIDÊNCIA/PREVALÊNCIA A rinite alérgica sazonal é encontrada em todo o mundo. Evidências epidemiológicas sugerem que há considerável variação geográfica em sua prevalência. A prevalência é maior em países socioeconomicamente desenvolvidos, onde a condição pode afetar até 25% da população. A prevalência e a gravidade estão aumentando. Acredita-se que a melhora dos padrões de vida e o risco reduzido de infecções na infância podem levar ao desvio imune das células T auxiliares no início da vida, o que pode aumentar a suscetibilidade à rinite alérgica sazonal (a assim chamada "hipótese da higiene"). Embora pessoas de todas as idades possam ser afetadas, o pico de início é na adolescência.

ETIOLOGIA/FATORES DE RISCO Os sintomas de rinite alérgica sazonal são causados por uma reação de hipersensibilidade tipo 1 mediada por IgE ao pólen da grama, das árvores ou das ervas daninhas. A alergia a outros aeroalérgenos sazonais, como os esporos fúngicos, também pode provocar sintomas. Tipicamente, os sintomas pioram durante a estação relevante do pólen e em ambientes abertos, onde a exposição ao pólen é aumentada. Os fatores de risco incluem história pessoal ou familiar de atopia ou outras doenças alérgicas, sexo masculino, ordem de nascimento (o maior risco sendo encontrado no primeiro filho) e família de tamanho pequeno.

PROGNÓSTICO A rinite alérgica sazonal pode prejudicar a qualidade de vida, interferindo com o trabalho, o sono e as atividades recreativas. Outros problemas alérgicos, como a asma e o eczema, freqüentemente coexistem, aumentando o impacto da rinite.

Sinusite aguda

Kim Ah-See

PONTOS-CHAVE

- A sinusite aguda é definida patologicamente pela inflamação transitória da camada mucosa dos seios paranasais que dura menos de quatro semanas.

    Clinicamente, ela se caracteriza por congestão nasal, rinorréia, dor facial, hiposmia, espirros e, quando mais grave, fraqueza e febre.

    A sinusite afeta 1 a 5% da população adulta anualmente na Europa.

- Na sinusite aguda clinicamente diagnosticada, o *spray* de corticosteróide tópico pode conferir um benefício de tratamento em termos de redução de sintomas em comparação com placebo.

- Na sinusite aguda clinicamente diagnosticada, existe atualmente pouca evidência disponível de ECRs para sustentar o uso de amoxicilina, amoxicilina-clavulanato ou doxiciclina no lugar de placebo em termos de taxa de cura clínica.

    Não encontramos ECRs sobre os efeitos de cefalosporinas ou macrolídeos em comparação com placebo neste grupo.

- Os antibióticos parecem ser efetivos em pessoas com sinusite aguda que tenha sido radiológica ou bacteriologicamente confirmada como causada por infecção bacteriana.

    A amoxicilina e a amoxicilina-clavulanato melhoram as taxas de cura clínica iniciais, mas estão associadas com efeitos adversos gastrintestinais.

    As cefalosporinas e os macrolídeos também parecem tratar a sinusite aguda com a mesma eficácia da amoxicilina, porém com menos efeitos adversos.

    Não encontramos evidência suficiente que nos permitisse julgar a eficácia da doxiciclina.

    Os regimes antibióticos longos (cursos de 6 a 10 dias) não parecem ser mais efetivos do que os tratamentos curtos (cursos de 3 a 5 dias), mas parecem produzir mais efeitos adversos.

    Não encontramos evidência suficiente para concluir qual é o regime de dosagem mais efetivo para os antibióticos.

    CUIDADO: desde a última atualização desta revisão, a indicação de telitromicina para sinusite aguda foi cancelada pelo FDA, já que a razão entre riscos e benefícios não é mais favorável (12 de fevereiro de 2007).

- Não encontramos estudos que examinassem a eficácia de anti-histamínicos, descongestionantes ou corticosteróides tópicos na sinusite diagnosticada tanto clinicamente como baseada em testes radiológicos ou bacteriológicos.

(i) Consulte www.clinicalevidence.bmj.com para texto integral e referências.

Quais são os efeitos dos tratamentos em pessoas com sinusite aguda diagnosticada clinicamente?	
Provavelmente benéficos	• Corticosteróides tópicos intranasais
Efetividade desconhecida	• Antibióticos (amoxicilina, amoxicilina-clavulanato, doxiciclina, cefalosporinas, macrolídeos)
	• Anti-histamínicos
	• Descongestionantes (xilometazolina, fenilefrina, pseudoefedrina)

Doenças do ouvido, do nariz e da garganta

Sinusite aguda

Quais são os efeitos dos tratamentos em pessoas com sinusite aguda confirmada radiológica ou bacteriologicamente?

Provavelmente benéficos	• Cefalosporinas ou macrolídeos (menos efeitos adversos do que amoxicilina e amoxicilina-clavulanato)
Contrabalanço entre benefícios e danos	• Amoxicilina ou amoxicilina-clavulanato (mais efeitos adversos do que cefalosporinas e macrolídeos)
Efetividade desconhecida	• Anti-histamínicos
	• Corticosteróides tópicos intranasais
	• Descongestionantes (xilometazolina, fenilefrina, pseudo-efedrina)
	• Diferentes dosagens de antibióticos (amoxicilina, amoxicilina-clavulanato, doxiciclina, cefalosporinas, macrolídeos)
	• Doxiciclina
Pouco provavelmente benéficos	• Regimes longos de antibióticos: amoxicilina, amoxicilina-clavulanato, doxiciclina, cefalosporinas, macrolídeos (não são mais efetivos do que regimes curtos e têm mais efeitos adversos)

Data da pesquisa: agosto de 2006

DEFINIÇÃO A sinusite aguda é definida patologicamente pela inflamação transitória do revestimento mucoso dos seios paranasais durante menos do que quatro semanas. Clinicamente, é caracterizada por congestão nasal, rinorréia, dor facial, hiposmia, espirros e, quando mais grave, mal-estar e febre adicionais. O diagnóstico costuma ser feito clinicamente (com base na história e no exame, mas sem investigação radiológica ou bacteriológica). A sinusite aguda diagnosticada clinicamente tem menos probabilidade de ser devida à infecção bacteriana do que a sinusite aguda confirmada por investigação radiológica ou bacteriológica. Nesta revisão, excluímos estudos em crianças, em pessoas com sintomas por mais de quatro semanas (sinusite crônica) e em pessoas com sintomas após trauma facial. Esclarecemos em cada seção quando estamos tratando da sinusite aguda diagnosticada clinicamente ou da sinusite aguda confirmada por investigação bacteriológica ou radiológica, pois os efeitos do tratamento podem ser diferentes nesses grupos.

INCIDÊNCIA/PREVALÊNCIA A cada ano, na Europa, 1 a 5% dos adultos são diagnosticados com sinusite aguda por seu clínico geral. Extrapolado para a população britânica, estima-se que ela cause seis milhões de dias de trabalho perdidos por ano. A maioria das pessoas com sinusite aguda é avaliada e tratada em um ambulatório de cuidados primários. A prevalência varia conforme o diagnóstico feito em bases clínicas ou com base na investigação radiológica ou bacteriológica.

ETIOLOGIA/FATORES DE RISCO Uma revisão sistemática (data da pesquisa, 1998) relatou que cerca de 50% das pessoas com um diagnóstico clínico de sinusite aguda têm infecção bacteriana dos seios. Os patógenos habituais na sinusite bacteriana aguda são *Streptococcus pneumoniae* e *Haemophilus influenzae*, com infecção ocasional por *Moraxella catarrhalis*. A infecção viral prévia do trato respiratório superior freqüentemente é o gatilho para a sinusite bacteriana aguda, com cerca de 0,5% dos resfriados comuns sendo complicados pelo desenvolvimento de sinusite aguda.

PROGNÓSTICO Uma metanálise de ECRs verificou que até dois terços das pessoas com sinusite aguda tinham resolução espontânea dos sintomas sem tratamento ativo. Uma revisão não-sistemática relatou que as pessoas com sinusite aguda apresentam risco de sinusite crônica e lesão irrever-

(continua)

(continuação)

sível à superfície mucosa mucociliar normal. Uma revisão não-sistemática subseqüente relatou raras complicações com risco para a vida – como celulite orbital e meningite – após a sinusite aguda. Porém, não encontramos dados confiáveis para mensurar esses riscos.

Doenças do ouvido, do nariz e da garganta

Zumbido

Julian Savage, Stephanie Cook e Angus Waddell

PONTOS-CHAVE

- Até 18% das pessoas nas sociedades industrializadas têm zumbido leve, cuja intensidade afeta as atividades diárias em 0,5% das pessoas.

    O zumbido pode estar associado com perda auditiva, neuroma do acústico, toxicidade por drogas, doenças do ouvido ou depressão.

    O zumbido pode durar vários anos e interferir com o sono e a concentração.

- Não existe evidência suficiente para demonstrar que as drogas antidepressivas melhorem os sintomas de zumbido.

    As drogas antidepressivas podem melhorar a depressão em pessoas com zumbido.

    Os antidepressivos tricíclicos estão associados com efeitos adversos, como boca seca, visão borrada e constipação.

- A terapia cognitivo-comportamental não é efetiva na redução da intensidade do zumbido, mas melhora a qualidade de vida em pessoas com zumbido.

    Não sabemos se acupuntura, hipnose, psicoterapia, estimulação eletromagnética, aparelhos auditivos, dispositivos mascaradores de zumbido, terapia de retreinamento de zumbido, baclofeno, cinarizina, *gingko biloba*, oxigênio hiperbárico, lamotrigina, nicotinamida, acamprosato ou zinco são efetivos em pessoas com zumbido, já que poucos estudos foram realizados.

    Não sabemos se os benzodiazepínicos ou a carbamazepina melhoram os sintomas de zumbido, mas eles têm efeitos adversos que podem superar quaisquer possíveis benefícios.

(i) Consulte www.clinicalevidence.bmj.com para texto integral e referências.

Quais são os efeitos dos tratamentos para zumbido crônico?

Contrabalanço entre benefícios e danos	- Drogas antidepressivas
Efetividade desconhecida	- Acamprosato
	- Acupuntura
	- Aparelhos auditivos
	- Baclofeno
	- Benzodiazepínicos (alprazolam)
	- Cinarizina
	- Dispositivos mascaradores de zumbido
	- Estimulação eletromagnética/magnetos no canal auditivo
	- *Gingko biloba*
	- Hipnose
	- Lamotrigina
	- Nicotinamida
	- Oxigênio hiperbárico
	- Psicoterapia

Doenças do ouvido, do nariz e da garganta

Zumbido

	• Terapia de retreinamento de zumbido
	• Zinco
Provavelmente inefetivos ou que causam danos	• Carbamazepina

Data da pesquisa: dezembro de 2006

DEFINIÇÃO O zumbido é a percepção de som no ouvido ou na cabeça que não se origina do ambiente externo, de dentro do corpo (p. ex., sons vasculares) ou de alucinações auditivas relacionadas à doença mental. Esta revisão trata do zumbido que é o único sintoma ou o sintoma predominante em uma pessoa afetada.

INCIDÊNCIA/PREVALÊNCIA Até 18% da população geral em países industrializados é levemente afetada por zumbido crônico, e 0,5% relata que o zumbido tem um efeito importante em sua capacidade de levar uma vida normal.

ETIOLOGIA/FATORES DE RISCO O zumbido pode ocorrer como um sintoma idiopático isolado ou em associação com qualquer tipo de perda de audição. O zumbido pode ser uma característica particular da presbiacusia (perda auditiva relacionada à idade), da perda de audição induzida pelo ruído, da doença de Menière (veja revisão sobre doença de Menière, pág. 134) ou da presença de um neuroma acústico. Em pessoas com toxicidade por aspirina ou quinina, o zumbido pode ocorrer enquanto os limiares de audição permanecem normais. O zumbido também está associado com depressão, embora não esteja claro se ele é uma manifestação da doença depressiva ou um fator contribuinte para o seu desenvolvimento. Estudos feitos em pessoas com zumbido devido a doença de Menière, neuroma acústico, otite média crônica, trauma craniano, barotrauma ou outra patologia conhecida foram excluídos desta revisão. A presente revisão trata principalmente de zumbido idiopático com ou sem perda auditiva neurossensorial degenerativa.

PROGNÓSTICO O zumbido pode ter um início insidioso, com uma longa demora antes da apresentação clínica. Ele pode persistir por muitos anos ou décadas, particularmente quando associado com uma perda de audição neurossensorial. O zumbido pode causar ruptura dos padrões do sono, incapacidade de se concentrar e depressão.

Doenças do sangue e da linfa

148 Doença falciforme

Martin M. Meremikwu

PONTOS-CHAVE

- Na África subsaariana, até um terço dos adultos são portadores do gene falciforme defeituoso e 1 a 2% dos bebês nascem com a doença.

    A doença falciforme causa anemia hemolítica crônica, dactilite, crises dolorosas agudas e aumenta o risco de AVC, lesão de órgãos, infecções bacterianas e complicações de transfusões sangüíneas.

- Não sabemos se a evitação de fatores que podem precipitar uma crise, como ambientes frios, exercícios físicos ou infecções, pode prevenir crises ou complicações em pessoas com doença falciforme.

    A profilaxia com penicilina em crianças com menos de cinco anos de idade reduz as infecções pneumocócicas invasivas independentemente do estado de vacinação pneumocócica. Não sabemos se os antibióticos profiláticos são benéficos em crianças maiores.

    A quimioprofilaxia para malária é considerada útil para prevenir crises induzidas pela malária, mas foram encontrados muito poucos estudos que avaliassem esse benefício.

- A hidroxiuréia, o piracetam e o sulfato de zinco podem reduzir algumas complicações da doença falciforme, como as crises dolorosas, em comparação com placebo, mas seus efeitos e segurança a longo prazo não são conhecidos.

- A morfina é amplamente usada para tratar a dor intensa, mas não encontramos evidência de ECR comparando-a com placebo em pessoas com crises falciformes.

    A morfina oral de liberação controlada e a analgesia controlada pelo paciente podem ser tão efetivas quanto doses intravenosas repetidas de morfina. A morfina oral aumenta o risco de síndrome torácica aguda em comparação com a administração intravenosa.

    Os corticosteróides em altas doses podem reduzir a necessidade de analgesia quando associados com morfina intravenosa em pessoas com crise falciforme, mas podem aumentar os riscos de efeitos adversos como infecções, hipertensão e problemas metabólicos.

- Ainda não está claro se acupuntura, hidratação, oxigênio, aspirina, codeína, diflunisal, ibuprofeno, cetorolaco ou paracetamol reduzem a dor durante uma crise falciforme.

(i) Consulte www.clinicalevidence.bmj.com para texto integral e referências.

Quais são os efeitos das intervenções não-farmacêuticas para prevenir crises falciformes e outras complicações agudas em pessoas com doença falciforme?	
Efetividade desconhecida	• Evitação de ambientes frios
	• Limitação de exercícios físicos
	• Reidratação

Quais são os efeitos das intervenções farmacêuticas para prevenir crises falciformes e outras complicações agudas em pessoas com doença falciforme?	
Benéficos	• Profilaxia com antibióticos em crianças com menos de cinco anos de idade

Provavelmente benéficos	• Hidroxiuréia • Piracetam • Quimioprofilaxia para malária • Sulfato de zinco
Efetividade desconhecida	• Profilaxia com penicilina em crianças acima de cinco anos de idade • Vacinas pneumocócicas

Quais são os efeitos das intervenções não-farmacêuticas para tratar a dor em pessoas com crise falciforme?

Efetividade desconhecida	• Acupuntura • Hidratação • Oxigênio • Transfusão de sangue

Quais são os efeitos das intervenções farmacêuticas para tratar a dor em pessoas com crise falciforme?

Provavelmente benéficos	• Analgesia controlada pelo paciente
Contrabalanço entre benefícios e danos	• Corticosteróides como adjuntos aos analgésicos narcóticos • Morfina oral de liberação controlada administrada após uma dose inicial em *bolus* intravenoso de morfina *versus* doses repetidas de morfina intravenosa
Efetividade desconhecida	• Aspirina • Cetorolaco • Codeína • Diflunisal • Ibuprofeno • Paracetamol

Data da pesquisa: agosto de 2006

DEFINIÇÃO Doença falciforme refere-se a um grupo de distúrbios causados pela herança de um par de genes anormais da hemoglobina, incluindo o gene da célula falciforme. É caracterizada por anemia hemolítica crônica, dactilite e eventos clínicos episódicos agudos denominados "crises". A crise vasoclusiva (dolorosa) é a mais comum e ocorre quando as hemácias anormais obstruem os pequenos vasos, causando isquemia tecidual. As outras são a crise hiper-hemolítica (hemólise excessiva), a síndrome torácica aguda, a crise de seqüestração e a crise aplástica. Uma variante

(continua)

Doenças do sangue e da linfa

Doença falciforme

(continuação)

comum da doença falciforme, também caracterizada por anemia hemolítica, ocorre em pessoas com um gene falciforme e outro talassêmico. O **traço falciforme** ocorre em pessoas com um gene de doença falciforme e um gene normal. As pessoas com traço falciforme não apresentam nenhuma manifestação clínica da doença. Esta revisão abrange pessoas com doença falciforme com ou sem talassemia.

INCIDÊNCIA/PREVALÊNCIA A doença falciforme é mais comum entre pessoas que vivem ou se originam da África subsaariana. A doença também afeta pessoas de origem mediterrânea, caribenha, do Oriente Médio e da Ásia. O gene falciforme é mais comum em áreas onde a malária é endêmica: o traço falciforme afeta cerca de 10 a 30% das populações na África tropical. A doença falciforme afeta cerca de 1 a 2% (120.000) dos recém-nascidos na África anualmente. Cerca de 178 bebês (0,28/1.000 concepções) são afetados por doença falciforme na Inglaterra anualmente. Cerca de 60.000 pessoas nos Estados Unidos e 10.000 no Reino Unido sofrem da doença.

ETIOLOGIA/FATORES DE RISCO A doença falciforme é herdada como um distúrbio autossômico recessivo. Para que um bebê seja afetado, ambos os pais devem ter o gene falciforme. Em pais com traço falciforme, o risco de ter um bebê afetado é de um em quatro para cada gravidez. Crises dolorosas (vasoclusivas) são o achado mais comum da doença, e esses episódios começam na infância. Os fatores que precipitam ou modulam a ocorrência das crises de falcização não são completamente compreendidos, mas acredita-se que infecções, hipoxia, desidratação, acidose, estresse (como uma cirurgia grande ou um parto) e frio desempenhem algum papel. Na África tropical, a malária é a causa mais comum de crise anêmica e vasoclusiva. Sabe-se que altos níveis de hemoglobina fetal diminuem a gravidade e a incidência das crises de falcização e das outras complicações da doença.

PROGNÓSTICO As pessoas acometidas pela doença falciforme são predispostas a infecções bacterianas, especialmente aquelas causadas por organismos encapsulados como *Pneumococcus*, *Haemophilus influenzae*, *Meningococcus* e espécies de *Salmonella*. Infecções bacterianas graves como pneumonia, meningite e septicemia são causas comuns de morbidade e mortalidade, sobretudo entre crianças pequenas. Cerca de 10% das crianças com anemia falciforme podem desenvolver um acidente vascular cerebral (AVC), e mais da metade destas pode sofrer AVCs recorrentes. As características anormais dos vasos sangüíneos cerebrais mostrados por ultra-sonografia transcraniana com Doppler prevêem um alto risco de AVC em crianças com doença falciforme. Episódios freqüentes de crises, infecções e lesões de órgãos reduzem a qualidade de vida de pessoas com doença falciforme. Uma freqüência alta de crises vasoclusivas (dolorosas) é um índice de gravidade clínica que se correlaciona com morte precoce. A expectativa de vida permanece baixa, especialmente em comunidades com acesso difícil aos serviços de saúde. Em algumas partes da África, cerca de 50% das crianças com doença falciforme morrem antes do primeiro ano de vida. A expectativa média de vida para homens e mulheres com doença falciforme nos Estados Unidos é cerca de 42 e 48 anos, respectivamente. As transfusões de sangue freqüentes podem aumentar o risco de reações imunes e infecções, como os vírus HIV e da hepatite B ou C, e de doença de Chagas. A necessidade de transfusões de sangue repetidas em pessoas com doença falciforme as predispõe ao risco de sobrecarga de ferro.

Doenças do sangue e da linfa
Linfoma de Hodgkin

Evangelos Terpos e Amin Rahemtulla

PONTOS-CHAVE

- As pessoas com linfoma de Hodgkin geralmente se apresentam com um nódulo no pescoço ou na porção superior do tórax, mas um quarto das pessoas também tem febre, sudorese, perda ponderal, fadiga e prurido.

  Quase todas as pessoas com doença localizada podem ser curadas e, mesmo entre pessoas com doença avançada recidivada, quase 80% sobrevivem livres de eventos por quatro anos ou mais.

- Em pessoas com linfoma de Hodgkin localizado, o consenso é de que o ABVD mais radioterapia é o tratamento "padrão-ouro", com o ABVD sendo preferido em comparação com o MOPP como quimioterapia de regime único. Todavia, não temos certeza se este é o regime mais efetivo.

  O ABVD tem menor probabilidade do que o MOPP de causar infertilidade e leucemia secundária. Porém, o ABVD aumenta o risco de cardiotoxicidade e efeitos adversos pulmonares, especialmente se administrado com radioterapia.

  A adição de regimes de MOPP ou VBM à radioterapia não tem mostrado melhorar a sobrevida global em comparação com a radioterapia isoladamente em pessoas com linfoma de Hodgkin localizado e aumenta o risco de efeitos adversos.

  A adição de radioterapia aos regimes CVPP ou ABVD não tem mostrado melhorar a sobrevida em comparação com o regime de quimioterapia isoladamente.

  O EBVP mais radioterapia parece ter eficácia semelhante ao MOPP/ABV mais radioterapia no aumento da sobrevida global.

- Em pessoas com linfoma de Hodgkin localizado, a radioterapia do campo envolvido é tão efetiva quanto a radioterapia de campo estendido no aumento da sobrevida global, mas tem menor probabilidade de causar efeitos adversos. Não sabemos qual regime de dose de radioterapia tem maior probabilidade de melhorar a sobrevida.

- Em pessoas com linfoma de Hodgkin avançado, o ABVD é tão efetivo quanto outros regimes de quimioterapia como MOPP, MEC e Stanford V em melhorar a sobrevida a longo prazo, com um perfil de efeitos adversos mais favorável.

  A quimioterapia intensificada com ChlVPP/EVA pode melhorar a sobrevida em cinco anos em comparação com VAPEC-B, e o BEACOPP em dose escalonada pode ser mais efetivo, mas tem toxicidade maior, em relação ao COPP/ABVD.

- Em pessoas com doença avançada, a adição de radioterapia aos regimes MOPP ou MOPP/ABV não melhora a sobrevida, e a adição de radioterapia ao ABVPP pode piorar a sobrevida em comparação com o regime de quimioterapia isoladamente.

(i) Consulte www.clinicalevidence.bmj.com para texto integral e referências.

Quais são os efeitos dos tratamentos de quimioterapia com regime único para doença em primeira apresentação estágio 1 ou 2 não-volumosa?	
Benefícios	• ABVD (tão efetivo quanto regimes combinados com radioterapia, mas com menos efeitos adversos)
Contrabalanço entre benefícios e danos	• MOPP

Doenças do sangue e da linfa

Linfoma de Hodgkin

Quais são os efeitos dos tratamentos combinados de quimioterapia e radioterapia em comparação com radioterapia isoladamente para doença em primeira apresentação estágio 1 ou 2 não-volumosa?

Contrabalanço entre benefícios e danos	• MOPP mais radioterapia
Pouco provavelmente benéficos	• VBM mais radioterapia

Quais são os efeitos dos tratamentos combinados de quimioterapia e radioterapia comparados com o mesmo agente de quimioterapia isoladamente para doença em primeira apresentação estágio 1 ou 2 não-volumosa?

Benefícios	• ABVD mais radioterapia*
Pouco provavelmente benéficos	• CVPP mais radioterapia

Quais são os efeitos dos tratamentos específicos combinados de quimioterapia e radioterapia comparados entre si na doença em estágio 1 ou 2 não-volumosa?

Benefícios	• ABVD mais radioterapia (melhora da sobrevida livre de progressão em comparação com MOPP mais radioterapia e menos toxicidade gonadal)
Pouco provavelmente benéficos	• EBPV mais radioterapia (redução da sobrevida livre de falha em comparação com MOPP-ABV mais radioterapia)

Quais são os efeitos das diferentes estratégias de tratamento radioterápico na doença em estágio 1 ou 2 não-volumosa?

Benefícios	• Radioterapia do campo envolvido (tão efetiva quanto radioterapia de campo estendido com menos efeitos adversos)
Efetividade desconhecida	• Regimes de dose aumentada

Quais são os efeitos dos tratamentos de quimioterapia com regime único para doença em primeira apresentação em estágio 2 volumosa, estágio 3 ou estágio 4?

Benefícios	• ABVD
Contrabalanço entre benefícios e danos	• MOPP

Doenças do sangue e da linfa

Linfoma de Hodgkin

Quais são os efeitos dos tratamentos de quimioterapia com dose intensificada para doença em primeira apresentação em estágio 2 volumosa, estágio 3 ou estágio 4?

Contrabalanço entre benefícios e danos	• BEACOPP em dose escalonada (mais efetivo do que COPP-ABVD, mas com aumento dos efeitos adversos)
Efetividade desconhecida	• ChlVPP-EVA (mais efetivo do que VAPEC-B)

Quais são os efeitos dos tratamentos combinados com quimioterapia mais radioterapia comparados com quimioterapia isoladamente para doença em primeira apresentação em estágio 2 volumosa, estágio 3 ou estágio 4?

Pouco provavelmente benéficos	• ABVPP mais radioterapia
	• COPP-ABVD mais radioterapia
	• MOPP-ABV mais radioterapia
	• MOPP mais radioterapia

Data da pesquisa: maio de 2005

*Classificação baseada em consenso.

DEFINIÇÃO O linfoma de Hodgkin, também conhecido como doença de Hodgkin, é uma neoplasia maligna dos linfonodos e do sistema linfático. A maioria das pessoas se apresenta com um nódulo aumentado porém assintomático, geralmente na região cervical baixa ou supraclavicular. As massas mediastinais são freqüentes, sendo reveladas após radiografias de tórax de rotina. Cerca de um quarto das pessoas se apresenta com sintomas sistêmicos ao diagnóstico, como febre inexplicada, sudorese profusa, fadiga, prurido cutâneo e perda ponderal inexplicada. Hepatoesplenomegalia, anemia, linfopenia e eosinofilia também são manifestações não-específicas da doença. O linfoma de Hodgkin é classificado de acordo com a aparência microscópica (histologia) e a extensão da doença (estágio). **Histologia**: O diagnóstico se baseia no reconhecimento das células de Reed-Stenberg e/ou células de Hodgkin em um fundo celular apropriado em secções de tecido de um linfonodo ou outro órgão, como medula óssea, pulmão ou osso. A biópsia de aspiração por agulha fina não é adequada para o diagnóstico do linfoma de Hodgkin; uma biópsia aberta é sempre necessária. As células de Reed-Stenberg são tipicamente células gigantes multinucleadas as quais, em 98% dos casos, supostamente derivam do centro germinativo das células B periféricas. A classificação da OMS se baseia em subtipos histológicos. A distribuição dos subtipos histológicos varia entre os grupos etários, com os adultos jovens mostrando uma proporção maior de esclerose nodular em comparação com os adultos mais velhos nos relatos. O linfoma de Hodgkin de predominância linfocitária (PL) nodular é um subtipo raro que costuma ter uma história natural mais indolente, sendo geralmente tratado de forma diferente. Esse subtipo foi excluído nos ensaios desta revisão. **Estágio**: Há vários sistemas de classificação de estágios diferentes para linfoma de Hodgkin. A tomografia computadorizada (TC) é o principal método de estagiamento para doença intratorácica e intra-abdominal, enquanto a biópsia de medula óssea com trefina é usada para detecção de infiltração da medula por células malignas. As imagens por ressonância magnética (RM) e a tomografia por emissão de pósitrons com fluorodesoxiglicose (FDG-PET) podem também ter um papel no estagiamento do linfoma de Hodgkin, sobretudo por revelar a doença em locais dificilmente descobertos pela TC. Os sistemas de classificação incluem a classificação de Ann Arbor e o Cotswolds. Os métodos de

(continua)

Doenças do sangue e da linfa

Linfoma de Hodgkin

(continuação)

estagiamento têm mudado substancialmente nos últimos 20 anos. A laparotomia de estagiamento com esplenectomia não é mais prática de rotina devido a várias possíveis complicações (incluindo sepse pós-esplenectomia, obstrução de intestino delgado e mesmo morte), ao atraso no início do tratamento, a taxas semelhantes de sobrevida em pessoas com e sem laparotomia de estagiamento e à introdução de modalidades de tratamento combinadas para todos os estágios. **População**: Para os propósitos desta revisão, consideramos os adultos com uma primeira apresentação de linfoma de Hodgkin. Consideramos os tratamentos separadamente em dois grupos de pessoas: doença em estágio 1 ou 2 não-volumosa e doença em estágio 2 (volumosa), 3 ou 4; a maior parte dos estudos usou o sistema de classificação Ann Arbor.

INCIDÊNCIA/PREVALÊNCIA A incidência anual de linfoma de Hodgkin é de cerca de 3/100.000 no Reino Unido, sem qualquer grande variação na incidência ou nos tipos entre os países ou grupos populacionais. Porém, a distribuição do linfoma de Hodgkin por idade difere entre as áreas geográficas bem como entre os grupos étnicos. No mundo desenvolvido, há uma distribuição bimodal por idade com picos entre 15 e 34 anos e após os 60 anos, com a esclerose nodular sendo o subtipo mais comum. O linfoma de Hodgkin esclerose nodular em estágio inicial é a forma mais comum nas crianças em países desenvolvidos, mas os subtipos celularidade mista e predominância linfocitária avançados são vistos mais comumente em países em desenvolvimento. Na Europa e nos Estados Unidos, a incidência em homens é o dobro daquela em mulheres, mas em adolescentes há uma distribuição igual entre os sexos. A taxa de incidência de linfoma de Hodgkin em geral aumenta com o nível de desenvolvimento econômico.

ETIOLOGIA/FATORES DE RISCO A causa exata do linfoma de Hodgkin permanece incerta. Porém, aceita-se que o linfoma de Hodgkin seja uma condição heterogênea que provavelmente consiste em mais de uma entidade etiológica. O vírus Epstein-Barr tem sido implicado no desenvolvimento de linfoma de Hodgkin, mas esta associação varia conforme a idade, com a positividade sendo mais proeminente em crianças e idosos. A positividade para o vírus Epstein-Barr é alta no linfoma de Hodgkin da infância no mundo todo, mas é baixa em adolescentes em países desenvolvidos com linfoma de Hodgkin esclerose nodular. Tem sido demonstrada a influência de subtipo histológico, idade, sexo, estado socioeconômico e origem étnica na associação entre o vírus Epstein-Barr e o linfoma de Hodgkin. Embora a patogênese da doença de Hodgkin não seja ainda completamente entendida, a natureza da célula de Hodgkin/Reed-Stenberg (H/RS) foi reconhecida. A célula de H/RS é derivada dos linfócitos B com rearranjos clonais nos segmentos V, D e J do *locus* da cadeia IgH. A regulação da apoptose mediada por Fas e a via do fator nuclear-kappa B parecem estar fortemente implicadas na patogênese do linfoma de Hodgkin.

PROGNÓSTICO Sobrevida global: O desfecho, tanto no linfoma de Hodgkin localizado quanto no avançado, melhorou muito nos últimos 20 anos. A doença é agora considerada curável na maioria dos casos. Mesmo quando o tratamento de primeira linha falha, a pessoa pode ser curada mais tarde. Dessa forma, o médico se confronta com o seguinte dilema: usar terapia mais intensiva inicialmente para curar o maior número de pessoas possível, ou usar terapia menos agressiva inicialmente e confiar em terapias de resgate mais intensivas em uma proporção maior de pessoas. A sobrevida global difere em termos da extensão da doença. As pessoas com doença localizada (estágio I/II) têm uma sobrevida global em seis anos de mais de 90% mesmo nos grupos de maior risco. As pessoas com doença avançada (estágio III/IV) têm uma sobrevida global em cinco anos de quase 85%. **Recidiva**: A sobrevida livre de eventos em quatro anos é quase 99% para pessoas com doença localizada e quase 80% em pessoas com doença avançada. **Indicadores prognósticos**: Apesar de um esforço enorme para definir fatores prognósticos clinicamente relevantes e geralmente aceitáveis, o estágio e os sintomas sistêmicos de células B ainda são os dois maiores determinantes para estratificar as pessoas com linfoma de Hodgkin. A doença volumosa (massa nodal >10 cm) tem emergido recentemente como um terceiro fator prognóstico que encontra aceitação geral. Nos Estados Unidos, a maioria dos centros trata as pessoas de acordo com as classificações tradicionais de estágios iniciais (I-IIA ou B) e estágios avançados (III-IVA ou B; I-IIB com doença volumosa), ou seja, a classificação usada para os propósitos desta revisão. O International Prognostic Score (IPS) tem sido usado por vários grupos de estudo que atualmente desenvolvem estratégias de tratamento no primeiro diagnóstico dependendo do risco para falha do tratamento (IPS 0-2 e 3-7); porém, a estra-

(continua)

(continuação)

tificação de pessoas com base no IPS ainda é uma abordagem experimental. Outro grupo procurou fatores prognósticos especificamente para crianças e adultos jovens com doença de Hodgkin tratada com modalidades de tratamento combinadas. Ele analisou 328 pessoas com 2 a 20 anos (48% tinham mais de 14 anos), e análises multivariadas identificaram cinco fatores pré-tratamento que se correlacionaram com sobrevida livre de doença inferior: sexo masculino; doença em estágio IIB, IIIB ou IV; doença mediastinal volumosa; contagem leucocitária maior do que $13,5 \times 10^9$/L; e hemoglobina menor do que 11,0 g/dL. No estudo, a idade não foi um fator prognóstico significativo (≤ 14 anos em comparação com >14 anos). Usando esse escore prognóstico, as pessoas com linfoma de Hodgkin podiam ser estratificadas em quatro grupos com sobrevida livre de doença em cinco anos significativamente diferentes. A resposta à quimioterapia inicial também foi um preditor do desfecho. Outros estudos pediátricos concluíram que a histologia esclerose nodular e os sintomas B também se correlacionavam com um desfecho pior.

Doenças do sangue e da linfa

Linfoma não-Hodgkin (linfoma difuso de grandes células B)

Ellen R. Copson e J. Paul Kerr

PONTOS-CHAVE

- O linfoma não-Hodgkin (LNH) é o sexto câncer mais comum no Reino Unido, com um aumento de 10% na incidência entre 1993 e 2002.

  Os fatores de risco incluem imunodepressão, algumas infecções virais e bacterianas e exposição a drogas e outras substâncias químicas.

  A sobrevida global em cinco anos é de aproximadamente 55%. Os principais fatores de risco para um prognóstico ruim são idade avançada, níveis séricos elevados de desidrogenase láctica e gravidade da doença.

- O CHOP 21 tem demonstrado superioridade ou equivalência em relação a todas as outras combinações de regimes quimioterápicos em termos de sobrevida global ou toxicidade em adultos acima e abaixo de 60 anos.

  A adição de radioterapia a um regime curto de CHOP 21 (três ciclos) aumenta a sobrevida em cinco anos enquanto reduz os riscos de insuficiência cardíaca congestiva em comparação com regimes mais longos de CHOP 21 isoladamente.

  A adição de rituximabe ao CHOP 21 aumenta as taxas de resposta e a sobrevida em cinco anos em comparação com o CHOP 21 isoladamente.

  O CHOP 14 pode aumentar a sobrevida em cinco anos em comparação com o CHOP 21 em adultos acima de 60 anos, mas isso não está comprovado em adultos mais jovens. A toxicidade é semelhante para os dois regimes.

- O consenso é de que doses convencionais de quimioterapia de resgate devam ser usadas em pessoas com linfoma não-Hodgkin recidivado. Estudos de fase II relatam taxas de resposta semelhantes com vários regimes quimioterápicos diferentes.

  A adição de rituximabe à quimioterapia de resgate pode melhorar as taxas de resposta iniciais, mas não mais do que 10% das pessoas permanecem livres da doença após três a cinco anos.

- A quimioterapia de resgate em altas doses mais transplante autólogo de medula óssea pode aumentar a sobrevida livre de eventos em cinco anos em comparação com a quimioterapia em dose convencional em pessoas com doença recidivada, sensível à quimioterapia, mas isso aumenta o risco de efeitos adversos graves.

  Não sabemos se o transplante alogênico de medula óssea melhora a sobrevida. Estudos retrospectivos sugerem que isso aumenta o risco de doença do enxerto *versus* hospedeiro e as complicações da imunossupressão.

(i) Consulte www.clinicalevidence.bmj.com para texto integral e referências.

Quais são os efeitos dos tratamentos de primeira linha para linfoma não-Hodgkin agressivo (linfoma difuso de grandes células B)?	
Benéficos	• CHOP 21 mais radioterapia (aumenta a sobrevida livre de doença em comparação com CHOP 21 isoladamente)
	• CHOP 21 mais rituximabe (aumenta a sobrevida em comparação com CHOP 21 isoladamente)
	• CHOP 21 (nenhum regime alternativo [MACOP-B, m-BACOD, ProMACE-CytaBOM, PACEBOM] mostrou superioridade)
Provavelmente benéficos	• CHOP 14

Doenças do sangue e da linfa

Linfoma não-Hodgkin (linfoma difuso de grandes células B)

Quais são os efeitos dos tratamentos para linfoma não-Hodgkin agressivo (linfoma difuso de grandes células B) recidivado?

Provavelmente benéficos	• Quimioterapia de resgate em dose convencional (consenso de que o tratamento deve ser administrado, mas os benefícios relativos de diferentes regimes não estão claros)* • Quimioterapia em alta dose mais transplante autólogo com suporte de células-tronco (aumenta a sobrevida em comparação com quimioterapia em dose convencional em pessoas com doença quimiossensível)
Efetividade desconhecida	• Suporte alogênico de células-tronco

Data da pesquisa: abril de 2006

*Baseado em consenso.

DEFINIÇÃO O linfoma não-Hodgkin (LNH) consiste em um grupo complexo de cânceres originários sobretudo dos linfócitos B (85% dos casos) e ocasionalmente dos linfócitos T. O LNH em geral se desenvolve nos linfonodos (linfoma nodal), mas pode surgir em outros tecidos, praticamente em qualquer local do corpo (linfoma extranodal). O LNH é categorizado de acordo com sua aparência à microscopia (histologia) e com a extensão da doença (estágio). **Histologia**: Desde 1966, quatro principais métodos diferentes de classificação dos LNHs de acordo com sua aparência histológica foram publicados. Atualmente, o sistema da Organização Mundial de Saúde (OMS) é aceito como padrão-ouro de classificação. Esse sistema é baseado nos princípios subjacentes do sistema de classificação REAL. Historicamente, os LNHs eram divididos em linfomas de crescimento lento ou de "baixo grau" e linfomas de crescimento rápido ou "agressivos". Esta revisão lida apenas com o LNH agressivo mais comum – linfoma difuso de células B (classificação da OMS). A interpretação dos estudos mais antigos é complicada pelo fato de que os métodos histológicos têm mudado e não há correlação direta entre os tipos de linfoma nos sistemas de classificação da OMS e nos outros. Tentativas de generalizar os resultados devem, dessa forma, ser tratadas com cuidado. Incluímos, todavia, alguns estudos mais antigos que se referem a métodos alternativos de classificação desde que eles tivessem incluído pessoas com os seguintes tipos de linfomas agressivos, os quais se sobrepõem substancialmente à classificação da OMS de interesse: classificação Working Formulation – graus primariamente intermediários (graus E-H); classificação de Kiel – centroblásticos, imunoblásticos e anaplásticos; classificação de Rappaport – histiocítico difuso, linfocítico difuso, pouco diferenciado e difuso misto (linfocítico e histiocítico). **Estágio**: O LNH tem sido tradicionalmente estagiado de acordo com a extensão da disseminação da doença usando o sistema de Ann Arbor. O termo "doença inicial" é usado para descrever doença que é classificada em estágio I ou II de Ann Arbor, enquanto "doença avançada" refere-se a doença em estágios III ou IV de Ann Arbor. Porém, todas as pessoas com doença volumosa geralmente definidas como tendo um local de doença maior do que 10 cm de diâmetro são tratadas como se tivessem doença avançada, independentemente de seu estágio Ann Arbor. **Doença recidivada**: Doença recidivada refere-se à recorrência de doença ativa em uma pessoa que alcançou previamente uma resposta completa ao tratamento inicial para LNH. A maioria dos estudos de tratamento em doença recidivada exige uma duração mínima da resposta completa de um mês antes da recidiva.

INCIDÊNCIA/PREVALÊNCIA O LNH é o sexto câncer mais comum no Reino Unido; 9.443 casos novos foram diagnosticados no Reino Unido em 2002, o que causou 4.418 mortes no Reino Unido em 2003. As taxas de incidência mostram variação geográfica distinta, com taxas de incidência padronizadas por idade variando de 17/100.000 na América do Norte a 4/100.000 na porção sul-central da Ásia. O LNH ocorre mais comumente em homens do que em mulheres, e a incidência padronizada por idade no Reino Unido aumentou em 10,3% entre 1993 e 2002.

(continua)

Doenças do sangue e da linfa

158 Linfoma não-Hodgkin (linfoma difuso de grandes células B)

(continuação)

ETIOLOGIA/FATORES DE RISCO A etiologia da maioria dos LNHs é desconhecida. A incidência é maior em indivíduos com imunossupressão (congênita ou adquirida). Outros fatores de risco incluem infecções virais (vírus da leucemia de células T humanas tipo 1, vírus Epstein-Barr, vírus da imunodeficiência humana), infecções bacterianas (p. ex., *Helicobacter pylori*), tratamento prévio com difenilidantoína ou drogas antineoplásicas e exposição a pesticidas ou solventes orgânicos.

PROGNÓSTICO Sobrevida global: LNHs agressivos não-tratados em geral resultariam em morte em questão de meses. Linfomas de alto grau, particularmente linfomas difusos de grandes células B e linfomas de Burkitt, têm uma alta taxa de cura tanto na quimioterapia inicial quanto na de resgate. A sobrevida relativa padronizada para idade em cinco anos para pessoas diagnosticadas e tratadas para LNH entre 2000 e 2001 era 55% para homens e 56% para mulheres. **Recidiva**: Cerca de 50% das pessoas com LNH serão curadas pelo tratamento inicial. Do restante, cerca de 30% falharão em responder ao tratamento inicial (a chamada "doença refratária à quimioterapia") e cerca de 20 a 30% irão recidivar. A maioria das recidivas ocorre dentro de dois anos do término do tratamento inicial. Até 50% desses têm doença quimiossensível; o restante tende a ter doença resistente à quimioterapia. **Indicadores prognósticos**: O prognóstico depende do tipo histológico, do estágio, da idade e do estado de *performance* e dos níveis de desidrogenase láctica. O prognóstico varia substancialmente dentro de cada estágio Ann Arbor, e maiores informações sobre prognóstico podem ser obtidas aplicando-se o International Prognostic Index (IPI). O modelo IPI estratifica o prognóstico conforme a presença ou a ausência de cinco fatores de risco: idade (<60 anos vs. >60 anos), desidrogenase láctica sérica (normal vs. elevada), estado de *performance* (0 ou 1 vs. 2 a 4), estágio Ann Arbor (I ou II vs. III ou IV) e número de locais extranodais envolvidos (0 ou 1 vs. 2 a 4). As pessoas com dois ou mais fatores de alto risco têm uma chance de menos de 50% de sobrevida livre de recidiva e global em cinco anos. O estagiamento IPI é atualmente o sistema mais importante usado para definir estágio de doença e opções de tratamento. Contudo, a maioria dos estudos identificados por nossa busca antecede o sistema de estagiamento IPI.

Doenças do sangue e da linfa
Mieloma múltiplo

Ambuj Kumar e Benjamin Djulbegovic

PONTOS-CHAVE

- O mieloma múltiplo é a proliferação neoplásica dos plasmócitos, principalmente dentro da medula óssea, causando anemia, disfunção renal, infecções e lesões ósseas. Uma proteína monoclonal é encontrada no soro e/ou na urina em 97% das pessoas.
- A quimioterapia precoce mais corticosteróides não tem mostrado melhorar a sobrevida em pessoas com mieloma múltiplo em estágio inicial assintomático.
- Em pessoas com mieloma múltiplo avançado, a quimioterapia combinada ou quimioterapia de agente único mais prednisolona melhora a sobrevida mais efetivamente do que a quimioterapia de agente único isoladamente, e a adição de corticosteróides à quimioterapia combinada é mais efetiva ainda.

    A quimioterapia em dose alta ou intermediária com resgate de células-tronco de medula óssea ou sangue periférico melhora a sobrevida global e livre de doença em comparação com a quimioterapia em dose convencional.

    O transplante de células-tronco singênico (de um irmão gêmeo) ou autólogo pode aumentar a sobrevida livre de eventos, mas não a sobrevida global, se realizado precocemente ao invés de mais tarde.

    Um regime ideal de preparação com fator de células-tronco pode aumentar o rendimento de células CD34+ para transplante, mas aumenta o risco de efeitos adversos.

    O melfalan em doses muito altas pode aumentar a sobrevida global e ter menos efeitos adversos em comparação com o melfalan em dose alta mais irradiação corporal total.

- A adição de interferon à quimioterapia aumenta as taxas de resposta e a sobrevida livre de progressão (embora não a sobrevida global), mas aumenta a toxicidade.

    Não sabemos quais são os regimes de resgate mais efetivos, ou se a talidomida aumenta a sobrevida, mas o bortezomibe pode aumentar as taxas de resposta e a sobrevida global a curto prazo.

- Em pessoas com doença avançada, os bifosfonados reduzem as fraturas e a dor óssea, a epoetina alfa pode melhorar a anemia, o tratamento profilático com antibióticos e imunoglobulina pode reduzir as infecções e a plasmaférese pode melhorar a função renal quando associada à diurese forçada mais quimioterapia.

    Todavia, não sabemos se qualquer um desses tratamentos melhora a sobrevida, e eles podem aumentar os efeitos adversos.

(i) Consulte www.clinicalevidence.bmj.com para texto integral e referências.

Quais são os efeitos do tratamento em pessoas com mieloma múltiplo em estágio inicial assintomático (estágio I)?	
Pouco provavelmente benéficos	• Quimioterapia precoce mais corticosteróides na doença em estágio I (nenhum benefício em comparação com tratamento postergado)

Quais são os efeitos dos tratamentos de primeira linha em pessoas com mieloma múltiplo em estágio avançado (estágios II e III)?	
Benéficos	• Adição de prednisolona à quimioterapia com agente único (sobrevida aumentada em comparação com melfalan isoladamente)

Doenças do sangue e da linfa

Mieloma múltiplo

	● Efetividade relativa de diferentes regimes de quimioterapia de agente único mais regimes de corticosteróides (sobrevida semelhante com bendamustina mais prednisolona, melfalan mais prednisolona ou melfalan mais dexametasona)
	● Efetividade relativa de diferentes regimes de quimioterapia de agente único (sobrevida semelhante com melfalan, ciclofosfamida, lomustina e carmustina)
	● Quimioterapia combinada mais corticosteróides (sobrevida semelhante com os diferentes regimes, nenhum benefício de sobrevida em comparação com melfalan mais prednisolona ou ciclofosfamida)
	● Quimioterapia combinada (sobrevida aumentada em comparação com melfalan)
	● Quimioterapia de agente único (mais efetiva do que placebo)
	● Quimioterapia em alta dose mais resgate de células-tronco (sobrevida aumentada em comparação com quimioterapia em dose convencional)
	● Quimioterapia em dose intermediária mais resgate de células-tronco (sobrevida aumentada em comparação com quimioterapia em dose convencional)
	● Regime de condicionamento com melfalan em altas doses antes de transplante autólogo de células-tronco (sobrevida global aumentada em comparação com melfalan mais irradiação corporal total)
Provavelmente benéficos	● Células-tronco de sangue periférico (sobrevida semelhante; reduzem a duração de neutropenia e trombocitopenia em comparação com células-tronco da medula óssea)
	● Momento do transplante autólogo de células-tronco (sobrevida livre de eventos aumentada em comparação com transplante tardio)
	● Transplante autólogo de células-tronco (sobrevida aumentada em comparação com transplante alogênico)
	● Transplante singênico (sobrevida aumentada em comparação com transplante autólogo se um doador gêmeo estiver disponível)
Contrabalanço entre benefícios e danos	● Interferon
	● Regime ideal de preparação
Efetividade desconhecida	● Bortezomibe
	● Talidomida e derivados da talidomida
	● Transplante alogênico de células-tronco não-mieloablativo (condicionamento de intensidade reduzida, minitransplante)
	● Transplante autólogo duplo *versus* simples

Pouco provavelmente benéficos	• Limpeza das células-tronco autólogas
Provavelmente inefetivos ou que causam danos	• Transplante alogênico de células-tronco (aumento da mortalidade relacionada ao tratamento em comparação com transplante autólogo)

Quais são os efeitos dos tratamentos de resgate em pessoas com mieloma múltiplo em estágio avançado (estágios II e III)?

Benéficos	• Bortezomibe
Pouco provavelmente benéficos	• Regimes de terapia de resgate

Quais são os efeitos dos tratamentos (terapia de suporte) em pessoas com mieloma múltiplo em estágio avançado (estágios II e III)?

Benéficos	• Bifosfonados
Provavelmente benéficos	• Epoetina alfa
Contrabalanço entre benefícios e danos	• Profilaxia de infecção
Efetividade desconhecida	• Plasmaférese

Data da pesquisa: novembro de 2004

DEFINIÇÃO O mieloma múltiplo é caracterizado pela proliferação neoplásica de plasmócitos, contidos principalmente na medula óssea. Trata-se de uma malignidade debilitante que é parte de um espectro de doenças variando de gamopatia monoclonal de significado incerto (GMSI) até leucemia das células plasmáticas. O mieloma múltiplo pode apresentar-se fora da medula óssea como plasmacitoma solitário ou plasmacitoma extramedular, porém esta revisão não lida presentemente com essas formas. Os sintomas mais comuns de mieloma múltiplo são aqueles relacionados com anemia, disfunção renal, infecções ou lesões ósseas. O mieloma múltiplo é mais comum em pessoas acima de 40 anos. Um diagnóstico de mieloma sintomático exige: presença de proteína monoclonal (proteína-M) no soro, na urina ou em ambos; células plasmáticas clonais na medula óssea (>10%) ou plasmacitoma; dano relacionado a órgãos ou tecidos (*related organ or tissue impairment* – ROTI). Noventa e sete por cento das pessoas com mieloma múltiplo têm a presença de proteína-M no soro, na urina ou em ambos. Um diagnóstico de mieloma assintomático (também conhecido como mieloma latente) exige a presença de proteína-M no soro de 30 g/L ou mais, células plasmáticas clonais na medula óssea de 10% ou mais, ou ambos; e sem sintomas ou ROTI. Os diagnósticos diferenciais mais comuns de mieloma múltiplo sintomático são GMSI e mieloma múltiplo assintomático (latente). Outros diagnósticos diferenciais menos comuns incluem mieloma não-secretor, plasmacitoma solitário e extramedular, leucemia de células plasmáticas, amiloidose sistêmica primária e macroglobulinemia de Waldenström e outros linfomas não-Hodgkin. Durie e Salmon propuseram o sistema de estagiamento clínico inicial para mieloma múltiplo em 1975. Pessoas com doença em estágio I de Durie Salmon são geralmente assintomáticas. Além da classificação da Organização Mundial

(continua)

(continuação)

de Saúde, um novo sistema de estagiamento internacional para mieloma múltiplo foi recentemente proposto, baseado em dados clínicos e laboratoriais de 10.750 pessoas com mieloma sintomático previamente não-tratadas.

INCIDÊNCIA/PREVALÊNCIA O mieloma múltiplo é o câncer primário dos ossos mais comum em adultos, representando cerca de 1% de todos os cânceres diagnosticados nos Estados Unidos em 2004 e 14% de todas as malignidades hematológicas. A incidência anual de mieloma múltiplo nos Estados Unidos é de três a quatro casos por 100.000 pessoas, e a prevalência é de 43 casos por 100.000. No Reino Unido, o mieloma múltiplo responde por 1% de todos os novos casos de câncer diagnosticados a cada ano. Em 2001, a incidência de mieloma múltiplo no Reino Unido foi de 6,1 casos por 100.000 pessoas.

ETIOLOGIA/FATORES DE RISCO A etiologia exata do mieloma múltiplo permanece incerta. Fatores genéticos e ambientais têm sido associados com a ocorrência de mieloma múltiplo. Todavia, não existe evidência ligando fatores genéticos ou ambientais.

PROGNÓSTICO Atualmente, não há cura disponível para o mieloma múltiplo. Os novos sistemas internacionais de estagiamento recentemente propostos para o mieloma múltiplo encontraram sobrevida mediana de 29 a 62 meses, baseados em dados clínicos e laboratoriais de 10.750 pessoas com mieloma sintomático previamente não-tratadas.

Doenças do sistema digestivo
Apendicite

David Humes, William Speake e John Simpson

PONTOS-CHAVE

- **A incidência de apendicite aguda está caindo, embora as razões para esse fato não estejam claras.**

    O risco durante a vida* é de aproximadamente 7 a 9% nos Estados Unidos, o que faz da apendicectomia a cirurgia abdominal de emergência mais comum.

    As causas potenciais da apendicite incluem fecalitos, hiperplasia linfóide e carcinoma cecal, todas podendo causar obstrução da luz do apêndice.

    A mortalidade por apendicite aguda é de menos de 0,3%, mas aumenta para 1,7% após perfuração.

- **A resolução espontânea da apendicite aguda tem sido relatada em pelo menos 8% dos episódios.** Evidências muito limitadas sugerem que o tratamento conservador da apendicite aguda com antibióticos pode reduzir a dor e o consumo de morfina, mas há probabilidade de que um terço dos pacientes sejam readmitidos com apendicite aguda para realização de cirurgia dentro de um ano.

- **O tratamento-padrão para apendicite aguda é a apendicectomia.**

    Ensaios clínicos para comparação de cirurgia com não-realização de cirurgia não seriam considerados éticos e não foram realizados.

    Existe alguma evidência de que a apendicectomia laparoscópica em adultos reduz a infecção de ferida operatória, a dor pós-operatória, a duração da permanência hospitalar e o tempo de afastamento do trabalho em comparação com a cirurgia aberta, mas ela pode aumentar o risco de abscessos intra-abdominais.

    Evidências limitadas sugerem que a cirurgia laparoscópica em crianças pode reduzir as infecções de ferida operatória e a duração da permanência hospitalar em comparação com a cirurgia aberta, mas ela não tem mostrado reduzir outras complicações.

- **A complicação mais comum da apendicectomia é a infecção da ferida operatória, com a formação de abscessos intra-abdominais sendo menos comum.**

    O tratamento com cirurgia mais antibióticos reduz as infecções de ferida operatória e os abscessos intra-abdominais em comparação com a cirurgia isoladamente em adultos com apendicite simples ou complicada.

    Porém, em crianças, o benefício dos antibióticos pode estar limitado àquelas com apendicite complicada.

*N. de R. T. Risco durante a vida = *lifetime risk*.

Consulte www.clinicalevidence.bmj.com para texto integral e referências.

Quais são os efeitos dos tratamentos para apendicite aguda?	
Benéficos	- Cirurgia mais antibióticos
Provavelmente benéficos	- Cirurgia laparoscópica *versus* cirurgia aberta (em crianças)
Contrabalanço entre benefícios e danos	- Antibióticos *versus* cirurgia - Cirurgia laparoscópica *versus* cirurgia aberta (em adultos)
Efetividade desconhecida	- Antibióticos (vs. nenhum tratamento/placebo) - Cirurgia (vs. nenhum tratamento)

Doenças do sistema digestivo

Apendicite

| Provavelmente inefetivos ou que causam danos | • Inversão do coto na apendicectomia aberta *versus* ligadura simples |

Data da pesquisa: novembro de 2006

DEFINIÇÃO Apendicite aguda é a inflamação aguda do apêndice vermiforme.

INCIDÊNCIA/PREVALÊNCIA A incidência da apendicite aguda está caindo, embora a razão para esse fato não esteja clara. O risco durante a vida relatado de apendicite nos Estados Unidos é 8,7% em homens e 6,7 em mulheres, e há cerca de 35.000 casos relatados anualmente na Inglaterra. A apendicite é a emergência cirúrgica abdominal mais comum.

ETIOLOGIA/FATORES DE RISCO A causa da apendicite é incerta, embora existam várias teorias. A maioria se relaciona à obstrução da luz, que impede o escape das secreções e inevitavelmente leva a um aumento na pressão intraluminal dentro do apêndice. Isso pode levar à isquemia mucosa subseqüente, e a estase fornece um ambiente ideal para o crescimento bacteriano excessivo. As causas potenciais da obstrução são fecalitos, freqüentemente devido à constipação, à hiperplasia linfóide ou ao carcinoma cecal.

PROGNÓSTICO O prognóstico da apendicite não-tratada é desconhecido, embora a resolução espontânea tenha sido relatada em no mínimo 1/13 (8%) dos episódios. A recorrência da apendicite após o manejo conservador e dos sintomas abdominais recorrentes em certas pessoas sugere que a apendicite crônica e a apendicite subaguda ou aguda recorrente também podem existir. O tratamento-padrão para a apendicite aguda é a apendicectomia. ECRs para a comparação de tratamento com não-realização de tratamento seriam considerados antiéticos. A mortalidade pela apendicite aguda é menor do que 0,3%, subindo para 1,7% após a perfuração. A complicação mais comum da apendicectomia é a infecção da ferida, ocorrendo entre 5 e 33% dos casos. A formação de abscesso intra-abdominal ocorre menos freqüentemente, em 2% das apendicectomias. Um apêndice perfurado na infância não parece ter conseqüências negativas subseqüentes sobre a fertilidade feminina.

Doenças do sistema digestivo
Câncer colorretal

Praveen Roy e Reuben Last

PONTOS-CHAVE

- O câncer colorretal é a terceira neoplasia maligna mais comum no mundo desenvolvido, e cerca de um quarto das pessoas se apresenta com obstrução ou perfuração intestinal.
  Os fatores de risco para o câncer colorretal são principalmente dietéticos e genéticos.
  A sobrevida global em cinco anos é de cerca de 50%, com metade das pessoas que se submeteram à cirurgia tendo recorrência da doença.
- A quimioterapia adjuvante reduz a mortalidade em comparação com a cirurgia isoladamente em pessoas com câncer colorretal nos estágios A, B ou C de Dukes.
  A adição de levamisol ao fluorouracil pode não aumentar a sobrevida em comparação com o fluorouracil isoladamente.
  O ácido folínico em dose alta ou baixa pode ser tão efetivo na redução da mortalidade quanto o fluorouracil.
  Os efeitos adversos graves ocorrem em até 30% das pessoas que recebem quimioterapia adjuvante, e estes ameaçam a vida em 5% das pessoas.
- A radioterapia pré-operatória pode reduzir modestamente a recorrência local do tumor e a mortalidade em comparação com a cirurgia isoladamente em pessoas com câncer retal.
  A radioterapia pós-operatória pode ser tão efetiva quanto a radioterapia pré-operatória.
- O seguimento intensivo de rotina pode reduzir o tempo para detecção de recorrência e pode aumentar a sobrevida em comparação com o seguimento menos intensivo em pessoas com câncer colorretal.
- Não sabemos se a excisão mesorretal total reduz a recorrência de câncer colorretal em comparação com a cirurgia convencional, mas ela aumenta a freqüência das evacuações e o risco de vazamento anastomótico.

(i) Consulte www.clinicalevidence.bmj.com para texto integral e referências.

Quais são os efeitos dos tratamentos?	
Benéficos	• Quimioterapia adjuvante
Provavelmente benéficos	• Seguimento intensivo de rotina
Contrabalanço entre benefícios e danos	• Radioterapia pré-operatória
Efetividade desconhecida	• Excisão mesorretal total

Data da pesquisa: agosto de 2005

DEFINIÇÃO O câncer colorretal é uma neoplasia maligna originada do revestimento (mucosa) do intestino grosso (cólon e reto). Quase dois terços dos cânceres colorretais ocorrem no reto ou no sigmóide. O câncer colorretal pode ser classificado nos estágios A, B ou C de Dukes.

(continua)

(continuação)

INCIDÊNCIA/PREVALÊNCIA O câncer colorretal é a terceira neoplasia maligna mais comum no mundo desenvolvido. Ele responde por cerca de 20.000 mortes a cada ano no Reino Unido e por 60.000 mortes a cada ano nos Estados Unidos. Embora a incidência e a mortalidade do câncer colorretal tenham mudado pouco nos últimos 40 anos, a incidência da doença caiu recentemente, tanto no Reino Unido quanto nos Estados Unidos. No Reino Unido, cerca de um quarto das pessoas com câncer colorretal se apresentam com obstrução intestinal ou perfuração.

ETIOLOGIA/FATORES DE RISCO O câncer de cólon ocorre em proporções quase iguais de homens e mulheres, mais comumente entre 60 e 80 anos. O câncer retal é mais comum em homens. A patogênese do câncer colorretal envolve fatores genéticos e ambientais. O fator ambiental mais importante provavelmente é a dieta.

PROGNÓSTICO A sobrevida geral em cinco anos é cerca de 50% e não mudou nos últimos 40 anos. A mortalidade específica para a doença nos registros de câncer dos Estados Unidos e do Reino Unido está diminuindo, mas as razões para esse fato não estão claras. A cirurgia é realizada com intenção curativa em mais de 80% das pessoas, mas cerca de metade apresenta recidiva do câncer.

Doenças do sistema digestivo
Câncer de estômago

Charles Bailey

PONTOS-CHAVE

- O câncer de estômago é geralmente um adenocarcinoma do estômago e inclui tumores que surgem na junção gastresofágica ou logo abaixo dela (tumores juncionais tipo II e III). Apenas os cânceres de estômago não-metastáticos são considerados nesta revisão.

  A incidência varia de acordo com país e gênero, com cerca de 80 casos por 100.000 pessoas em homens japoneses, 30/100.000 em mulheres japonesas, 18/100.000 em homens britânicos e 10/100.000 em mulheres britânicas.

- Em relação à ressecção cirúrgica, a gastrectomia subtotal parece ser tão efetiva quanto a gastrectomia total.

  Na prática, os cirurgiões algumas vezes recomendam a gastrectomia total "de princípe*" em pessoas com cânceres "difusos" mal diferenciados com o objetivo de prevenir a infiltração de depósitos tumorais microscópicos na margem de ressecção proximal.

- A remoção de órgãos adjacentes (baço e pâncreas distal) está associada com morbidade e mortalidade aumentadas em comparação com a gastrectomia isoladamente.

  O consenso atual é de que os órgãos adjacentes devem ser removidos apenas para assegurar a remoção completa do tumor, ou quando necessário em função de trauma durante a cirurgia.

- Não encontramos evidência suficiente que nos permitisse julgar a efetividade da linfadenectomia radical em comparação com a linfadenectomia conservadora.

- A quimiorradioterapia adjuvante parece melhorar a sobrevida em comparação com a cirurgia isoladamente em pessoas com adenocarcinoma de estômago ressecável.

- A quimioterapia adjuvante também pode ser efetiva em comparação com a cirurgia isoladamente, embora a evidência não seja uniforme.

*N. de T. Expressão francesa que se refere àquilo que é automático, mecânico.

Consulte www.clinicalevidence.bmj.com para texto integral e referências.

Quais são os efeitos da ressecção cirúrgica radical *versus* conservadora?	
Provavelmente benéficos	• Gastrectomia subtotal para tumores distais ressecáveis (tão efetiva quanto gastrectomia total)
Efetividade desconhecida	• Linfadenectomia radical *versus* conservadora
Provavelmente inefetivos ou que causam danos	• Remoção de órgãos adjacentes

Quais são os efeitos da quimioterapia adjuvante?	
Provavelmente benéficos	• Quimiorradioterapia adjuvante • Quimioterapia adjuvante

Data da pesquisa: agosto de 2006

Doenças do sistema digestivo

Câncer de estômago

DEFINIÇÃO O câncer de estômago geralmente é um adenocarcinoma originário do estômago e inclui os tumores que surgem na junção gastresofágica ou logo abaixo dela (tumores juncionais tipo II e III). Os tumores são estagiados de acordo com o grau de invasão e de disseminação. Somente os cânceres de estômago não-metastáticos são considerados nesta revisão.

INCIDÊNCIA/PREVALÊNCIA A incidência do câncer de estômago varia de acordo com país e gênero (a incidência por 100.000 habitantes por ano em homens japoneses é cerca de 80, em mulheres japonesas, 30, em homens britânicos, 18, em mulheres britânicas, 10, em homens brancos norte-americanos, 11, em mulheres brancas norte-americanas, 7). A incidência tem declinado dramaticamente na América do Norte, na Austrália e na Nova Zelândia desde 1930, mas o declínio na Europa tem sido mais lento. Nos Estados Unidos, o câncer de estômago permanece relativamente comum entre grupos étnicos específicos, em especial os norte-americanos de origem nipônica e alguns grupos hispânicos. A incidência de câncer do estômago proximal e da junção gastresofágica está subindo rapidamente em muitas populações européias e na América do Norte. As razões para esse fato não são bem compreendidas.

ETIOLOGIA/FATORES DE RISCO O câncer do estômago distal está fortemente associado à infecção vitalícia com *Helicobacter pylori* e à baixa ingesta dietética de vitaminas antioxidantes (A, C e E). Na Europa Ocidental e na América do Norte, o câncer do estômago distal está associado à privação socioeconômica relativa. O câncer do estômago proximal está fortemente associado ao tabagismo (RC cerca de 4) e provavelmente está associado ao refluxo gastresofágico, à obesidade, à alta ingesta de gorduras e ao nível socioeconômico médio a alto.

PROGNÓSTICO Sem cirurgia, o câncer invasivo do estômago (estágios T2 a T4) é fatal. A sobrevida média sem tratamento é menor que seis meses após o diagnóstico. O câncer intramucoso ou submucoso (estágio T1) pode progredir lentamente para câncer invasivo ao longo de vários anos. Nos Estados Unidos, mais de 50% das pessoas recentemente diagnosticadas com câncer de estômago têm metástases nos linfonodos regionais ou envolvimento dos órgãos adjacentes. O prognóstico após a ressecção completa macro e microscópica (R0) está relacionado fortemente com o estágio da doença, em particular com a penetração da serosa (estágio T3) e com o envolvimento dos linfonodos. As taxas de sobrevida em cinco anos variam de mais de 90% no câncer intramucoso até cerca de 20% em pessoas com doença em estágio T3N2. No Japão, a taxa de sobrevida em cinco anos para pessoas com doença avançada é relatada como sendo de aproximadamente 50%, mas a explicação para a diferença permanece obscura. As comparações entre a prática japonesa e a ocidental são confundidas por fatores como idade, condição física e estágio da doença, bem como pela localização do tumor, pois muitas séries ocidentais incluem o adenocarcinoma da junção gastresofágica, o qual está associado com uma taxa de sobrevida muito menor após a cirurgia.

Colecistite aguda

Li Ern Chen, Valerie Halpin e Robb Whinney

PONTOS-CHAVE

- A colecistite aguda causa dor contínua no quadrante superior direito, anorexia, náuseas, vômitos e febre, podendo causar perfuração, formação de abscesso ou fístula se não for tratada.

    Aproximadamente 95% das pessoas com colecistite aguda têm cálculos biliares.

    Acredita-se que o bloqueio do ducto biliar por um cálculo ou a inflamação local possam levar à colecistite aguda, mas não sabemos se a infecção bacteriana também é necessária.

- A colecistectomia precoce dentro de sete dias do início dos sintomas é o tratamento de escolha para a colecistite aguda.

    A cirurgia precoce reduz a duração da hospitalização em comparação com a cirurgia tardia, mas não diminui a mortalidade ou as complicações.

    Até um quarto das pessoas programadas para cirurgia tardia pode precisar de operações de urgência devido à recorrência ou piora dos sintomas.

- A colecistectomia laparoscópica reduz a duração da hospitalização e pode melhorar os desfechos intra-operatórios e pós-operatórios em comparação com a colecistectomia aberta, mas aumenta o risco de lesão do ducto biliar.

    Até um quarto das pessoas que se submetem à colecistectomia laparoscópica pode necessitar conversão para a cirurgia aberta devido aos riscos de complicações ou sangramento não controlado.

    Não sabemos se a cirurgia minilaparoscópica resulta em uma redução maior ainda na duração da hospitalização ou na melhora de desfechos em comparação com a cirurgia laparoscópica.

(i) Consulte www.clinicalevidence.bmj.com para texto integral e referências.

Quais são os efeitos dos tratamentos para colecistite aguda?	
Benéficos	• Colecistectomia laparoscópica (reduz a permanência hospitalar e pode melhorar os desfechos intra-operatórios e pós-operatórios em comparação com colecistectomia aberta) • Colecistectomia precoce (reduz a permanência hospitalar e a necessidade de cirurgia de emergência em comparação com colecistectomia tardia)
Contrabalanço entre benefícios e danos	• Colecistectomia aberta (conversão de colecistectomia laparoscópica para aberta necessária em 4 a 27% das pessoas, mas pode aumentar as complicações intra-operatórias e pós-operatórias) • Observação isoladamente (resultando em taxa de falha de 30% e em taxa de 36% de complicações relacionadas a cálculos biliares)
Efetividade desconhecida	• Colecistectomia minilaparoscópica

Data da pesquisa: dezembro de 2005

Colecistite aguda

DEFINIÇÃO A **colecistite aguda** resulta da obstrução do ducto cístico, geralmente por um cálculo, seguida pela distensão e subseqüente inflamação química ou bacteriana da vesícula biliar. As pessoas com colecistite aguda costumam ter dor persistente no quadrante superior direito, anorexia, náuseas, vômitos e febre. Aproximadamente 95% das pessoas com colecistite aguda têm cálculos (colecistite calculosa) e 5% não os têm (colecistite acalculosa). A colecistite aguda grave pode provocar necrose da parede da vesícula biliar, conhecida como colecistite gangrenosa. Esta revisão não inclui pessoas com colangite aguda – uma complicação grave da colelitíase e geralmente um resultado de infecção bacteriana.

INCIDÊNCIA/PREVALÊNCIA A incidência da colecistite aguda entre as pessoas com cálculos é desconhecida. Das pessoas hospitalizadas por doença do trato biliar, 20% têm colecistite aguda. O número de colecistectomias realizadas para colecistite aguda aumentou da metade da década de 1980 até o início da década de 1990, especialmente em idosos. A colecistite calculosa aguda é três vezes mais comum em mulheres do que em homens até os 50 anos e aproximadamente 1,5 vez mais comum em mulheres do que em homens a partir dessa idade.

ETIOLOGIA/FATORES DE RISCO A colecistite calculosa aguda parece ser devida à obstrução do ducto cístico por um cálculo ou pela erosão mucosa local e inflamação causadas por um cálculo, mas a ligação isolada do ducto cístico não produz colecistite aguda em estudos com animais. O papel das bactérias na patogênese da colecistite aguda não está claro; culturas positivas da bile ou da parede da vesícula biliar são encontradas em 50 a 75% dos casos. A causa da colecistite acalculosa aguda é incerta e pode ser multifatorial, incluindo a suscetibilidade aumentada à colonização bacteriana da bile estática na vesícula.

PROGNÓSTICO As complicações da colecistite aguda incluem perfuração da vesícula biliar, abscesso pericolecístico e fístula causada por isquemia da parede da vesícula biliar e infecção. Nos Estados Unidos, a mortalidade geral por complicações não-tratadas é cerca de 20%.

Doenças do sistema digestivo
Constipação em adultos

Frank Frizelle e Murray Barclay

PONTOS-CHAVE

- As pessoas com constipação crônica idiopática podem ser divididas em duas categorias principais: aquelas com dificuldade evacuatória (mas com freqüência normal de movimentos intestinais) e aquelas com uma anormalidade do trânsito (que pode se apresentar como evacuações infreqüentes).
  Embora existam critérios definidos para o diagnóstico de constipação, na prática, os critérios diagnósticos são menos rígidos e dependem, em parte, da percepção do hábito intestinal normal.
  A constipação é altamente prevalente, com cerca de 12 milhões de prescrições de laxativos feitas por clínicos gerais na Inglaterra em 2001.
- O aumento da ingesta de fibras e os exercícios podem melhorar os sintomas e a prevalência de constipação. Não encontramos evidência suficiente que examinasse os efeitos de outras intervenções não-medicamentosas como aumento da ingesta de líquidos ou realização de *biofeedback*, embora o *biofeedback* possa ser útil para constipação causada por anismo.
- Apesar da falta de evidência consistente, vários estudos de baixa qualidade têm identificado essas intervenções no estilo de vida como sendo potencialmente benéficas.
- Os macrogóis (polietilenoglicóis) melhoram os sintomas de constipação sem qualquer efeito adverso grave.
- A casca de *ispaghula* (*psyllium*) parece melhorar os sintomas globais de constipação mais efetivamente do que a lactulose.
- Os laxativos osmóticos lactitol e lactulose parecem igualmente efetivos na melhora da freqüência das evacuações.
- Não sabemos se outros laxativos osmóticos como os sais de magnésio ou os enemas de citrato de sódio ou fosfato são efetivos.
- Não sabemos se outros laxativos formadores de bolo como a metilcelulose ou a *sterculia* são efetivos para melhorar os sintomas de constipação.
- Não conhecemos a efetividade de laxativos estimulantes como bisacodil, cáscara, supositórios de glicerol/glicerina ou sena.
- Embora geralmente considerados benéficos, não encontramos evidência que examinasse o uso de parafina ou óleos de sementes para o tratamento de constipação.

(i) Consulte www.clinicalevidence.bmj.com para texto integral e referências.

Quais são os efeitos das intervenções não-medicamentosas em adultos com constipação crônica idiopática?	
Provavelmente benéficos	• Dieta rica em fibras ou aconselhamento para consumir uma dieta rica em fibras • Exercícios ou aconselhamento para praticar exercícios
Efetividade desconhecida	• Aumento da ingesta de líquidos ou aconselhamento para aumentar a ingesta de líquidos • *Biofeedback*

Quais são os efeitos de outros tratamentos em adultos com constipação crônica idiopática?	
Benéficos	• Macrogóis (polietilenoglicóis)

Doenças do sistema digestivo

Constipação em adultos

Provavelmente benéficos	• Casca de *ispaghula* (*psyllium*) • Lactitol • Lactulose
Efetividade desconhecida	• Bisacodil • Cáscara • Docusato • Enemas de citrato de sódio • Enemas de fosfato • Metilcelulose • Óleos de sementes/óleo de *arachis* • Parafina • Sais de magnésio • Sena • *Sterculia* • Supositório de glicerol/glicerina

Data da pesquisa: outubro de 2006

DEFINIÇÃO Os hábitos intestinais e a percepção deles variam amplamente dentro das populações e entre elas, o que dificulta a definição de constipação. As pessoas com constipação podem ser divididas em duas categorias principais: aquelas com dificuldade evacuatória (mas com freqüência normal de movimentos intestinais) e aquelas com anormalidades do trânsito (que podem se apresentar como evacuações infreqüentes). Os critérios de Roma II são um instrumento padronizado que diagnostica a constipação crônica com base em dois ou mais dos seguintes sintomas por, no mínimo, 12 semanas no ano precedente: esforço na defecação em, pelo menos, um quarto das ocasiões; fezes firmes/endurecidas em, no mínimo, um quarto das vezes; sensação de evacuação incompleta em, no mínimo, um quarto das vezes; e três evacuações ou menos por semana. Na prática, porém, os critérios diagnósticos são menos rígidos e dependem em parte da percepção do hábito intestinal normal. Tipicamente, a constipação crônica é diagnosticada quando uma pessoa tem duas evacuações ou menos por semana durante duas semanas consecutivas, especialmente na presença de características como esforço para defecar, desconforto abdominal e uma sensação de evacuação incompleta. **População**: Para os propósitos desta revisão, incluímos todos os ECRs que mencionaram que todos os participantes tinham constipação crônica, independentemente de o diagnóstico ter sido feito de acordo com os critérios estritos de Roma II. Quando as definições de constipação nos ECRs diferiam marcadamente das apresentadas aqui, explicitamos essa diferença. Nesta revisão, tratamos da constipação crônica que não é causada por uma doença subjacente específica (algumas vezes conhecida como constipação idiopática) em adultos com mais de 18 anos, embora tenhamos incluído adultos com anismo. Excluímos estudos em gestantes e em pessoas com constipação associada com doenças orgânicas específicas subjacentes, como desidratação, neuropatia autonômica, lesão de medula espinal, obstrução intestinal, síndrome do cólon irritável ou íleo paralítico. Excluímos pessoas com doença de Parkinson e demência, pessoas em pós-operatório ou que tinham doença terminal. Esta revisão não aborda intervenções, como dantron, que são recomendadas para uso apenas em pessoas terminalmente doentes. **Diagnóstico**: O diagnóstico de constipação é inicialmente baseado na história (veja acima). Testes específicos disponíveis para

(continua)

Doenças do sistema digestivo

Constipação em adultos 173

(continuação)

investigação adicional incluem testes de função da tireóide, concentração de cálcio, enema baritado ou colonoscopia, proctograma de defecação, manometria anorretal e estudos do tempo de trânsito intestinal.

INCIDÊNCIA/PREVALÊNCIA Doze milhões de prescrições de laxativos foram feitas por clínicos gerais na Inglaterra em 2001. Os dados de prevalência são limitados por amostras pequenas e problemas com a definição. Uma pesquisa no Reino Unido com 731 mulheres verificou que 8,2% tinham constipação que atendia aos critérios de Roma II, e 8,5% definiam a si mesmas como constipadas. Uma pesquisa maior (1.892 adultos) constatou que 39% dos homens e 52% das mulheres relatavam esforço para defecar em mais de um quarto das vezes. A prevalência sobe em idosos. Diversas pesquisas em todo o mundo sugerem que, na comunidade, a prevalência entre idosos é de aproximadamente 20%.

ETIOLOGIA/FATORES DE RISCO Uma revisão sistemática sugeriu que os fatores associados com um risco aumentado de constipação incluíam dieta pobre em fibras, baixa ingesta de líquidos, mobilidade reduzida, consumo de drogas, como opióides e antidepressivos anticolinérgicos, e doença de Parkinson.

PROGNÓSTICO A constipação não-tratada pode levar à impacção fecal (resultando em incontinência fecal), particularmente em idosos e em pessoas confusas. A constipação foi sugerida como um fator de risco para hemorróidas e doença diverticular, mas não há evidências de causalidade.

Doenças do sistema digestivo

174 Doença de Crohn

Alexander C. von Roon, George E. Reese, Timothy R. Orchard e Paris P. Tekkis

PONTOS-CHAVE

- A doença de Crohn é uma condição crônica a longo prazo do trato gastrintestinal.

  Ela é caracterizada por inflamação granulomatosa e transmural que ocorre em um padrão descontínuo, com uma tendência à formação de fístulas.

  A causa é desconhecida, mas pode depender de interações entre predisposição genética, gatilhos ambientais e imunidade mucosa.

- Os corticosteróides são o tratamento de primeira linha para a indução da remissão da doença aguda.

  A budesonida geralmente é recomendada para doença ileocecal leve a moderada por ser apenas um pouco menos efetiva do que a prednisolona na indução da remissão, mas ela tem um perfil de efeitos adversos superior.

  A prednisolona ou a metilprednisolona são geralmente recomendadas para doença grave ou mais extensa por causa de sua eficácia superior.

- A azatioprina e a mercaptopurina são efetivas na indução da remissão e da cicatrização das fístulas na doença de Crohn, desde que o tratamento dure pelo menos 17 semanas. A monitorização para mielossupressão é obrigatória.

  Os aminossalicilatos (mesalazina, sulfassalazina) podem reduzir a atividade da doença, mas não sabemos qual é o melhor regime para induzir a remissão.

  O metotrexato na dose de 25 mg por semana aumenta as taxas de remissão e tem um efeito poupador de corticosteróides. Há consenso de que ele seja efetivo também para a manutenção.

  Os inibidores de citocinas (p. ex., infliximabe) podem ser efetivos na indução e manutenção da remissão da doença de Crohn, mas o seu perfil de efeitos adversos a longo prazo não é conhecido.

  Os antibióticos e a ciclosporina são pouco provavelmente benéficos na indução e manutenção da remissão.

- A cirurgia poupadora de intestino para induzir remissão pode ser preferível em relação à ressecção extensa para evitar a síndrome do intestino curto. A colectomia segmentar e a subtotal têm taxas de remissão semelhantes.

- A azatioprina tem-se mostrado benéfica na manutenção da remissão na doença de Crohn, isoladamente ou após cirurgia, e tem um efeito poupador de corticosteróides.

  O metotrexato e o infliximabe também podem manter a remissão em comparação com placebo, mas não sabemos se o metotrexato traz benefícios após a cirurgia.

  A cessação do tabagismo reduz o risco de recaída, mas óleos de peixe, probióticos e aminossalicilatos não têm se mostrado efetivos.

(i) Consulte www.clinicalevidence.bmj.com para texto integral e referências.

Quais são os efeitos dos tratamentos medicamentosos para a indução da remissão em adultos com doença de Crohn?

Provavelmente benéficos	<ul><li>Aminossalicilatos</li><li>Corticosteróides orais</li><li>Infliximabe</li><li>Metotrexato</li></ul>

Doenças do sistema digestivo
Doença de Crohn — 175

Contrabalanço entre benefícios e danos	• Azatioprina/mercaptopurina
Pouco provavelmente benéficos	• Antibióticos

Quais são os efeitos das intervenções no estilo de vida para a manutenção da remissão em adultos com doença de Crohn?

Benéficos	• Cessação do tabagismo
Efetividade desconhecida	• Nutrição enteral • Óleo de peixe • Probióticos

Quais são os efeitos das intervenções cirúrgicas para a indução da remissão em adultos com doença de Crohn no intestino delgado?

Provavelmente benéficos	• Ressecção
Efetividade desconhecida	• Estenoplastia

Quais são os efeitos das intervenções cirúrgicas para a indução da remissão em adultos com doença de Crohn colônica?

Provavelmente benéficos	• Colectomia segmentar

Quais são os efeitos das intervenções clínicas para a manutenção da remissão em adultos com doença de Crohn?

Provavelmente benéficos	• Infliximabe • Metotrexato
Contrabalanço entre benefícios e danos	• Azatioprina
Provavelmente inefetivos ou que causam danos	• Aminossalicilatos • Ciclosporina

Quais são os efeitos das intervenções clínicas para a manutenção da remissão após cirurgia em adultos com doença de Crohn?

Provavelmente benéficos	• Azatioprina/mercaptopurina

Doenças do sistema digestivo

Doença de Crohn

Efetividade desconhecida	• Ciclosporina • Metotrexato
Pouco provavelmente benéficos	• Aminossalicilatos

Data da pesquisa: março de 2006

DEFINIÇÃO A doença de Crohn é uma condição inflamatória crônica do trato gastrintestinal, caracterizada por inflamação granulomatosa e transmural, um padrão de distribuição descontínuo e fístulas. Embora qualquer parte do trato digestivo, da boca ao ânus, possa ser afetada, a doença de Crohn ocorre mais freqüentemente no íleo terminal, na região ileocecal, no cólon e na região perianal. A doença pode ser classificada ainda em doença inflamatória, fistulante e estenosante. Os sintomas variam, mas comumente incluem diarréia, dor abdominal, perda de peso, sangue ou muco nas fezes, dor perineal, secreção e irritação resultante das fístulas perianais. Manifestações extra-intestinais da doença incluem artrite, uveíte e erupção cutânea. **Diagnóstico**: Não há um padrão-ouro para o diagnóstico da doença de Crohn. O diagnóstico é feito pela avaliação clínica e por uma combinação de investigações endoscópicas, histológicas, radiológicas e bioquímicas. Os critérios internacionalmente aceitos para o diagnóstico de doença de Crohn foram definidos por Lennard-Jones. Após a exclusão de infecção, isquemia, irradiação e malignidade como causas para a inflamação intestinal, uma combinação de três ou mais dos seguintes achados ao exame clínico, investigação radiológica, endoscopia e exames histológicos e biópsias endoscópicas ou espécimes excisados é considerada diagnóstica: lesões inflamatórias crônicas da cavidade oral, do piloro ou duodeno, do intestino delgado ou do ânus; uma distribuição descontínua da doença (áreas de mucosa anormal separadas por mucosa normal); inflamação transmural (úlcera fissurante, abscesso ou fístula); fibrose (estenose); agregados linfóides ou úlceras aftóides; retenção de mucina colônica na biópsia, na presença de inflamação ativa; e granulomas (do tipo não-caseoso e não causado por corpos estranhos). Achados macroscópicos adicionais não-incluídos na classificação de Lennard-Jones que são considerados diagnósticos da doença de Crohn incluem o revestimento externo do intestino por tecido adiposo (*fat wrapping*), o aspecto em pedras de calçamento (*cobblestonning*) e o estreitamento da parede intestinal. Achados laboratoriais consistentes com doença de Crohn incluem anemia, trombocitose, níveis de proteína C-reativa aumentados e velocidade de sedimentação globular aumentada. Pode ser difícil distinguir doença de Crohn de colite ulcerativa, sobretudo quando apenas o cólon é afetado. Em 10 a 15% dos pacientes originalmente diagnosticados como tendo doença de Crohn, o diagnóstico muda para colite ulcerativa durante o primeiro ano.

INCIDÊNCIA/PREVALÊNCIA As estimativas da incidência de doença de Crohn no mundo variam consideravelmente. Na Europa, as taxas de incidência variam de 0,7 (Croácia) a 9,8 (Escócia) novos casos por 100.000 pessoas anualmente, enquanto, na América do Norte, elas variam de 3,6 (Califórnia) a 15,6 (Manitoba, Canadá). A incidência de doença de Crohn está aumentando, com taxas de incidência no Reino Unido, na Itália, na Islândia, na Finlândia e nos Estados Unidos tendo dobrado entre 1955 e 1995. A doença de Crohn é mais comumente diagnosticada no final da adolescência e no início da vida adulta, mas a média de idade ao diagnóstico em estudos da América do Norte varia de 33,4 a 45 anos. A doença de Crohn parece afetar mais comumente as mulheres do que os homens. Em uma revisão sistemática de estudos de coorte da América do Norte sobre doença de Crohn, a porcentagem de mulheres afetadas pela doença variou de 48 a 66% e estava acima de 50% em nove de onze estudos.

ETIOLOGIA/FATORES DE RISCO A verdadeira etiologia da doença de Crohn continua desconhecida. Teorias etiológicas atuais sugerem que a doença seja o resultado de uma predisposição genética, de defeitos regulatórios no sistema imune da mucosa intestinal e de gatilhos ambientais. Defeitos no sistema imune da mucosa intestinal estão principalmente relacionados com uma atividade desordenada das células T (um tipo de leucócito). Os gatilhos ambientais que têm sido ligados à doença de Crohn incluem tabagismo, dieta (alto consumo de açúcar) e o equilíbrio de bactérias benéficas e

(continua)

(continuação)

prejudiciais no intestino. Por último, há bastante debate desde que se cultivou *Mycobacterium avium paratuberculosis* em tecido intestinal de pessoas com doença de Crohn, com pouco acordo quanto à bactéria ser ou não uma causa infecciosa da doença de Crohn.

PROGNÓSTICO A doença de Crohn é uma condição duradoura, com períodos de doença ativa alternando-se com períodos de remissão. A doença causa incapacidade significativa, sendo que apenas 75% das pessoas afetadas são completamente capazes de trabalhar durante o ano do diagnóstico e 15% das pessoas são incapazes de trabalhar após cinco a dez anos da doença. Pelo menos 50% das pessoas com doença de Crohn precisam de tratamento cirúrgico durante os primeiros 10 anos da doença, e aproximadamente 70 a 80% precisarão de cirurgia em algum momento da vida. As pessoas com doença de Crohn têm um risco aumentado de câncer colorretal e do intestino delgado em comparação com a população normal. **Mortalidade**: As taxas de mortalidade entre pessoas com doença de Crohn são levemente mais altas do que as da população normal. Uma revisão sistemática de sete estudos de coorte baseados na população verificou que as estimativas de razões de mortalidade padronizadas eram maiores do que 1 em seis dos sete estudos, com estimativas variando de 0,72 (IC 95% 0,49 a 1,01) a 2,16 (IC 95% 1,54 a 2,94). A revisão também constatou que as taxas de mortalidade na doença de Crohn não mudaram nos últimos 40 anos.

Doenças do sistema digestivo

Doença diverticular do cólon

David Humes, John Simpson e Robin Spiller

PONTOS-CHAVE

- Os divertículos (protrusões mucosas através da parede do cólon) afetam mais de 5% dos adultos com 40 anos ou mais, mas apenas 10 a 25% das pessoas afetadas vão desenvolver sintomas como dor no abdome inferior.

    Sintomas recorrentes são comuns, e 5% das pessoas com divertículos acabam desenvolvendo complicações como perfuração, obstrução, hemorragia, fístulas ou abscessos.

    O uso de antiinflamatórios não-esteróides, corticosteróides e analgésicos opiáceos tem sido associado com um risco aumentado de perfuração do divertículo, ao passo que os antagonistas do cálcio podem proteger contra essas complicações.

- A suplementação de fibras na dieta e os laxativos como a metilcelulose e a lactulose são amplamente usados para tratar a doença diverticular não-complicada, mas não sabemos se eles reduzem os sintomas ou previnem complicações.

    Os antibióticos (rifaximina) mais a suplementação de fibras na dieta podem melhorar os sintomas mais do que apenas as fibras, mas aumentam o risco de efeitos adversos.

    Não sabemos se a mesalazina também é benéfica na melhora dos sintomas na doença diverticular não-complicada ou na redução de complicações após diverticulite aguda, já que estudos de boa qualidade não foram encontrados.

    Não sabemos se a ressecção colônica eletiva aberta ou laparoscópica melhora os sintomas em pessoas com doença diverticular não-complicada.

- A diverticulose aguda é freqüentemente tratada com líquidos intravenosos, ingesta oral limitada e uso de antibiótico de amplo espectro. Contudo, não sabemos se esse tratamento medicamentoso melhora os sintomas e as taxas de cura em pessoas com diverticulite aguda.

- A cirurgia geralmente é feita em pessoas com peritonite causada por diverticulite aguda perfurada, mas não sabemos se ela melhora os desfechos em comparação com a não-realização de cirurgia ou se alguma técnica cirúrgica é melhor na prevenção de complicações.

(i) Consulte www.clinicalevidence.bmj.com para texto integral e referências.

Quais são os efeitos dos tratamentos para doença diverticular não-complicada?	
Provavelmente benéficos	• Rifaximina (mais suplementação de fibras na dieta vs. suplementação de fibras isolada) para doença não-complicada
Efetividade desconhecida	• Antiespasmódicos para doença não-complicada
	• Cirurgia eletiva para doença não-complicada
	• Farelo e casca de *ispaghula* para doença não-complicada
	• Lactulose para doença não-complicada
	• Mesalazina para doença não-complicada
	• Metilcelulose para doença não-complicada

Doenças do sistema digestivo
Doença diverticular do cólon

Quais são os efeitos dos tratamentos para a prevenção das complicações da doença diverticular?

Efetividade desconhecida	• Aconselhamento para aumentar a ingesta de fibras para prevenir complicações • Mesalazina para prevenir complicações

Quais são os efeitos dos tratamentos para diverticulite aguda?

Efetividade desconhecida	• Cirurgia para diverticulite aguda • Tratamento clínico para diverticulite aguda

Data da pesquisa: março de 2007

DEFINIÇÃO Os divertículos colônicos são protrusões da mucosa através da parede do intestino grosso. Eles são freqüentemente acompanhados de alterações estruturais (elastose da *Taenia coli*, espessamento muscular e pregueamento mucoso). Eles habitualmente são múltiplos e ocorrem com mais freqüência no cólon sigmóide. A maioria das pessoas com divertículos colônicos é assintomática, com poucos achados ao exame clínico, enquanto 20% desenvolvem sintomas em algum momento. Se os divertículos estão associados com sintomas, isso é denominado doença diverticular. Se assintomáticos, então a condição é conhecida como diverticulose. As pessoas que chegam a desenvolver complicações associadas com os divertículos (inflamação, perfuração, fístulas, formação de abscessos, obstrução ou hemorragia) são referidas como tendo doença diverticular complicada. As pessoas com doença diverticular não-complicada podem relatar dor abdominal (principalmente dor em cólica na fossa ilíaca esquerda), distensão e hábito intestinal alterado, podendo apresentar algum dolorimento leve na fossa ilíaca esquerda ao exame. A diverticulite aguda ocorre quando um divertículo se inflama agudamente. As pessoas com diverticulite aguda tipicamente apresentam dor intensa na fossa ilíaca esquerda associada com febre, mal-estar e hábito intestinal alterado, com dolorimento na fossa ilíaca esquerda juntamente com sinais gerais de infecção, como febre e taquicardia.

INCIDÊNCIA/PREVALÊNCIA No Reino Unido, a incidência de diverticulose aumenta com a idade; cerca de 5% das pessoas são afetadas na quinta década de vida, e cerca de 50%, na nona década. A diverticulose é comum nos países desenvolvidos, embora exista uma prevalência menor de diverticulose em vegetarianos ocidentais que consomem uma dieta rica em fibras. A diverticulose é quase desconhecida na África rural e na Ásia.

ETIOLOGIA/FATORES DE RISCO Há uma associação entre as dietas pobres em fibras e a diverticulose do cólon. Estudos observacionais prospectivos constataram que tanto a atividade física quanto a dieta rica em fibras estão associadas com um risco menor de doença diverticular. Estudos de caso-controle encontraram uma associação entre doença diverticular perfurada e antiinflamatórios não-esteróides, corticosteróides e analgésicos opiáceos, tendo verificado que os antagonistas do cálcio têm um efeito protetor. Pessoas no Japão, em Cingapura e na Tailândia desenvolvem divertículos que afetam principalmente o lado direito do cólon.

PROGNÓSTICO A inflamação se desenvolverá em 10 a 25% das pessoas com divertículos em algum momento da vida. Não está claro por que algumas pessoas desenvolvem sintomas e outras não. Mesmo após o tratamento clínico bem-sucedido da diverticulite aguda, quase dois terços das pessoas sofrem dor recorrente no abdome inferior. A diverticulite recorrente é observada em 7 a 42% das pessoas com doença diverticular e, após a recuperação do ataque inicial, o risco anual calculado de sofrer um novo episódio é de 3%. Cerca de metade das recorrências ocorre no período de um ano do episódio inicial, e 90% ocorrem no período de cinco anos. As complicações da doença diverticular (perfuração, obstrução, hemorragia e formação de fístula) são vistas cada uma delas em cerca de 5% das pessoas com divertículos colônicos, quando acompanhadas por 10 a 30 anos. No Reino Unido, a incidência de perfuração é de 4 casos por 100.000 pessoas por ano, levando a cerca de 2.000 casos anualmente. A formação de abscessos intra-abdominais também é uma complicação reconhecida.

Doenças do sistema digestivo

180 Doença do refluxo gastresofágico

Paul Moayyedi, Brendan Delaney e David Forman

PONTOS-CHAVE

- Até 25% das pessoas têm sintomas da doença do refluxo gastresofágico (DRGE), mas somente 25 a 40% destas têm esofagite visível à endoscopia.

    Embora a obesidade, o tabagismo, o álcool e certos alimentos sejam considerados fatores de risco, não sabemos se eles realmente estão implicados na DRGE.

    Cerca de 80% das pessoas com DRGE terão sintomas recorrentes se o tratamento for interrompido, e a esofagite grave pode resultar em estenose esofágica ou esôfago de Barrett.

- Os inibidores da bomba de prótons aumentam a cicatrização na DRGE quando comparados com placebo e antagonistas H_2, mas não sabemos se há alguma droga específica mais efetiva do que as outras.

    Os antagonistas dos receptores H_2 reduzem o risco de esofagite persistente em comparação com placebo e podem melhorar os sintomas mais do que os antiácidos.

- Não sabemos se os antiácidos/alginatos ou o aconselhamento de estilo de vida para perder peso ou elevar a cabeceira da cama são benéficos na melhora dos sintomas de DRGE ou na prevenção de recorrência.

- O estimulante da motilidade cisaprida pode aumentar a cicatrização endoscópica do esôfago e reduzir o risco de recidiva, mas tem sido associado com problemas no ritmo cardíaco.

- Os inibidores da bomba de prótons em doses baixas ou em doses-padrão reduzem a recidiva de esofagite e os sintomas de refluxo em comparação com placebo ou antagonistas H_2, mas não sabemos qual é o regime medicamentoso ideal.

    Os antagonistas H_2 podem reduzir o risco de recidiva dos sintomas de refluxo, embora eles não tenham mostrado prevenir a recorrência de esofagite.

- A cirurgia laparoscópica ou aberta (fundoplicatura de Nissen) pode melhorar a esofagite endoscópica em comparação com o tratamento clínico, apesar de estudos mostrarem resultados conflitantes.

    A cirurgia laparoscópica parece ser tão efetiva quanto a cirurgia aberta, com riscos mais baixos de morbidade operatória e menor duração da hospitalização, mas os dois tipos de cirurgia podem apresentar complicações graves.

(i) Consulte www.clinicalevidence.bmj.com para texto integral e referências.

Quais são os efeitos do tratamento inicial da doença do refluxo gastresofágico associada com esofagite?

Benéficos	- Antagonistas dos receptores H_2 - Inibidores da bomba de prótons
Efetividade desconhecida	- Aconselhamento/modificação de estilo de vida - Antiácidos/alginatos
Provavelmente inefetivos ou que causam danos	- Estimulantes da motilidade

Doenças do sistema digestivo
Doença do refluxo gastresofágico

Quais são os efeitos do tratamento de manutenção da doença do refluxo gastresofágico associada com esofagite?

Benéficos	• Inibidores da bomba de prótons
Provavelmente benéficos	• Antagonistas dos receptores H_2
Contrabalanço entre benefícios e danos	• Cirurgia aberta • Cirurgia laparoscópica
Efetividade desconhecida	• Aconselhamento/modificação de estilo de vida • Antiácidos/alginatos
Provavelmente inefetivos ou que causam danos	• Estimulantes da motilidade

Data da pesquisa: julho de 2005

DEFINIÇÃO A doença do refluxo gastresofágico (DRGE) é definida como o refluxo do conteúdo gastroduodenal ao esôfago, causando sintomas que são suficientes para interferir com a qualidade de vida. As pessoas com DRGE freqüentemente têm sintomas de pirose e regurgitação ácida. A DRGE pode ser classificada de acordo com os resultados da endoscopia gastrintestinal superior. Atualmente, o método mais validado é a classificação de Los Angeles, em que uma endoscopia mostrando rupturas mucosas no esôfago distal indica a presença de esofagite, cuja gravidade vai do grau A (rupturas mucosas <5 mm no esôfago) ao grau D (rupturas circunferenciais na mucosa do esôfago). Alternativamente, a gravidade pode ser graduada de acordo com a classificação de Savary-Miller (grau I: erosões lineares e não-confluentes; até grau IV: ulcerações graves ou estenose).

INCIDÊNCIA/PREVALÊNCIA Pesquisas na Europa e nos Estados Unidos sugerem que 20 a 25% da população têm sintomas de DRGE e que 7% têm pirose diariamente. Em serviços de atenção primária, em torno de 25 a 40% das pessoas com DRGE têm esofagite na endoscopia, mas a maioria tem doença do refluxo com endoscopia negativa.

ETIOLOGIA/FATORES DE RISCO Não encontramos evidências de fatores preditivos claros para a DRGE. A obesidade é relatada como um fator de risco para a DRGE, mas os dados epidemiológicos são conflitantes. Acredita-se que o tabagismo e o uso de álcool também predisponham à DRGE, mas os dados observacionais são limitados. Tem sido sugerido que alguns alimentos, como café, balas de menta, gordura da dieta, cebolas, frutas cítricas ou tomates, podem predispor à DRGE. Porém, encontramos dados insuficientes sobre o papel desses fatores. Encontramos evidência limitada de que as drogas que relaxam o esfíncter esofágico inferior, como os bloqueadores dos canais de cálcio, podem provocar DRGE. Estudos em gêmeos sugerem que pode haver uma predisposição genética para a DRGE.

PROGNÓSTICO A DRGE é uma condição crônica, com cerca de 80% das pessoas tendo recidiva assim que a medicação é suspensa. Dessa forma, muitas pessoas precisam de tratamento clínico prolongado ou cirurgia. A doença do refluxo com endoscopia negativa permanece estável, com uma minoria de pessoas desenvolvendo esofagite ao longo do tempo. Porém, as pessoas com esofagite grave podem desenvolver complicações como estenose esofágica e esôfago de Barrett.

Fissura anal crônica

Rick Nelson

PONTOS-CHAVE

- As fissuras anais crônicas ocorrem tipicamente na linha média, com fibras esfincterianas visíveis na base da fissura, papilas anais, plicomas sentinela e margens endurecidas.

  As fissuras anais são uma causa comum de dor anal durante a defecação e por uma a duas horas depois dela. A causa não é completamente compreendida, mas uma dieta com baixa ingesta de fibras pode ser um fator de risco.

  As fissuras crônicas tipicamente têm uma história cíclica de cicatrização intermitente e recorrência, mas em torno de 35% acabarão cicatrizando sem intervenção.

  Características atípicas, como fissuras irregulares, largas ou múltiplas, ou aquelas não na linha média, podem indicar malignidade subjacente, infecções sexualmente transmitidas ou trauma.

- Há consenso de que o doador de óxido nítrico trinitrato de glicerila é um tratamento de primeira linha efetivo para fissura anal crônica. Contudo, os estudos diferem grandemente, e ele é menos efetivo na cicatrização de fissuras do que o tratamento cirúrgico.

  O trinitrato de glicerila tópico aumenta o risco de cefaléias e pode tornar provável a ocorrência de incontinência para gases.

- A esfincterotomia anal interna tem mostrado melhorar a cicatrização das fissuras em comparação com o tratamento com doadores de óxido nítrico (como trinitrato de glicerila tópico) e complexo toxina botulínica A-hemaglutinina.

  A esfincterotomia anal interna pode aumentar a cicatrização das fissuras em comparação com distensão/dilatação anal, sendo que esta última tem maior probabilidade de causar incontinência para flatos.

  Não sabemos se a esfincterotomia anal interna é melhor ou pior do que o retalho de avanço anal na melhora da satisfação do paciente ou na cicatrização da fissura.

- Não sabemos se os bloqueadores dos canais de cálcio são mais ou menos efetivos do que placebo ou outros tratamentos na cicatrização das fissuras.

  A administração oral de diltiazem aumenta de forma significativa náuseas, vômitos, cefaléia, erupções cutâneas e alteração do olfato em comparação com a aplicação tópica, podendo não ser mais efetiva.

Consulte www.clinicalevidence.bmj.com para texto integral e referências.

Quais são os efeitos dos tratamentos não-cirúrgicos para fissura anal crônica?	
Provavelmente benéficos	• Doadores de óxido nítrico (uso tópico de trinitrato de glicerila, mononitrato de isossorbida, dinitrato de isossorbida; provavelmente benéficos como tratamento de primeira linha, porém menos efetivos do que esfincterotomia anal interna)*
Efetividade desconhecida	• Bloqueadores dos canais de cálcio (diltiazem, nifedipina) • Complexo toxina botulínica A-hemaglutinina • Complexo toxina botulínica A-hemaglutinina mais nitratos

Doenças do sistema digestivo

Fissura anal crônica

Quais são os efeitos dos tratamentos cirúrgicos para fissura anal crônica?	
Benéficos	• Esfincterotomia anal interna
Efetividade desconhecida	• Retalho de avanço anal (evidência limitada em relação a ser tão efetivo quanto esfincterotomia anal interna com base em um ECR pequeno)
Pouco provavelmente benéficos	• Distensão/dilatação anal (em comparação com esfincterotomia anal interna)

Data da pesquisa: janeiro de 2007

*A classificação é baseada em evidência limitada e consenso de que os doadores de óxido nítrico são benéficos.

DEFINIÇÃO Uma fissura anal é uma úlcera ou laceração no epitélio escamoso do canal anal distal, geralmente na linha média posterior. As pessoas com uma fissura anal costumam ter dor durante a defecação e por uma a duas horas depois dela. Fissuras múltiplas; fissuras grandes, irregulares ou grandes e irregulares; ou fissuras fora da linha média são consideradas atípicas. As fissuras atípicas podem ser causadas por malignidade, quimioterapia, infecção sexualmente transmitida, doença intestinal inflamatória ou outros traumas. Os tratamentos para fissuras atípicas não são incluídos nesta revisão. Não está claro qual é a melhor estratégia de tratamento para pessoas que têm fissura anal sem dor e nas quais uma etiologia atípica foi excluída. As **fissuras anais agudas** têm bordos mucosos frescos bem-demarcados, freqüentemente com tecido de granulação em sua base. A maioria das fissuras agudas cicatrizará espontaneamente. **Fissuras anais crônicas:** Fissuras que persistem por mais do que quatro semanas ou fissuras recorrentes são geralmente definidas como crônicas. As fissuras anais crônicas têm características anatômicas distintas, como fibras do esfíncter visíveis na base da fissura, papilas anais, plicomas sentinela e margens endurecidas. A maior parte dos estudos exige apenas a presença de um destes sinais ou sintomas de cronicidade para classificar uma fissura como crônica. Esta revisão trata apenas de fissuras anais crônicas.

INCIDÊNCIA/PREVALÊNCIA As fissuras anais são uma causa comum de dor anal em todos os grupos etários, mas não encontramos evidência confiável sobre a incidência exata.

ETIOLOGIA/FATORES DE RISCO A causa da fissura anal não é completamente compreendida. A baixa ingesta de fibras na dieta pode ser um fator de risco para o desenvolvimento de fissura anal aguda. Pessoas com fissura anal freqüentemente têm pressões de repouso do canal anal elevadas com espasmo anal, o que pode dar origem à isquemia.

PROGNÓSTICO A fissura crônica tipicamente tem uma história de dor cíclica com cicatrização intermitente e então recorrência. Uma revisão sistemática encontrou taxas de cicatrização em torno de 35% sem intervenção, dependendo da duração do seguimento do estudo.

Doenças do sistema digestivo

184 Hemorróidas

R. Justin Davies

PONTOS-CHAVE

- As hemorróidas são coxins de tecido vascular submucoso localizados no canal anal, começando logo abaixo da linha dentada. A doença hemorroidária ocorre quando há sintomas como sangramento, prolapso, dor, trombose, secreção de muco e prurido.

    É difícil determinar sua incidência porque muitas pessoas com a condição nunca consultarão um médico, embora um estudo tenha encontrado 10 milhões de pessoas nos Estados Unidos com queixas da doença.

- As hemorróidas de primeiro e segundo grau são classicamente tratadas com alguma forma de intervenção não-cirúrgica ablativa/fixativa, as de terceiro grau são tratadas com ligadura elástica ou hemorroidectomia e as de quarto grau, com hemorroidectomia.

- A ligadura elástica é conhecida por ser altamente efetiva para o tratamento de hemorróidas de primeiro, segundo e até algumas de terceiro grau.

    A ligadura elástica pode produzir alguns efeitos adversos imediatos, motivo pelo qual o clínico deve sempre obter consentimento informado.

- A hemorroidectomia fechada parece ser um tratamento efetivo para o alívio dos sintomas em pessoas com hemorróidas de primeiro a quarto graus.

    Embora efetiva, a hemorroidectomia fechada parece estar associada com maiores complicações pós-operatórias do que a ligação arterial hemorroidária ou a hemorroidectomia com grampos.

- A hemorroidectomia excisional aberta pode ser efetiva no tratamento de todos os graus de hemorróidas, embora ela produza níveis de efeitos adversos semelhantes aos da hemorroidectomia fechada.

- A coagulação com infravermelho pode ser tão efetiva quanto a ligadura elástica e a escleroterapia com injeção no tratamento de hemorróidas de primeiro e segundo grau.

- Não encontramos evidência suficiente para julgar a efetividade da escleroterapia com injeção ou da ligação arterial hemorroidária.

- Embora a hemorroidectomia com grampos pareça ser efetiva no tratamento de pessoas com hemorróidas mais graves, alguns dos efeitos adversos são potencialmente ameaçadores à vida, de modo que o procedimento só deve ser realizado por um cirurgião com treinamento em cirurgia colorretal.

(i) Consulte www.clinicalevidence.bmj.com para texto integral e referências.

Quais são os efeitos dos tratamentos para doença hemorroidária?	
Benéficos	• Ligadura elástica
Provavelmente benéficos	• Coagulação com infravermelho/fotocoagulação • Hemorroidectomia excisional aberta (Milligan-Morgan/diatermia) • Hemorroidectomia fechada
Contrabalanço entre benefícios e danos	• Hemorroidectomia com grampos
Efetividade desconhecida	• Escleroterapia com injeção • Ligação arterial hemorroidária

Data da pesquisa: março de 2005

Doenças do sistema digestivo

Hemorróidas

DEFINIÇÃO Hemorróidas são coxins de tecido vascular submucoso localizados no canal anal, começando logo abaixo da linha dentada. Esses coxins vasculares são uma estrutura anatômica normal do canal anal, e sua existência não necessariamente indica doença hemorroidária real. A doença hemorroidária ocorre quando há sintomas como sangramento, prolapso, dor, trombose, descarga de muco e prurido. O sangramento retal é a manifestação mais comum da doença hemorroidária. O sangramento tende a ser vermelho-vivo e ocorre no papel higiênico ou goteja no vaso sanitário. As hemorróidas podem ocorrer internamente, externamente, ou podem ser mistas (componentes internos e externos). Se ocorrer prolapso, uma massa perianal pode ficar evidente com a defecação. As hemorróidas são tradicionalmente classificadas em quatro graus. **Primeiro grau**: As hemorróidas sangram com a defecação, mas não prolapsam. As hemorróidas de primeiro grau associadas com sintomas leves são geralmente secundárias a perda de sangue de veias ou arteríolas de paredes finas e levemente inflamadas. O manejo conservador com manipulação dietética (adição de fibras) e a atenção à higiene anal costumam ser adequados. O sangramento retal recorrente pode exigir ablação dos vasos com técnicas ablativas não-cirúrgicas, como escleroterapia com injeção, coagulação com infravermelho ou ligadura elástica. A coagulação com infravermelho é pouco usada na prática clínica no Reino Unido hoje em dia, enquanto a ligadura elástica e a escleroterapia com injeção são empregadas muito comumente. **Segundo grau**: As hemorróidas prolapsam com a defecação e reduzem espontaneamente. As hemorróidas de segundo grau podem ser tratadas com ligadura elástica ou outras técnicas ablativas não-cirúrgicas. **Terceiro grau**: As hemorróidas prolapsam e exigem redução manual. Nas hemorróidas de terceiro grau, nas quais há destruição significativa dos ligamentos suspensórios, a relocalização e a fixação da mucosa para a parede muscular subjacente são geralmente necessárias. O prolapso pode ser tratado com ligadura elástica inicialmente, mas a hemorroidectomia pode ser necessária, em especial se o prolapso é visto em mais do que uma posição. **Quarto grau**: As hemorróidas prolapsam e não podem ser reduzidas. Se o tratamento for necessário, as hemorróidas de quarto grau exigem hemorroidectomia. Acredita-se que as hemorróidas estejam associadas com constipação crônica, esforço para defecação, gravidez e dieta com poucas fibras. A freqüência, a duração e a gravidade dos sintomas hemorroidários, como sangramento, prolapso ou ambos, determinam o tipo de tratamento. Muitas vezes, sintomas ausentes ou episódicos não precisam de tratamento, e a presença de sintomas não torna obrigatório o tratamento invasivo. Algumas pessoas escolhem não fazer o tratamento se forem adequadamente asseguradas de que não há outras causas mais sérias para os seus sintomas.

INCIDÊNCIA/PREVALÊNCIA As hemorróidas parecem ser comuns na população geral, mas não encontramos dados confiáveis quanto à incidência. Dados do National Center for Health Statistics constataram que 10 milhões de pessoas nos Estados Unidos têm queixas de hemorróidas, levando-a a uma taxa de prevalência de 4,4%. Todavia, uma estimativa verdadeira para a prevalência de hemorróidas não é conhecida, uma vez que há pessoas com a condição que nunca consultam um médico.

ETIOLOGIA/FATORES DE RISCO A causa das hemorróidas permanece desconhecida, mas acredita-se que o deslizamento para baixo dos coxins vasculares anais seja a explicação mais provável. Outras causas possíveis incluem esforço para defecação, postura ereta e obstrução do retorno venoso por pressão intra-abdominal aumentada, por exemplo, na gravidez. Acredita-se que possa haver uma predisposição hereditária em alguns indivíduos, embora possivelmente devendo-se à fraqueza congênita da parede venosa.

PROGNÓSTICO O prognóstico costuma ser excelente, uma vez que muitos episódios sintomáticos cedem com medidas conservadoras apenas. Se for necessário realizar intervenção adicional, o prognóstico continua sendo muito bom, embora sintomas recorrentes possam ocorrer. Cedo no curso clínico das hemorróidas, o prolapso reduz espontaneamente. Mais tarde, o prolapso pode precisar de redução manual e resultar em secreção de muco, o que pode causar prurido anal. A dor em geral não é um sintoma das hemorróidas internas a menos que elas estejam prolapsadas. A dor pode estar associada com hemorróidas externas trombosadas. A morte por sangramento de hemorróidas é um evento muito raro.

Doenças do sistema digestivo

Hérnia inguinal

Andre Chow, Sanjay Purkayastha, Thanos Athanasiou, Paris Tekkis e Ara Darzi

PONTOS-CHAVE

- Os principais fatores de risco para hérnia inguinal são sexo masculino e idade avançada.

  As complicações da hérnia inguinal incluem estrangulamento, obstrução intestinal e infarto. Pode haver recorrência após a cirurgia.

- O consenso é de que a cirurgia é o tratamento de escolha para a hérnia inguinal, embora poucos estudos de boa qualidade tenham comparado a cirurgia com o tratamento expectante.

- O reparo aberto com sutura é um tratamento cirúrgico bem estabelecido para pessoas com hérnia inguinal unilateral, mas ele parece ser menos efetivo na prevenção de recorrência e prolonga a recuperação em comparação com outras técnicas.

  O reparo aberto com tela reduz o risco de recorrência em comparação com o reparo aberto com sutura, sem aumentar a taxa de complicações cirúrgicas.

  O reparo laparoscópico totalmente extraperitoneal (TEP) pode causar menos dor, recuperação mais rápida e taxas semelhantes de recorrência em comparação com o reparo aberto com tela, mas os estudos têm gerado resultados inconclusivos.

  O reparo laparoscópico transabdominal pré-peritoneal (TAPP) reduz a dor e acelera a recuperação em comparação com o reparo aberto com tela, mas os dois procedimentos têm taxas semelhantes de recorrência.

- O reparo aberto com sutura pode estar associado com prazos maiores de recuperação em comparação com o reparo aberto com tela ou o reparo laparoscópico TAPP em pessoas com hérnia inguinal bilateral.

  O reparo aberto com tela parece ser tão efetivo quanto o TEP, mas pode prolongar o tempo para recuperação e aumentar as taxas de complicações em comparação com o reparo laparoscópico TAPP.

- O reparo aberto com sutura pode estar associado com um tempo aumentado para recuperação em comparação com o reparo aberto com tela em pessoas com hérnia inguinal recorrente.

  Não sabemos de que maneira o reparo aberto com sutura é comparável com o reparo laparoscópico TEP ou TAPP em pessoas com hérnia inguinal recorrente.

  Os reparos laparoscópicos TAPP e TEP podem reduzir o tempo para recuperação em comparação com o reparo aberto com tela, mas as taxas de complicações parecem ser semelhantes.

(i) Consulte www.clinicalevidence.bmj.com para texto integral e referências.

Quais são os efeitos dos tratamentos eletivos para hérnia inguinal unilateral primária em adultos?	
Benéficos	• Reparo aberto com tela (recorrência reduzida em comparação com reparo aberto com sutura, sem aumento nas complicações cirúrgicas)
	• Reparo laparoscópico totalmente extraperitoneal (TEP) (reduziu a dor e o tempo para o retorno às atividades usuais em comparação com reparo aberto)
	• Reparo laparoscópico transabdominal pré-peritoneal (TAPP) (reduziu a dor e o tempo para o retorno às atividades usuais em comparação com reparo aberto)

Doenças do sistema digestivo

Hérnia inguinal | **187**

Provavelmente benéficos	• Reparo aberto com sutura (técnica cirúrgica bem estabelecida, convencional, porém menos efetiva para melhorar desfechos clinicamente importantes do que reparo aberto com tela, reparo laparoscópico)*
Efetividade desconhecida	• Manejo expectante

Quais são os efeitos dos tratamentos eletivos para hérnia inguinal bilateral primária em adultos?

Provavelmente benéficos	• Reparo aberto com sutura (técnica cirúrgica bem estabelecida, convencional, mas pode ser menos efetiva para melhorar desfechos clinicamente importantes do que reparo aberto com tela ou reparo laparoscópico transabdominal pré-peritoneal – TAPP)* • Reparo aberto com tela (pode reduzir a duração da permanência hospitalar em comparação com reparo aberto com sutura) • Reparo laparoscópico totalmente extraperitoneal (TEP) (desfechos semelhantes ao reparo aberto com tela) • Reparo laparoscópico transabdominal pré-peritoneal (TAPP) (pode reduzir o tempo para o retorno às atividades normais em comparação com reparo aberto)
Efetividade desconhecida	• Manejo expectante

Quais são os efeitos dos tratamentos eletivos para hérnia inguinal recorrente em adultos?

Provavelmente benéficos	• Reparo aberto com sutura (técnica cirúrgica bem estabelecida, convencional, mas pode ser menos efetiva na melhora de desfechos clinicamente importantes do que reparo aberto com tela ou reparo laparoscópico transabdominal pré-peritoneal – TAPP)* • Reparo aberto com tela (duração da permanência hospitalar levemente reduzida em comparação com reparo aberto com sutura; outros efeitos incertos) • Reparo laparoscópico totalmente extraperitoneal (TEP) (pode reduzir o tempo para o retorno às atividades normais em comparação com reparo aberto com tela) • Reparo laparoscópico transabdominal pré-peritoneal (TAPP) (pode reduzir o tempo para o retorno às atividades normais em comparação com reparo aberto; outros efeitos incertos)
Efetividade desconhecida	• Manejo expectante

Data da pesquisa: setembro de 2006

*Baseado em experiência clínica e consenso.

Doenças do sistema digestivo

Hérnia inguinal

DEFINIÇÃO Hérnia inguinal é uma protrusão do peritônio, com ou sem seus conteúdos, que ocorre através dos músculos da parede abdominal anterior ao nível do canal inguinal, na virilha. Ocorre quase sempre em homens, devido à fraqueza inerente da parede abdominal onde o cordão espermático passa através do canal inguinal. Uma porção do intestino pode ficar presa na bolsa peritoneal e apresentar-se como uma protuberância na virilha. A hérnia pode estender-se para dentro do escroto e causar desconforto ou dor. As hérnias primárias referem-se à primeira apresentação de uma hérnia e são distintas das hérnias recorrentes. Uma hérnia é descrita como redutível se ocorrer intermitentemente (p. ex., ao fazer esforço ou ficar de pé) e puder ser empurrada de volta para a cavidade abdominal, e é irredutível se ficar permanentemente fora da cavidade abdominal. A hérnia inguinal costuma ser uma condição duradoura, e o diagnóstico é feito clinicamente, com base nesses sinais e sintomas típicos. A condição pode ocorrer em uma virilha (hérnia unilateral) ou em ambas as virilhas simultaneamente (hérnia bilateral), e pode recorrer após o tratamento (hérnia recorrente). Ocasionalmente, uma hérnia pode apresentar-se de forma aguda por causa de complicações (veja prognóstico adiante). A experiência clínica e a opinião de consenso sugerem que a intervenção cirúrgica é um tratamento efetivo para hérnia inguinal. Contudo, a cirurgia está associada com complicações (veja desfechos adiante), de forma que muito desta revisão examina a efetividade e a segurança relativas de diferentes técnicas cirúrgicas. As hérnias inguinais são freqüentemente classificadas como diretas ou indiretas, dependendo de o saco herniário protruir diretamente através da parede posterior do canal inguinal (hérnia direta), ou, ao contrário, passar através do anel inguinal interno junto ao cordão espermático, seguindo o curso do canal inguinal (hérnia indireta). Entretanto, nenhum dos estudos que identificamos distinguiu entre esses dois tipos de hérnia inguinal. Os estudos identificados forneceram poucos detalhes sobre a gravidade da hérnia entre os participantes incluídos. Em geral, os estudos excluíram explicitamente pessoas com hérnias complicadas ou irredutíveis, grandes hérnias (estendendo-se ao escroto) ou co-morbidades graves, bem como aquelas com alto risco cirúrgico (p. ex., por causa de distúrbios da coagulação). Nesta revisão, abordamos apenas hérnias inguinais não-complicadas e não-agudas em adultos.

INCIDÊNCIA/PREVALÊNCIA A hérnia inguinal em geral é reparada cirurgicamente em países ricos. Dados de auditorias cirúrgicas fornecem, portanto, estimativas razoáveis de incidência. Encontramos uma diretriz ordenada nacionalmente, a qual relatou que, em 2001-2002, houve cerca de 70.000 cirurgias para hérnia inguinal realizadas na Inglaterra, envolvendo 0,14% da população e exigindo mais de 100.000 leitos hospitalares-dias do National Health Service. Desses procedimentos, 62.969 foram para reparo de hérnias primárias e 4.939 para reparo de hérnias recorrentes. Um número semelhante de reparos de hérnia inguinal foi realizado no sistema público de saúde na Inglaterra em 2002-2003. Nos Estados Unidos, estimativas baseadas em dados transversais sugerem que cerca de 700.000 reparos de hérnia inguinal foram realizados em 1993. Um inquérito nacional de clínica geral cobrindo quase 1% da população da Inglaterra e do País de Gales em 1991-1992 verificou que quase 95% das pessoas que se apresentavam aos setores de cuidados primários com hérnia inguinal eram homens. Essa análise constatou que a incidência aumentava de cerca de 11/10.000 pessoas anos em homens de 16 a 24 anos para aproximadamente 200/10.000 pessoas anos em homens com 75 anos ou mais.

ETIOLOGIA/FATORES DE RISCO Idade e sexo masculino são fatores de risco (veja incidência/prevalência acima). Tosse crônica e trabalho manual envolvendo levantamento de peso são convencionalmente considerados fatores de risco porque levam a uma pressão intra-abdominal alta. A obesidade também tem sido sugerida como um fator de risco. Todavia, não encontramos dados confiáveis para quantificar esses riscos.

PROGNÓSTICO Encontramos poucos dados confiáveis sobre prognóstico da hérnia não-tratada. Estrangulação, obstrução intestinal e infarto são as complicações agudas mais importantes da hérnia não-tratada, sendo potencialmente ameaçadoras à vida. Estatísticas nacionais da Inglaterra constataram que 5% dos reparos de hérnia inguinal primária foram realizados como emergências (presumivelmente devido a complicações agudas) em 1998-1999. Acredita-se que idade avançada, maior duração da hérnia e maior duração da irredutibilidade sejam fatores de risco para complicação aguda, embora não tenhamos encontrado nenhum dado confiável para quantificar esses efeitos.

Doenças do sistema digestivo
Infecção por *Helicobacter pylori*

Alex Ford, Cliodna McNulty, Brendan Delaney e Paul Moayyedi

PONTOS-CHAVE

- O principal efeito da infecção por *Helicobacter pylori* é a gastrite crônica duradoura, afetando até 20% da população de adultos jovens, mas 50 a 80% dos adultos nascidos antes de 1950 em países ricos.

    A infecção por *H. pylori* pode ser identificada indiretamente pelo teste da 13C uréia exalada e por testes de antígeno nas fezes, que são mais acurados do que a sorologia.

    A transmissão e as taxas de prevalência são mais altas onde há pobreza infantil. As taxas de reinfecção do adulto são de menos de 1% ao ano.

    Em pessoas com infecção por *H. pylori*, cerca de 15% vão desenvolver uma úlcera péptica e 1% vai desenvolver câncer gástrico ao longo de sua vida.

- A erradicação do *H. pylori* aumenta a probabilidade de cicatrização das úlceras duodenais e diminui o risco de sangramento de úlceras gástricas e duodenais, tanto isoladamente como quando combinada com tratamento com drogas anti-secretoras. A erradicação reduz bastante o risco de recorrência de uma úlcera duodenal.

    Contudo, não sabemos se a erradicação aumenta a cicatrização de úlceras gástricas ou reduz a recorrência após a cicatrização de uma úlcera gástrica.

    A erradicação do *H. pylori* pode reduzir o risco de úlceras relacionadas a antiinflamatórios não-esteróides em pessoas sem úlceras prévias. Porém, não sabemos se ela reduz as úlceras relacionadas a antiinflamatórios não-esteróides ou o sangramento em pessoas com úlceras prévias.

- Em áreas de baixa prevalência de *H. pylori*, poucas úlceras são causadas pela infecção por *H. pylori*. A erradicação pode ser menos efetiva na prevenção de úlceras nessas áreas em comparação com áreas de maior prevalência.

- A erradicação do *H. pylori* reduz os sintomas de dispepsia, mas não os de doença do refluxo gastresofágico.

    A erradicação do *H. pylori* tem mostrado reduzir os sintomas dispépticos em pessoas com dispepsia não-ulcerosa ou dispepsia não-investigada em comparação com placebo.

- Apesar da associação entre infecção por *H. pylori* e câncer de estômago, nenhum estudo mostrou um risco reduzido após tratamento de erradicação.

    As lesões por linfoma gástrico de células B podem regredir após a erradicação do *H. pylori*, mas não temos certeza.

- Os regimes triplos parecem ser mais efetivos do que os regimes duplos, com o tratamento triplo de duas semanas sendo mais efetivo do que o tratamento triplo de uma semana.

    Um regime quádruplo de três dias é tão efetivo quanto um regime triplo de uma semana, mas tem menos efeitos adversos.

    Os antibióticos podem causar efeitos adversos como náuseas e diarréia. O bismuto pode deixar as fezes pretas.

(i) Consulte www.clinicalevidence.bmj.com para texto integral e referências.

Quais são os efeitos do tratamento de erradicação do *Helicobacter pylori* em pessoas com uma úlcera duodenal comprovada?	
Benéficos	• Erradicação do *Helicobacter pylori* para cicatrização e prevenção de recorrência da úlcera duodenal

Doenças do sistema digestivo

Infecção por *Helicobacter pylori*

Quais são os efeitos do tratamento de erradicação do *Helicobacter pylori* em pessoas com uma úlcera gástrica comprovada?

Benéficos	• Erradicação do *Helicobacter pylori* para cicatrização e prevenção de recorrência da úlcera gástrica

Quais são os efeitos do tratamento de erradicação do *Helicobacter pylori* em pessoas com úlceras pépticas relacionadas com antiinflamatórios não-esteróides?

Efetividade desconhecida	• Erradicação do *Helicobacter pylori* para cicatrização de úlceras pépticas relacionadas com antiinflamatórios não-esteróides

Quais são os efeitos do tratamento de erradicação do *Helicobacter pylori* para a prevenção de úlceras pépticas relacionadas com antiinflamatórios não-esteróides em pessoas com úlceras prévias ou dispepsia?

Efetividade desconhecida	• Erradicação do *Helicobacter pylori* para prevenção de úlceras pépticas relacionadas com antiinflamatórios não-esteróides em pessoas com úlceras prévias ou dispepsia

Quais são os efeitos do tratamento de erradicação do *Helicobacter pylori* para a prevenção de úlceras pépticas relacionadas com antiinflamatórios não-esteróides em pessoas sem úlceras prévias?

Provavelmente benéficos	• Erradicação do *Helicobacter pylori* para prevenção de úlceras pépticas relacionadas com antiinflamatórios não-esteróides em pessoas sem úlceras prévias (mais efetiva do que placebo e tão efetiva quanto tratamento anti-secretor)

Quais são os efeitos do tratamento de erradicação do *Helicobacter pylori* em pessoas com doença do refluxo gastresofágico comprovada?

Pouco provavelmente benéficos	• Erradicação do *Helicobacter pylori* em pessoas *Helicobacter pylori*-positivas com doença do refluxo gastresofágico

Quais são os efeitos do tratamento de erradicação do *Helicobacter pylori* em pessoas com linfoma de células B localizado do estômago?

Efetividade desconhecida	• Erradicação do *Helicobacter pylori* para linfoma gástrico de células B localizado

Quais são os efeitos do tratamento de erradicação do *Helicobacter pylori* sobre o risco de desenvolver câncer gástrico?

Efetividade desconhecida	• Erradicação do *Helicobacter pylori* para prevenção do câncer gástrico

Doenças do sistema digestivo
Infecção por *Helicobacter pylori*

Quais são os efeitos do tratamento de erradicação do *Helicobacter pylori* em pessoas com dispepsia não-ulcerosa comprovada?

Benéficos	• Erradicação do *Helicobacter pylori* para dispepsia não-ulcerosa

Quais são os efeitos do tratamento de erradicação do *Helicobacter pylori* em pessoas com dispepsia não-investigada?

Benéficos	• Erradicação do *Helicobacter pylori* em pessoas com dispepsia não-investigada (mais efetiva do que placebo)*

Os tratamentos de erradicação diferem quanto aos seus efeitos?

Provavelmente benéficos	• Regime quádruplo de três dias (tão efetivo quanto regime triplo de uma semana, porém com menos efeitos adversos)
	• Regime quádruplo (tão efetivo quanto regime triplo)
	• Regime triplo de duas semanas (mais efetivo do que regime triplo de uma semana)
	• Regime triplo (mais efetivo do que regime duplo)
Efetividade desconhecida	• Diferentes regimes triplos (efeitos relativos de diferentes combinações de drogas nos desfechos clínicos são incertos)

Data da pesquisa: setembro de 2006

*A endoscopia não deve ser adiada em pessoas com risco de malignidade.

DEFINIÇÃO O *Helicobacter pylori* é uma bactéria espiralada flagelada gram-negativa encontrada no estômago. A infecção com *H. pylori* é adquirida predominantemente na infância. A infecção com *H. pylori* não está associada com um tipo específico de sintoma dispéptico. O organismo está associado à gastrite crônica por toda a vida e pode causar outros distúrbios gastroduodenais. **Diagnóstico**: O *H. pylori* pode ser identificado indiretamente por sorologia ou pelo teste da 13C uréia exalada. O teste da uréia exalada é mais acurado do que a sorologia, com uma sensibilidade e especificidade maiores do que 95%, e indica infecção ativa, enquanto a sorologia pode ter falta de especificidade e não pode ser usada confiavelmente como um teste de infecção ativa. Dessa forma, o teste da uréia exalada é o teste de escolha quando a prevalência e, portanto, o valor preditivo da sorologia podem ser baixos, ou quando um "teste de cura" é necessário. Em algumas regiões, testes de antígenos fecais, que têm um desempenho semelhante ao teste da uréia exalada, estão agora disponíveis. **População**: Esta revisão se concentra inteiramente em pessoas *H. pylori*-positivas.

INCIDÊNCIA/PREVALÊNCIA No mundo desenvolvido, as taxas de prevalência do *H. pylori* variam com o ano de nascimento e a classe social. As taxas de prevalência em muitos países desenvolvidos tendem a ser muito maiores (50 a 80%) naqueles nascidos antes de 1950 em comparação com as taxas (<20%) em indivíduos nascidos mais recentemente. Em muitos países pobres, a infecção tem uma alta prevalência (80 a 95%), independentemente do período de nascimento. Acredita-se que a prevalência no adulto represente a persistência de uma taxa historicamente maior de infecção adquirida na infância e não de uma aquisição crescente da infecção ao longo de sua vida.

(continua)

Doenças do sistema digestivo

Infecção por *Helicobacter pylori*

(continuação)

ETIOLOGIA/FATORES DE RISCO As condições de aglomeração associadas à pobreza na infância levam à transmissão aumentada e a maiores taxas de prevalência. As taxas de reinfecção do adulto são baixas – menos de 1% ao ano.

PROGNÓSTICO Acredita-se que a infecção por *H. pylori* esteja causalmente relacionada com o desenvolvimento de ulceração duodenal e gástrica, linfoma gástrico de células B e câncer gástrico distal. Em torno de 15% das pessoas infectadas com *H. pylori* desenvolverão uma úlcera péptica, e 1% das pessoas desenvolverá câncer gástrico ao longo de sua vida. Uma revisão sistemática de estudos observacionais (data da pesquisa, 2000, 16 estudos, 1.625 pessoas) constatou que a freqüência de doença ulcerosa péptica em pessoas tomando antiinflamatórios não-esteróides (AINEs) era maior naquelas *H. pylori*-positivas do que naquelas *H. pylori*-negativas (úlcera péptica: 341/817 [42%] em usuários de AINEs *H. pylori*-positivos vs. 209/808 [26%] em usuários de AINEs *H. pylori*-negativos, RC 2,12, IC 95% 1,68 a 2,67).

Pancreatite crônica

Hemant M. Kocher

PONTOS-CHAVE

- A pancreatite crônica é caracterizada por inflamação de longa duração do pâncreas em função de várias causas, incluindo ataques agudos recorrentes de pancreatite.
  A pancreatite crônica afeta 3 a 9 pessoas em 100.000; 70% dos casos são induzidos pelo álcool.

- Os suplementos de enzimas pancreáticas reduzem a esteatorréia em pessoas com pancreatite crônica, mas parecem não ter efeito sobre a dor.
  Não sabemos se o consumo de uma dieta com baixo teor de gordura ou a evitação do consumo de álcool melhoram os sintomas de pancreatite crônica. Também não sabemos se o cálcio ou os suplementos vitamínicos/antioxidantes são efetivos.

- Há consenso de que o tramadol é o analgésico opióide oral mais efetivo para a redução da dor em pessoas com pancreatite crônica, mas também há consenso de que ele está associado com efeitos adversos gastrintestinais.
  Não sabemos se os bloqueios de nervos são efetivos.

- Há consenso de que a descompressão endoscópica ou cirúrgica de pseudocistos ou a descompressão ductal apresentam benefícios e danos; não está claro qual é a melhor técnica, e a escolha freqüentemente depende dos especialistas locais.
  Há consenso de que, apesar das complicações, a descompressão biliar é essencial em pessoas com pancreatite crônica que têm obstrução biliar.

- A ressecção com pancreaticoduodenectomia pode ser equivalente à excisão localizada da cabeça do pâncreas na melhora dos sintomas, mas reduz a qualidade de vida e aumenta as complicações peri e pós-operatórias. Na prática clínica, a ressecção com pancreaticoduodenectomia está geralmente reservada para situações em que outras opções cirúrgicas, como a descompressão de pseudocistos ou a descompressão ductal, não são factíveis por causa da gravidade da doença.
  Há consenso de que a pancreatectomia distal pode ser uma opção viável em pessoas com pancreatite crônica limitada à cauda do pâncreas, com maior eficácia quando há presença de pseudocistos múltiplos. Ela está associada com complicações em 15 a 50% das pessoas.

ⓘ Consulte www.clinicalevidence.bmj.com para texto integral e referências.

Quais são os efeitos das intervenções no estilo de vida em pessoas com pancreatite crônica?	
Provavelmente benéficos	• Evitação do consumo de álcool*
Efetividade desconhecida	• Dieta com baixo teor de gorduras

Quais são os efeitos dos suplementos dietéticos em pessoas com pancreatite crônica?	
Provavelmente benéficos	• Suplementos de enzimas pancreáticas (para reduzir a esteatorréia)
Efetividade desconhecida	• Suplementos de cálcio
	• Suplementos vitamínicos/antioxidantes

Doenças do sistema digestivo

Pancreatite crônica

Quais são os efeitos das intervenções medicamentosas em pessoas com pancreatite crônica?

Contrabalanço entre benefícios e danos	• Analgésicos opióides (consenso de que o tramadol é mais efetivo do que outros analgésicos opióides, mas está associado com efeitos adversos gastrintestinais)*

Quais são os efeitos dos bloqueios de nervos para o alívio da dor em pessoas com pancreatite crônica?

Efetividade desconhecida	• Bloqueios de nervos

Quais são os efeitos dos diferentes tratamentos invasivos para as complicações específicas da pancreatite crônica?

Contrabalanço entre benefícios e danos	• Descompressão biliar (consenso de que, apesar das complicações, é essencial para obstrução biliar)* • Método de descompressão de pseudocistos (tanto descompressão endoscópica quanto descompressão cirúrgica apresentam benefícios e danos)* • Método de descompressão ductal (tanto descompressão endoscópica quanto descompressão cirúrgica apresentam benefícios e danos)* • Ressecção com pancreatectomia distal em pessoas com doença limitada à cauda do pâncreas* • Ressecção com pancreaticoduodenectomia (de Kausch-Whipple ou preservadora do piloro) em pessoas com doença mais grave limitada à cabeça do pâncreas

Data da pesquisa: maio de 2006

*Baseado em consenso.

DEFINIÇÃO Pancreatite é a inflamação do pâncreas. A inflamação pode ser súbita (aguda) ou progressiva (crônica). A pancreatite aguda geralmente envolve um único "ataque", depois do qual o pâncreas volta ao normal. A pancreatite crônica é caracterizada por uma inflamação de longa duração do pâncreas devido a várias causas, incluindo ataques agudos recorrentes de pancreatite. Os sintomas de pancreatite crônica incluem dor abdominal recorrente ou persistente e função exócrina prejudicada. O teste mais confiável de função exócrina é a demonstração de gordura fecal aumentada – embora esse teste não seja feito de costume se os exames de imagem forem consistentes (particularmente calcificação da glândula pancreática na tomografia computadorizada). **Diagnóstico**: Não há consenso sobre os critérios diagnósticos para pancreatite crônica. Os sintomas típicos incluem dor irradiada para as costas, e as pessoas podem apresentar má absorção, desnutrição e insuficiência endócrina do pâncreas. Todavia, esses sintomas podem ser vistos em pessoas com distúrbios mais comuns como doença do refluxo, úlceras pépticas (também mais comum em etilistas pesados), bem como em doenças mais graves como cânceres periampulares ou pancreáticos. Os testes diagnósticos para pancreatite crônica incluem medida da elastase fecal (para demonstrar insuficiência pancreática) e imagens. A biópsia pode ser necessária para resolver uma incerteza diagnóstica.

(continua)

(continuação)

INCIDÊNCIA/PREVALÊNCIA A incidência anual de pancreatite crônica foi estimada em um estudo prospectivo e em vários estudos retrospectivos como estando entre três e nove casos por uma população de 100.000. A prevalência é estimada entre 0,04 e 5%. A pancreatite crônica alcoólica geralmente é diagnosticada após uma longa história de abuso de álcool, sendo a causa mais comum.

ETIOLOGIA/FATORES DE RISCO O sistema TIGAR-O descreve os principais fatores predisponentes para pancreatite como sendo: **T**óxico-metabólica (que inclui induzida por álcool [70% de todos os casos], tabagismo, hipercalcemia, hiperlipidemia e insuficiência renal crônica); **I**diopática (que inclui pancreatite tropical e pode responder por até 20% de todos os casos); **G**enética (que inclui mutação dos genes do tripsinogênio catiônico, CFTR e SPINK1); **A**uto-imune (que inclui pancreatite solitária ou sindrômica); pancreatite aguda grave e **R**ecorrente (que inclui pós-necrose e induzida por radiação); e **O**bstrutiva (que inclui divisum pancreático e obstrução ductal devido a várias causas). Embora 70% das pessoas com pancreatite crônica relatem consumo excessivo de álcool (mais do que 150 g/dia) por um longo período (mais do que 20 anos), somente um décimo dos etilistas pesados desenvolve pancreatite crônica, o que sugere predisposição genética subjacente ou polimorfismo, ainda que uma ligação não tenha sido conclusivamente estabelecida.

PROGNÓSTICO A mortalidade em pessoas com pancreatite crônica é mais alta do que na população geral, com a mortalidade em 10 anos após o diagnóstico estimada em 70 a 80%. O diagnóstico costuma ser feito por volta dos 40 a 48 anos de idade. Causas relatadas de mortalidade em pessoas com pancreatite crônica são: complicações da doença, assim como do tratamento; desenvolvimento de câncer de pâncreas ou diabetes; e exposição contínua a fatores de risco para mortalidade, tais como tabagismo e álcool.

Doenças do sistema digestivo

Rastreamento de câncer colorretal

Carmen Lewis

PONTOS-CHAVE

- O câncer colorretal é uma neoplasia maligna que se origina do revestimento do intestino grosso. Quase dois terços dos cânceres colorretais ocorrem no reto ou no cólon sigmóide.

  Ele é o terceiro câncer mais comum nos países desenvolvidos, respondendo por aproximadamente 20.000 mortes a cada ano no Reino Unido e 60.000 mortes a cada ano nos Estados Unidos.

  O rastreamento é definido (e distinguido da testagem por demanda) como uma testagem organizada ou sistemática de pessoas assintomáticas.

- A testagem anual ou a cada dois anos para sangue oculto nas fezes, seguida por investigação adicional em pessoas com um teste positivo, diminui a mortalidade relacionada com câncer colorretal em comparação com nenhum rastreamento.

- Não encontramos evidência que examinasse a combinação de teste de sangue oculto nas fezes mais sigmoidoscopia flexível para o rastreamento de câncer colorretal.

- Uma única sigmoidoscopia flexível (seguida imediatamente por uma colonoscopia e por colonoscopias de seguimento com dois e seis anos nas pessoas em que pólipos foram descobertos na sigmoidoscopia de rastreamento) parece reduzir as taxas de câncer colorretal, mas não a mortalidade por câncer colorretal, em comparação com nenhum rastreamento.

- A sigmoidoscopia flexível pode produzir falso-positivos pelo fato de detectar pólipos que não têm potencial maligno, e algumas pessoas a consideram dolorosa.

- Não sabemos quão efetiva é a colonoscopia na detecção de câncer colorretal em pessoas saudáveis, embora a intervenção esteja associada com morbidade grave e rara, incluindo perfuração e sangramento.

- Embora não tenhamos encontrado nenhuma evidência que examinasse tanto a colografia por tomografia computadorizada ou o enema baritado com duplo contraste em pessoas saudáveis, a evidência em pessoas de alto risco de câncer colorretal sugere que eles sejam úteis como instrumentos diagnósticos.

(i) Consulte www.clinicalevidence.bmj.com para texto integral e referências.

Quais são os efeitos do rastreamento para câncer colorretal?	
Benéficos	• Teste de sangue oculto nas fezes (testagem anual ou a cada dois anos, seguida por investigação adicional se positivo)
Provavelmente benéficos	• Sigmoidoscopia flexível (teste único, seguido por colonoscopia se positivo)
Efetividade desconhecida	• Colografia por tomografia computadorizada • Colonoscopia • Combinação de teste de sangue oculto nas fezes e sigmoidoscopia flexível • Enema baritado com duplo contraste

Data da pesquisa: novembro de 2006

Doenças do sistema digestivo
Rastreamento de câncer colorretal

DEFINIÇÃO O câncer colorretal é uma neoplasia maligna que se origina do revestimento (mucosa) do intestino grosso (cólon ou reto). Aproximadamente dois terços dos cânceres colorretais ocorrem no reto ou no cólon sigmóide. O câncer colorretal pode ser classificado como estágios de Dukes A, B ou C. Mais recentemente, foi proposto o estágio D para classificar pessoas com câncer avançado ou envolvimento regional disseminado (metástases). O rastreamento é definido (e distinguido da testagem por demanda) como qualquer testagem organizada ou sistemática de pessoas assintomáticas. Nesta revisão, incluímos estudos de rastreamento em homens e mulheres com mais de 45 anos de idade (sem limite superior de idade) que não sabiam que estavam em alto risco para câncer colorretal. Pessoas de alto risco são definidas como aquelas com um ou mais parentes de primeiro grau com câncer colorretal ou história pessoal de doença intestinal inflamatória, pólipos ou câncer colorretal.

INCIDÊNCIA/PREVALÊNCIA O câncer colorretal é a terceira malignidade mais comum em países ricos. Ele é responsável por aproximadamente 20.000 mortes a cada ano no Reino Unido e 60.000 mortes a cada ano nos Estados Unidos. Durante a maior parte dos últimos 40 anos, a incidência e a mortalidade por câncer colorretal mudaram pouco. Contudo, recentemente, tanto a incidência como a mortalidade caíram no Reino Unido e nos Estados Unidos. No Reino Unido, cerca de um quarto das pessoas com câncer colorretal apresenta-se com obstrução ou perfuração intestinais.

ETIOLOGIA/FATORES DE RISCO O câncer colorretal afeta proporções quase iguais de homens e mulheres, mais comumente entre as idades de 60 e 80 anos. O câncer retal é mais comum em homens. A patogênese do câncer colorretal envolve fatores genéticos e ambientais. O fator ambiental mais importante é provavelmente a dieta. As pessoas com uma história pessoal ou familiar de câncer colorretal ou pólipos, ou uma história pessoal de doença intestinal inflamatória, estão em maior risco de desenvolver câncer colorretal.

PROGNÓSTICO A sobrevida global em cinco anos após câncer colorretal é de cerca de 50%. A mortalidade específica pela doença tanto nos registros de câncer do Reino Unido como nos dos Estados Unidos está diminuindo, mas as razões para isso não são claras. A cirurgia é realizada com intenção curativa em mais de 80% das pessoas, mas ao redor de metade delas tem recorrência do câncer.

Doenças do sistema digestivo

198 Síndrome do cólon irritável

Niek de Wit, Gregory Rubin e Roger H. Jones

PONTOS-CHAVE

- A síndrome do cólon irritável (SCI) causa dor e distensão abdominal, diarréia ou constipação, na ausência de distúrbios estruturais ou bioquímicos identificáveis.

  A prevalência da SCI varia de acordo com os critérios usados para o diagnóstico, mas vai de aproximadamente 5% a mais de 15%.

  A SCI está associada com função motora gastrintestinal anormal e percepção visceral aumentada, bem como com fatores genéticos e psicossociais.

  As pessoas com SCI têm uma probabilidade aumentada de passar por uma colecistectomia ou histerectomia em comparação com as pessoas sem SCI.

- Os antidepressivos podem reduzir os sintomas de SCI em comparação com placebo, embora os estudos sejam de qualidade ruim e tenham gerado resultados inconclusivos.

- Os antiespasmódicos podem melhorar os sintomas de SCI em comparação com placebo, mas os estudos têm gerado resultados conflitantes.

- O antagonista do receptor $5HT_3$ alosetron pode ser mais efetivo do que a mebeverina na redução dos sintomas em mulheres com SCI com diarréia predominante, mas não sabemos se ele é efetivo em homens.

  Não sabemos se outros antagonistas do receptor $5HT_3$ são benéficos na SCI, uma vez que não encontramos estudos.

- A loperamida pode reduzir a freqüência de evacuações na SCI com diarréia predominante, mas ela pode não melhorar outros sintomas em comparação com placebo.

- Os agonistas do receptor $5HT_4$ como o tegaserode podem melhorar os sintomas em mulheres com SCI com constipação predominante em comparação com placebo, mas não sabemos se eles são benéficos em homens.

  CUIDADO: desde a última atualização desta revisão, um alerta de segurança foi emitido quanto a ataque cardíaco, AVC e piora da dor cardíaca torácica associados com o tegaserode. A comercialização do tegaserode foi suspensa nos Estados Unidos. O tegaserode pode estar associado com diarréia grave, e o alosetron pode estar associado com colite isquêmica.

- A suplementação com fibras solúveis pode melhorar os sintomas globais, e tanto a suplementação com fibras solúveis quanto a com fibras insolúveis podem melhorar a constipação em pessoas com SCI, embora os estudos sejam de qualidade ruim.

- A terapia cognitivo-comportamental pode reduzir os sintomas a curto prazo, mas os estudos não são de boa qualidade e geraram resultados conflitantes. Não sabemos se ela é benéfica a longo prazo. Não sabemos se a hipnoterapia pode reduzir os sintomas.

(i) Consulte www.clinicalevidence.bmj.com para texto integral e referências.

Quais são os efeitos dos tratamentos em pessoas com síndrome do cólon irritável?	
Provavelmente benéficos	• Antidepressivos (amitriptilina, clomipramina, desipramina, doxepina, mianserina, trimipramina, fluoxetina) • Antiespasmódicos • Suplementação com fibras solúveis (reduz os sintomas globais)
Contrabalanço entre benefícios e danos	• Agonistas dos receptores $5HT_4$ (tegaserode) • Alosetron

Doenças do sistema digestivo

Síndrome do cólon irritável

Efetividade desconhecida	• Hipnoterapia • Loperamida • Outros antagonistas dos receptores $5HT_3$ exceto o alosetron • Suplementação com fibras insolúveis • Terapia cognitivo-comportamental

Data da pesquisa: junho de 2006

DEFINIÇÃO A síndrome do cólon irritável (SCI) é uma condição não-inflamatória crônica caracterizada por dor abdominal, hábitos intestinais alterados (diarréia ou constipação) e distensão abdominal, mas sem nenhum distúrbio estrutural ou bioquímico identificável. Os critérios baseados em sintomas, como os critérios de Manning, os critérios de Roma I e os critérios de Roma II, auxiliam no diagnóstico, mas seu principal uso é para definir populações em ensaios clínicos. Os critérios de Roma também subdividem a SCI de acordo com os sintomas predominantes (diarréia, constipação ou alternância entre ambas). Na prática, a divisão entre SCI com constipação predominante ou diarréia predominante pode não ser exata em todas as pessoas. A restrição de entrada em ensaios para uma subcategoria da SCI limita a capacidade de generalização dos resultados do estudo.

INCIDÊNCIA/PREVALÊNCIA As estimativas de incidência e de prevalência variam, dependendo dos critérios diagnósticos usados para definir a SCI. Um inquérito transversal via correio (4.476 pessoas de 20 a 69 anos) em Teeside, Reino Unido, definiu a SCI como uma dor abdominal recorrente em mais de seis ocasiões durante o ano anterior, mais dois ou mais dos critérios de Manning. Esse estudo estimou que a prevalência no Reino Unido era de 16,7% (IC 95% 15,4% a 18%), em geral, com uma prevalência de 22,8% (IC 95% 20,8% a 24,8%) entre mulheres e 10,5% (IC 95% 8,9% a 12,1%) entre homens. Um inquérito transversal via correio (4.500 pessoas >17 anos) na Austrália encontrou prevalência da SCI de 13,6% (IC 95% 12,3% a 14,8%) usando os critérios de Manning, 6,9% (IC 95% 6,7 a 7,8%) usando os critérios de Roma I e 4,4% (IC 95% 3,5% a 5,1%) usando os critérios de Roma II.

ETIOLOGIA/FATORES DE RISCO A fisiopatologia da SCI é incerta, mas a função motora gastrintestinal anormal e uma percepção visceral aumentada parecem ser importantes. Outros determinantes incluem fatores psicossociais, como história de abuso infantil, predisposição genética e uma história de inflamação mucosa entérica. Não encontramos dados prospectivos confiáveis para medir essas associações.

PROGNÓSTICO Um estudo retrospectivo revisou os registros médicos de pessoas com SCI (112 pessoas com 20 a 64 anos quando diagnosticadas com SCI na Clínica Mayo, Estados Unidos, entre 1961 e 1963). A SCI foi definida como a presença de dor abdominal associada com alterações da defecação ou com distensão abdominal e a ausência de doença intestinal orgânica. Em um período de 32 anos, as taxas de morte foram semelhantes entre as pessoas com SCI comparadas com controles pareados por idade e sexo. Um inquérito via correio (4.432 adultos de 20 a 69 anos) constatou que as pessoas com SCI eram significativamente mais propensas a sofrer uma colecistectomia do que os controles (RC 1,9, IC 95% 1,2 a 3,2). Um artigo sobre a mesma população da pesquisa (2.238 mulheres de 20 a 69 anos) verificou que as mulheres com SCI eram significativamente mais propensas a sofrer uma histerectomia do que os controles (RC 1,6, IC 95% 1,1 a 2,2). Não encontramos estimativas confiáveis da duração da SCI caso ela não seja tratada.

Doenças do sono

Apnéia do sono

Michael Hensley e Cheryl Ray

PONTOS-CHAVE

Apnéia do sono é o termo popular para a síndrome da apnéia-hipopnéia obstrutiva do sono (SAHOS). A SAHOS é a respiração anormal durante o sono que causa despertares recorrentes, fragmentação do sono, sonolência diurna e hipoxemia noturna.

A apnéia pode ser "central", na qual há cessação do esforço inspiratório, ou "obstrutiva", na qual os esforços inspiratórios continuam, mas são inefetivos por causa de obstrução da via aérea superior.

Ela afeta até 24% dos homens e 9% das mulheres nos Estados Unidos, com a obesidade sendo o principal determinante.

- Em pessoas com SAHOS grave, o uso de pressão aérea positiva contínua (CPAP) nasal tem mostrado reduzir a sonolência diurna em comparação com tratamentos-controle.

    Embora efetivo, as pessoas podem achar difícil seguir o regime prescrito de CPAP. Há alguma evidência de que intervenções educacionais ou psicológicas podem melhorar a adesão ao uso de CPAP.

    A adesão não parece ser melhor com tratamentos alternativos, como CPAP automaticamente titulada, pressão aérea positiva em dois níveis, CPAP titulada pelo paciente ou CPAP mais umidificação.

- Dispositivos orais que provocam o avanço anterior da mandíbula parecem ser efetivos na melhora da respiração disfuncional relacionada ao sono em pessoas com SAHOS.

    Os dispositivos orais provavelmente não são tão efetivos quanto o uso de CPAP, e não sabemos quão bem eles funcionam a longo prazo.

- Não encontramos evidência suficiente que nos permitisse julgar a efetividade da perda de peso sobre a SAHOS (tanto grave quanto não-grave), embora haja consenso de que o aconselhamento sobre redução de peso seja um componente importante do manejo da SAHOS.

- Parece que o uso de CPAP nasal também traz benefícios para pessoas com SAHOS não-grave.

    O uso de CPAP nasal é menos aceitável para pessoas com SAHOS não-grave, e não sabemos se as medidas orientadas para melhorar a adesão efetivamente aumentam o uso.

(i) Consulte www.clinicalevidence.bmj.com para texto integral e referências.

Quais são os efeitos do tratamento para síndrome da apnéia-hipopnéia obstrutiva do sono grave?	
Benéficos	• Pressão aérea positiva contínua nasal (síndrome da apnéia-hipopnéia obstrutiva do sono grave)
Provavelmente benéficos	• Dispositivos orais (síndrome da apnéia-hipopnéia obstrutiva do sono grave)
Efetividade desconhecida	• Medidas com o objetivo de melhorar a adesão ao uso de pressão aérea positiva contínua nasal (síndrome da apnéia-hipopnéia obstrutiva do sono grave) • Perda de peso (síndrome da apnéia-hipopnéia obstrutiva do sono grave)

Doenças do sono

Apnéia do sono

Quais são os efeitos do tratamento para síndrome da apnéia-hipopnéia obstrutiva do sono não-grave?

Provavelmente benéficos	• Dispositivos orais (síndrome da apnéia-hipopnéia obstrutiva do sono não-grave; mais efetivos do que nenhum tratamento, dispositivo-controle ou placebo, porém menos efetivos do que pressão aérea positiva contínua nasal) • Pressão aérea positiva contínua nasal (síndrome da apnéia-hipopnéia obstrutiva do sono não-grave)
Efetividade desconhecida	• Medidas com o objetivo de melhorar a adesão com pressão aérea positiva contínua nasal (síndrome da apnéia-hipopnéia obstrutiva do sono não-grave) • Perda de peso (síndrome da apnéia-hipopnéia obstrutiva do sono não-grave)

Data da pesquisa: maio de 2006

DEFINIÇÃO Apnéia do sono é o termo popular para a síndrome da apnéia-hipopnéia obstrutiva do sono (SAHOS). A SAHOS é a respiração anormal durante o sono que causa despertares recorrentes, fragmentação do sono e hipoxemia noturna. A síndrome inclui sonolência diurna, vigília e função cognitiva prejudicadas e qualidade de vida reduzida. Apnéia é a ausência de fluxo aéreo no nariz e na boca por pelo menos 10 segundos, e hipopnéia é uma redução grande (>50%) no fluxo aéreo, também por pelo menos 10 segundos. As apnéias podem ser "centrais", nas quais há cessação do esforço inspiratório, ou "obstrutivas", nas quais os esforços inspiratórios continuam, mas são inefetivos devido à obstrução na via aérea superior. O diagnóstico de SAHOS é feito quando uma pessoa com sintomas diurnos tem respiração significativamente disfuncional relacionada ao sono revelada por polissonografia (estudo do estado do sono, da respiração e da oxigenação) ou por estudos mais limitados (p. ex., medida da saturação de oxigênio durante a noite). Os critérios para o diagnóstico de respiração disfuncional significativa relacionada ao sono não foram rigorosamente avaliados, mas foram estabelecidos por consenso e convenção. Os critérios diagnósticos têm sensibilidade e especificidade variáveis. Por exemplo, um índice de apnéia-hipopnéia (IAH) de menos de cinco episódios de apnéia ou hipopnéia por hora de sono é considerado normal. Porém, pessoas com síndrome da resistência da via aérea superior têm um índice abaixo de cinco episódios por hora, e muitas pessoas idosas saudáveis têm um índice maior do que cinco episódios por hora. Em um esforço para atingir consenso internacional, novos critérios foram propostos e estão sendo mais amplamente usados. A intensidade da SAHOS pode ser classificada pela gravidade de dois fatores: sonolência diurna e IAH. A SAHOS grave é definida como respiração disfuncional grave relacionada ao sono (IAH >30 episódios por hora) mais sintomas de sonolência diurna excessiva (como Epworth Sleepiness Scale >10 ou Multiple Sleep Latency Test <5 minutos). A apnéia do sono central e as síndromes de hipoventilação associadas com o sono não são abordadas nesta revisão.

INCIDÊNCIA/PREVALÊNCIA O Wisconsin Sleep Cohort Study (>1.000 pessoas; idade média de 47 anos) na América do Norte encontrou taxas de prevalência para um IAH de mais de cinco episódios por hora de 24% em homens e de 9% em mulheres, e para SAHOS com um índice maior do que cinco episódios por hora mais sonolência excessiva de 4% em homens e 2% em mulheres. Existem diferenças internacionais na ocorrência de SAHOS, das quais a obesidade é considerada um determinante importante. Diferenças étnicas na prevalência também têm sido encontradas após ajuste para outros fatores de risco. Pouco se sabe sobre a incidência em países pobres.

ETIOLOGIA/FATORES DE RISCO O local de obstrução da via aérea superior na SAHOS é no nível da língua, do palato mole ou da epiglote. Os distúrbios que predispõem a estreitamento da via aérea superior ou a redução em sua estabilidade (p. ex., obesidade, certas anormalidades craniofaciais,

(continua)

Doenças do sono

Apnéia do sono

(continuação)

anormalidades das cordas vocais, amígdalas aumentadas e língua aumentada) têm sido associados com risco aumentado de SAHOS. Tem sido estimado que um aumento de 1 kg/m² no índice de massa corporal (3,2 kg para uma pessoa de 1,80 m de altura) leva a um aumento de 30% (IC 95% 13% a 50%) no risco relativo de desenvolver respiração disfuncional relacionada ao sono anormal (IAH de mais do que cinco episódios/hora) em um período de quatro anos. Outros fatores de risco importantes associados incluem idade avançada e sexo (relação de homens para mulheres de 2:1). Associações mais fracas incluem menopausa, história familiar, tabagismo e congestão nasal noturna.

PROGNÓSTICO O prognóstico a longo prazo de pessoas com SAHOS grave não-tratada é ruim em termos de qualidade de vida, probabilidade de acidentes com veículos automotores, hipertensão e possivelmente doença cardiovascular e mortalidade prematura. Infelizmente, o prognóstico da SAHOS tratada também não está claro. As limitações na evidência incluem viés na seleção de participantes, curta duração do seguimento e variação na medida de confundidores (p. ex., tabagismo, uso de álcool e outros fatores de risco cardiovascular). O tratamento está difundido, o que torna difícil encontrar evidência sobre o prognóstico da SAHOS não-tratada. Estudos observacionais sustentam uma associação causal entre SAHOS e hipertensão sistêmica, que aumenta a gravidade da SAHOS (RC 1,21 para SAHOS não-grave a 3,07 para SAHOS grave). Ela está associada com risco aumentado de mortalidade prematura, doença cardiovascular e função neurocognitiva prejudicada.

Doenças do sono

Insônia em idosos

Paul Montgomery e Jane Lilly

PONTOS-CHAVE

- Até 40% dos adultos têm insônia, com dificuldade para iniciar o sono, despertares precoces ou sensação de não estar descansado ao acordar.

    A prevalência da insônia aumenta com a idade. Outros fatores de risco incluem fatores psicológicos, estresse, sestas diurnas e hipervigilância.

    A insônia primária é uma condição crônica e recorrente que pode aumentar o risco de acidentes, estando associada com demência, depressão e quedas.

- Não sabemos se terapia cognitivo-comportamental, programas de exercício ou exposição controlada à luz brilhante podem melhorar a qualidade do sono em comparação com nenhum tratamento.

- O zaleplon, o zolpidem e a zopiclona podem melhorar a latência do sono em pessoas idosas, embora seus efeitos a longo prazo sejam desconhecidos e eles tenham probabilidade de causar efeitos adversos.

    O zolpidem e a zopiclona também podem aumentar a duração do sono e melhorar a qualidade dele em comparação com placebo a curto prazo.

    O zaleplon não tem demonstrado melhorar a duração do sono, o número de despertares ou a qualidade do sono, podendo causar insônia de rebote após descontinuação do tratamento.

- Os benzodiazepínicos podem melhorar os desfechos de sono em comparação com placebo ou outros tratamentos, mas têm probabilidade de causar efeitos adversos.

    Não sabemos quais são os efeitos a longo prazo dos benzodiazepínicos.

    Os benzodiazepínicos podem causar prejuízos na memória, na função psicológica e cognitiva e insônia de rebote. Eles podem aumentar o risco de acidentes, quedas e fraturas de quadril em pessoas idosas.

- Não sabemos se a difenidramina melhora a qualidade do sono em pessoas idosas.

(i) Consulte www.clinicalevidence.bmj.com para texto integral e referências.

Quais são os efeitos dos tratamentos não-medicamentosos para insônia em pessoas idosas?	
Efetividade desconhecida	- Exposição controlada à luz brilhante - Programas de exercícios - Terapia cognitivo-comportamental

Quais são os efeitos dos tratamentos medicamentosos para insônia em pessoas idosas?	
Contrabalanço entre benefícios e danos	- Benzodiazepínicos (quazepam, flurazepam, brotizolam, nitrazepam, loprazolam, midazolam, temazepam e triazolam) - Zaleplon (melhorou a latência do sono, mas aumentou a insônia de rebote em comparação com placebo) - Zolpidem (pode melhorar os desfechos de sono a curto prazo em comparação com placebo, mas também aumentou a insônia de rebote e os efeitos adversos)

Doenças do sono

Insônia em idosos

	• Zopiclona (pode ser tão efetiva na melhora da qualidade do sono quanto os benzodiazepínicos, mas com efeitos adversos semelhantes)
Efetividade desconhecida	• Difenidramina

Data da pesquisa: outubro de 2006

DEFINIÇÃO A insônia é definida pela *International Classification of Sleep Disorders-2* (ICSD-2) como dificuldade repetida para início, duração, consolidação ou qualidade do sono que ocorrem apesar de horário e momento adequados para dormir, resultando em alguma forma de prejuízo durante o dia. A **insônia crônica** é definida como a insônia que ocorre por, no mínimo, três noites por semana, durante um mês ou mais. A **insônia primária** é definida como a insônia crônica sem doenças subjacentes específicas médicas, psiquiátricas ou do sono, como apnéia do sono, depressão, demência, distúrbios dos movimentos periódicos dos membros ou transtorno do ritmo circadiano do sono. Esta revisão examina apenas a insônia primária em pessoas com 60 anos ou mais.

INCIDÊNCIA/PREVALÊNCIA Um inquérito populacional na Suécia constatou que em todos os grupos etários adultos, até 40% das pessoas têm insônia. Um inquérito nos Estados Unidos, em pessoas de 18 a 79 anos, verificou que a insônia afetou 35% de todos os adultos durante o período de um ano, e que a prevalência aumentava com a idade, com as estimativas variando de 31 a 38% em pessoas de 18 a 64 anos a 45% em pessoas de 65 a 79 anos. Um estudo de coorte prospectivo nos Estados Unidos com pessoas acima de 65 anos de idade verificou que 23 a 34% tinham insônia, e entre 7 e 15% tinham insônia crônica. Esse levantamento também relatou uma incidência mais alta de insônia nas mulheres em comparação com os homens.

ETIOLOGIA/FATORES DE RISCO A causa da insônia é incerta. O risco de insônia primária aumenta com a idade e pode estar relacionado a alterações no ritmo circadiano associadas com a idade, ou ao aparecimento de condições crônicas e saúde mais frágil como resultado do envelhecimento. Os fatores psicológicos e as alterações do estilo de vida podem exacerbar os efeitos percebidos de alterações nos padrões de sono associadas com a idade, levando à satisfação reduzida com o sono. Outros possíveis fatores de risco em todos os grupos etários incluem a hipervigilância, o estresse crônico e as sestas diurnas.

PROGNÓSTICO Encontramos poucos dados confiáveis sobre a morbidade e a mortalidade a longo prazo em pessoas com insônia primária. A insônia primária é uma condição crônica e recorrente. As conseqüências prováveis incluem qualidade de vida reduzida e risco aumentado de acidentes devido à sonolência diurna. As pessoas com insônia primária podem apresentar risco maior de dependência de medicação hipnótica, de depressão, de demência e de quedas, tendo maior probabilidade de necessitar cuidados em clínica geriátrica.

Jet lag (transtorno do fuso horário)

Andrew Herxheimer

PONTOS-CHAVE

- O *jet lag* é uma síndrome associada com vôos rápidos de longa distância através de diversas zonas de tempo, sendo caracterizada por transtornos do sono, fadiga diurna, desempenho reduzido, problemas gastrintestinais e mal-estar generalizado.

    Ele é causado pela ruptura do "relógio corporal", que gradualmente se adapta sob a influência da luz e da escuridão, mediado pela melatonina secretada pela glândula pineal: a escuridão ativa a secreção de melatonina, e a exposição à luz forte a desativa.

    A incidência e a intensidade do *jet lag* aumentam de acordo com o número de zonas de tempo atravessadas; ele tende a ser pior nos vôos para o leste em comparação com os vôos para o oeste.

- A melatonina reduz as taxas subjetivas de *jet lag* em vôos para o leste e em vôos para o oeste em comparação com placebo.

    Os efeitos adversos da melatonina não têm sido sistematicamente estudados, mas as pessoas com epilepsia e as pessoas que fazem uso de anticoagulantes orais não deveriam usá-la sem prescrição médica.

- Os hipnóticos (zopiclona ou zolpidem), tomados antes da hora de dormir nas primeiras noites após a viagem aérea, podem reduzir os efeitos do *jet lag* melhorando a qualidade e a duração do sono, mas não outros componentes do *jet lag*.

    Contudo, eles estão associados com vários efeitos adversos, incluindo cefaléia, tontura, náusea, confusão e amnésia, o que pode ser mais importante do que quaisquer benefícios a curto prazo.

- Não encontramos nenhum estudo que examinasse a efetividade de adaptações de estilo de vida ou ambientais (alimentação, evitação de álcool ou de cafeína, sono, exposição à luz do dia, vigília).

    Costuma haver concordância quanto ao fato de que, após um vôo para o oeste, é bom ficar acordado enquanto é dia no local de destino e tentar dormir enquanto é noite. Após um vôo para o leste, deve-se ficar acordado mas evitar a luz brilhante na manhã e manter-se em ambientes abertos o quanto possível durante a tarde. Isso ajudará a ajustar o relógio corporal e ativar a secreção de melatonina na hora certa.

(i) Consulte www.clinicalevidence.bmj.com para texto integral e referências.

Quais são os efeitos das intervenções para prevenir ou minimizar o *jet lag*?	
Provavelmente benéficos	- Melatonina*
Contrabalanço entre benefícios e danos	- Hipnóticos
Efetividade desconhecida	- Adaptações do estilo de vida e ambientais (alimentação, evitação de álcool ou de cafeína, sono, exposição à luz do dia, vigília)

Data da pesquisa: novembro de 2006

*Os efeitos adversos da melatonina ainda não foram adequadamente investigados.

Jet lag (transtorno do fuso horário)

DEFINIÇÃO O *jet lag* é uma síndrome associada com vôos rápidos de longa distância através de diversas zonas de tempo, sendo caracterizada por transtornos do sono, fadiga diurna, desempenho reduzido, problemas gastrintestinais e mal-estar generalizado. Como na maioria das síndromes, nem todos os componentes precisam estar presentes em todos os casos. Ele é causado pelo "relógio corporal" que continua a funcionar no ritmo dia-noite do local de partida. O ritmo se adapta gradualmente, sob a influência da luz e da escuridão, mediado pela melatonina secretada pela glândula pineal: a escuridão ativa a secreção de melatonina, e a exposição à luz forte a desativa.

INCIDÊNCIA/PREVALÊNCIA O *jet lag* afeta a maioria dos viajantes de avião que cruzam cinco ou mais zonas de tempo. A incidência e a intensidade do *jet lag* aumentam com o número de zonas de tempo cruzadas.

ETIOLOGIA/FATORES DE RISCO Uma pessoa que já teve *jet lag* apresenta probabilidade de tê-lo novamente. O *jet lag* é pior quanto mais zonas de tempo são cruzadas em um vôo, ou séries de vôos, dentro de poucos dias. A viagem para o oeste geralmente causa menos problemas do que a viagem para o leste, pois é mais fácil alongar, e não encurtar, o ciclo circadiano natural.

PROGNÓSTICO O *jet lag* é pior imediatamente após a viagem e melhora de forma gradual em quatro a seis dias à medida que a pessoa se ajusta à nova hora local. Quanto mais zonas de tempo são cruzadas, mais tempo leva para ele desaparecer.

Ambliopia

Cathy Williams

PONTOS-CHAVE

- A ambliopia é a acuidade visual reduzida não imediatamente corrigível por óculos, na ausência de patologia ocular.

    Ela é comumente associada com estrabismo ou com erros de refração que resultam em diferentes *inputs* visuais em cada olho durante o período sensível de desenvolvimento visual (menos de 7 a 8 anos de idade).

    A incidência cumulativa é estimada em 2 a 4% em crianças com até 15 anos.

- O rastreamento precoce da visão antes da entrada na escola pode ajudar a detectar a ambliopia cedo, podendo melhorar os resultados do tratamento em comparação com a vigilância ou a triagem realizada quando da entrada na escola.

    Não sabemos se as crianças com um risco maior de problemas oculares deveriam ser alvo de rastreamento da visão.

- A maior parte da evidência disponível diz respeito a crianças com menos de sete anos de idade, nas quais o uso de óculos por até 30 semanas pode melhorar a ambliopia e curá-la. O tratamento de oclusão (cobrindo o outro olho com um curativo) mais o uso de óculos, mais tratamento adjuvante ocasional, é mais efetivo do que óculos isoladamente em crianças não completamente tratadas com uso de óculos.

    Algumas crianças mais velhas podem melhorar com o tratamento, mas há poucos dados disponíveis que sustentem isso.

- A prescrição de curativo para o outro olho por períodos mais longos todos os dias não é mais efetiva na melhora da ambliopia do que a prescrição por períodos mais curtos de curativo diariamente, mas as taxas de sucesso aumentam de acordo com a adesão medida objetivamente.

    A penalização, que envolve o borramento da visão do outro olho (geralmente com um agente cicloplégico, como a atropina), pode ser tão efetiva quanto o curativo na melhora da ambliopia em crianças com menos de sete anos.

    Não sabemos se a terapia de visão ativa ou instrumentos para estimular a visão são efetivos como tratamento adjuvante para o tratamento da ambliopia.

(i) Consulte www.clinicalevidence.bmj.com para texto integral e referências.

Quais são os efeitos das intervenções para a detecção precoce de ambliopia?	
Provavelmente benéficos	- Rastreamento *versus* cuidado habitual
Efetividade desconhecida	- Triagem da visão para alvos *versus* rastreamento em massa

Quais são os efeitos dos tratamentos clínicos para ambliopia?	
Benéficos	- Oclusão (curativo) mais óculos - Óculos*
Provavelmente benéficos	- Penalização

Doenças dos olhos

Ambliopia

Efetividade desconhecida	• Instrumentos para estimular a visão
	• Terapia de visão ativa (tarefas visuais)

Data da pesquisa: julho de 2006

*Classificação baseada em consenso. As evidências disponíveis de ECRs são limitadas.

DEFINIÇÃO A ambliopia é a acuidade visual reduzida não imediatamente corrigível por óculos, na ausência de patologia ocular. Ela geralmente é unilateral, mas pode ser bilateral. Ela está associada com falta total ou parcial de *input* visual claro em um olho (ambliopia por privação ou ambliopia anisometrópica) e, menos comumente, nos dois olhos (privação bilateral ou ambliopia refrativa) ou com *inputs* visuais diferentes para os dois olhos (ambliopia estrábica) durante o período sensível de desenvolvimento da visão, que supostamente vai até os sete anos de idade. A gravidade da ambliopia é freqüentemente classificada de acordo com a acuidade visual no olho afetado, usando teste de acuidade visual. A ambliopia "leve" costuma ser classificada como sendo acuidade visual de 6/9 a 6/12, a "moderada" como sendo pior do que 6/12 a 6/36 e a "grave" como sendo pior do que 6/36. Diferentes estudos usam definições variadas de gravidade, mas a maioria pressupõe visão normal (6/6 ou melhor) no outro olho. Uma linha de letras ou símbolos (em geral quatro ou cinco) em um painel de acuidade visual constitui 0,1 unidades LogMAR. Uma mudança de 0,2 unidades LogMAR é freqüentemente citada como sendo a menor mudança clinicamente importante na acuidade visual, embora alguns estudos usem uma mudança de 0,1 unidades LogMAR ou maior, o que poderia ser considerado clinicamente limítrofe. **Diagnóstico**: A ambliopia é diagnosticada pelo teste de acuidade visual em cada olho separadamente, com a pessoa usando uma correção refrativa adequada e após a exclusão de patologia ocular. A ambliopia é definida em termos de acuidade visual, mas outras funções da visão também são afetadas.

INCIDÊNCIA/PREVALÊNCIA Estima-se que a incidência cumulativa seja de 2 a 4% em crianças de até 15 anos de idade. A prevalência na população é afetada pela realização ou não de intervenções para prevenir ou tratar a condição.

ETIOLOGIA/FATORES DE RISCO A ambliopia está associada com *input* visual diminuído, causado por erro de refração alto (ambliopia refrativa, também conhecida como ambliopia ametrópica), por erros de refração diferentes em cada olho (ambliopia anisometrópica) ou por *inputs* visuais conflitantes nos olhos por causa de estrabismo (ambliopia estrábica). A ambliopia também pode estar associada com uma obstrução no eixo visual – por exemplo, por ptose ou catarata (conhecida como ambliopia por privação). Em um ECR multicêntrico com 409 crianças de três a menos de sete anos de idade tratadas para ambliopia, 38% eram estrábicas, 37% eram anisometrópicas e 24% eram tanto estrábicas quanto anisometrópicas. O estrabismo e a anisometropia são causas comuns de ambliopia; causas menos comuns incluem ptose, catarata congênita e lesão ou distrofia da córnea, responsáveis por quase 3% dos casos.

PROGNÓSTICO A ambliopia é comumente considerada como não-tratável após os sete a oito anos de idade, embora haja alguma evidência de que o tratamento possa ser efetivo em crianças de 7 a 12 anos. A recuperação da visão normal torna-se progressivamente menos provável em crianças mais velhas. A ambliopia tratada com sucesso pode regredir em quase um quarto das crianças. O risco de cegueira em função de perda da visão do melhor olho é 1,2% (IC 95% 1,1% a 1,4%). Quando ocorre perda da visão do melhor olho, a acuidade visual de 10% dos olhos amblíopicos pode melhorar.

Doenças dos olhos

Catarata

David Allen

PONTOS-CHAVE

- A catarata consiste em áreas turvas ou opacas no cristalino que podem prejudicar a visão. A catarata relacionada à idade é definida como aquela que ocorre em pessoas de 50 anos de idade na ausência de trauma mecânico, químico ou provocado por radiação.

  A catarata é responsável por mais de 47% da cegueira no mundo inteiro, tendo causado cegueira em quase 17,3 milhões de pessoas em 1990.

  A cirurgia de catarata em pessoas com glaucoma pode afetar o controle do glaucoma.

- A extração extracapsular faco é bem-sucedida na melhora da acuidade visual por, pelo menos, um ano em comparação com controles em lista de espera em pessoas com catarata sem co-morbidades oculares.

  Quando combinada com implante de lente intra-ocular dobrável na câmara posterior, a cirurgia é mais efetiva na melhora da visão do que a extração extracapsular manual, tendo menos complicações.

  Este procedimento substituiu a extração extracapsular manual de catarata no mundo desenvolvido.

- A extração extracapsular manual também tem se mostrado bem-sucedida no tratamento da catarata.

  Combinada com o implante de lente intra-ocular, a extração extracapsular manual é significativamente superior na melhora da visão em comparação com a extração intracapsular mais óculos afáquicos.

  Este achado pode ser particularmente relevante para o tratamento no mundo em desenvolvimento.

- A extração intracapsular provavelmente é superior na melhora da visão em comparação com a não-realização de extração, embora ela não seja tão benéfica quanto a extração extracapsular manual.

  A taxa de complicações também é mais alta com esta técnica em comparação com a extração extracapsular.

- Em pessoas com glaucoma, as cirurgias concomitantes de catarata (extração extracapsular faco ou manual) e de glaucoma parecem ser mais benéficas do que a cirurgia de catarata isoladamente, uma vez que ambas melhoram a visão na mesma medida, mas a cirurgia de glaucoma melhora adicionalmente a pressão intra-ocular.

  Não encontramos estudos que comparassem tipos diferentes de cirurgia de catarata em pessoas com glaucoma.

- Em pessoas com retinopatia diabética, a extração extracapsular faco pode melhorar a acuidade visual e reduzir a inflamação pós-operatória em comparação com a extração manual.

  Não sabemos se a adição de tratamento para retinopatia diabética à cirurgia de catarata é mais benéfica do que a cirurgia de catarata isoladamente.

(i) **Consulte www.clinicalevidence.bmj.com para texto integral e referências.**

Quais são os efeitos da cirurgia de catarata relacionada à idade sem outras co-morbidades oculares?

Benéficos	• Extração extracapsular faco (melhorou a acuidade visual com menos complicações do que extração extracapsular manual)

Doenças dos olhos

Catarata

	• Extração extracapsular manual (mais efetiva do que extração intracapsular, porém menos efetiva do que extração extracapsular faco)
Provavelmente benéficos	• Extração intracapsular (mais efetiva do que nenhuma extração;* menos efetiva do que extração extracapsular manual, com mais complicações)

Quais são os efeitos do tratamento para catarata relacionada à idade em pessoas com glaucoma?

Provavelmente benéficos	• Cirurgia concomitante de catarata e de glaucoma (reduziu a pressão intra-ocular em comparação com cirurgia de catarata isoladamente)
Efetividade desconhecida	• Cirurgia de catarata (extração extracapsular faco ou manual) isoladamente
	• Cirurgia de catarata mais cirurgia de glaucoma não-concomitante

Quais são os efeitos dos tratamentos cirúrgicos para catarata relacionada à idade em pessoas com retinopatia diabética?

Provavelmente benéficos	• Cirurgia de catarata (extração extracapsular faco ou manual) em pessoas com retinopatia diabética
Efetividade desconhecida	• Adição de tratamento para retinopatia diabética à cirurgia de catarata (extração extracapsular faco ou manual)

Data da pesquisa: outubro de 2006

*Baseado em consenso.

DEFINIÇÃO A **catarata** consiste em áreas turvas ou opacas no cristalino (que em geral deve ser completamente transparente). Isso resulta em alterações que podem prejudicar a visão. A **catarata relacionada à idade (ou senil)** é definida como catarata que ocorre em pessoas com mais de 50 anos de idade na ausência de trauma conhecido mecânico, químico ou provocado por radiação. Esta revisão aborda o tratamento para catarata relacionada à idade. Ela não aborda catarata em pessoas com diabetes melito ou uveíte recorrente; essas condições podem afetar o desfecho cirúrgico. Esta revisão também aborda o tratamento da catarata relacionada à idade em pessoas com glaucoma. A cirurgia de catarata em pessoas com glaucoma pode afetar o controle do glaucoma, e a estratégia ideal para tratar essas condições quando elas coexistem não está clara. Veja também a revisão sobre glaucoma, pág. 217.

INCIDÊNCIA/PREVALÊNCIA A catarata é responsável por mais de 47% da cegueira no mundo inteiro, tendo causado cegueira em quase 17,3 milhões de pessoas em 1990. Um estudo transversal em uma amostra representativa de uma população urbana em New South Wales, na Austrália, em 1997 (3.654 pessoas com idade entre 49 e 96 anos) constatou que a prevalência de catarata tardia (de todos os tipos) em pessoas com idade entre 65 e 74 anos era de 21,6%, e em pessoas com 85 anos ou mais, ela era de 67,3%. Essa taxa excluiu aquelas pessoas que já haviam se submetido a uma cirurgia de catarata. A incidência de catarata não-relacionada à idade nessa população era tão pequena que isso pode ser tomado como a incidência efetiva de catarata relacionada à idade. O

(continua)

Doenças dos olhos
Catarata

(continuação)

glaucoma tem uma prevalência global de quase 2%, subindo para aproximadamente 4,5% em pessoas com 70 anos ou mais (a idade de pico para cirurgia de catarata). A incidência em cinco anos de catarata nuclear em pessoas acima de 50 anos e com glaucoma de ângulo aberto foi estimada em 25% em 2006.

ETIOLOGIA/FATORES DE RISCO Acredita-se que a dieta, o tabagismo e a exposição à luz ultravioleta sejam fatores de risco no desenvolvimento da catarata relacionada à idade. Além disso, algumas pessoas podem ter uma predisposição genética para catarata relacionada à idade.

PROGNÓSTICO A catarata relacionada à idade progride com a idade, mas sua taxa de progressão é imprevisível. A cirurgia de catarata é indicada quando as chances de comprometimento visual significativo superam os riscos de um desfecho cirúrgico ruim. Ela não depende de se alcançar uma acuidade visual específica padrão. A cirurgia de catarata também pode ser indicada quando a presença da catarata dificulta o tratamento ou a monitorização de uma doença retiniana concorrente, como a retinopatia diabética.

Doenças dos olhos

Conjuntivite bacteriana

John Epling e John Smucny

PONTOS-CHAVE

- A conjuntivite causa irritação, prurido, sensação de corpo estranho e lacrimejamento ou secreção do olho.

    A maioria dos casos em adultos provavelmente se deve à infecção viral, mas as crianças têm mais probabilidade de desenvolver conjuntivite bacteriana do que viral.

    Os principais patógenos bacterianos são *Haemophilus influenzae* e *Streptococcus pneumoniae* em adultos e crianças e *Moraxella catarrhalis* em crianças.

    Uma etiologia bacteriana é mais provável quando as pálpebras estão coladas e não há prurido.

    Os usuários de lentes de contato têm maior probabilidade de desenvolver infecções gram-negativas. A ceratite bacteriana ocorre em até 30 pessoas em uma população de 100.000 usuários de lentes de contato.

- A resolução espontânea dentro de dois a cinco dias ocorre em mais da metade das pessoas sem tratamento, mas há possibilidade de complicações infecciosas.

    Vinte e cinco por cento das crianças com conjuntivite por *H. influenzae* podem desenvolver otite média, e 18% das pessoas com conjuntivite meningocócica podem desenvolver meningite.

- Os antibióticos tópicos podem acelerar a cura clínica e microbiológica, mas os benefícios são pequenos.

    As taxas de cura clínica e microbiológica estão aumentadas por volta da primeira semana em pessoas com conjuntivite bacteriana com cultura positiva, mas não há boa evidência de benefício em prazos mais longos para os antibióticos tópicos.

    Contudo, em pessoas com conjuntivite bacteriana suspeitada mas não confirmada, há menos evidência de que o tratamento empírico com antibióticos tópicos seja benéfico, mesmo a curto prazo.

    Os efeitos adversos são leves, mas seus efeitos sobre a resistência bacteriana não são conhecidos.

(i) Consulte www.clinicalevidence.bmj.com para texto integral e referências.

Quais são os efeitos dos antibióticos em adultos e crianças com conjuntivite bacteriana?	
Benéficos	• Antibióticos tópicos em pessoas com conjuntivite bacteriana com cultura positiva não-gonocócica
Efetividade desconhecida	• Tratamento empírico com antibióticos tópicos em pessoas com suspeita de conjuntivite bacteriana

Data da pesquisa: janeiro de 2006

DEFINIÇÃO Conjuntivite é qualquer inflamação da conjuntiva, geralmente caracterizada por irritação, prurido, sensação de corpo estranho e lacrimejamento ou secreção. O tratamento é freqüentemente baseado na suspeita clínica de que a conjuntivite é bacteriana, sem esperar pelos resultados de investigações microbiológicas. Nesta revisão, portanto, distinguimos os efeitos do tratamento empírico dos efeitos do tratamento em pessoas com conjuntivite bacteriana com cultura positiva. Esta revisão aborda apenas a conjuntivite bacteriana não-gonocócica. A conjuntivite bacteriana em usuários de lentes de contato é de preocupação particular devido ao risco de ceratite bacteriana,

(continua)

Doenças dos olhos
Conjuntivite bacteriana

(continuação)

uma infecção da córnea que acompanha trauma corneano agudo ou subagudo, que é mais difícil de tratar do que a conjuntivite e pode ameaçar a visão.

INCIDÊNCIA/PREVALÊNCIA Não encontramos boa evidência sobre a incidência ou prevalência da conjuntivite bacteriana.

ETIOLOGIA/FATORES DE RISCO A conjuntivite pode ser infecciosa (causada por bactérias ou vírus) ou alérgica. Em adultos, a conjuntivite bacteriana é menos comum do que a conjuntivite viral, embora as estimativas variem amplamente (a conjuntivite viral foi relatada como responsável por 8 a 75% dos casos de conjuntivite aguda). As espécies de *Staphylococcus* são os patógenos mais comuns na conjuntivite bacteriana em adultos, seguidas pelo *Streptococcus pneumoniae* e pelo *Haemophilus influenzae*. Em crianças, a conjuntivite bacteriana é mais comum do que a forma viral, sendo causada principalmente por *H. influenzae*, *S. pneumoniae* e *Moraxella catarrhalis*. Revisões narrativas sugerem que os agentes causadores da conjuntivite e da ceratite bacterianas em usuários de lentes de contato são mais freqüentemente bactérias gram-negativas (como *Pseudomonas aeruginosa*), mas podem incluir todas as etiologias supracitadas. Infecções por *Acanthamoeba spp.* podem ser particularmente difíceis de diagnosticar e tratar, sendo mais comuns em usuários de lentes de contato.

PROGNÓSTICO A maioria das conjuntivites bacterianas é autolimitada. Uma revisão sistemática (data da pesquisa, 2004) encontrou cura clínica ou melhora significativa com placebo dentro de dois a cinco dias em 65% das pessoas. Alguns organismos causam complicações corneanas ou sistêmicas, ou ambas. A otite média pode se desenvolver em 25% das crianças com conjuntivite por *H. influenzae*, e a meningite sistêmica pode complicar a conjuntivite meningocócica primária em 18% das pessoas. Estima-se que a ceratite bacteriana ocorra em 10 a 30 por 100.000 usuários de lentes de contato.

Doenças dos olhos

Degeneração macular relacionada à idade

Jennifer Arnold e Wilson Heriot

PONTOS-CHAVE

- A degeneração macular relacionada à idade (DMRI) que ameaça a visão (tardia) ocorre em 2% das pessoas com mais de 50 anos em países industrializados, sendo que a prevalência aumenta com a idade.

  A doença de estágio precoce é marcada por visão normal, porém com mudanças na retina (*drusen* e alterações pigmentares). A progressão da doença causa piora da visão central, mas a visão periférica é preservada.

  Oitenta e cinco por cento dos casos são de DMRI atrófica (seca), mas a DMRI exsudativa (úmida), marcada por neovascularização coróidea, provoca perda de visão mais rapidamente.

  O principal fator de risco é a idade. Hipertensão, tabagismo e história familiar de DMRI também são fatores de risco.

- A suplementação de vitaminas antioxidantes e de zinco em altas doses pode reduzir a progressão da DMRI moderada, mas não há evidência de benefícios em pessoas sem DMRI ou com DMRI leve, ou naquelas com DMRI tardia estabelecida em ambos os olhos.

- CUIDADO: o betacaroteno, uma vitamina antioxidante usada na DMRI, tem sido ligado a um risco aumentado de câncer de pulmão em pessoas com alto risco dessa doença.

- O tratamento fotodinâmico com verteporfina reduz o risco de desenvolver perda moderada ou grave da acuidade visual e cegueira legal em pessoas com visão inicialmente melhor do que 20/100 ou 20/200 em comparação com placebo.

  O tratamento fotodinâmico está associado com uma perda inicial de visão e reações fotossensíveis em uma pequena proporção de pessoas.

- A fotocoagulação térmica a *laser* pode reduzir a perda visual grave em pessoas com DMRI exsudativa. Ela está freqüentemente associada com uma redução imediata e permanente na acuidade visual quando a lesão envolve a mácula central, mas continua sendo um tratamento comprovadamente efetivo para neovascularização coróidea extrafoveal.

  Cerca de metade das pessoas tratadas com *lasers* térmicos mostram neovascularização coróidea recorrente dentro de três anos.

  Não sabemos se o tratamento com *laser* nas *drusen* evita a progressão da doença, e ele pode aumentar as taxas a curto prazo de neovascularização coróidea.

- O tratamento antiangiogênese que usa inibidores do fator de crescimento endotelial vascular (FCEV) como ranibizumabe ou pegaptanibe reduz o risco de perda moderada de visão, podendo melhorar a visão em 12 a 24 meses.

  O tratamento antiangiogênese usando acetato de anecortave pode ser tão efetivo quanto a terapia fotodinâmica na redução da perda de visão.

- Estudos que investigaram a radioterapia com feixe externo mostraram resultados contraditórios e não conseguiram demonstrar um benefício global na DMRI.

- O interferon alfa-2a subcutâneo e a cirurgia submacular não mostraram melhorar a visão e estão associados com efeitos adversos potencialmente graves.

- Não encontramos evidências de ECR sobre os efeitos da termoterapia transpupilar.

Consulte www.clinicalevidence.bmj.com para texto integral e referências.

Quais são os efeitos das intervenções para prevenir a progressão da degeneração macular relacionada à idade em estágio precoce ou tardio?

Provavelmente benéficos	• Suplementação de vitaminas antioxidantes mais zinco

Doenças dos olhos
Degeneração macular relacionada à idade

Efetividade desconhecida	• *Laser* nas *drusen*

Quais são os efeitos dos tratamentos para degeneração macular exsudativa relacionada à idade?	
Benéficos	• Tratamento antiangiogênese usando pegaptanibe (reduz a perda de visão moderada em comparação com placebo) • Tratamento antiangiogênese usando ranibizumabe (reduz a perda de visão moderada e aumenta o ganho de visão e a acuidade visual em comparação com placebo ou terapia fotodinâmica) • Tratamento fotodinâmico com verteporfina
Provavelmente benéficos	• Tratamento antiangiogênese usando acetato de anecortave
Contrabalanço entre benefícios e danos	• Fotocoagulação térmica a *laser*
Efetividade desconhecida	• Radiação com feixe externo • Termoterapia transpupilar
Provavelmente inefetivos ou que causam danos	• Cirurgia submacular • Tratamento antiangiogênese usando interferon alfa-2a subcutâneo

Data da pesquisa: março de 2006

DEFINIÇÃO A degeneração macular relacionada à idade (DMRI) afeta tipicamente aqueles com 50 anos ou mais. Ela tem dois estágios clínicos: **DMRI precoce**, marcada por *drusen* e alterações pigmentares e geralmente associada à visão normal, e **DMRI tardia ou com risco à visão**, associada com uma diminuição na visão central. A DMRI em estágio tardio tem duas formas: **DMRI atrófica (ou seca)**, caracterizada por atrofia geográfica, e **DMRI exsudativa (ou úmida)**, caracterizada por neovascularização coróidea (NVC), que por fim causa uma cicatriz discóide.

INCIDÊNCIA/PREVALÊNCIA A DMRI é uma causa comum de notificações de cegueira em países industrializados. A DMRI atrófica é mais comum do que a DMRI exsudativa, que traz mais risco à visão, afetando aproximadamente 85% das pessoas com DMRI. A DMRI tardia (com ameaça à visão) é encontrada em cerca de 2% das pessoas com mais de 50 anos, e a prevalência aumenta com a idade (0,7 a 1,4% das pessoas com 65 a 75 anos; 11 a 19% das pessoas >85 anos).

ETIOLOGIA/FATORES DE RISCO As hipóteses propostas para a causa da DMRI atrófica e exsudativa envolvem fatores vasculares e dano oxidativo combinados com predisposição genética. A idade é o fator de risco mais forte. Os fatores de risco sistêmicos incluem tabagismo e uma história familiar de DMRI. O fator de complemento H (HF1), um inibidor importante da via alternativa do complemento, parece desempenhar um papel importante na patogênese da cegueira por DMRI. Análises de haplótipos revelam que múltiplas variantes do HF1 conferem risco elevado ou reduzido de DMRI (proporção de pessoas com 1 haplótipo em risco: 50% dos casos de DMRI vs. 29% dos controles; RC 2,46, IC 95% 1,95 a 3,11; proporção de pessoas com homozigotos para esse haplótipo: 24% dos casos de DMRI vs. 8% dos controles; RC 3,51, IC 95% 2,13 a 5,78). Esses resultados são apoiados

(continua)

Degeneração macular relacionada à idade

(continuação)

por outros laboratórios e sugerem que a destruição do epitélio retiniano e pigmentar pode estar relacionada à proteção defeituosa pela atividade imunológica, em vez da senescência ou lesão oxidativa isoladamente. Porém, o gatilho para ativação do complemento não é conhecido. Uma ligação entre um traço genético (variante Y402H do fator de complemento H – FCH) e um risco modificável do estilo de vida – tabagismo – foi estabelecida por modelos de regressão logística de interações gene-gene e gene-ambiente em um conjunto de dados de casos controlados. Os autores do estudo estimaram que FCH, LOC387715 e tabagismo em conjunto explicam 61% do risco atribuível ao paciente para DMRI, com estimativas de porcentagem ajustadas de 20% para tabagismo, 36% para LOC387715 e 43% para FCH. Os fatores de risco oculares para o desenvolvimento da DMRI exsudativa incluem a presença de *drusen* mole, alteração pigmentar macular, neovascularização coróidea no outro olho e cirurgia prévia de catarata. A hipertensão, a dieta (especialmente a ingesta de micronutrientes antioxidantes) e o uso de estrógenos são suspeitos como agentes causais para DMRI atrófica e exsudativa, mas os efeitos desses fatores continuam sem comprovação.

PROGNÓSTICO A DMRI prejudica a visão central, que é necessária para ler, dirigir, reconhecer rostos e para todas as tarefas visuais finas. A **DMRI atrófica** progride lentamente durante muitos anos, e o tempo até a cegueira legal é altamente variável (em geral cerca de 5 a 10 anos). A **DMRI exsudativa** ameaça a visão mais freqüentemente; 90% das pessoas com perda visual grave devida à DMRI têm o tipo exsudativo. Essa condição costuma se manifestar com uma piora súbita e distorção da visão central. Um estudo estimou (com base em dados derivados principalmente de estudos de coorte) que o risco de desenvolver DMRI exsudativa em pessoas com *drusen* mole bilateral foi de 1 a 5% em um ano e de 13 a 18% em três anos. A taxa observada em cinco anos em um inquérito populacional foi de 7%. A maioria dos olhos (as estimativas variam de 60 a 90%) com DMRI exsudativa progride para cegueira legal e desenvolve um defeito central (escotoma) no campo visual. A visão periférica é preservada, permitindo que a pessoa se movimente e seja independente. A capacidade de ler com auxílios visuais depende do tamanho e da densidade do escotoma central e do grau em que a pessoa retém a sensibilidade ao contraste. Uma vez que a DMRI exsudativa se desenvolve em um olho, o outro olho apresenta alto risco (incidência cumulativa estimada: 10% em um ano, 28% em três anos e 42% em cinco anos).

Doenças dos olhos

Glaucoma

Rajiv Shah e Richard Wormald

PONTOS-CHAVE

- O glaucoma caracteriza-se por neuropatia óptica progressiva e perda visual periférica. Ele afeta 1 a 2% da população branca acima de 40 anos e responde por 8% dos novos registros de cegueira no Reino Unido.

  O principal fator de risco para glaucoma é a pressão intra-ocular aumentada, mas 40% das pessoas com glaucoma têm pressão intra-ocular normal e apenas 10% das pessoas com pressão intra-ocular aumentada estão em risco de dano ao nervo óptico.

  Em pessoas negras, o glaucoma é mais prevalente do que em populações brancas, apresenta-se mais cedo e é mais difícil de controlar.

  A cegueira por glaucoma resulta de perda importante do campo visual ou de perda da visão central, podendo progredir rapidamente sem tratamento.

- A trabeculoplastia a *laser* mais tratamento clínico tópico é mais efetiva na redução da progressão do dano ao nervo óptico em pessoas com glaucoma primário de ângulo aberto ou pseudo-esfoliativo em comparação com nenhum tratamento.

  O tratamento clínico tópico pode reduzir o risco de desenvolver glaucoma em pessoas com hipertensão ocular em comparação com placebo e pode reduzir a perda do campo visual em pessoas com glaucoma primário de ângulo aberto em comparação com a cirurgia, embora os estudos tenham mostrado resultados conflitantes.

- A trabeculectomia cirúrgica pode ser tão efetiva quanto o tratamento clínico tópico na prevenção da perda do campo visual no glaucoma primário de ângulo aberto, mas aumenta o risco de desenvolver catarata.

  A trabeculectomia cirúrgica pode ser mais efetiva do que a trabeculoplastia a *laser* na redução da pressão intra-ocular, mas não sabemos qual delas é mais efetiva na manutenção do campo visual e da acuidade visual.

- O tratamento clínico pode reduzir a progressão do glaucoma em comparação com placebo em pessoas com glaucoma primário de ângulo aberto, embora não saibamos se ele também é benéfico no glaucoma de tensão normal.

  O tratamento cirúrgico, com ou sem tratamento clínico, pode reduzir a progressão da perda de campo visual em pessoas com glaucoma de tensão normal.

- Há consenso de que os tratamentos clínicos e cirúrgicos sejam benéficos em pessoas com glaucoma agudo de ângulo fechado, embora não tenhamos certeza.

ⓘ Consulte www.clinicalevidence.bmj.com para texto integral e referências.

Quais são os efeitos dos tratamentos para glaucoma primário de ângulo aberto estabelecido, hipertensão ocular ou ambos?	
Provavelmente benéficos	• Trabeculoplastia a *laser* mais tratamento clínico tópico (em comparação com nenhum tratamento inicial ou tratamento clínico tópico isoladamente) • Tratamento clínico tópico (em pessoas com glaucoma primário de ângulo aberto ou hipertensão ocular)
Contrabalanço entre benefícios e danos	• Trabeculectomia cirúrgica
Efetividade desconhecida	• Trabeculoplastia a *laser* (comparada com trabeculectomia cirúrgica)

Doenças dos olhos

Glaucoma

Quais são os efeitos da redução da pressão intra-ocular em pessoas com glaucoma de tensão normal?	
Provavelmente benéficos	• Tratamento clínico
Contrabalanço entre benefícios e danos	• Tratamento cirúrgico

Quais são os efeitos do tratamento para o glaucoma agudo de ângulo fechado?	
Provavelmente benéficos	• Tratamento cirúrgico* • Tratamento clínico*

Data da pesquisa: janeiro de 2006

*Nenhum ECR controlado com placebo, mas forte consenso de que os tratamentos sejam efetivos.

DEFINIÇÃO O glaucoma é um grupo de doenças caracterizadas por neuropatia óptica progressiva. É geralmente bilateral, mas assimétrico, e pode ocorrer em qualquer pressão intra-ocular. Todas as formas de glaucoma mostram lesão ao nervo óptico (escavação e/ou palidez) associada com perda periférica no campo visual. O **glaucoma primário de ângulo aberto** ocorre em pessoas com um ângulo de drenagem da câmara anterior aberto e sem causa secundária identificável. O conhecimento da história natural dessas condições é incompleto, mas acredita-se que o problema inicie com uma pressão intra-ocular que é demasiadamente alta para o nervo óptico. Porém, em uma proporção significativa de pessoas com glaucoma (cerca de 40%), a pressão intra-ocular está dentro da variação estatisticamente definida como normal. O termo hipertensão ocular geralmente se aplica a olhos com uma pressão intra-ocular maior do que o limite estatístico superior do normal (em torno de 21 mmHg). Porém, apenas uma proporção relativamente pequena dos olhos com pressão intra-ocular aumentada tem um nervo óptico que é vulnerável aos seus efeitos (cerca de 10%). Todavia, pelo fato de a pressão intra-ocular ser o principal e único fator de risco modificável para a doença, os estudos sobre a efetividade de reduzir a pressão intra-ocular freqüentemente incluem pessoas com hipertensão ocular e pessoas com glaucoma primário de ângulo aberto. Anteriormente, os pesquisadores ficavam ansiosos por evitar o tratamento ativo no glaucoma primário de ângulo aberto franco, de modo que muitos estudos com placebo ou nenhum tratamento selecionavam pessoas apenas com hipertensão ocular. Os estudos que comparam os tratamentos freqüentemente incluem pessoas com glaucoma primário de ângulo aberto e pessoas com hipertensão intra-ocular, mas nestes o desfecho costuma ser apenas a pressão intra-ocular. O **glaucoma de tensão normal** ocorre em pessoas com pressões intra-oculares consistentemente abaixo do limite estatístico superior do normal (21 mmHg; dois desvios-padrão acima da média da população). O **glaucoma agudo de ângulo fechado** é o glaucoma resultante de um aumento rápido e grave na pressão intra-ocular causado pela obstrução física do ângulo de drenagem da câmara anterior.

INCIDÊNCIA/PREVALÊNCIA O glaucoma ocorre em 1 a 2% das pessoas brancas com mais de 40 anos, subindo para 5% aos 70 anos. O glaucoma primário de ângulo aberto é responsável por dois terços dos casos, e o glaucoma de tensão normal, por cerca de um quarto. Em pessoas negras, o glaucoma é mais prevalente, apresenta-se mais cedo com pressões intra-oculares maiores, é mais difícil de controlar e constitui-se na principal causa irreversível de cegueira em populações negras de origem africana. A cegueira relacionada ao glaucoma é responsável por 8% dos novos registros de cegueira no Reino Unido.

(continua)

(continuação)

ETIOLOGIA/FATORES DE RISCO O principal fator de risco para o desenvolvimento do glaucoma primário de ângulo aberto é a pressão intra-ocular elevada. Em um ECR (90 pessoas com pressão intra-ocular >22 mmHg, um outro fator de risco para glaucoma e campos visuais normais, idade média de 55 a 56 anos), três fatores de risco basais foram identificados como independentemente associados com perda de campo glaucomatosa. Estes foram pressão intra-ocular mais alta (P = 0,047, pressão intra-ocular por mmHg), discos suspeitos (P = 0,007) e idade avançada (P = 0,034, idade por ano). Fatores de risco menores incluem história familiar e origem étnica. A relação entre a pressão arterial sistêmica e a pressão intra-ocular pode ser um determinante importante do fluxo sangüíneo à cabeça do nervo óptico e, como conseqüência, pode representar um fator de risco para o glaucoma. A hipotensão sistêmica, o vasoespasmo (incluindo doença de Raynaud e enxaqueca) e uma história de perda de sangue importante foram relatados como fatores de risco para o glaucoma de tensão normal em estudos realizados em hospitais. Os fatores de risco para o glaucoma agudo de ângulo fechado incluem história familiar, sexo feminino, visão melhor para longe e catarata. Uma revisão sistemática recente (data da pesquisa, 1999, seis estudos observacionais, 594.662 pessoas com midríase) não encontrou qualquer evidência apoiando a teoria de que a dilatação pupilar de rotina com midriáticos de ação curta tenha sido um fator de risco para o glaucoma agudo de ângulo fechado.

PROGNÓSTICO A perda avançada do campo visual é encontrada em cerca de 20% das pessoas com glaucoma primário de ângulo aberto ao diagnóstico e é um importante fator prognóstico para a cegueira relacionada ao glaucoma. A cegueira devida ao glaucoma resulta de perda importante do campo visual ou de perda da visão central. Uma vez que surjam defeitos precoces do campo visual e que a pressão intra-ocular seja maior do que 30 mmHg, as pessoas não-tratadas podem perder o restante do campo visual em três anos ou menos. À medida que a doença progride, as pessoas com glaucoma têm dificuldade de se mover de uma sala iluminada para uma sala mais escura e de calcular os passos e os meios-fios. A progressão da perda do campo visual com freqüência é mais lenta no glaucoma de tensão normal. O glaucoma agudo de ângulo fechado leva à perda rápida da visão, inicialmente por edema corneano e, depois, por neuropatia óptica isquêmica.

Doenças dos olhos

Herpes simples ocular

Nigel H. Barker

PONTOS-CHAVE

- A infecção ocular com o vírus herpes simples pode causar inflamação das pálpebras, das conjuntivas, da íris, da retina e da córnea, o que pode levar a cicatrizes, glaucoma e cegueira.

    A infecção é comum e geralmente adquirida cedo na vida, com 50% das pessoas de grupos socioeconômicos altos e 80% de grupos socioeconômicos baixos nos Estados Unidos tendo anticorpos por volta dos 30 anos.

    Os episódios geralmente melhoram dentro de uma a duas semanas, mas 50% das pessoas terão uma recorrência dentro de 10 anos.

- Os agentes antivirais tópicos e os interferons tópicos aumentam a cura da ceratite epitelial em comparação com placebo.

    O desbridamento físico-químico ou o interferon podem acelerar a cura se adicionados aos agentes antivirais, mas não sabemos se o desbridamento é efetivo quando usado isoladamente.

- Os corticosteróides tópicos reduzem a progressão e encurtam a duração da ceratite estromal em comparação com placebo quando adicionados aos agentes antivirais tópicos.

    A adição de aciclovir oral aos corticosteróides tópicos mais tratamento antiviral tópico pode não aumentar a cura em comparação com o tratamento tópico isoladamente.

- O tratamento a longo prazo com aciclovir oral em pessoas com ceratite epitelial ou estromal prévias reduz a recorrência após um ano em comparação com placebo.

    A profilaxia a curto prazo (por três semanas) com aciclovir não parece reduzir o risco de recorrência.

- Não sabemos se o aciclovir oral reduz a recorrência de infecção ocular por herpes simples após enxertos de córnea.

(i) **Consulte www.clinicalevidence.bmj.com para texto integral e referências.**

Quais são os efeitos dos tratamentos em pessoas com ceratite epitelial?	
Benéficos	- Agentes antivirais tópicos - Interferons tópicos
Efetividade desconhecida	- Desbridamento

Quais são os efeitos dos tratamentos em pessoas com ceratite estromal?	
Benéficos	- Adição de corticosteróides tópicos ao tratamento antiviral tópico
Pouco provavelmente benéficos	- Adição de aciclovir oral aos corticosteróides tópicos mais tratamento antiviral tópico

Quais são os efeitos das intervenções para prevenir a recorrência de herpes simples ocular?	
Benéficos	- Aciclovir oral a longo prazo (um ano)

Doenças dos olhos

Herpes simples ocular

| Pouco provavelmente benéficos | • Aciclovir oral a curto prazo (três semanas) |

Quais são os efeitos das intervenções para prevenir a recorrência de herpes simples ocular em pessoas com enxertos de córnea?

| Efetividade desconhecida | • Aciclovir oral |

Data da pesquisa: junho de 2006

DEFINIÇÃO O herpes simples ocular em geral é causado pelo vírus herpes simples tipo 1 (HSV-1), mas também ocasionalmente pelo vírus tipo 2 (HSV-2). As manifestações oculares do HSV são variadas e incluem blefarite (inflamação das pálpebras), obstrução canalicular, conjuntivite, complicações corneanas, irite e retinite. As complicações corneanas são de dois tipos principais: a **ceratite epitelial** é a inflamação das células que formam a camada superficial da córnea, e a **ceratite estromal** é a inflamação da camada média (estroma) da córnea. As infecções por HSV são classificadas como neonatal, primária (HSV em uma pessoa sem exposição viral prévia) e recorrente (exposição viral prévia com imunidade humoral e celular presentes).

INCIDÊNCIA/PREVALÊNCIA As infecções com HSV geralmente são adquiridas no início da vida. Um estudo nos Estados Unidos encontrou anticorpos contra o HSV-1 em cerca de 50% das pessoas com alto nível socioeconômico e 80% das pessoas com baixo nível socioeconômico por volta dos 30 anos de idade. Esse estudo citou um relato que sugeriu que a aglomeração de pessoas pode ser um fator causal. Porém, somente cerca de 20 a 25% das pessoas com anticorpos contra o HSV tinham qualquer história de manifestações clínicas de doença herpética ocular ou cutânea. O HSV ocular é a causa mais comum de cegueira corneana nos países desenvolvidos e a causa mais comum de cegueira corneana unilateral no mundo. Um estudo de 33 anos da população de Rochester, Minnesota, constatou que a incidência anual de casos novos de herpes simples ocular era de 8,4/100.000 (IC 95% 6,9/100.000 a 9,9/100.000) e que a incidência anual de todos os episódios (novos e recorrentes) era de 20,7/100.000 (IC 95% 18,3/100.000 a 23,1/100.000). A prevalência do herpes ocular era de 149 casos/100.000 habitantes (IC 95% 115/100.000 a 183/100.000). Doze por cento das pessoas tiveram doença bilateral.

ETIOLOGIA/FATORES DE RISCO A ceratite epitelial resulta da infecção viral produtiva, lítica, das células epiteliais da córnea. Acredita-se que a ceratite estromal e a irite resultem de uma combinação da infecção viral e de mecanismos imunes comprometidos. Evidências observacionais (346 pessoas com HSV ocular no grupo placebo de um ECR) mostraram que uma história prévia de ceratite estromal era um fator de risco para a recorrência de ceratite estromal (6/174 [4%] sem ceratite estromal prévia vs. 53/172 [32%] com ceratite estromal prévia; RR 10,0, IC 95% 4,3 a 23,0; $P < 0,001$). Idade, sexo, etnia e história prévia de doença não-ocular por HSV não foram associados com um risco aumentado de recorrência.

PROGNÓSTICO A ceratite epitelial por HSV tende a resolver espontaneamente dentro de uma a duas semanas, enquanto a ceratite estromal tem mais probabilidade de resultar em cicatriz corneana e perda da visão. Em um estudo de 271 pessoas tratadas com trifluorotimidina tópica e aleatoriamente designadas para receber aciclovir oral ou placebo, a lesão epitelial tinha melhorado completamente ou estava no mínimo menor do que 1 mm após uma semana de tratamento com placebo em 89% das pessoas e, após duas semanas, em 99% das pessoas. A ceratite estromal ou a irite ocorrem em cerca de 25% das pessoas após a ceratite epitelial. Os efeitos da ceratite estromal por HSV incluem formação de cicatrizes, destruição dos tecidos, neovascularização, glaucoma e defeitos epiteliais persistentes. A taxa de recorrência do herpes ocular para pessoas com um episódio é de 10% em um ano, 23% em dois anos e 50% em 10 anos. O risco de infecção ocular recorrente por HSV (epitelial ou estromal) também aumenta com o número de episódios prévios relatados (dois

(continua)

(continuação)

ou três episódios prévios: RR 1,41, IC 95% 0,82 a 2,42; quatro ou mais episódios prévios: RR 2,09, IC 95% 1,24 a 3,50). Dos transplantes de córnea realizados na Austrália durante um período de 10 anos, 5% foram em pessoas com incapacidade visual ou com perfuração corneana real ou iminente após herpes simples ocular estromal. A recorrência do HSV em um enxerto de córnea tem um grande efeito na sobrevida do enxerto. O Australian Corneal Graft Registry constatou que, em transplantes de córnea realizados para ceratite por HSV, havia, no mínimo, uma recorrência de HSV em 58% dos enxertos corneanos que falharam durante um período de acompanhamento de nove anos.

Doenças dos olhos
Tracoma

Anthony W. Solomon, Denise Mabey e David C. W. Mabey

PONTOS-CHAVE

- O tracoma ativo é causado pela infecção crônica da conjuntiva por *Chlamydia trachomatis*, sendo a principal causa infecciosa de cegueira no mundo.

  A infecção pode provocar cicatrizes da conjuntiva tarsal, encurtamento ou inversão da pálpebra superior (entrópio) ou cicatrizes no olho causadas pelos cílios (triquíase), o que provoca cegueira.

  O tracoma é uma doença relacionada com pobreza, aglomeração e saneamento inadequado. A doença ativa afeta principalmente as crianças, mas os adultos estão em risco aumentado de cicatrizes.

- As intervenções de saúde pública para melhorar a higiene podem reduzir os riscos de desenvolver tracoma, mas os estudos têm fornecido resultados conflitantes.

  Lavar o rosto, com ou sem antibióticos tópicos, pode ser benéfico.

  O controle de moscas pode reduzir os riscos de tracoma, mas provavelmente não é uma abordagem factível em grande escala.

- Não sabemos se os antibióticos orais ou tópicos reduzem o risco de tracoma ativo em comparação com placebo ou uns com os outros, uma vez que não encontramos muitos estudos comparativos.

- A cirurgia de rotação da pálpebra com rotação tarsal bilamelar ou avanço e rotação tarsal pode ser efetiva para corrigir o entrópio e a triquíase em comparação com outros tipos de cirurgia.

(i) **Consulte www.clinicalevidence.bmj.com para texto integral e referências.**

Quais são os efeitos das intervenções para prevenção do tracoma cicatricial por meio da redução da prevalência do tracoma ativo?

Provavelmente benéficos	● Controle de moscas usando inseticidas ● Promoção da lavagem do rosto mais tetraciclina tópica (melhor do que tetraciclina isoladamente)
Efetividade desconhecida	● Antibióticos ● Controle de moscas mediante construção de fossas sanitárias ● Educação em saúde ● Lavagem do rosto isoladamente

Quais são os efeitos das cirurgias da pálpebra para entrópio e triquíase?

Provavelmente benéficos	● Rotação tarsal bilamelar ou avanço e rotação tarsal (melhor do que outros tipos de cirurgia da pálpebra)

Data da pesquisa: janeiro de 2006

DEFINIÇÃO O **tracoma ativo** é a inflamação crônica da conjuntiva causada pela infecção com *Chlamydia trachomatis*. A classificação simplificada da Organização Mundial de Saúde define tracoma ativo como TF e/ou TI, na qual TF (inflamação tracomatosa – folicular) é a presença de cinco ou mais folículos na porção central da conjuntiva tarsal superior de, no mínimo, 0,5 mm de diâmetro,

(continua)

(continuação)

e TI (inflamação tracomatosa – intensa) é o espessamento inflamatório pronunciado da conjuntiva tarsal superior, que obscurece mais da metade dos vasos profundos normais. O **tracoma cicatricial** é causado pela infecção repetida por *C. trachomatis;* ele inclui a presença de cicatrizes visíveis na conjuntiva tarsal (cicatrização tracomatosa), encurtamento e inversão da pálpebra superior (entrópio) e mau posicionamento dos cílios, o que produz abrasão do olho (triquíase). O tracoma cicatricial pode estar presente sem entrópio/triquíase, mas, na presença de entrópio/triquíase devido ao tracoma, haverá cicatrizes. A cegueira por tracoma resulta da opacificação corneana, que ocorre devido ao trauma mecânico causado por entrópio/triquíase. O **diagnóstico** de tracoma é feito pelo exame clínico usando os critérios do sistema de classificação modificado da OMS ou do sistema de classificação simplificado da OMS. O sistema simplificado é o mais comumente utilizado hoje em dia.

INCIDÊNCIA/PREVALÊNCIA O tracoma é a principal causa mundial de cegueira infecciosa. Globalmente, o tracoma ativo afeta uma população estimada em 84 milhões de pessoas, a maioria delas crianças. Aproximadamente 7,6 milhões de pessoas estão cegas ou em risco de cegueira como conseqüência. O tracoma é uma doença da pobreza, independentemente da região geográfica. O tracoma cicatricial é prevalente em grandes regiões da África, do Oriente Médio, da Ásia e das comunidades aborígines na Austrália; também há pequenos focos na América Central e do Sul. Em áreas onde o tracoma está presente constantemente em alta prevalência, a doença ativa é encontrada em mais de 50% das crianças em idade pré-escolar e pode ter uma prevalência tão alta quanto 60 a 90%, e até 75% das mulheres e 50% dos homens com mais de 45 anos podem mostrar sinais de doença cicatricial. A prevalência do tracoma ativo diminui com a idade. Embora prevalências semelhantes de doença ativa sejam observadas em meninos e meninas, as seqüelas tardias de triquíase, entrópio e opacificação corneana são mais comuns em mulheres do que em homens.

ETIOLOGIA/FATORES DE RISCO O tracoma ativo está associado com juventude, acesso difícil à água e saneamento e contato íntimo entre as pessoas. A secreção dos olhos e do nariz pode facilitar a transmissão da infecção ocular por *C. trachomatis.* Compartilhar o quarto com alguém com tracoma ativo é um fator de risco para a infecção. A densidade de moscas-dos-olhos em uma comunidade está associada com tracoma ativo. As moscas importantes para a transmissão do tracoma põem seus ovos em fezes humanas expostas no solo, sugerindo que o melhor acesso ao saneamento pode ajudar a controlar o tracoma.

PROGNÓSTICO A lesão corneana pelo tracoma é causada por múltiplos processos. O tracoma cicatricial danifica as estruturas glandulares e pode causar um filme lacrimal inadequado; um olho seco pode ser mais suscetível à lesão pelos cílios invertidos e à infecção adicional por outras bactérias e fungos, levando à opacificação corneana.

Doenças dos olhos

Uveíte anterior aguda

Niaz Islam e Carlos Pavesio

PONTOS-CHAVE

- A uveíte anterior é a inflamação do trato uveal e inclui irite (inflamação da íris) e iridociclite (inflamação tanto da íris como do corpo ciliar).

  Ela costuma ser rara, com uma incidência anual de 12/100.000 na população, embora seja mais comum na Finlândia (incidência anual de 23/100.000), provavelmente em função de fatores genéticos, como alta freqüência de HLA-B27 na população.

  Ela é freqüentemente autolimitada, mas em alguns casos pode causar complicações como sinéquias posteriores, cataratas, glaucoma e uveíte crônica.

- Gotas oculares de corticosteróides são o tratamento-padrão para uveíte desde o início da década de 1950, embora a evidência que sustente sua efetividade seja um tanto esparsa.

  Os efeitos adversos amplamente conhecidos das gotas oculares de corticosteróides tópicos incluem irritação local, hiperemia, edema e visão borrada.

- Os estudos que examinam os efeitos de gotas oculares antiinflamatórias não-esteróides ou midriáticos foram muito pequenos ou não tinham qualidade suficiente para que pudéssemos fazer um julgamento sobre sua efetividade no tratamento da uveíte.

(i) Consulte www.clinicalevidence.bmj.com para texto integral e referências.

Quais são os efeitos das gotas oculares antiinflamatórias na uveíte anterior aguda?

Provavelmente benéficos	• Corticosteróides*
Efetividade desconhecida	• Gotas oculares antiinflamatórias não-esteróides (AINEs) • Midriáticos (diferentes drogas ou potências)

Data da pesquisa: fevereiro de 2007

*Baseado em consenso; ECRs com pouca probabilidade de serem conduzidos.

DEFINIÇÃO Uveíte anterior é a inflamação do trato uveal e inclui irite e iridociclite. Ela pode ser classificada, de acordo com seu curso clínico, em uveíte anterior aguda ou crônica, ou, de acordo com seu aspecto clínico, em uveíte anterior granulomatosa ou não-granulomatosa. A **uveíte anterior aguda** é caracterizada por um olho vermelho extremamente doloroso, com freqüência associado com fotofobia e ocasionalmente com acuidade visual diminuída. A **uveíte anterior crônica** é definida como uma inflamação com duração superior a seis semanas. Em geral é assintomática, mas muitas pessoas têm sintomas leves durante as exacerbações.

INCIDÊNCIA/PREVALÊNCIA A uveíte anterior aguda é rara, com uma incidência anual de 12/100.000 habitantes. É particularmente comum na Finlândia (incidência anual 22,6/100.000 habitantes, prevalência 68,7/100.000 habitantes) provavelmente devido a fatores genéticos como a alta freqüência de HLA-B27 na população finlandesa. É igualmente comum em homens e mulheres, e mais de 90% dos casos ocorrem em pessoas com mais de 20 anos de idade.

ETIOLOGIA/FATORES DE RISCO Nenhuma causa é identificada em 60 a 80% das pessoas com uveíte anterior aguda. As doenças sistêmicas que podem estar associadas com uveíte anterior aguda incluem espondilite anquilosante, síndrome de Reiter, doença de Kawasaki, uveíte infecciosa, síndrome de Behçet, doença inflamatória intestinal, nefrite intersticial, sarcoidose, síndrome de Vogt-

(continua)

Doenças dos olhos
Uveíte anterior aguda

(continuação)

Koyanagi-Harada e síndromes mascaradas. A uveíte anterior aguda também ocorre em associação com a expressão do HLA-B27 não-ligada a qualquer doença sistêmica. A uveíte anterior aguda também pode ocorrer após cirurgia ou como reação adversa a drogas ou como reação de hipersensibilidade.

PROGNÓSTICO A uveíte anterior aguda em geral é autolimitada, mas não encontramos evidência sobre com que freqüência ela melhora espontaneamente, em que pessoas ou durante que período de tempo. As complicações incluem sinéquias posteriores, catarata, glaucoma e uveíte crônica. Em um estudo de 154 pessoas (232 olhos) com uveíte anterior aguda (119 pessoas HLA-B27 positivas), a acuidade visual era melhor do que 20/60 em 209/232 olhos (90%) e 20/60 ou pior em 23/232 olhos (10%), incluindo pior do que 20/200 (classificados como legalmente cegos) em 11/232 olhos (5%).

Doenças dos rins
Doença renal terminal

Yoshio N. Hall e Glenn M. Chertow

PONTOS-CHAVE

- A doença renal terminal (DRT) afeta cerca de 1.400 pessoas por milhão nos países com uma alta prevalência, como Estados Unidos e Japão. Aproximadamente dois terços das pessoas com DRT recebem hemodiálise, um quarto recebe transplantes de rim e um décimo recebe diálise peritoneal.

    Os fatores de risco para DRT incluem idade acima de 65 anos, hipertensão, diabetes melito, tabagismo, uso de heroína ou analgésicos, obesidade e uma história de doença renal.

    A DRT provoca retenção de líquidos, anemia, disfunção do metabolismo ósseo e mineral e riscos aumentados de doença cardiovascular.

- Em pessoas que estão recebendo diálise peritoneal, a solução de icodextrina a 7,5% pode aumentar a perda de líquidos em comparação com as soluções de dextrose em concentrações mais baixas.

    Aumentar a dose de diálise peritoneal não parece reduzir a mortalidade.

- Em pessoas que estão recebendo hemodiálise, não parece haver diferença na mortalidade para alto fluxo de membrana em comparação com baixo fluxo de membrana, ou hemodiálise com dose aumentada em comparação com dose-padrão.

- Existe consenso de que a eritropoietina pode melhorar a anemia e seus sintomas associados em pessoas com DRT, mas há poucos estudos de boa qualidade em que os benefícios da eritropoietina ou da darbepoietina alfa são avaliados.

- Os distúrbios do metabolismo do cálcio e do fosfato podem contribuir para o risco aumentado de doença cardiovascular em pessoas com DRT.

    Os ligantes de fosfato (sevelamer) podem desacelerar a calcificação arterial e reduzir os níveis de colesterol de lipoproteína de baixa densidade, mas não sabemos ainda se isso reduz eventos cardiovasculares ou mortalidade.

(i) Consulte www.clinicalevidence.bmj.com para texto integral e referências.

Quais são os efeitos de diferentes doses e agentes osmóticos para diálise peritoneal?

Provavelmente benéficos	- Icodextrina (reduz a sobrecarga de volume em comparação com soluções de dextrose a 1,36%, 2,27% ou 4,25%)
Pouco provavelmente benéficos	- Diálise peritoneal com dose aumentada (não é mais efetiva do que diálise em dose-padrão na redução da mortalidade geral)

Quais são os efeitos de diferentes doses e fluxos de membrana para hemodiálise?

Pouco provavelmente benéficos	- Hemodiálise com alto fluxo de membrana (não é mais efetiva do que hemodiálise com baixo fluxo de membrana na redução de mortalidade por todas as causas)
	- Hemodiálise com dose aumentada (não é mais efetiva do que hemodiálise com dose-padrão na redução de mortalidade por todas as causas)

Doenças dos rins

Doença renal terminal

Quais são os efeitos das intervenções para prevenir complicações secundárias?

Provavelmente benéficos	• Cinacalcet (melhora o controle do hiperparatireoidismo secundário em comparação com placebo) • Eritropoietina ou darbepoietina • Mupirocina (reduz as infecções de cateter por *Staphylococcus aureus* em comparação com placebo ou nenhum tratamento) • Sevelamer (reduz a progressão de calcificação de artéria coronária e aórtica em comparação com sais de cálcio)

Data da pesquisa: março de 2006

DEFINIÇÃO A doença renal terminal (DRT) é definida como declínio irreversível na função renal de uma pessoa, grave o bastante para ser fatal na ausência de diálise ou transplante. A DRT é incluída no estágio 5 da classificação da National Kidney Foundation Kidney Disease Outcome Quality Initiative para doença renal crônica (DRC), que se refere a indivíduos com uma taxa estimada de filtração glomerular abaixo de 15 mL por minuto por 1,73 m^2 de área de superfície corporal, ou àqueles que necessitam de diálise independentemente da taxa de filtração glomerular. A redução ou ausência de função renal leva a inúmeras alterações mal-adaptativas, incluindo retenção de líquidos (sobrecarga de volume extracelular), anemia, distúrbios do metabolismo ósseo e mineral, dislipidemia e desnutrição protéico-energética. Esta revisão aborda DRT apenas em adultos. A **retenção de líquidos** em pessoas com DRT contribui de forma significativa para hipertensão, disfunção ventricular e excesso de eventos cardiovasculares observados nessa população. A **anemia** associada com DRC é normocítica e normocrômica, sendo mais comumente atribuída à síntese reduzida de eritropoietina pelos rins afetados. Fatores adicionais como deficiência de ferro por flebotomia freqüente, retenção de sangue no dialisador e nas tubulações e sangramento gastrintestinal; hiperparatireoidismo secundário grave; condições inflamatórias agudas e crônicas (p. ex., infecção); e sobrevida encurtada das hemácias também contribuem para a anemia. Os **distúrbios do metabolismo ósseo e mineral**, como hiperparatireoidismo, hiperfosfatemia e hipo ou hipercalcemia, são comuns em pessoas com DRC. Se não tratados, esses distúrbios podem causar dor, prurido, anemia, perda óssea e aumento do risco de fraturas, podendo contribuir para hipertensão e doença cardiovascular.

INCIDÊNCIA/PREVALÊNCIA A incidência e a prevalência da DRT continuam a crescer no mundo todo. De acordo com dados coletados de 120 países com programas de diálise, no final de 2001, cerca de 1.479.000 pessoas estavam recebendo terapia de substituição renal (TSR). Entre esses indivíduos, 1.015.000 (69%) receberam hemodiálise e 126.000 (9%) receberam diálise peritoneal, enquanto outros 338.000 (23%) estavam vivendo com transplante de rim. Estimativas precisas da incidência e da prevalência da DRT permanecem indefinidas, pois os bancos de dados internacionais de registros renais excluem indivíduos com DRT que não recebem TSR. Comparações internacionais de TSR impõem desafios semelhantes devido à diferença nos sistemas de cuidados de saúde, financiamento governamental, aceitação do tratamento, demografia e acesso aos cuidados. Em todo o mundo, as taxas de incidência e prevalência mais altas são relatadas nos Estados Unidos, em Taiwan e no Japão. Dados de prevalência de vários países são listados a seguir, embora essa lista não seja completa. De acordo com o relato anual de 2005 do United States Renal Data System, houve 102.567 casos novos de DRT em 2003, o equivalente a uma incidência anual de 341 casos por milhão de habitantes. A prevalência de DRT nos Estados Unidos em 2003 era 474.094 (1.496 casos/milhão de habitantes). Da mesma forma, de acordo com relatos publicados pela Japanese Society for Dialysis Therapy, 255 pessoas por milhão de habitantes iniciaram diálise em 2002. Em 2003, havia 1.863 pessoas por milhão de habitantes no Japão recebendo diálise, a prevalência relatada mais alta para as nações industrializadas. De acordo com relatos do governo de Taiwan, a

(continua)

(continuação)

prevalência de DRT era 1.352 casos por milhão de habitantes e a incidência de DRT era 355 casos por milhão de habitantes em 2000. Em comparação, com base em dados reunidos do European Renal Association-European Dialysis and Transplant Association Registry e UK Renal Registry, a incidência de DRT tratada (com base na incidência de TSR) em 2003 variou de 73 casos por milhão de habitantes na Islândia até 178 casos por milhão de habitantes na Grécia. A prevalência de DRT tratada em 2003 variou de aproximadamente 494 casos por milhão de habitantes na Islândia até 955 casos por milhão de habitantes na Itália. Em 2004, o Australia and New Zealand Dialysis and Transplant Registry relatou uma incidência anual de DRT tratada de 95 pessoas por milhão de habitantes na Austrália e 110 pessoas por milhão de habitantes na Nova Zelândia. A prevalência de DRT tratada em 2004 era 707 pessoas por milhão de habitantes na Austrália e 737 pessoas por milhão de habitantes na Nova Zelândia.

ETIOLOGIA/FATORES DE RISCO A quantidade de proteinúria diária permanece um dos preditores mais fortes da progressão para DRT. A hipertensão é um risco independente forte para progressão para DRT, particularmente em pessoas com proteinúria. A idade também é um preditor para DRT: pessoas com mais de 65 anos têm um aumento de quatro a cinco vezes no risco de DRT em comparação com pessoas com menos de 65 anos. Fatores de risco adicionais para o desenvolvimento de DRT incluem uma história de insuficiência renal crônica, diabetes melito, abuso de heroína, uso de tabaco ou analgésico, raça negra, classe socioeconômica baixa, obesidade, hiperuricemia e uma história familiar de doença renal.

PROGNÓSTICO O prognóstico global da DRT não-tratada continua sendo ruim. A maioria das pessoas com DRT acaba morrendo devido a complicações de doença cardiovascular, infecção ou, se a diálise não for instituída, uremia progressiva (hipercalemia, acidose, desnutrição). Estimativas precisas de mortalidade, todavia, não estão disponíveis, pois registros renais internacionais omitem indivíduos com DRT que não recebem TSR. Entre as pessoas que recebem TSR, a doença cardiovascular é a principal causa de mortalidade, respondendo por 40% das mortes nessa população. A sobrecarga de volume extracelular e a hipertensão, comuns nas pessoas com DRC, são preditores conhecidos de hipertrofia ventricular esquerda e mortalidade cardiovascular nessa população. Mesmo após ajuste para idade, sexo, raça ou etnia e para a presença de diabetes, a mortalidade cardiovascular anual permanece grosseiramente em um patamar mais alto em pessoas com DRT em comparação com a população em geral, sobretudo entre indivíduos mais jovens.

Doenças dos rins

Insuficiência renal aguda

John Kellum, Martine Leblanc e Ramesh Venkataraman

PONTOS-CHAVE

- A insuficiência renal aguda é caracterizada por um declínio abrupto e sustentado na taxa de filtração glomerular, que leva ao acúmulo de uréia e outras substâncias químicas no sangue.

  Ela pode ser classificada de acordo com uma mudança a partir da linha de base da creatinina sérica ou no débito urinário, com "Risco" sendo definido ou por um aumento de 50% na creatinina sérica ou por um débito urinário de menos do que 0,5 mL/kg/hora por, pelo menos, seis horas, e "Insuficiência" sendo definida por um aumento de três vezes na creatinina sérica ou um débito urinário de menos do que 0,3 mL/kg/hora por 24 horas.

- Em pessoas com alto risco de insuficiência renal aguda, a hidratação com cloreto de sódio intravenoso (0,9%) reduz a incidência de insuficiência renal aguda em comparação com a hidratação irrestrita com líquidos orais ou solução de cloreto de sódio a 0,45% intravenosamente.

  A N-acetilcisteína mais hidratação pode reduzir a nefropatia induzida por contraste em comparação com a hidratação isoladamente em pessoas que vão se submeter a uma nefrografia de contraste, embora os dados sobre prevenção de insuficiência renal sejam inconclusivos.

  O meio de contraste de baixa osmolalidade é menos nefrotóxico em comparação com o meio de osmolalidade padrão.

  A terapia de substituição renal profilática com hemofiltração e diálise é pouco provavelmente benéfica, já que não reduz o risco de nefropatia induzida por contraste.

  Os aminoglicosídeos em dose única parecem ser tão benéficos quanto em múltiplas doses para o tratamento das infecções, mas são menos nefrotóxicos.

  As formulações lipídicas de anfotericina B podem causar menos nefrotoxicidade do que as formulações-padrão, embora a evidência para isso seja algo esparsa.

  O manitol, a teofilina, a aminofilina, o fenoldopam e os bloqueadores dos canais de cálcio não parecem ser tratamentos úteis para pessoas com alto risco de insuficiência renal aguda.

- Em pessoas criticamente doentes, a terapia de substituição renal contínua em alta dose parece reduzir a mortalidade em comparação com baixa dose, embora não saibamos se terapia contínua é mais efetiva do que a terapia de substituição renal intermitente.

  Não encontramos evidência suficiente que nos permitisse estabelecer se as membranas sintéticas para diálise são mais efetivas do que as membranas de celulose para o tratamento de pessoas com insuficiência renal aguda.

  Os diuréticos de alça mais líquidos parecem aumentar o risco de insuficiência renal aguda em comparação com os líquidos isoladamente tanto em pessoas de alto risco quanto nas criticamente doentes, parecendo não melhorar a função renal ou a mortalidade em comparação com placebo em pessoas com insuficiência renal aguda, mas podem aumentar o risco de ototoxicidade e depleção de volume.

  Não encontramos evidência que examinasse se a suplementação intravenosa de albumina melhora os efeitos dos diuréticos de alça, nem se a infusão contínua é mais efetiva do que a injeção em *bolus* no tratamento de pessoas criticamente doentes com insuficiência renal aguda.

- Nem os peptídeos natriuréticos nem a dopamina parecem ser benéficos para pessoas de alto risco ou criticamente doentes, e ambos estão associados com efeitos adversos importantes.

(i) Consulte www.clinicalevidence.bmj.com para texto integral e referências.

Doenças dos rins
Insuficiência renal aguda

Quais são os efeitos das intervenções para a prevenção de insuficiência renal aguda em pessoas de alto risco?	
Benéficos	• Meio de contraste (de baixa osmolalidade mais efetivo do que meio de contraste de alta osmolalidade)
Provavelmente benéficos	• Aminoglicosídeos (em dose única tão efetivos quanto em doses múltiplas para tratar a infecção, mas com nefrotoxicidade reduzida) • Anfotericina B (formulações lipídicas podem causar menos nefrotoxicidade do que formulações-padrão)* • Líquidos com cloreto de sódio • Meios de contraste (isosmolares talvez mais efetivos do que meios de contraste de baixa osmolalidade) • *N*-acetilcisteína
Efetividade desconhecida	• Líquidos com bicarbonato de sódio (evidência limitada de que sejam melhores do que cloreto de sódio para a prevenção de nefropatia induzida por contraste)
Pouco provavelmente benéficos	• Fenoldopam • Manitol • Peptídeos natriuréticos • Teofilina ou aminofilina • Terapia de substituição renal (hemofiltração/diálise profiláticas)
Provavelmente inefetivos ou que causam danos	• Bloqueadores dos canais de cálcio (para disfunção precoce de aloenxerto) • Diuréticos de alça • Dopamina

Quais são os efeitos dos tratamentos em pessoas criticamente doentes com insuficiência renal aguda?	
Provavelmente benéficos	• Terapia de substituição renal (mortalidade reduzida em comparação com dose baixa)
Efetividade desconhecida	• Diuréticos de alça (não está claro se a infusão contínua é mais efetiva do que a injeção em *bolus*) • Membranas para diálise (não está claro se as sintéticas ou as de celulose são mais efetivas) • Suplementação de albumina mais diuréticos de alça intravenosamente • Terapia de substituição renal (não está claro se a terapia de substituição renal contínua ou intermitente é mais efetiva)

©BMJ Publishing Group Ltd 2007   **www.clinicalevidence.bmj.com**

Doenças dos rins

Insuficiência renal aguda

Pouco provavelmente benéficos	• Diuréticos de alça
Provavelmente inefetivos ou que causam danos	• Dopamina • Peptídeos natriuréticos

Data da pesquisa: abril de 2006

*Classificação baseada em consenso.

DEFINIÇÃO A insuficiência renal aguda é caracterizada pelo declínio abrupto e sustentado na taxa de filtração glomerular, que leva ao acúmulo de uréia e de outras substâncias químicas no sangue. A maioria dos estudos a define bioquimicamente como uma creatinina sérica de 2 a 3 mg/dL (200 a 250 µmol/L), uma elevação de mais de 0,5 mg/dL (45 µmol/L) de uma creatinina basal abaixo de 2 mg/dL ou um aumento de duas vezes na creatinina basal. Um painel de consenso interdisciplinar internacional recente classificou a insuficiência renal aguda de acordo com uma alteração da creatinina sérica basal ou do débito urinário. A classificação de três níveis começa com "Risco", definido por um aumento de 50% na creatinina sérica ou por um débito urinário de menos de 0,5 mL/kg/hora por, no mínimo, seis horas, e conclui com "Insuficiência", definida por um aumento de três vezes na creatinina sérica ou por um débito urinário de menos de 0,3 mL/kg/hora por 24 horas. A insuficiência renal aguda em geral é classificada adicionalmente de acordo com a localização da patologia primária predominante (insuficiência pré-renal, intra-renal e pós-renal). As pessoas criticamente doentes estão clinicamente instáveis e em risco iminente de morte, o que em geral implica que elas precisam estar – ou já ter sido – internadas em uma unidade de terapia intensiva.

INCIDÊNCIA/PREVALÊNCIA Dois estudos prospectivos observacionais (2.576 pessoas) verificaram que a insuficiência renal aguda estabelecida ocorria em quase 5% das pessoas hospitalizadas e até 15% das pessoas criticamente doentes, dependendo das definições usadas.

ETIOLOGIA/FATORES DE RISCO Fatores de risco gerais: Os fatores de risco para insuficiência renal aguda que são consistentes para múltiplas causas incluem idade; hipovolemia; hipotensão; sepse; disfunção preexistente renal, hepática ou cardíaca; diabetes melito; e exposição a nefrotoxinas (p. ex., aminoglicosídeos, anfotericina, agentes imunossupressores, antiinflamatórios não-esteróides, inibidores da enzima conversora da angiotensina, meio de contraste intravenoso). **Fatores de risco/etiologia em pessoas criticamente doentes:** Episódios isolados de insuficiência renal aguda são vistos raras vezes em pessoas criticamente doentes, mas em geral são parte de síndromes de disfunção de múltiplos órgãos. A insuficiência renal aguda que exige diálise raramente é vista de forma isolada (<5% das pessoas). Os rins freqüentemente são os primeiros órgãos a falhar. No perioperatório, os fatores de risco da insuficiência renal aguda incluem o clampeamento prolongado da aorta, a cirurgia de emergência em vez da cirurgia eletiva e o uso de volumes maiores (>100 mL) de meio de contraste intravenoso. Um estudo (3.695 pessoas) usando regressão logística múltipla identificou os seguintes fatores de risco independentes: depuração de creatinina basal abaixo de 47 mL/minuto (RC 1,20, IC 95% 1,12 a 1,30), diabetes (RC 5,5, IC 95% 1,4 a 21,0) e um efeito marginal para doses de meio de contraste acima de 100 mL (RC 1,01, IC 95% 1 a 1,01). A mortalidade das pessoas com insuficiência renal aguda que precisam de diálise era de 36% durante a hospitalização. A insuficiência renal aguda pré-renal é causada pelo fluxo sangüíneo reduzido ao rim por doença da artéria renal, hipotensão sistêmica ou má distribuição do fluxo sangüíneo. A insuficiência renal aguda intra-renal é causada por lesão parenquimatosa (necrose tubular aguda, nefrite intersticial, doença embólica, glomerulonefrite, vasculite ou doença de pequenos vasos). A insuficiência renal aguda pós-renal é causada pela obstrução do trato urinário. Estudos observacionais (em centenas de pessoas da Europa, da América do Norte e do oeste da África com insuficiência renal aguda) encontraram uma causa pré-renal em 40 a 80%, intra-renal em 10 a 50% e pós-renal nos 10% restantes. A insuficiência renal aguda pré-renal é o tipo mais comum de insuficiência renal aguda em

(continua)

Doenças dos rins

Insuficiência renal aguda

(continuação)

pessoas que estão criticamente doentes. A insuficiência renal aguda intra-renal nesse contexto costuma ser parte de uma falência multissistêmica e com freqüência se deve à necrose tubular aguda resultante de lesão isquêmica ou nefrotóxica, ou ambas.

PROGNÓSTICO Um estudo retrospectivo (1.347 pessoas com insuficiência renal aguda) verificou que a mortalidade era menor do que 15% em pessoas com insuficiência renal aguda isolada. Um estudo prospectivo recente (>700 pessoas) constatou que, em pessoas com insuficiência renal aguda, a mortalidade geral (72% em UTI vs. 32% em não-UTI; P = 0,001) e a necessidade de diálise (71% em UTI vs. 18% em não-UTI; P <0,001) foram maiores em uma unidade de terapia intensiva (UTI) do que em situações não-UTI, apesar de não haver diferença significativa entre os grupos na média da creatinina sérica máxima (5,21 ± 2,34 mg/dL em UTI vs. 5,82 ± 3,26 mg/dL em não-UTI). Um estudo grande (>17.000 pessoas internadas em UTIs da Áustria) constatou que a insuficiência renal aguda estava associada com um aumento de mais de quatro vezes na mortalidade. Mesmo após controlar para a gravidade da doença subjacente, a mortalidade ainda foi significativamente maior em pessoas com insuficiência renal aguda (62,8% em pessoas com insuficiência renal aguda vs. 38,5% em pessoas sem insuficiência renal aguda), sugerindo que a insuficiência renal aguda é independentemente responsável pela mortalidade aumentada, mesmo que a diálise seja usada. Porém, o mecanismo exato que conduz ao risco aumentado de morte é incerto. Uma revisão sistemática – que incluiu 80 artigos e um total de 15.897 pessoas com insuficiência renal aguda de 1970 a 2004 – encontrou mortalidade inalterada em cerca de 50% e superior a 30% na maioria dos estudos. Um estudo observacional, incluindo 54 locais e 23 países, rastreou 29.269 pessoas e concluiu que 1.738 (5,7%) tinham insuficiência renal aguda grave exigindo terapia de substituição renal. A mortalidade hospitalar geral entre pessoas com insuficiência renal aguda grave foi de 60,3% (IC 95% 58,0% a 62,6%).

Doenças dos rins

Insuficiência renal crônica

Catherine M. Clase

PONTOS-CHAVE

- A insuficiência renal crônica é caracterizada por um declínio gradual e sustentado na depuração renal e na taxa de filtração glomerular (TFG).
  A progressão continuada da insuficiência renal causará função renal baixa demais para manter uma vida saudável. Em países ricos, as pessoas afetadas devem receber terapia de substituição renal na forma de diálise ou transplante renal. A necessidade de diálise ou transplante é denominada doença renal terminal (DRT).
  Diabetes, glomerulonefrite, hipertensão, pielonefrite, doença renovascular, doença renal policística e certas drogas podem causar insuficiência renal crônica.

- As evidências sugerem que, em pessoas com insuficiência renal crônica, os inibidores da ECA podem diminuir a mortalidade e prevenir ou retardar a progressão para DRT.
  Não sabemos se os antagonistas do receptor da angiotensina II são benéficos para a insuficiência renal crônica. Contudo, as evidências sugerem que a combinação de inibidores da ECA e antagonistas do receptor da angiotensina II é provavelmente benéfica em comparação com qualquer uma das drogas isoladamente.
  A redução da pressão arterial para níveis inferiores às metas habituais (com qualquer droga) é pouco provavelmente benéfica.

- Não sabemos se os nicotinatos ou as estatinas são benéficos na doença renal crônica, e a evidência mostra que os fibratos podem ter efeitos nefrotóxicos.

- Não sabemos se a redução de albuminúria ou proteinúria para níveis-alvo é benéfica na doença renal crônica.

- Não sabemos se intervenções no estilo de vida como sódio na dieta, exercícios, tabagismo ou programas estruturados para atingir metas terapêuticas têm algum efeito sobre a doença renal crônica. Sabemos, contudo, que intervenções psicoeducacionais provavelmente retardam a necessidade de terapia de substituição renal.

(i) Consulte www.clinicalevidence.bmj.com para texto integral e referências.

Quais são os efeitos dos tratamentos medicamentosos usados para reduzir a taxa de progressão da insuficiência renal crônica?

Provavelmente benéficos	• Inibidores da enzima conversora da angiotensina • Inibidores da enzima conversora da angiotensina mais antagonistas do receptor da angiotensina II
Efetividade desconhecida	• Antagonistas do receptor da angiotensina II • Estatinas • Nicotinatos • Redução de albuminúria/proteinúria para níveis-alvo
Pouco provavelmente benéficos	• Redução de pressão arterial para níveis abaixo dos alvos habituais
Provavelmente inefetivos ou que causam danos	• Fibratos

ic renal crônica

Quais são os efeitos das mudanças no estilo de vida usadas para reduzir a taxa de progressão da insuficiência renal crônica?

Provavelmente benéficos	• Intervenção psicoeducacional
Efetividade desconhecida	• Cessação do tabagismo • Exercícios • Programas estruturados para atingir objetivos terapêuticos • Sódio na dieta

Data da pesquisa: abril de 2006

DEFINIÇÃO A insuficiência renal crônica é caracterizada por um declínio gradual e sustentado na depuração renal ou na taxa de filtração glomerular (TFG), levando ao acúmulo de uréia e outras substâncias químicas no sangue. Não há definição amplamente estabelecida. Com base em dados limitados sobre envelhecimento saudável, a declaração Kidney Disease Improving Global Outcomes (KDIGO) definiu a TFG de menos do que 60 mL/minuto/1,73 m² como indicadora de doença renal crônica. Isso corresponde a uma concentração de creatinina sérica maior do que 1,5 mg/dL (137 µmol/L) em homens e maior do que 1,2 mg/dL (104 µmol/L) em mulheres. A classificação KDIGO ainda classifica as pessoas com TFG baixa conforme segue: uma TFG de 30 a 60 mL/minuto é definida como doença renal crônica estágio 3; uma TFG de 15 a 30 mL/minuto como doença renal crônica estágio 4; e uma TFG de menos do que 15 mL/minuto ou necessidade de diálise como doença renal crônica estágio 5. Em contraste, o termo insuficiência renal crônica geralmente exclui pessoas cuja insuficiência renal crônica é tratada com diálise ou transplante, para as quais é comumente empregado o termo doença renal terminal (DRT). O termo falência renal crônica também está difundido na literatura, carecendo ainda de uma definição clara. **Para os propósitos desta revisão, os termos insuficiência renal crônica e falência renal crônica serão considerados sinônimos.** A doença renal crônica, como definida pela National Kidney Foundation Kidney Disease Outcomes Quality Initiative (NKF-KDOQI), é um conceito mais amplo que compreende não apenas TFG baixa, mas qualquer anormalidade clinicamente importante da estrutura do rim ou alguma anormalidade na análise de urina (p. ex., proteína ou sangue). A progressão da insuficiência renal crônica se refere ao declínio adicional na depuração renal ou na TFG ao longo do tempo. Isso freqüentemente é avaliado como um evento (tal como um aumento na creatinina sérica de 50 ou 100% a mais do que os valores prévios) ou – de forma menos significativa a partir de uma perspectiva clínica – como a taxa de declínio da depuração (TFG ou depuração de creatinina medida ou estimada). A progressão continuada da insuficiência renal, na ausência de evento concorrente ou morte, levará a uma função renal muito baixa para manter uma vida saudável. Em países desenvolvidos, as pessoas com esse problema geralmente receberão terapia de substituição renal na forma de diálise ou transplante renal. **Diagnóstico**: O diagnóstico de insuficiência renal crônica é estabelecido pelo achado, em pelo menos duas ocasiões separadas por semanas ou meses, de creatinina sérica elevada, TFG baixa ou depuração de creatinina baixa. A TFG e a depuração de creatinina podem ser medidas diretamente ou calculadas a partir de variáveis clínicas e creatinina sérica. Os valores normais para creatinina ou TFG são motivo de controvérsia. No estudo Framingham de homens e mulheres predominantemente americanos brancos, um subgrupo com 3.241 pessoas que não tinham doença renal, doença cardiovascular, hipertensão e diabetes foi usado para definir uma amostra saudável de referência. Os percentis 95 para os níveis de creatinina sérica na amostra saudável de referência foram 1,5 mg/dL (136 µmol/L) para homens e 1,3 mg/dL (120 µmol/L) para mulheres. Em termos de TFG, com base em estudos longitudinais prospectivos de envelhecimento saudável, a função renal normal tem sido geralmente considerada como uma depuração de creatinina de 150 mL/minuto (desvio-padrão de 20 mL/minuto) para homens de 20 a 30 anos, o que declina em 0,75 mL/minuto por ano. Depurações médias de 90 a 100 mL/minuto são esperadas em idosos saudáveis. Porém, em participantes do

(continua)

Doenças dos rins
Insuficiência renal crônica

(continuação)

US Third National Health and Nutrition Examination Survey (NHANES III), uma grande proporção da população idosa tinha TFG baixa (p. ex., 14,5% das pessoas com mais de 80 anos sem diabetes tinham TFG de 60 a 80 mL/minuto/1,73 m², e outros 3,2% tinham TFG de 30 a 60 mL/minuto/1,73 m². A distinção entre declínio na TFG causado por envelhecimento e aquele causado pela doença em pessoas idosas continua controversa. A KDIGO define TFG menor do que 60 mL/minuto/1,73 m² como indicativa de doença. A calibração da creatinina varia bastante entre os laboratórios, aumentando ainda mais a dificuldade de se estabelecer limiares absolutos para a definição de insuficiência renal crônica, tanto em termos de valores de creatinina como em termos de estimativa da TFG calculada a partir da creatinina sérica. Foram realizados poucos estudos sobre a avaliação de custo-efetividade em pessoas com um diagnóstico novo de insuficiência renal crônica. A taxa de alteração na função renal e a presença de fatores de risco conhecidos para insuficiência renal crônica (p. ex., diabetes, hipertensão, doença do tecido conjuntivo ou auto-imune conhecida, obstrução do trato urinário e história familiar de doenças renais específicas) podem ajudar no diagnóstico. A proteinúria e a hematúria no exame de urina aumentam a probabilidade de doença glomerular ou túbulo-intersticial inflamatória. O ultra-som pode ser útil para excluir obstrução do trato urinário. Faltam evidências diretas sobre as capacidades de medição de achados clínicos ou testes diagnósticos no diagnóstico de pessoas não-selecionadas com insuficiência renal crônica, e a discussão detalhada desse assunto está além do escopo da presente revisão. Um relato baseado em opinião para a abordagem desse problema pode ser encontrado nas diretrizes da National Kidney Foundation Kidney Disease Outcome Quality Initiative (NKF-KDOQI).

INCIDÊNCIA/PREVALÊNCIA Há poucos dados disponíveis sobre a incidência de insuficiência renal crônica. Em um estudo no Reino Unido sobre valores de creatinina sérica em laboratórios clínicos, a incidência de insuficiência renal crônica nova, definida como um valor único de creatinina maior do que 2 mg/dL (180 µmol/L) em homens ou maior do que 1,5 mg/dL (135 µmol/L) em mulheres (correspondendo a uma TFG de cerca de 30 mL/minuto/1,73 m²), foi de 0,244% ao ano. A prevalência de TFG baixa em pessoas sem diabetes está disponível no terceiro National Health and Nutrition Survey conduzido nos Estados Unidos entre 1986 e 1994.

ETIOLOGIA/FATORES DE RISCO Pouco se sabe sobre a epidemiologia da causa subjacente da insuficiência renal crônica em pessoas sem diabetes na comunidade ou em cuidados primários. Em centros de referência, glomerulonefrite, hipertensão ou doença renovascular e doença renal policística são os diagnósticos mais comuns, com uma proporção menor de pessoas tendo doença túbulo-intersticial ou vasculite. Em pessoas com insuficiência renal crônica que progride para DRT no Canadá, depois do diabetes (24%), as causas mais comuns são glomerulonefrite (20%), desconhecida (14%), hipertensão (10%), pielonefrite (7%), doença renovascular (7%), doença renal policística (6%) e doença induzida por drogas (comumente lítio, analgésicos e antiinflamatórios não-esteróides, 2%).

PROGNÓSTICO Um estudo de coorte de 10 anos com base populacional no Japão constatou que níveis mais elevados de creatinina sérica podem levar a um aumento no risco de doença renal terminal (DRT). Em uma coorte de base populacional em Tromsø, Noruega, a incidência cumulativa em 10 anos de insuficiência renal (identificada por rastreamento laboratorial clínico como TFG de 30 a 60 mL/minuto/1,73 m²) foi de 4% (IC 95% 3% a 6%), e a mortalidade foi de 51% (IC 95% 48% a 55%). Em um seguimento de cinco anos de uma coorte identificada pelos laboratórios de uma grande organização de *managed care** nos Estados Unidos, a taxa de DRT foi de 1% e a mortalidade foi de 24% para pessoas com TFG de 30 a 60 mL/minuto/1,73 m², e a DRT foi de 20% e a mortalidade de 46% para aquelas com TFG de 15 a 30 mL/minuto/1,73 m². Em um estudo de coorte de homens com creatinina sérica maior do que 3,4 mg/dL (300 µmol/L) e mulheres com creatinina sérica maior do que 2,8 mg/dL (250 µmol/L), identificados por laboratórios clínicos, 80% chegaram a DRT em um seguimento de 55 a 79 meses. Em um estudo de base comunitária no Reino Unido sobre valores de creatinina sérica em laboratórios clínicos, a insuficiência renal crônica foi definida como uma única medida de creatinina maior do que 2 mg/dL (180 µmol/L) em homens ou maior do que 1,5 mg/dL (135 µmol/L) em mulheres (correspondendo a uma TFG de cerca de 30 mL/minuto/1,73 m²). Naquelas pessoas que preenchiam esses critérios, mas que não tinham sido encaminhadas a um nefrologista, e nas quais níveis séricos repetidos de creatinina foram obtidos, a taxa anual de

(continua)

(continuação)

declínio na TFG foi menor do que 2 mL/minuto/ano em 79% das pessoas, e 5 mL/minuto/ano ou mais em 8% das pessoas. No National Health and Nutrition Examination Survey (NHANES III), conduzido entre 1986 e 1994, 4,3% do grupo tinham TFG baixa (30 a 60 mL/minuto/1,73 m^2), e 0,2% tinham TFG muito baixa (15 a 30 mL/minuto/1,73 m^2). Além disso, no United States Renal Data Survey (USRDS) de 1990, 0,06% do grupo necessitou de terapia de substituição renal. Os dados desses dois estudos sugerem que muitas pessoas não-encaminhadas com TFG baixa não têm doença progressiva, ou são tão idosas ou com um fardo grande de co-morbidades que o risco concorrente de morte supera o risco de DRT. A proteinúria é um fator de risco multivariável consistente para progressão de doença renal e de DRT e pode ser classificada de muitas maneiras. Os sistemas de classificação freqüentemente usados são: teste com fita (0, 1+, 2+ e 3+); albuminúria (às vezes dividida em microalbuminúria e macroalbuminúria, dependendo do grau de excreção de albumina, do método de coleta e das unidades usadas); proteinúria (não-proteinúrica [menos do que 300 mg/dia], proteinúria não-nefrótica [300 a 3.000 mg/dia] e proteinúria nefrótica [maior do que 3.000 mg/dia]). A hipertensão e o tabagismo também têm mostrado ser fatores de risco para progressão para DRT. As pessoas encaminhadas para nefrologistas diferem daquelas em cuidados primários tanto em marcadores prognósticos como em taxas de progressão. Por exemplo, no estudo A do Modification of Diet in Renal Disease (MDRD) (TFG de 25 a 55 mL/minuto/1,73 m^2), 27% dos participantes tinham mais do que 1.000 mg/dia de proteinúria, enquanto, no NHANES III, apenas 3% dos participantes com uma TFG de 30 a 60 mL/minuto/1,73 m^2 mostravam mais do que 288 mg/dia de albuminúria. A taxa de progressão também parece diferir entre as pessoas encaminhadas e as não-encaminhadas. Em uma revisão que resumiu estudos principalmente de pessoas encaminhadas, a média ponderada de perda de TFG foi de 7,56 mL/minuto/ano. Ao contrário, em um estudo de base comunitária de pessoas não-encaminhadas conduzido no Reino Unido, apenas 21% das pessoas mostraram evidência de progressão da doença renal (definida como pelo menos 2,0 mL/minuto/1,73 m^2 ao ano), e os 79% restantes não mostraram evidência de progressão.

---

*N. de T. Sistema de gerenciamento em saúde.

Doenças dos rins

Litíase renal

Robyn Webber, David Tolley e James Lingeman

PONTOS-CHAVE

- Os cálculos renais se desenvolvem quando cristais se separam da urina e se agregam dentro das papilas renais, da pelve renal ou do ureter.

    O pico de incidência para doença calculosa ocorre entre 20 e 40 anos de idade, embora os cálculos sejam encontrados em todos os grupos etários. A proporção de homens para mulheres é de 3:1.

- As evidências são um tanto quanto esparsas em relação aos melhores tratamentos para pessoas com cálculos renais assintomáticos.

    A litotripsia extracorpórea por ondas de choque pode reduzir a necessidade de cirurgia invasiva adicional, embora as evidências não sejam suficientes para termos certeza.

    Não encontramos evidência que examinasse a efetividade da nefrolitotomia percutânea ou da ureteroscopia em pessoas com cálculos renais assintomáticos.

- A nefrolitotomia percutânea parece ser tão efetiva quanto a litotripsia extracorpórea por ondas de choque no tratamento de pessoas com cálculos renais sintomáticos menores do que 30 mm de diâmetro, porém é mais invasiva e está associada com maior número de complicações.

    As pessoas com cálculos maiores têm probabilidade de levar mais tempo para que fragmentos de cálculo sejam eliminados após litotripsia extracorpórea por ondas de choque, de modo que, nesses casos, a nefrolitotomia percutânea pode ser uma opção mais adequada. Contudo, uma vez que a área avança rapidamente, a evidência não é sempre aplicável à prática atual.

    Não sabemos se a ureteroscopia ou a nefrolitotomia aberta são tratamentos úteis para a remoção de cálculos renais sintomáticos, já que não há estudos apropriados.

    A nefrolitotomia aberta tem sido amplamente substituída pela nefrolitotomia percutânea no mundo ocidental.

- Para pessoas com cálculos ureterais sintomáticos, a ureteroscopia parece aumentar as taxas globais livres de cálculos e diminuir o tempo necessário para se ficar livre de cálculos em comparação com a litotripsia extracorpórea por ondas de choque, embora a última esteja associada com taxas mais baixas de falha e complicações.

    Não encontramos evidência que examinasse a efetividade da ureterolitotomia (aberta ou laparoscópica) no tratamento de pessoas com cálculos ureterais.

(i) **Consulte www.clinicalevidence.bmj.com para texto integral e referências.**

Quais são os efeitos das intervenções para a remoção de cálculos em pessoas com litíase renal assintomática?	
Efetividade desconhecida	• Litotripsia extracorpórea por ondas de choque (LECO) em pessoas com litíase renal ou ureteral assintomática
	• Nefrolitotomia percutânea (NLPC) em pessoas com litíase renal ou ureteral assintomática
	• Ureteroscopia em pessoas com litíase renal ou ureteral assintomática

Quais são os efeitos das intervenções para a remoção de cálculos renais sintomáticos?	
Provavelmente benéficos	• Litotripsia extracorpórea por ondas de choque (LECO) em pessoas com cálculos renais menores do que 20 mm*

Doenças dos rins

Litíase renal

	• Nefrolitotomia percutânea (NLPC) em pessoas com litíase renal
Efetividade desconhecida	• Nefrolitotomia aberta em pessoas com litíase renal
	• Ureteroscopia em pessoas com litíase renal

Quais são os efeitos das intervenções para a remoção de cálculos ureterais sintomáticos?

Provavelmente benéficos	• Litotripsia extracorpórea por ondas de choque (LECO) em pessoas com cálculos ureterais médios e distais
Contrabalanço entre benefícios e danos	• Ureteroscopia em pessoas com cálculos ureterais médios e distais
Efetividade desconhecida	• Litotripsia extracorpórea por ondas de choque (LECO) em pessoas com cálculos ureterais proximais
	• Ureterolitotomia aberta ou laparoscópica em pessoas com cálculos ureterais
	• Ureteroscopia em pessoas com cálculos ureterais proximais

Quais são os efeitos das intervenções para o manejo de cólica renal aguda?

Provavelmente benéficos	• Analgésicos opióides*
	• Antiinflamatórios não-esteróides (indometacina ou diclofenaco)
Efetividade desconhecida	• Líquidos intravenosos ou orais
Pouco provavelmente benéficos	• Antiespasmódicos

Data da pesquisa: abril de 2006

*Baseado em opinião de consenso.

DEFINIÇÃO A **nefrolitíase** é a presença de cálculos dentro do rim; **urolitíase** é um termo mais geral para cálculos em qualquer lugar dentro do trato urinário. A urolitíase é geralmente classificada de acordo com a localização anatômica dos cálculos (isto é, cálices renais, pelve renal, ureter, bexiga e uretra). A urolitíase ureteral é descrita ainda pela especificação da porção (proximal, média ou distal) em que o cálculo está situado. Esta revisão avalia os efeitos dos tratamentos apenas para a remoção de cálculos renais e ureterais sintomáticos ou assintomáticos. Ela exclui mulheres grávidas, nas quais algumas formas de procedimentos diagnósticos e tratamentos para a remoção do cálculo estão contra-indicadas, e pessoas com co-morbidades significativas (incluindo condições cardiovasculares e respiratórias graves) que podem ter risco aumentado quando se submetem a uma anestesia geral. **Diagnóstico**: O diagnóstico geralmente se baseia na história clínica, apoiado em investigações com imagens. Um terço de todos os cálculos renais se torna clinicamente evidente, tipicamente causando dor, em geral intensa; sensibilidade no ângulo renal; hematúria; ou sintomas digestivos (p. ex., náuseas, vômitos ou diarréia). O início da dor costuma ser súbito, tipicamente no flanco, com irradiação para virilha e genitália (escroto ou lábios vaginais). As pessoas apresentam-

(continua)

Doenças dos rins

240 Litíase renal

(continuação)

se tipicamente inquietas, acham a dor excruciante e a descrevem como sendo a pior dor que já tiveram. A causa e a composição química de um cálculo podem ter alguma importância no seu diagnóstico, no manejo e particularmente na prevenção da recorrência. Embora as escolhas para manejo cirúrgico em geral permaneçam as mesmas para todos os tipos de doença calculosa, o reconhecimento de uma causa específica, como infecção recorrente com um organismo produtor de urease para cálculos de estruvita, ou cisteinúria para cálculos de cisteína, vai definir o manejo adicional. **Diagnóstico diferencial**: O sangramento dentro do trato urinário pode apresentar-se com sintomas idênticos aos dos cálculos renais, particularmente se coágulos estiverem presentes dentro da pelve renal ou do ureter. Muitas outras condições também podem mimetizar uma cólica renal e devem ser consideradas para diagnóstico diferencial. Essas condições incluem infecção do trato urinário (e, na verdade, as duas condições podem coexistir) e abuso de analgésicos (tanto dano renal por ingestão excessiva de analgésicos quanto em pessoas com uma história de abuso de opiáceos, que podem simular uma cólica renal em uma tentativa de obter analgesia opiácea). Raramente, pessoas com doença falciforme também podem apresentar-se com dor abdominal intensa, que precisa ser diferenciada de uma cólica renal.

INCIDÊNCIA/PREVALÊNCIA O pico de incidência para doença calculosa ocorre entre 20 e 40 anos de idade, embora os cálculos sejam vistos em todos os grupos etários. Há uma razão de homens para mulheres de 3:1. Os cálculos de oxalato de cálcio, a variedade mais comum, têm uma taxa de recorrência de 10% em um ano, 35% em cinco anos e 50% em cinco anos após o primeiro episódio de doença renal calculosa na América do Norte.

ETIOLOGIA/FATORES DE RISCO Os cálculos renais se desenvolvem quando cristais se separam da urina e se agregam dentro das papilas renais, da pelve renal ou do ureter. O tipo mais comum de cálculo contém quantidades variáveis de cálcio e oxalato, enquanto os cálculos de "estruvita" contêm uma mistura de magnésio, amônia e fosfato. Os cálculos de estruvita estão associados quase exclusivamente com infecção com organismos produtores de urease, enquanto os cálculos de oxalato de cálcio têm várias etiologias. Cálculos mais raros incluem aqueles formados de ácido úrico, cisteína e xantina, embora essa lista não seja completa. Em muitas pessoas de outro modo saudáveis, a etiologia é incerta. Todavia, a incidência é mais alta em pessoas com hiperparatireoidismo e em pessoas com distúrbios incluindo disfunções do intestino delgado, infecções do trato urinário (em particular causadas por organismos produtores de urease) e anormalidades estruturais/anatômicas do rim e do ureter (incluindo obstrução da junção pélvico-ureteral, pelve ou cálices renais hidronefróticos, divertículos caliceais, rim em ferradura, ureterocele, refluxo vesicoureteral, estenose ureteral ou rim esponja medular). Outras condições associadas com o desenvolvimento de cálculos renais incluem gota (especialmente levando a cálculos de ácido úrico) e acidose metabólica crônica (tipicamente resultando em cálculos compostos de fosfato de cálcio). Mulheres com uma história de menopausa cirúrgica também estão em risco aumentado devido à reabsorção óssea aumentada e à excreção urinária de cálcio. Drogas, incluindo alguns descongestionantes, diuréticos e anticonvulsivantes, também estão associadas com um risco aumentado de formação de cálculos.

PROGNÓSTICO A maioria dos cálculos renais é eliminada dentro de 48 horas com tratamento expectante (incluindo ingesta hídrica adequada e analgesia). A eliminação de outros pode levar mais tempo, e o período de observação pode ser estendido para três a quatro semanas quando apropriado. Os cálculos ureterais com menos de 5 mm de diâmetro serão eliminados espontaneamente em cerca de 90% das pessoas, em comparação com 50% dos cálculos ureterais entre 5 e 10 mm. O manejo expectante (conservador) é considerado caso a caso e apenas em pessoas com cálculos assintomáticos ou muito pequenos (embora o tamanho do cálculo possa não se relacionar com a gravidade dos sintomas), ou ambos, e em pessoas com co-morbidades significativas (incluindo condições cardiovasculares e respiratórias graves, que podem estar em risco aumentado ao submeterem-se a uma anestesia geral), nas quais os riscos do tratamento podem superar os prováveis benefícios. Os cálculos podem migrar a despeito do tratamento ou após o tratamento para a sua remoção, podendo ou não se apresentar clinicamente quando estiverem no ureter. Os cálculos que bloqueiam o fluxo urinário podem levar à hidronefrose e à atrofia renal. Eles também podem resultar em complicações ameaçadoras à vida, incluindo infecção urinária, abscesso perinefrético ou urossepse. A infecção também pode ocorrer após procedimentos invasivos para a remoção do cálculo. Algumas dessas complicações podem causar lesão renal ou comprometer a função renal. Por fim, 10 a 20% de todos os cálculos renais demandam tratamento.

Doenças endócrinas e metabólicas
Hipertireoidismo

Birte Nygaard

PONTOS-CHAVE

- O hipertireoidismo é caracterizado por níveis séricos altos de tiroxina e triiodotironina e níveis baixos de hormônio estimulante da tireóide.

  A tireotoxicose é o efeito clínico de níveis altos de hormônios tireoidianos, seja ou não a glândula tireóide a fonte primária.

  As principais causas de hipertireoidismo são doença de Graves, bócio multinodular tóxico e adenoma tóxico.

  As mulheres têm aproximadamente 20 vezes mais hipertireoidismo do que os homens.

- Há consenso de que drogas antitireoidianas (carbimazol, propiltiouracil e tiamazol) são efetivas no tratamento do hipertireoidismo, embora não tenhamos encontrado evidência que as comparasse com placebo ou umas com as outras.

  Não há evidência de que as drogas antitireoidianas mais tiroxina (regimes de bloqueio e reposição) melhorem as taxas de recaída em comparação com regimes de titulação.

  As drogas antitireoidianas em doses mais altas funcionaram melhor quando tomadas por um período mais longo (>18 meses) do que quando tomadas por menos tempo (seis meses).

  As doses de drogas antitireoidianas relatadas nos estudos que encontramos são mais altas do que as geralmente usadas na prática.

- Também há consenso de que o iodo radioativo (radioiodo) é efetivo para o hipertireoidismo.

  Não sabemos se o iodo radioativo aumenta o risco de câncer de tireóide e extratireóideo.

  O iodo radioativo pode piorar a oftalmopatia em pessoas com doença de Graves.

- Há consenso de que a tireoidectomia é efetiva para o hipertireoidismo.

  A tireoidectomia total é mais efetiva do que a tireoidectomia subtotal para o hipertireoidismo.

  Será necessário fazer reposição de tiroxina em pessoas que ficam hipotireóideas após a tireoidectomia.

- Pode haver alguma melhora na densidade mineral óssea e nos níveis de hormônio estimulante da tireóide após o tratamento antitireoidiano em mulheres que têm hipertireoidismo subclínico.

(i) Consulte www.clinicalevidence.bmj.com para texto integral e referências.

Quais são os efeitos dos tratamentos medicamentosos para hipertireoidismo primário?

Provavelmente benéficos	• Drogas antitireoidianas (carbimazol, propiltiouracil e tiamazol)* • Iodo radioativo (em pessoas sem oftalmopatia; pode aumentar a oftalmopatia em pessoas com doença de Graves)*
Pouco provavelmente benéficos	• Adição de tiroxina a drogas antitireoidianas (carbimazol, propiltiouracil e tiamazol)

Quais são os efeitos dos tratamentos cirúrgicos para hipertireoidismo primário?

Provavelmente benéficos	• Tireoidectomia*

Doenças endócrinas e metabólicas

Hipertireoidismo

Quais são os efeitos dos tratamentos para hipertireoidismo subclínico?

| Provavelmente benéficos | • Qualquer tratamento antitireoidiano |

Data da pesquisa: abril de 2006

*Baseado em consenso, uma vez que ECRs não seriam considerados éticos.

DEFINIÇÃO O hipertireoidismo é caracterizado por níveis séricos altos de tiroxina (T4), níveis séricos altos de triiodotironina (T3), ou ambos, e níveis baixos de hormônio estimulante da tireóide (TSH, também conhecido como tireotropina). O hipertireoidismo subclínico é caracterizado por níveis diminuídos de TSH (<0,1 mU/L), mas com níveis de T4 e T3 dentro da faixa normal (T4 total: 60-140 nmol/L; T3 total: 1,0-2,5 nmol/L dependendo do tipo de ensaio). Os termos hipertireoidismo e tireotoxicose são geralmente usados como sinônimos; porém, eles se referem a condições um pouco diferentes. O hipertireoidismo se refere à hiperatividade da glândula tireóide, levando à produção excessiva de hormônios tireoidianos. A tireotoxicose se refere aos efeitos clínicos dos hormônios tireoidianos livres, seja ou não a glândula tireóide a fonte primária. O hipertireoidismo secundário devido a adenomas pituitários, tireoidite, hipertireoidite induzida por iodo e o tratamento de crianças e mulheres grávidas ou lactantes não são abordados nesta revisão. O hipertireoidismo pode ser causado pela doença de Graves (glândula tireóide difusamente aumentada à palpação, oftalmopatia e dermopatia), por bócio multinodular tóxico (tireotoxicose e captação aumentada de radioiodo com bócio multinodular à palpação) ou por adenoma tóxico (neoplasia tireoidiana benigna hiperfuncionante que se apresenta como nódulo tireoidiano solitário). Não incluímos o tratamento da oftalmopatia de Graves nesta revisão, embora tenhamos relatado a piora da oftalmopatia de Graves com radioiodo. Também não incluímos a síndrome eutireóidea (uma condição vista em pessoas com, por exemplo, pneumonia, infarto agudo do miocárdio, câncer e depressão – caracterizada por níveis baixos de TSH e T3). **Diagnóstico**: O diagnóstico de hipertireoidismo é estabelecido por níveis séricos elevados dos hormônios T4 livre ou total ou T3, níveis reduzidos de TSH e captação aumentada de radioiodo na glândula tireóide juntamente com achados de tireotoxicose. Os sintomas habituais são irritabilidade, intolerância ao calor e suor excessivo, palpitações, perda de peso com apetite aumentado, aumento da freqüência evacuatória e oligomenorréia. As pessoas com hipertireoidismo geralmente têm taquicardia, tremores finos, pele quente e úmida, fraqueza muscular e retração ou retardo palpebral.

INCIDÊNCIA/PREVALÊNCIA O hipertireoidismo é mais comum em mulheres do que em homens. Um estudo (2.779 pessoas no Reino Unido, com idade média de 58 anos e seguimento de 20 anos) encontrou uma incidência de hipertireoidismo clínico de 0,8/1.000 mulheres por ano (IC 95% 0,5/1.000 mulheres/ano a 1,4/1.000 mulheres/ano). O estudo relatou que a incidência era insignificante em homens. Em áreas com baixa ingesta de iodo, a incidência de hipertireoidismo é maior do que em áreas com alta ingesta de iodo devido ao fato de que a ingesta subótima de iodo induz ao bócio nodular e, no momento em que os nódulos tornam-se autônomos, surge o hipertireoidismo. Na Dinamarca, onde há insuficiência moderada de iodo, a incidência geral de hipertireoidismo (definido como níveis baixos de TSH) é 9,7%, comparada com 1,0% na Islândia, onde há alta ingesta de iodo. A prevalência nesse estudo dinamarquês foi de 38,7/100.000 por ano em mulheres e 2/100.000 por ano em homens.

ETIOLOGIA/FATORES DE RISCO O tabagismo é um fator de risco, com um risco aumentado tanto de doença de Graves (RC 2,5, IC 95% 1,8 a 3,5) como de bócio nodular tóxico (RC 1,7, IC 95% 1,1 a 2,5). Em áreas com alta ingesta de iodo, a principal causa é a doença de Graves, enquanto o bócio nodular é a principal causa em áreas de baixa ingesta de iodo. Tem sido descrita uma correlação entre diabetes melito e disfunção tireoidiana. Em uma população escocesa com diabetes, a prevalência geral de doença tireoidiana foi de 13%, mais alta em mulheres com diabetes tipo 1 (31%). Como resultado do rastreamento, uma nova doença tireoidiana foi diagnosticada em 7% das pessoas com diabetes (hipertireoidismo em 1%).

(continua)

Doenças endócrinas e metabólicas
Hipertireoidismo

(continuação)

PROGNÓSTICO O hipertireoidismo clínico pode ser complicado por manifestações cardiovasculares ou neuropsiquiátricas graves que exigem hospitalização ou tratamento de urgência. **Mortalidade**: Um estudo de coorte de 10 anos baseado na população, com 1.191 pessoas de 60 anos de idade ou mais, encontrou uma mortalidade maior entre pessoas que tinham um nível inicial de TSH baixo. O excesso na mortalidade foi atribuído às doenças cardiovasculares. Porém, as pessoas nesse estudo que tinham níveis baixos de TSH podem ter tido uma prevalência maior de outras doenças, e o ajuste foi feito apenas para idade e sexo, e não para co-morbidades. Encontramos outro estudo baseado na população que avaliou 3.888 pessoas com hipertireoidismo. Nenhum aumento foi encontrado na mortalidade por todas as causas ou em eventos vasculares graves em pessoas cujo hipertireoidismo foi tratado e estabilizado, mas um risco aumentado de arritmias foi encontrado em pessoas tratadas para hipertireoidismo em comparação com a população-padrão (razão de incidência padronizada 2,71, IC 95% 1,63 a 4,24). **Fibrilação atrial em pessoas com hipertireoidismo franco**: Encontramos um estudo de coorte que avaliou a incidência de fibrilação atrial em pessoas com mais de 60 anos com concentrações séricas baixas de TSH (menos do que 0,1 mU/L). Esse estudo constatou que as concentrações séricas baixas de TSH estavam associadas com um risco aumentado de fibrilação atrial (diagnosticada por eletrocardiograma) em 10 anos (61 pessoas com TSH baixo, 1.576 pessoas com TSH normal; incidência de fibrilação atrial: 28/1.000 pessoas anos com valores de TSH baixos vs. 11/1.000 pessoas anos com valores de TSH normais; 13/61 [21%] com valores de TSH baixos vs. 133/1.576 [8%] com valores de TSH normais; RR 2,53, IC 95% 1,52 a 4,20; RR calculado por *BMJ Clinical Evidence*). Um estudo baseado na população que incluiu 40.628 pessoas diagnosticadas com hipertireoidismo na Dinamarca, de 1977 a 1999, constatou que 8,3% eram diagnosticadas com fibrilação atrial ou *flutter* atrial mais ou menos 30 dias a partir da data do diagnóstico de hipertireoidismo. **Qualidade de vida**: A qualidade de vida em pessoas com problemas de tireóide pode estar reduzida de várias maneiras caso não sejam tratados, e isso pode continuar a longo prazo. Em um seguimento de longo prazo (179 pessoas tratadas por 14 a 21 anos antes da investigação), pessoas com doença de Graves, em comparação com uma grande população sueca de referência, tinham aspectos vitais e mentais da qualidade de vida diminuídos mesmo depois de anos de tratamento. **Taxa de fraturas e densidade mineral óssea**: Os níveis de densidade mineral óssea no quadril e na coluna podem diminuir caso o hipertireoidismo não seja tratado. Porém, quando tratado, a densidade mineral óssea pode aumentar para níveis normais. O risco de fratura de quadril também é mais alto em pessoas com hipertireoidismo. A progressão de hipertireoidismo subclínico para hipertireoidismo franco é vista em pessoas com bócio nodular, mas não em pessoas encontradas por rastreamento sem outros sinais de doença tireoidiana. Uma metanálise (data da pesquisa, 1996), baseada em dados de estudos de rastreamento, estimou que a cada ano 1,5% das mulheres e 1,0% dos homens que tinham um nível de TSH baixo e níveis de T4 livre e T3 normais desenvolviam um nível elevado de T4 livre ou T3 livre. A oftalmopatia é uma complicação do hipertireoidismo de Graves. O tratamento pode ser problemático e geralmente envolve corticosteróides tópicos e radiação externa dos músculos oculares. **O volume tireoidiano e a nodularidade da glândula influenciam a taxa de cura do hipertireoidismo**: Em um estudo controlado (124 pessoas com hipertireoidismo recém-diagnosticado), as taxas de remissão foram calculadas após tratamento com uma combinação de droga antitireoidiana mais T4 por cerca de dois anos. As pessoas com doença de Graves sem bócio ou com bócio pequeno tinham um desfecho significativamente melhor em comparação com as pessoas com doença de Graves com bócio médio ou grande. A maioria das pessoas com bócio multinodular tem uma recaída dentro do primeiro ano após a interrupção da medicação.

Doenças endócrinas e metabólicas

Hipotireoidismo primário

Birte Nygaard

PONTOS-CHAVE

- O **hipotireoidismo primário** é definido como baixos níveis sangüíneos de hormônio da tireóide como resultado da destruição da glândula tireóide (por causa de auto-imunidade ou de uma intervenção, como cirurgia, radioiodo ou radiação).

  Pode ser classificado como **clínico (franco)** – quando pode ser diagnosticado por achados clínicos característicos além de níveis aumentados de hormônio estimulante da tireóide (TSH) e níveis reduzidos de T4 – ou como **subclínico** – quando o TSH sérico está aumentado, mas o T4 sérico está normal e não há sintomas de disfunção da tireóide.

  O hipotireoidismo é seis vezes mais comum em mulheres, afetando até 40/10.000 a cada ano (em comparação com 6/10.000 em homens).

- Há consenso de que a **levotiroxina** é efetiva no tratamento do hipotireoidismo clínico (franco), ainda que a evidência seja esparsa.

  O tratamento pode provocar hipertireoidismo e reduzir a massa óssea em mulheres na pós-menopausa e aumentar o risco de fibrilação atrial.

  Não sabemos se a adição de **liotironina à levotiroxina** melhora os sintomas mais do que a levotiroxina isoladamente.

- Não sabemos quão efetiva é a **levotiroxina** no tratamento de pessoas com hipotireoidismo subclínico, já que os estudos são muito pequenos para detectar quaisquer diferenças clinicamente importantes.

ⓘ Consulte www.clinicalevidence.bmj.com para texto integral e referências.

Quais são os efeitos dos tratamentos para hipotireoidismo clínico (franco)?	
Benéficos	• Levotiroxina (L-tiroxina)*
Efetividade desconhecida	• Levotiroxina (L-tiroxina) mais liotironina

Quais são os efeitos dos tratamentos para hipotireoidismo subclínico?	
Efetividade desconhecida	• Levotiroxina (L-tiroxina)

Data da pesquisa: janeiro de 2006

*Nenhuma evidência de ECR, mas há consenso clínico de que a levotiroxina é benéfica em hipotireoidismo clínico (franco). Um ensaio controlado com placebo não seria considerado ético.

DEFINIÇÃO O hipotireoidismo é caracterizado por baixos níveis de hormônio da tireóide no sangue. O **hipotireoidismo clínico (franco)** é diagnosticado com base em achados clínicos característicos, consistindo em lentidão mental, depressão, demência, ganho de peso, constipação, pele seca, perda de cabelos, intolerância ao frio, voz rouca, menstruação irregular, infertilidade, rigidez e dor musculares, bradicardia, hipercolesterolemia, combinadas com um nível sangüíneo elevado de hormônio estimulante da tireóide (TSH) (níveis séricos de TSH >12 mU/L) e baixo nível de tiroxina sérica (T4) (T4 sérico <60 nmol/L). O **hipotireoidismo subclínico** é diagnosticado quando o TSH sérico está elevado (níveis séricos de TSH >4 mU/L), mas o T4 sérico está normal e não há sintomas ou

(continua)

Doenças endócrinas e metabólicas
Hipotireoidismo primário

(continuação)

sinais, ou somente sintomas ou sinais leves, de disfunção da tireóide. O **hipotireoidismo primário** é visto após a destruição da glândula tireóide devido à auto-imunidade (a causa mais comum) ou a uma intervenção médica como cirurgia, iodo radioativo e radiação. O **hipotireoidismo secundário** ocorre após a lesão pituitária ou hipotalâmica e resulta em produção insuficiente de TSH. O hipotireoidismo secundário não é abordado nesta revisão. A **síndrome eutireóidea** é diagnosticada quando os níveis de triiodotironina (T3) estão baixos, o T4 sérico está baixo e os níveis de TSH estão normais ou baixos. A síndrome eutireóidea não é abordada nesta revisão.

INCIDÊNCIA/PREVALÊNCIA O hipotireoidismo é mais comum em mulheres do que em homens (a relação entre mulheres e homens no Reino Unido é de 6:1). Um estudo (2.779 pessoas no Reino Unido, com idade média de 58 anos) encontrou uma incidência de hipotireoidismo clínico (franco) de 40/10.000 mulheres por ano e 6/10.000 homens por ano. A prevalência era de 9,3% em mulheres e 1,3% em homens. Em áreas com alta ingesta de iodo, a incidência de hipotireoidismo pode ser maior do que em áreas com ingesta de iodo normal ou baixa. Na Dinamarca, onde há insuficiência moderada de iodo, a incidência geral de hipotireoidismo é 1,4/10.000 por ano, aumentando para 8/10.000 por ano em pessoas com mais de 70 anos. A incidência de hipotireoidismo subclínico aumenta com a idade. Até 10% das mulheres com mais de 60 anos têm hipotireoidismo subclínico (avaliado a partir de dados da Holanda e dos Estados Unidos).

ETIOLOGIA/FATORES DE RISCO A insuficiência primária da glândula tireóide pode ocorrer como resultado de tireoidite crônica auto-imune, de tratamento com iodo radioativo ou de tireoidectomia. Outras causas incluem efeitos adversos de drogas (p. ex., amiodarona e lítio), hipotireoidismo transitório devido a uma tireoidite silenciosa, tireoidite subaguda ou tireoidite pós-parto.

PROGNÓSTICO Em pessoas com hipotireoidismo subclínico, o risco de desenvolver hipotireoidismo franco é descrito no estudo UK Whickham Survey (seguimento de 25 anos; para mulheres: RC 8, IC 95% 3 a 20; para homens: RC 44, IC 95% 19 a 104; se tanto um TSH elevado quanto anticorpos antitireóide positivos estivessem presentes – para mulheres: RC 38, IC 95% 22 a 65; para homens: RC 173, IC 95% 81 a 370). Para mulheres, o estudo encontrou um risco anual de 4,3%/ano (se tanto TSH sérico elevado quanto anticorpos antitireóide estivessem presentes) e 2,6%/ano (se somente TSH sérico elevado estivesse presente); o número mínimo de pessoas com TSH elevado e anticorpos antitireóide que necessitaria de tratamento para prevenir essa progressão ao hipotireoidismo clínico (franco) em uma pessoa em cinco anos é 5 a 8. **Doença cardiovascular**: Um grande estudo transversal (25.862 pessoas com TSH sérico entre 5,1 e 10 mU/L) encontrou concentrações médias significativamente maiores de colesterol total em pessoas com hipotireoidismo comparadas com pessoas eutireóideas (224 vs. 216 mg/dL). Outro estudo (124 mulheres idosas com hipotireoidismo subclínico, 931 mulheres eutireóideas) encontrou um risco significativamente aumentado de infarto do miocárdio em mulheres com hipotireoidismo subclínico (RC 2,3, IC 95% 1,3 a 4,0) e de aterosclerose aórtica (RC 1,7, IC 95% 1,1 a 2,6). **Saúde mental**: O hipotireoidismo subclínico está associado à depressão. As pessoas com hipotireoidismo subclínico podem ter depressão que é refratária às drogas antidepressivas e ao hormônio da tireóide isolado. Disfunção de memória, histeria, ansiedade, queixas somáticas e características depressivas sem depressão têm sido descritas em pessoas com hipotireoidismo subclínico.

Doenças endócrinas e metabólicas

Obesidade em adultos

David E. Arterburn, David E. DeLaet e Daniel P. Schauer

PONTOS-CHAVE

- Aproximadamente um terço da população dos Estados Unidos e um quarto da população do Reino Unido são obesos, com riscos aumentados de hipertensão, dislipidemia, diabetes, doença cardiovascular, osteoartrite e alguns cânceres.

    Menos de 10% dos adultos com sobrepeso ou obesos de 40 a 49 anos de idade voltam a ter um peso corporal normal após quatro anos.

    Quase cinco milhões de adultos nos Estados Unidos usaram medicação prescrita para perda de peso entre 1996 e 1998, mas um quarto de todos estes não tinha sobrepeso.

- A dietilpropiona, o mazindol, o orlistat, a fentermina, o rimonabant e a sibutramina podem promover uma perda de peso modesta (uma perda adicional de 1 a 7 kg) em comparação com placebo em adultos obesos que estão passando por intervenções de estilo de vida, mas todos podem causar efeitos adversos.

    A dietilpropiona, a fentermina e o mazindol têm sido associados com problemas cardíacos e pulmonares em relatos e séries de casos.

    A sibutramina tem sido associada com arritmias cardíacas e parada cardíaca em relatos de casos.

    O orlistat pode ser menos efetivo na promoção de perda de peso em comparação com a sibutramina, embora estudos tenham mostrado resultados contraditórios.

    Não sabemos se o tratamento combinado com orlistat e sibutramina provoca uma perda de peso maior do que qualquer um dos tratamentos isoladamente.

- A cirurgia bariátrica (gastroplastia com banda vertical, *bypass* gástrico ou banda gástrica) pode aumentar a perda de peso em comparação com nenhuma cirurgia em pessoas com obesidade mórbida.

    A cirurgia bariátrica pode resultar em perda de peso de mais de 20% do peso corporal, o que pode ser mantido por 10 anos.

    As complicações operatórias e pós-operatórias são comuns e até 2% das pessoas morrem dentro de 30 dias da cirurgia. No entanto, a cirurgia pode reduzir a mortalidade a longo prazo em comparação com nenhuma cirurgia.

    Não sabemos qual técnica cirúrgica é a mais efetiva ou menos prejudicial.

    Não sabemos de que forma a derivação biliopancreática ou a gastrectomia "em manga"* são comparáveis a outros tratamentos.

*N. de T. Refere-se ao inglês *sleeve gastrectomy*.

Consulte www.clinicalevidence.bmj.com para texto integral e referências.

Quais são os efeitos dos tratamentos medicamentosos em adultos com obesidade?

Contrabalanço entre benefícios e danos	- Dietilpropiona
	- Fentermina
	- Mazindol
	- Orlistat
	- Rimonabant
	- Sibutramina
Efetividade desconhecida	- Sibutramina mais orlistat

Doenças endócrinas e metabólicas

Obesidade em adultos

Quais são os efeitos da cirurgia bariátrica em adultos com obesidade mórbida?

Provavelmente benéficos	• Banda gástrica • *Bypass* gástrico • Cirurgia bariátrica (mais efetiva para perda de peso clinicamente importante em adultos com obesidade mórbida do que tratamentos não-cirúrgicos, mas complicações operatórias são comuns) • Gastroplastia com banda gástrica
Efetividade desconhecida	• Derivação biliopancreática (nenhum estudo comparando derivação biliopancreática vs. outras técnicas bariátricas) • Gastrectomia "em manga" (nenhum estudo comparando gastrectomia "em manga" vs. outras técnicas bariátricas)

Data da pesquisa: julho de 2005

DEFINIÇÃO A obesidade é uma condição crônica, caracterizada por um excesso de gordura corporal. É mais freqüentemente definida pelo índice de massa corporal (IMC), uma fórmula matemática que é altamente correlacionada com a gordura corporal. O IMC é o peso em quilogramas dividido pela altura em metros quadrados (kg/m^2). Em todo o mundo, um IMC entre 25 e 30 kg/m^2 é classificado como sobrepeso, e um IMC acima de 30 kg/m^2 é classificado como obesidade. Quase cinco milhões de adultos dos Estados Unidos usaram medicamentos prescritos para perda de peso entre 1996 e 1998. Um quarto dos usuários não estava acima do peso. O uso inapropriado de medicamentos prescritos é mais comum entre mulheres, pessoas brancas e pessoas de origem hispânica. O National Institutes of Health dos Estados Unidos emitiu diretrizes para o tratamento da obesidade, as quais indicam que todos os adultos obesos (IMC >30 kg/m^2) e todos os adultos com IMC de 27 kg/m^2 ou mais e doenças crônicas associadas com obesidade são candidatos ao tratamento medicamentoso. Os adultos com obesidade mórbida (IMC >40 kg/m^2) e todos os adultos com um IMC de 35 kg/m^2 ou mais e doenças crônicas associadas com obesidade são candidatos a cirurgia bariátrica.

INCIDÊNCIA/PREVALÊNCIA A obesidade tem aumentado de modo constante em muitos países desde 1900. No Reino Unido, em 2002, estimou-se que 23% dos homens e 25% das mulheres eram obesos. Somente na última década, a prevalência da obesidade nos Estados Unidos aumentou de 22,9%, entre 1988 e 1994, para 32,2% em 2004.

ETIOLOGIA/FATORES DE RISCO A obesidade é o resultado de distúrbios prolongados no equilíbrio energético, em que a ingesta diária de energia excede o seu consumo diário. O equilíbrio energético é modulado por muitos fatores, incluindo a taxa metabólica, o apetite, a dieta e a atividade física. Embora esses fatores sejam influenciados por traços genéticos, o aumento na prevalência da obesidade nas últimas décadas não pode ser explicado por alterações no *pool* de genes humanos, sendo mais freqüentemente atribuído a mudanças ambientais que promovem a ingesta excessiva de comida e desestimulam a atividade física. Menos comumente, a obesidade também pode ser induzida por drogas (p. ex., glicocorticóides em altas doses) ou ser secundária a uma variedade de doenças neuroendócrinas, como a síndrome de Cushing e a síndrome dos ovários policísticos.

PROGNÓSTICO A obesidade é um fator de risco para diversas doenças crônicas, incluindo hipertensão, dislipidemia, diabetes, doença cardiovascular, apnéia do sono, osteoartrite e alguns cânceres. A relação entre o aumento de peso corporal e a mortalidade é uma curva em que a mortalidade é maior entre os adultos com baixo peso corporal (IMC <18,5 kg/m^2) e entre os adultos com o maior peso corporal (IMC >35 kg/m^2). Os adultos obesos também têm mais internações hospitalares por ano, mais consultas ambulatoriais, maiores custos de medicamentos sob prescrição e pior qualidade de vida relacionada à saúde do que os adultos de peso normal. Menos de 10% dos adultos com sobrepeso ou obesos de 40 a 49 anos revertem para um peso corporal normal após quatro anos.

©BMJ Publishing Group Ltd 2007   www.clinicalevidence.bmj.com

Doenças infecciosas

248 | Dengue hemorrágica ou síndrome do choque por dengue em crianças

Marissa Alejandria

PONTOS-CHAVE

- A infecção com o vírus da dengue, transmitida por mosquito, varia de assintomática ou doença febril indiferenciada a febre hemorrágica fatal e afeta mais de 100 milhões de pessoas a cada ano no mundo inteiro.

    A dengue hemorrágica é caracterizada por um início súbito de febre alta, hemorragias na pele, no trato gastrintestinal e na mucosa, bem como contagens baixas de plaquetas. O extravasamento de plasma resulta em acúmulo de líquido no abdome e nos pulmões. Isso ocorre tipicamente em crianças com menos de 15 anos de idade.

    A dengue hemorrágica grave é chamada de síndrome do choque por dengue.

    A dengue hemorrágica e a síndrome do choque por dengue são causas importantes de hospitalização e mortalidade em crianças. Até 5% das pessoas com dengue hemorrágica morrem por causa da infecção, dependendo da disponibilidade de cuidados de suporte adequados.

- Os líquidos intravenosos são o tratamento-padrão para expandir o volume plasmático e são provavelmente benéficos, mas os estudos para demonstrar sua efetividade não seriam éticos.

    Os cristalóides parecem ser tão efetivos quanto os colóides em crianças com síndrome do choque por dengue moderadamente grave, embora não saibamos se eles são benéficos na síndrome do choque por dengue grave.

    Há consenso de que a transfusão de componentes sangüíneos (plasma fresco congelado, concentrado de hemácias ou plaquetas) deve ser combinada aos líquidos intravenosos em crianças com coagulopatia ou sangramento. Não está claro qual é momento ideal para o início da transfusão.

- Não sabemos se a adição de sulfonato sódico de carbazocromo (AC-17), corticosteróides, imunoglobulina intravenosa ou fator VII ativado recombinante aos líquidos intravenosos padrão reduz o risco de choque, derrame pleural ou mortalidade. Também não sabemos se a adição de fator VII ativado recombinante à transfusão de componentes sangüíneos reduz o risco de episódios hemorrágicos, choque ou mortalidade.

(i) Consulte www.clinicalevidence.bmj.com para texto integral e referências.

Quais são os efeitos dos tratamentos de suporte para dengue hemorrágica ou para síndrome do choque por dengue em crianças?	
Provavelmente benéficos	• Adição de transfusão de componentes sangüíneos aos líquidos intravenosos padrão*
	• Cristalóides em comparação com colóides (evidência de que os cristalóides são tão efetivos quanto os colóides na síndrome do choque por dengue moderadamente grave; evidência insuficiente para a síndrome do choque por dengue grave)
	• Líquidos intravenosos *versus* placebo*
Efetividade desconhecida	• Adição de corticosteróides aos líquidos intravenosos padrão
	• Adição de fator VII ativado recombinante à transfusão de componentes sangüíneos
	• Adição de imunoglobulina intravenosa aos líquidos intravenosos padrão

www.clinicalevidence.bmj.com

Doenças infecciosas
Dengue hemorrágica ou síndrome do choque por dengue em crianças

• Adição de sulfonato sódico de carbazocromo (AC-17) aos líquidos intravenosos padrão

Data da pesquisa: novembro de 2006

*Classificação baseada em consenso.

DEFINIÇÃO A dengue é uma infecção arboviral veiculada por mosquitos. O espectro da infecção pelo vírus da dengue varia de assintomática ou doença febril indiferenciada à dengue e dengue hemorrágica ou síndrome do choque por dengue. Um critério importante a considerar no diagnóstico da infecção por dengue é a história de viagem ou de residência em uma área endêmica para a dengue no período de duas semanas do início da febre. A **dengue** é uma doença febril aguda cuja apresentação clínica varia com a idade. Os lactentes e as crianças pequenas podem ter uma doença febril indiferenciada, com exantema maculopapular. As crianças com 15 anos ou mais e os adultos podem ter uma doença febril leve ou a doença incapacitante clássica, também chamada "febre quebra-ossos", apresentando-se com febre alta de início súbito e sinais e sintomas inespecíficos de cefaléia intensa, dor atrás dos olhos, dor muscular, óssea ou articular, náuseas, vômitos e exantema. A **dengue hemorrágica** é caracterizada por quatro critérios: início agudo de febre alta; manifestações hemorrágicas evidenciadas por teste do torniquete positivo, hemorragias cutâneas, mucosas e gastrintestinais; trombocitopenia; e evidências de extravasamento de plasma, manifestadas por aumento ou queda no hematócrito, por líquido nos pulmões ou no abdome ou por hipoproteinemia. A dengue hemorrágica é classificada em quatro graus de gravidade. A presença de trombocitopenia e de hemoconcentração diferencia as dengues hemorrágicas de graus I e II da dengue. As dengues hemorrágicas de graus III e IV são consideradas **síndrome do choque por dengue**. Esta revisão avalia as intervenções para dengue hemorrágica e síndrome do choque por dengue em crianças.

INCIDÊNCIA/PREVALÊNCIA A dengue e a dengue hemorrágica são problemas de saúde pública no mundo todo, particularmente em áreas baixas, onde o *Aedes aegypti*, um mosquito doméstico, está presente. As cidades próximas à linha do Equador, mas em grandes altitudes, nos Andes, estão livres da dengue, pois os mosquitos *Aedes* não sobrevivem em tais regiões. Mundialmente, cerca de 50 a 100 milhões de casos de dengue e centenas de milhares de casos de dengue hemorrágica ocorrem a cada ano. As regiões endêmicas são as Américas, o sudeste da Ásia, o oeste do Pacífico, a África e o leste do Mediterrâneo. As grandes alterações demográficas globais e suas conseqüências (particularmente o aumento na densidade e a distribuição geográfica do vetor, com declínio do controle do vetor; os sistemas de suprimento de água não-confiáveis; o aumento dos recipientes não-biodegradáveis e a má eliminação do lixo sólido; a distribuição geográfica aumentada da transmissão do vírus devido ao aumento das viagens aéreas; e a densidade populacional aumentada em áreas urbanas) são responsáveis pelo ressurgimento da dengue no último século. A Organização Mundial de Saúde estima que os aumentos da temperatura global de 1 a 3,5°C podem aumentar a transmissão, encurtando o período de incubação extrínseco dos vírus dentro do mosquito, adicionando de 20.000 a 30.000 casos fatais anualmente.

ETIOLOGIA/FATORES DE RISCO Os sorotipos do vírus da dengue 1 a 4 (DEN 1, 2, 3, 4), pertencentes ao gênero flavivírus, são os agentes etiológicos. Esses sorotipos são intimamente relacionados, mas antigenicamente distintos. O *Aedes aegypti*, o principal vetor, transmite o vírus ao homem. A dengue hemorrágica e a síndrome do choque por dengue tipicamente ocorrem em crianças com menos de 15 anos, embora a dengue ocorra principalmente em adultos e em crianças maiores. Os fatores de risco importantes que influenciam a proporção de pessoas que desenvolverá dengue hemorrágica ou doença grave durante as epidemias incluem a cepa do vírus e o sorotipo, o estado imune do hospedeiro, a idade e a predisposição genética. Há evidências de que a infecção seqüencial ou os anticorpos antidengue preexistentes aumentem o risco de dengue hemorrágica pelo reforço dependente de anticorpo.

PROGNÓSTICO A dengue é uma doença incapacitante, mas o prognóstico é favorável em adultos previamente saudáveis, embora a dengue hemorrágica e a síndrome do choque por dengue se-

(continua)

Doenças infecciosas

Dengue hemorrágica ou síndrome do choque por dengue em crianças

(continuação)

jam causas importantes de hospitalização e de mortalidade em crianças. A dengue geralmente é autolimitada, com menos de 1% de casos fatais. A fase aguda da doença dura de dois a sete dias, mas a fase convalescente pode ser prolongada por semanas, associada com fadiga e depressão, especialmente em adultos. O prognóstico na dengue hemorrágica e na síndrome do choque por dengue depende da prevenção ou do reconhecimento e do tratamento precoces do choque. A taxa de casos fatais varia de 2,5 a 5%. Uma vez que o choque se estabelece, a fatalidade pode ser tão alta quanto 12 a 44%. Em centros com tratamento de suporte intensivo apropriado, a fatalidade pode ser menor do que 1%. Não há tratamento antiviral específico. O padrão de tratamento é administrar líquidos intravenosos para expandir o volume plasmático. As pessoas geralmente se recuperam após o tratamento imediato e adequado de suporte de líquidos e de eletrólitos. O regime ideal de líquidos, porém, permanece incerto. Isso é particularmente importante na dengue, que tem como uma de suas dificuldades de manejo a correção rápida da hipovolemia sem que haja precipitação da sobrecarga hídrica.

Diarréia aguda em adultos

Guy de Bruyn

PONTOS-CHAVE

- A diarréia consiste em fezes aquosas ou líquidas, geralmente com um aumento no peso fecal acima de 200 g/dia e um aumento na freqüência diária das evacuações.

    Estima-se que 4 bilhões de casos de diarréia tenham ocorrido no mundo inteiro em 1996, resultando em 2,5 milhões de mortes.

- Nas pessoas de países desenvolvidos, os agentes anti-secretores como o racecadotril parecem ser tão efetivos na melhora dos sintomas da diarréia quanto os agentes anti-motilidade como a loperamida, porém com menos efeitos adversos.

    O tratamento empírico com antibióticos também parece reduzir a duração da diarréia e melhorar os sintomas nessa população, embora possa produzir efeitos adversos como erupção, mialgia e náuseas.

    A orientação para que as pessoas evitem ingerir qualquer comida sólida por 24 horas não parece ser um tratamento útil, embora a evidência para isso seja escassa.

    Não sabemos quão efetivas são as soluções de reidratação oral nessa população, pois não encontramos nenhum ECR.

- Os agentes anti-secretores e os agentes antimotilidade também parecem ser efetivos no tratamento de pessoas em países desenvolvidos que viajam para países em desenvolvimento.

    Os antibióticos também são efetivos, e possivelmente mais efetivos quando combinados com a loperamida, mas eles podem estar associados com efeitos adversos leves.

    O subsalicilato de bismuto é efetivo no tratamento da diarréia dos viajantes, porém menos do que a loperamida e com mais efeitos adversos (principalmente língua e fezes negras).

    Não sabemos se as soluções de reidratação oral ou a restrição na dieta são efetivas na redução dos sintomas da diarréia em pessoas que viajam para países em desenvolvimento.

- Para as pessoas de países em desenvolvimento com diarréia leve ou moderada, os agentes anti-secretores parecem ser tão benéficos quanto os agentes antimotilidade, causando menos efeitos adversos (particularmente constipação de rebote).

    Não encontramos evidência suficiente que nos permitisse julgar a eficácia de antibióticos ou soluções de reidratação oral nessa população.

- Há consenso de que as soluções de reidratação oral sejam benéficas para pessoas de países em desenvolvimento com diarréia grave.

    Estudos têm mostrado que as soluções com aminoácidos ou preparadas em água de arroz são benéficas, mas a evidência é menos clara quanto à eficácia do bicarbonato ou de soluções de osmolaridade reduzida.

- Não sabemos se a reidratação intravenosa é mais benéfica do que a reidratação oral ou enteral feita por sonda nasogástrica.

    Não sabemos se agentes antimotilidade, agentes anti-secretores ou antibióticos são efetivos para o tratamento de pessoas com diarréia grave em países em desenvolvimento.

(i) Consulte www.clinicalevidence.bmj.com para texto integral e referências.

Doenças infecciosas

Diarréia aguda em adultos

Quais são os efeitos dos tratamentos para diarréia aguda em adultos que vivem em países desenvolvidos?

Provavelmente benéficos	• Agentes antimotilidade • Agentes anti-secretores
Contrabalanço entre benefícios e danos	• Antibióticos (uso empírico para diarréia leve a moderada)
Efetividade desconhecida	• Dieta • Soluções de reidratação oral

Quais são os efeitos dos tratamentos para diarréia aguda leve a moderada em adultos de países desenvolvidos que viajam para países em desenvolvimento?

Provavelmente benéficos	• Agentes antimotilidade • Subsalicilato de bismuto
Contrabalanço entre benefícios e danos	• Agentes anti-secretores • Antibióticos (uso empírico para diarréia leve a moderada)
Efetividade desconhecida	• Dieta • Soluções de reidratação oral

Quais são os efeitos dos tratamentos para diarréia aguda leve a moderada em adultos que vivem em países em desenvolvimento?

Provavelmente benéficos	• Agentes antimotilidade • Agentes anti-secretores
Efetividade desconhecida	• Antibióticos (uso empírico) • Soluções de reidratação oral

Quais são os efeitos dos tratamentos para diarréia aguda grave em adultos que vivem em países em desenvolvimento?

Benéficos	• Solução de reidratação oral com aminoácidos • Solução de reidratação oral padrão* • Solução de reidratação oral preparada em água de arroz
Efetividade desconhecida	• Agentes antimotilidade • Agentes anti-secretores • Antibióticos (uso empírico)

www.clinicalevidence.bmj.com ©BMJ Publishing Group Ltd 2007

Doenças infecciosas

Diarréia aguda em adultos | 253

- Reidratação intravenosa (comparada com reidratação por sonda nasogástrica ou solução de reidratação oral isoladamente)
- Solução de reidratação oral com bicarbonato
- Solução de reidratação oral com osmolaridade reduzida

Data da pesquisa: janeiro de 2006

*Classificação baseada em consenso. A realização de ECRs é improvável.

DEFINIÇÃO Diarréia são fezes aquosas ou líquidas, geralmente com um aumento no peso fecal acima de 200 g/dia e um aumento na freqüência diária das evacuações. Esta revisão aborda o tratamento empírico da suspeita de diarréia infecciosa em adultos.

INCIDÊNCIA/PREVALÊNCIA Cerca de 4 bilhões de casos de diarréia ocorreram no mundo todo em 1996, resultando em 2,5 milhões de mortes. Nos Estados Unidos, a incidência estimada da doença intestinal infecciosa é de 0,44 episódio por pessoa ao ano (um episódio por pessoa a cada 2,3 anos), resultando em cerca de uma consulta com um médico por pessoa a cada 28 anos. Um estudo recente na comunidade no Reino Unido relatou uma incidência de 19 casos por 100 pessoas anos, da qual 3,3 casos por 100 pessoas anos resultaram em consulta com um clínico geral. Ambas as estimativas derivam de estudos baseados na população, incluindo adultos e crianças. A epidemiologia da diarréia dos viajantes não é bem compreendida. A incidência é maior em viajantes que visitam países em desenvolvimento, mas varia amplamente conforme a localização e a estação da viagem. A incidência de diarréia em adultos em países em desenvolvimento é desconhecida devido à falta de estudos de vigilância de larga escala nesses países.

ETIOLOGIA/FATORES DE RISCO A causa da diarréia depende da localização geográfica, dos padrões de higiene alimentar, do saneamento, do suprimento de água e da estação. As causas comumente identificadas de diarréia esporádica em adultos nos países desenvolvidos incluem *Campylobacter*, *Salmonella*, *Shigella*, *Escherichia coli*, *Yersinia*, protozoários e vírus. Nenhum patógeno é identificado em mais de metade dos episódios com diarréia. Nos viajantes que retornam, cerca de 50% dos episódios são causados por bactérias como *E. coli* enterotoxigênica, *Salmonella*, *Shigella*, *Campylobacter*, *Vibrio*, *E. coli* enteroaderente, *Yersinia* e *Aeromonas*.

PROGNÓSTICO Nos países desenvolvidos, a morte por diarréia infecciosa é rara, embora possam ocorrer complicações sérias, incluindo desidratação grave e insuficiência renal, podendo exigir hospitalização. As pessoas idosas e aquelas sob cuidados prolongados têm um risco aumentado de morte. Nos países em desenvolvimento, a diarréia é relatada como causadora de mais mortes em crianças com menos de cinco anos de idade do que qualquer outra condição. Poucos estudos examinaram quais fatores prevêem a má evolução em adultos.

Doenças infecciosas

Disenteria amebiana

Leonila Dans e Elizabeth Martínez

PONTOS-CHAVE

- A infecção invasiva com o parasita *Entamoeba histolytica* pode ser assintomática ou pode causar diarréia contendo sangue ou muco, dores abdominais e febre.

    A disenteria amebiana é transmitida em áreas onde o saneamento inadequado possibilita a contaminação – da água potável e dos alimentos – com fezes. Nessas áreas, mais de 40% das pessoas com diarréia podem ter disenteria amebiana.

    A disenteria amebiana fulminante é freqüentemente fatal. Outras complicações incluem perfuração do cólon, úlceras colônicas, ameboma ou estado de portador crônico.

- O ornidazol pode ser efetivo na cura da disenteria amebiana em comparação com placebo, mas pode causar náuseas e vômitos.

    Não sabemos se o tinidazol é melhor do que placebo, mas ele parece ser mais efetivo do que o metronidazol na redução dos sintomas e na cura da infecção, com menos efeitos adversos.

    O secnidazol e o tinidazol podem ser tão efetivos quanto o ornidazol na cura da disenteria amebiana em crianças.

- Não sabemos se a emetina ou a paromomicina são benéficas no tratamento da disenteria amebiana.

(i) **Consulte www.clinicalevidence.bmj.com para texto integral e referências.**

Quais são os efeitos dos tratamentos medicamentosos para disenteria amebiana em áreas endêmicas?

Provavelmente benéficos	- Ornidazol - Secnidazol* - Tinidazol*
Efetividade desconhecida	- Emetina - Paromomicina
Pouco provavelmente benéficos	- Metronidazol*

Data da pesquisa: julho de 2006

*Nenhum ECR controlado com placebo. Classificação baseada em consenso e evidência de efetividade semelhante entre essas drogas.

DEFINIÇÃO A disenteria amebiana é causada pelo parasita protozoário *Entamoeba histolytica*. A infecção parasitária intestinal invasiva pode resultar em sintomas de disenteria fulminante, tais como febre, calafrios e diarréia sanguinolenta ou mucosa e desconforto abdominal. A disenteria pode alternar, com períodos de constipação ou remissão. Esta revisão trata somente da disenteria amebiana e inclui populações com doença tanto suspeitada como documentada em áreas endêmicas onde os níveis de infecção não exibem grandes flutuações ao longo do tempo. O termo "disenteria amebiana" inclui pessoas descritas como tendo amebíase intestinal sintomática, colite amebiana, diarréia amebiana ou amebíase intestinal invasiva. A amebíase extra-intestinal (p. ex., abscesso hepático amebiano) e a amebíase assintomática não são abordadas.

(continua)

Doenças infecciosas

Disenteria amebiana

(continuação)

INCIDÊNCIA/PREVALÊNCIA Não encontramos dados de prevalência global acurados para infecção por *E. histolytica* e disenteria amebiana. Estimativas sobre a prevalência de infecção por *Entamoeba* variam de 1 a 40% da população na América Central e do Sul, África e Ásia, e de 0,2 a 10,8% em áreas endêmicas de países desenvolvidos, como os Estados Unidos. Contudo, essas estimativas são difíceis de interpretar, sobretudo porque a infecção pode permanecer assintomática ou não ser relatada e porque muitos relatos mais antigos não distinguem *E. histolytica* de espécies de *Entamoeba dispar* morfologicamente idênticas não-patogênicas. O desenvolvimento e a disponibilidade de métodos mais sofisticados (como o teste de ELISA [*enzyme-linked immunosorbent assay*]) para diferenciar as duas espécies poderiam fornecer uma estimativa mais precisa da sua prevalência global. A infecção com *E. histolytica* é uma causa comum de diarréia aguda nos países em desenvolvimento. Um levantamento feito no Egito constatou que 38% das pessoas com diarréia aguda em uma clínica ambulatorial tinham disenteria amebiana.

ETIOLOGIA/FATORES DE RISCO A ingestão de cistos a partir de alimentos ou água contaminados com fezes é a principal rota da transmissão de *E. histolytica*. Padrões baixos de higiene e saneamento, particularmente aqueles relacionados com aglomeração, clima tropical, alimentos e água contaminados com fezes e descarte inadequado das fezes são todos responsáveis pelas altas taxas de infecção vistas nos países em desenvolvimento. Tem sido sugerido que alguns animais, como cachorros, porcos e macacos, podem agir como hospedeiros reservatórios para os protozoários, mas isso não foi provado. Em países desenvolvidos, os fatores de risco incluem vivência em comunidade, sexo oral e anal, sistema imune comprometido e migração ou viagens a partir de áreas endêmicas.

PROGNÓSTICO A disenteria amebiana pode progredir para ameboma, colite fulminante, megacólon tóxico e úlceras colônicas, podendo causar perfuração. O ameboma pode ser confundido com carcinoma de cólon ou abscesso piogênico. A disenteria amebiana também pode resultar em estado de portador crônico e eliminação crônica de cistos amebianos. Relata-se que a disenteria amebiana fulminante tem uma mortalidade de 55 a 88%. Estima-se que mais de 500 milhões de pessoas são infectadas com *E. histolytica* no mundo inteiro. Entre 40.000 e 100.000 morrerão a cada ano, colocando essa infecção em segundo lugar depois da malária em mortalidade causada por parasitas protozoários.

Doenças infecciosas

Doença meningocócica

Jailson B. Correia e C. A. Hart

PONTOS-CHAVE

- *Neisseria meningitidis* (o meningococo) provoca casos esporádicos de conjuntivite, artrite séptica, meningite e septicemia em países temperados, mas epidemias regulares ocorrem na África subsaariana.

  A transmissão se dá via contato íntimo, com crianças mais novas e estudantes em maior risco de infecção e de morte no Reino Unido.

  Em torno de 10 a 15% das pessoas carregam o meningococo na garganta, mas a doença invasiva está associada com aquisição recente de uma cepa virulenta.

  Nos países desenvolvidos, a mortalidade é maior do que 25% para pessoas com septicemia, porém menor do que 1% para meningite isoladamente.

- Os antibióticos podem reduzir o estado de portador de meningococos na garganta em comparação com placebo, mas não sabemos se isso leva a um risco reduzido de doença meningocócica, já que não foram encontrados estudos.

- Os antibióticos profiláticos podem reduzir os riscos de infecção em contatos, embora não tenham sido encontrados estudos de boa qualidade que confirmassem isso.

- Não sabemos se a penicilina parenteral pré-admissão é benéfica, já que não encontramos estudos, mas os benefícios potenciais do tratamento precoce são superiores a qualquer dano decorrente do seu uso.

- A adição de corticosteróides ao tratamento reduz a mortalidade em adultos com meningite bacteriana de qualquer causa, mas não sabemos se ela é benéfica no subgrupo de pessoas com meningite meningocócica.

  Os corticosteróides podem não prevenir seqüelas neurológicas em adultos.

  A adição de corticosteróides ao tratamento reduz a perda auditiva severa em crianças, mas não tem mostrado reduzir a mortalidade, e não sabemos se ela é benéfica no subgrupo com doença meningocócica.

- Não sabemos se a adição de corticosteróides é benéfica em crianças ou adultos com septicemia meningocócica, pois não encontramos estudos.

  Os corticosteróides não mostraram reduzir a mortalidade em adultos ou crianças com sepse grave.

(i) Consulte www.clinicalevidence.bmj.com para texto integral e referências.

Quais são os efeitos das intervenções para prevenir doença meningocócica em contatos e portadores?	
Provavelmente benéficos	• Antibióticos para portadores faríngeos (reduzem o estado de portador, mas têm efeito desconhecido sobre o risco de doença)
	• Antibióticos profiláticos (sulfadiazina) em contatos*

Quais são os efeitos das intervenções para tratar casos suspeitos de doença meningocócica antes da hospitalização?	
Efetividade desconhecida	• Penicilina parenteral pré-admissão em casos suspeitos*

Doenças infecciosas

Doença meningocócica

Quais são os efeitos dos tratamentos para meningite meningocócica na admissão em crianças?	
Provavelmente benéficos	• Adição de corticosteróides (reduziu perda auditiva severa em meningite bacteriana de qualquer causa, mas sem diferença na mortalidade e efetividade desconhecida em meningite meningocócica)

Quais são os efeitos dos tratamentos para meningite meningocócica na admissão em adultos?	
Provavelmente benéficos	• Adição de corticosteróides (mortalidade reduzida em meningite bacteriana de qualquer causa, mas efetividade desconhecida em meningite meningocócica)

Quais são os efeitos dos tratamentos para septicemia meningocócica em crianças?	
Efetividade desconhecida	• Adição de corticosteróides

Quais são os efeitos dos tratamentos para septicemia meningocócica em adultos?	
Efetividade desconhecida	• Adição de corticosteróides

Data da pesquisa: maio de 2004

*Baseado em consenso ou evidência observacional. ECRs provavelmente não serão conduzidos.

DEFINIÇÃO A doença meningocócica é qualquer condição clínica causada por *Neisseria meningitidis* (meningococo) dos grupos A, B, C, W135 ou outros sorogrupos. Essas condições incluem conjuntivite purulenta, artrite séptica, meningite e septicemia, com ou sem meningite. Nesta revisão, abordamos meningite meningocócica e septicemia meningocócica com ou sem meningite.

INCIDÊNCIA/PREVALÊNCIA A doença meningocócica é esporádica em países temperados, sendo mais comumente causada por meningococos do grupo B ou C. A incidência anual na Europa varia de menos de 1/100.000 pessoas na França até 4 a 5/100.000 pessoas no Reino Unido e na Espanha; nos Estados Unidos, é de 0,6 a 1,5/100.000 pessoas. Ocorrem surtos ocasionais entre contatos íntimos familiares, alunos de escolas secundárias, recrutas militares e moradores de casas de estudantes. A África subsaariana tem epidemias regulares nos países situados no "cinturão da meningite", em expansão, atingindo 500/100.000 pessoas durante as epidemias, que geralmente são devidas ao sorogrupo A, embora surtos recentes de sorogrupo W135 causem preocupação. Na África subsaariana, mais de 90% dos casos se apresentam com meningite isoladamente.

ETIOLOGIA/FATORES DE RISCO O meningococo coloniza e infecta as pessoas saudáveis, sendo transmitido pelo contato íntimo, provavelmente por troca de secreções do trato respiratório superior. O risco de transmissão é maior durante a primeira semana de contato. Os fatores de risco incluem a aglomeração e a exposição à fumaça do cigarro. No Reino Unido, as crianças com menos de dois anos de idade têm a maior incidência de doença meningocócica, com um segundo pico entre 15 e 24 anos de idade. Atualmente, há uma incidência aumentada de doença meningocócica entre estu-

(continua)

(continuação)

dantes universitários, especialmente entre aqueles no primeiro ano e vivendo em quartos alugados, embora não tenhamos encontrado estimativas numéricas acuradas do risco de contato íntimo em, por exemplo, casas de estudantes. Os contatos íntimos de um caso-índice têm um risco muito maior de infecção do que as pessoas na população geral. O risco de disseminação epidêmica é maior com os meningococos dos grupos A e C do que com os do grupo B. Não se sabe o que torna um meningococo virulento. Certos clones tendem a predominar em ocasiões diferentes e em grupos diferentes. O porte de meningococos na garganta foi relatado em 10 a 15% das pessoas; a aquisição recente de um meningococo virulento está mais provavelmente associada com doença invasiva.

PROGNÓSTICO A mortalidade é maior em lactentes e em adolescentes e está relacionada à apresentação da doença e à disponibilidade de recursos terapêuticos. Em países desenvolvidos, as taxas de casos fatais têm ocorrido em torno de 19 a 25% para a septicemia, 10 a 12% para a meningite mais septicemia e menos de 1% para a meningite isoladamente, mas uma redução geral na mortalidade foi observada nos últimos anos em pessoas admitidas em UTIs pediátricas.

Hanseníase

Diana Lockwood

PONTOS-CHAVE

- A hanseníase é uma doença granulomatosa crônica causada pelo *Mycobacterium leprae*, afetando principalmente os nervos periféricos e a pele.

  A classificação de campo da hanseníase da Organização Mundial de Saúde baseia-se no número de lesões na pele: hanseníase de lesão única (uma lesão), hanseníase paucibacilar (duas a cinco lesões cutâneas) e hanseníase multibacilar (mais de cinco lesões cutâneas).

  No mundo todo, quase 720.000 novos casos de hanseníase são relatados a cada ano, e aproximadamente dois milhões de pessoas apresentam incapacidades relacionadas à hanseníase.

- A vacinação é o método mais eficiente de prevenir a aquisição de hanseníase.

  A vacinação com o bacilo de Calmette Guerin (BCG) reduz a incidência de hanseníase, embora não saibamos com certeza se a vacinação com o bacilo de Calmette Guerin mais *M. leprae* morto melhora a sua efetividade.

  A vacina ICRC previne hanseníase e provoca poucos efeitos adversos, embora sua formulação seja desconhecida e não tenhamos encontrado evidência em uma área geográfica.

  A vacina *Mycobacterium w* reduz a incidência de hanseníase em comparação com placebo, porém é menos efetiva do que a ICRC ou a BCG (isoladamente ou com *M. leprae* morto).

- A hanseníase costuma ser tratada com programas que empregam múltiplas drogas.

  Apesar de pouca evidência de ECRs de boa qualidade ou de estudos de coorte, há consenso de que o tratamento com múltiplas drogas (rifampicina mais clofazimina mais dapsona) é altamente efetivo para o tratamento de hanseníase multibacilar.

  Acredita-se que o tratamento com múltiplas drogas com rifampicina mais dapsona melhore as lesões de pele, a lesão aos nervos e as taxas de recaída em pessoas com hanseníase paucibacilar, apesar da ausência de evidências de boa qualidade.

  Os tratamentos de múltiplas doses com rifampicina mensalmente mais dapsona diariamente por seis meses são mais efetivos do que os tratamentos de dose única com rifampicina mais minociclina mais ofloxacina para o tratamento de pessoas com lesão cutânea única (embora ambos atinjam taxas de cura altas).

(i) Consulte www.clinicalevidence.bmj.com para texto integral e referências.

Quais são os efeitos das intervenções preventivas para hanseníase?	
Benéficos	- Vacina com bacilo de Calmette Guerin - Vacina com bacilo de Calmette Guerin mais *Mycobacterium leprae* morto
Provavelmente benéficos	- Vacina ICRC
Pouco provavelmente benéficos	- Vacina *Mycobacterium w* (incidência reduzida de hanseníase, mas pode ser menos efetiva do que vacina com bacilo de Calmette Guerin isoladamente, vacina com bacilo de Calmette Guerin mais *M. leprae* morto ou vacina ICRC)

Quais são os efeitos dos tratamentos para hanseníase?	
Benéficos	- Tratamento com múltiplas drogas para hanseníase multibacilar*

Doenças infecciosas

Hanseníase

- Tratamento com múltiplas drogas para hanseníase paucibacilar*
- Tratamento de dose múltipla comparado com tratamento de dose única para hanseníase de lesão única (ambos alcançam altas taxas de cura, mas o de dose múltipla tem probabilidade de alcançar uma taxa mais alta)

Data da pesquisa: março de 2006

*Classificação baseada em evidências observacionais e consenso; ECRs provavelmente não serão conduzidos.

DEFINIÇÃO A hanseníase é uma doença granulomatosa crônica causada pelo *Mycobacterium leprae*, afetando principalmente os nervos periféricos e a pele. A evolução clínica da infecção é determinada pela resposta imune do indivíduo ao *M. leprae*. Na extremidade tuberculóide da escala de Ridley-Jopling, os indivíduos têm boa imunidade celular e poucas lesões cutâneas. Na extremidade lepromatosa da escala, os indivíduos têm baixa reatividade ao *M. leprae*, causando disseminação bacteriana descontrolada e infiltração da pele e da mucosa. A lesão aos nervos periféricos ocorre em todo o espectro. A lesão nervosa pode ocorrer antes, durante ou após o tratamento. Alguns pacientes não têm lesão nervosa; outros desenvolvem anestesia das mãos e dos pés, o que os coloca em risco de lesões neuropáticas. A fraqueza e a paralisia dos pequenos músculos das mãos, dos pés e dos olhos colocam os pacientes em risco de deformidades e contraturas. A perda de dedos e de artelhos se deve à lesão repetida em um membro fraco e anestesiado. Essas deformidades visíveis causam estigmatização. A classificação é baseada no aspecto clínico e no índice bacteriano das lesões. A classificação de campo da Organização Mundial de Saúde baseia-se no número de lesões cutâneas: hanseníase de lesão única (uma lesão), hanseníase paucibacilar (duas a cinco lesões cutâneas) e hanseníase multibacilar (mais de cinco lesões cutâneas).

INCIDÊNCIA/PREVALÊNCIA Mundialmente, cerca de 720.000 casos novos de hanseníase são relatados a cada ano, e aproximadamente dois milhões de pessoas têm incapacidades relacionadas à hanseníase. Seis principais países endêmicos (Índia, Brasil, Mianmar, Madagascar, Nepal e Moçambique) são responsáveis por 88% de todos os casos novos. Os estudos de coorte mostram um pico de apresentação da doença entre 10 e 20 anos de idade. Após a puberdade, há duas vezes mais casos masculinos do que femininos.

ETIOLOGIA/FATORES DE RISCO O *M. leprae* é eliminado pela mucosa nasal de pessoas com hanseníase lepromatosa não-tratada e dissemina-se através da mucosa nasal do receptor para infectar sua pele e nervos. É um organismo resistente e demonstrou sobreviver no ambiente indiano por muitos meses. Os fatores de risco para infecção, quando conhecidos, incluem contato doméstico com uma pessoa com hanseníase. Não encontramos boas evidências de uma relação com infecção por HIV, nutrição e estado socioeconômico.

PROGNÓSTICO As complicações da hanseníase incluem lesão nervosa, reações imunológicas e infiltração bacilar. Sem tratamento, a infecção tuberculóide por vezes melhora espontaneamente. A maioria das pessoas com hanseníase tuberculóide *borderline* e lepromatosa *borderline* gradualmente desenvolve infecção lepromatosa. Muitas pessoas têm lesão nos nervos periféricos no momento do diagnóstico, variando de 15% em Bangladesh a 55% na Etiópia. As reações imunológicas podem ocorrer com ou sem tratamento antibiótico. A lesão nervosa subseqüente ocorre por meio de reações mediadas imunologicamente (reações de tipo 1) e por neurite. O eritema nodoso leproso (reação de tipo 2) é uma reação mediada por imunocomplexos, causando febre, mal-estar e neurite, que é relatada em 20% das pessoas com hanseníase lepromatosa e em 5% das pessoas com hanseníase lepromatosa *borderline*. Lesões secundárias (feridas, contraturas e reabsorção dos dedos) ocorrem em 33 a 56% das pessoas com lesão nervosa estabelecida. Não encontramos informações recentes sobre a mortalidade.

Hepatite B (prevenção)

Suzanne Norris e Abdul Hadi Mohsen

PONTOS-CHAVE

- Aproximadamente um terço da população mundial é infectado com hepatite B em algum momento, e pelo menos 350 milhões de pessoas se tornam portadoras crônicas. O dano hepático progressivo ocorre em até 25% dos portadores.

    Em áreas de alta endemicidade, a transmissão ocorre grandemente na infância, da mãe infectada para o bebê ou entre membros da família.

    Em áreas de baixa endemicidade, a transmissão costuma ocorrer como resultado de atividade sexual, uso de drogas intravenosas e exposição ocupacional.

    O risco de desenvolver hepatite B depende muito das políticas de vacinação do país de procedência, e a vacinação de rotina de todos os lactentes é recomendada pela Organização Mundial de Saúde.

- A vacinação seletiva de lactentes com vacinas recombinantes ou derivadas de plasma em países com alta endemicidade de hepatite B reduz a ocorrência e o estado de portador crônico.

    A combinação de vacina com imunoglobulina contra hepatite B é mais efetiva do que a vacina isoladamente.

- A vacinação universal de lactentes com vacinas recombinantes ou derivadas de plasma, em países com alta endemicidade de hepatite B, reduz o risco de hepatite aguda, o estado de portador crônico e as complicações da infecção crônica, podendo ser mais efetiva do que a vacinação seletiva de indivíduos de alto risco.

    A vacinação de crianças nascidas de mães positivas para o antígeno de superfície da hepatite B (HBsAg) previne o desenvolvimento do estado de portador crônico em comparação com placebo.

- A vacinação universal de crianças ou adolescentes em áreas de baixa endemicidade pode reduzir o risco de infecção ou de estado de portador crônico, mas não sabemos como as diferentes estratégias de vacinação são comparáveis, já que não há estudos.

- A vacinação seletiva de indivíduos de alto risco em países com baixa endemicidade para hepatite B pode evitar a infecção aguda e o desenvolvimento do estado de portador crônico.

    A procura por vacinação pode ser baixa, mesmo em grupos de alto risco.

- A vacinação em geral está associada com efeitos adversos leves, embora efeitos adversos auto-imunes mais sérios possam ocorrer raramente.

- Não sabemos se a vacinação seletiva de pessoas com doença hepática crônica conhecida não causada por hepatite B reduz as taxas de infecção subseqüentes, visto que poucos estudos foram realizados.

(i) Consulte www.clinicalevidence.bmj.com para texto integral e referências.

Quais são os efeitos da vacinação contra a infecção por hepatite B em países com alta endemicidade?	
Benéficos	• Vacinação seletiva de indivíduos de alto risco (evidência somente para crianças nascidas de mães HBsAg-positivas; a vacina derivada de plasma e a vacina recombinante são igualmente efetivas, mais ainda quando combinadas com imunoglobulina contra hepatite B)
	• Vacinação universal de lactentes (mais efetiva do que placebo ou nenhum tratamento; evidência limitada de que pode ser melhor do que vacinação seletiva de indivíduos de alto risco)

Hepatite B (prevenção)

Quais são os efeitos da vacinação contra a infecção por hepatite B em países com baixa endemicidade?	
Provavelmente benéficos	• Vacinação seletiva de indivíduos de alto risco • Vacinação universal de adolescentes • Vacinação universal de lactentes
Efetividade desconhecida	• Vacinação seletiva de pessoas com doença hepática crônica conhecida não causada pela hepatite B

Data da pesquisa: novembro de 2006

DEFINIÇÃO A hepatite B é uma doença infecciosa viral com um período de incubação de 40 a 160 dias. A hepatite B aguda é caracterizada por anorexia, desconforto abdominal vago, náuseas, vômitos, icterícia e febre ocasional. A doença está associada com alterações nos testes de função hepática (especialmente alanina transaminases elevadas) e presença de marcadores sorológicos de infecção aguda por hepatite B (p. ex., antígeno de superfície da hepatite B [HBsAg], IgM antiHBc).

INCIDÊNCIA/PREVALÊNCIA A incidência da hepatite B aguda e a prevalência do seu estado de portador crônico variam amplamente em todo o mundo. Em áreas com alta endemicidade (prevalência de HBsAg ⩾8%, por exemplo, sudeste da Ásia e África), mais da metade da população é infectada em algum momento de sua vida. Em países com baixa endemicidade (prevalência do HBsAg <2%, por exemplo, América do Norte, Europa ocidental, Austrália), a maioria da população não é infectada. Quase um terço da população mundial foi infectado pela hepatite B em algum momento, e no mínimo 350 milhões de pessoas (5 a 6% da população mundial) são atualmente portadoras crônicas da infecção por hepatite B.

ETIOLOGIA/FATORES DE RISCO Em países com alta endemicidade, a maioria das infecções ocorre durante a infância, de uma mãe infectada para seu bebê (transmissão vertical) ou de um membro da família a outro (transmissão horizontal). Acredita-se que a transmissão horizontal seja uma via importante de infecção por hepatite B durante o início da infância e que provavelmente ocorra pelo contato despercebido com sangue de membros da família infectados. Em países com alta endemicidade, a proporção dos portadores crônicos de HBsAg atribuída à transmissão vertical foi estimada em 5 a 50%. A proporção de portadores crônicos de HBsAg atribuída à transmissão horizontal não é conhecida, embora uma pesquisa na China tenha constatado que 27,2% das famílias tinham um ou mais membros HBsAg-positivos. Em países com baixa endemicidade, a maioria das infecções por hepatite B ocorre posteriormente, pela atividade sexual, pelo uso de drogas injetáveis ou pela exposição ocupacional. As causas menos freqüentes de infecção incluem o contato doméstico, a hemodiálise regular, a transmissão de um profissional de saúde e a recepção de órgãos ou hemoderivados. A política de vacinação de um país é um grande determinante do risco de desenvolvimento de hepatite B. Desde o desenvolvimento da vacina derivada de plasma contra a hepatite B, no início da década de 1980, subseqüentemente substituída pela vacina recombinante, muitos países adotaram a política de vacinação universal de todos os lactentes. Com base no fardo da doença, a Organização Mundial de Saúde recomendou que a vacina contra a hepatite B fosse incorporada nos programas de vacinação de rotina dos lactentes e das crianças em países com alta endemicidade em 1995 e em todos os países em 1997. Porém, em muitos países com baixa endemicidade, a política de vacinação universal permanece controversa e ainda não foi adotada. Alguns desses países adotaram a política de vacinação seletiva de indivíduos de alto risco. Outros adotaram a política de vacinação universal dos adolescentes.

PROGNÓSTICO A infecção por hepatite B melhora após a infecção aguda em 90 a 95% dos casos. Nos restantes (5 a 10%), ela pode resultar em diversas seqüelas graves. A necrose hepática maciça ocorre em 1% das pessoas com hepatite viral aguda, levando a uma condição grave e freqüen-

(continua)

(continuação)

temente fatal denominada hepatite fulminante aguda. Entre 2 e 10% daqueles infectados quando adultos tornam-se portadores crônicos, o que é indicado pela persistência do HBsAg por mais de seis meses. O estado de portador crônico é mais freqüente naqueles infectados quando crianças e atinge até 90% naqueles infectados durante o período perinatal. Entre 20 e 25% dos portadores crônicos desenvolvem uma doença hepática crônica progressiva que, em cerca de um quarto a um terço dos casos, progride para cirrose e carcinoma hepatocelular. Essas complicações geralmente surgem em adultos mais velhos e são uma causa importante de mortalidade em populações com alta endemicidade de hepatite B. Estudos observacionais sugerem que, nesses países, quase 80% dos casos de doença hepática crônica e de cirrose são atribuídos à hepatite B, e essas complicações provocam, no mínimo, um milhão de mortes por ano em todo o mundo.

Doenças infecciosas

Hepatite C crônica

Abdul Mohsen e Suzanne Norris

PONTOS-CHAVE

- A infecção crônica pelo vírus da hepatite C é definida como RNA do vírus de hepatite C detectável no soro persistentemente por um período superior a seis meses com ou sem desarranjos nos testes de função hepática.

    Sessenta a oitenta e cinco por cento das pessoas que são infectadas com o vírus da hepatite C chegarão a desenvolver hepatite C crônica, a qual parece afetar, hoje em dia, 3% da população mundial.

    As complicações da infecção crônica pelo vírus da hepatite C incluem cirrose, doença hepática compensada e descompensada e carcinoma hepatocelular. Muitas pessoas cronicamente infectadas com o vírus da hepatite C permanecerão assintomáticas, incluindo um número significativo daquelas que progridem para cirrose, de modo que o rastreamento de rotina das pessoas em grupos de alto risco é aconselhável.

- A monoterapia com interferon produz uma resposta virológica sustentada tanto nas pessoas sem tratamento prévio quanto nas pessoas com cirrose ou fibrose avançada.

    O interferon também melhora a histologia hepática, embora possa não ser efetivo na prevenção de carcinoma hepatocelular em pessoas com cirrose.

    A eficácia depende da duração do tratamento, sendo que os tratamentos de 12 meses parecem ser mais efetivos – mas também mais provavelmente causadores de efeitos adversos – do que os tratamentos de seis meses.

    Seis MU (milhões de unidades) de interferon três vezes por semana não parecem ser mais efetivos na obtenção de resposta virológica sustentada do que 3 MU três vezes por semana, mas têm mais probabilidade de provocar efeitos adversos.

    A adição de ribavirina aos regimes de interferon aumenta ainda mais a probabilidade de obtenção de uma resposta virológica sustentada, mas também aumenta o risco de anemia. A eficácia da terapia combinada depende do genótipo: pessoas infectadas com genótipo 1 precisam de tratamento de 12 meses, enquanto pessoas infectadas com genótipo 2 e 3 precisam de tratamento de apenas seis meses.

- A monoterapia com peginterferon aumenta a proporção de pessoas sem tratamento prévio que obtêm resposta virológica sustentada em comparação com a monoterapia com interferon-padrão.

    Doses de 180 µg uma vez por semana parecem mais efetivas do que doses semanais de 135 µg. A adição de ribavirina ao peginterferon aumenta a probabilidade de obtenção de resposta virológica sustentada em comparação com peginterferon isoladamente ou interferon-padrão mais ribavirina.

- Em pessoas previamente não-responsivas à monoterapia com interferon, o tratamento com interferon alfa mais ribavirina aumenta a probabilidade de obtenção de resposta virológica sustentada.

    Os efeitos parecem maiores quando a dose de interferon é mais alta do que 3 MU três vezes por semana ou quando o tratamento dura 12 meses ou mais.

    Não encontramos estudos que examinassem a efetividade da monoterapia com peginterferon nessa população, embora – devido à efetividade do interferon mais ribavirina – haja consenso de que o peginterferon mais ribavirina também seja provavelmente benéfico.

- Em pessoas que apresentam recaída após monoterapia com interferon, a obtenção de resposta virológica sustentada é mais provável com o tratamento com interferon mais ribavirina em comparação com o tratamento com interferon isoladamente.

    Mais uma vez, embora não tenhamos encontrado estudos, há consenso de que a probabilidade de obtenção de resposta virológica sustentada seja melhorada com o peginterferon mais ribavirina.

- Em pessoas com hepatite C co-infectadas com HIV, a probabilidade de obtenção de resposta virológica sustentada é maior com o uso de peginterferon mais ribavirina em comparação com o tratamento com interferon-padrão mais ribavirina.

    Não sabemos quão efetivos são o interferon isoladamente ou o peginterferon isoladamente em pessoas co-infectadas com vírus da hepatite C e HIV.

(i) Consulte www.clinicalevidence.bmj.com para texto integral e referências.

Doenças infecciosas

Hepatite C crônica

Quais são os efeitos das intervenções em pessoas com infecção crônica sem tratamento prévio, mas sem descompensação hepática?

Benéficos	• Interferon em pessoas sem tratamento prévio
	• Interferon mais ribavirina em pessoas sem tratamento prévio
	• Peginterferon em pessoas sem tratamento prévio
	• Peginterferon mais ribavirina em pessoas sem tratamento prévio

Quais são os efeitos das intervenções no tratamento de pessoas com infecção crônica não-responsivas ao interferon, mas sem descompensação hepática?

Benéficos	• Interferon alfa mais ribavirina em pessoas não-responsivas ao interferon
Efetividade desconhecida	• Peginterferon em pessoas não-responsivas ao interferon
	• Peginterferon mais ribavirina em pessoas não-responsivas ao interferon
	• Retratamento com interferon em pessoas não-responsivas ao interferon

Quais são os efeitos das intervenções em pessoas com infecção crônica, mas sem descompensação hepática, que têm recaída após tratamento com interferon?

Benéficos	• Interferon alfa mais ribavirina em pessoas com recaída
	• Interferon em pessoas com recaída (menos efetivo do que interferon alfa mais ribavirina na manutenção da resposta virológica)
Provavelmente benéficos	• Peginterferon mais ribavirina em pessoas com recaída*
Efetividade desconhecida	• Peginterferon em pessoas com recaída

Quais são os efeitos das intervenções em pessoas com infecção crônica por hepatite C que também têm HIV?

Provavelmente benéficos	• Interferon alfa mais ribavirina em pessoas co-infectadas com vírus da hepatite C e HIV (taxas aumentadas de manutenção da resposta virológica a partir da linha de base, porém menos efetivo do que peginterferon mais ribavirina)
	• Peginterferon mais ribavirina em pessoas co-infectadas com vírus da hepatite C e HIV
Efetividade desconhecida	• Interferon em pessoas co-infectadas com vírus da hepatite C e HIV

Doenças infecciosas

Hepatite C crônica

- Peginterferon em pessoas co-infectadas com vírus da hepatite C e HIV

Data da pesquisa: maio de 2006

*Não encontramos ECRs. Classificação baseada em consenso.

DEFINIÇÃO O vírus da hepatite C (HCV), identificado em 1989, é um membro da família Flaviviridae de vírus RNA esféricos, envelopados e de filamento positivo. Existem seis genótipos diferentes de HCV. O genótipo 1 é o mais comum e também o mais resistente ao tratamento. A infecção crônica por HCV é definida como RNA do HCV detectável no soro persistentemente por um período superior a seis meses com ou sem desarranjos nos testes de função hepática. Isso é o contrário de infecção aguda por HCV, quando o RNA do HCV no soro desaparece dentro de seis meses. Estudos prospectivos têm demonstrado que 60 a 85% das pessoas infectadas por HCV desenvolverão infecção crônica. Esta revisão aborda apenas intervenções usadas para tratar infecção crônica por HCV sem descompensação hepática. O efeito do tratamento é medido pela presença ou ausência de RNA do HCV detectável no soro. A perda de RNA do HCV detectável ao final do período de tratamento é definida como a resposta virológica do final do tratamento. A perda de RNA do HCV detectável 24 semanas ou mais após o término do tratamento é denominada resposta virológica sustentada (RVS). A resposta ao tratamento é definida como a perda de RNA do HCV detectável no soro. A **não-resposta** é definida como a falha em eliminar o RNA do HCV do soro durante o período de tratamento. Uma **recaída** no tratamento é definida como a perda do RNA do HCV do soro durante o tratamento, o qual reaparece durante o período de seguimento, tipicamente dentro de 24 semanas de um episódio de tratamento.

INCIDÊNCIA/PREVALÊNCIA O HCV emergiu como uma grande pandemia viral nas duas últimas décadas, com cerca de 3% da população mundial cronicamente infectada. A prevalência do HCV varia no mundo inteiro, com o número mais alto de infecções relatado no Egito (6 a 28%). Nos Estados Unidos, aproximadamente quatro milhões de pessoas são positivas para anticorpos para o HCV, refletindo uma taxa de prevalência de 2%, e estima-se que cerca de 35.000 novas infecções por HCV ocorram a cada ano. Na Europa, a prevalência da infecção por HCV varia de cerca de 0,5 a 2%. O diagnóstico da infecção por HCV é geralmente o resultado do rastreamento ativo, já que muitas pessoas cronicamente infectadas com HCV permanecem assintomáticas, incluindo um número significativo daquelas que progridem para cirrose. A incidência real do HCV é difícil de calcular acuradamente, pois se relaciona com a prevalência de fatores de risco para a transmissão do HCV, em particular o uso de drogas injetáveis.

ETIOLOGIA/FATORES DE RISCO O HCV é disseminado essencialmente pelo sangue, e a transmissão ocorre principalmente pela exposição a sangue infectado. Essa exposição pode ocorrer devido a uso de agulhas infectadas para injeção de drogas, transfusão de sangue ou transplante de órgão sólido de doadores infectados na ausência de procedimentos de rastreamento universais, transmissão (vertical) materna, práticas médicas não-seguras e exposição ocupacional a sangue infectado. Como resultado do rastreamento de HCV, o risco absoluto de adquirir a infecção através de componentes ou produtos do sangue é agora muito pequeno, menos de 1/400.000 unidades de sangue transfundidas. A transmissão vertical do HCV é incomum, com uma taxa de transmissão abaixo de 6%. Pobreza, comportamento sexual de alto risco e ter menos de 12 anos de escolaridade estão ligados a um risco aumentado de infecção. Porém, em alguns casos, nenhum fator de risco pode ser identificado.

PROGNÓSTICO O espectro da doença hepática e a taxa de progressão da doença variam em pessoas com infecção crônica por HCV. As complicações da infecção crônica por HCV incluem cirrose, doença hepática compensada e descompensada e carcinoma hepatocelular. Estudos sugerem que um terço das pessoas com infecção crônica por HCV são "progressores rápidos" (tempo da infecção até a cirrose <20 anos); um terço são "progressores intermediários" (tempo para cirrose de 20 a 50 anos); e um terço são "progressores lentos ou não-progressores" (tempo para cirrose >50 anos). Fatores associados com a progressão da doença incluem idade avançada na contaminação; sexo masculino; co-infecção com HIV, hepatite B ou ambos; doença hepática coexistente; e consumo excessivo de álcool. Em pessoas que desenvolvem cirrose, o risco de descompensação em cinco anos é de 15 a 20%, o risco de carcinoma hepatocelular em cinco anos é de 10% e, naqueles que desenvolvem cirrose, o risco anual de carcinoma hepatocelular é de 1 a 5% ao ano.

Doenças infecciosas

Influenza

Tom Jefferson

PONTOS-CHAVE

- Os vírus influenza estão constantemente alterando sua estrutura antigênica, e a cada ano a Organização Mundial de Saúde recomenda quais cepas de influenza devem ser incluídas nas vacinas.

  Durante os meses de outono e inverno, o vírus influenza circula mais freqüentemente (estações de influenza), causando uma grande proporção de doenças tipo-influenza e, às vezes, epidemias sazonais graves.

  A incidência da infecção depende da imunidade subjacente da população.

- Quando uma forma significativamente diferente de influenza ocorre por mutação, ela pode aumentar bastante as taxas de infecção, assim como a morbidade e a mortalidade (uma pandemia).

- A influenza e as doenças tipo-influenza (causadas por uma variedade de outros vírus) são indistinguíveis clinicamente.

  Os ensaios sobre vacinas avaliam como prevenir os sintomas e as conseqüências de ambas, bem como as taxas de infecção.

- As vacinas são efetivas na redução da infecção e do absenteísmo escolar em crianças com mais de dois anos de idade, mas não há evidência de que reduzam a transmissão, a hospitalização, pneumonia ou morte.

- As vacinas vivas ou inativadas são efetivas na redução da infecção e diminuem levemente o absenteísmo ao trabalho em adultos, mas não há evidência de que reduzam a transmissão, a hospitalização, pneumonia ou morte.

- Há evidência de má qualidade de estudos de coorte de que as vacinas são efetivas em idosos institucionalizados, mas há pouca evidência de boa qualidade para a população mais velha em geral.

- O zanamivir e o oseltamivir propiciam alívio sintomático ou previnem sintomas se administrados precocemente no curso da doença, mas eles não previnem a infecção.

  O zanamivir e o oseltamivir interrompem a transmissão doméstica da influenza sazonal, previnem hospitalizações e reduzem, mas não suprimem, a excreção viral pelo nariz.

  Esses agentes podem causar menos efeitos adversos do que a amantadina e a rimantadina, e há menos evidência de resistência.

- Embora a amantadina e a rimantadina propiciem alívio sintomático e previnam sintomas se administradas precocemente na influenza A, elas produzem resistência viral.

  A amantadina e a rimantadina não previnem infecção nem transmissão e causam danos, especialmente com uso profilático.

- A amantadina não foi efetiva na pandemia de 1968-69, e o zanamivir, o oseltamivir e vacinas mais novas não foram testados em uma pandemia.

- O alívio sintomático com equinácea, vitamina C e descongestionantes em doenças tipo-influenza é abordado na revisão sobre resfriado comum, pág. 377.

- Estudos isolados que relatam dados de uma ou duas estações são difíceis de interpretar, não sendo fácil fazer generalizações a partir deles em função da variabilidade marcada da circulação viral.

(i) Consulte www.clinicalevidence.bmj.com para texto integral e referências.

Quais são os efeitos das vacinas para a prevenção de influenza?	
Provavelmente benéficos	• Vacinas em adultos (prevenção de casos) • Vacinas em crianças (prevenção de sintomas e/ou infecção)

Doenças infecciosas
Influenza

Efetividade desconhecida	• Vacinas em idosos (prevenção de casos e complicações)

Quais são os efeitos da quimioprofilaxia antiviral de influenza?	
Provavelmente benéficos	• Oseltamivir oral (prevenção de sintomas em influenza A e B) • Zanamivir inalado oralmente (prevenção de sintomas em influenza A e B)
Provavelmente inefetivos ou que causam danos	• Amantadina oral para prevenir influenza* • Rimantadina oral para prevenir influenza

Quais são os efeitos das medicações antivirais para o tratamento de influenza?	
Provavelmente benéficos	• Oseltamivir oral para o tratamento precoce de influenza A e B (reduziu a duração dos sintomas e a incidência de complicações) • Zanamivir inalado oralmente para o tratamento precoce de influenza A e B (reduziu a duração dos sintomas e a incidência de complicações)
Provavelmente inefetivos ou que causam danos	• Amantadina oral para o tratamento precoce de influenza A* • Rimantadina oral para o tratamento precoce de influenza A*

Data da pesquisa: abril de 2007

*Classificação baseada em consenso.

DEFINIÇÃO A influenza é uma doença respiratória aguda causada pela infecção com vírus influenza A e B. A doença pode afetar tanto o trato respiratório superior quanto o inferior, sendo geralmente acompanhada de sinais e sintomas sistêmicos tais como início súbito de febre, calafrios, tosse não-produtiva, mialgias, cefaléia, congestão nasal, dor de garganta e fadiga. **Diagnóstico**: Nem todas as pessoas infectadas com o vírus influenza se tornam sintomáticas, e nem todas as pessoas com os sintomas mencionados terão influenza. Isso acontece porque diferentes vírus e bactérias circulantes causam uma doença tipo-influenza com um quadro clínico a cada ano, o qual é indistinguível da influenza. Entre 40 e 85% das infecções com influenza resultam em doença clínica, dependendo da idade e da imunidade preexistente ao vírus. Uma revisão sistemática (data da pesquisa, 2004, seis ECRs na Europa, na América do Norte e no hemisfério sul, 7.164 pessoas) de sintomas de influenza constatou que, em todos os grupos etários, a probabilidade de influenza diminuiu pela ausência de febre (RC 0,40, IC 95% 0,25 a 0,66), de tosse (RC 0,42, IC 95% 0,31 a 0,57) ou de congestão nasal (RC 0,49, IC 95% 0,42 a 0,59). Essa revisão constatou que, em pessoas com mais de 60 anos, a probabilidade de influenza estava aumentada pela combinação de febre, tosse e início agudo (RC 5,4, IC 95% 3,8 a 7,7), febre e tosse (RC 5,0, IC 95% 3,5 a 6,9), febre isoladamente (RC 3,8, IC 95% 2,8 a 5,0), mal-estar (RC 2,6, IC 95% 2,2 a 3,1) ou calafrios (RC 2,6, IC 95% 2,0 a 3,2), tendo constatado ainda que a influenza era menos provável se espirros estivessem presentes (RC 0,47, IC 95% 0,24 a 0,92). Embora a influenza costume ser diagnosticada clinicamente, a infecção genuína por influenza só pode ser diagnosticada com confirmação laboratorial com cultura, resposta sorológica ou testes à beira do leito. Os testes diagnósticos rápidos à beira do leito disponíveis no mercado são princi-

(continua)

(continuação)

palmente imunoensaios para detecção de antígeno e (diferentemente de testes laboratoriais, como cultura ou transcrição reversa – reação em cadeia da polimerase) podem ser realizados dentro de 30 minutos. Porém, os resultados devem ser interpretados com cuidado. Durante épocas de baixa circulação viral de influenza, o valor preditivo positivo é baixo, levando a uma proporção aumentada de resultados falso-positivos. Em épocas de alta circulação viral, o valor preditivo negativo é baixo, levando a uma proporção aumentada de falso-negativos. Também não é prático testar todos os casos potenciais de influenza. Se um bom sistema de vigilância estiver presente, com retorno rápido, o valor preditivo positivo do diagnóstico clínico isoladamente (baseado em febre alta e tosse) será semelhante ao do teste à beira do leito (79 a 87%). **População**: Para os propósitos desta revisão, incluímos ensaios que avaliaram tanto doenças tipo-influenza quanto influenza, que são clinicamente indistinguíveis. Quando apropriado, a aplicabilidade desses dados para pandemias de influenza é discutida.

INCIDÊNCIA/PREVALÊNCIA Influenza sazonal: A circulação do vírus influenza sazonal pode variar entre os anos, as estações e os cenários clínicos. Em áreas temperadas, a atividade sazonal da influenza tipicamente atinge um pico entre o fim de dezembro e o início de março no hemisfério norte e entre maio e setembro no hemisfério sul. Em áreas tropicais, não há pico temporal na atividade da influenza ao longo do ano. A incidência anual de influenza varia e depende parcialmente do nível subjacente de imunidade populacional aos vírus da influenza circulantes. Um estudo localizado nos Estados Unidos constatou que a conversão sorológica, com ou sem sintomas, ocorria em 10 a 20% por ano, com as maiores taxas de infecção em pessoas com menos de 20 anos. Uma revisão sistemática em pessoas de até 19 anos constatou que a incidência média de influenza estava entre 5 e 10%. A proporção de pessoas afetadas pela influenza circulante é mais alta em instituições e em áreas de aglomeração. **Influenza pandêmica**: A incidência de influenza sintomática depende, entre outros fatores, da suscetibilidade do hospedeiro. Ocasionalmente, aparece um novo tipo de vírus influenza, gerado por mutação direta ou por rearranjo do genoma viral. Como a imunidade a esse novo vírus é baixa, ele pode se comportar de modo agressivo, causando morbidade e mortalidade em uma alta escala global, principalmente devido à incapacidade do corpo de prevenir a criação de uma alta carga viral, o efeito citopático do novo vírus e as complicações nos órgãos-alvo, como pulmões e vias aéreas. As epidemias disseminadas são conhecidas como pandemias. No século XX, três pandemias foram causadas por diferentes subtipos do vírus influenza A (veja etiologia): em 1918-9 (H1N1), 1957 (H2N2) e 1968 (H3N2). **Influenza aviária**: A infecção por influenza pode também aparecer como uma infecção zoonótica, com disseminação direta do vírus aviário para o homem. Em abril de 2003, 87 pessoas na Holanda foram infectadas com o vírus aviário H7N7. Na maioria dos casos, o único sintoma foi conjuntivite. Porém, um veterinário de 57 anos que trabalhava com intervenções de saúde pública veterinária morreu por síndrome respiratória aguda. Um vírus aviário (H5N1) tem sido transmitido de aves para humanos (e ocasionalmente entre humanos) esporadicamente desde 1997. Tal transmissão tem ocorrido freqüentemente em situações de má higiene e contato íntimo entre aves e humanos.

ETIOLOGIA/FATORES DE RISCO Classificação viral: O vírus influenza é composto de um envelope protéico que envolve um núcleo de RNA. Na superfície do envelope, existem dois antígenos: neuraminidase (antígeno N) e hemaglutinina (antígeno H). O vírus influenza tem uma propensão marcada para mudar sua composição antigênica externa com o objetivo de escapar das defesas imunes do hospedeiro. Dada essa extrema mutabilidade, foi introduzida uma classificação do subtipo viral A baseada na tipagem H e N. **Transmissão**: O vírus influenza é transmitido principalmente de pessoa para pessoa através de gotículas respiratórias disseminadas ao espirrar, tossir e falar e através do contato com superfícies contaminadas. O período de incubação da influenza é de um a quatro dias, e os adultos infectados são geralmente contagiosos desde o dia anterior ao início dos sintomas até cinco dias após o início dos sintomas. **Influenza pandêmica**: Acredita-se que as pandemias originem-se principalmente no sul da China, onde patos (o reservatório animal e o local de procriação para novas cepas), porcos (que provavelmente são os hospedeiros intermediários biológicos ou os "tubos de ensaio") e humanos vivem em grande proximidade. Os porcos são considerados hospedeiros intermediários plausíveis porque suas células epiteliais respiratórias têm receptores tanto para hemaglutinina viral aviária (p. ex., patos) quanto humana. Alterações pequenas nas configurações antigênicas virais, conhecidas como *drift*, causam epidemias locais e mais restritas.

(continua)

Doenças infecciosas

Influenza

(continuação)

PROGNÓSTICO Os sintomas da influenza não-complicada normalmente melhoram dentro de uma semana, embora a tosse e a fadiga possam persistir. As complicações incluem otite média, sinusite bacteriana, pneumonia bacteriana secundária e, menos comumente, pneumonia viral, insuficiência respiratória e exacerbações de doença subjacente. No Reino Unido, 1,3% das pessoas com doença tipo-influenza são hospitalizadas a cada ano (IC 95% 0,6% a 2,6%). Estima-se que 300 a 400 mortes a cada ano sejam atribuíveis à influenza, subindo para mais de 29.000 durante uma epidemia. O risco de hospitalização é maior em pessoas com 65 anos ou mais, em crianças muito pequenas e em pessoas com doenças crônicas. Mais de 90% das mortes relacionadas à influenza durante epidemias sazonais recentes nos Estados Unidos foram em pessoas com 65 anos ou mais. Durante as pandemias de influenza, a morbidade e a mortalidade podem ser altas em grupos etários mais jovens. A doença grave é mais comum em infecções por influenza A do que por influenza B. Para influenza pandêmica, veja incidência.

Doenças infecciosas

Malária: grave, com risco de vida

Aika Omari e Paul Garner

PONTOS-CHAVE

- A malária grave afeta principalmente crianças com menos de cinco anos de idade, viajantes não-imunes, migrantes para áreas com malária e pessoas que vivem em áreas com malária instável ou sazonal.

  A malária cerebral, que causa encefalopatia e coma, é fatal em aproximadamente 20% das crianças e dos adultos, sendo que seqüelas neurológicas podem ocorrer em alguns sobreviventes.

  A anemia grave por malária pode ter uma taxa de mortalidade maior do que 13%.

- O consenso internacional tem historicamente considerado a quinina como o tratamento-padrão para a malária grave por *P. falciparum*. Ensaios controlados geralmente comparam novos tratamentos com esse padrão.

  Não encontramos evidência clara sobre o melhor regime de tratamento com quinina nem sobre a melhor rota de administração, embora a quinina em dose alta inicial elimine os parasitas mais rapidamente em comparação com a quinina em dose baixa, mas aumenta o risco de efeitos adversos.

  O artesunato intravenoso é provavelmente mais efetivo do que a quinina na redução da mortalidade por malária grave.

  O uso intramuscular de artemeter e o uso retal de artemisinina, o artemeter, o artesunato e a diidroartemisinina podem ser tão efetivos quanto a quinina na redução da mortalidade por malária grave.

  Não sabemos de que forma o arteeter intramuscular é comparável com a quinina.

  O uso rotineiro de fenobarbital na malária cerebral pode reduzir convulsões em comparação com placebo, mas pode aumentar a mortalidade.

  A dexametasona não tem mostrado reduzir a mortalidade por malária grave, e ela aumenta o risco de sangramento gastrintestinal e convulsões.

- Não sabemos se a transfusão de sangue inicial ou a exsangüineotransfusão reduzem a mortalidade por malária grave, já que não foram encontrados estudos de qualidade adequada. A transfusão de sangue está associada com efeitos adversos, mas é clinicamente essencial em algumas circunstâncias.

(i) Consulte www.clinicalevidence.bmj.com para texto integral e referências.

Quais são os efeitos dos tratamentos antimaláricos para malária por *P. falciparum* complicada em não-gestantes?

Provavelmente benéficos	• Artemeter intramuscular (tão efetivo quanto quinina)
	• Artemisinina retal e seus derivados
	• Artesunato intravenoso *versus* quinina
	• Quinina*
	• Quinina em dose alta inicial (tempos reduzidos de eliminação de parasitas e da febre, mas sem diferença significativa na mortalidade em comparação com regimes-padrão)
Efetividade desconhecida	• Arteeter intramuscular *versus* quinina
	• Quinina intramuscular *versus* intravenosa

Doenças infecciosas

Malária: grave, com risco de vida

Quais são os efeitos do tratamento adjuvante para malária por *P. falciparum* complicada em não-gestantes?

Efetividade desconhecida	• Exsangüineotransfusão • Transfusão de sangue inicial
Provavelmente inefetivos ou que causam danos	• Dexametasona • Fenobarbital

Data da pesquisa: dezembro de 2006

*Baseado em consenso. ECRs não seriam considerados éticos.

DEFINIÇÃO A malária é causada pela infecção das hemácias com o protozoário *Plasmodium falciparum* e compreende uma variedade de síndromes. Esta revisão aborda malária clinicamente complicada (isto é, malária que se apresenta com condições ameaçadoras à vida, incluindo coma, anemia grave, insuficiência renal, síndrome da angústia respiratória, hipoglicemia, choque, hemorragia espontânea e convulsões). O diagnóstico de malária cerebral deve ser considerado quando há encefalopatia na presença de parasitas da malária. Uma definição estrita de malária cerebral exige a presença de coma do qual o paciente não desperta e nenhuma outra causa de encefalopatia (p. ex., hipoglicemia, drogas sedativas) na presença de infecção por *P. falciparum*. Esta revisão não aborda o tratamento da malária na gestação.

INCIDÊNCIA/PREVALÊNCIA A malária é um importante problema de saúde nos trópicos, com 300 a 500 milhões de casos clínicos ocorrendo anualmente e cerca de 1,1 a 2,7 milhões de mortes a cada ano como resultado de malária grave. Mais de 90% das mortes ocorrem em crianças com menos de cinco anos de idade, especialmente por malária cerebral e por anemia. Em áreas onde a taxa de transmissão da malária é estável (endêmica), as pessoas sob maior risco de adquirir malária grave são as crianças com menos de cinco anos, pois os adultos e as crianças maiores têm imunidade parcial, que oferece alguma proteção. Em áreas onde a taxa de transmissão da malária é instável (não-endêmica), a malária grave afeta tanto adultos quanto crianças. Os viajantes não-imunes e os migrantes também apresentam risco de desenvolver malária grave.

ETIOLOGIA/FATORES DE RISCO A malária é transmitida pela picada de mosquitos anofelinos fêmea infectados. Certas hemoglobinas, como a hemoglobina S e a hemoglobina C, também protegem contra a malária grave (veja etiologia na revisão sobre malária: prevenção em viajantes, pág. 275).

PROGNÓSTICO Em crianças com menos de cinco anos de idade com malária cerebral, a taxa estimada de casos fatais da malária tratada é 19%, embora a taxa de casos fatais relatada em hospital possa ser tão alta quanto 40%. Seqüelas neurológicas que persistem por mais de seis meses podem ocorrer em alguns sobreviventes e incluem ataxia, hemiplegia, distúrbios da fala, transtornos comportamentais, epilepsia e cegueira. A anemia grave por malária tem uma taxa de casos fatais maior do que 13%. Em adultos, a mortalidade por malária cerebral é 20%; ela sobe para 50% na gestação.

Doenças infecciosas
Malária: não-complicada, causada por *Plasmodium falciparum*

David Taylor-Robinson, Katharine Jones e Paul Garner

PONTOS-CHAVE

- A malária não-complicada ocorre quando uma pessoa tem infecção sintomática com os parasitas da malária mas não tem sinais de distúrbios em órgãos vitais.

  A malária não-complicada pode progredir para malária grave, tornar-se crônica ou curar, dependendo da imunidade do hospedeiro e do pronto acesso a tratamento adequado.

  A malária grave tem mais probabilidade de se desenvolver em pessoas sem imunidade prévia e é responsável por mais de um milhão de mortes no mundo todo a cada ano.

  A escolha entre regimes de tratamento depende parcialmente dos padrões históricos de resistência às drogas no respectivo país ou região.

- As evidências sugerem que o artemeter-lumefantrina é mais efetivo do que a amodiaquina mais sulfadoxina-pirimetamina.

- O artesunato mais amodiaquina é mais efetivo em curar uma infecção atual do que a amodiaquina mais sulfadoxina-pirimetamina, mas, em termos de pessoas livres de parasitas após 28 dias, há pouco que escolher entre eles, já que o risco de novas infecções parece ser maior com o artesunato mais amodiaquina.

- A amodiaquina mais sulfadoxina-pirimetamina atinge taxas de cura mais altas do que o artesunato mais sulfadoxina-pirimetamina. A eliminação de gametócitos foi melhor com o artesunato mais sulfadoxina-pirimetamina.

  Especialistas em saúde pública acreditam que a resistência à amodiaquina vai progredir rapidamente e limitar a utilidade da combinação não-artemisinina se empregada de forma regular. Por outro lado, a amodiaquina e a sulfadoxina-pirimetamina estão atualmente disponíveis em muitos países, enquanto o suprimento de artemisinina é limitado.

- As evidências sugerem que um regime de seis doses de artemeter-lumefantrina é mais efetivo do que um regime de quatro doses.

- Tanto o artemeter-lumefantrina (seis doses) como o artesunato mais amodiaquina foram efetivos, mas o artemeter-lumefantrina (seis doses) mostrou-se superior em alguns ensaios.

- O artesunato mais mefloquina tem um desempenho melhor do que o artemeter-lumefantrina em termos de cura em áreas onde isso foi estudado.

- A escolha entre artesunato mais amodiaquina e artesunato mais sulfadoxina-pirimetamina depende dos padrões históricos de resistência nos respectivos países e regiões.

(i) Consulte www.clinicalevidence.bmj.com para texto integral e referências.

Os tratamentos combinados com artemisinina são mais efetivos do que os tratamentos combinados sem artemisinina em pessoas que vivem em áreas endêmicas (excluindo o Sudeste Asiático)?	
Provavelmente benéficos	• Artemeter-lumefantrina (seis doses) (mais efetivo do que amodiaquina mais sulfadoxina-pirimetamina)
Contrabalanço entre benefícios e danos	• Artesunato (três dias) mais amodiaquina (possivelmente mais efetivo do que amodiaquina mais sulfadoxina-pirimetamina)
Pouco provavelmente benéficos	• Artesunato (três dias) mais sulfadoxina-pirimetamina (possivelmente menos efetivo do que amodiaquina mais sulfadoxina-pirimetamina)

Doenças infecciosas

Malária: não-complicada, causada por *Plasmodium falciparum*

Qual tratamento combinado com artemisinina é mais efetivo em pessoas que vivem em áreas endêmicas?	
Provavelmente benéficos	• Artemeter-lumefantrina (seis doses) (mais efetivo do que um regime de quatro doses) • Artemeter-lumefantrina (seis doses) (possivelmente mais efetivo do que artesunato mais amodiaquina)
Efetividade desconhecida	• Artemeter-lumefantrina (seis doses) *versus* artesunato mais sulfadoxina-pirimetamina • Artesunato mais amodiaquina *versus* artesunato mais sulfadoxina-pirimetamina (benefícios relativos incertos)
Pouco provavelmente benéficos	• Artemeter-lumefantrina (seis doses) (possivelmente menos efetivo do que artesunato [três dias] mais mefloquina)

Data da pesquisa: novembro de 2006

DEFINIÇÃO A malária é um parasita transmitido por mosquitos *Anopheles*. Há quatro tipos de malária humana: *falciparum*, *vivax*, *ovale* e *malariae*. O tipo *falciparum* é a causa mais importante de doença e morte, e o *Plasmodium falciparum*, o organismo responsável, é conhecido por desenvolver resistência às drogas antimaláricas. Esta revisão aborda tratamentos apenas para malária *falciparum*, em uma população de adultos e crianças vivendo em áreas endêmicas para malária que, por definição, estão expostos (sazonalmente ou o ano inteiro) à malária. Ela não aborda o tratamento de malária em viajantes não-imunes, mulheres grávidas e pessoas infectadas com HIV. Infecções de malária *falciparum* repetidas resultam em uma imunidade temporária e incompleta. Portanto, adultos que vivem em áreas onde a malária é comum são geralmente "semi-imunes", apresentando-se com formas assintomáticas ou crônicas de malária, com episódios clínicos que são atenuados por sua imunidade. **"Malária grave"** é definida como uma forma de malária sintomática com sinais de distúrbios em órgãos vitais (Organização Mundial de Saúde, 2000). Qualquer pessoa com malária sintomática que não desenvolva quaisquer desses sinais é definida como tendo **"malária não-complicada"**. Esta revisão avalia a efetividade de drogas antimaláricas apenas em pessoas com malária não-complicada.

INCIDÊNCIA/PREVALÊNCIA A malária é um grande problema de saúde nos trópicos, com 300 a 500 milhões de novos casos clínicos anualmente, muitos deles casos de malária não-complicada. Cerca de 1,1 a 2,7 milhões de mortes ocorrem a cada ano como resultado de malária *falciparum* grave.

ETIOLOGIA/FATORES DE RISCO O parasita da malária é transmitido pelos mosquitos *Anopheles* infectados. Fatores de risco para a doença incluem exposição a mosquitos infectados (viver em uma área endêmica; moradias que permitem a entrada de mosquitos e ausência de mosquiteiros; e viver em uma área onde os mosquitos *Anopheles* possam se proliferar). Fatores de risco em relação à gravidade da doença relacionam-se com a imunidade do hospedeiro, determinada principalmente pela exposição ao parasita e, dessa forma, variando com o nível de transmissão na área e a idade do hospedeiro. A malária é incomum nos primeiros seis meses de vida (a hemoglobina fetal é protetora); ela é, porém, comum em crianças com mais de seis meses de idade. Em áreas de transmissão intensa, a infecção é atenuada pela imunidade do hospedeiro em grupos etários mais velhos, mas, com transmissão menos intensa, a morbidade e a mortalidade podem ser altas também em adultos.

PROGNÓSTICO A malária não-complicada pode progredir para malária grave, tornar-se crônica ou curar com tratamento efetivo ou o desenvolvimento de imunidade melhorada. O prognóstico, assim, depende da imunidade do hospedeiro e do pronto acesso ao tratamento efetivo. Na ausência de tratamento efetivo, as pessoas com baixa ou nenhuma imunidade estão em risco aumentado de desenvolver malária grave (veja revisão sobre malária: grave, com risco de vida, pág. 271), resultando em morbidade e mortalidade altas.

Doenças infecciosas
Malária: prevenção em viajantes

Ashley M. Croft

PONTOS-CHAVE

- A transmissão de malária ocorre mais freqüentemente em ambientes com umidade superior a 60% e temperatura ambiente de 25 a 30°C. Os riscos aumentam com viagens mais longas e de acordo com a atividade.

    A infecção pode resultar de uma única picada de mosquito. A incubação em geral leva de 10 a 14 dias, mas pode levar mais de 18 meses dependendo da cepa do parasita.

    As complicações geralmente se devem ao tratamento atrasado ou inadequado, porém mais de 88% dos viajantes previamente saudáveis se recuperam completamente com tratamento imediato. As pessoas mais velhas têm um prognóstico pior.

- Há consenso de que repelentes de inseto tópicos que contêm dietiltoluamida (DEET) reduzem o risco de picadas de insetos, embora poucos estudos tenham sido realizados.

    O uso de inseticidas em *spray* ou roupas ou mosquiteiros tratados com inseticida pode reduzir a malária clínica em residentes de áreas endêmicas para malária, mas não sabemos se o seu uso pode prevenir a infecção em viajantes.

    Não sabemos se o uso de roupas compridas, ar-condicionado, ventiladores elétricos, defumadores e vaporizadores para mosquitos, repelentes ultra-sônicos ou fumaça pode reduzir o risco de infecção por malária.

- Vários tratamentos medicamentosos podem ser efetivos na prevenção de malária, mas não temos certeza sobre qual é o regime medicamentoso mais efetivo, e a maioria deles têm efeitos adversos que podem ser graves.

    A atovaquona-proguanil, a doxiciclina e a mefloquina podem ser benéficas.

    Acredita-se que a cloroquina reduz o risco de malária em viajantes para áreas onde a resistência à cloroquina é baixa, embora poucos estudos tenham sido realizados.

- As crianças podem estar em risco de efeitos adversos encefalopáticos por causa dos repelentes de inseto que contêm DEET. Há consenso de que a cloroquina é efetiva e segura na prevenção de malária em crianças, mas não sabemos se esse é o caso para quaisquer outros tratamentos.

- Não sabemos se existe tratamento efetivo e seguro na prevenção de malária em mulheres grávidas, mas há consenso de que a cloroquina pode ser benéfica.

- A atovaquona-proguanil pode não ter mais efeitos adversos do que placebo em pilotos de avião, mas não sabemos se outros tratamentos são seguros ou efetivos nesse grupo ocupacional.

- CUIDADO: os efeitos adversos da primaquina e da amodiaquina limitam o seu uso na prevenção de malária.

(i) Consulte www.clinicalevidence.bmj.com para texto integral e referências.

Quais são os efeitos das intervenções preventivas não-medicamentosas em viajantes adultos?	
Provavelmente benéficos	• Mosquiteiros tratados com inseticida • Repelentes de inseto tópicos (aplicados na pele) contendo dietiltoluamida (DEET)* • Roupas tratadas com inseticida
Efetividade desconhecida	• Ar-condicionado e ventiladores elétricos • Defumadores e vaporizadores para mosquitos

Doenças infecciosas

Malária: prevenção em viajantes

	• Fumaça
	• Inseticidas em aerossol
	• Medidas de controle biológico
	• Repelentes ultra-sônicos
	• Roupas compridas e de cores claras

Quais são os efeitos da profilaxia com drogas em viajantes adultos?

Provavelmente benéficos	• Atovaquona-proguanil • Cloroquina (em áreas de sensibilidade à cloroquina)* • Doxiciclina
Contrabalanço entre benefícios e danos	• Cloroquina-proguanil • Mefloquina
Efetividade desconhecida	• Pirimetamina-dapsona • Pirimetamina-sulfadoxina
Provavelmente inefetivos ou que causam danos	• Amodiaquina • Primaquina

Quais são os efeitos das vacinas antimaláricas em viajantes?

Efetividade desconhecida	• Vacinas

Quais são os efeitos das intervenções antimalária em crianças viajantes?

Provavelmente benéficos	• Cloroquina (em áreas de sensibilidade à cloroquina)*
Contrabalanço entre benefícios e danos	• Repelentes de inseto tópicos (aplicados na pele) contendo dietiltoluamida (DEET)*

Quais são os efeitos das intervenções antimalária em viajantes grávidas?

Provavelmente benéficos	• Cloroquina (em áreas de sensibilidade à cloroquina)*
Efetividade desconhecida	• Mosquiteiros tratados com inseticida • Repelentes de inseto tópicos (aplicados na pele) • Roupas tratadas com inseticida

www.clinicalevidence.bmj.com

Doenças infecciosas

Malária: prevenção em viajantes

Quais são os efeitos das intervenções antimalária em pilotos de avião?	
Efetividade desconhecida	• Drogas antimaláricas

Data da pesquisa: fevereiro de 2006

*Classificação baseada em opinião de consenso.

DEFINIÇÃO A malária é uma doença parasítica aguda dos trópicos e subtrópicos, causada pela invasão e destruição das hemácias por uma ou mais das quatro espécies do gênero Plasmodium: P. falciparum, P. vivax, P. ovale ou P. malariae. A apresentação clínica da malária varia de acordo com as espécies infectantes e com a genética, o estado imune e a idade da pessoa infectada. A forma mais grave da malária humana é causada por P. falciparum, cujas características clínicas variáveis incluem febre alta, calafrios, cefaléia, dor muscular e fraqueza, vômitos, tosse, diarréia e dor abdominal; outros sintomas relacionados com falência orgânica podem sobrevir, tais como insuficiência renal aguda, convulsões generalizadas e colapso circulatório, seguidos de coma e morte. O P. falciparum é responsável por mais de 50% das infecções por malária na maioria dos países do leste asiático, mais de 90% na África subsaariana e quase 100% na Hispaniola. Os viajantes são definidos aqui como visitantes de uma área livre de malária para uma área endêmica para malária e que permanecem na área endêmica por menos de um ano.

INCIDÊNCIA/PREVALÊNCIA A malária é a doença parasítica mais perigosa em humanos, infectando quase 5% da população mundial e causando quase um milhão de mortes a cada ano. A doença é fortemente ressurgente, em função de efeitos de guerra, mudança climática, movimentos populacionais de larga escala, oportunidades aumentadas de procriação para mosquitos vetores, rápida propagação da resistência a drogas e inseticidas e negligência da infra-estrutura de saúde pública. A malária é atualmente endêmica em mais de 100 países, os quais são visitados por mais de 125 milhões de viajantes internacionais a cada ano. Casos de malária adquiridos por viajantes internacionais de países industrializados chegam provavelmente a 25.000 por ano; destes, cerca de 10.000 são relatados e 150 são fatais.

ETIOLOGIA/FATORES DE RISCO Os seres humanos adquirem malária de esporozoítos transmitidos pela picada de mosquitos anofelinos fêmea infectados. Das aproximadamente 3.200 espécies de mosquitos descritas até o momento, ao redor de 430 pertencem ao gênero Anopheles, e, destas, sabe-se que cerca de 70 espécies anofelinas transmitem malária, como aproximadamente 40 espécies consideradas vetores importantes. Quando se alimentam, os mosquitos fêmea sedentos de sangue voam contra o vento procurando vestígios de cheiro de um hospedeiro atrativo. As fêmeas anofelinas são atraídas pelos seus hospedeiros humanos a uma distância de 7 a 20 metros, e por uma variedade de estímulos incluindo dióxido de carbono exalado, ácido láctico, outros odores do hospedeiro, calor e umidade. Pessoas maiores tendem a ser picadas por mosquitos mais do que indivíduos menores, e adultos mais do que lactentes e crianças. As mulheres são significativamente mais picadas pelo mosquito em ensaios do que os homens. As crianças secretam níveis mais baixos de atrativos químicos do que os adultos e, dessa forma, geralmente são menos picadas por mosquitos. A transmissão da malária não costuma ocorrer em temperaturas abaixo de 16°C ou acima de 35°C, nem em altitudes maiores do que 3.000 metros acima do nível do mar no equador (elevações mais baixas em climas mais frios) porque o desenvolvimento dos esporozoítos no mosquito não pode acontecer. As condições ideais para transmissão são uma umidade acima de 60% e uma temperatura ambiente de 25 a 30°C. A maioria dos vetores importantes da malária procria em pequenas coleções temporárias de água fresca expostas à luz do sol e com poucos predadores e em locais como poças residuais em leitos secos de rios. Embora a chuva forneça locais de procriação para os mosquitos, a chuva excessiva pode levar as larvas e pupas do mosquito. Por outro lado, secas prolongadas podem estar associadas com transmissão aumentada da malária se reduzirem o tamanho e o fluxo de grandes rios suficientemente para produzir locais adequados à procriação do Anopheles. Os mosquitos anofelinos variam quanto aos seus alimentos e locais de descanso preferidos,

(continua)

Doenças infecciosas

Malária: prevenção em viajantes

(continuação)

embora a maioria pique no final da tarde e à noite. O mosquito *Anopheles* se alimentará durante o dia apenas se estiver incomumente faminto. Os *Anopheles* adultos em geral não voam mais de dois a três quilômetros de seu local de procriação, embora uma distância de vôo de até sete quilômetros tenha sido observada. Um estudo transversal de cerca de 7.000 crianças com menos de 10 anos verificou que, durante os meses de pico de transmissão, morar dentro de três quilômetros de um local de procriação de *Anopheles* aumentava de forma significativa o risco de malária em comparação com a moradia distante 8 a 10 quilômetros (RR 21,00, IC 95% 2,87 a 153,00). Excepcionalmente, ventos fortes podem carregar o *Anopheles* por até 30 km ou mais. Em viajantes, o risco de malária está relacionado com o destino, a atividade e a duração da viagem. Um estudo de coorte retrospectivo (5.898 casos confirmados) em viajantes italianos entre 1989 e 1997 constatou que a incidência de malária era 1,5/1.000 para viagens à África, 0,11/1.000 para viagens à Ásia e 0,04/1.000 para viagens à América do Sul e Central. Uma análise de aproximadamente 170.000 viajantes suecos constatou que a prevalência de malária era menor entre viajantes para a América Central e Caribe (0,01/1.000) e maior entre viajantes para o leste, o centro e o oeste da África (prevalência entre viajantes para o leste da África 2,4/1.000, África central 3,6/1.000 e oeste da África 3,0/1.000). Uma análise de 2.131 viajantes alemães para a África subsaariana verificou que viajantes solitários tinham um risco quase nove vezes maior de infecção do que aqueles em pacotes turísticos. Um estudo de caso-controle (46 casos, 557 controles) relatou que uma visita aos trópicos de mais de 21 dias dobrava o risco de malária em comparação com uma visita durando 21 dias ou menos.

PROGNÓSTICO A malária pode desenvolver-se após uma única picada do mosquito anofelino. A malária humana tem um período de incubação habitual de 10 a 14 dias (*P. falciparum*, *P. vivax* e *P. ovale*) a até 28 dias (*P. malariae*). Algumas cepas de *P. vivax* e *P. ovale* podem ter um período de incubação muito maior, de 6 a 18 meses. Cerca de 90% dos ataques de malária em viajantes ocorre já em casa. Aproximadamente 36% dos casos que se desenvolvem após o retorno para casa o fazem mais de dois meses após o retorno do viajante. Pessoas que retornam de uma área endêmica com qualquer padrão de febre devem ser consideradas como tendo malária até prova em contrário. Uma vez que a infecção por malária ocorre, viajantes mais velhos estão em maior risco de desfechos clínicos ruins ou morte. Nos viajantes dos Estados Unidos entre 1966 e 1987, a taxa de casos fatais era de 0,4% para pessoas de 0 a 19 anos, 2,2% para pessoas de 20 a 39 anos, 5,8% para pessoas de 40 a 69 anos e 30,3% para aquelas com 70 a 79 anos. As complicações e mortes por malária são causadas principalmente por tratamento inapropriado ou em função da demora para o início do tratamento. Se a malária é diagnosticada e tratada prontamente, cerca de 88% dos viajantes previamente saudáveis se recuperarão por completo.

Doenças infecciosas

MRSA: tratamento

Tim Weller

PONTOS-CHAVE

- O *Staphylococcus aureus* resistente à meticilina (MRSA) tem um gene que o torna resistente à meticilina assim como a outros antibióticos betalactâmicos incluindo flucloxacilina, cefalosporinas e carbapenêmicos.

    O MRSA pode ser parte da flora corporal normal (colonização), especialmente no nariz, mas pode causar infecção, sobretudo em pessoas com hospitalizações prolongadas, com doença subjacente ou após uso de antibióticos.

    Cerca de 40% do *S. aureus* nas culturas de sangue no Reino Unido são resistentes à meticilina.

- Os glicopeptídeos (teicoplanina, vancomicina) e a linezolida parecem ter eficácia semelhante na cura de infecção por MRSA.

    O sulfametoxazol-trimetoprim pode ser tão efetivo quanto a vancomicina na cura de infecção por MRSA em usuários de drogas injetáveis, com toxicidade semelhante.

- Não sabemos se os macrolídeos (azitromicina, claritromicina, eritromicina), as quinolonas (ciprofloxacina, levofloxacina, moxifloxacina), as tetraciclinas (doxiciclina, minociclina, oxitetraciclina), a clindamicina, a daptomicina, o ácido fusídico, a quinupristina-dalfopristina ou a rifampicina são efetivos na cura de infecção por MRSA, pois não foram encontrados estudos adequados.

    A ciprofloxacina tem sido usada em combinação com a rifampicina ou o ácido fusídico para infecções ósseas e articulares causadas por MRSA. Nem o ácido fusídico nem a rifampicina devem ser usados como monoterapia, porque a resistência se desenvolve rapidamente.

    O uso de clindamicina deve ser preferido em relação aos macrolídeos em infecções por MRSA suscetíveis, uma vez que a biodisponibilidade pode ser melhor e a resistência, menos provável.

    As tetraciclinas orais são recomendadas para infecções menos graves por MRSA.

- O ungüento nasal de mupirocina pode melhorar a erradicação da colonização por MRSA em comparação com placebo, podendo ser tão efetivo quanto o ácido fusídico tópico mais sulfametoxazol-trimetoprim oral e mais efetivo do que o óleo de *tea tree*, embora os estudos tenham fornecido resultados conflitantes.

    Não sabemos se as lavagens corporais anti-sépticas, o creme nasal de clorexidina-neomicina ou antimicrobianos sistêmicos são efetivos na eliminação de colonização por MRSA.

(i) Consulte www.clinicalevidence.bmj.com para texto integral e referências.

Quais são os efeitos do tratamento para infecções por MRSA em qualquer local do corpo?

Contrabalanço entre benefícios e danos	- Linezolida (em comparação com glicopeptídeos)
	- Teicoplanina, vancomicina (glicopeptídeos) (em comparação com linezolida, quinupristina-dalfopristina ou sulfametoxazol-trimetoprim)
Efetividade desconhecida	- Ácido fusídico
	- Azitromicina, claritromicina, eritromicina (macrolídeos)
	- Ciprofloxacina, levofloxacina, moxifloxacina (quinolonas)
	- Clindamicina

Doenças infecciosas

MRSA: tratamento

- Daptomicina
- Doxiciclina, minociclina, oxitetraciclina (tetraciclinas)
- Quinupristina-dalfopristina
- Rifampicina
- Sulfametoxazol-trimetoprim (em comparação com vancomicina)
- Trimetoprim

Quais são os efeitos do tratamento para colonização nasal ou extranasal por MRSA?

Provavelmente benéficos	• Ungüento nasal de mupirocina
Efetividade desconhecida	• Antimicrobianos sistêmicos • Creme nasal de clorexidina-neomicina • Lavagens corporais anti-sépticas • Ungüento nasal de mupirocina por cinco dias (em comparação com mais de cinco dias)
Pouco provavelmente benéficos	• Preparações de *tea tree*

Data da pesquisa: julho de 2005

DEFINIÇÃO O *Staphylococcus aureus* resistente à meticilina (MRSA) é um organismo resistente à meticilina em função do gene *mecA*. Este lhe confere resistência a todos os antibióticos betalactâmicos, incluindo flucloxacilina, oxacilina, cefalosporinas e carbapenêmicos. A resistência antimicrobiana é definida como a falha do antimicrobiano em alcançar uma concentração no tecido infectado suficientemente alta para inibir o crescimento do organismo infectante. O MRSA apresenta-se da mesma forma que o *S. aureus* suscetível. Ele pode ser parte da flora normal (colonização) ou pode causar infecção. Os fenômenos de colonização e infecção devem ser tratados como entidades separadas. **Colonização por MRSA**: Crescimento de MRSA a partir de fluidos corporais ou *swab* de qualquer local do corpo. O local mais comum de colonização é a porção anterior das narinas, mas o MRSA também pode ser encontrado em outras áreas como axilas, pele anormal (p. ex., eczema), urina e garganta. Não deve haver sinais ou sintomas de infecção. O local colonizado pode funcionar como um reservatório de MRSA, o que então provoca a infecção em outros locais ou pode ser transmitido para as outras pessoas. Embora o paciente colonizado (ou membro da equipe) não precise de tratamento, um curso de tratamento para descolonização pode ser administrado a fim de se evitar o estado de portador e prevenir futuras infecções ou transmissão. **Infecção por MRSA**: Crescimento de MRSA a partir de um local estéril do corpo (p. ex., cultura de sangue ou líquido cerebrospinal) ou crescimento de MRSA a partir de um local não-estéril do corpo (p. ex., ferimento, urina ou escarro) na presença de sintomas ou sinais de infecção. As infecções por MRSA também são acompanhadas por febre e sinais de inflamação, incluindo pele/tecidos moles, ferimentos, ossos e articulações, pneumonia nosocomial, endocardite e material protético. O MRSA está se tornando um assunto cada vez mais importante como uma infecção adquirida na comunidade em pessoas que não foram recentemente hospitalizadas nem tiveram problemas médicos. Contudo, a investigação das estratégias de tratamento para o MRSA adquirido na comunidade em comparação com o MRSA nosocomial está avançando, não sendo abordada nesta revisão.

(continua)

(continuação)

INCIDÊNCIA/PREVALÊNCIA A incidência de MRSA varia entre os países. O Reino Unido, a Irlanda e o sul da Europa (p. ex., Espanha, Itália e Grécia) têm uma alta incidência em comparação com o norte da Europa e a Escandinávia. A medida mais objetiva de incidência é a porcentagem de *S. aureus* encontrada em culturas de sangue e que são resistentes à meticilina. Isso atualmente corresponde a cerca de 40% no Reino Unido.

ETIOLOGIA/FATORES DE RISCO Os fatores de risco para colonização por MRSA incluem permanência prolongada em hospital, doença subjacente grave, antibióticos prévios, exposição a pessoas colonizadas e internação em uma unidade de alto risco (terapia intensiva, unidade renal, etc.).

PROGNÓSTICO Acredita-se que a virulência do MRSA seja igual à do *S. aureus* suscetível à meticilina em modelos animais e em estudos de caso-controle. Porém, o MRSA tende a afetar as pessoas mais velhas e debilitadas, e a morbidade e a mortalidade globais de pessoas com MRSA parecem ser maiores se isso não for levado em consideração. Uma metanálise de 31 estudos de coorte constatou que a mortalidade associada com bacteremia por MRSA era significativamente mais alta do que aquela da bacteremia por *S. aureus* suscetível à meticilina (mortalidade média não relatada: RC 1,93, IC 95% 1,54 a 2,42).

Doenças infecciosas

Nevralgia pós-herpética

David Wareham

PONTOS-CHAVE

- A dor que ocorre após a resolução de uma infecção aguda por herpes-zoster pode ser intensa. Ela pode vir acompanhada de prurido e segue a distribuição da infecção original.

  O principal fator de risco para nevralgia pós-herpética é a idade avançada; ela não é comum em pessoas com menos de 50 anos, mas se desenvolve em 20% das pessoas com 60 a 65 anos de idade que tiveram herpes-zoster agudo e em mais do que 30% daquelas pessoas com mais de 80 anos.

  Até 2% das pessoas com herpes-zoster agudo podem continuar tendo dor pós-herpética durante cinco anos ou mais.

- Os agentes antivirais orais (aciclovir, fanciclovir, valaciclovir e netivudina), tomados durante a infecção aguda por herpes-zoster, podem reduzir a duração da nevralgia pós-herpética em comparação com placebo.

  Não sabemos se drogas antivirais tópicas, antidepressivos tricíclicos ou corticosteróides tomados durante um episódio agudo reduzem os riscos de nevralgia pós-herpética, já que não foram encontrados estudos de boa qualidade.

  Os corticosteróides podem causar disseminação da infecção por herpes-zoster.

  Não sabemos se o uso de curativos durante um episódio agudo reduz o risco de nevralgia pós-herpética, já que não encontramos estudos.

- A gabapentina e os antidepressivos tricíclicos podem reduzir a dor por até oito semanas em pessoas com nevralgia pós-herpética estabelecida em comparação com placebo.

  Os efeitos adversos dos antidepressivos tricíclicos estão relacionados com a dose e podem ser menos freqüentes na nevralgia pós-herpética em comparação com a depressão, uma vez que doses mais baixas costumam ser usadas.

  Os analgésicos opióides são provavelmente efetivos na redução da dor associada com nevralgia pós-herpética, mas eles podem causar sedação e outros efeitos adversos bem conhecidos.

  Não sabemos se o dextrometorfano é efetivo na redução de nevralgia pós-herpética.

  Não sabemos se a anestesia tópica ou se contra-irritantes tópicos como capsaicina reduzem a nevralgia pós-herpética.

Consulte www.clinicalevidence.bmj.com para texto integral e referências.

Quais são os efeitos das intervenções durante um episódio agudo de herpes-zoster para prevenir nevralgia pós-herpética?

Provavelmente benéficos	- Agentes antivirais orais (aciclovir, fanciclovir, valaciclovir, netivudina)
Efetividade desconhecida	- Antidepressivos tricíclicos (amitriptilina) - Agentes antivirais tópicos (idoxuridina) para dor em seis meses - Curativos
Provavelmente inefetivos ou que causam danos	- Corticosteróides

Doenças infecciosas
Nevralgia pós-herpética

Quais são os efeitos das intervenções para aliviar a nevralgia pós-herpética estabelecida após a erupção ter cicatrizado?

Benéficos	• Antidepressivos tricíclicos • Gabapentina
Provavelmente benéficos	• Analgésicos opióides orais (oxicodona, morfina, metadona, tramadol)
Efetividade desconhecida	• Anestesia tópica • Contra-irritantes tópicos (capsaicina) • Dextrometorfano

Data da pesquisa: dezembro de 2006

DEFINIÇÃO A nevralgia pós-herpética é uma dor que algumas vezes se segue à resolução do herpes-zoster agudo e à cura da erupção do zoster. Ela pode ser intensa, vir acompanhada de prurido e seguir a distribuição da infecção original. O herpes-zoster é causado pela ativação do vírus da varicela-zoster latente (herpes-vírus humano 3) em pessoas que ficaram parcialmente imunes por um ataque prévio de varicela. O herpes-zoster infecta os gânglios sensoriais e suas áreas de inervação. É caracterizado por dor ao longo da distribuição do nervo afetado e pela formação de cachos de vesículas agrupadas sobre a área.

INCIDÊNCIA/PREVALÊNCIA Em um inquérito de atenção primária à saúde no Reino Unido com 3.600 a 3.800 pessoas, a incidência anual de herpes-zoster foi de 3,4/1.000. A incidência variou com a idade. O herpes-zoster foi relativamente incomum em pessoas com menos de 50 anos (<2/1.000 por ano), mas subiu para 5 a 7/1.000 por ano em pessoas de 50 a 79 anos e para 11/1.000 em pessoas com 80 anos ou mais. Um estudo de base populacional na Holanda relatou uma incidência semelhante (3,4/1.000 por ano) e um aumento semelhante na incidência com a idade (3 a 10/1.000 por ano em pessoas com mais de 50 anos). A prevalência da nevralgia pós-herpética depende de quando é medida após a infecção aguda. Não há um momento da doença determinado para o diagnóstico que tenha obtido concordância.

ETIOLOGIA/FATORES DE RISCO O principal fator de risco para a nevralgia pós-herpética é o aumento da idade. Em um estudo de atenção primária à saúde no Reino Unido (envolvendo 3.600 a 3.800 pessoas, 321 casos de herpes-zoster agudo), houve pouco risco naqueles com menos de 50 anos, mas a nevralgia pós-herpética se desenvolveu em mais de 20% das pessoas que tiveram herpes-zoster agudo com 60 a 65 anos e em 34% das pessoas com mais de 80 anos. Nenhum outro fator de risco previu consistentemente que pessoas com herpes-zoster sofreriam dor continuada. Em um estudo de atenção primária à saúde na Islândia (421 pessoas acompanhadas por até sete anos após um episódio inicial de herpes-zoster), o risco de nevralgia pós-herpética foi de 1,8% (IC 95% 0,6% a 4,2%) para pessoas com menos de 60 anos de idade, e a dor foi leve em todos os casos. O risco de dor intensa após três meses em pessoas com mais de 60 anos foi de 1,7% (IC 95% 0% a 6,2%).

PROGNÓSTICO Cerca de 2% das pessoas com herpes-zoster agudo no inquérito de atenção primária à saúde do Reino Unido tiveram dor por mais de cinco anos. A prevalência da dor diminui com o tempo após o episódio inicial. Entre 183 pessoas com mais de 60 anos no grupo placebo de um estudo do Reino Unido, a prevalência de dor foi de 61% em um mês, de 24% em três meses e de 13% em seis meses após a infecção aguda. Em um ECR mais recente, a prevalência da dor pós-herpética no grupo placebo em seis meses foi de 35% em 72 pessoas com mais de 60 anos de idade.

Doenças infecciosas

Toxoplasmose congênita

Piero Olliaro

> **PONTOS-CHAVE**
>
> - A infecção com *Toxoplasma gondii* é assintomática ou leve em pessoas imunocompetentes e produz imunidade para a vida inteira, mas, na gestação, ela pode ter sérias conseqüências.
>   Cerca de cinco por mil mulheres grávidas podem ser afetadas por infecção pelo toxoplasma, com 10 a 100% de risco de transmissão para o bebê.
>   A infecção geralmente é adquirida pelo consumo de carne mal cozida ou de frutas e vegetais contaminados com fezes de gato.
>   A infecção fetal pode causar dano ocular e cerebral, retardo do crescimento e morte intra-uterina.
>   Os riscos de transmissão para o bebê são mais altos no final da gestação, mas os riscos de que a infecção cause danos ao bebê são maiores no início da gestação.
>   As crianças com infecção subclínica ao nascimento podem ter déficits cognitivos, motores ou visuais que podem ser difíceis de diagnosticar no início da infância.
>
> - Não sabemos se o tratamento de mulheres grávidas infectadas com espiramicina e/ou pirimetamina-sulfonamidas reduz o risco de infecção fetal, visto que os poucos estudos feitos sobre o assunto têm mostrado resultados conflitantes.
>   É possível que o tratamento da infecção na gestação possa salvar a gestação sem prevenir a infecção, o que pode aumentar a prevalência de doença congênita.

(i) **Consulte www.clinicalevidence.bmj.com para texto integral e referências.**

Quais são os efeitos, na mãe e no bebê, do tratamento da toxoplasmose na gestação?	
Efetividade desconhecida	• Drogas antiparasitárias

Data da pesquisa: março de 2004

DEFINIÇÃO A toxoplasmose é causada pelo parasita *Toxoplasma gondii*. A infecção é assintomática ou passa despercebida em indivíduos imunocompetentes, mas leva a uma resposta de anticorpos vitalícia. Durante a gestação, a toxoplasmose pode ser transmitida através da placenta e pode causar morte intra-uterina, retardo do crescimento neonatal, retardo mental, defeitos oculares e cegueira posteriormente na vida. A toxoplasmose congênita (infecção confirmada do feto ou do recém-nascido) pode apresentar-se ao nascer, tanto como doença subclínica que pode evoluir para doença neurológica ou oftalmológica posteriormente, quanto como uma doença de gravidade variável, de lesão ocular leve a retardo mental grave.

INCIDÊNCIA/PREVALÊNCIA As taxas relatadas de soroprevalência do toxoplasma variam entre os países e entre as regiões de um país, bem como ao longo do tempo. O risco de infecção primária é mais alto em pessoas jovens, incluindo mulheres jovens durante a gestação. Não encontramos estudos de coorte que descrevessem as taxas de soroconversão anual em mulheres em idade fértil nem a incidência da infecção primária. Uma revisão sistemática (data da pesquisa, 1996) identificou 15 estudos, que relataram taxas de soroconversão em gestantes não-imunes variando de 2,4 a 16/1.000 na Europa e de 2 a 6/1.000 nos Estados Unidos. A França começou o rastreamento para toxoplasmose congênita em 1978 e, de 1980 a 1995, a taxa de soroconversão durante a gestação em mulheres não-imunes foi de 4 a 5/1.000.

ETIOLOGIA/FATORES DE RISCO A infecção por toxoplasma geralmente é adquirida pela ingestão de esporocistos (em frutas ou vegetais não-lavados contaminados por fezes de gato) ou de

(continua)

Doenças infecciosas
Toxoplasmose congênita

(continuação)

cistos de tecidos (na carne crua ou mal cozida). O risco de contrair infecção por toxoplasma está relacionado aos hábitos alimentares, ao contato com gatos e com outros animais de estimação e à exposição ocupacional.

PROGNÓSTICO Uma revisão sistemática de estudos conduzidos de 1983 a 1996 não encontrou estudos prospectivos baseados na população sobre a história natural da infecção por toxoplasma durante a gestação. Uma revisão sistemática (data da pesquisa, 1997; nove estudos controlados não-randomizados) verificou que a toxoplasmose não-tratada adquirida durante a gestação foi associada com taxas de infecção em crianças de 10 a 100%. Encontramos dois estudos europeus que correlacionaram a gestação no momento da soroconversão materna com o risco de transmissão e com a gravidade da doença ao nascer. O risco de transmissão aumentou com a idade gestacional na soroconversão materna, aproximando-se de 70 a 90% quando a soroconversão materna ocorria após 30 semanas de gestação. Por outro lado, o risco de o bebê infectado desenvolver doença clínica foi maior quando a soroconversão materna ocorreu precocemente na gestação. O maior risco de desenvolver sinais precoces de doença (incluindo coriorretinite e hidrocefalia) foi de aproximadamente 10%, registrado quando a soroconversão ocorreu entre 24 e 30 semanas de gestação. Os lactentes com toxoplasmose congênita e anormalidades neurológicas generalizadas ao nascer desenvolvem retardo mental, retardo do crescimento, cegueira ou defeitos visuais, convulsões e espasticidade. As crianças com infecção subclínica ao nascer podem ter problemas cognitivos e motores, defeitos visuais, que podem não ser diagnosticados por muitos anos. Um estudo de caso-controle (845 crianças em idade escolar no Brasil) encontrou retardo mental e retinocoroidite associados significativamente com a sorologia positiva para o toxoplasma (risco atribuível à população de 6 a 9%).

Doenças infecciosas

Tuberculose

Lilia Ziganshina e Paul Garner

PONTOS-CHAVE

- Aproximadamente um terço da população mundial tem tuberculose latente.
  Mais de 14 milhões de pessoas em 2004 tiveram tuberculose ativa. Cerca de 1,7 milhões de pessoas morreram por causa da infecção.
  Mais de 80% dos novos casos diagnosticados em 2004 eram de pessoas na África, no Sudeste Asiático e em regiões do oeste do Pacífico.

- A maioria das pessoas que inalam *Mycobacterium tuberculosis* melhoram da infecção e tornam-se positivas para o teste cutâneo.
  A infecção ativa é mais provável em pessoas que apresentam determinantes sociais, como pobreza, aglomeração, falta de moradia e cuidados de saúde inadequados, ou com função imune reduzida, como infecção por HIV.
  Algumas pessoas desenvolvem infecção latente – presença bacteriana persistente que é assintomática e não-infecciosa.

- Os tratamentos medicamentosos podem reduzir o risco de tuberculose ativa em pessoas com alto risco de infecção.
  A isoniazida profilática por seis meses pode reduzir o risco de infecção por tuberculose em pessoas de alto risco sem HIV, mas aumenta o risco de hepatotoxicidade.
  A rifampicina mais isoniazida por três meses, ou a isoniazida por 6 a 12 meses, é igualmente efetiva na redução das taxas de infecção ativa em pessoas com tuberculose latente.

- O tratamento exige quimioterapia com regimes combinados.
  A adição de rifampicina à isoniazida é mais efetiva do que o tratamento com isoniazida isoladamente, e mais efetiva do que os regimes de etambutol mais isoniazida.
  Os regimes que incluem pirazinamida melhoram a negativação do escarro a curto prazo, mas os efeitos a longo prazo são desconhecidos.
  As quinolonas como a ciprofloxacina não têm mostrado melhorar os desfechos em comparação com os regimes de etambutol, isoniazida e pirazinamida, mas a evidência é escassa.

- A duração ideal do tratamento parece ser de seis meses, mas as evidências não são robustas.
  As taxas de recaída são as mesmas após tratamento de seis meses em comparação com regimes mais longos.
  A quimioterapia intermitente, administrada duas a três vezes por semana, parece ser tão efetiva quanto o tratamento diário por seis meses ou mais, mas as evidências são fracas.

- A prática atual na tuberculose resistente a múltiplas drogas é usar pelo menos três drogas às quais a cepa particular é sensível.

- O tratamento de observação direta (*direct observation treatment* – DOT) não parece melhorar as taxas de cura em comparação com o tratamento auto-administrado.
  Não sabemos de que forma os diferentes tipos de mecanismos de suporte para DOT são comparáveis entre si.

(i) Consulte www.clinicalevidence.bmj.com para texto integral e referências.

Doenças infecciosas

Tuberculose

Quais são os efeitos das intervenções para prevenir tuberculose em pessoas sem infecção por HIV com alto risco de desenvolver tuberculose?

Contrabalanço entre benefícios e danos	• Isoniazida • Rifampicina mais isoniazida

Quais são os efeitos das intervenções para prevenir tuberculose em pessoas sem HIV com alto risco de desenvolver tuberculose resistente a múltiplas drogas?

Efetividade desconhecida	• Benefícios comparativos dos diferentes regimes para prevenir tuberculose resistente a múltiplas drogas em pessoas com alto risco de tuberculose resistente a múltiplas drogas

Quais são os efeitos dos diferentes regimes medicamentosos em pessoas com tuberculose pulmonar recém-diagnosticada sem infecção por HIV?

Benéficos	• Quimioterapia de curso mais curto (regime de seis meses tão bom quanto cursos mais longos na prevenção de recaída)
Provavelmente benéficos	• Adição de pirazinamida a regimes de quimioterapia de até seis meses • Adição de rifampicina à isoniazida (mais efetiva na redução de recaída do que isoniazida isoladamente)
Efetividade desconhecida	• Quimioterapia intermitente por seis meses ou mais (em comparação com quimioterapia diária) • Regimes contendo quinolonas
Pouco provavelmente benéficos	• Etambutol no lugar de rifampicina na fase de continuação
Provavelmente inefetivos ou que causam danos	• Quimioterapia por menos de seis meses

Quais são os efeitos dos diferentes regimes medicamentosos em pessoas com tuberculose resistente a múltiplas drogas sem infecção por HIV?

Efetividade desconhecida	• Benefícios comparativos dos diferentes regimes na tuberculose resistente a múltiplas drogas

Doenças infecciosas

Tuberculose

Quais são os efeitos da terapia com *laser* de baixo nível em pessoas com tuberculose sem infecção por HIV?

Efetividade desconhecida	• Terapia com *laser* de baixo nível

Que intervenções melhoram a adesão ao tratamento em pessoas com tuberculose sem infecção por HIV?

Efetividade desconhecida	• Mecanismos de apoio para tratamento de observação direta
Pouco provavelmente benéficos	• Tratamento de observação direta (em comparação com tratamento auto-administrado)

Data da pesquisa: outubro de 2006

DEFINIÇÃO A tuberculose é causada pelo *Mycobacterium tuberculosis* e pode afetar muitos órgãos. Os sintomas específicos relacionam-se ao local da infecção e geralmente são acompanhados por febre, sudorese e perda de peso.

INCIDÊNCIA/PREVALÊNCIA O organismo *Mycobacterium tuberculosis* mata mais pessoas do que qualquer outro agente infeccioso. O número de casos de tuberculose estava estável ou caindo em cinco de seis regiões da Organização Mundial de Saúde (OMS) em 2004, mas crescendo 0,6% ao ano globalmente. A incidência está aumentando na África, onde a epidemia de tuberculose ainda é impulsionada pela disseminação do vírus da imunodeficiência humana (HIV). De acordo com os dados da OMS, havia 8,9 milhões de casos novos de tuberculose no mundo inteiro em 2004 (140 por uma população de 100.000), dos quais 3,9 milhões (62/100.000) tinham escarro positivo e 741.000 eram de adultos infectados com HIV. Havia 14,6 milhões de casos prevalentes (229/100.000), dos quais 6,1 milhões tinham escarro positivo (95/100.000). Mais de 80% das pessoas recentemente diagnosticadas com tuberculose em 2004 estavam na África, no Sudeste Asiático e em regiões do oeste do Pacífico. Cerca de um terço da população mundial tem infecção latente (veja etiologia).

ETIOLOGIA/FATORES DE RISCO A rota principal de infecção é pela inalação de bactérias presentes no ar liberadas por pessoas com tuberculose respiratória ativa por tosse, espirro ou fala. As micobactérias inaladas alcançam o pulmão e crescem lentamente por várias semanas. Os sistemas imunes da maioria das pessoas saudáveis expostas (80 a 90%) matam as bactérias, e elas são removidas do corpo, deixando apenas um teste cutâneo positivo como marcador da exposição. Em uma pequena proporção de pessoas infectadas, uma barreira de defesa é construída em torno da infecção, mas as bactérias da tuberculose não são mortas e permanecem latentes. Isso é conhecido como tuberculose latente, em que a pessoa é assintomática e não-infecciosa. No restante das outras pessoas infectadas, a tuberculose ativa se desenvolve imediatamente. **Fatores de risco**: Os fatores sociais incluem pobreza, aglomeração, falta de moradia e serviços de saúde inadequados. Os fatores clínicos incluem HIV e imunossupressão.

PROGNÓSTICO O prognóstico varia amplamente e depende do tratamento. Estima-se que 1,7 milhões de pessoas (27/100.000) tenham morrido de tuberculose em 2004, incluindo aquelas co-infectadas com HIV (248.000).

Doenças infecciosas

Varicela

George Swingler

PONTOS-CHAVE

- A varicela é causada pela infecção primária com o vírus varicela-zoster. Em pessoas saudáveis, ela costuma ser uma infecção leve e autolimitada, caracterizada por febre baixa, mal-estar e erupção vesicular pruriginosa e generalizada.

  A varicela é extremamente contagiosa – no Reino Unido, nos Estados Unidos e no Japão, mais de 80% das pessoas foram infectadas por volta dos 10 anos de idade.

  As complicações mais comuns são sepse bacteriana da pele em crianças com menos de cinco anos, ataxia cerebelar aguda em crianças mais velhas e pneumonia por varicela em adultos (o que causa 20 a 30 hospitalizações por 10.000 adultos).

- A vacina com o vírus da varicela vivo e atenuado é efetiva na prevenção de varicela em crianças saudáveis.

  A vacina não parece reduzir a incidência de varicela em crianças pós-exposição, embora ela reduza a gravidade dos sintomas.

- Não encontramos evidências que avaliassem o efeito da vacina em adultos saudáveis.

- Há relatos, em séries de caso pequenas, de que recém-nascidos de mães cuja erupção apareceu nos últimos cinco dias de gestação ou dentro de dois dias do nascimento têm um risco muito alto de varicela grave.

  Nesses casos, o consenso é a administração de imunoglobulina zoster.

  Não encontramos evidências que avaliassem o uso de aciclovir, fanciclovir ou valaciclovir na prevenção de varicela em crianças expostas pré-natalmente.

- De modo geral, há pouca evidência que examine os efeitos das vacinas em adultos e crianças imunocomprometidos.

  Não sabemos quão efetivos são o fanciclovir, o valaciclovir, o vírus vivo atenuado da varicela ou a imunoglobulina zoster na prevenção de varicela em adultos e crianças imunocomprometidos.

  O aciclovir (em alta dose) tem-se mostrado benéfico na redução de varicela clínica em pessoas com infecção por HIV. Não sabemos quão efetivo ele é para a prevenção de varicela em outras pessoas imunocomprometidas.

- O aciclovir oral também parece tratar efetivamente a varicela se administrado dentro de 24 horas do início da erupção.

  Quando administrado após 24 horas do início da erupção, o aciclovir não parece ser tão efetivo, embora a evidência seja escassa.

  Não encontramos evidências que avaliassem o uso de fanciclovir ou valaciclovir para o tratamento de varicela em pessoas saudáveis.

- Em crianças com neoplasia maligna, o aciclovir intravenoso parece reduzir a deterioração clínica causada pela varicela.

  Não encontramos evidência que avaliasse quão efetivos são o aciclovir, o fanciclovir ou o valaciclovir no tratamento de adultos imunocomprometidos com varicela.

(i) **Consulte www.clinicalevidence.bmj.com para texto integral e referências.**

Quais são os efeitos das intervenções para prevenir varicela em adultos e crianças saudáveis?	
Benéficos	• Vacina com vírus vivo atenuado em crianças saudáveis
Efetividade desconhecida	• Vacina com vírus vivo atenuado em adultos saudáveis

Doenças infecciosas

Varicela

Quais são os efeitos das intervenções para prevenir varicela em crianças expostas pré-natalmente?	
Efetividade desconhecida	• Aciclovir • Fanciclovir • Imunoglobulina varicela-zoster • Imunoglobulina zoster • Valaciclovir

Quais são os efeitos das intervenções para prevenir varicela em adultos e crianças imunocomprometidos?	
Benéficos	• Aciclovir em doses altas (>3.200 mg/dia) em pessoas com infecção por HIV
Efetividade desconhecida	• Aciclovir em pessoas com imunocomprometimento que não pelo HIV • Fanciclovir • Imunoglobulina varicela-zoster • Imunoglobulina zoster • Vacina com vírus vivo atenuado em pessoas imunocomprometidas • Valaciclovir

Quais são os efeitos dos tratamentos para varicela em adultos e crianças saudáveis?	
Provavelmente benéficos	• Aciclovir oral em pessoas saudáveis (administrado dentro de 24 horas do início da erupção)
Efetividade desconhecida	• Aciclovir oral em pessoas saudáveis (dado após 24 horas do início da erupção) • Fanciclovir • Valaciclovir

Quais são os efeitos dos tratamentos para varicela em adultos e crianças imunocomprometidos?	
Provavelmente benéficos	• Aciclovir intravenoso para tratamento de varicela em crianças com neoplasia maligna
Efetividade desconhecida	• Fanciclovir • Valaciclovir

Data da pesquisa: março de 2007

www.clinicalevidence.bmj.com

Varicela

DEFINIÇÃO A varicela é causada pela infecção primária com o vírus varicela-zoster. Em pessoas saudáveis, ela geralmente é uma doença leve, autolimitada, caracterizada por febre baixa, mal-estar e uma erupção vesicular pruriginosa e generalizada.

INCIDÊNCIA/PREVALÊNCIA A varicela é extremamente contagiosa. Mais de 90% das pessoas não-vacinadas tornam-se infectadas, mas a infecção ocorre em diferentes idades em diversas partes do mundo: mais de 80% das pessoas foram infectadas até os 10 anos de idade nos Estados Unidos, no Reino Unido e no Japão, e até os 20 a 30 anos de idade na Índia, no Sudeste Asiático e nas Índias Ocidentais.

ETIOLOGIA/FATORES DE RISCO A varicela é causada pela exposição ao vírus varicela-zoster.

PROGNÓSTICO Lactentes e crianças: Em crianças saudáveis, a doença geralmente é leve e autolimitada. Nos Estados Unidos, as taxas de morte em lactentes e em crianças (de 1 a 14 anos) por varicela são cerca de 7/100.000 em lactentes e de 1,4/100.000 em crianças. Na Austrália, a mortalidade em crianças de 1 a 11 anos com varicela é cerca de 0,5 a 0,6/100.000 e, em lactentes com varicela, é cerca de 1,2/100.000. A sepse bacteriana da pele é a complicação mais comum em crianças com menos de cinco anos de idade, e a ataxia cerebelar aguda é a complicação mais comum em crianças mais velhas; ambas causam hospitalização em 2 a 3/10.000 crianças. **Adultos:** A mortalidade em adultos é maior, cerca de 31/100.000. A pneumonia por varicela é a complicação mais comum, causando 20 a 30 hospitalizações/10.000 adultos. A ativação da infecção latente pelo vírus varicela-zoster pode causar herpes-zoster, também conhecido como cobreiro (veja nevralgia pós-herpética, pág. 282). **Quimioterapia contra o câncer:** Uma série de casos (77 crianças com câncer e varicela; uma criança recebeu imunoglobulina zoster dentro de 72 horas da exposição) constatou que mais crianças recebendo quimioterapia *versus* aquelas em remissão desenvolveram varicela progressiva, com envolvimento de múltiplos órgãos (19/60 [32%] das crianças recebendo quimioterapia vs. 0/17 [0%] das crianças em remissão) e mais crianças morreram (4/60 [7%] das crianças recebendo quimioterapia vs. 0/17 [0%] das crianças em remissão). **Infecção por HIV:** Uma série de casos retrospectiva (45 crianças com AIDS; nenhum tratamento relatado) verificou que uma em quatro (25%) crianças com AIDS que adquiriram varicela no hospital desenvolveu pneumonia, e 5% morreram. Em um estudo de coorte retrospectivo (73 crianças com HIV e varicela; 83% com HIV sintomático; 14 crianças receberam imunoglobulina varicela-zoster, 9 dentro de 48 horas da exposição), a infecção além de dois meses ocorreu em 10 crianças (14%), e a infecção recorrente pelo vírus varicela-zoster, em 38 crianças (55%). Houve uma forte associação entre número crescente de recorrências e baixas contagens de células CD4. Metade das infecções recorrentes envolveu erupção generalizada, e a outra metade teve zoster. **Recém-nascidos:** Não encontramos estudos de coorte de crianças não-tratadas com exposição perinatal à varicela. Um estudo de coorte (281 recém-nascidos recebendo imunoglobulina varicela-zoster porque suas mães haviam desenvolvido uma erupção de varicela até um mês antes ou um mês depois do parto) constatou que 134 (48%) desenvolveram erupção da varicela e 19 (14%) desenvolveram varicela grave. Dezesseis (84%) dos 19 casos de varicela grave ocorreram em recém-nascidos de mães cuja erupção iniciou entre quatro dias antes e dois dias depois do parto.

Doenças musculoesqueléticas

Antiinflamatórios não-esteróides

Peter C. Gøtzsche

PONTOS-CHAVE

- Os antiinflamatórios não-esteróides (AINEs) inibem a enzima cicloxigenase (COX) para exercer seus efeitos antiinflamatórios, analgésicos e antipiréticos.

- Não há demonstração de diferenças importantes na eficácia entre diferentes AINEs no manejo de doenças musculoesqueléticas.

    Parece haver um platô para efetividade, com doses recomendadas próximas àquelas necessárias para a efetividade máxima. Contudo, o risco de efeitos adversos aumenta de acordo com o aumento da dose, sem platô.

    Os AINEs que inibem seletivamente a COX-2 têm um risco reduzido de causar úlceras gastrintestinais em comparação com os AINEs menos seletivos. No entanto, os inibidores da COX-2 aumentam o risco de infarto do miocárdio e outros eventos cardiovasculares.

    O paracetamol é menos efetivo do que os AINEs na redução da dor na osteoartrite, mas é igualmente efetivo para dor musculoesquelética aguda.

- O misoprostol reduz as complicações gastrintestinais graves associadas com os AINEs e as úlceras sintomáticas em comparação com placebo, mas ele próprio está associado com efeitos adversos incluindo diarréia, dor abdominal e náuseas.

    Os inibidores da bomba de prótons e os antagonistas H_2 têm mostrado reduzir as úlceras endoscópicas em pessoas que estão fazendo uso de AINEs, mas os seus benefícios clínicos são menos claros.

    Não sabemos qual é o tratamento mais efetivo na redução de efeitos adversos gastrintestinais causados por AINEs.

- Não sabemos se os AINEs tópicos são benéficos.

(i) **Consulte www.clinicalevidence.bmj.com para texto integral e referências.**

Existem diferenças importantes entre os antiinflamatórios não-esteróides (AINEs)?

Contrabalanço entre benefícios e danos	● Diferenças em eficácia entre AINEs
Pouco provavelmente benéficos	● Relação entre dose e resposta aos AINEs

Quais são os efeitos dos co-tratamentos para reduzir o risco de efeitos adversos gastrintestinais de antiinflamatórios não-esteróides (AINEs)?

Contrabalanço entre benefícios e danos	● Misoprostol em pessoas que não podem evitar AINEs
Efetividade desconhecida	● Bloqueadores H_2 em pessoas que não podem evitar AINEs
	● Inibidores da bomba de prótons em pessoas que não podem evitar AINEs

Doenças musculoesqueléticas
Antiinflamatórios não-esteróides

Quais são os efeitos dos antiinflamatórios não-esteróides (AINEs) tópicos?

Efetividade desconhecida	• AINEs tópicos
	• AINEs tópicos *versus* sistêmicos ou analgésicos alternativos

Data da pesquisa: dezembro de 2006

DEFINIÇÃO Os antiinflamatórios não-esteróides (AINEs) têm efeitos antiinflamatórios, analgésicos e antipiréticos e inibem a agregação plaquetária. Esta revisão aborda especificamente o uso de AINEs para o tratamento dos sintomas de condições musculoesqueléticas. Os AINEs não têm efeito documentado no curso das doenças musculoesqueléticas. Os AINEs inibem a enzima ciclogixenase (COX), que tem duas isoformas conhecidas, COX-1 e COX-2. Os AINEs costumam ser classificados de acordo com sua capacidade de inibir as isoformas individuais, com os AINEs mais novos em geral inibindo predominantemente a isoforma COX-2, e os AINEs mais antigos em geral sendo inibidores menos específicos.

INCIDÊNCIA/PREVALÊNCIA Os AINEs são amplamente usados. Quase 10% das pessoas na Holanda usaram um AINE não-aspirina em 1987, e o uso geral foi de 11 doses diárias definidas por 1.000 habitantes por dia. Na Austrália, em 1994, o uso geral foi de 35 doses diárias definidas por 1.000 habitantes por dia, com 36% das pessoas recebendo AINEs para osteoartrite, 42% para distensões e torções ou dor lombar baixa e 4% para artrite reumatóide; 35% das pessoas recebendo AINEs tinham mais de 60 anos.

Doenças musculoesqueléticas

Artrite reumatóide

Karen Walker-Bone e Sarah Fallow

PONTOS-CHAVE

- A artrite reumatóide é uma doença inflamatória crônica que afeta principalmente as articulações periféricas e os tecidos adjacentes.

  Ela geralmente começa como uma poliartrite simétrica, e seu curso é marcado por crises e remissões.

  Os objetivos do tratamento são o alívio da dor e do edema, bem como a melhora da função. Além disso, as drogas modificadoras da doença (DMARDs*) podem reduzir a progressão da doença.

- A DMARD metotrexato é amplamente usada como tratamento de primeira linha em pessoas com artrite reumatóide em função do consenso sobre sua efetividade na prática.

  A sulfassalazina e o tratamento combinado com metotrexato e sulfassalazina são tão efetivos quanto o metotrexato na melhora da dor, do edema articular e da função em pessoas com artrite reumatóide precoce que não receberam DMARDs anteriormente.

  Os antimaláricos podem melhorar os sintomas e a função em pessoas não tratadas previamente com DMARD, sendo razoavelmente bem tolerados, mas a evidência radiológica de erosão é mais marcada com os antimaláricos do que com a sulfassalazina.

- Há várias DMARDs disponíveis para o tratamento de segunda linha da artrite reumatóide, e não encontramos evidência de que alguma delas seja superior.

  O metotrexato, a sulfassalazina, a penicilamina e a leflunomida produzem melhoras semelhantes nos sintomas e na função quando administrados a pessoas como tratamento DMARD de segunda linha, embora o metotrexato provoque menos efeitos adversos.

  A combinação de metotrexato mais sulfassalazina mais hidroxicloroquina é mais efetiva na redução das medidas de atividade da doença em pessoas que estão recebendo tratamento de segunda linha do que qualquer dessas drogas usada isoladamente. A adição do inibidor da citocina infliximabe ou etanercept ao metotrexato é mais efetiva do que o uso de metotrexato isoladamente.

  Embora os antimaláricos e o ouro oral pareçam melhorar a atividade clínica da doença quando administrados como tratamento de segunda linha, eles não são tão efetivos quanto o metotrexato ou a sulfassalazina. Apesar de o ouro parenteral ser mais efetivo do que o ouro oral, ele causa níveis mais altos de toxicidade do que a maioria das outras DMARDs comumente usadas.

  A ciclosporina oferece controle a curto prazo da artrite reumatóide quando usada como tratamento de segunda linha, mas está associada com nefrotoxicidade.

  Não sabemos se a ciclofosfamida é tão efetiva quanto outras DMARDs para o tratamento de segunda linha.

  Os inibidores da citocina podem ser uma alternativa às DMARDs tradicionais para o tratamento de segunda linha da artrite reumatóide, porém mais pesquisas são necessárias.

  O etanercept pode ser tão efetivo quanto o metotrexato na melhora dos sintomas, da função e da evidência radiológica de progressão, porém mais evidências sobre os seus efeitos são necessárias.

  A azatioprina é menos efetiva e menos bem tolerada do que o metotrexato.

  Não sabemos se a anaquinra ou o adalimumabe são tão efetivos quanto as outras DMARDs para o tratamento de segunda linha.

  Apesar de amplamente usados para o alívio inicial a curto prazo da atividade clínica da doença na artrite reumatóide, não sabemos de que forma os corticosteróides são comparáveis com outras drogas para os tratamentos de primeira e segunda linhas.

*N. de T. Do inglês *disease-modifying antirheumatic drugs*.

ⓘ Consulte www.clinicalevidence.bmj.com para texto integral e referências.

Doenças musculoesqueléticas

Artrite reumatóide

Quais são os efeitos dos tratamentos medicamentosos em pessoas com artrite reumatóide que não receberam previamente tratamento com drogas modificadoras da doença?	
Benéficos	• Metotrexato (tratamento de primeira linha)
	• Sulfassalazina (tratamento de primeira linha)
Provavelmente benéficos	• Drogas antimaláricas (tratamento de primeira linha)
Efetividade desconhecida	• Corticosteróides (tratamento de primeira linha)
De que forma os diferentes tratamentos medicamentosos se comparam em pessoas com artrite reumatóide que não respondem ou que não toleram drogas modificadoras da doença de primeira linha?	
Benéficos	• Infliximabe mais metotrexato (tratamento de segunda linha)
	• Leflunomida (tratamento de segunda linha)
	• Metotrexato mais sulfassalazina mais hidroxicloroquina (tratamento de segunda linha)
	• Metotrexato (tratamento de segunda linha)
	• Penicilamina (tratamento de segunda linha)
	• Sulfassalazina (tratamento de segunda linha)
Provavelmente benéficos	• Azatioprina (tratamento de segunda linha)
	• Ciclosporina (tratamento de segunda linha)
	• Drogas antimaláricas (tratamento de segunda linha)
	• Etanercept (tratamento de segunda linha)
	• Ouro oral (tratamento de segunda linha)
Contrabalanço entre benefícios e danos	• Ouro parenteral (tratamento de segunda linha)
Efetividade desconhecida	• Adalimumabe (tratamento de segunda linha)
	• Anaquinra (tratamento de segunda linha)
	• Ciclofosfamida (tratamento de segunda linha)
	• Corticosteróides (tratamento de segunda linha)

Data da pesquisa: junho de 2005

DEFINIÇÃO A artrite reumatóide é uma doença inflamatória crônica. Ela é caracterizada por dor crônica e edema que afeta principalmente as articulações periféricas e os tecidos periarticulares relacionados. Ela geralmente começa como uma poliartrite simétrica insidiosa, muitas vezes com sintomas não-específicos como mal-estar e fadiga.

(continua)

Artrite reumatóide

(continuação)

INCIDÊNCIA/PREVALÊNCIA Estudos feitos nos Estados Unidos têm sugerido taxas de incidência ajustadas por idade entre 0,7 e 0,4 por 1.000 pessoas anos em risco, mas os dados de estudos europeus sugerem uma taxa de incidência levemente mais baixa (0,25/1.000 pessoas anos). Com exceção de algumas populações nativas americanas nas quais a incidência é mais alta, há consistência marcada na prevalência de artrite reumatóide no mundo todo. Todos os estudos sugerem uma taxa de incidência para as mulheres duas a três vezes mais alta do que a dos homens, e que as taxas de incidência aumentam progressivamente com a idade.

ETIOLOGIA/FATORES DE RISCO A causa da artrite reumatóide é, até agora, desconhecida. Fatores genéticos, influências hormonais, obesidade, dieta, tabagismo foram implicados como fatores de risco. A causa de artrite reumatóide mais amplamente aceita é uma infecção com um microrganismo em um hospedeiro geneticamente suscetível.

PROGNÓSTICO A artrite reumatóide é uma condição crônica. Na maior parte dos casos, ela segue um curso de recaídas e remissões (padrão policíclico). As recaídas ("crises") estão associadas com dor generalizada, edema e rigidez, o que pode afetar a maioria das articulações simultaneamente. As pessoas com artrite reumatóide têm uma expectativa de vida reduzida em comparação com controles saudáveis, como mostrado por um estudo de coorte longitudinal realizado no Reino Unido incluindo 1.010 pessoas com artrite reumatóide (mortalidade por todas as causas padronizada entre homens: 1,45, IC 95% 1,22 a 1,71; mortalidade por todas as causas padronizada entre mulheres: 1,84, IC 95% 1,64 a 2,05). As pessoas com artrite reumatóide também têm mortalidade excessiva por doença cardiovascular (mortalidade cardiovascular padronizada entre homens: 1,36, IC 95% 1,04 a 1,75; mortalidade cardiovascular padronizada entre mulheres: 1,93, IC 95% 1,65 a 2,26).

Cãibras nas pernas

Gavin Young

PONTOS-CHAVE

- As cãibras localizadas e involuntárias nas pernas são muito comuns e afetam tipicamente os músculos da panturrilha durante a noite.

    As causas das cãibras nas pernas não são conhecidas, mas os fatores de risco incluem gravidez, exercícios, desequilíbrios de sal e de eletrólitos, distúrbios que afetam os nervos periféricos, vasos sangüíneos ou músculos, diálise renal e algumas drogas.

- A quinina reduz a freqüência de cãibras idiopáticas nas pernas à noite em comparação com placebo, mas não sabemos qual é a dose ideal nem a duração do tratamento.

    A adição de teofilina à quinina pode reduzir a freqüência de cãibras noturnas nas pernas em comparação com a quinina isoladamente.

    CUIDADO: a quinina é um teratógeno conhecido, e os riscos não são superados por nenhum benefício potencial de seu uso na gestação.

    Não sabemos se analgésicos, drogas antiepilépticas, sais de magnésio, vitamina E, exercícios de alongamento ou meias de compressão reduzem as cãibras nas pernas.

    Não sabemos se sais de cálcio, cloreto de sódio ou multivitamínicos e suplementos minerais reduzem as cãibras nas pernas em mulheres grávidas.

Consulte www.clinicalevidence.bmj.com para texto integral e referências.

Quais são os efeitos dos tratamentos para as cãibras idiopáticas nas pernas?

Benéficos	• Quinina
Provavelmente benéficos	• Quinina mais teofilina
Efetividade desconhecida	• Analgésicos • Drogas antiepilépticas • Exercícios de alongamento • Meias de compressão • Sais de magnésio • Vitamina E

Quais são os efeitos dos tratamentos para cãibras nas pernas na gestação?

Provavelmente benéficos	• Sais de magnésio
Efetividade desconhecida	• Cloreto de sódio • Multivitamínicos e suplementos minerais • Sais de cálcio

Data da pesquisa: janeiro de 2006

Doenças musculoesqueléticas

Cãibras nas pernas

DEFINIÇÃO Cãibras nas pernas são contrações involuntárias, localizadas e em geral dolorosas do músculo esquelético, que comumente afetam os músculos da panturrilha. As cãibras nas pernas tipicamente ocorrem à noite e costumam durar apenas segundos a minutos. As cãibras nas pernas podem ser idiopáticas (de causa desconhecida) ou relacionadas a um processo definível, ou a condições como gestação, diálise renal ou insuficiência venosa. Esta revisão não aborda atualmente as cãibras nas pernas associadas com diálise renal ou insuficiência venosa.

INCIDÊNCIA/PREVALÊNCIA As cãibras nas pernas são comuns, e sua incidência aumenta com a idade. Cerca de metade das pessoas que consultam em clínicas de medicina geral teve cãibras nas pernas dentro de um mês da consulta, e mais de dois terços das pessoas com mais de 50 anos de idade já sofreram cãibras nas pernas.

ETIOLOGIA/FATORES DE RISCO Muito pouco se sabe sobre a causa das cãibras nas pernas. Os fatores de risco incluem gestação, exercícios, desequilíbrios eletrolíticos, depleção de sal, diálise renal, doença vascular periférica (venosa e arterial), lesão nervosa periférica, polineuropatias, doença do neurônio motor, doenças musculares e certas drogas. Outras causas de dor aguda na panturrilha incluem trauma, trombose venosa profunda (veja revisão sobre tromboembolismo, pág. 88) e ruptura do cisto de Baker.

PROGNÓSTICO As cãibras nas pernas podem causar dor intensa e transtornos do sono.

Doenças musculoesqueléticas

Cotovelo de tenista

Rachelle Buchbinder, Sally Green e Peter Struijs

PONTOS-CHAVE

- A dor lateral no cotovelo afeta até 3% da população e é geralmente uma lesão por sobrecarga, a qual costuma acontecer após traumas mínimos aos músculos extensores do antebraço.
  Embora sejam geralmente autolimitados, os sintomas podem persistir em até 20% das pessoas após um ano.

- As injeções de corticosteróides melhoram a dor do cotovelo de tenista a curto prazo em comparação com placebo, anestésicos locais, ortoses, fisioterapia ou antiinflamatórios não-esteróides (AINEs) orais.
  Não sabemos qual regime de corticosteróide promove maior alívio da dor.
  A longo prazo, a fisioterapia ou os AINEs orais podem ser mais efetivos do que as injeções de corticosteróides na redução da dor.
  Os AINEs tópicos promovem alívio da dor a curto prazo, mas os efeitos a longo prazo não são conhecidos.

- É pouco provável que a terapia de ondas de choque extracorpórea seja mais efetiva na melhora da dor em comparação com placebo, e pode ser menos efetiva do que os corticosteróides injetados.
  Não sabemos se acupuntura, exercícios e mobilização reduzem os sintomas do cotovelo de tenista, já que foram encontrados poucos estudos, os quais geraram resultados conflitantes.
  Não sabemos se as ortoses (braçadeiras) reduzem os sintomas em comparação com nenhum tratamento ou com outros tratamentos, já que poucos estudos foram encontrados.
  Não sabemos se técnicas cirúrgicas abertas ou percutâneas melhoram a dor e a função, já que não foram encontrados estudos de boa qualidade.

(i) **Consulte www.clinicalevidence.bmj.com para texto integral e referências.**

Quais são os efeitos dos tratamentos para cotovelo de tenista?

Provavelmente benéficos	• Injeções de corticosteróides (para alívio da dor a curto prazo)
Efetividade desconhecida	• Acupuntura (para alívio da dor a curto prazo)
	• Antiinflamatórios não-esteróides orais (para alívio da dor a longo prazo)
	• Antiinflamatórios não-esteróides tópicos (para alívio da dor a longo prazo)
	• Cirurgia
	• Exercícios e mobilização
	• Ortoses (braçadeiras)
Pouco provavelmente benéficos	• Terapia de ondas de choque extracorpórea

Data da pesquisa: agosto de 2006

Doenças musculoesqueléticas

Cotovelo de tenista

DEFINIÇÃO O cotovelo de tenista tem muitos termos análogos, incluindo dor lateral no cotovelo, epicondilite lateral, cotovelo de remador, tendinite da origem do extensor comum e peritendinite do cotovelo. O cotovelo de tenista se caracteriza por dor e sensibilidade sobre o epicôndilo lateral do úmero e dor à dorsiflexão contra resistência do punho, dedo médio ou ambos. Para os propósitos desta revisão, o cotovelo de tenista se restringe à dor lateral no cotovelo ou à epicondilite lateral.

INCIDÊNCIA/PREVALÊNCIA A dor lateral no cotovelo é comum (prevalência na população de 1 a 3%), com o pico de incidência ocorrendo aos 40 a 50 anos de idade. Em mulheres de 42 a 46 anos, a incidência aumenta para 10%. No Reino Unido, na Holanda e na Escandinávia, a incidência de dor lateral no cotovelo em clínica geral é de 4 a 7/1.000 pessoas ao ano.

ETIOLOGIA/FATORES DE RISCO O cotovelo de tenista é considerado uma lesão por sobrecarga, tipicamente após traumas pequenos e muitas vezes despercebidos dos músculos extensores do antebraço. Apesar do nome cotovelo de tenista, o tênis é uma causa direta em apenas 5% daqueles com epicondilite lateral.

PROGNÓSTICO Embora a dor lateral no cotovelo seja geralmente autolimitada, em uma minoria de pessoas os sintomas persistem por 18 meses a dois anos, e em alguns casos por muito mais tempo. O custo é então alto, tanto em termos de perda de produtividade quanto de uso de cuidados de saúde. Em um ensaio realizado em nível de atenção básica de uma política expectante, 80% das pessoas com dor no cotovelo já com mais de quatro semanas de duração se recuperaram após um ano.

Doenças musculoesqueléticas

Dor cervical

Allan Binder

PONTOS-CHAVE

- A dor cervical não-complicada tem uma base postural ou mecânica e afeta cerca de dois terços das pessoas em algum momento, especialmente na meia-idade.

    A dor cervical aguda melhora dentro de dias ou semanas, mas se torna crônica em cerca de 10% das pessoas.

    As lesões em chicote sucedem a aceleração-desaceleração súbita do pescoço como ocorre em acidentes de trânsito ou em esportes. Até 40% das pessoas ainda relatam sintomas 15 anos após o acidente.

- A evidência sobre os efeitos de intervenções individuais para dor cervical é geralmente contraditória devido à má qualidade dos ECRs, à tendência de as intervenções serem administradas em combinação e ao fato de os ECRs serem conduzidos em grupos diferentes. Essa falta de consistência no delineamento dos estudos torna difícil isolar qual intervenção pode ser útil em qual tipo de dor cervical.

- Os exercícios de alongamento e reforço muscular reduzem a dor cervical crônica em comparação com o cuidado habitual, isoladamente ou em combinação com manipulação, mobilização ou infravermelho.

    A manipulação e a mobilização podem reduzir a dor crônica mais do que o cuidado habitual ou exercícios menos ativos. Elas parecem igualmente efetivas e tão efetivas quanto os exercícios, e mais efetivas do que o tratamento de campo eletromagnético pulsado ou o tratamento com calor.

- Analgésicos, antiinflamatórios não-esteróides, antidepressivos e relaxantes musculares são amplamente usados para tratar a dor cervical crônica, mas não sabemos se eles são efetivos.

- Não sabemos se tração, tratamento de campo eletromagnético pulsado, acupuntura, estimulação nervosa elétrica transcutânea (TENS), uso de calor ou frio, *biofeedback*, *spray* e alongamento, tratamento multimodal, educação do paciente, colares cervicais macios ou travesseiros especiais são melhores ou piores do que outros tratamentos na redução da dor cervical crônica.

- A mobilização e o retorno precoces à atividade normal podem reduzir a dor em pessoas com lesão em chicote aguda mais do que a imobilização ou o repouso com colar.

    Não sabemos se exercícios, tratamento de campo eletromagnético pulsado, tratamento multimodal ou tratamento medicamentoso podem reduzir a dor em pessoas com lesão em chicote aguda.

- Não sabemos se neurotomia com radiofreqüência percutânea, tratamento multimodal ou fisioterapia reduzem a dor em pessoas com lesão em chicote crônica.

- Não sabemos se cirurgia, analgésicos, antiinflamatórios não-esteróides, relaxantes musculares ou injeções cervicais de esteróide epidural reduzem a dor em pessoas com dor cervical mais radiculopatia.

Consulte www.clinicalevidence.bmj.com para texto integral e referências.

Quais são os efeitos dos tratamentos para pessoas com dor cervical não-complicada sem déficit neurológico grave?

Provavelmente benéficos	- Exercícios
	- Manipulação
	- Manipulação mais exercícios
	- Mobilização

Doenças musculoesqueléticas

Dor cervical

Efetividade desconhecida	• Acupuntura • *Biofeedback* • Calor ou frio • Colar cervical macio e travesseiros especiais • Educação do paciente • Estimulação nervosa elétrica transcutânea • *Spray* e alongamento • Tração • Tratamento de campo eletromagnético pulsado • Tratamento multimodal • Tratamentos medicamentosos (analgésicos, antiinflamatórios não-esteróides, antidepressivos, relaxantes musculares)

Quais são os efeitos dos tratamentos para lesão em chicote aguda?

Provavelmente benéficos	• Mobilização precoce • Retorno precoce à atividade normal
Efetividade desconhecida	• Exercícios • Tratamento de campo eletromagnético pulsado • Tratamento multimodal • Tratamentos medicamentosos (analgésicos, antiinflamatórios não-esteróides, antidepressivos ou relaxantes musculares)

Quais são os efeitos dos tratamentos para lesão em chicote crônica?

Efetividade desconhecida	• Fisioterapia • Neurotomia com radiofreqüência percutânea • Tratamento multimodal

Quais são os efeitos dos tratamentos para dor cervical com radiculopatia?

Efetividade desconhecida	• Cirurgia *versus* tratamento conservador • Tratamentos medicamentosos (injeções de esteróide epidural, analgésicos, antiinflamatórios não-esteróides ou relaxantes musculares)

Data da pesquisa: maio de 2006

Doenças musculoesqueléticas

Dor cervical

DEFINIÇÃO Nesta revisão, diferenciamos a dor cervical não-complicada da lesão em chicote, embora muitos estudos, particularmente em pessoas com dor crônica (duração de mais de três meses), não especifiquem o tipo de pessoas que estão incluídas. A maioria dos estudos de dor aguda (duração menor do que três meses) é restrita a lesões em chicote. A dor cervical não-complicada é definida como dor com uma base postural ou mecânica, geralmente chamada espondilose cervical. Ela não inclui dor associada com fibromialgia. A dor cervical não-complicada pode incluir algumas pessoas com uma base traumática para seus sintomas, mas não pessoas para as quais a dor é especificamente declarada como tendo sucedido lesões súbitas de aceleração-desaceleração cervical, isto é, em chicote. A lesão em chicote é comumente vista em acidentes de trânsito ou traumas esportivos. Ela não é acompanhada por anormalidades radiográficas ou sinais clínicos de dano à raiz nervosa. A dor cervical freqüentemente ocorre em combinação com movimento limitado e com sintomas neurológicos mal definidos, afetando os membros superiores. A dor pode ser intensa e intratável e pode ocorrer com radiculopatia ou com mielopatia. Incluímos em radiculopatia aqueles estudos envolvendo pessoas com sintomas predominantemente radiculares originando-se da coluna cervical.

INCIDÊNCIA/PREVALÊNCIA Cerca de dois terços das pessoas terão dor cervical em algum momento de suas vidas. A prevalência é maior na meia-idade. No Reino Unido, aproximadamente 15% das fisioterapias hospitalares e, no Canadá, 30% dos encaminhamentos quiropráticos são decorrentes de dor cervical. Na Holanda, a dor cervical contribui para até 2% das consultas de medicina de família.

ETIOLOGIA/FATORES DE RISCO A etiologia da dor cervical não-complicada não é conhecida. A maioria dos casos de dor cervical não-complicada está associada com má postura, ansiedade, depressão, tensão cervical, lesões ocupacionais ou traumas esportivos. Na dor crônica, fatores mecânicos e degenerativos (freqüentemente referidos como espondilose cervical) são mais prováveis. Alguns casos de dor cervical resultam de trauma aos tecidos moles, visto mais tipicamente nas lesões em chicote. Raramente, o prolapso discal e as doenças inflamatórias, infecciosas ou malignas afetam a coluna cervical e se apresentam com dor cervical, com ou sem características neurológicas.

PROGNÓSTICO A dor cervical geralmente melhora dentro de dias ou semanas, mas pode recidivar ou se tornar crônica. Em algumas indústrias, as doenças relacionadas ao pescoço são responsáveis por tanto tempo de ausência ao trabalho quanto a dor lombar baixa (veja dor lombar baixa aguda, pág. 304). A proporção de pessoas nas quais a dor cervical se torna crônica depende da causa, mas acredita-se que seja cerca de 10%, semelhante à dor lombar baixa. A dor cervical causa incapacidade grave em 5% das pessoas afetadas. As lesões em chicote têm mais probabilidade de causar incapacidade do que a dor cervical devida a outras causas; até 40% dos pacientes relatam sintomas mesmo após 15 anos de seguimento. Os fatores associados com um desfecho pior após a lesão em chicote não estão bem definidos. A incidência de incapacidade crônica após a lesão em chicote varia entre os países, embora as razões para essa variação não sejam claras.

Doenças musculoesqueléticas

Dor lombar baixa aguda

Bart Koes e Maurits van Tulder

PONTOS-CHAVE

- Dor lombar baixa é a dor, tensão muscular ou rigidez localizada abaixo da margem costal e acima das pregas glúteas inferiores, com ou sem dor na perna (ciática), sendo definida como aguda quando persiste por menos de 12 semanas.

    Ela afeta aproximadamente 70% das pessoas em países desenvolvidos em algum momento de suas vidas.

    A dor lombar baixa aguda costuma ser autolimitada (90% das pessoas se recuperam em seis semanas), embora 2 a 7% desenvolvam dor crônica. Ela tem uma alta taxa de recorrência, sendo que os sintomas recorrem, em um grau menor, em 50 a 80% das pessoas dentro de um ano.

- Os antiinflamatórios não-esteróides têm-se mostrado efetivos na melhora dos sintomas em comparação com placebo.

    Os relaxantes musculares também podem reduzir a dor e melhorar a avaliação clínica geral, mas estão associados com alguns efeitos adversos graves, incluindo sonolência, tontura e náuseas.

    Os estudos que examinaram os efeitos dos analgésicos como paracetamol ou opióides em geral eram muito pequenos para detectar quaisquer diferenças clinicamente importantes.

- Não encontramos estudos que examinassem se as injeções de esteróide epidural eram efetivas no tratamento de pessoas com dor lombar baixa aguda.

- Com relação aos tratamentos não-medicamentosos, o aconselhamento para permanecer ativo – seja como tratamento isolado ou em combinação com outras intervenções como escolas de coluna, um programa de atividade gradual ou aconselhamento comportamental – parece ser o mais efetivo.

    A manipulação espinal (a curto prazo) também parece reduzir a dor, mas não os desfechos funcionais, em comparação com o tratamento simulado.

    Não encontramos evidência suficiente que nos permitisse julgar a efetividade de acupuntura, escolas de coluna, terapia comportamental ou massagem no tratamento de pessoas com dor lombar baixa aguda.

    Não encontramos evidência que examinasse a efetividade de *biofeedback* eletromiográfico, apoios lombares, tratamentos térmicos, tração ou estimulação nervosa elétrica transcutânea no tratamento de dor lombar baixa aguda.

    Os exercícios lombares não parecem melhorar o tempo para recuperação em comparação com nenhum tratamento, embora os estudos tenham sido bastante heterogêneos quanto às suas definições de exercícios lombares.

    O repouso no leito não parece melhorar os sintomas de modo mais efetivo do que outros tratamentos, mas produz vários efeitos adversos, incluindo rigidez articular, atrofia muscular, perda de densidade mineral óssea, escaras de pressão e tromboembolismo venoso.

(i) **Consulte www.clinicalevidence.bmj.com para texto integral e referências.**

Quais são os efeitos dos tratamentos medicamentosos orais?	
Benéficos	● Antiinflamatórios não-esteróides
Contrabalanço entre benefícios e danos	● Relaxantes musculares
Efetividade desconhecida	● Analgésicos (paracetamol, opióides)

Doenças musculoesqueléticas
Dor lombar baixa aguda

Quais são os efeitos das injeções locais?	
Efetividade desconhecida	• Injeções de esteróide epidural

Quais são os efeitos dos tratamentos não-medicamentosos?	
Benéficos	• Aconselhamento para permanecer ativo
Provavelmente benéficos	• Manipulação espinal (a curto prazo) • Programas de tratamento multidisciplinares (para dor lombar baixa subaguda)
Efetividade desconhecida	• Acupuntura • Apoios lombares • *Biofeedback* eletromiográfico • Escolas de coluna • Estimulação nervosa elétrica transcutânea • Massagem • Programas de tratamentos multidisciplinares (para dor lombar baixa aguda) • Terapia comportamental • Tração • Tratamentos térmicos (diatermia de ondas curtas, ultra-som, gelo, calor)
Pouco provavelmente benéficos	• Exercícios lombares
Provavelmente inefetivos ou que causam danos	• Repouso no leito

Data da pesquisa: novembro de 2004

DEFINIÇÃO Dor lombar baixa é a dor, tensão muscular ou rigidez localizada abaixo da margem costal e acima das pregas glúteas inferiores, com ou sem dor na perna (ciática), sendo classificada como aguda quando persiste por menos de 12 semanas. A dor lombar baixa inespecífica é a dor lombar baixa que não é atribuída a uma patologia reconhecível (como infecção, tumor, osteoporose, artrite reumatóide, fratura ou inflamação). Esta revisão exclui a dor lombar baixa com sintomas ou sinais na apresentação que sugiram uma condição subjacente específica. Pessoas com ciática (síndrome radicular lombossacra) e discos herniados também estão excluídas. A menos que se afirme o contrário, as pessoas incluídas nesta revisão têm dor lombar aguda (isto é, de menos de 12 semanas de duração). Alguns ECRs incluídos subdividem ainda a dor lombar baixa de menos de 12 semanas de duração em aguda (<6 semanas de duração) ou subaguda (6 a 12 semanas de duração).

(continua)

Doenças musculoesqueléticas
Dor lombar baixa aguda

(continuação)

INCIDÊNCIA/PREVALÊNCIA Mais de 70% das pessoas nos países desenvolvidos sofrerão dor lombar baixa em alguma ocasião de suas vidas. A cada ano, 15 a 45% dos adultos sofrem de dor lombar baixa, e 1/20 (5%) das pessoas apresentam-se ao profissional de saúde com um novo episódio. A dor lombar baixa é mais comum entre 35 e 55 anos. Cerca de 30% dos trabalhadores europeus relataram que o seu trabalho causava dor lombar baixa. As taxas de prevalência de diferentes países variam de 13 a 44%. Cerca de 70% das pessoas com faltas no trabalho devido à dor lombar baixa retornam ao trabalho dentro de uma semana, e 90% retornam dentro de dois meses. Porém, quanto maior o período de ausência no trabalho, menor a probabilidade de retorno ao trabalho. Menos da metade das pessoas com dor lombar baixa que ficam fora do trabalho por seis meses retornarão ao trabalho.

ETIOLOGIA/FATORES DE RISCO Os sintomas, a patologia e os aspectos radiológicos têm pouca correlação. A dor é inespecífica em aproximadamente 85% das pessoas. Cerca de 4% das pessoas com dor lombar baixa nos cuidados primários têm fraturas de compressão, e cerca de 1% tem um tumor. A prevalência do disco intervertebral prolapsado é de aproximadamente 1 a 3%. A espondilite anquilosante e as infecções espinais são menos comuns. Os fatores de risco para o desenvolvimento de dor lombar incluem realizar trabalho físico intenso, inclinar-se freqüentemente, torcer-se, erguer peso e assumir posturas estáticas prolongadas. Os fatores de risco psicossociais incluem ansiedade, depressão e estresse mental no trabalho.

PROGNÓSTICO A dor lombar baixa aguda geralmente é autolimitada (90% das pessoas se recuperam dentro de seis semanas), embora de 2 a 7% desenvolvam dor crônica. A dor lombar baixa aguda tem uma alta taxa de recorrência, com os sintomas retornando, em menor grau, em 50 a 80% das pessoas dentro de um ano.

Doenças musculoesqueléticas

Dor lombar baixa crônica

Maurits van Tulder e Bart Koes

PONTOS-CHAVE

- Mais de 70% das pessoas em países desenvolvidos apresentam dor lombar baixa em algum momento, a qual geralmente melhora em duas semanas, mas até 7% das pessoas afetadas desenvolvem dor lombar baixa crônica.
- Os analgésicos opióides, com ou sem paracetamol, e os antiinflamatórios não-esteróides podem melhorar a dor e a função em comparação com placebo.

    Os antidepressivos diminuem a dor lombar baixa crônica em comparação com placebo em pessoas com ou sem depressão, mas seus efeitos na função não estão claros.

    Os relaxantes musculares podem melhorar a dor, mas os estudos têm gerado resultados conflitantes.

- CUIDADO: desde a última atualização deste tópico, foi emitido um alerta de segurança de drogas sobre o aumento do comportamento suicida com os antidepressivos e sobre malformações congênitas importantes com a paroxetina (www.fda.gov/medwatch).
- Não sabemos se as injeções de esteróide epidural ou as injeções locais com corticosteróides e anestésicos locais melhoram a dor lombar baixa crônica em pessoas sem ciática.

    As injeções de corticosteróides nas facetas articulares podem não ser mais efetivas do que placebo na redução da dor.

- Os exercícios melhoram a dor e a função em comparação com outros tratamentos conservadores.

    Os programas de tratamento multidisciplinar intensivos melhoram a dor e a função em comparação com os cuidados habituais, mas os programas menos intensivos não parecem ser benéficos.

    A acupuntura, as escolas de coluna, a terapia comportamental e a manipulação espinal podem reduzir a dor a curto prazo, mas não sabemos como elas se comparam com outros tratamentos ativos.

    Não sabemos se o *biofeedback* eletromiográfico, os apoios lombares, a massagem, a tração ou a estimulação nervosa elétrica transcutânea melhoram o alívio da dor.

(i) Consulte www.clinicalevidence.bmj.com para texto integral e referências.

Quais são os efeitos dos tratamentos medicamentosos orais?	
Provavelmente benéficos	- Analgésicos - Antidepressivos - Antiinflamatórios não-esteróides
Contrabalanço entre benefícios e danos	- Relaxantes musculares

Quais são os efeitos das terapias injetáveis?	
Efetividade desconhecida	- Injeções de esteróide epidural - Injeções locais
Provavelmente inefetivos ou que causam danos	- Injeções nas facetas articulares

Doenças musculoesqueléticas

Dor lombar baixa crônica

Quais são os efeitos dos tratamentos não-medicamentosos?	
Benéficos	• Exercícios • Programas de tratamento multidisciplinar intensivo (evidência de benefício para programas intensivos, mas nenhuma para programas menos intensivos)
Provavelmente benéficos	• Acupuntura • Escolas de coluna • Terapia comportamental • Terapia de manipulação espinal
Efetividade desconhecida	• Apoios lombares • *Biofeedback* eletromiográfico • Estimulação nervosa elétrica transcutânea • Massagem • Tração

Data da pesquisa: novembro de 2004

DEFINIÇÃO Dor lombar baixa é a dor, tensão muscular ou rigidez localizada abaixo da margem costal e acima das pregas glúteas inferiores, com ou sem dor na perna (ciática), sendo definida como crônica quando persiste por 12 semanas ou mais (veja definição de dor lombar baixa aguda, pág. 304). A dor lombar baixa inespecífica é a dor lombar baixa que não é atribuída a uma patologia reconhecível (como infecção, tumor, osteoporose, artrite reumatóide, fratura ou inflamação). Esta revisão exclui a dor lombar baixa com sintomas ou sinais na apresentação que sugiram uma condição subjacente específica. Pessoas com ciática (síndrome radicular lombossacra) ou dor devida a discos herniados também são excluídas.

INCIDÊNCIA/PREVALÊNCIA Mais de 70% das pessoas nos países desenvolvidos sofrerão dor lombar baixa em alguma ocasião de suas vidas. A cada ano, de 15 a 45% dos adultos sofrem de dor lombar baixa, e 1/20 das pessoas apresentam-se ao hospital com um novo episódio. Cerca de 2 a 7% das pessoas com dor lombar baixa aguda evoluirão para dor lombar baixa crônica. A dor lombar baixa é mais comum entre 35 e 55 anos.

ETIOLOGIA/FATORES DE RISCO Os sintomas, a patologia e os aspectos radiológicos têm pouca correlação. A dor é inespecífica em aproximadamente 85% das pessoas. Cerca de 4% das pessoas com dor lombar baixa em cuidados primários têm fraturas de compressão, e cerca de 1% tem um tumor. A prevalência de disco intervertebral prolapsado entre pessoas com dor lombar baixa em cuidados primários é aproximadamente de 1 a 3%. A espondilite anquilosante e as infecções espinais são menos comuns. Esta revisão aborda apenas a dor lombar baixa crônica não-específica. Os fatores de risco para o desenvolvimento de dor lombar baixa não-específica incluem realizar trabalho físico pesado, inclinar-se freqüentemente, torcer-se, erguer peso e assumir posturas estáticas prolongadas. Os fatores de risco psicossociais incluem ansiedade, depressão e estresse mental no trabalho. Ter uma história prévia de dor lombar baixa e uma duração maior do episódio atual são fatores de risco significativos para a cronicidade. Uma revisão sistemática, recentemente publicada, de estudos de coorte prospectivos constatou que alguns fatores psicológicos (angústia, humor depressivo e somatização) estão associados com um risco aumentado de dor lombar baixa crônica. Fatores individuais e do local de trabalho também foram relatados como associados com uma transição para a dor lombar baixa crônica.

(continua)

(continuação)

PROGNÓSTICO Em geral, o curso clínico de um episódio de dor lombar baixa parece ser favorável, e a maior parte das dores melhora dentro de duas semanas. A dor lombar entre as pessoas em um cenário de cuidados primários tipicamente tem um curso recorrente, caracterizado por variação e alteração, em vez de um curso agudo, autolimitado. A maioria das pessoas com dor lombar já sofreu um episódio prévio, e os ataques agudos comumente ocorrem como exacerbações da dor lombar baixa crônica. Em geral, as recorrências ocorrerão mais seguidamente e serão mais severas se as pessoas tiveram queixas freqüentes ou de longa duração de dor lombar no passado. O período de absenteísmo no trabalho devido à dor lombar baixa também é favorável. Um estudo relatou que 67% das pessoas com faltas em função de dor lombar baixa terão retornado ao trabalho dentro de uma semana, e 90%, dentro de dois meses. Porém, quanto maior o período de ausência, menos provável é o retorno ao trabalho. Menos de metade das pessoas com dor lombar baixa que ficaram afastadas do trabalho por seis meses retornarão ao trabalho. Após dois anos de absenteísmo, a chance de retornar ao trabalho é quase zero.

Doenças musculoesqueléticas

Dor no ombro

Cathy Speed

PONTOS-CHAVE
- A dor no ombro engloba uma ampla gama de problemas e afeta até 20% da população. Ela não é um diagnóstico específico.
  - A dor no ombro pode ser causada por problemas na articulação acromioclavicular, nos músculos do ombro ou por dor referida do pescoço.
- Os problemas do manguito rotador respondem por 65 a 70% dos casos de dor no ombro.
  - Os distúrbios do manguito rotador estão associados com problemas musculoesqueléticos que afetam as articulações e os músculos do ombro, degeneração do manguito devido ao envelhecimento e à isquemia e sobrecarga do ombro.
- A capsulite adesiva (ombro congelado) responde por 2% dos casos de dor no ombro.
  - Os fatores de risco para ombro congelado incluem sexo feminino, idade avançada, trauma e cirurgia do ombro, diabetes e doença cardiovascular, cerebrovascular e tireóidea.
- Em muitas pessoas, o ponto principal do tratamento é o controle da dor para permitir a realização de fisioterapia apropriada. Em pessoas com ruptura aguda pós-traumática, é necessário optar por cirurgia precoce.
- Não sabemos se os AINEs orais ou tópicos, o paracetamol oral, os analgésicos opióides ou o trinitrato de glicerila transdérmico melhoram a dor no ombro. Quando há falha no controle da dor, o diagnóstico deve ser revisado e outras intervenções, consideradas.
- A fisioterapia melhora a dor e a função em pessoas com distúrbios variados do ombro em comparação com placebo ou tratamento com *laser* simulado.
  - A fisioterapia parece ter a mesma eficácia de injeções de corticosteróide intra-articular ou subacromial ou de descompressão cirúrgica artroscópica em 6 a 12 meses.
- As injeções intra-articulares podem ser benéficas, mas apenas se adequadamente localizadas.
  - As injeções de corticosteróide intra-articulares podem reduzir a dor a curto prazo em comparação com a fisioterapia, mas o seu benefício em comparação com placebo ou anestésicos locais não está claro.
  - O desfecho clínico se correlaciona com a acurácia da injeção, mas até médicos experientes podem falhar em localizar o ponto correto na maioria dos casos.
- Os bloqueios nervosos supra-escapulares melhoram a dor em um mês em pessoas com capsulite adesiva e doença degenerativa, mas não sabemos se melhoram a dor no ombro por outras causas.
- A terapia de ondas de choque extracorpórea pode melhorar a dor na tendinite calcificada, e a manipulação sob anestesia pode reduzir os sintomas de capsulite adesiva, mas nenhuma das intervenções é benéfica em lesões do manguito rotador.

(i) Consulte www.clinicalevidence.bmj.com para texto integral e referências.

Quais são os efeitos dos tratamentos medicamentosos orais?	
Provavelmente benéficos	• Antiinflamatórios não-esteróides orais (reduzem a dor em pessoas com tendinite aguda e/ou bursite subacromial)
Efetividade desconhecida	• Analgésicos opióides • Corticosteróides orais • Paracetamol

Doenças musculoesqueléticas

Dor no ombro

Quais são os efeitos dos tratamentos medicamentosos tópicos?	
Efetividade desconhecida	• Antiinflamatórios não-esteróides tópicos • Fonoforese • Trinitrato de glicerila transdérmico

Quais são os efeitos das injeções locais?	
Provavelmente benéficos	• Bloqueio nervoso
Efetividade desconhecida	• Guanetidina intra-articular • Injeções de antiinflamatórios não-esteróides intra-articulares • Injeções de corticosteróides intra-articulares • Injeções de corticosteróides subacromiais

Quais são os efeitos dos tratamentos não-medicamentosos?	
Provavelmente benéficos	• Fisioterapia (tratamento manual, exercícios) • Terapia de ondas de choque extracorpórea (em pacientes com tendinite calcificada) • Tratamento com *laser*
Efetividade desconhecida	• Estimulação elétrica • Gelo • Reabilitação biopsicossocial multidisciplinar • Ultra-som

Quais são os efeitos dos tratamentos cirúrgicos?	
Provavelmente benéficos	• Descompressão artroscópica cirúrgica • Manipulação sob anestesia mais injeção intra-articular em pessoas com ombro congelado
Efetividade desconhecida	• Descompressão subacromial artroscópica a *laser*

Data da pesquisa: fevereiro de 2006

DEFINIÇÃO A dor no ombro se origina no ombro ou em torno do ombro a partir de suas articulações e tecidos moles adjacentes. As articulações incluem a glenoumeral, a acromioclavicular, a esternoclavicular, a "subacromial" e a escapulotorácica. Independentemente da doença, a dor é o motivo mais comum para consultar um médico. Na capsulite adesiva (ombro congelado), a dor está associada com restrição pronunciada do movimento. Os distúrbios do manguito rotador podem

(continua)

Doenças musculoesqueléticas
Dor no ombro

(continuação)

afetar uma ou mais porções do manguito rotador, podendo ainda ser definidos como ruptura do manguito rotador (parcial/completa), tendinose não-calcificada (anteriormente denominada tendinite), ou tendinite calcificada. Uma bursite subacromial/subdeltóide pode estar associada com qualquer um desses distúrbios ou pode ocorrer isoladamente. Para a maioria das doenças do ombro, o diagnóstico é baseado nas características clínicas, com os estudos de imagem desempenhando um papel em algumas pessoas. A dor no ombro pós-AVC e a dor referida da coluna cervical não são avaliadas nesta revisão.

INCIDÊNCIA/PREVALÊNCIA A cada ano, no cenário de cuidados primários no Reino Unido, cerca de 1% dos adultos com mais de 45 anos apresentam-se com um novo episódio de dor no ombro. A prevalência é incerta, com estimativas de 4 a 20%. Um inquérito na comunidade (392 pessoas) no Reino Unido encontrou uma prevalência de dor no ombro em um mês de 34%. Um segundo inquérito em uma clínica reumatológica comunitária no Reino Unido (644 pessoas ≥70 anos) relatou uma prevalência pontual de 21%, com uma freqüência maior em mulheres do que em homens (25% vs. 17%). Setenta por cento dos casos envolveram o manguito rotador. Uma análise adicional de 134 pessoas incluídas na pesquisa verificou que 65% dos casos foram lesões do manguito rotador; 11% foram causados por dolorimento localizado na musculatura pericapsular; 10% foram dor na articulação acromioclavicular; 3% foram artrite na articulação glenoumeral; e 5% foram dor referida do pescoço. Outro inquérito na Suécia constatou que, em adultos, a incidência anual de ombro congelado era cerca de 2%, com aqueles de 40 a 70 anos sendo mais comumente afetados. A distribuição etária das doenças específicas do ombro na comunidade é desconhecida.

ETIOLOGIA/FATORES DE RISCO As doenças do manguito rotador estão associadas com sobrecarga excessiva, instabilidade das articulações glenoumeral e acromioclavicular, desequilíbrio muscular, características anatômicas adversas (arco coracoacromial estreito e acrômio em gancho), degeneração do manguito com o envelhecimento, isquemia e doenças musculoesqueléticas que resultam em atrofia dos músculos do manguito. Os fatores de risco para capsulite adesiva (ombro congelado) incluem sexo feminino, idade avançada, trauma do ombro, cirurgia, diabetes, doenças cardiorrespiratórias, eventos cerebrovasculares, doença da tireóide e hemiplegia. A artrite da articulação glenoumeral pode ocorrer de várias formas, incluindo osteoartrite primária e secundária, artrite reumatóide e artrite por cristais. A dor no ombro também pode ser referida de outros locais, em particular a coluna cervical. Ela também pode ocorrer após AVC. A dor no ombro pós-AVC e a dor referida não são avaliadas nesta revisão.

PROGNÓSTICO Um inquérito em uma comunidade de idosos constatou que a maioria das pessoas com dor no ombro ainda era afetada três anos após a pesquisa inicial. Um estudo de coorte prospectivo de 122 adultos em cuidados primários verificou que 25% das pessoas com dor no ombro relatavam episódios prévios e 49% relatavam recuperação completa em 18 meses de seguimento.

Dor plantar no calcanhar e fasciite

Fay Crawford

PONTOS-CHAVE

- A dor plantar no calcanhar causa dolorimento ou sensibilidade da sola do pé sob o calcanhar, que algumas vezes se estende para o arco medial.

    A prevalência e o prognóstico não estão claros, mas os sintomas parecem melhorar com o tempo na maioria das pessoas.

- Não sabemos se as ortoses moldadas (palmilhas feitas sob medida) melhoram os sintomas em pessoas com dor plantar no calcanhar em comparação com nenhum tratamento ou com outros tratamentos.

    Não sabemos se as palmilhas para os calcanhares, os suportes para os calcanhares ou as talas noturnas reduzem a dor.

- As injeções de corticosteróide são comumente usadas para tratar a dor plantar no calcanhar, mas não sabemos se elas reduzem a dor em comparação com placebo ou outros tratamentos.

    As injeções de corticosteróide estão associadas com complicações a longo prazo.

    Não sabemos se as injeções de anestésicos locais, isoladamente ou em combinação com corticosteróides, melhoram a dor em comparação com os corticosteróides isoladamente.

    A epinefrina (adrenalina) pode causar necrose isquêmica dos anexos.

- A terapia de ondas de choque extracorpórea pode reduzir a dor, mas não sabemos com certeza se ela é benéfica.

    Não sabemos se tratamento com *laser*, ultra-som ou cirurgia reduzem os sintomas em comparação com tratamento simulado ou nenhum tratamento.

- Não sabemos se os exercícios de alongamento reduzem a dor em comparação com nenhum tratamento ou outros tratamentos.

(i) Consulte www.clinicalevidence.bmj.com para texto integral e referências.

Quais são os efeitos dos tratamentos para dor plantar no calcanhar?

Efetividade desconhecida	• Cirurgia
	• Exercícios de alongamento
	• Injeção de anestésico local
	• Injeção de corticosteróide (a curto prazo)
	• Injeção de corticosteróide mais injeção de anestésico local a curto prazo (com ou sem antiinflamatórios não-esteróides ou palmilhas)
	• *Lasers*
	• Ortoses moldadas (palmilhas feitas sob medida)
	• Palmilhas e suportes para os calcanhares
	• Talas noturnas mais antiinflamatórios não-esteróides
	• Terapia de ondas de choque extracorpórea
	• Ultra-som

Doenças musculoesqueléticas

Dor plantar no calcanhar e fasciite

Provavelmente inefetivos ou que causam danos	• Injeção de corticosteróide em médio a longo prazo (com ou sem palmilha) • Injeção de corticosteróide mais injeção de anestésico local em médio a longo prazo (com ou sem antiinflamatórios não-esteróides ou palmilhas)

Data da pesquisa: outubro de 2005

DEFINIÇÃO A dor plantar no calcanhar é o dolorimento ou a sensibilidade do calcanhar, restritos à sola do pé. Ela freqüentemente se irradia da parte central da almofada do calcanhar ou do tubérculo medial do calcâneo, mas pode se estender ao longo da fáscia plantar até o arco longitudinal medial do pé. A intensidade pode variar de uma irritação na origem da fáscia plantar, que é notada ao se erguer após o repouso, até uma dor incapacitante. Esta revisão exclui as doenças subjacentes clinicamente evidentes, por exemplo, infecção, fratura do calcâneo e aprisionamento do nervo calcâneo, que podem ser distinguidas clinicamente – uma fratura do calcâneo pode estar presente após um trauma, e o aprisionamento do nervo calcâneo produz dores lancinantes e sensação de "alfinetes e agulhas" na face medial do calcanhar.

INCIDÊNCIA/PREVALÊNCIA A incidência e a prevalência da dor plantar no calcanhar são incertas. A dor plantar afeta principalmente pessoas de meia-idade ou idosos.

ETIOLOGIA/FATORES DE RISCO Desconhecidos.

PROGNÓSTICO Uma revisão sistemática constatou que quase todos os ensaios incluídos relataram uma melhora no desconforto independentemente da intervenção recebida (incluindo placebo), sugerindo que a condição é, no mínimo, parcialmente autolimitada. Uma pesquisa por telefone com 100 pessoas tratadas de modo conservador (seguimento médio de 47 meses) constatou que 82 tiveram resolução dos sintomas, 15 tiveram sintomas continuados, mas sem limitação da atividade ou do trabalho, e três tiveram sintomas bilaterais persistentes que limitaram a atividade ou modificaram o *status* de trabalho. Trinta e uma pessoas disseram que teriam considerado seriamente o tratamento cirúrgico no momento em que a atenção médica foi buscada.

Doenças musculoesqueléticas

Fenômeno de Raynaud primário

Janet Pope

PONTOS-CHAVE

- O fenômeno de Raynaud é o vasoespasmo episódico das artérias periféricas, que causa palidez seguida por cianose e vermelhidão com dor e algumas vezes parestesias. Ele pode raramente causar ulceração dos dedos e dos artelhos (e em alguns casos das orelhas e do nariz).

    A prevalência varia conforme sexo e país, afetando cerca de 3 a 5% das pessoas na maioria dos estudos, e é ligeiramente mais comum em mulheres do que em homens.

    As crises podem durar de vários minutos a até algumas horas, e as pessoas afetadas por longo tempo podem apresentar achados de distúrbios subjacentes como a esclerodermia.

- A nifedipina parece reduzir a freqüência e a gravidade das crises de Raynaud, embora esteja associada com altas taxas de efeitos adversos como taquicardia, cefaléia e rubor.

    Não encontramos evidência de qualidade suficiente para julgar a efetividade do anlodipino, do diltiazem ou da moxisilita no tratamento do fenômeno de Raynaud.

- Outros tratamentos medicamentosos, como nicardipina, oxalato de naftidrofuril, nicotinato de inositol e prazosin, podem tratar efetivamente o fenômeno de Raynaud, mas os estudos foram muito pequenos para tirarmos conclusões.

- Não encontramos evidência que examinasse a efetividade de mudanças no estilo de vida, tais como hábito de manter-se aquecido, cessação do tabagismo e exercícios, no tratamento e na prevenção do fenômeno de Raynaud.

(i) Consulte www.clinicalevidence.bmj.com para texto integral e referências.

Quais são os efeitos dos tratamentos para fenômeno de Raynaud primário?

Contrabalanço entre benefícios e danos	- Nifedipina
Efetividade desconhecida	- Anlodipino - Cessação do tabagismo - Diltiazem - Exercícios - Manutenção do calor - Moxisilita (timoxamina) - Nicardipina - Nicotinato de inositol - Oxalato de naftidrofuril - Prazosin

Data da pesquisa: outubro de 2006

Doenças musculoesqueléticas

Fenômeno de Raynaud primário

DEFINIÇÃO O fenômeno de Raynaud é um vasoespasmo episódico das artérias periféricas, causando palidez seguida por cianose e vermelhidão, com dor e algumas vezes parestesia e, raramente, ulceração dos dedos e dos artelhos (e, em alguns casos, das orelhas ou do nariz). O fenômeno de Raynaud primário ou idiopático (doença de Raynaud) ocorre sem uma doença subjacente. O fenômeno de Raynaud secundário (síndrome de Raynaud) ocorre em associação com uma doença subjacente – geralmente colagenoses como a esclerodermia, o lúpus eritematoso sistêmico, a artrite reumatóide, a síndrome de Sjogren ou a polimiosite. Esta revisão exclui o fenômeno de Raynaud secundário. **Diagnóstico**: O diagnóstico do fenômeno de Raynaud é feito por uma história de palidez digital claramente demarcada, seguida por, pelo menos, uma outra alteração de cor (cianose, eritema), a qual é geralmente precipitada pelo frio. Uma boa história, exame físico e resultados laboratoriais podem ajudar a descartar o fenômeno de Raynaud secundário. Uma revisão de sinais e sintomas de colagenose deve ser feita. Os testes laboratoriais podem incluir hemograma, VSG e FAN com padrão, se houver suspeita de colagenose. O exame com lente de aumento dos leitos ungueais para observar capilares anormais também é importante para descartar fenômeno de Raynaud associado com colagenose.

INCIDÊNCIA/PREVALÊNCIA A prevalência do fenômeno de Raynaud primário varia por sexo, por país e por exposição à vibração no local de trabalho. Um grande estudo de coorte nos Estados Unidos (4.182 pessoas) encontrou sintomas em 9,6% das mulheres e em 8,1% dos homens, dos quais 81% tinham fenômeno de Raynaud primário. Estudos de coorte menores na Espanha estimaram a prevalência do fenômeno de Raynaud em 3,7 a 4%, dos quais 90% consistem em fenômeno de Raynaud primário. Um estudo de coorte no Japão (332 homens, 731 mulheres) encontrou sintomas de fenômeno de Raynaud primário em 3,4% das mulheres e em 3% dos homens. Um estudo de 12.907 pessoas na Grã-Bretanha relatou que 4,6% das pessoas tinham palidez digital demarcada com a exposição ao frio.

ETIOLOGIA/FATORES DE RISCO A etiologia do fenômeno de Raynaud primário é desconhecida. Há evidência de predisposição genética, provavelmente mais naquelas pessoas com início precoce do fenômeno de Raynaud (idade <40 anos). Um estudo prospectivo observacional (424 pessoas com fenômeno de Raynaud) constatou que 73% dos pacientes desenvolveram sintomas pela primeira vez antes dos 40 anos. As mulheres apresentam mais risco do que os homens (RC 3,0, IC 95% 1,2 a 7,8, em um estudo de caso-controle dos Estados Unidos [235 pessoas]). O outro fator de risco conhecido é a exposição ocupacional à vibração de ferramentas (os sintomas se desenvolveram em cerca de 8% das pessoas com exposição vs. 2,7% das pessoas sem exposição em dois estudos de coorte do Japão). As pessoas obesas podem apresentar menos risco. Os sintomas freqüentemente são piorados pelo frio ou pela emoção. Raramente o fenômeno de Raynaud primário pode progredir para secundário. Isso ocorre mais comumente em pessoas com auto-anticorpos (p. ex., anticorpo antinuclear), VSG aumentada e/ou capilares anormais no leito ungueal, e ocorre a uma taxa de 2% para suspeita de fenômeno de Raynaud secundário e 1% para fenômeno de Raynaud secundário anualmente.

PROGNÓSTICO As crises podem durar de vários minutos a algumas horas. Uma revisão sistemática (data da pesquisa, 1996, 10 estudos prospectivos observacionais, 639 pessoas com fenômeno de Raynaud primário) constatou que 13% das pessoas que sofriam por longo tempo da condição manifestaram posteriormente uma doença subjacente, como a esclerodermia. As complicações como úlceras digitais são extremamente raras no fenômeno de Raynaud primário.

Doenças musculoesqueléticas
Fratura de quadril

David Oliver, Richard Griffiths, James Roche e Opinder Sahota

PONTOS-CHAVE

- A mortalidade após uma fratura de quadril é de 12 a 37% em um ano, e 10 a 20% dos sobreviventes mudarão para uma moradia com um grau maior de dependência.
- A cirurgia é rotineiramente usada no tratamento de fratura de quadril.

    A fixação cirúrgica leva à mobilização precoce e a menos deformidade da perna em comparação com o tratamento conservador.

    Em pessoas com fratura de quadril intracapsular, a fixação interna está associada com menos trauma operatório e infecção de ferida profunda, mas tem maior probabilidade de exigir revisão cirúrgica subseqüente em comparação com a artroplastia. Não sabemos qual é o melhor método para fixação interna nem o melhor método de artroplastia para essas fraturas.

    Em pessoas com fratura de quadril extracapsular, os pinos cefalocondílicos intramedulares curtos (como *Gamma nail*), as hastes de Ender e os pinos-placas fixos mais antigos aumentam o risco de reoperação em comparação com a fixação extramedular com os parafusos deslizantes de quadril, mas não sabemos se outros tipos de dispositivos extramedulares são melhores do que os parafusos deslizantes. Também não sabemos de que maneira os diferentes dispositivos extramedulares se comparam uns com os outros.

- Várias intervenções pericirúrgicas podem ser usadas com o objetivo de melhorar o desfecho cirúrgico e prevenir complicações.

    A tração pré-operatória de rotina do membro lesado não tem demonstrado aliviar a dor ou auxiliar a cirurgia subseqüente.

    A profilaxia com antibióticos reduz as infecções de ferida, mas não sabemos qual é o melhor regime.

    Os agentes antiplaquetários e a heparina reduzem o risco de trombose venosa profunda (TVP) quando usados profilaticamente, mas ambos os tratamentos aumentam o risco de sangramento. Os dispositivos de compressão cíclica também reduzem o risco de TVP, mas não sabemos se as meias de compressão elástica graduadas são efetivas.

    Alimentos multinutrientes orais protéicos e energéticos podem reduzir desfechos desfavoráveis após a cirurgia.

- Várias intervenções e programas de reabilitação objetivam melhorar a recuperação após uma fratura de quadril, mas não sabemos quão efetiva é a maioria deles.

    O cuidado multidisciplinar coordenado pode melhorar os desfechos em comparação com o cuidado habitual, mas não sabemos qual é o melhor método.

(i) Consulte www.clinicalevidence.bmj.com para texto integral e referências.

Quais são os efeitos das intervenções cirúrgicas em pessoas com fratura de quadril?	
Contrabalanço entre benefícios e danos	• Fixação interna *versus* artroplastia para fratura de quadril intracapsular
Efetividade desconhecida	• Artroplastia *versus* fixação interna para fratura extracapsular
	• Diferentes tipos de artroplastia para fratura de quadril intracapsular
	• Escolha de implante para fixação interna de fratura de quadril intracapsular
	• Fixação externa para fratura extracapsular

Doenças musculoesqueléticas

Fratura de quadril

	• Implantes extramedulares que não pinos-placas fixos mais antigos *versus* parafuso deslizante de quadril para fratura extracapsular • Tipo de fixação intramedular para fratura de quadril extracapsular
Pouco provavelmente benéficos	• Pino cefalocondílico curto (p. ex., *Gamma nail*) *versus* fixação extramedular com parafuso deslizante de quadril para fratura de quadril extracapsular • Tratamento conservador *versus* cirúrgico para a maioria dos tipos de fratura de quadril
Provavelmente inefetivos ou que causam danos	• Fixação intramedular com pinos condilocefálicos (p. ex., hastes de Ender) *versus* fixação extramedular com parafuso deslizante ou pinos-placas fixos para fratura extracapsular • Pinos-placas fixos mais antigos para fixação extramedular de fratura extracapsular (risco aumentado de falha de fixação em comparação com parafusos deslizantes)

Quais são os efeitos das intervenções médicas pericirúrgicas no desfecho cirúrgico e na prevenção de complicações em pessoas com fratura de quadril?

Benéficos	• Profilaxia perioperatória com antibióticos
Provavelmente benéficos	• Alimentos multinutrientes orais como suplemento nutricional após fratura de quadril • Compressão cíclica do pé ou da panturrilha para reduzir tromboembolismo venoso • Profilaxia perioperatória com agentes antiplaquetários
Contrabalanço entre benefícios e danos	• Profilaxia perioperatória com heparina para reduzir tromboembolismo venoso
Efetividade desconhecida	• Alimentação nasogástrica para suplementação nutricional após fratura de quadril • Anestesia regional *versus* geral para cirurgia de fratura de quadril • Bloqueio nervoso para controle da dor antes e depois de fratura de quadril • Compressão elástica graduada para prevenir tromboembolismo venoso • Heparina de baixo peso molecular *versus* heparina não-fracionada para reduzir tromboembolismo venoso após cirurgia de fratura de quadril • Regime antibiótico no dia da cirurgia (<24 horas) *versus* regimes antibióticos de dose múltpla de duração mais longa • Regimes antibióticos de dose múltipla *versus* de dose única (longa ação)

Doenças musculoesqueléticas

Fratura de quadril

Pouco provavelmente benéficos	• Tração pré-operatória do membro lesado

Quais são os efeitos das intervenções e dos programas de reabilitação após fratura de quadril?	
Provavelmente benéficos	• Abordagens multidisciplinares coordenadas para reabilitação hospitalar de pessoas mais velhas
Efetividade desconhecida	• Alta assistida precoce seguida por reabilitação em domicílio • Estratégias de mobilização aplicadas logo após a cirurgia de fratura de quadril • Reabilitação domiciliar multicomponente sistemática

Data da pesquisa: janeiro de 2007

DEFINIÇÃO Uma fratura de quadril ou femoral proximal refere-se a qualquer fratura do fêmur entre a cartilagem articular do quadril até um ponto 5 cm abaixo da parte distal do trocanter menor. As fraturas de cabeça do fêmur não estão incluídas nessa definição. As fraturas de quadril são divididas em dois grupos conforme sua relação com as ligações capsulares da articulação do quadril. As **fraturas intracapsulares** ocorrem proximalmente ao ponto onde a cápsula articular do quadril se liga ao fêmur, podendo ser subdivididas em fraturas deslocadas e não-deslocadas. As fraturas não-deslocadas incluem fraturas impactadas ou de adução. As fraturas intracapsulares deslocadas podem estar associadas com interrupção do suprimento sangüíneo para a cabeça do fêmur, levando à necrose avascular. As **fraturas extracapsulares** ocorrem distalmente à cápsula articular do quadril. Na parte mais distal do segmento femoral proximal (abaixo do trocanter menor), o termo fratura "subtrocantérica" é usado. Existem várias outras subclassificações de fraturas intracapsulares e extracapsulares.

INCIDÊNCIA/PREVALÊNCIA Fraturas de quadril podem ocorrer em qualquer idade, porém são mais comuns em pessoas mais velhas (aqui definidas como pessoas acima de 65 anos). Em sociedades industrializadas, a idade média de pessoas com fraturas de quadril é de aproximadamente 80 anos, e cerca de 80% são mulheres. Nos Estados Unidos, o risco vitalício de fratura de quadril após a idade de 50 anos é cerca de 17% em mulheres brancas e 6% em homens brancos. Um estudo nos Estados Unidos relatou que a prevalência aumenta de aproximadamente 3/100 mulheres de 65 a 74 anos para 12,6/100 mulheres de 85 anos ou mais. A incidência estratificada pela idade também aumentou em algumas sociedades; não apenas as pessoas estão vivendo mais, mas a incidência de fraturas em cada grupo pode ter aumentado. Um número estimado de 1,26 milhões de fraturas de quadril ocorreram em adultos em 1990, com previsões de números aumentando para 7,3 a 21,3 milhões por volta de 2050.

ETIOLOGIA/FATORES DE RISCO As fraturas de quadril são geralmente causadas por uma queda a partir da altura da pessoa em pé ou menos. O padrão de incidência é consistente com um risco aumentado de queda, perda dos mecanismos reflexos de proteção e perda da força esquelética em função de osteoporose. Todos esses riscos aumentados estão associados com o envelhecimento.

PROGNÓSTICO Estimativas relatadas para a mortalidade após uma fratura de quadril em adultos variam consideravelmente. Estimativas de mortalidade em um ano variam de 12 a 37%, com cerca de 9% dessas mortes sendo diretamente atribuídas à fratura de quadril. Após uma fratura de quadril, um declínio de 15 a 25% na capacidade de realizar atividades diárias é esperado, e cerca de 10 a 20% dos sobreviventes necessitarão de uma mudança para um estado residencial mais dependente.

Doenças musculoesqueléticas

Gota

Martin Underwood

PONTOS-CHAVE

- A gota é caracterizada pelo depósito de cristais de urato, causando monoartrite aguda e deposição de cristais na pele (tofos).

  A gota afeta cerca de 5% dos homens e 1% das mulheres, com até 80% das pessoas apresentando uma crise recorrente dentro de três anos.

  O diagnóstico é geralmente clínico, sustentado por sinais de hiperuricemia.

  Os fatores de risco são aqueles associados com aumento nas concentrações de ácido úrico sérico, incluindo idade avançada, etnia não-branca, obesidade, consumo de álcool, carne e peixe, bem como uso de diuréticos.

  A hiperuricemia pode estar associada com um aumento no risco de eventos cardiovasculares; não sabemos se ela é um fator de risco independente.

- Não sabemos se os antiinflamatórios não-esteróides reduzem a dor e a sensibilidade em uma crise aguda de gota, embora sejam comumente usados na prática clínica. Eles estão associados com riscos aumentados de efeitos adversos gastrintestinais e, possivelmente, cardiovasculares.

  A indometacina é bastante usada para tratar a gota aguda apesar da ausência de evidência de benefício em ECRs. O etoricoxibe é tão efetivo quanto a indometacina, com riscos reduzidos de efeitos adversos gastrintestinais.

- Embora tenha sido bastante usada por muitos anos, não sabemos se a colchicina oral melhora os sintomas na gota aguda. Seu uso está limitado pela alta incidência de efeitos adversos.

- Não sabemos se os corticosteróides intra-articulares, parenterais ou orais, ou a corticotropina (ACTH), melhoram os sintomas na gota aguda.

- Não sabemos se a colchicina previne crises de gota em pessoas com episódios prévios, mas ela pode reduzir o risco de uma crise em uma pessoa que está iniciando tratamento com alopurinol.

  Não sabemos se o aconselhamento para perder peso ou reduzir a ingesta de álcool ou de purinas na dieta previne novas crises de gota.

  Não sabemos se o alopurinol ou a sulfinpirazona reduzem o risco de crises recorrentes em comparação com placebo ou outros tratamentos.

(i) Consulte www.clinicalevidence.bmj.com para texto integral e referências.

Quais são os efeitos dos tratamentos para gota aguda?	
Efetividade desconhecida	<ul><li>Antiinflamatórios não-esteróides</li><li>Colchicina oral</li><li>Corticosteróides</li><li>Corticotropina (hormônio adrenocorticotrófico)</li></ul>

Quais são os efeitos dos tratamentos para prevenir gota em pessoas com episódios agudos prévios?	
Efetividade desconhecida	<ul><li>Aconselhamento para perder peso</li><li>Aconselhamento para reduzir a ingesta de álcool</li><li>Aconselhamento para reduzir a ingesta dietética de purinas</li></ul>

Doenças musculoesqueléticas

Gota 321

- Colchicina para prevenir recorrência
- Inibidores da xantina oxidase
- Sulfinpirazona

Data da pesquisa: junho de 2006

DEFINIÇÃO A gota é uma síndrome causada pela deposição de cristais de urato. Ela se apresenta tipicamente como uma monoartrite aguda de início rápido. A primeira articulação metatarsofalângica é a articulação mais comumente afetada (podagra). A gota também afeta outras articulações: as articulações no pé, no tornozelo, no joelho, no pulso, nos dedos das mãos e no cotovelo são as mais freqüentemente afetadas. Os depósitos cristalinos (tofos) podem se desenvolver em torno das mãos, dos pés, dos cotovelos e das orelhas. **Diagnóstico:** Em geral é feito clinicamente. Os critérios do American College of Rheumatology (ACR) para diagnosticar a gota são os seguintes: (1) cristais de urato característicos no líquido articular; (2) um tofo que comprovadamente contém cristais de urato; ou (3) a presença de seis ou mais fenômenos clínicos definidos, laboratoriais e radiológicos. Incluímos estudos de pessoas que atenderam aos critérios do ACR, estudos em que o diagnóstico foi feito clinicamente e estudos que usaram outros critérios.

INCIDÊNCIA/PREVALÊNCIA A gota é mais comum em pessoas idosas e em homens. Em pessoas de 65 a 74 anos, no Reino Unido, a prevalência é de aproximadamente 50/1.000 em homens e de 9/1.000 em mulheres. A incidência anual de gota em pessoas com mais de 50 anos nos Estados Unidos é 1,6/1.000 para homens e 0,3/1.000 para mulheres. Um estudo longitudinal de 12 anos de 47.150 homens profissionais de saúde sem história prévia de gota estimou que a incidência anual de gota variava de 1/1.000 para aqueles com idade entre 40 e 44 anos até 1,8/1.000 para aqueles entre 55 e 64 anos. A gota pode tornar-se mais comum em função de aumento da longevidade, obesidade, consumo de carne e peixe e uso de diuréticos. A gota pode ser mais comum em alguns grupos étnicos não-brancos. Uma análise agrupada de dois estudos de coorte de ex-estudantes de medicina encontrou uma incidência anual de gota de 3,1/1.000 em homens negros e de 1,8/1.000 em homens brancos. Após correção para a prevalência maior de hipertensão entre homens negros, que é um fator de risco para gota, o risco relativo de gota em homens negros comparados com homens brancos foi de 1,3 (IC 95% 0,77 a 2,19). Uma análise transversal de 657 pessoas com idade de 15 anos ou mais na Nova Zelândia constatou uma prevalência maior de gota em maoris do que em pessoas de origem européia (6,4% em maoris vs. 2,9% em pessoas de origem européia; RR ajustado por idade 3,2, IC 95% 1,6 a 6,6).

ETIOLOGIA/FATORES DE RISCO Os cristais de urato se formam quando a concentração sérica de ácido úrico excede 7,0 mg/dL. A concentração sérica de ácido úrico é o principal fator de risco para a primeira crise de gota, embora 40% das pessoas tenham uma concentração sérica normal de ácido úrico durante uma crise de gota. Um estudo de coorte de 2.046 homens seguidos por aproximadamente 15 anos constatou que a incidência anual era cerca de 0,4% em homens com uma concentração de ácido úrico de 7,0 a 7,9 mg/dL, subindo para 4,3% quando a concentração sérica de ácido úrico era de 7,5 a 9,9 mg/dL. Um estudo longitudinal de cinco anos de 223 homens assintomáticos com hiperuricemia estimou que a incidência cumulativa em cinco anos de gota foi de 10,8% para aqueles com ácido úrico sérico basal de 7,0 a 7,9 mg/dL, de 27,7% para ácido úrico basal de 8,0 a 8,9 mg/dL e de 61,1% para níveis de ácido úrico basal de 9,0 mg/dL ou mais. O estudo verificou que uma diferença de 1 mg/dL no ácido úrico sérico basal aumentava as chances de uma crise de gota por um fator de 1,8 (RC ajustada para outros fatores de risco para gota: 1,84, IC 95% 1,24 a 2,72). Um estudo longitudinal de 12 anos (47.150 homens profissionais de saúde sem história de gota) estimou que o risco relativo de gota associado com uma porção diária adicional de vários alimentos (semanal para frutos do mar) era o seguinte: carne 1,21 (IC 95% 1,04 a 1,41), frutos do mar (peixe, lagosta e mariscos) 1,07 (IC 95% 1,01 a 1,12), vegetais ricos em purinas 0,97 (IC 95% 0,79 a 1,19), laticínios com baixo teor de gorduras 0,79 (IC 95% 0,71 a 0,87) e laticínios ricos em gorduras 0,99 (IC 95% 0,89 a 1,10). O consumo de álcool de mais do que 14,9 g diários aumentava

(continua)

(continuação)

significativamente o risco de gota em comparação com o não-consumo de álcool (comparado com o não-consumo de álcool: RR para 15,0 g/dia a 29,9 g/dia: 1,49, IC 95% 1,14 a 1,94; RR para 30 g/dia a 49,9 g/dia: 1,96, IC 95% 1,48 a 2,60; RR para ≥50 g/dia: 2,53, IC 95% 1,73 a 3,70). O estudo longitudinal também estimou o risco relativo de gota associado com uma dose adicional de cerveja (355 mL, 12,8 g de álcool), vinho (118 mL, 11 g de álcool) e destilados (44 mL, 14,0 g de álcool). Ele constatou que uma dose diária extra de cerveja ou destilado estava significativamente associada com gota, mas que uma dose diária extra de vinho não estava (RR para 355 mL/dia de cerveja: 1,49, IC 95% 1,32 a 1,70; RR para 44 mL/dia de destilado: 1,15, IC 95% 1,04 a 1,28; RR para 118 mL/dia de vinho: 1,04, IC 95% 0,88 a 1,22). Outros fatores de risco sugeridos para gota incluem obesidade, resistência à insulina, dislipidemia, hipertensão e doenças cardiovasculares.

PROGNÓSTICO Encontramos poucos dados confiáveis sobre o prognóstico ou as complicações da gota. Um estudo constatou que 3/11(27%) das pessoas com gota não-tratada da primeira articulação metatarsofalângica apresentavam resolução espontânea após sete dias. Uma série de casos de 614 pessoas com gota que não receberam tratamento para reduzir os níveis de ácido úrico e que se lembraram do intervalo entre a primeira e a segunda crise relatou taxas de recorrência de 62% após um ano, 78% após dois anos e 84% após três anos. Uma análise de dois estudos de coorte prospectivos de 371 homens negros e de 1.181 homens brancos ex-estudantes de medicina, acompanhados por cerca de 30 anos, não encontrou diferença significativa no risco de doença arterial coronariana em homens que desenvolveram gota comparados com homens que não a desenvolveram (RR 0,85, IC 95% 0,40 a 1,81).

Doenças musculoesqueléticas
Hérnia de disco lombar

Jo Jordan, Kika Konstantinou, Tamara Shawver Morgan e James Weinstein

PONTOS-CHAVE

- A hérnia de disco lombar é um deslocamento do material discal (núcleo pulposo ou ânulo fibroso) além do espaço discal intervertebral.

    A maior prevalência é entre pessoas com idade de 30 a 50 anos, com uma proporção de homens para mulheres de 2:1.

- Existe pouca evidência para sugerir que os tratamentos medicamentosos sejam efetivos no tratamento de hérnias discais.

    Os antiinflamatórios não-esteróides e os inibidores de citocinas não parecem melhorar os sintomas de pessoas com ciática causada por hérnia de disco.

    Não encontramos evidência que examinasse a efetividade de analgésicos, antidepressivos ou relaxantes musculares em pessoas com hérnia de disco.

    Não encontramos evidência de qualidade suficiente que nos permitisse julgar a efetividade de injeções epidurais de corticosteróides.

- Com relação aos tratamentos não-medicamentosos, a manipulação espinal parece aumentar a melhora autopercebida em comparação com placebo, embora exista preocupação quanto a possíveis herniações adicionais pela manipulação espinal em pessoas que são candidatas à cirurgia.

    Nem o repouso no leito nem a tração parecem efetivos no tratamento de pessoas com ciática causada por hérnia de disco.

    Não encontramos evidência suficiente sobre aconselhamento para permanecer ativo, acupuntura, massagem, exercícios, calor ou gelo para julgarmos sua efetividade no tratamento de pessoas com hérnias de disco.

- Cerca de 10% das pessoas têm dor suficiente em seis semanas para que a cirurgia seja uma opção considerável.

    Tanto a discectomia-padrão quanto a microdiscectomia parecem aumentar, de maneira semelhante, a melhora auto-relatada.

    Não encontramos evidência suficiente para julgar a efetividade de discectomia percutânea automatizada, discectomia a *laser* ou descompressão discal percutânea.

(i) Consulte www.clinicalevidence.bmj.com para texto integral e referências.

Quais são os efeitos dos tratamentos medicamentosos para hérnia de disco lombar?	
Efetividade desconhecida	- Analgésicos - Antidepressivos - Corticosteróides (injeções epidurais) - Inibidores de citocinas (infliximabe) - Relaxantes musculares
Pouco provavelmente benéficos	- Antiinflamatórios não-esteróides

Quais são os efeitos dos tratamentos não-medicamentosos para hérnia de disco lombar?	
Provavelmente benéficos	- Manipulação espinal

Doenças musculoesqueléticas

Hérnia de disco lombar

Efetividade desconhecida	• Aconselhamento para permanecer ativo • Acupuntura • Calor • Gelo • Massagem • Terapia com exercícios
Pouco provavelmente benéficos	• Repouso no leito • Tração

Quais são os efeitos da cirurgia para hérnia de disco lombar?

Provavelmente benéficos	• Discectomia-padrão (benefício a curto prazo) • Microdiscectomia (tão efetiva quanto discectomia-padrão)
Efetividade desconhecida	• Descompressão discal percutânea • Discectomia a *laser* • Discectomia percutânea automatizada

Data da pesquisa: novembro de 2006

DEFINIÇÃO A hérnia de disco lombar é um deslocamento do material discal (núcleo pulposo ou ânulo fibroso) além do espaço discal intervertebral. O diagnóstico pode ser confirmado por exame radiológico, porém achados de ressonância magnética de um disco herniado nem sempre são acompanhados por sintomas clínicos. Esta revisão aborda o tratamento de pessoas com sintomas clínicos relacionados a uma herniação discal confirmada ou suspeita. Ela não inclui o tratamento de pessoas com compressão de medula espinal ou de pessoas com síndrome da cauda eqüina, que precisam de intervenção de emergência. O manejo da dor lombar baixa aguda não-específica, pág. 304, e da dor lombar baixa crônica, pág. 307, é abordado em outras partes deste livro.

INCIDÊNCIA/PREVALÊNCIA A prevalência de hérnia de disco lombar sintomática é de aproximadamente 1 a 3% na Finlândia e na Itália, dependendo da idade e do sexo. A maior prevalência é entre pessoas de 30 a 50 anos, com uma relação entre homens e mulheres de 2:1. Em pessoas com idade entre 25 e 55 anos, por volta de 95% dos discos herniados ocorrem na coluna lombar inferior (nível de L4 a L5); em pessoas com mais de 55 anos de idade, a herniação discal é mais comum acima desse nível.

ETIOLOGIA/FATORES DE RISCO As evidências radiográficas de herniação discal não prevêem confiavelmente a dor lombar baixa no futuro nem se correlacionam com os sintomas; 19 a 27% das pessoas sem sintomas têm herniação discal no exame de imagem. Os fatores de risco para herniação discal incluem tabagismo (RC 1,7, IC 95% 1 a 2,5), esportes com sustentação de peso (p. ex., levantamento de peso, lançamento de martelo, etc.) e certas atividades profissionais nas quais é necessário erguer pesos repetidamente. Dirigir veículos a motor tem sido sugerido como um fator de risco para herniação discal, embora a evidência não seja conclusiva (RC 1,7, IC 95% 0,2 a 2,7). Esse efeito potencial pode ser porque a freqüência de vibração da coluna é semelhante à de certos veículos.

PROGNÓSTICO A história natural da herniação discal é difícil de determinar, pois a maioria das pessoas faz alguma forma de tratamento para sua dor lombar, e o diagnóstico formal nem sempre é realizado. A melhora clínica é comum na maior parte das pessoas, e somente cerca de 10% das pessoas ainda têm dor suficiente após seis semanas para que uma cirurgia seja considerada. Imagens seqüenciais de ressonância magnética mostraram que a porção herniada do disco tende a regredir com o tempo, com uma resolução parcial a completa após seis meses em dois terços das pessoas.

Doenças musculoesqueléticas

Joanete

Jill Ferrari

PONTOS-CHAVE

- Joanete é a denominação para cabeças de metatarso e tecidos adjacentes proeminentes e em geral inflamados, muitas vezes associados com hálux valgo e com dor e problemas para caminhar ou usar sapatos normais.

  O hálux valgo, quando o grande artelho desloca-se em direção ao segundo artelho, é encontrado em pelo menos 2% das crianças de 9 a 10 anos e em quase metade dos adultos, com maior prevalência nas mulheres.

  Não sabemos qual é o papel desempenhado pelos calçados no desenvolvimento de hálux valgo ou joanete.

- Não sabemos se as talas noturnas ou as ortoses previnem a deterioração do hálux valgo.

- A osteotomia em V distal pode ser mais efetiva do que as ortoses ou nenhum tratamento na redução da dor e na melhora da função, mas não sabemos se ela é mais ou menos efetiva do que outros procedimentos cirúrgicos.

  Não sabemos se outros procedimentos cirúrgicos como artrodese, artroplastia de Keller, osteotomia falangeana, osteotomia proximal ou métodos de fixação óssea são benéficos na melhora dos desfechos.

- Não sabemos se movimento passivo contínuo, suporte de peso precoce ou talas gessadas removíveis são efetivos na melhora da recuperação e dos desfechos pós-operatoriamente.

Consulte www.clinicalevidence.bmj.com para texto integral e referências.

Quais são os efeitos dos tratamentos conservadores?	
Efetividade desconhecida	• Ortoses antipronatórias em crianças
	• Ortoses para tratar o hálux valgo em adultos
	• Talas noturnas

Quais são os efeitos da cirurgia?	
Provavelmente benéficos	• Osteotomia em V distal (mais efetiva do que nenhum tratamento ou ortoses, mas com evidência insuficiente para comparação com outras osteotomias ou artrodese)
Efetividade desconhecida	• Artrodese (procedimento de Lapidus)
	• Artrodese (vs. nenhum tratamento)
	• Artroplastia de Keller
	• Artroplastia de Keller-Lelievre
	• Diferentes métodos de fixação óssea (fixação-padrão, fixação com pinos absorvíveis, fixação com parafuso mais suporte de peso precoce, fixação com sutura mais suporte de peso tardio)
	• Osteotomia em V mais tenotomia do adutor *versus* osteotomia em V isolada (benefícios relativos incertos)
	• Osteotomia em V proximal *versus* outros tipos de osteotomia proximal (benefícios relativos incertos)

Doenças musculoesqueléticas

Joanete

- Osteotomia falangeana (Akin) mais osteotomia em V distal
- Osteotomia proximal *versus* osteotomia em V distal (benefícios relativos incertos)

Quais são os efeitos do cuidado pós-operatório?	
Efetividade desconhecida	• Movimento passivo contínuo
	• Suporte de peso precoce
	• Talas gessadas removíveis

Data da pesquisa: junho de 2006

DEFINIÇÃO O **hálux valgo** é uma deformidade do primeiro artelho, em que o hálux se move em direção ao segundo artelho, sobrepondo-o em casos graves. Essa abdução (movimento para longe da linha média do corpo) geralmente é acompanhada por alguma rotação do artelho, de modo que a unha está voltada para a linha média do corpo (rotação valga). Com a deformidade, a cabeça do metatarso se torna mais proeminente, e diz-se que o metatarso está em uma posição aduzida à medida que se move em direção à linha média do corpo. Os critérios radiológicos para hálux valgo variam, mas um critério comumente aceito é medir o ângulo formado entre o metatarso e o hálux abduzido. Isso é chamado ângulo da articulação metatarsofalângica ou ângulo *hallux abductus*, sendo considerado anormal quando é maior do que 14,5°. **Joanete** é o termo leigo usado para descrever a cabeça do metatarso proeminente, e com freqüência inflamada, e a bolsa suprajacente. Os sintomas incluem dor, limitação na deambulação e problemas para usar calçados normais.

INCIDÊNCIA/PREVALÊNCIA A prevalência do hálux valgo varia em diferentes populações. Em um estudo recente de 6.000 crianças do Reino Unido em idade escolar, de 9 a 10 anos, 2,5% tinham evidências clínicas de hálux valgo, e 2% atendiam tanto aos critérios clínicos quanto aos critérios radiológicos para hálux valgo. Um estudo anterior encontrou hálux valgo em 48% dos adultos. As diferenças na prevalência podem resultar de métodos diferentes de medida, de grupos etários variáveis ou de diferentes critérios diagnósticos (p. ex., ângulo da articulação do metatarso >10° ou >15°).

ETIOLOGIA/FATORES DE RISCO Quase todos os estudos populacionais constataram que o hálux valgo é mais comum em mulheres. Os calçados podem contribuir para a deformidade, mas estudos comparando pessoas que usam sapatos com aquelas que não usam encontraram resultados contraditórios. A hipermobilidade do primeiro raio e a pronação excessiva do pé estão associadas com hálux valgo.

PROGNÓSTICO Não encontramos estudos que examinassem a progressão do hálux valgo. Enquanto a progressão da deformidade e dos sintomas é rápida em algumas pessoas, outras permanecem assintomáticas. Um estudo constatou que o hálux valgo com freqüência é unilateral inicialmente, mas em geral progride para uma deformidade bilateral.

Doenças musculoesqueléticas
Lúpus eritematoso sistêmico

Rajan Madhok e Olivia Wu

PONTOS-CHAVE

- O lúpus eritematoso sistêmico (LES) é uma doença inflamatória crônica e multissistêmica do tecido conjuntivo de causa desconhecida que pode envolver articulações, rins, serosas, pele e parede de vasos. Ocorre predominantemente em mulheres jovens, mas também em crianças. O curso do LES é altamente variável, abrangendo sintomas que não ameaçam a função de órgãos, como artrite, artralgia e erupções, sintomas que ameaçam a função de órgãos, como nefrite lúpica, e distúrbios neuropsiquiátricos, como convulsões e disfunção cognitiva.

  A prevalência de LES varia bastante ao redor do mundo, de cerca de 1 em 3.500 mulheres (independentemente da raça) no Reino Unido a 1 em 1.000 mulheres na China e até 1 em 250 mulheres negras nos Estados Unidos.

- Existe consenso de que os antiinflamatórios (AINEs) e os corticosteróides são úteis no alívio da dor causada por artralgia/artrite, pleurite e pericardite associadas com LES. Não encontramos evidências de que os efeitos adversos bem documentados dos AINEs sejam diferentes em pessoas com LES.

  Também existe consenso de que os corticosteróides e os filtros solares são efetivos para a redução das manifestações cutâneas do LES.

- A hidroxicloroquina ou a cloroquina são provavelmente efetivas na redução de artrite, pleurite e pericardite. Elas também podem melhorar os sintomas cutâneos.

  O metotrexato também pode ser efetivo para os sintomas articulares e cutâneos, mas ele está associado com efeitos adversos.

- A combinação de imunossupressores e corticosteróides pode ser mais efetiva do que os corticosteróides isoladamente em pessoas com nefrite lúpica, mas há um aumento nos efeitos adversos.

  Não sabemos de que forma os corticosteróides usados isoladamente se comparam com os imunossupressores usados isoladamente em pessoas com nefrite lúpica proliferativa.

- Não sabemos se corticosteróides, imunossupressores, plasmaférese ou imunoglobulina intravenosa são efetivos em pessoas com sintomas neuropsiquiátricos do lúpus.

  A maioria das pessoas com lúpus neuropsiquiátrico e sintomas psicóticos receberá drogas antipsicóticas para controlar os sintomas, a menos que haja contra-indicações, apesar da falta de ECRs que avaliem sua efetividade.

(i) **Consulte www.clinicalevidence.bmj.com para texto integral e referências.**

Quais são os efeitos dos tratamentos para sintomas articulares (artralgia/artrite) e outros sintomas que não ameaçam a função de órgãos, como serosite e fadiga, em pessoas com lúpus eritematoso sistêmico?	
Provavelmente benéficos	• Hidroxicloroquina ou cloroquina
Contrabalanço entre benefícios e danos	• Antiinflamatórios não-esteróides* • Corticosteróides orais* • Metotrexato

Doenças musculoesqueléticas

Lúpus eritematoso sistêmico

Quais são os efeitos das intervenções para o envolvimento cutâneo em pessoas com lúpus eritematoso sistêmico?	
Provavelmente benéficos	• Bloqueador solar* • Hidroxicloroquina ou cloroquina
Contrabalanço entre benefícios e danos	• Corticosteróides* • Metotrexato
Efetividade desconhecida	• Acitretina

Quais são os efeitos dos tratamentos em pessoas com nefrite lúpica proliferativa (OMS graus 3 a 5)?	
Contrabalanço entre benefícios e danos	• Combinação de corticosteróides mais imunossupressores (pode ser mais efetiva do que corticosteróides isoladamente, mas aumenta os efeitos adversos)
Efetividade desconhecida	• Corticosteróides (não está claro como se comparam com imunossupressores)

Quais são os efeitos dos tratamentos para o envolvimento neuropsiquiátrico em pessoas com lúpus eritematoso sistêmico?	
Efetividade desconhecida	• Corticosteróides (não está claro como se comparam com imunossupressores) • Drogas antipsicóticas • Imunoglobulina intravenosa • Plasmaférese

Data da pesquisa: abril de 2006

*Baseado em consenso; ECRs têm pouca probabilidade de serem conduzidos.

DEFINIÇÃO O lúpus eritematoso sistêmico (LES) é uma doença inflamatória crônica e multissistêmica do tecido conjuntivo, de causa desconhecida, que pode envolver articulações, rins, serosas e paredes dos vasos. Ela ocorre predominantemente em mulheres jovens, mas também em crianças. O curso do LES é altamente variável e pode se caracterizar por exacerbações. Os **sintomas que não ameaçam a função de órgãos** ocorrem na maioria das pessoas com LES durante o curso da doença ativa. Eles incluem artrite ou artralgia (84%), úlceras orais (24%), febre (52%) e serosite (pleurite ou pericardite; 36%). A **glomerulonefrite lúpica (nefrite lúpica)** é o diagnóstico aplicado a pessoas com inflamação renal que ocorre no contexto do LES. Ela ocorre em 39% das pessoas. A Organização Mundial de Saúde (OMS) graduou a doença em 1982, com base em achados histológicos, conforme segue: grau 1 = rim normal ou anormalidades mínimas, grau 2 = proliferação mesangial, grau 3 = glomerulonefrite focal, grau 4 = glomerulonefrite proliferativa difusa, grau 5 = doença membranosa e grau 6 = glomerulonefrite esclerosante. Esta revisão aborda os tratamentos para OMS grau 3 a 5. O **envolvimento cutâneo** pode incluir erupção malar (que ocorre em 58% das pessoas), fotossensibilidade (45%), erupção discóide (10%), livedo reticular (14%) e le-

(continua)

(continuação)

sões cutâneas subagudas (6%). O **envolvimento neuropsiquiátrico** ocorre em 27% das pessoas e tem uma ampla variedade de apresentações clínicas, incluindo convulsões, cefaléia crônica, mielite transversa, doença cerebrovascular, psicose e disfunção neurocognitiva. O LES também se caracteriza por achados hematológicos como anemia hemolítica (8%), trombocitopenia (22%) e linfadenopatia (12%), bem como por complicações cardiovasculares como trombose (14%) e fenômeno de Raynaud (34%). A prevenção e o tratamento das complicações hematológicas e cardiovasculares não são atualmente abordados nesta revisão. **Diagnóstico**: O American College of Rheumatology (ACR) desenvolveu os critérios de classificação para LES; para fazer um diagnóstico, quatro dos 11 critérios devem ser preenchidos: erupção malar, erupção discóide, fotossensibilidade, úlceras orais, artrite, serosite, distúrbio renal, distúrbio neuropsiquiátrico, distúrbio hematológico, distúrbio imunológico e anticorpo antinuclear.

INCIDÊNCIA/PREVALÊNCIA A prevalência mundial do LES varia bastante. A partir de estudos epidemiológicos baseados na população, tem sido estimado que 1 em 3.450 mulheres (independentemente da raça) no Reino Unido, 1 em 250 mulheres negras nos Estados Unidos, 1 em 1.000 mulheres chinesas e 1 em 4.200 mulheres brancas na Nova Zelândia podem ter LES. Embora a prevalência de LES seja mais alta em pessoas negras do que em pessoas brancas nos Estados Unidos e no Reino Unido, a prevalência de lúpus é baixa na maioria dos países africanos.

ETIOLOGIA/FATORES DE RISCO Embora a causa exata do LES não esteja clara, acredita-se que influências genéticas, ambientais e hormonais possam desempenhar um papel.

PROGNÓSTICO As manifestações de LES que determinam a sobrevida incluem nefrite lúpica, complicações cardiovasculares e envolvimento neuropsiquiátrico. Em estudos de coorte realizados desde 1980, a sobrevida em cinco anos tem excedido 90%, uma taxa de sobrevida maior do que em estudos realizados antes de 1980. Um estudo multicêntrico realizado na Europa encontrou uma probabilidade de sobrevida de 92% em 10 anos após o diagnóstico. Uma probabilidade de sobrevida mais baixa foi detectada naquelas pessoas que se apresentavam no início do estudo com nefropatia (88% em pessoas com nefropatia vs. 94% em pessoas sem nefropatia; P = 0,045). Quando as causas de morte durante os cinco anos iniciais de seguimento (1990 a 1995) foram comparadas com aquelas durante os cinco anos seguintes (1995 a 2000), LES ativo e infecções (29% cada) pareceram ser as causas mais comuns durante os cinco anos iniciais, enquanto tromboses (26%) se tornaram a causa de morte mais comum durante os últimos cinco anos. A raça é um preditor independente de mortalidade; pessoas negras nos Estados Unidos têm um prognóstico pior do que pessoas brancas, da mesma forma que pessoas asiáticas se comparam com pessoas brancas no Reino Unido.

Doenças musculoesqueléticas

Osteoartrite do joelho

David Scott e Anna Kowalczyk

PONTOS-CHAVE

- A osteoartrite do joelho afeta cerca de 10% dos adultos com mais de 60 anos, com risco aumentado naqueles com obesidade e lesões ou anormalidades articulares.

  A progressão da doença nas radiografias é a regra, mas as alterações radiológicas não se correlacionam bem com os sintomas clínicos.

  Não conhecemos a efetividade a longo prazo de nenhum tratamento não-cirúrgico na redução da dor e na melhora da função.

- Exercícios, fisioterapia e o uso de suporte ou enfaixamento da articulação reduzem a dor e a incapacidade em pessoas com osteoartrite de joelho, mas não sabemos se a educação do paciente ou as palmilhas são benéficas.

- Os antiinflamatórios não-esteróides orais ou tópicos reduzem a dor a curto prazo em comparação com placebo, mas podem causar efeitos adversos gastrintestinais, renais e cardíacos.

  O paracetamol reduz a dor a curto prazo em comparação com placebo, mas pode ser menos efetivo do que os AINEs.

  Os analgésicos opióides reduzem a dor na osteoartrite de joelho, mas estão associados com efeitos adversos graves de maneira que não são recomendados como tratamento de primeira linha.

- Os corticosteróides intra-articulares e o hialuronano intra-articular podem melhorar a dor, embora a maioria dos estudos seja de baixa qualidade.

  Não sabemos se acupuntura, capsaicina, glucosamina ou condroitina oral ou intramuscular melhoram os sintomas na osteoartrite do joelho.

- O consenso é de que a prótese total de joelho é o tratamento clinicamente mais efetivo para a osteoartrite grave do joelho.

  A prótese de joelho unicompartimental pode ser mais efetiva do que a prótese de joelho tricompartimental a longo prazo.

  A osteotomia tibial pode ser tão efetiva quanto a prótese de joelho unicompartimental na redução dos sintomas da osteoartrite do compartimento medial do joelho.

(i) Consulte www.clinicalevidence.bmj.com para texto integral e referências.

Quais são os efeitos dos tratamentos não-cirúrgicos para osteoartrite do joelho?	
Benéficos	• Antiinflamatórios não-esteróides orais para alívio da dor a curto prazo
	• Exercícios e fisioterapia (alívio da dor e melhora da função)
Provavelmente benéficos	• Analgésicos orais simples (alívio da dor apenas a curto prazo)
	• Antiinflamatórios não-esteróides tópicos (alívio da dor a curto prazo)
	• Corticosteróides intra-articulares (alívio da dor a curto prazo)
	• Enfaixamento
	• Hialuronano intra-articular
	• Suporte para articulação

Doenças musculoesqueléticas
Osteoartrite do joelho

Contrabalanço entre benefícios e danos	• Analgésicos opióides
Efetividade desconhecida	• Acupuntura
	• Capsaicina
	• Condroitina
	• Educação (para auxiliar o autocuidado)
	• Glucosamina
	• Palmilhas

Quais são os efeitos dos tratamentos cirúrgicos para osteoartrite do joelho?

Provavelmente benéficos	• Osteotomia
	• Prótese de joelho

Data da pesquisa: outubro de 2006

DEFINIÇÃO A osteoartrite é uma condição heterogênea, para a qual a prevalência, os fatores de risco, as manifestações clínicas e o prognóstico variam de acordo com as articulações afetadas. Ela afeta mais comumente os joelhos, o quadril, as mãos e as articulações apofisárias espinais. Ela é caracterizada por áreas focais de lesão às superfícies cartilaginosas das articulações sinoviais associadas com remodelação do osso subjacente e sinovite leve. É variavelmente definida por uma série de características clínicas e/ou radiológicas. Achados clínicos incluem dor, sensibilidade óssea e crepitação. Quando grave, há um estreitamento característico do espaço articular e a formação de osteófitos, com alterações ósseas subcondrais visíveis na radiografia. A osteoartrite do joelho é comum, causa dor considerável e instabilidade freqüente e conseqüentemente costuma resultar em incapacidade física. As alterações radiológicas não estão fortemente associadas com a incapacidade.

INCIDÊNCIA/PREVALÊNCIA A osteoartrite é uma causa comum e importante de dor e de incapacidade em adultos mais velhos. As características radiográficas são praticamente universais em, no mínimo, algumas articulações em pessoas com mais de 60 anos, mas a doença clínica significativa provavelmente ocorre em 10 a 20% das pessoas. A doença do joelho é cerca de duas vezes mais prevalente do que a doença do quadril em pessoas com mais de 60 anos (cerca de 10% vs. 5%). Em um cenário de clínica geral, 1% das pessoas com mais de 45 anos tem um diagnóstico clínico já registrado de osteoartrite do joelho; 5% terão tido o diagnóstico clínico feito em algum momento. Um estudo de coorte baseado na comunidade demonstrou que as características radiológicas da osteoartrite do joelho eram muito comuns: 13% das mulheres entre 45 e 65 anos desenvolveram novos osteófitos de joelho, uma incidência de 3% ao ano.

ETIOLOGIA/FATORES DE RISCO Os fatores de risco para osteoartrite incluem anormalidades no formato da articulação, lesão e inflamação articular prévia. A obesidade é um grande fator de risco para osteoartrite do joelho. Fatores genéticos modulam a obesidade e outros riscos.

PROGNÓSTICO A história natural da osteoartrite do joelho é pouco compreendida. A progressão radiológica é a regra, com 25% dos joelhos osteoartríticos de espaço articular inicialmente normal mostrando dano importante após 10 anos, embora a progressão radiológica não esteja relacionada com achados clínicos. Pessoas com osteoartrite de articulações periféricas de gravidade suficiente para que sejam encaminhadas ao hospital têm, em geral, desfechos ruins, com altos níveis de incapacidade física, ansiedade e depressão; elas também têm alto nível de utilização de recursos de cuidados em saúde, incluindo prótese articular, drogas e aparelhos para auxiliar a deambulação.

Doenças musculoesqueléticas

Osteoartrite do quadril

Jiri Chard, Claire Smith, Stefan Lohmander e David Scott

PONTOS-CHAVE

- O quadril é a segunda grande articulação mais comumente afetada pela osteoartrite, afetando cerca de 5% das pessoas com mais de 60 anos, embora poucos precisem de cirurgia.

    A osteoartrite é caracterizada por áreas focais de dano à superfície cartilaginosa do osso, com remodelamento do osso subjacente e sinovite leve, que causa dor, sensibilidade óssea e crepitação.

    A osteoartrite do quadril parece ser mais provável em pessoas obesas, pessoas que participam de atividades esportivas como corrida ou pessoas que têm ocupações que exigem pesada carga de trabalho físico, como trabalhar na lavoura ou erguer cargas pesadas.

- Os antiinflamatórios não-esteróides orais e os inibidores da cicloxigenase-2 (COX-2) reduzem a dor a curto prazo em pessoas com osteoartrite do quadril em comparação com placebo.

    Os benefícios a longo prazo dos AINEs não são conhecidos, sendo que eles aumentam o risco de efeitos adversos gastrintestinais graves, incluindo hemorragia.

    O paracetamol pode ser menos efetivo do que os AINEs, embora não tenhamos certeza disso. É possível que ele tenha menos probabilidade do que os AINEs de causar dano gastrintestinal.

    A combinação de AINEs mais paracetamol pode ser mais efetiva do que os AINEs isoladamente.

- A condroitina pode reduzir a dor e melhorar a função em pessoas com osteoartrite do quadril, mas a glucosamina pode não ser efetiva na melhora da dor e da função. Contudo, foram realizados muito poucos estudos sobre esses tratamentos.

    Os benefícios de analgésicos opióides, acupuntura, educação para auxiliar o autocuidado, exercícios e apoios físicos permanecem desconhecidos.

- A prótese total de quadril é um tratamento efetivo para osteoartrite do quadril, embora não saibamos quais pessoas têm probabilidade de responder.

    Não sabemos se a osteotomia é benéfica na redução da dor.

(i) **Consulte www.clinicalevidence.bmj.com para texto integral e referências.**

Quais são os efeitos dos tratamentos não-medicamentosos para osteoartrite do quadril?	
Efetividade desconhecida	• Acupuntura
	• Apoios físicos
	• Educação para auxiliar o autocuidado
	• Exercícios

Quais são os efeitos dos tratamentos medicamentosos para osteoartrite do quadril?	
Contrabalanço entre benefícios e danos	• Antiinflamatórios não-esteróides orais (incluindo inibidores da cicloxigenase-2)

Doenças musculoesqueléticas

Osteoartrite do quadril

Efetividade desconhecida	• Analgésicos opióides
	• Analgésicos orais simples (vs. placebo – menos efetivos vs. antiinflamatórios não-esteróides)
	• Antiinflamatórios não-esteróides orais mais analgésicos opióides ou orais simples
	• Capsaicina
	• Condroitina
	• Glucosamina

Quais são os efeitos dos tratamentos cirúrgicos para osteoartrite do quadril?

Benéficos	• Prótese de quadril
Efetividade desconhecida	• Osteotomia

Data da pesquisa: novembro de 2005

DEFINIÇÃO A osteoartrite é uma condição heterogênea, para a qual a prevalência, os fatores de risco, as manifestações clínicas e o prognóstico variam de acordo com as articulações afetadas. Ela afeta mais comumente os joelhos, o quadril, as mãos e as articulações apofisárias espinais. Ela é caracterizada por áreas focais de lesão às superfícies cartilaginosas das articulações sinoviais associadas com remodelação do osso subjacente e sinovite leve. Ela é definida por uma série de características clínicas e/ou radiológicas, as quais variam. Achados clínicos incluem dor, sensibilidade óssea e crepitação. Quando grave, há um estreitamento característico do espaço articular e a formação de osteófitos, com alterações ósseas subcondrais visíveis na radiografia. O quadril é a segunda grande articulação mais comumente afetada pela osteoartrite. Ela está associada com nível significativo de dor, incapacidade e prejuízo à qualidade de vida.

INCIDÊNCIA/PREVALÊNCIA A osteoartrite é uma causa comum e importante de dor e de incapacidade em adultos mais velhos. As características radiográficas são praticamente universais em, no mínimo, algumas articulações em pessoas com mais de 60 anos, mas a doença clínica significativa provavelmente afeta de 10 a 20% das pessoas. A doença do quadril não é tão prevalente quanto a doença do joelho em pessoas com mais de 60 anos (cerca de 5% vs. 10%). O impacto real que a osteoartrite tem em um indivíduo é o resultado de uma combinação de fatores físicos (incluindo co-morbidades), psicológicos, culturais e sociais, e isso pode influenciar os desfechos encontrados em pesquisas – por exemplo, se as co-morbidades não são consideradas para análise.

ETIOLOGIA/FATORES DE RISCO Existe evidência moderada de uma associação positiva entre osteoartrite do quadril e obesidade; participação em atividades esportivas, incluindo corrida; e atividades vocacionais, particularmente envolvendo uma carga de trabalho físico pesada, como o trabalho na lavoura (especialmente por mais de 10 anos) ou o levantamento de cargas pesadas (25 kg ou mais). Existe apenas evidência limitada de uma associação positiva entre a ocorrência de osteoartrite do quadril e a participação em atletismo ou a presença de displasia do quadril em pessoas mais velhas.

PROGNÓSTICO A história natural da osteoartrite do quadril é pouco compreendida. Apenas uma minoria das pessoas com doença clínica do quadril vai progredir e necessitar de cirurgia.

Doenças musculoesqueléticas

Prevenção de fraturas em mulheres pós-menopáusicas

Leif Mosekilde, Peter Vestergaard e Bente Langdahl

PONTOS-CHAVE

- O risco vitalício de fratura em mulheres brancas é de 20% para a coluna, 15% para o punho e 18% para o quadril, com um aumento exponencial no risco após os 50 anos de idade.

  Aproximadamente 13% das pessoas morrem no ano seguinte a uma fratura de quadril, e a maioria dos sobreviventes tem perda parcial ou completa da independência prévia.

- O alendronato, o risedronato e o hormônio paratireóideo reduzem as fraturas vertebrais e não-vertebrais em comparação com placebo.

  O etidronato, o ibandronato, o pamidronato e o raloxifeno reduzem as fraturas vertebrais, mas não têm demonstrado reduzir as fraturas não-vertebrais.

  O raloxifeno protege contra o câncer de mama, mas aumenta os eventos tromboembólicos e os AVCs em comparação com placebo.

  O ranelato de estrôncio reduz as fraturas vertebrais e, em algum grau, as não-vertebrais.

  A calcitonina pode reduzir as fraturas vertebrais em um a cinco anos, mas não tem demonstrado reduzir as fraturas não-vertebrais.

  Foi demonstrado, em um grande ECR, que o clodronato reduz o risco de fraturas não-vertebrais, mas não o das vertebrais. Um ECR pequeno mostrou uma diminuição no risco de fraturas vertebrais, mas não no das não-vertebrais.

- CUIDADO: a terapia de reposição hormonal pode reduzir as fraturas, mas aumenta o risco de câncer de mama e de eventos cardiovasculares.

- A combinação de cálcio mais vitamina D, ou os análogos da vitamina D isoladamente, podem reduzir as fraturas vertebrais e não-vertebrais, mas os estudos têm gerado resultados inconclusivos.

  A monoterapia com cálcio ou vitamina D não tem mostrado reduzir as fraturas.

- Não sabemos se as intervenções não-farmacológicas multifatoriais, incluindo a manipulação ambiental ou os exercícios regulares, reduzem o risco de fraturas.

  Os protetores de quadril podem reduzir o risco de fraturas de quadril em residentes de clínicas geriátricas, mas a adesão tende a ser baixa.

(i) Consulte www.clinicalevidence.bmj.com para texto integral e referências.

Quais são os efeitos dos tratamentos para prevenir fraturas em mulheres pós-menopáusicas?	
Benéficos	- Alendronato - Hormônio paratireóideo - Ranelato de estrôncio - Risedronato
Provavelmente benéficos	- Análogos da vitamina D (alfa-calcidol ou calcitriol) - Cálcio mais vitamina D - Calcitonina - Clodronato - Etidronato - Ibandronato

Doenças musculoesqueléticas
Prevenção de fraturas em mulheres pós-menopáusicas

	• Pamidronato
	• Protetores de quadril
Contrabalanço entre benefícios e danos	• Raloxifeno
Efetividade desconhecida	• Exercícios
	• Intervenções não-farmacológicas multifatoriais
Pouco provavelmente benéficos	• Cálcio isoladamente
	• Vitamina D isoladamente
Provavelmente inefetivos ou que causam danos	• Terapia de reposição hormonal

Data da pesquisa: janeiro de 2007

DEFINIÇÃO Esta revisão trata das intervenções para prevenir fraturas em mulheres pós-menopáusicas. Uma fratura é uma ruptura ou uma rachadura do osso ou da cartilagem, podendo ser sintomática ou assintomática. Os sintomas e os sinais podem incluir imobilidade, dor, sensibilidade, dormência, hematomas, deformidade da articulação, edema articular e deformidade e encurtamento do membro. **Diagnóstico:** A fratura é geralmente diagnosticada com base em um quadro clínico típico (veja acima), combinado com resultados de técnicas de imagem apropriadas. Em geral, nos estudos que tratam de osteoporose, a menopausa é considerada presente 12 meses após a última menstruação.

INCIDÊNCIA/PREVALÊNCIA O risco vitalício de fratura em mulheres brancas é de 20% para a coluna, 15% para o punho e 18% para o quadril. A incidência de fratura pós-menopáusica aumenta com a idade. Estudos observacionais constataram que as taxas de incidência específicas para a idade para a fratura do quadril na pós-menopausa aumentavam exponencialmente a partir dos 50 anos de idade. A incidência de fraturas varia por grupos étnicos. A incidência de fraturas no quadril é mais alta em brancos e então diminui sucessivamente em hispânicos, asiáticos e afro-americanos.

ETIOLOGIA/FATORES DE RISCO Uma fratura surge quando a carga aplicada ao osso excede a competência biomecânica (força) do osso. As fraturas geralmente se originam de trauma, mas podem surgir sem qualquer lesão aparente. Os fatores de risco são aqueles que aumentam o risco de trauma e diminuem a competência biomecânica do osso. Um risco aumentado de trauma existe quando o risco de quedas é aumentado, como naquelas pessoas com visão debilitada, equilíbrio postural diminuído ou distúrbios neurológicos (p. ex., ataxia, AVC, epilepsia). Fatores que diminuem a competência biomecânica do osso e, assim, induzem osteoporose incluem idade avançada, índice de massa corporal ou peso diminuídos, predisposição genética, doenças (p. ex., hipertireoidismo, hiperparatireoidismo e artrite reumatóide), drogas (p. ex., corticosteróides) e fatores ambientais (p. ex., tabagismo). Mulheres pós-menopáusicas estão em risco aumentado de fraturas em comparação com mulheres pré-menopáusicas e homens de todas as idades devido à perda óssea relacionada com os hormônios.

PROGNÓSTICO As fraturas podem resultar em dor, incapacidade a curto ou longo prazo, hemorragia, doença tromboembólica (veja revisão sobre tromboembolismo, pág. 88), choque e morte. As fraturas vertebrais estão associadas com dor, prejuízo físico, atrofia muscular, alterações na forma corporal, perda da função física e menor qualidade de vida. Aproximadamente 13% das pessoas morrem no primeiro ano após uma fratura de quadril, representando o dobro da mortalidade, comparadas com pessoas de idade semelhante sem fratura de quadril. Metade das mulheres idosas que eram independentes se torna parcialmente dependente após uma fratura do quadril. Um terço se torna totalmente dependente.

Doenças musculoesqueléticas

Síndrome da fadiga crônica

Steven Reid, Trudie Chalder, Anthony Cleare, Matthew Hotopf e Simon Wessely

PONTOS-CHAVE

- A síndrome da fadiga crônica (SFC) é caracterizada por fadiga intensa e incapacitante, bem como por outros sintomas, que incluem dor musculoesquelética, transtornos do sono, concentração diminuída e cefaléias.

    A SFC afeta entre 0,006 e 3% da população dependendo dos critérios usados, com as mulheres tendo risco mais elevado do que os homens.

- A terapia de exercícios graduais tem demonstrado melhorar efetivamente as medidas de fadiga e funcionamento físico.

    Intervenções educacionais com encorajamento para exercícios graduais (sessões de tratamento, seguimento por telefone e material educacional explicando os sintomas e encorajando os exercícios no domicílio) melhoram os sintomas mais efetivamente do que material escrito isoladamente.

- A terapia cognitivo-comportamental (TCC) também é efetiva no tratamento da síndrome da fadiga crônica.

    A TCC também pode ser benéfica quando administrada por terapeutas sem experiência específica em síndrome da fadiga crônica, mas que sejam adequadamente supervisionados.

    Em adolescentes, a TCC pode reduzir a intensidade da fadiga e melhorar a freqüência escolar em comparação com nenhum tratamento.

- Não sabemos quão efetivos são os antidepressivos, os corticosteróides e o magnésio intramuscular no tratamento da síndrome da fadiga crônica.

    Os antidepressivos devem ser considerados em pessoas com transtornos afetivos, e os tricíclicos em particular têm valor terapêutico potencial devido às suas propriedades analgésicas.

- Intervenções como suplementos dietéticos, óleo de prímula, nicotinamida adenina dinucleotídeo oral, homeopatia e repouso prolongado não foram estudados de forma suficientemente detalhada para permitir que chegássemos a uma conclusão sobre sua eficácia.

- Um grande estudo constatou que a galantamina não é melhor do que placebo na melhora dos sintomas da síndrome da fadiga crônica.

- Embora haja alguma evidência de que a imunoterapia possa melhorar os sintomas em comparação com placebo, ela está associada com consideráveis efeitos adversos e, portanto, provavelmente não deveria ser oferecida como um tratamento para fadiga crônica.

(i) Consulte www.clinicalevidence.bmj.com para texto integral e referências.

Quais são os efeitos dos tratamentos para síndrome da fadiga crônica?	
Benéficos	- Terapia cognitivo-comportamental - Terapia de exercícios graduais
Efetividade desconhecida	- Antidepressivos - Corticosteróides - Homeopatia - Magnésio intramuscular - Nicotinamida adenina dinucleotídeo oral

Doenças musculoesqueléticas
Síndrome da fadiga crônica

	• Óleo de prímula
	• Repouso prolongado
	• Suplementos dietéticos
Pouco provavelmente benéficos	• Galantamina
Provavelmente inefetivos ou que causam danos	• Imunoterapia

Data da pesquisa: setembro de 2006

DEFINIÇÃO A síndrome da fadiga crônica (SFC) é caracterizada por fadiga intensa e incapacitante e outros sintomas, incluindo dor musculoesquelética, transtornos do sono, concentração diminuída e cefaléias. Duas definições de SFC amplamente usadas, do Centers for Disease Control and Prevention dos Estados Unidos (CDC) (critérios atuais publicados em 1994, os quais substituíram os critérios do CDC publicados em 1988) e de Oxford, Reino Unido, foram desenvolvidas como critérios operacionais para pesquisa. A principal diferença entre essas definições é o número e a intensidade dos sintomas que devem estar presentes além da fadiga. Uma terceira definição operacional, os critérios australianos, é semelhante aos critérios diagnósticos do CDC e também tem sido usada em ensaios de tratamento. Os critérios de 1994 do CDC foram recentemente revisados com o objetivo de melhorar a determinação de casos para pesquisa. Os critérios de exclusão foram esclarecidos, e o uso de instrumentos específicos para a avaliação dos sintomas foi recomendado.

INCIDÊNCIA/PREVALÊNCIA Estudos na comunidade e em centros de atenção primária relataram uma prevalência de SFC de 0,007 a 2,8% na população adulta geral e de 0,006 a 3,0% em cuidados primários, dependendo dos critérios usados.

ETIOLOGIA/FATORES DE RISCO Apesar de considerável esforço para realizar pesquisa e várias hipóteses, a causa da SFC é pouco compreendida. Anormalidades endócrinas e imunológicas foram encontradas em muitas pessoas, embora não esteja claro se essas alterações são causais ou parte do curso da síndrome. Certas doenças infecciosas como vírus Epstein-Barr, febre Q e meningite viral estão associadas com um risco maior de SFC, mas muitas pessoas não têm evidência de infecção viral e não há evidência de infecção persistente. As mulheres apresentam maior risco do que os homens (RR 1,3 a 1,7, dependendo dos critérios diagnósticos usados; intervalos de confiança não relatados). Análises populacionais nos Estados Unidos têm constatado que indivíduos brancos apresentam um risco mais baixo de SFC em comparação com latino-americanos, afro-americanos e americanos nativos.

PROGNÓSTICO Os estudos têm se concentrado em pessoas que consultam em clínicas especializadas. Uma revisão sistemática de estudos de prognóstico (data da pesquisa, 1996) constatou que as crianças com SFC tinham desfechos melhores do que os adultos: 54 a 94% das crianças mostraram melhora definida nos sintomas (após até seis anos de seguimento), enquanto 20 a 50% dos adultos mostraram alguma melhora a médio prazo (12 a 39 meses) e somente 6% retornaram aos níveis pré-mórbidos de funcionamento. Apesar do fardo considerável de morbidade associada com SFC, não encontramos evidência de mortalidade aumentada. A revisão sistemática constatou que uma duração mais longa da doença, a intensidade da fadiga, co-morbidade por depressão e ansiedade e uma atribuição física para SFC são fatores associados com um prognóstico pior.

Doenças musculoesqueléticas

Síndrome do túnel do carpo

Nigel Ashworth

PONTOS-CHAVE

- A síndrome do túnel do carpo é uma neuropatia causada pela compressão do nervo mediano dentro do túnel do carpo.

    Os sintomas clássicos incluem dormência, formigamento, queimação ou dor em pelo menos dois dos três dedos supridos pelo nervo mediano (isto é, o polegar, o dedo indicador e o dedo médio).

    Os sintomas podem se resolver dentro de seis meses em quase um terço das pessoas – particularmente as mais jovens – enquanto um prognóstico pior em geral é indicado por sintomas bilaterais e um teste de Phalen positivo. Porém, a intensidade dos sinais e sintomas não se correlaciona bem com a extensão do dano ao nervo.

- O tratamento com corticosteróides (tanto sistêmico quanto com injeção local) parece ser benéfico no tratamento da síndrome do túnel do carpo, embora a evidência sugira que haja uma melhora maior nos desfechos a longo prazo com as injeções locais em comparação com a administração sistêmica.

    Os riscos associados com as injeções locais de corticosteróides no túnel do carpo incluem ruptura do tendão e injeção no nervo mediano.

- Não sabemos se os antiinflamatórios não-esteróides ou a piridoxina são efetivos no tratamento da síndrome do túnel do carpo, já que os ECRs identificados foram muito pequenos para tirar conclusões confiáveis.

- Parece improvável que os diuréticos sejam benéficos no tratamento da síndrome do túnel do carpo.

- Não sabemos se exercícios de deslizamento dos nervos e tendões, ultra-som terapêutico ou talas para pulso são efetivos no alívio dos sintomas da síndrome do túnel do carpo.

- A cirurgia parece melhorar os desfechos clínicos em comparação com as talas para pulso, mas não é tão efetiva quanto as injeções locais de corticosteróides.

    Tanto a liberação endoscópica quanto a aberta do túnel do carpo parecem melhorar os sintomas, embora os dados não sejam claros sobre qual é a forma mais benéfica. Ambas estão associadas com vários efeitos adversos.

    A neurólise interna em conjunto com a liberação aberta do túnel do carpo não parece aliviar os sintomas em comparação com a liberação aberta do túnel do carpo isoladamente.

- O uso de talas para pulso após a liberação do túnel do carpo não tem efeito na melhora da função motora e parece aumentar a dor em comparação com a cirurgia isoladamente.

(i) Consulte www.clinicalevidence.bmj.com para texto integral e referências.

Quais são os efeitos dos tratamentos medicamentosos para síndrome do túnel do carpo?	
Provavelmente benéficos	• Corticosteróides (injeção local) • Corticosteróides sistêmicos
Efetividade desconhecida	• Antiinflamatórios não-esteróides • Diuréticos • Piridoxina

Doenças musculoesqueléticas

Síndrome do túnel do carpo

Quais são os efeitos dos tratamentos não-medicamentosos para síndrome do túnel do carpo?

Efetividade desconhecida	• Acupuntura
	• Exercícios de deslizamento dos nervos e dos tendões
	• Massoterapia
	• Talas para pulso
	• Ultra-som terapêutico

Quais são os efeitos do tratamento cirúrgico para síndrome do túnel do carpo?

Contrabalanço entre benefícios e danos	• Cirurgia *versus* injeção local de corticosteróides (não está claro qual é a mais efetiva; ambas associadas com efeitos adversos)
	• Cirurgia vs. tala para pulso (cirurgia mais efetiva, mas associada com efeitos adversos)
	• Liberação endoscópica do túnel do carpo *versus* liberação aberta do túnel do carpo (parecem ser igualmente efetivas na melhora dos sintomas, mas ambas associadas com efeitos adversos)
Efetividade desconhecida	• Cirurgia (vs. nenhum tratamento ou placebo)
Pouco provavelmente benéficos	• Neurólise interna em conjunto com liberação aberta do túnel do carpo

Quais são os efeitos do tratamento pós-operatório para síndrome do túnel do carpo?

Pouco provavelmente benéficos	• Talas para pulso após cirurgia de liberação do túnel do carpo

Data da pesquisa: dezembro de 2006

DEFINIÇÃO A síndrome do túnel do carpo (STC) é uma neuropatia causada pela compressão do nervo mediano dentro do túnel do carpo. Os sintomas clássicos da STC incluem dormência, formigamento, ardência ou dor em, no mínimo, dois dos três dedos supridos pelo nervo mediano (isto é, polegar, indicador e médio). A American Academy of Neurology descreveu critérios diagnósticos que se baseiam em uma combinação de sintomas e achados do exame físico. Outros critérios diagnósticos incluem os resultados de estudos eletrofisiológicos.

INCIDÊNCIA/PREVALÊNCIA Um inquérito na população geral em Rochester, Minnesota, encontrou uma incidência ajustada para idade da STC de 105 (IC 95% 99 a 112) casos por 100.000 pessoas anos. As taxas de incidência ajustada para idade foram 52 (IC 95% 45 a 59) casos por 100.000 pessoas anos para homens e 149 (IC 95% 138 a 159) casos por 100.000 pessoas anos para mulheres. O estudo encontrou taxas de incidência aumentadas de 88 (IC 95% 75 a 101) casos por 100.000

(continua)

Doenças musculoesqueléticas
Síndrome do túnel do carpo

(continuação)

pessoas anos em 1961 a 1965 para 125 (IC 95% 112 a 138) casos por 100.000 pessoas anos em 1976 a 1980. As taxas de incidência da STC aumentaram com a idade para homens; para mulheres, elas atingiram um pico entre 45 e 54 anos. Uma análise na população geral na Holanda encontrou uma prevalência de 1% para homens e de 7% para mulheres. Um estudo mais abrangente no sul da Suécia encontrou uma prevalência na população geral da STC de 3% (IC 95% 2% a 3%). Tal qual em outros estudos, a prevalência geral em mulheres foi maior do que em homens (proporção entre homens e mulheres, 1:1,4); porém, entre pessoas idosas, a prevalência em mulheres foi quase quatro vezes maior do que em homens (grupo etário 65 a 74 anos: homens 1%, IC 95% 0% a 4%; mulheres 5%, IC 95% 3% a 8%). Mais de 50% das mulheres grávidas desenvolvem sintomas de STC. Porém, muitos ensaios excluem as mulheres grávidas, e não identificamos nenhum ECR que avaliasse o tratamento de STC induzida pela gestação. A fisiopatologia da STC idiopática e a da induzida pela gestação são provavelmente diferentes, com uma consideração importante na STC induzida pela gestação sendo a retenção de líquidos. Assim, as estratégias para reduzir a retenção de líquidos serão provavelmente mais benéficas na STC induzida pela gestação do que tem sido demonstrado na STC idiopática.

ETIOLOGIA/FATORES DE RISCO A maioria dos casos de STC não tem uma causa facilmente identificável (idiopáticos). As causas secundárias de STC incluem as seguintes: lesões expansivas (tumores, tecido sinovial hipertrófico, calo de fratura e osteófitos); metabólicas e fisiológicas (gestação, hipotireoidismo, artrite reumatóide); infecções; neuropatias (associadas com diabetes melito ou alcoolismo); e distúrbios familiares. Um estudo de caso-controle constatou que os fatores de risco na população geral incluíam atividades repetitivas que exigiam extensão ou flexão do pulso, obesidade, dieta para emagrecer rapidamente, estatura mais baixa, histerectomia sem ooforectomia e menopausa recente.

PROGNÓSTICO Um estudo observacional (STC definida por sintomas e por resultados de estudo eletrofisiológico) verificou que 34% das pessoas com STC idiopática sem tratamento tiveram resolução completa dos sintomas (remissão) dentro de seis meses do diagnóstico. As taxas de remissão foram maiores para grupos etários mais jovens e para mulheres. Um estudo observacional em mulheres grávidas constatou que na maioria dos casos a síndrome do túnel do carpo induzida pela gestação melhorava espontaneamente após o parto, porém algumas mulheres se queixavam de sintomas de STC um ano após o parto. Um estudo observacional mais recente da STC idiopática não-tratada também demonstrou que os sintomas podem melhorar espontaneamente em algumas pessoas. Os principais indicadores prognósticos positivos foram a duração curta dos sintomas e a idade mais jovem, enquanto os sintomas bilaterais e um teste de Phalen positivo foram indicadores de um prognóstico pior.

Doenças musculoesqueléticas
Torção do tornozelo

Peter Struijs e Gino Kerkhoffs

PONTOS-CHAVE

- A lesão do complexo ligamentar lateral da articulação do tornozelo ocorre em cerca de 1 por 10.000 pessoas ao dia, respondendo por um quarto de todas as lesões relacionadas com esportes.

  A dor pode ser localizada na porção lateral do tornozelo.

  Queixas residuais incluem instabilidade da articulação, rigidez e edema intermitente, tendo maior probabilidade de ocorrer após dano mais extenso à cartilagem.

  As torções recorrentes podem aumentar o dano e o risco de degeneração da articulação a longo prazo.

- Apesar da visão de consenso de que a imobilização é mais efetiva do que nenhum tratamento, os estudos têm mostrado que a imobilização piora a função e os sintomas a curto e a longo prazo em comparação com o tratamento funcional.

  A cirurgia e a imobilização podem ter desfechos semelhantes em termos de dor, edema e recorrência, mas a cirurgia pode aumentar a estabilidade da articulação.

- O tratamento funcional, que consiste em mobilização precoce e suporte externo, melhora a função e a estabilidade do tornozelo em comparação com tratamento mínimo ou imobilização.

  Não sabemos qual é o tratamento funcional mais efetivo ou de que forma os tratamentos funcionais se comparam com a cirurgia.

- O ultra-som não tem mostrado melhorar os sintomas ou a função em comparação com o ultra-som simulado.

  O tratamento com frio pode reduzir o edema em comparação com calor ou banho de contraste, mas não tem mostrado melhorar os sintomas em comparação com placebo.

  Não sabemos se diatermia, ungüento homeopático ou fisioterapia (terapia física) melhoram a função em comparação com placebo, já que poucos estudos foram encontrados.

(i) **Consulte www.clinicalevidence.bmj.com para texto integral e referências.**

Quais são os efeitos das estratégias de tratamento para as rupturas agudas de ligamento do tornozelo?

Benéficos	• Tratamento funcional (mobilização precoce com uso de um suporte externo)
Provavelmente benéficos	• Imobilização
Contrabalanço entre benefícios e danos	• Cirurgia
Efetividade desconhecida	• Diatermia
	• Fisioterapia (terapia física)
	• Tratamento com frio
	• Ungüento homeopático

Torção do tornozelo

Pouco provavelmente benéficos	• Ultra-som

Data da pesquisa: março de 2007

DEFINIÇÃO A torção do tornozelo é uma lesão do complexo ligamentar lateral da articulação do tornozelo. A lesão é graduada com base na gravidade. O grau I é uma distensão leve do complexo ligamentar, sem instabilidade articular; o grau II é uma ruptura parcial do complexo ligamentar, com instabilidade leve da articulação (como a ruptura isolada do ligamento talofibular anterior); o grau III envolve a ruptura completa do complexo ligamentar, com instabilidade articular. Essa graduação tem conseqüências práticas limitadas, já que tanto as lesões de grau II como as de grau III são tratadas da mesma maneira e as lesões de grau I não precisam de tratamento específico após o diagnóstico. A menos que referido de outra forma, os estudos apontados nesta revisão não especificam os graus de lesão incluídos ou englobaram tanto grau II como grau III.

INCIDÊNCIA/PREVALÊNCIA A torção do tornozelo é um problema comum no atendimento médico de urgência, ocorrendo em uma taxa de cerca de 1 lesão/10.000 pessoas por dia. As lesões do complexo ligamentar lateral do tornozelo respondem por um quarto de todas as lesões esportivas.

ETIOLOGIA/FATORES DE RISCO O mecanismo habitual de lesão é a inversão e a adução (geralmente referida como supinação) da planta flexionada do pé. Os fatores predisponentes são uma história de torções de tornozelo, síndrome da hiperfrouxidão ligamentar e maus alinhamentos específicos, como o crus varo e pé cavo-varo.

PROGNÓSTICO Alguns esportes (p. ex., basquete, futebol americano/futebol e vôlei) estão associados com uma incidência particularmente alta de lesões no tornozelo. A dor e o edema intermitente são os problemas residuais mais freqüentes, geralmente localizados na porção lateral do tornozelo. Outras queixas residuais incluem a instabilidade mecânica e a rigidez. As pessoas com lesão mais extensa da cartilagem têm uma incidência maior de queixas residuais. A longo prazo, a lesão traumática inicial da cartilagem pode levar a alterações degenerativas, especialmente se houver instabilidade persistente ou recorrente. Cada torção subseqüente tem o potencial de acrescentar novas lesões.

Cefaléia crônica do tipo tensional

Nicholas Silver

PONTOS-CHAVE

- A cefaléia crônica do tipo tensional (CCT) é um distúrbio que evolui da cefaléia episódica do tipo tensional, com episódios diários ou freqüentes de cefaléia que dura de minutos a dias.

  Ela afeta 4,1% da população geral nos Estados Unidos, sendo mais prevalente em mulheres (até 65% dos casos).

- Encontramos evidências limitadas sobre o tratamento da CCT.

  O uso regular de medicação para alívio da dor aguda pode causar sintomas de cefaléia crônica e reduzir a efetividade do tratamento profilático.

- Não encontramos evidência suficiente para julgar a efetividade dos benzodiazepínicos ou dos inibidores seletivos da recaptação da serotonina no tratamento da CCT, embora ambos estejam comumente associados com efeitos adversos significativos.

- A amitriptilina e a mirtazapina são igualmente efetivas na redução da duração e da freqüência da CCT, embora a amitriptilina esteja associada com um perfil de efeitos adversos menos favorável.

  Não encontramos evidência que examinasse a efetividade de outros antidepressivos tricíclicos ou noradrenérgicos e serotoninérgicos específicos.

  A toxina botulínica não parece ser um tratamento útil para a CCT e está associada com muitos efeitos adversos, incluindo fraqueza facial, dificuldade de deglutição e distúrbio de sensibilidade local.

  Quanto aos tratamentos não-medicamentosos, a terapia cognitivo-comportamental parece reduzir os sintomas de CCT.

  Não sabemos se outros tratamentos não-medicamentosos como relaxamento e *biofeedback* eletromiográfico ou acupuntura são efetivos no tratamento de CCT.

(i) **Consulte www.clinicalevidence.bmj.com para texto integral e referências.**

Quais são os efeitos dos tratamentos medicamentosos para cefaléia crônica do tipo tensional?

Benéficos	• Amitriptilina
	• Mirtazapina (evidência apenas a curto prazo)
Efetividade desconhecida	• Antidepressivos inibidores da recaptação da serotonina
	• Antidepressivos tricíclicos (exceto amitriptilina)
Provavelmente inefetivos ou que causam danos	• Benzodiazepínicos
	• Medicação regular para alívio da dor aguda
	• Toxina botulínica

Quais são os efeitos dos tratamentos não-medicamentosos para cefaléia crônica do tipo tensional?

Provavelmente benéficos	• Terapia cognitivo-comportamental
Efetividade desconhecida	• Acupuntura

Doenças neurológicas

Cefaléia crônica do tipo tensional

- Massagem indiana da cabeça
- Relaxamento e *biofeedback* eletromiográfico

Data da pesquisa: outubro de 2005

DEFINIÇÃO A cefaléia crônica do tipo tensional (CCT) é um distúrbio que evolui da cefaléia episódica do tipo tensional, com episódios diários ou freqüentes de cefaléia com duração de minutos a dias. Os critérios de 2004 da International Headache Society para CCT são cefaléias em 15 ou mais dias por mês (180 dias/ano) por, no mínimo, três meses; dor que é bilateral, em pressão ou aperto em qualidade e não-pulsátil, de intensidade leve ou moderada, que não piora com as atividades físicas de rotina, como caminhar ou subir escadas; presença de apenas uma característica clínica adicional (náuseas leves, fotofobia ou fonofobia) e ausência de náuseas moderadas/graves ou vômitos. A CCT costuma ser considerada uma cefaléia sem traços característicos. Nem todos os especialistas concordam que achados discretos mais tipicamente vistos na enxaqueca, como fotofobia, fonofobia, etc., devam ser incluídos na definição operacional de CCT, e em geral é difícil distinguir a enxaqueca leve da cefaléia do tipo tensional. A CCT deve ser diferenciada de causas de cefaléia crônica diária, que necessitam de estratégias de tratamento diferentes (p. ex., cefaléia persistente diária nova, cefaléia por abuso de medicação, enxaqueca crônica e hemicrania contínua). Muitas pessoas que desenvolvem cefaléia diária crônica devido à enxaqueca crônica ou ao abuso de medicação também desenvolvem cefaléias enxaquecosas leves "de fundo" que podem ser mal-interpretadas como CCT coincidente. Dessa forma, é extremamente importante obter uma história completa da cefaléia para trazer à tona as características individuais da cefaléia e procurar por pródromos ou achados associados que possam indicar um diagnóstico alternativo. Ao contrário da CCT, a cefaléia episódica do tipo tensional pode durar de 30 minutos a 7 dias, e ocorre por menos do que 180 dias por ano. O maior obstáculo para estudar a cefaléia do tipo tensional é a falta de qualquer característica única comprovada, específica ou confiável, clínica ou biológica, que defina a doença. Termos baseados em mecanismos presumidos (cefaléia por contratura muscular, cefaléia tensional) não são definidos operacionalmente. Estudos mais antigos que usam esses termos podem ter incluído pessoas com muitos tipos diferentes de cefaléia.

INCIDÊNCIA/PREVALÊNCIA A prevalência da cefaléia crônica diária em um inquérito na população geral dos Estados Unidos foi de 4,1%. Metade dos pacientes atendia aos critérios da International Headache Society para CCT. Em um inquérito de 2.500 estudantes não-graduados nos Estados Unidos, a prevalência da CCT foi de 2%. A prevalência da CCT foi de 2,5% em um inquérito de 975 indivíduos na população dinamarquesa. Um estudo baseado na comunidade em Cingapura (2.096 pessoas da população geral) verificou que a prevalência foi de 1,8% em mulheres e de 0,9% em homens.

ETIOLOGIA/FATORES DE RISCO A cefaléia do tipo tensional é mais prevalente em mulheres (65% dos casos em um estudo). Os sintomas iniciam antes dos 10 anos de idade em 15% das pessoas com CCT. A prevalência declina com a idade. Há uma história familiar de alguma forma de cefaléia em 40% das pessoas com CCT, embora um estudo em gêmeos tenha constatado que o risco de CCT foi semelhante em gêmeos idênticos e não-idênticos.

PROGNÓSTICO A prevalência da CCT declina com a idade.

Doenças neurológicas

Distonia

Ailsa Snaith e Derick Wade

PONTOS-CHAVE

- A distonia é caracterizada por contrações musculares involuntárias que resultam em posturas anormais e torção de partes do corpo.
  Ela é geralmente uma condição vitalícia com dor e incapacidade persistentes.
  A distonia focal afeta uma única parte do corpo; a distonia generalizada pode afetar a maior parte ou todo o corpo.
  Ela é mais comum em mulheres, e alguns tipos de distonia são mais comuns em pessoas de descendência de judeus *ashkenazi* europeus.
- A toxina botulínica é efetiva no alívio dos sintomas de distonia cervical em adultos.
  Tanto a toxina botulínica A quanto a toxina botulínica B são efetivas.
  Encontramos a maior parte da evidência para a toxina botulínica, e ela é a base do tratamento moderno para a distonia focal.
- Não sabemos se outros tratamentos medicamentosos são efetivos (benzodiazepínicos, inibidores do GABA, antipsicóticos atípicos, anticonvulsivantes, agonistas e antagonistas dopaminérgicos) para distonia focal ou generalizada.
- Não sabemos se intervenções cirúrgicas são efetivas (talamotomia, palidotomia, estimulação cerebral profunda do tálamo e globo pálido, desnervação periférica seletiva, miectomia ou descompressão microvascular) para distonia focal ou generalizada.
- A maioria das pessoas fará fisioterapia após o diagnóstico, mas não há abordagem consistente para o tratamento.

(i) **Consulte www.clinicalevidence.bmj.com para texto integral e referências.**

Quais são os efeitos dos tratamentos medicamentosos para distonia focal?

Benéficos	• Toxina botulínica (na distonia cervical; tanto a toxina A quanto a toxina B são benéficas em comparação com placebo e igualmente efetivas quando comparadas entre si)
Efetividade desconhecida	• Agonistas e antagonistas dopaminérgicos
	• Anticonvulsivantes
	• Benzodiazepínicos
	• Drogas anticolinérgicas
	• Drogas antipsicóticas atípicas
	• Inibidores do ácido gama-aminobutírico (GABA)

Quais são os efeitos dos tratamentos medicamentosos para distonia generalizada?

Efetividade desconhecida	• Agonistas e antagonistas dopaminérgicos
	• Anticonvulsivantes
	• Benzodiazepínicos
	• Drogas anticolinérgicas
	• Drogas antipsicóticas atípicas

Doenças neurológicas

Distonia

	• Inibidores do ácido gama-aminobutírico (GABA) • Inibidores do receptor de acetilcolina

Quais são os efeitos dos tratamentos cirúrgicos para distonia focal?

Efetividade desconhecida	• Descompressão microvascular • Desnervação periférica seletiva • Estimulação cerebral profunda do tálamo e do globo pálido • Miectomia • Palidotomia • Talamotomia

Quais são os efeitos dos tratamentos cirúrgicos para distonia generalizada?

Efetividade desconhecida	• Descompressão microvascular • Desnervação periférica seletiva • Estimulação cerebral profunda do tálamo e do globo pálido • Miectomia • Palidotomia • Talamotomia

Quais são os efeitos dos tratamentos físicos para distonia focal?

Provavelmente benéficos	• Fisioterapia para distonia cervical em crianças (classificação baseada em séries de casos)
Efetividade desconhecida	• Acupuntura • *Biofeedback* • Fonoterapia • Manipulação quiroprática • Osteopatia • Terapia ocupacional

Quais são os efeitos dos tratamentos físicos para distonia generalizada?

Efetividade desconhecida	• Acupuntura • *Biofeedback* • Fisioterapia • Fonoterapia • Manipulação quiroprática

Doenças neurológicas

Distonia

- Osteopatia
- Terapia ocupacional

Data da pesquisa: maio de 2006

DEFINIÇÃO A distonia é um distúrbio neurológico caracterizado por contrações musculares anormais e involuntárias que resultam em posturas anormais e/ou torção sustentadas e movimentos repetitivos de partes do corpo. Ela é causada por disfunção do sistema de controle motor no sistema nervoso central. A distonia é mais simplesmente classificada pela localização: a **distonia focal** envolve uma única parte do corpo; a **distonia multifocal** envolve duas ou mais partes do corpo não relacionadas; a **distonia segmentar** afeta duas ou mais partes adjacentes do corpo; a **hemidistonia** envolve o braço e a perna no mesmo lado do corpo; e a **distonia generalizada** afeta a maior parte ou todo o corpo. Para os propósitos desta revisão, classificamos a distonia em distonia focal e distonia generalizada/outras. As disfunções do sistema nervoso central que causam distonia não são conhecidas. **Diagnóstico**: O diagnóstico clínico da distonia se baseia nos achados típicos de contrações musculares anormais, involuntárias e prolongadas que levam a uma postura anormal da área afetada. Não existe teste diagnóstico definitivo para distonia. A investigação envolve tipicamente história e exame físico, testes laboratoriais e exames de imagem para estabelecer a gravidade e causas potenciais. Os testes laboratoriais e de neuroimagem podem ajudar a descartar causas metabólicas ou estruturais.

INCIDÊNCIA/PREVALÊNCIA A distonia ocorre no mundo todo. Nos Estados Unidos, a prevalência de distonia focal tem sido relatada como 30 pessoas por 100.000, e a de distonia generalizada como 0,2 a 6,7 pessoas por 100.000. Na Europa, a prevalência de distonia primária tem sido estimada em 15,2 por 100.000 pessoas. A distonia cervical (torcicolo) é a forma adulta mais comum de distonia focal, com uma prevalência na Europa de 5,7 por 100.000, seguida por blefaroespasmo (fechamentos palpebrais forçados), que afeta 3,6 por 100.000, e distonias de membros (p. ex., cãibra do escritor), que afetam 1,4 por 100.000. A distonia ocorre com maior freqüência em mulheres e a distonia generalizada afeta mais pessoas descendentes de judeus *ashkenazi*.

ETIOLOGIA/FATORES DE RISCO A fisiopatologia da distonia permanece incerta. A distonia pode ocorrer devido à transmissão neuroquímica anormal dos gânglios da base, do tronco cerebral ou de ambos, resultando em execução anormal do controle motor. Existe debate sobre em que medida fatores psicológicos causam distonia, embora eles possam claramente exacerbá-la. A distonia pode ser classificada como primária (em que a causa subjacente é desconhecida) ou secundária (relacionada a distúrbios conhecidos). Os distúrbios primários podem ser classificados ainda como hereditários ou esporádicos. Atualmente, 13 tipos de distonia podem ser distinguidos com base genética. A distonia secundária pode ocorrer como parte de uma ampla variedade de condições neurológicas, por exemplo, doença de Huntington, doença de Wilson, trauma cranioencefálico, tumores e parkinsonismo; ou ela pode resultar do uso de drogas, por exemplo, drogas neurolépticas e metoclopramida. Não distinguimos entre distonia primária e secundária nesta revisão, embora ambas sejam avaliadas.

PROGNÓSTICO Para a maioria das pessoas, a distonia é um distúrbio vitalício, embora uma pequena minoria tenha remissão completa. A maioria das pessoas com distonia tem uma expectativa de vida normal, mas com sintomas continuados. A presença e a gravidade dos sintomas são imprevisíveis, já que os sintomas podem flutuar com o tempo (p. ex., situações estressantes podem piorar os sintomas) ou eles podem desaparecer ou se estabilizar por um período de tempo. Independentemente da causa, as contrações distônicas podem ter um curso crônico e causar dor persistente e incapacidade grave. Além disso, o constrangimento (provocado pelos sintomas) pode causar retraimento social. O prognóstico parece depender de vários fatores, incluindo idade de início, distribuição e causa. A distonia focal pode tornar-se generalizada com o tempo. A distonia com uma idade de início tardia tem menor probabilidade de generalizar-se do que a distonia que se inicia na infância. Da mesma forma, a distonia que inicia no pescoço tem menor probabilidade de generalizar-se do que a distonia que se inicia nos membros.

Doenças neurológicas

Doença de Parkinson

Carl E. Clarke e A. Peter Moore

PONTOS-CHAVE

- Cerca de 1% dos adultos tem doença de Parkinson, com um tempo médio de nove anos entre o diagnóstico e a morte.
- A levodopa é considerada efetiva na redução dos sintomas na doença de Parkinson inicial, mas pode causar discinesias irreversíveis e flutuação motora a longo prazo. Não sabemos se a levodopa ou qualquer outro tratamento melhora a sobrevida.

    A levodopa de liberação modificada não parece mais efetiva do que a levodopa de liberação imediata na melhora dos sintomas e no retardo das complicações motoras.

- Os inibidores da monoaminoxidase tipo B (IMAOs B) podem melhorar os sintomas, reduzir as flutuações motoras e diminuir a necessidade de levodopa, mas podem provocar efeitos adversos.
- Não sabemos se a amantadina é benéfica para pessoas com doença de Parkinson inicial, embora ela seja atualmente usada para tratar a discinesia. Pessoas que tomam amantadina para discinesia no Parkinson inicial podem ter um risco mais alto de efeitos adversos psiquiátricos nos estágios finais da doença.
- A adição de um inibidor da catecol-O-metiltransferase (COMT) ou de um agonista da dopamina à levodopa, ou o uso de agonistas da dopamina como monoterapia, pode reduzir o tempo "off" e melhorar os sintomas em comparação com a levodopa isoladamente, mas pode causar efeitos adversos.

    O inibidor da COMT tolcapone pode causar toxicidade hepática fatal.

- A cirurgia pode ser considerada em pessoas com doença de Parkinson avançada, mas pode causar fatalidades. As complicações pós-operatórias incluem problemas de fala e apraxia.

    Embora falte evidência, muitos médicos acreditam que tanto a estimulação cerebral profunda palidal quanto a estimulação cerebral profunda do núcleo subtalâmico melhoram os sintomas da doença de Parkinson avançada.

    A estimulação cerebral profunda dos núcleos subtalâmicos bilaterais pode levar a uma melhora maior nos sintomas motores, porém a mais prejuízo cognitivo, do que a estimulação cerebral profunda palidal. A estimulação cerebral profunda palidal está associada com complicações intra-operatórias graves.

    A adição de estimulação cerebral profunda do núcleo subtalâmico ao tratamento clínico pode melhorar a qualidade de vida e os sintomas motores em comparação com o tratamento clínico isoladamente ou com outras formas de cirurgia. Ela pode, porém, causar complicações neurológicas, efeitos adversos neuropsicológicos e complicações cirúrgicas fatais.

    A palidotomia unilateral pode melhorar os sintomas e a função mais do que o tratamento clínico, mas pode ser menos efetiva do que a estimulação subtalâmica bilateral.

    Não sabemos se a subtalamotomia ou a talamotomia são efetivas.

- Intervenções de enfermagem especializadas, terapia ocupacional, fisioterapia, terapia de fala e de linguagem e terapia de deglutição são geralmente consideradas efetivas e seguras em pessoas com doença de Parkinson, embora poucos estudos tenham sido encontrados.

(i) Consulte www.clinicalevidence.bmj.com para texto integral e referências.

Quais são os efeitos dos tratamentos medicamentosos em pessoas com doença de Parkinson em estágio inicial?	
Benéficos	- Levodopa[†] de liberação imediata (em comparação com placebo ou nenhum tratamento)*

Doenças neurológicas

Doença de Parkinson

Contrabalanço entre benefícios e danos	• Agonistas da dopamina mais levodopa† (redução de discinesia em comparação com levodopa isoladamente, mas com aumento da incapacidade) • Agonistas da dopamina (redução de discinesia e flutuações motoras em comparação com levodopa†, mas associados com aumento de abandono do tratamento e piores escores motores) • Inibidores da monoaminoxidase B
Efetividade desconhecida	• Amantadina
Pouco provavelmente benéficos	• Levodopa† de liberação modificada (não é mais efetiva do que levodopa de liberação imediata)

Quais são os efeitos da adição de outros tratamentos em pessoas com doença de Parkinson que têm complicações motoras pela levodopa?

Provavelmente benéficos	• Adição de amantadina para reduzir discinesia*
Contrabalanço entre benefícios e danos	• Adição de um agonista da dopamina à levodopa† • Adição de um inibidor da catecol-O-metiltransferase (COMT) à levodopa

Quais são os efeitos da cirurgia em pessoas com doença de Parkinson tardia?

Contrabalanço entre benefícios e danos	• Estimulação cerebral profunda do núcleo subtalâmico • Estimulação cerebral profunda palidal • Palidotomia
Efetividade desconhecida	• Estimulação cerebral profunda talâmica • Subtalamotomia • Talamotomia

Quais são os efeitos dos tratamentos de reabilitação e enfermagem em pessoas com doença de Parkinson?

Provavelmente benéficos	• Intervenções por enfermagem especializada em doença de Parkinson*
Efetividade desconhecida	• Fisioterapia • Terapia de deglutição para disfagia • Terapia de fala e de linguagem para distúrbios da fala • Terapia ocupacional

Data da pesquisa: novembro de 2006

---

†Usamos o termo "levodopa" para nos referirmos a uma combinação de levodopa e um inibidor periférico da descarboxilase.
*Classificação baseada em consenso.

Doenças neurológicas

Doença de Parkinson

DEFINIÇÃO A doença de Parkinson idiopática é uma doença neurodegenerativa relacionada à idade e está associada com uma combinação de bradicinesia assimétrica, hipocinesia e rigidez, algumas vezes com tremor em repouso e alterações posturais. Os critérios diagnósticos clínicos têm uma sensibilidade de 80% e uma especificidade de 30% (razão de probabilidade para teste positivo 1,14, para teste negativo 0,67) comparados com o padrão-ouro de diagnóstico na autópsia. A patologia primária é a perda progressiva das células que produzem o neurotransmissor dopamina da substância negra no tronco cerebral. O tratamento visa repor ou compensar a dopamina perdida. Uma boa resposta ao tratamento sustenta – mas não confirma – o diagnóstico. Diversos outros sistemas de neurotransmissores catecolaminérgicos também são afetados na doença de Parkinson. Não há definição consistente do estágio inicial e tardio da doença de Parkinson. Nesta revisão, consideramos como pessoas com doença em estágio inicial aquelas que ainda não desenvolveram complicações motoras associadas com o tratamento prolongado com levodopa (como discinesias e flutuações motoras, também conhecidas como flutuações em "on/off", ou "liga/desliga"). A expressão doença de Parkinson em estágio tardio significa que as complicações motoras do tratamento a longo prazo com levodopa estão presentes.

INCIDÊNCIA/PREVALÊNCIA A doença de Parkinson ocorre mundialmente com incidência igual em ambos os sexos. Em 5 a 10% das pessoas que desenvolvem doença de Parkinson, a condição surge antes dos 40 anos (início na juventude), e a idade média de início é de aproximadamente 65 anos. A prevalência geral ajustada para a idade é 1% mundialmente e 1,6% na Europa, elevando-se de 0,6% aos 60 a 64 anos para 3,5% aos 85 a 89 anos.

ETIOLOGIA/FATORES DE RISCO A causa é desconhecida. A doença de Parkinson pode representar diferentes condições com uma rota final comum. As pessoas podem ser afetadas diferentemente por uma combinação de fatores genéticos e ambientais (vírus, toxinas, 1-metil-4-fenil-1,2,3,6-tetraidropiridina, água de poço, vitamina E e tabagismo). Os parentes de primeiro grau das pessoas afetadas podem ter um risco duas vezes maior de desenvolver doença de Parkinson (17% de chance de desenvolver a condição) comparados com a população geral. Porém, as variedades puramente genéticas provavelmente afetam uma pequena minoria das pessoas com doença de Parkinson. O gene parkin no cromossomo 6 pode estar associado com doença de Parkinson em famílias com, no mínimo, um membro com a doença de início na juventude, e múltiplos fatores genéticos, incluindo o gene tau no cromossomo 17q21, podem estar envolvidos na doença idiopática de início tardio.

PROGNÓSTICO A doença de Parkinson atualmente é incurável. A incapacidade é progressiva e está associada com mortalidade aumentada (o RR de morte comparado com populações-controle pareadas varia de 1,6 a 3). O tratamento pode reduzir os sintomas e lentificar a progressão, mas raramente obtém um controle completo. Se o tratamento reduz a mortalidade é uma questão que permanece controversa. A levodopa pareceu reduzir a mortalidade no Reino Unido por cinco anos após sua introdução, antes de um efeito de *catch-up* (aumento de inclusões) ter sido notado, quando então a mortalidade geral subiu para os níveis prévios. Isso sugeriu um prolongamento limitado da vida. Um estudo de coorte australiano acompanhou 130 pessoas tratadas por 10 anos. A taxa de mortalidade padronizada foi de 1,58 (P <0,001). Em 10 anos, 25% foram internadas em clínicas geriátricas, e somente quatro ainda estavam empregadas. A duração média da doença até a morte foi 9,1 anos. Em um estudo de coorte italiano semelhante, conduzido durante oito anos, o risco relativo de morte para as pessoas afetadas comparado com o de controles saudáveis foi de 2,3 (IC 95% 1,60 a 3,39). A idade na data inicial do censo foi o principal preditor do desfecho (para pessoas <75 anos: RR de morte 1,80, IC 95% 1,04 a 3,11; para pessoas >75 anos: RR de morte 5,61, IC 95% 2,13 a 14,80).

Doenças neurológicas

Epilepsia

Anthony Marson e Sridharan Ramaratnam

PONTOS-CHAVE

- Durante a vida, aproximadamente 3% das pessoas receberão o diagnóstico de epilepsia, mas cerca de 70% das pessoas com epilepsia por fim entram em remissão.
- Após uma primeira convulsão, as drogas antiepilépticas podem retardar ou prevenir convulsões subseqüentes, mas elas podem causar efeitos adversos, e seu benefício a longo prazo não é conhecido.
- A carbamazepina, o fenobarbital, a fenitoína e o valproato de sódio são considerados efetivos no controle das convulsões na epilepsia parcial ou na epilepsia generalizada (tônico-clônica) recém-diagnosticada, mas não encontramos ECRs que os comparassem com placebo, e um ensaio controlado com placebo atualmente não seria considerado ético.
  Revisões sistemáticas não encontraram evidência confiável para basear a escolha entre as drogas antiepilépticas; a carbamazepina é considerada a droga de escolha para epilepsia parcial.
  A adição de drogas de segunda linha ao tratamento habitual reduz a freqüência das convulsões em pessoas com epilepsia parcial resistente às drogas, mas aumenta os efeitos adversos como tontura e sonolência. Não sabemos se alguma delas tem mais probabilidade de reduzir as convulsões em comparação com as outras.
- Em pessoas que ficaram livres de convulsões por pelo menos dois anos sob tratamento, quase 60% daquelas que interrompem o tratamento antiepiléptico permanecerão livres de convulsões, em comparação com quase 80% daquelas que continuam o tratamento.
- Os programas educacionais podem reduzir a freqüência das convulsões e melhorar o funcionamento psicossocial em pessoas com epilepsia, mas não sabemos se outros tratamentos comportamentais ou psicológicos são benéficos.
- Existe consenso de que a lobectomia temporal ou a amigdalo-hipocampectomia podem melhorar o controle das convulsões e a qualidade de vida em pessoas com epilepsia do lobo temporal resistente às drogas, mas elas podem causar efeitos adversos neurológicos.
- A estimulação do nervo vagal em nível alto pode reduzir a freqüência das convulsões em pessoas com convulsões parciais resistentes às drogas, mas ela pode causar rouquidão e dispnéia, e os efeitos a longo prazo não são conhecidos.
- CUIDADO: a vigabatrina, que pode ser usada como tratamento de segunda linha, causa anormalidades concêntricas de campo visual, as quais são provavelmente irreversíveis em cerca de 40% das pessoas.

(i) Consulte www.clinicalevidence.bmj.com para texto integral e referências.

Quais são os benefícios e os riscos de iniciar tratamento medicamentoso antiepiléptico após uma convulsão única?	
Contrabalanço entre benefícios e danos	• Drogas antiepilépticas após uma convulsão única

Quais são os efeitos da monoterapia na epilepsia parcial recém-diagnosticada?	
Benéficos	• Carbamazepina*
	• Fenitoína*
	• Fenobarbital*
	• Valproato de sódio*

Doenças neurológicas

Epilepsia

Quais são os efeitos da monoterapia na epilepsia generalizada (tipo tônico-clônica) recém-diagnosticada?	
Benéficos	• Carbamazepina* • Fenitoína* • Fenobarbital* • Valproato de sódio*

Quais são os efeitos dos tratamentos adicionais em pessoas com epilepsia parcial resistente a drogas?	
Benéficos	• Adição de drogas de segunda linha (gabapentina, levetiracetam, lamotrigina, oxcarbazepina, tiagabina, topiramato, vigabatrina ou zonisamida)

Que pessoas em remissão das convulsões estão em risco de recaída na suspensão do tratamento medicamentoso?	
Contrabalanço entre benefícios e danos	• Suspensão de drogas antiepilépticas para pessoas em remissão

Quais são os efeitos dos tratamentos comportamentais e psicológicos para pessoas com epilepsia?	
Provavelmente benéficos	• Programas educacionais
Efetividade desconhecida	• Aconselhamento familiar • *Biofeedback* • Ioga • Relaxamento mais terapia de modificação comportamental • Terapia cognitivo-comportamental • Terapia de relaxamento

Quais são os efeitos da cirurgia em pessoas com epilepsia do lobo temporal resistente a drogas?	
Benéficos	• Lobectomia temporal*
Provavelmente benéficos	• Amígdalo-hipocampectomia* • Estimulação do nervo vago como terapia adjunta para convulsões parciais
Efetividade desconhecida	• Lesionectomia

Data da pesquisa: novembro de 2005

*Classificação baseada em consenso.

Doenças neurológicas

Epilepsia

DEFINIÇÃO A epilepsia é um grupo de doenças, e não uma doença única. As convulsões podem ser classificadas, por tipo, como parciais ou focais (classificadas como parciais simples, parciais complexas e tônico-clônicas generalizadas secundárias) ou generalizadas (classificadas como tônico-clônicas generalizadas, de ausência, mioclônicas, tônicas e atônicas). Considera-se que uma pessoa tem epilepsia se ela teve duas ou mais convulsões não provocadas.

INCIDÊNCIA/PREVALÊNCIA A epilepsia é comum, tendo uma prevalência estimada no mundo desenvolvido de 5 a 10/1.000 e uma incidência anual de 50/100.000 pessoas. Cerca de 3% das pessoas receberão um diagnóstico de epilepsia em algum momento de suas vidas.

ETIOLOGIA/FATORES DE RISCO A epilepsia é um sintoma, e não uma doença, e pode ser causada por vários distúrbios que envolvem o cérebro. As causas/fatores de risco incluem lesões no parto/neonatais, distúrbios congênitos ou metabólicos, lesões cranianas, tumores, infecções do cérebro ou das meninges, defeitos genéticos, doença degenerativa do cérebro, doença cerebrovascular ou doença desmielinizante. A epilepsia pode ser classificada conforme a causa. As epilepsias **generalizadas idiopáticas** (como a epilepsia mioclônica juvenil ou a epilepsia de ausência da infância) são basicamente genéticas. As **epilepsias sintomáticas** resultam de uma anormalidade cerebral conhecida; por exemplo, a epilepsia do lobo temporal pode resultar de um defeito congênito, de esclerose temporal mesial ou de um tumor. As **epilepsias criptogênicas** são aquelas que não podem ser classificadas como idiopáticas ou sintomáticas.

PROGNÓSTICO Aproximadamente 60% das pessoas não-tratadas não terão novas convulsões durante os dois anos após sua primeira convulsão. Para a maioria das pessoas com epilepsia, o prognóstico é bom. Cerca de 70% entram em remissão, definida como estar livre de convulsões por cinco anos com ou sem tratamento. Os restantes 20 a 30% desenvolvem epilepsia crônica, a qual freqüentemente é tratada com múltiplas drogas antiepilépticas.

Doenças neurológicas

Esclerose múltipla

Richard Nicholas e Jeremy Chataway

PONTOS-CHAVE

- A esclerose múltipla é caracterizada por lesões no sistema nervoso central que causam disfunção neurológica e outros problemas como fadiga, dor, depressão e ansiedade.

  A doença inicial costuma ser recorrente e remitente, mas a maioria das pessoas desenvolve doença progressiva secundária com o tempo. Nenhum tratamento tem demonstrado afetar o desfecho a longo prazo.

  Pode ocorrer incapacidade irreversível, mas a expectativa de vida em geral não é afetada.

- Em pessoas com doença recorrente e remitente, o acetato de glatiramer parenteral e a azatioprina podem reduzir as taxas de recorrência, mas não têm demonstrado afetar a progressão da doença.

  A imunoglobulina intravenosa pode prevenir a recorrência após um primeiro evento desmielinizante, mas não sabemos se ela é efetiva em pessoas com doença recorrente e remitente.

  O interferon beta e a mitoxantrona podem reduzir tanto as exacerbações quanto a progressão da doença.

  O acetato de glatiramer oral pode não reduzir as taxas de recorrência nem retardar a progressão da doença.

  A toxicidade associada com a azatioprina significa que 10% das pessoas não a toleram em doses terapêuticas.

- CUIDADO: o interferon beta e a mitoxantrona têm sido associados com efeitos adversos graves.

- Não sabemos se o interferon beta, a imunoglobulina intravenosa ou o metotrexato retardam a progressão da doença em pessoas com esclerose múltipla progressiva secundária, já que os estudos geraram resultados conflitantes.

- Os corticosteróides podem melhorar os sintomas em pessoas com uma exacerbação aguda de esclerose múltipla em comparação com placebo, mas não sabemos se a plasmaférese ou a imunoglobulina intravenosa são benéficas. Não sabemos qual é o corticosteróide mais efetivo.

  Não sabemos se amantadina, modificação comportamental, modafinil ou exercícios diminuem a fadiga. Os exercícios podem ajudar a manter a força, o condicionamento e a mobilidade, mas os estudos têm sido difíceis de comparar.

  Não sabemos se toxina botulínica, gabapentina, baclofeno intratecal, drogas antiespasmódicas orais ou fisioterapia melhoram a espasticidade.

- A reabilitação hospitalar pode melhorar a função a curto prazo, mas não sabemos se a reabilitação ambulatorial também é benéfica.

(i) Consulte www.clinicalevidence.bmj.com para texto integral e referências.

Quais são os efeitos das intervenções que visam reduzir a taxa de recidiva e de incapacidade em pessoas com esclerose múltipla?

Provavelmente benéficos	• Acetato de glatiramer parenteral em pessoas com esclerose múltipla recorrente e remitente
	• Imunoglobulina intravenosa em pessoas com um primeiro evento desmielinizante
	• Interferon beta em pessoas com um primeiro evento desmielinizante ou com esclerose múltipla recorrente e remitente

Doenças neurológicas
Esclerose múltipla

Contrabalanço entre benefícios e danos	• Azatioprina • Mitoxantrona em pessoas com esclerose múltipla recorrente e remitente
Efetividade desconhecida	• Imunoglobulina intravenosa em pessoas com esclerose múltipla recorrente e remitente ou progressiva secundária • Interferon beta em pessoas com esclerose múltipla progressiva secundária • Metotrexato
Pouco provavelmente benéficos	• Acetato de glatiramer oral em pessoas com esclerose múltipla recorrente e remitente

Quais são os efeitos das intervenções para melhorar os sintomas durante recidiva aguda em pessoas com esclerose múltipla?

Provavelmente benéficos	• Corticosteróides (metilprednisolona, corticotrofina ou dexametasona) *versus* placebo
Efetividade desconhecida	• Corticosteróides (metilprednisolona, corticotrofina ou dexametasona) *versus* um ao outro (evidência insuficiente para comparar a efetividade) • Imunoglobulina intravenosa em pessoas com recidiva aguda de esclerose múltipla • Plasmaférese

Quais são os efeitos dos tratamentos para a fadiga em pessoas com esclerose múltipla?

Efetividade desconhecida	• Amantadina • Exercícios • Modafinil • Modificação comportamental

Quais são os efeitos dos tratamentos para a espasticidade em pessoas com esclerose múltipla?

Efetividade desconhecida	• Baclofeno intratecal • Fisioterapia • Gabapentina • Toxina botulínica • Tratamentos medicamentosos orais

©BMJ Publishing Group Ltd 2007   www.clinicalevidence.bmj.com

Doenças neurológicas

Esclerose múltipla

Quais são os efeitos do cuidado multidisciplinar sobre a incapacidade em pessoas com esclerose múltipla?

Efetividade desconhecida	• Reabilitação ambulatorial
	• Reabilitação hospitalar

Data da pesquisa: janeiro de 2006

DEFINIÇÃO A esclerose múltipla é uma doença inflamatória crônica do sistema nervoso central. O diagnóstico exige evidências de lesões que são separadas tanto no tempo quanto no espaço, bem como a exclusão de outras doenças inflamatórias, estruturais ou hereditárias que possam produzir um quadro clínico semelhante. A doença assume três formas principais: esclerose múltipla recorrente e remitente, caracterizada por episódios de disfunção neurológica entremeados com períodos de estabilidade; esclerose múltipla progressiva primária, em que a incapacidade neurológica progressiva ocorre desde o início; e esclerose múltipla progressiva secundária, na qual a incapacidade neurológica progressiva ocorre mais tardiamente no curso da doença. A perda axonal é o principal determinante do acúmulo de incapacidade irreversível (progressiva) como resultado de inflamação tanto durante a fase recorrente e remitente quanto na fase progressiva da esclerose múltipla, mas também em função da possível neurodegeneração por perda de suporte trófico. O surgimento de tratamento para esclerose múltipla tem levado ao reconhecimento de um primeiro evento desmielinizante ou "síndrome clinicamente isolada" (SCI), um episódio único de disfunção neurológica que dura mais de 24 horas, que pode ser um prelúdio da esclerose múltipla. Os episódios característicos incluem neurite óptica, lesões solitárias do tronco cerebral e mielite transversa, que, quando associadas com alterações na ressonância magnética, resultam em 30 a 70% de risco de esclerose múltipla. Cada vez mais reconhecidas são outras síndromes desmielinizantes antes consideradas distintas da esclerose múltipla. Isso inclui doença de Devic (neuromielite óptica), neurite óptica recidivante e mielite recidivante. Além dos episódios de disfunção neurológica, os sintomas crônicos produzem muito da incapacidade na esclerose múltipla. Os sintomas incluem fadiga (o principal sintoma em dois terços das pessoas), espasticidade, problemas vesicais/intestinais, ataxia/tremor, problemas visuais, dor, depressão/ansiedade, disfagia e disfunção sexual.

INCIDÊNCIA/PREVALÊNCIA A prevalência varia com a geografia e o grupo racial; é maior em populações brancas, em regiões temperadas. Na Europa e na América do Norte, a prevalência é de 1/800 pessoas, com uma incidência anual de 2 a 10/100.000, tornando a esclerose múltipla a causa mais comum de incapacidade neurológica em adultos jovens. A idade de início varia, atingindo um pico entre 20 e 40 anos.

ETIOLOGIA/FATORES DE RISCO A causa permanece incerta, embora as evidências atuais sugiram que a esclerose múltipla seja uma doença auto-imune do sistema nervoso central, resultando de um estímulo ambiental em indivíduos geneticamente suscetíveis. A esclerose múltipla, na verdade, é considerada uma doença única com variantes clínicas, mas há algumas evidências de que ela pode consistir em diversas doenças relacionadas, com características imunológicas, patológicas e genéticas distintas.

PROGNÓSTICO Em 90% das pessoas, a doença inicial é recorrente e remitente. Embora algumas pessoas sigam um curso relativamente benigno durante muitos anos, a maioria desenvolve doença progressiva secundária, em geral de 6 a 10 anos após o início. Em 10% das pessoas, a doença inicial é progressiva primária. Exceto por uma minoria de pessoas com esclerose múltipla "agressiva", a expectativa de vida não é muito afetada, e o curso da doença freqüentemente é de mais de 30 anos de duração.

Doenças neurológicas

Mal das altitudes

David Murdoch

PONTOS-CHAVE

- Até metade das pessoas que sobem a alturas acima de 2.500 metros podem desenvolver mal agudo das montanhas, edema pulmonar ou edema cerebral, com o risco sendo maior com as maiores altitudes e com as maiores velocidades de ascensão.

    Os sintomas do mal agudo das montanhas incluem cefaléia, fraqueza, fadiga, náuseas, insônia e diminuição do apetite.

    Acredita-se, em geral, que os sintomas melhorem em poucos dias se novas subidas não forem tentadas, mas pouco se sabe sobre o prognóstico a longo prazo.

- Pouca pesquisa de boa qualidade foi realizada sobre a prevenção e o tratamento desta condição. O consenso é de que a subida lenta reduz o risco do mal agudo das montanhas.

- A acetazolamida e a dexametasona reduzem o risco do mal agudo das montanhas em comparação com placebo, embora não saibamos se elas são mais ou menos efetivas em comparação entre si ou com outros tratamentos profiláticos.

    A acetazolamida causa poliúria e parestesias em uma grande proporção de pessoas, enquanto, em algumas pessoas, a dexametasona pode causar depressão após a interrupção do tratamento.

- Não sabemos se o *ginkgo biloba* reduz o risco do mal agudo das montanhas em comparação com placebo, mas ele pode ser menos efetivo do que a acetazolamida.

- A dexametasona pode reduzir os escores de sintomas em pessoas com mal agudo das montanhas em comparação com placebo.

- O consenso é de que pessoas que desenvolvem mal agudo das montanhas devem descer se possível, mas não temos conhecimento de nenhum ECR mostrando que isso melhore os sintomas em comparação com o repouso na mesma altitude.

(i) Consulte www.clinicalevidence.bmj.com para texto integral e referências.

Quais são os efeitos das intervenções para prevenir o mal agudo das montanhas?	
Benéficos	• Acetazolamida • Ascensão lenta (ou aclimatação)* • Dexametasona
Efetividade desconhecida	• *Ginkgo biloba*

Quais são os efeitos dos tratamentos para o mal agudo das montanhas?	
Provavelmente benéficos	• Descida em comparação com repouso na mesma altitude* • Dexametasona
Efetividade desconhecida	• Acetazolamida

Data da pesquisa: janeiro de 2007

*Embora não tenhamos encontrado ECRs sobre os efeitos dessas intervenções, há consenso de que elas sejam efetivas.

Doenças neurológicas

Mal das altitudes

DEFINIÇÃO O mal das altitudes (ou doença das altitudes elevadas) inclui mal agudo das montanhas, edema pulmonar das altas altitudes e edema cerebral das altas altitudes. O **mal agudo das montanhas** ocorre tipicamente em altitudes maiores do que 2.500 metros (cerca de 8.000 pés), sendo caracterizado pelo desenvolvimento de alguns ou de todos os sintomas de cefaléia, fraqueza, fadiga, apatia, náuseas, insônia e supressão do apetite. Os sintomas podem levar dias para se desenvolver ou podem ocorrer dentro de horas, dependendo da velocidade de ascensão e da altitude atingida. Formas mais graves de mal das altitudes foram identificadas. O **edema pulmonar das altas altitudes** é caracterizado por sintomas e sinais típicos de edema pulmonar, como dispnéia, tosse e produção de escarro espumoso ou tingido de sangue. O **edema cerebral das altas altitudes** é caracterizado por confusão, ataxia e nível decrescente de consciência. Esta revisão aborda somente o mal agudo das montanhas.

INCIDÊNCIA/PREVALÊNCIA A incidência do mal agudo das montanhas aumenta com a altura absoluta atingida e com a velocidade de ascensão. Uma pesquisa em Taiwan (93 pessoas subindo acima de 3.000 metros) constatou que 27% das pessoas sofreram do mal agudo das montanhas. Um inquérito no Himalaia (278 montanhistas não-aclimatados em 4.243 metros) constatou que 53% das pessoas desenvolviam mal agudo das montanhas. Um inquérito nos Alpes suíços (466 alpinistas em quatro altitudes entre 2.850 metros e 4.559 metros) encontrou uma prevalência de dois ou mais sintomas de mal agudo das montanhas em 9% das pessoas em 2.850 metros; 13% das pessoas em 3.050 metros; 34% das pessoas em 3.650 metros; e 53% das pessoas em 4.559 metros.

ETIOLOGIA/FATORES DE RISCO O estudo no Himalaia identificou a velocidade de ascensão e a altura absoluta atingida como os únicos fatores de risco para o mal agudo das montanhas. Ele não encontrou evidências de uma diferença no risco entre homens e mulheres ou de que episódios prévios de experiência com altitudes, carga transportada ou infecções respiratórias recentes tenham afetado o risco. Porém, o estudo foi pequeno demais para excluir esses fatores como de risco ou para quantificar os riscos de modo confiável. Uma revisão sistemática (data da pesquisa, 1999) que comparou os agentes profiláticos com placebo constatou que, entre as pessoas recebendo placebo, a incidência do mal agudo das montanhas foi maior com uma velocidade mais rápida de ascensão (54% das pessoas em uma velocidade média de ascensão de 91 metros/hora; 73% em uma velocidade média de ascensão de 1.268 metros/hora; 89% em uma velocidade simulada de ascensão em uma câmara hipobárica de 1.647 metros/hora). Uma análise na Suíça (827 montanhistas ascendendo a 4.559 metros) examinou os efeitos da suscetibilidade, pré-exposição e velocidade de ascensão no mal agudo das montanhas. Nesse estudo, a pré-exposição foi definida como ter passado mais do que quatro dias acima de 3.000 metros nos dois meses precedentes, e a ascensão lenta foi definida como a ascensão em mais do que três dias. Essa análise verificou que, em pessoas suscetíveis (que tiveram previamente o mal agudo das montanhas em altitudes elevadas), a prevalência do mal agudo das montanhas foi de 58% com a ascensão rápida e sem pré-exposição, 29% com pré-exposição apenas, 33% com ascensão lenta apenas e 7% com pré-exposição e ascensão lenta. Em pessoas não-suscetíveis, os valores correspondentes foram 31%, 16%, 11% e 4%. A razão de chances global para o desenvolvimento do mal agudo das montanhas em pessoas suscetíveis comparadas com as não-suscetíveis foi de 2,9 (IC 95% 2,1 a 4,1).

PROGNÓSTICO Não encontramos dados confiáveis sobre o prognóstico. Diz-se, de modo geral, que, se nenhuma ascensão subseqüente for tentada, os sintomas do mal agudo das montanhas tendem a melhorar em poucos dias. Não encontramos dados confiáveis sobre as seqüelas a longo prazo em pessoas cujos sintomas melhoraram completamente.

Doenças neurológicas

Nevralgia do trigêmeo

Joanna M. Zakrzewska e Benjamin C. Lopez

PONTOS-CHAVE

- A nevralgia do trigêmeo é uma dor súbita, unilateral, de curta duração, lancinante e recorrente na distribuição de um ou mais ramos do quinto nervo craniano. O diagnóstico é feito apenas com a história clínica, baseado nos achados característicos da dor.

  A dor ocorre em paroxismos que duram de poucos segundos a até dois minutos. A freqüência dos paroxismos varia de poucos a até centenas de ataques ao dia.

  Os períodos de remissão podem durar meses ou anos, mas tendem a ser mais curtos com o tempo.

  A incidência anual no Reino Unido é de 26,8/100.000.

- A carbamazepina é considerada o padrão-ouro no tratamento dos sintomas da nevralgia do trigêmeo.

  A carbamazepina tem mostrado aumentar o alívio da dor em comparação com placebo, mas também aumenta os efeitos adversos como sonolência, tontura, constipação e ataxia.

  O uso a longo prazo pode diminuir a efetividade da carbamazepina.

  Existe consenso de que a oxcarbazepina é um tratamento efetivo em pessoas com nevralgia do trigêmeo, embora faltem dados baseados em ECRs para confirmar isso.

- Não encontramos evidência suficiente para julgar a efetividade da tizanidina, do baclofeno ou da lamotrigina.

  A lamotrigina costuma ser usada em pessoas que não toleram a carbamazepina, mas a dose deve ser escalonada lentamente para evitar erupções, o que a torna inadequada para o uso agudo.

  Existe consenso de que o baclofeno pode ser útil para pessoas com esclerose múltipla que desenvolvem nevralgia do trigêmeo.

- Não conhecemos a efetividade de outras drogas antiepilépticas como fenitoína, clonazepam, valproato de sódio, gabapentina ou topiramato, ou da droga antiarrítmica mexiletina, em pessoas com nevralgia do trigêmeo.

- Apesar da falta de dados de ECRs, a evidência observacional tem sugerido que a descompressão microvascular pode aliviar os sintomas de nevralgia do trigêmeo.

- Não encontramos estudos de boa qualidade que examinassem a efetividade de tratamentos neurais como crioterapia, bloqueio neural, radiocirurgia ou acupuntura.

- O colírio de proparacaína (aplicação única) não parece aliviar a dor em pessoas com nevralgia do trigêmeo, apesar de o uso inicial em estudos abertos ter sugerido que fosse efetivo.

(i) Consulte www.clinicalevidence.bmj.com para texto integral e referências.

Quais são os efeitos dos tratamentos em pessoas com nevralgia do trigêmeo?	
Provavelmente benéficos	• Baclofeno (em pessoas com esclerose múltipla que desenvolvem nevralgia do trigêmeo)* • Carbamazepina • Oxcarbazepina*
Efetividade desconhecida	• Acupuntura periférica • Bloqueio nervoso

Doenças neurológicas

Nevralgia do trigêmeo

	• Crioterapia de nervos periféricos
	• Descompressão microvascular
	• Lamotrigina
	• Mexiletina
	• Outros antiepilépticos (fenitoína, clonazepam, valproato de sódio, gabapentina, topiramato)
	• Radiocirurgia estereotática
	• Tizanidina
Pouco provavelmente benéficos	• Colírio de proparacaína (aplicação única)

Data da pesquisa: agosto de 2006

*Classificação baseada em consenso.

DEFINIÇÃO A nevralgia do trigêmeo é uma dor característica na distribuição de um ou mais ramos do quinto nervo craniano. O diagnóstico é feito apenas pela história, baseado nas características típicas da dor. Ela ocorre em paroxismos que duram de poucos segundos a dois minutos. A freqüência dos paroxismos é altamente variável: de centenas de ataques por dia a longos períodos de remissão, que podem durar anos. Entre os paroxismos, a pessoa é assintomática. A dor é severa e descrita como intensa, aguda, superficial, em facada, penetrante ou muitas vezes como um choque elétrico. Em qualquer indivíduo, a dor tem o mesmo caráter em diferentes ataques. É freqüentemente desencadeada por um toque leve em uma área específica ou por comer, falar, lavar o rosto ou escovar os dentes. Pode ser necessário excluir outras causas de dor facial. Na nevralgia do trigêmeo, o exame neurológico geralmente é normal.

INCIDÊNCIA/PREVALÊNCIA A maior parte das evidências sobre a incidência e a prevalência da nevralgia do trigêmeo vem dos Estados Unidos. A incidência anual (quando ajustada para idade para a distribuição etária de 1980 dos Estados Unidos) é de 5,9/100.000 mulheres e de 3,4/100.000 homens. A incidência tende a ser levemente maior em mulheres em todas as idades e aumenta com a idade. Em homens com mais de 80 anos, a incidência é 45,2/100.000. Uma pesquisa com questionário de doença neurológica em um único vilarejo francês encontrou uma pessoa com nevralgia do trigêmeo entre 993 pessoas. Um estudo de coorte retrospectivo no sistema de cuidados primários do Reino Unido, que examinou os históricos de 6,8 milhões de pessoas, constatou que 8.268 pessoas tinham nevralgia do trigêmeo, gerando uma incidência de 26,8/100.000 pessoas anos.

ETIOLOGIA/FATORES DE RISCO A causa da nevralgia do trigêmeo permanece obscura. É mais comum em pessoas com esclerose múltipla (RR 20, IC 95% 4,1 a 59). A hipertensão é um fator de risco em mulheres (RR 2,1, IC 95% 1,2 a 3,4), mas as evidências são menos claras para homens (RR 1,53, IC 95% 0,30 a 4,50). Um estudo de caso-controle nos Estados Unidos constatou que as pessoas com nevralgia do trigêmeo fumavam menos, consumiam menos álcool, tinham menos amigdalectomias e tinham menor probabilidade de serem judias ou imigrantes.

PROGNÓSTICO Um estudo de coorte retrospectivo não encontrou redução da sobrevida em 10 anos em pessoas com nevralgia do trigêmeo. Não encontramos evidência sobre a história natural da nevralgia do trigêmeo. A doença é caracterizada por recorrências e remissões. Muitas pessoas têm períodos de remissão sem dor por meses ou anos. Relatos de caso sugerem que, em muitas pessoas, ela se torna mais intensa e menos responsiva ao tratamento com o tempo. No início, a maioria das pessoas com nevralgia do trigêmeo é manejada clinicamente, e uma proporção por fim sofre um procedimento cirúrgico. Não encontramos boas evidências sobre a proporção de pessoas que necessitam tratamento cirúrgico para o controle da dor. Evidências de casos indicam que o alívio da dor é melhor após a cirurgia do que com o tratamento clínico.

Doenças neurológicas
Paralisia de Bell

Julian Holland

PONTOS-CHAVE

- A paralisia de Bell é caracterizada por paresia ou paralisia unilateral aguda da face, que pode ocorrer com dor leve, dormência, sensibilidade aumentada para ruídos e alterações gustativas.

    Até 30% das pessoas com paralisia facial periférica aguda têm outras causas identificáveis, incluindo AVC, tumores, doença do ouvido médio ou doença de Lyme. A dor intensa é mais consistente com a síndrome de Ramsay Hunt devido à infecção por herpes-zoster, a qual tem um prognóstico pior do que a paralisia de Bell.

    A paralisia de Bell é mais comum em pessoas de 15 a 40 anos, e as mulheres grávidas podem ter risco aumentado.

    A paralisia de Bell pode ser causada por reativação de vírus herpes no gânglio do nervo craniano. A maioria das pessoas recupera-se espontaneamente dentro de três semanas, mas até 30% delas podem ter problemas residuais.

- Não sabemos se os corticosteróides ou o tratamento antiviral melhoram a recuperação da função motora ou as seqüelas cosmeticamente incapacitantes em comparação com placebo ou com outros tratamentos.

    O tratamento combinado com aciclovir mais corticosteróides pode ser mais efetivo do que os esteróides isoladamente.

    O aciclovir só deveria ser prescrito para gestantes sob supervisão de um obstetra.

    O valaciclovir pode ser uma alternativa aceitável ao tratamento com aciclovir, mas não temos nenhuma pesquisa de boa qualidade para mostrar que ele seja efetivo.

- Não sabemos se a cirurgia de descompressão do nervo facial é benéfica na paralisia de Bell, já que nenhum estudo de qualidade adequada foi encontrado.

(i) Consulte www.clinicalevidence.bmj.com para texto integral e referências.

Quais são os efeitos dos tratamentos em adultos e crianças?	
Provavelmente benéficos	• Corticosteróides mais tratamento antiviral
Efetividade desconhecida	• Cirurgia de descompressão do nervo facial • Corticosteróides • Tratamento antiviral

Data da pesquisa: fevereiro de 2006

DEFINIÇÃO A paralisia de Bell é uma paresia ou paralisia unilateral aguda idiopática da face, em um padrão consistente com uma disfunção do nervo facial periférico, e pode ser parcial ou completa, ocorrendo com freqüência igual nos lados direito e esquerdo da face. Embora outras causas possíveis devam ser excluídas, há evidência crescente de que a paralisia de Bell é causada pelos vírus herpes. Os sintomas adicionais da paralisia de Bell podem incluir dor leve no ouvido ou atrás do ouvido, dormência orofaríngea ou facial, tolerância diminuída a níveis habituais de ruído e alteração do paladar na parte anterior da língua. A dor intensa é mais sugestiva de infecção pelo vírus herpes-zoster (cobreiro) e possível progressão para uma síndrome de Ramsay Hunt, mas outras causas devem ser cuidadosamente excluídas. Até 30% das pessoas com uma paralisia facial periférica aguda não terão paralisia de Bell; outras causas podem incluir AVC, tumor, trauma, doença do ouvido médio e doença de Lyme. Achados como o não-comprometimento dos movimentos na

(continua)

Doenças neurológicas
Paralisia de Bell

(continuação)

porção superior da face (padrão central) ou fraqueza de um ramo específico do nervo facial (padrão segmentar) sugerem uma causa alternativa. Em crianças com menos de 10 anos de idade, a paralisia de Bell é menos comum (abaixo de 40%), de modo que uma causa alternativa deve ser cuidadosamente excluída. A avaliação deve identificar doença supurativa aguda da orelha (incluindo mastoidite), uma massa parotídea ou doença de Lyme em áreas endêmicas.

INCIDÊNCIA/PREVALÊNCIA A incidência é cerca de 20/100.000 pessoas por ano, ou cerca de 1/60 pessoas por toda a vida. A paralisia de Bell tem um pico de incidência entre as idades de 15 a 40 anos. Homens e mulheres são igualmente afetados, embora a incidência possa ser aumentada em mulheres grávidas.

ETIOLOGIA/FATORES DE RISCO A paralisia de Bell é provavelmente causada por vírus herpes reativados do gânglio do nervo craniano. O vírus herpes simples 1 pode ser detectado em até 50% dos casos, e o vírus herpes-zoster em aproximadamente 30% dos casos. A paralisia facial associada com herpes-zoster mais freqüentemente se apresenta como zoster *sine herpete* (sem vesículas), embora 6% dos pacientes subseqüentemente desenvolvam vesículas (síndrome de Ramsay Hunt). Assim, os planos de tratamento para o manejo da paralisia de Bell devem reconhecer a alta incidência de vírus herpes-zoster, o qual está associado com desfechos piores. A inflamação do nervo facial resulta inicialmente em neuropraxia reversível, mas a degeneração walleriana enfim sobrevém.

PROGNÓSTICO Em geral, a paralisia de Bell tem um prognóstico favorável sem tratamento. Uma melhora significativa ocorre dentro de três semanas em 85% das pessoas e dentro de três a cinco meses nos 15% restantes. Pacientes que não demonstram sinais de melhora em três semanas podem ter sofrido degeneração significativa do nervo facial ou ter um diagnóstico alternativo que necessita identificação por exames ou investigações especializados, como imagem por tomografia computadorizada ou ressonância magnética. Em geral, 71% das pessoas recuperarão a função muscular facial (61% das pessoas com paralisia completa, 94% das pessoas com paralisia parcial). Os 29% restantes ficam com fraqueza muscular facial residual leve a grave, 17% com contratura e 16% com espasmos hemifaciais ou sincinesias. A recuperação incompleta da expressão facial pode ter um impacto a longo prazo sobre a qualidade de vida. O prognóstico para crianças com paralisia de Bell é geralmente bom, com uma alta taxa (>90%) de recuperação espontânea, em parte devido à alta freqüência de paralisia parcial. Porém, crianças com paralisias completas podem ter desfechos ruins tão freqüentemente quanto os adultos.

Doenças neurológicas
Trauma cranioencefálico moderado a grave

Ian Maconochie e Mark Ross

PONTOS-CHAVE

- O trauma cranioencefálico em adultos jovens está em geral associado com acidentes automobilísticos, violência e lesões esportivas. Em adultos mais velhos, ele está geralmente associado com quedas. Esta revisão aborda apenas o trauma cranioencefálico moderado a grave.

  O trauma cranioencefálico grave pode causar dano cerebral secundário por isquemia cerebral resultante de hipotensão, hipercapnia e pressão intracraniana elevada.

  Os desfechos ruins se correlacionam com escores baixos na escala de coma de Glasgow (ECG) após ressuscitação, idade avançada, anormalidades pupilares, hipoxia ou hipotensão antes do tratamento definitivo, hemorragia subaracnóidea traumática e impossibilidade de controlar a pressão intracraniana.

  A gravidade do trauma cerebral é avaliada com o uso da ECG. Enquanto cerca de um quarto das pessoas com trauma cerebral grave (ECG de menos de 8) terá uma boa recuperação, cerca de um terço irá morrer e um quinto terá incapacidade grave ou ficará em estado vegetativo.

- Não existe evidência forte de benefício de qualquer tratamento na redução das complicações do trauma cranioencefálico moderado a grave. Apesar disso, a maioria dos médicos implementa várias combinações de tratamento discutidas aqui.

- A hiperventilação e o manitol são freqüentemente usados para baixar a pressão intracraniana. Anticonvulsivantes, barbituratos, antibióticos e hipotermia são menos comumente implementados.

  As evidências sobre hiperventilação, hipotermia leve e manitol não têm sido conclusivas.

  A carbamazepina e a fenitoína podem reduzir as convulsões precoces em pessoas com trauma cranioencefálico, mas não têm mostrado reduzir convulsões tardias, incapacidade neurológica ou morte.

  Os barbituratos não têm mostrado ser efetivos na redução da pressão intracraniana ou na prevenção de desfechos neurológicos adversos após trauma cranioencefálico.

  Os antibióticos profiláticos não têm mostrado reduzir o risco de morte ou meningite em pessoas com fratura de crânio.

- CUIDADO: tem sido demonstrado que os corticosteróides aumentam a mortalidade quando usados agudamente em pessoas com trauma cranioencefálico.

  Um ECR grande (o ensaio CRASH) mostrou que morte por todas as causas e incapacidade grave em seis meses eram mais prováveis em pessoas com trauma cranioencefálico que recebiam infusão de metilprednisolona do que naquelas que recebiam placebo. Os corticosteróides não são mais usados no tratamento de traumas cranioencefálicos.

(i) Consulte www.clinicalevidence.bmj.com para texto integral e referências.

Quais são os efeitos das intervenções para reduzir as complicações do trauma cranioencefálico moderado a grave como definido pela escala de coma de Glasgow?

Efetividade desconhecida	
	• Antibióticos
	• Hiperventilação
	• Hipotermia
	• Manitol

Doenças neurológicas

Trauma cranioencefálico moderado a grave

Pouco provavelmente benéficos	• Anticonvulsivantes
Provavelmente inefetivos ou que causam danos	• Corticosteróides

Data da pesquisa: abril de 2006

DEFINIÇÃO Os componentes operacionais básicos de um trauma cranioencefálico são uma história de trauma craniano fechado ou penetrante, que pode ser seguido por um período de consciência alterada, e a presença de evidência física de trauma. Os elementos específicos de um trauma cranioencefálico se relacionam com a sua gravidade. Algumas diretrizes definem trauma cranioencefálico mais amplamente como qualquer trauma craniano que não as lesões superficiais da face. Os traumas cranioencefálicos são classificados de várias maneiras: gravidade da lesão conforme avaliada pela escala de coma de Glasgow (ECG; leve, moderado, grave); mecanismo (fechado ou penetrante); ou morfologia (fraturas cranianas ou lesões intracranianas). Desde a sua introdução em 1974, a ECG tem sido amplamente usada como uma medida inicial da gravidade da lesão cerebral. A escala incorpora achados neurológicos, como movimentos voluntários, fala e movimentos oculares, em uma escala de 3 a 15 pontos. A ECG permite a mensuração de achados neurológicos e tem sido usada para prever o desfecho imediato e a longo prazo após trauma cranioencefálico. Uma ECG de menos de 8 é considerada representativa de uma lesão cerebral **grave**, 9 a 13, de uma lesão cerebral **moderada**, e 14 a 15, de uma lesão cerebral **leve**. A ECG é complicada por dificuldades de comunicação e cooperação em crianças menores. Em crianças com mais de cinco anos de idade, a ECG adulta pode ser usada. Em crianças menores, a resposta verbal é modificada, e em crianças muito jovens a resposta motora também é modificada, já que elas não são capazes de obedecer a comandos. Nesta revisão, abordamos apenas o trauma cranioencefálico moderado a grave conforme classificado pela ECG. **Diagnóstico e monitoramento**: As diretrizes do Advanced Trauma Life Support (ATLS) e do Advanced Pediatric Life Support (APLS) contêm protocolos padronizados para avaliação inicial de adultos e crianças com lesão craniana traumática, respectivamente. A maioria dos traumas cranioencefálicos moderados a graves exigirá investigações após a história e o exame físicos padrão. A tomografia computadorizada (TC) é a investigação de escolha em pessoas com lesões cranianas traumáticas. Várias organizações, incluindo o National Institute for Health and Clinical Excellence, o Scottish Intercollegiate Guidelines Network e o Royal College of Paediatrics and Child Health, desenvolveram caminhos baseados em evidências para fornecer orientações aos médicos quanto à necessidade de uma TC e sobre quão urgentemente ela deve ser realizada. O monitoramento de pessoas com trauma cranioencefálico pode variar de monitoramento da pressão intracraniana (PIC) com drenos ventriculares em pessoas com traumas cranioencefálicos graves a observações neurológicas clínicas regulares em pessoas com traumas cranioencefálicos menos graves.

INCIDÊNCIA/PREVALÊNCIA O trauma cranioencefálico continua sendo a principal causa de morte em casos de trauma na Europa e nos Estados Unidos, respondendo por uma quantidade desproporcional de morbidade nos sobreviventes de trauma. No mundo todo, vários milhões de pessoas, a maioria crianças e adultos jovens, são tratados a cada ano para trauma cranioencefálico grave. No Reino Unido, 1,4 milhões de pessoas são levadas aos setores de emergência todos os anos após trauma cranioencefálico, das quais 50% são crianças; isso representa 11% de todos os novos casos nos setores de emergência. Cerca de 80% das pessoas que chegam aos setores de emergência podem ser classificadas como tendo trauma cranioencefálico leve, 10% como moderado e 10% como grave.

ETIOLOGIA/FATORES DE RISCO As principais causas de trauma cranioencefálico incluem acidentes automobilísticos, quedas, atos de violência e lesões esportivas. As colisões de veículos automotores respondem pela maioria dos traumas cranioencefálicos graves e fatais. Os adultos jovens (15 a 35 anos de idade) são o grupo mais comumente afetado, refletindo um comportamento de

(continua)

Doenças neurológicas
Trauma cranioencefálico moderado a grave

(continuação)

risco aumentado. Um segundo pico ocorre nos idosos (com mais de 70 anos de idade), relacionado a uma freqüência aumentada de quedas. Para a maioria dos grupos etários, com exceção dos extremos de idade, existe uma predominância masculina de 2:1. O trauma cranioencefálico grave marca o início de um processo encefalopático continuado – o dano cerebral secundário por isquemia cerebral persistente intimamente relacionada a fatores como hipotensão, hipercapnia e PIC elevada é uma causa potencial de morbidade e mortalidade.

PROGNÓSTICO O trauma cranioencefálico pode resultar em morte ou em prejuízo vitalício do funcionamento físico, cognitivo e psicossocial. Tem sido demonstrado que muitos fatores se relacionam com um desfecho ruim, incluindo escore baixo na ECG pós-ressuscitação, idade avançada, anormalidades pupilares, hipoxia ou hipotensão antes do tratamento definitivo, hemorragia subaracnóidea traumática e impossibilidade de controlar a PIC. Dados do Traumatic Coma Data Bank constataram que pessoas com um escore inicial da ECG de 3 tinham mortalidade de 78%, enquanto aquelas com um escore da ECG de 8 tinham uma mortalidade de 11%. Além disso, os prognósticos para pessoas com trauma cranioencefálico grave (escore da ECG de 3 a 8) foram boa recuperação em 27%, incapacidade moderada em 16%, incapacidade grave em 16%, estado vegetativo em 5% e mortalidade em 36%. Apesar desses dados, o papel da ECG para determinar o prognóstico no trauma cranioencefálico permanece controverso. Os impactos do trauma cranioencefálico variam de alterações cognitivas e psicossociais leves a incapacidade física grave e perdas cognitivas e sensoriais.

Doenças neurológicas

Tremor essencial

Joaquim Ferreira e Cristina Sampaio

PONTOS-CHAVE

- Tremor essencial se refere à oscilação bilateral persistente das mãos e dos antebraços, ou a um tremor isolado da cabeça, sem postura anormal, e quando não há evidência de que o tremor tenha outra causa identificável.

    O tremor essencial é um dos distúrbios do movimento mais comuns no mundo todo, com uma prevalência de 0,4 a 3,9% na população geral.

    Embora a maioria das pessoas com tremor essencial seja apenas levemente afetada, aquelas que buscam cuidados médicos são incapacitadas em algum grau, e a maioria tem a vida social perturbada pelo tremor.

- De maneira geral, encontramos poucos ECRs que avaliassem os efeitos a longo prazo dos tratamentos medicamentosos para tremor essencial das mãos.

- O propranolol parece efetivamente melhorar os escores clínicos, a amplitude do tremor e a auto-avaliação da intensidade em comparação com placebo em pessoas com tremor das mãos.

    Não encontramos evidência suficiente para julgar a efetividade de outros betabloqueadores como atenolol, metoprolol, nadolol, pindolol e sotalol no tratamento do tremor essencial das mãos.

- Os barbituratos como o fenobarbital (fenobarbitona) e a primidona podem melhorar o tremor das mãos a curto prazo, mas estão associados com depressão e com efeitos adversos cognitivos e comportamentais.

- Os benzodiazepínicos podem melhorar o tremor das mãos e a função a curto prazo, mas não fomos capazes de tirar conclusões devido à falta de poder dos estudos.

    Os benzodiazepínicos também estão associados com efeitos adversos como dependência, sedação e efeitos cognitivos e comportamentais.

- Não sabemos se inibidores da anidrase carbônica, bloqueadores dos canais de cálcio diidropiridínicos, flunarizina, clonidina, isoniazida ou gabapentina são úteis no tratamento do tremor essencial das mãos, pois os estudos foram muito pequenos para detectar diferenças clinicamente importantes nos sintomas.

- Tanto o complexo toxina botulínica A-hemaglutinina quanto o topiramato parecem melhorar as escalas de graduação do tremor das mãos a curto prazo, mas estão associados com efeitos adversos freqüentes.

    O complexo toxina botulínica A-hemaglutinina está associado com fraqueza nas mãos, a qual é dose-dependente e transitória.

    Os efeitos adversos mais comuns do topiramato são supressão do apetite, perda de peso e parestesias.

- A adição de mirtazapina às drogas antitremor como o propranolol não parece melhorar mais ainda os desfechos em pessoas com tremor essencial das mãos, e causa efeitos adversos mais freqüentes, como sonolência, confusão, boca seca e ganho de peso.

(i) Consulte www.clinicalevidence.bmj.com para texto integral e referências.

Quais são os efeitos dos tratamentos medicamentosos em pessoas com tremor essencial das mãos?	
Provavelmente benéficos	• Propranolol
Contrabalanço entre benefícios e danos	• Complexo toxina botulínica A-hemaglutinina (melhora as escalas clínicas em 4 a 12 semanas, mas está associado com fraqueza das mãos)

	• Fenobarbital (pode melhorar o tremor em cinco semanas, mas está associado com depressão e efeitos adversos cognitivos)
	• Primidona (pode melhorar o tremor e a função em cinco semanas comparada com placebo e em um ano comparada com o início do tratamento, mas está associada com depressão e efeitos adversos cognitivos)
	• Topiramato (melhora os escores de tremor após 24 semanas de tratamento, mas está associado com supressão do apetite, perda de peso e parestesias)
Efetividade desconhecida	• Benzodiazepínicos • Betabloqueadores exceto o propranolol (atenolol, metoprolol, nadolol, pindolol, sotalol) • Bloqueadores dos canais de cálcio diidropiridínicos • Clonidina • Flunarizina • Gabapentina • Inibidores da anidrase carbônica • Isoniazida
Provavelmente inefetivos ou que causam danos	• Mirtazapina adicionada a outras drogas antitremor

Data da pesquisa: dezembro de 2006

DEFINIÇÃO Tremor é uma oscilação rítmica, mecânica, de no mínimo uma região do corpo. O termo tremor essencial é usado quando há um tremor das mãos e dos antebraços bilateral persistente ou um tremor isolado da cabeça sem postura anormal e quando não há evidência de que o tremor se origine de outra causa identificável. O diagnóstico não é feito se houver sinais neurológicos anormais, causas conhecidas de aumento do tremor fisiológico, história ou sinais de tremor psicogênico, alteração súbita na intensidade, tremor ortostático primário, tremor isolado da voz, tremores isolados específicos de posições ou de tarefas e tremor isolado da língua, do queixo ou da perna.

INCIDÊNCIA/PREVALÊNCIA O tremor essencial é uma das doenças do movimento mais comuns em todo o mundo, com uma prevalência de 0,4 a 3,9% na população geral.

ETIOLOGIA/FATORES DE RISCO O tremor essencial algumas vezes é herdado com um padrão autossômico dominante. Cerca de 40% das pessoas com tremor essencial não têm história familiar da condição. A ingestão de álcool fornece benefício sintomático em 50 a 70% das pessoas.

PROGNÓSTICO O tremor essencial é uma condição persistente e progressiva. Ele costuma iniciar no começo da vida adulta, e sua intensidade aumenta lentamente. Somente uma pequena proporção das pessoas com tremor essencial busca atenção médica, mas a proporção em diferentes pesquisas varia de 0,5 a 11%. A maioria das pessoas com tremor essencial é apenas levemente afetada. Porém, a maior parte das pessoas que procura cuidados médicos é incapacitada em alguma medida, e a maioria é socialmente prejudicada pelo tremor. Um quarto das pessoas que recebem cuidados médicos para o tremor muda de emprego ou se aposenta devido à incapacidade induzida pelo tremor essencial.

Doenças respiratórias agudas

Bronquite aguda

Peter Wark

PONTOS-CHAVE

- A bronquite aguda, com inflamação transitória da traquéia e dos brônquios principais, afeta mais de 40/1.000 adultos por ano no Reino Unido.
  As causas são geralmente consideradas como infecciosas, mas apenas cerca de metade das pessoas tem patógenos identificáveis.
  O papel do tabagismo ou da inalação da fumaça de tabaco ambiental na predisposição para a bronquite aguda não está claro.
  Um terço das pessoas pode ter sintomas por prazo mais longo ou recorrências.
- Os antibióticos têm apenas um efeito modesto sobre a duração da tosse em comparação com placebo, e eles aumentam os riscos de efeitos adversos e resistência às drogas.
  Não sabemos de maneira definitiva se algum regime de antibióticos é superior aos outros.
  Não existe evidência para apoiar o uso de antibióticos de amplo espectro como quinolonas ou amoxicilina mais ácido clavulânico em vez de amoxicilina isoladamente na bronquite aguda.
  Não foi demonstrado que os fumantes se beneficiam do tratamento antibiótico mais do que os não-fumantes.
- Não sabemos se anti-histamínicos, antitussígenos, agonistas beta$_2$ inalatórios ou orais, ou expectorantes melhoram os sintomas de bronquite aguda em comparação com placebo, já que poucos estudos de boa qualidade foram encontrados.

(i) **Consulte www.clinicalevidence.bmj.com para texto integral e referências.**

Quais são os efeitos dos tratamentos para bronquite aguda em pessoas sem doença respiratória crônica?

Contrabalanço entre benefícios e danos	• Antibióticos *versus* placebo e outros tratamentos
Efetividade desconhecida	• Agonistas beta$_2$ inalatórios
	• Agonistas beta$_2$ orais
	• Amoxicilina, cefalosporinas e macrolídeos *versus* uns aos outros (sem diferença significativa na cura clínica entre os diferentes antibióticos; evidência insuficiente sobre efeitos adversos)
	• Anti-histamínicos
	• Antitussígenos
	• Expectorantes
Pouco provavelmente benéficos	• Amoxicilina mais ácido clavulânico (sem diferença significativa na cura clínica em comparação com cefalosporinas, mas efeitos adversos aumentados)

Data da pesquisa: julho de 2006

DEFINIÇÃO A bronquite aguda é a inflamação transitória da traquéia e dos brônquios principais. Clinicamente, é diagnosticada com base na tosse e, ocasionalmente, no escarro, na dispnéia e na sibilância. Esta revisão se limita aos episódios de bronquite aguda em pessoas (fumantes e não-fumantes) sem doença respiratória preexistente, tais como um diagnóstico preexistente de asma ou de bronquite crônica, evidências de obstrução fixa ao fluxo de ar, ou ambas, e exclui aquelas com evidências clínicas ou radiográficas de pneumonia. Porém, usar a definição clínica de bronquite aguda implica que pessoas com asma transitória/leve ou com doença pulmonar obstrutiva crônica leve podem ter sido recrutadas para alguns dos estudos relatados.

INCIDÊNCIA/PREVALÊNCIA A bronquite aguda afeta 44/1.000 adultos (>16 anos) por ano no Reino Unido, com 82% dos episódios ocorrendo no outono ou no inverno. Um inquérito constatou que a bronquite aguda foi a quinta causa mais comum para pessoas de qualquer idade consultarem um médico de família na Austrália.

ETIOLOGIA/FATORES DE RISCO Acredita-se que a infecção seja o desencadeador da bronquite aguda. Porém, patógenos foram identificados em menos de 55% das pessoas. Estudos na comunidade que tentaram isolar os patógenos do escarro de pessoas com bronquite aguda encontraram vírus em 8 a 23%, bactérias típicas (*Streptococcus pneumoniae, Haemophilus influenzae, Moraxella catarrhalis*) em 45% e bactérias atípicas (*Mycobacterium pneumoniae, Chlamydia pneumoniae, Bordetella pertussis*) em 0 a 25%. Não se sabe se o tabagismo afeta o risco de bronquite aguda.

PROGNÓSTICO A bronquite aguda é considerada uma doença leve e autolimitada, mas há poucos dados sobre o prognóstico e as taxas de complicações, como tosse crônica ou progressão para bronquite crônica ou pneumonia. Um estudo longitudinal prospectivo revisou 653 adultos previamente saudáveis que consultaram com médicos de família em regiões metropolitanas durante um período de 12 meses com sintomas de infecção aguda do trato respiratório inferior. Esse estudo constatou que, dentro do primeiro mês da doença, 20% das pessoas reconsultaram com seu médico de família, pois apresentaram sintomas persistentes ou recorrentes, a maioria tosse persistente. Constatou-se que os participantes do grupo-controle sem tratamento de um ECR (212 pessoas; aproximadamente 16% usaram antibióticos fora do protocolo do estudo) tinham pelo menos uma tosse leve por uma média de 11,4 dias, com uma tosse "moderadamente ruim" persistindo por uma média de 5,7 dias. Outro estudo prospectivo de 138 adultos previamente saudáveis constatou que 34% tinham sintomas consistentes com bronquite crônica ou com asma três anos após a apresentação inicial com bronquite aguda. Também não se sabe se a bronquite aguda desempenha um papel causal na progressão para bronquite crônica ou se é simplesmente um marcador da predisposição para doença pulmonar crônica. Embora o tabagismo tenha sido identificado como o mais importante fator de risco para bronquite crônica, não está claro se os efeitos inflamatórios da fumaça de cigarro e a infecção que causa bronquite aguda possuem efeitos aditivos que levam a alterações inflamatórias crônicas das vias aéreas. Nas crianças, a exposição à fumaça de cigarro no ambiente familiar está associada com um aumento no risco de infecção respiratória baixa na comunidade naquelas entre 0 e 2 anos e com um aumento nos sintomas de tosse e secreção naquelas entre 5 e 16 anos.

Doenças respiratórias agudas

Dor de garganta

Tim Kenealy

PONTOS-CHAVE

- A dor de garganta é uma inflamação aguda do trato respiratório superior que afeta a mucosa respiratória da garganta.
- Cerca de 10 a 30% das pessoas se apresentam aos serviços primários de atenção à saúde com dor de garganta a cada ano.

    Os organismos causadores da dor de garganta podem ser bactérias (mais comumente *Streptococcus*) ou vírus (tipicamente rinovírus), embora seja difícil distinguir clinicamente as infecções bacterianas das virais.

- Os antiinflamatórios não-esteróides (AINEs) podem reduzir a dor nos casos de dor de garganta em 24 horas ou menos e em dois a cinco dias.

    Os AINEs estão associados com efeitos adversos gastrintestinais e renais.

- O paracetamol parece efetivamente reduzir a dor nos casos de dor de garganta infecciosa aguda após uma dose única ou doses regulares durante dois dias.
- Os antibióticos podem reduzir a proporção de pessoas com sintomas associados com dor de garganta em três dias.

    Parece que a redução nos sintomas é maior para pessoas com *swabs* de garganta positivos para *Streptococcus* do que para pessoas com *swabs* negativos.

    Os antibióticos estão geralmente associados com efeitos adversos como náuseas, erupções cutâneas, vaginite e cefaléia, e o uso disseminado pode levar à resistência bacteriana.

- Os antibióticos também podem reduzir as complicações supurativas e não-supurativas da faringite por *Streptococcus* beta-hemolítico do grupo A, embora as complicações não-supurativas sejam raras em países industrializados.
- Uma dose única de corticosteróides pode reduzir a intensidade da dor causada pela dor de garganta em pessoas com *swabs* de garganta negativos para *Streptococcus*.

    A adição de corticosteróides aos antibióticos pode reduzir a dor em adultos – mas não em crianças e adolescentes – com infecção estreptocócica.

    Dados referentes a outros distúrbios sugerem que o uso de corticosteróides a longo prazo está associado com efeitos adversos graves.

- A supercolonização com *Streptococcus* isolados de indivíduos sadios aparentemente resistentes a infecções por *Streptococcus* pode reduzir a recorrência da dor de garganta, embora não exista atualmente evidência para sugerir que ela possa tratar os sintomas da dor de garganta aguda.

(i) Consulte www.clinicalevidence.bmj.com para texto integral e referências.

Quais são os efeitos das intervenções para reduzir os sintomas da dor de garganta infecciosa aguda?

Provavelmente benéficos	- Antiinflamatórios não-esteróides - Paracetamol
Contrabalanço entre benefícios e danos	- Antibióticos - Corticosteróides
Efetividade desconhecida	- Probióticos

Doenças respiratórias agudas

Dor de garganta

Quais são os efeitos das intervenções para prevenir as complicações da dor de garganta infecciosa aguda?

Contrabalanço entre benefícios e danos	• Antibióticos

Data da pesquisa: maio de 2006

DEFINIÇÃO A dor de garganta é uma infecção aguda do trato respiratório superior que afeta a mucosa respiratória da garganta. Uma vez que as infecções podem afetar qualquer parte da mucosa, é geralmente arbitrário se uma infecção aguda do trato respiratório superior é chamada "dor de garganta" ("faringite" ou "tonsilite"), "resfriado comum", "sinusite", "otite média" ou "bronquite". Algumas vezes, todas as áreas são afetadas (simultaneamente ou em momentos diferentes) em uma doença. Nesta revisão, tentamos abordar pessoas cujo principal sintoma de apresentação é dor de garganta. Ela pode estar associada com cefaléia, febre e fraqueza geral. As complicações supurativas incluem otite média aguda (mais comumente), sinusite aguda e abscesso periamigdaliano (angina). As complicações não-supurativas incluem febre reumática aguda e glomerulonefrite aguda.

INCIDÊNCIA/PREVALÊNCIA Há pouca flutuação sazonal na dor de garganta. Cerca de 10% da população australiana se apresenta aos serviços de atenção primária por ano com uma infecção do trato respiratório superior consistindo predominantemente em dor de garganta. Isso reflete cerca de um quinto da incidência anual geral. Contudo, é difícil distinguir entre os diferentes tipos de infecção do trato respiratório superior. Um inquérito escocês pelo correio constatou que 31% dos adultos que responderam relataram uma dor de garganta grave no último ano, para a qual 38% dessas pessoas consultaram um médico.

ETIOLOGIA/FATORES DE RISCO Os organismos causadores da dor de garganta podem ser bactérias (*Streptococcus*, mais comumente beta-hemolítico do grupo A, embora algumas vezes outros: *Haemophilus influenzae*, *Moraxella catarrhalis* e outras) ou vírus (tipicamente rinovírus, mas também coronavírus, vírus respiratório sincicial, metapneumovírus, Epstein-Barr e outros). É difícil distinguir as infecções por bactérias e por vírus clinicamente. Acredita-se que alguns achados predizem a probabilidade de que a infecção seja causada por *Streptococcus* (febre acima de 38,5°C; exsudato nas amígdalas; linfadenopatia cervical anterior; ausência de tosse). A dor de garganta pode ser causada por outros processos além de infecções primárias, incluindo refluxo gastresofágico, irritação física ou química (por sondas nasogástricas ou fumaça, por exemplo) e ocasionalmente febre do feno. Contudo, não consideramos aqui outras causas além de infecções primárias.

PROGNÓSTICO A dor de garganta costuma durar poucos dias, com alguns sintomas durando mais tempo, especialmente tosse. Os sintomas não-tratados de dor de garganta desaparecem em três dias em cerca de 40% das pessoas, e as febres não-tratadas, em cerca de 85%. Em uma semana, 85% das pessoas estão livres de sintomas. Esta história natural é semelhante em pessoas positivas, negativas e não-testadas para *Streptococcus*.

Doenças respiratórias agudas

Pneumonia adquirida na comunidade

Mark Loeb

PONTOS-CHAVE

- No hemisfério norte, em média cerca de 12/1.000 pessoas ao ano desenvolvem pneumonia vivendo na comunidade, com a maior parte dos casos sendo causada pelo *Streptococcus pneumoniae*.

    As pessoas em maior risco incluem aquelas nos extremos de idade, fumantes, alcoolistas e aquelas com doença cardíaca, pulmonar ou imunossupressão.

    A mortalidade varia de cerca de 5 a 35% dependendo da gravidade da doença, com um pior prognóstico em pessoas idosas, homens e pessoas com doenças crônicas.

- As mortes por influenza são geralmente causadas por pneumonia. A vacina para influenza reduz o risco de influenza clínica e pode reduzir o risco de pneumonia e a mortalidade em pessoas idosas.

    É pouco provável que a vacina pneumocócica reduza a pneumonia por todas as causas ou a mortalidade em adultos imunocompetentes, mas pode reduzir a pneumonia pneumocócica nesse grupo.

- Os antibióticos levam à cura clínica em 80% ou mais das pessoas com pneumonia tratadas na comunidade ou em hospitais, embora nenhum regime tenha se mostrado superior aos outros em qualquer um dos cenários.

    A mobilização precoce pode reduzir a permanência hospitalar em comparação com o cuidado habitual em pessoas tratadas com antibióticos.

    Os antibióticos intravenosos não mostraram melhorar as taxas de cura clínica ou a sobrevida em comparação com os antibióticos orais em pessoas tratadas no hospital para pneumonia não-grave adquirida na comunidade.

- A administração imediata de antibióticos pode melhorar a sobrevida em pessoas que recebem cuidados intensivos para pneumonia adquirida na comunidade em comparação com o tratamento iniciado mais tarde, embora poucos estudos tenham sido realizados.

    Não sabemos qual é o regime antibiótico ideal a ser usado nessas pessoas.

(i) **Consulte www.clinicalevidence.bmj.com para texto integral e referências.**

Quais são os efeitos das intervenções para prevenir a pneumonia adquirida na comunidade?

Provavelmente benéficos	• Vacina contra influenza (em idosos)†
Pouco provavelmente benéficos	• Vacina pneumocócica (para pneumonia e mortalidade por todas as causas em adultos imunocompetentes)

Quais são os efeitos dos tratamentos para pneumonia adquirida na comunidade em pessoas tratadas ambulatorialmente?

Benéficos	• Antibióticos em pacientes ambulatoriais (em comparação com não-uso de antibióticos)*

Doenças respiratórias agudas
Pneumonia adquirida na comunidade

Quais são os efeitos dos tratamentos para pneumonia adquirida na comunidade em pessoas hospitalizadas?

Benéficos	• Antibióticos em hospital (em comparação com não-uso de antibióticos)*
Provavelmente benéficos	• Mobilização precoce (permanência hospitalar reduzida em comparação com cuidado habitual)
Pouco provavelmente benéficos	• Antibióticos intravenosos em pessoas imunocompetentes hospitalizadas sem doença com risco de vida (comparados com antibióticos orais)

Quais são os efeitos dos tratamentos em pessoas com pneumonia adquirida na comunidade que estão recebendo cuidados intensivos?

Provavelmente benéficos	• Administração imediata de antibióticos em pessoas internadas em unidade de cuidados intensivos com pneumonia adquirida na comunidade (desfechos melhorados em comparação com tratamento tardio com antibióticos)[†]
Efetividade desconhecida	• Diferentes combinações de antibióticos em unidade de cuidados intensivos

Data da pesquisa: abril de 2006

*Baseado em consenso; ECRs provavelmente não seriam considerados éticos.
[†]Baseado em dados observacionais.

DEFINIÇÃO A pneumonia adquirida na comunidade é a pneumonia contraída na comunidade, e não no hospital. É definida por sintomas clínicos (como tosse, produção de escarro e dor torácica pleurítica) e sinais (como febre, taquipnéia e estertores) com confirmação radiológica.

INCIDÊNCIA/PREVALÊNCIA No hemisfério norte, a pneumonia adquirida na comunidade afeta cerca de 12/1.000 pessoas por ano, particularmente durante o inverno e nos extremos etários (incidência anual em pessoas <1 ano: 30 a 50/1.000; 15 a 45 anos: 1 a 5/1.000; 60 a 70 anos: 10 a 20/1.000; 71 a 85 anos: 50/1.000).

ETIOLOGIA/FATORES DE RISCO Mais de 100 microrganismos foram implicados na pneumonia adquirida na comunidade, mas a maioria dos casos é causada por *Streptococcus pneumoniae*. Dados de estudos de caso-controle sugerem que o tabagismo provavelmente é um fator de risco importante. Um grande estudo de coorte na Finlândia (4.175 pessoas ⩾60 anos) sugeriu que os fatores de risco para pneumonia em idosos incluíam alcoolismo (RR 9, IC 95% 5,1 a 16,2), asma brônquica (RR 4,2, IC 95% 3,3 a 5,4), imunossupressão (RR 3,1, IC 95% 1,9 a 5,1), doença pulmonar (RR 3, IC 95% 2,3 a 3,9), doença cardíaca (RR 1,9, IC 95% 1,7 a 2,3), institucionalização (RR 1,8, IC 95% 1,4 a 2,4) e idade avançada (⩾70 anos vs. 60 a 69 anos; RR 1,5, IC 95% 1,3 a 1,7).

PROGNÓSTICO A gravidade varia de um quadro leve à doença com risco de morte dentro de dias do início dos sintomas. Um estudo de coorte prospectivo (>14.000 pessoas) constatou que a idade avançada era um fator extremamente importante na determinação do prognóstico. Uma revisão sistemática de estudos de prognóstico da pneumonia adquirida na comunidade (data da pesquisa, 1995, 33.148 pessoas) constatou que a mortalidade geral era de 13,7%, variando de 5,1% para pessoas deambulando até 36,5% para pessoas que necessitavam cuidados intensi-

(continua)

(continuação)

vos. Os seguintes fatores prognósticos foram significativamente associados com mortalidade: sexo masculino (RC 1,3, IC 95% 1,2 a 1,4); ausência de dor torácica pleurítica (RC 2, IC 95% 1,25 a 3,3); hipotermia (RC 5, IC 95% 2,4 a 10,4); hipotensão sistólica (RC 4,8, IC 95% 2,8 a 8,3); taquipnéia (RC 2,9, IC 95% 1,7 a 4,9); diabetes melito (RC 1,3, IC 95% 1,1 a 1,5); doença neoplásica (RC 2,8, IC 95% 2,4 a 3,1); doença neurológica (RC 4,6, IC 95% 2,3 a 8,9); bacteremia (RC 2,8, IC 95% 2,3 a 3,6); leucopenia (RC 2,5, IC 95% 1,6 a 3,7); e infiltrados pulmonares multilobares radiográficos (RC 3,1, IC 95% 1,9 a 5,1).

Doenças respiratórias agudas
Pneumotórax espontâneo

Abel Wakai

PONTOS-CHAVE

- O pneumotórax espontâneo é definido como a entrada de ar no espaço pleural sem qualquer fator desencadeante como trauma, cirurgia ou intervenções diagnósticas.

    A incidência é de 24/100.000 ao ano em homens e de 9,9/100.000 em mulheres na Inglaterra e no País de Gales, e o principal fator que contribui é o tabagismo, o qual aumenta a probabilidade por 22 vezes em homens e oito vezes em mulheres.

    Enquanto a morte por pneumotórax espontâneo é rara, as taxas de recorrência são altas, com um estudo em homens nos Estados Unidos tendo encontrado uma taxa total de recorrência de 35%.

- De modo geral, encontramos evidência insuficiente para determinar se alguma intervenção é mais efetiva do que a não-intervenção para pneumotórax espontâneo.

- A drenagem torácica parece ser um tratamento útil para pneumotórax espontâneo, embora a evidência seja escassa.

    Os drenos de tórax de pequeno calibre (8 French) são geralmente mais fáceis de inserir e podem reduzir o risco de enfisema subcutâneo, embora o sucesso na resolução possa ser menos provável em pessoas com pneumotóraces grandes (>50% do volume pulmonar). Não sabemos se existe uma diferença na duração da drenagem com os tubos pequenos.

    Os ensaios que investigaram a eficácia de adicionar sucção à drenagem torácica foram muito pequenos e não tinham poder para detectar uma diferença clinicamente importante.

    Não sabemos se o uso de válvulas unidirecionais no dreno de tórax é mais efetivo do que o uso de frascos de drenagem com selo d'água, já que a evidência atual é fraca. No entanto, existe uma sugestão de que as válvulas unidirecionais possam reduzir as admissões hospitalares e a necessidade de analgesia.

- Parece que a aspiração com agulha pode ser benéfica no tratamento de pessoas com pneumotórax espontâneo, embora não esteja claro se ela é mais efetiva do que a drenagem torácica.

- A pleurodese parece ser efetiva na prevenção de recorrência do pneumotórax espontâneo, embora existam alguns efeitos adversos associados com a intervenção.

    A pleurodese química reduz com sucesso a recorrência do pneumotórax espontâneo, embora haja relatos de que a injeção é intensamente dolorosa.

    A cirurgia toracoscópica com instilação de talco também parece reduzir a recorrência do pneumotórax espontâneo, mas leva a um aumento modesto na dor nos primeiros três dias.

    Não há evidência que examine quando a pleurodese deve ser realizada, embora exista consenso de que ela seja necessária após o segundo ou terceiro episódio de pneumotórax espontâneo.

(i) Consulte www.clinicalevidence.bmj.com para texto integral e referências.

Quais são os efeitos dos tratamentos em pessoas que se apresentam com pneumotórax espontâneo?	
Provavelmente benéficos	• Aspiração com agulha • Dreno de tórax

Doenças respiratórias agudas
Pneumotórax espontâneo

Efetividade desconhecida	• Drenagem de tórax mais sucção • Drenos de tórax pequenos *versus* tamanho-padrão • Válvulas unidirecionais no dreno de tórax

Quais são os efeitos das intervenções para prevenir a recorrência em pessoas com pneumotórax espontâneo prévio?	
Contrabalanço entre benefícios e danos	• Pleurodese
Efetividade desconhecida	• Momento ideal da pleurodese (após o primeiro episódio, após o segundo episódio ou após episódios subseqüentes)

Data da pesquisa: abril de 2006

DEFINIÇÃO Pneumotórax é ar no espaço pleural. Um **pneumotórax espontâneo** ocorre quando não há fator desencadeante, como um trauma, uma cirurgia ou uma intervenção diagnóstica. Ele implica um vazamento de ar do parênquima pulmonar, através da pleura visceral, até o espaço pleural, que faz o pulmão colapsar e resulta em dor e dispnéia. Esta revisão não inclui as pessoas com **pneumotórax de tensão**.

INCIDÊNCIA/PREVALÊNCIA Em um inquérito em Minnesota, Estados Unidos, a incidência de pneumotórax espontâneo foi de 7/100.000 para homens e de 1/100.000 para mulheres. Na Inglaterra e no País de Gales, a taxa geral de pessoas que consultam por pneumotórax (nos serviços de atenção primária e secundária combinados) é de 24/100.000 por ano para homens e 9,8/100.000 por ano para mulheres. A incidência geral anual de hospitalizações de emergência por pneumotórax na Inglaterra e no País de Gales é de 16,7/100.000 para homens e 5,8/100.000 para mulheres. O tabagismo aumenta a probabilidade de pneumotórax espontâneo em 22 vezes para homens e em oito vezes para mulheres. A incidência está diretamente relacionada com a quantidade fumada.

ETIOLOGIA/FATORES DE RISCO Acredita-se que o pneumotórax espontâneo primário resulte de anormalidades congênitas da pleura visceral. Ele costuma ser visto em pessoas jovens de outro modo saudáveis. O pneumotórax espontâneo secundário é causado por doença pulmonar subjacente, tipicamente afetando pessoas mais velhas com enfisema ou fibrose pulmonar.

PROGNÓSTICO A morte por pneumotórax espontâneo é rara, com mortalidade no Reino Unido de 1,26 por milhão por ano para homens e 0,62 por milhão por ano para mulheres. As taxas de recorrência publicadas variam. Um estudo de coorte na Dinamarca constatou que, após o primeiro episódio de pneumotórax espontâneo primário, 23% das pessoas apresentavam uma recorrência dentro de cinco anos, a maioria dentro de um ano. Acredita-se que as taxas de recorrência aumentem substancialmente após a primeira recorrência, mas um estudo de caso-controle retrospectivo (147 militares dos Estados Unidos) constatou que 28% dos homens com um primeiro pneumotórax espontâneo primário tinham uma recorrência, 23% dos 28% tinham uma segunda recorrência e 14% daqueles 23% tinham uma terceira recorrência, produzindo uma taxa de recorrência total de 35%.

Resfriado comum

Bruce Arroll

PONTOS-CHAVE

- A transmissão do resfriado comum se dá principalmente pelo contato entre mãos em vez de por disseminação de gotículas. Muitos tipos de vírus podem causar os sintomas de resfriado.

    A cada ano, as crianças sofrem até cinco resfriados e os adultos têm duas a três infecções que levam a ausências na escola ou no trabalho e provocam considerável desconforto. A maioria dos sintomas melhora dentro de uma semana, mas a tosse geralmente persiste por mais tempo.

- Os descongestionantes nasais e orais reduzem a congestão nasal em 3 a 10 horas, mas não sabemos se eles são efetivos em prazos maiores (>10 horas).

- Em geral, os antibióticos não reduzem os sintomas, podendo causar efeitos adversos e aumentar a resistência a antibióticos.

    Os antibióticos podem melhorar os sintomas após cinco dias em comparação com placebo em pessoas com culturas nasofaríngeas positivas para *Haemophilus influenzae*, *Moraxella catarrhalis* ou *Streptococcus pneumoniae*, mas é difícil identificar quais pessoas podem ter essas infecções.

- Parece pouco provável que a vitamina C reduza a duração ou a gravidade dos sintomas do resfriado em comparação com placebo.

    Não sabemos se zinco em gel ou pastilhas, equinácea, inalação de vapor, analgésicos ou antiinflamatórios reduzem a duração dos sintomas do resfriado.

- Os anti-histamínicos podem reduzir discretamente a coriza e os espirros, mas o seu efeito em geral parece ser pequeno. Alguns anti-histamínicos podem causar sedação ou arritmias.

Consulte www.clinicalevidence.bmj.com para texto integral e referências.

Quais são os efeitos dos tratamentos?	
Provavelmente benéficos	- Anti-histamínicos (podem melhorar coriza e espirros, sem diferença significativa entre os sintomas em geral) - Descongestionantes (norefedrina, oximetazolina ou pseudoefedrina) forneceram alívio dos sintomas congestivos a curto prazo (3 a 10 horas)
Efetividade desconhecida	- Analgésicos ou antiinflamatórios - Descongestionantes (evidência insuficiente para avaliar efeitos a longo prazo [>10 horas] sobre os sintomas congestivos) - Equinácea - Inalação de vapor - Zinco (gel intranasal ou pastilhas)
Pouco provavelmente benéficos	- Vitamina C
Provavelmente inefetivos ou que causam danos	- Antibióticos

Data da pesquisa: maio de 2006

Doenças respiratórias agudas

Resfriado comum

DEFINIÇÃO Resfriados comuns são definidos como infecções do trato respiratório superior que afetam predominantemente a parte nasal da mucosa respiratória. Uma vez que as infecções do trato respiratório superior podem afetar qualquer parte da mucosa, é geralmente arbitrário se uma infecção do trato respiratório superior é chamada "resfriado" ou "dor de garganta" ("faringite" ou "tonsilite"), "sinusite", "otite média aguda" ou "bronquite". Algumas vezes, todas as áreas (simultaneamente ou em momentos diferentes) são afetadas em uma doença. Os sintomas incluem espirros, rinorréia (coriza), cefaléia e mal-estar geral. Além dos sintomas nasais, metade dos afetados tem dor de garganta e 40%, tosse, sinusite (veja sinusite aguda, pág. 143), bronquite aguda (veja bronquite aguda, pág. 368) ou dor de garganta (veja dor de garganta, pág. 370).

INCIDÊNCIA/PREVALÊNCIA Infecções do trato respiratório superior, congestão nasal, queixas de garganta e tosse são responsáveis por 11% das consultas a médicos de família na Austrália. A cada ano, as crianças sofrem cerca de cinco dessas infecções, e os adultos, duas a três infecções. Um estudo transversal em crianças norueguesas de quatro a cinco anos verificou que 48% tinham mais do que dois resfriados comuns anualmente.

ETIOLOGIA/FATORES DE RISCO A transmissão do resfriado comum se dá principalmente pelo contato através das mãos, com passagem subseqüente para as narinas ou os olhos, em vez de, conforme é comumente dito, por gotículas no ar. Os organismos para o resfriado comum são principalmente vírus (em geral rinovírus, mas também coronavírus e vírus respiratório sincicial, ou metapneumovírus e outros). Para muitos resfriados, nenhum organismo infeccioso é identificado.

PROGNÓSTICO Os resfriados comuns geralmente têm curta duração, de poucos dias, com alguns poucos sintomas prolongados persistindo mais tempo, especialmente tosse. O pico dos sintomas é entre um e três dias e costuma melhorar em uma semana, embora em geral a tosse persista. Apesar de não causarem mortalidade ou morbidade importante, os resfriados comuns são responsáveis por desconforto considerável, falta ao trabalho e custos médicos.

Síndrome da angústia respiratória aguda

Sat Sharma

PONTOS-CHAVE

- A síndrome da angústia respiratória aguda (SARA) caracteriza-se por inflamação pulmonar com hipoxia grave, que geralmente se desenvolve em 4 a 48 horas e persiste por dias ou semanas.

  As principais causas de SARA são infecções, aspiração de conteúdo gástrico e trauma.

  Entre um terço e metade dos pacientes com SARA morrem, mas a mortalidade depende da causa subjacente. Alguns sobreviventes têm problemas respiratórios ou cognitivos a longo prazo.

- A ventilação com volume de ar corrente baixo, de 6 mL/kg de peso corporal previsto, reduz a mortalidade em comparação com a ventilação com volume corrente alto, mas pode causar acidose respiratória.

  A ventilação protetora (pressão positiva no final da expiração, PEEP) que mantém a PaO_2 acima de 60 mmHg é considerada efetiva em pessoas com SARA, mas nenhuma diferença na mortalidade foi encontrada para estratégias de PEEP alta em comparação com PEEP mais baixa.

- As pessoas com SARA podem permanecer hipóxicas apesar da ventilação mecânica. O cuidado na posição prona pode melhorar a oxigenação, mas não tem mostrado reduzir a mortalidade, podendo aumentar a sedação e o edema facial.

  A posição prona está contra-indicada em pessoas com instabilidade espinal e deve ser usada com cuidado em pessoas com instabilidade cardíaca e hemodinâmica ou que tenham se submetido recentemente a cirurgia torácica ou abdominal.

- Encontramos evidência insuficiente para tirar conclusões confiáveis sobre os efeitos dos corticosteróides na mortalidade ou reversão da SARA.

  Os corticosteróides têm sido usados na fase tardia da SARA, quando uma resposta fibroproliferativa exagerada pode ocorrer. Apesar da melhora na fisiologia cardiopulmonar, os corticosteróides não afetaram a sobrevida, ao passo que a administração tardia aumentou o risco de morte.

- O óxido nítrico não tem mostrado melhorar a sobrevida ou a duração da ventilação nem a admissão hospitalar em comparação com placebo. Ele pode melhorar modestamente a oxigenação a curto prazo, mas a melhora não é sustentada.

Consulte www.clinicalevidence.bmj.com para texto integral e referências.

Quais são os efeitos das intervenções em adultos com síndrome da angústia respiratória aguda?

Benéficos	• Ventilação mecânica com volume de ar corrente baixo
Provavelmente benéficos	• Ventilação protetora
Contrabalanço entre benefícios e danos	• Posição prona
Efetividade desconhecida	• Corticosteróides
Pouco provavelmente benéficos	• Óxido nítrico

Data da pesquisa: agosto de 2006

Doenças respiratórias agudas

Síndrome da angústia respiratória aguda

DEFINIÇÃO A síndrome da angústia respiratória aguda (SARA), originalmente descrita por Ashbaugh e colaboradores em 1967, é uma síndrome clínica que representa o final grave do espectro de lesão pulmonar aguda (LPA). Em 1994, a American-European Consensus Conference on ARDS fez as seguintes recomendações. A ampla aceitação dessas definições pelos médicos e pesquisadores melhorou a padronização da pesquisa clínica. **Lesão pulmonar aguda:** Uma síndrome de doença inflamatória aguda e persistente dos pulmões, caracterizada por três achados clínicos: 1) infiltrados pulmonares bilaterais na radiografia de tórax; 2) uma razão da pressão parcial de oxigênio arterial para fração inspirada de oxigênio (PaO_2/FiO_2) de menos do que 300; 3) ausência de evidência clínica de hipertensão atrial esquerda (se mensurada, a pressão capilar pulmonar é de 18 mmHg ou menos). **Síndrome da angústia respiratória aguda:** A definição de SARA é a mesma da LPA, exceto pelo fato de que a hipoxia é grave: uma razão PaO_2/FiO_2 de 200 mmHg ou menos. A distinção entre LPA e SARA é arbitrária, já que a gravidade da hipoxia não se correlaciona confiavelmente com a extensão da patologia subjacente e não influencia de maneira previsível o curso clínico ou a sobrevida. A SARA é uma doença aguda, que tipicamente se desenvolve em 4 a 48 horas e persiste por dias a semanas. Doenças pulmonares subagudas ou crônicas como sarcoidose e fibrose pulmonar idiopática são excluídas da definição de SARA. Os achados patológicos precoces de SARA são geralmente descritos como dano alveolar difuso. O reconhecimento do dano alveolar difuso exige exame histológico do tecido pulmonar, que não é necessário para fazer o diagnóstico clínico. **População:** Para os propósitos desta revisão, definimos SARA de maneira a incluir pessoas com LPA e SARA. Dessa forma, incluímos adultos com LPA e SARA de qualquer causa e com qualquer nível de gravidade. Os recém-nascidos e as crianças com menos de 12 anos de idade foram excluídos.

INCIDÊNCIA/PREVALÊNCIA Dez a quinze por cento de todas as pessoas admitidas em uma unidade de cuidados intensivos e até 20% das pessoas em ventilação mecânica preenchem os critérios para SARA. A incidência de LPA nos Estados Unidos (17 a 64/100.000 pessoas anos) parece ser mais alta do que na Europa, na Austrália e em outros países desenvolvidos (17 a 34/100.000 pessoas anos). Um estudo de coorte prospectivo de base populacional (1.113 pessoas no Estado de Washington com idade acima de 15 anos) encontrou uma incidência bruta de LPA de 78,9/100.000 pessoas anos e uma incidência ajustada por idade de 86,2/100.000 pessoas anos. Uma incidência anual de 15,5 casos ao ano ou 5,9 casos/100.000 pessoas ao ano foi relatada em um recente estudo epidemiológico na Islândia. Uma coorte observacional relatou que, em Xangai, na China, de 5.320 adultos admitidos em unidades de cuidados intensivos em um ano, 108 (2%) tinham sintomas que preenchiam os critérios de SARA.

ETIOLOGIA/FATORES DE RISCO A SARA engloba muitos distúrbios distintos que compartilham achados clínicos e fisiopatológicos comuns. Mais de 60 causas de SARA foram identificadas. Embora a lista de possíveis causas seja longa, a maioria dos episódios de SARA está associada com poucas causas comuns ou condições predisponentes, tanto individualmente quanto em combinação. Estas incluem sepse, aspiração de conteúdo gástrico, pneumonia infecciosa, trauma grave, queimaduras superficiais, contusão pulmonar, síndrome de embolia gordurosa, transfusão maciça de sangue, transplante de pulmão e medula óssea, drogas, pancreatite aguda, quase-afogamento, *bypass* cardiopulmonar e edema pulmonar neurogênico. A incidência de LPA em uma grande coorte de pessoas com hemorragia subaracnóidea foi de 27% (170/620 pessoas; IC 95% 24% a 31%). Uma ou mais dessas condições predisponentes estão geralmente evidentes no início da LPA. Quando a SARA ocorre na ausência de fatores de risco comuns, como trauma, sepse ou aspiração, deve-se fazer um esforço no sentido de identificar uma causa específica para a lesão pulmonar. Em tais casos, uma revisão sistemática dos eventos que imediatamente precederam o início da SARA é normalmente realizada a fim de identificar os fatores predisponentes.

PROGNÓSTICO Mortalidade: A sobrevida para pacientes com SARA melhorou de forma acentuada nos últimos anos, e estudos de coorte têm encontrado uma mortalidade de 34 a 58%. A mortalidade varia de acordo com a causa; porém, de longe, a causa mais comum de morte é a falência de múltiplos órgãos e sistemas em vez de insuficiência respiratória aguda. Em um estudo de coorte prospectivo (207 pessoas com risco de SARA, das quais 47 desenvolveram SARA durante o ensaio), apenas 16% das mortes foram consideradas como causadas por insuficiência respiratória irreversível. A maioria das mortes nos primeiros três dias do diagnóstico de SARA podiam ser atri-

(continua)

Doenças respiratórias agudas
Síndrome da angústia respiratória aguda

(continuação)

buídas a doença ou lesão subjacente. A maioria das mortes tardias (após três dias, 16/22 [72,7%]) foi relacionada com síndrome de sepse. Um estudo de coorte prospectivo (902 pessoas com LPA em ventilação mecânica) constatou que uma idade de 70 anos ou menos aumentava de forma significativa a proporção de pessoas que sobreviviam em 28 dias (74,6% com 70 anos ou menos vs. 50,3% com mais de 70 anos; P<0,001). Em um recente estudo observacional (2004), a mortalidade global na unidade de cuidados intensivos foi de 10,3%. A mortalidade hospitalar foi de 68,5%, e a mortalidade em 90 dias foi de 70,4% em pessoas com SARA, respondendo por 13,5% da mortalidade global na unidade de cuidados intensivos. **Função pulmonar e morbidade:** Um estudo de coorte de 16 sobreviventes a longo prazo de SARA grave (escore de lesão pulmonar ⩾2,5) constatou que apenas anormalidades leves na função pulmonar (e muitas vezes nenhuma) foram observadas. Defeitos ventilatórios restritivos e obstrutivos (cada um notado em 4/16 [25%] pessoas) foram observados nos sobreviventes de SARA tratados com volumes correntes baixos ou convencionais. Um estudo de coorte de 109 pessoas não encontrou diferença significativa entre várias estratégias de ventilação e anormalidades a longo prazo na função pulmonar ou qualidade de vida relacionada à saúde. Porém, esse estudo encontrou uma associação entre função pulmonar anormal e qualidade de vida diminuída com um ano de seguimento. Um estudo de coorte retrospectivo (41 pessoas com SARA) constatou que a duração da ventilação mecânica e a gravidade da SARA eram determinantes importantes da persistência de sintomas um ano após a recuperação. Uma melhor função pulmonar foi observada quando nenhuma doença foi adquirida durante a permanência na unidade de cuidados intensivos e com a resolução rápida da falência de múltiplos órgãos (p. ex., pneumonia durante SARA: 7/41 [17,1%] pessoas com prejuízo a longo prazo vs. 2/41 [4,9%] sem prejuízo a longo prazo; avaliação de significância não realizada). A incapacidade persistente um ano após a alta da unidade de cuidados intensivos em sobreviventes de SARA é secundária a condições extrapulmonares, principalmente fraqueza e atrofia muscular. **Morbidade cognitiva:** Um estudo de coorte (55 pessoas avaliadas um ano após SARA) verificou que 17/55 (30,1%) exibiam declínio cognitivo generalizado e 43/55 (78,2%) tinham todos ou pelo menos um dos seguintes: prejuízo de memória, atenção, concentração e diminuição da velocidade de processamento mental. Esses déficits podem estar relacionados com hipoxemia, toxicidade por drogas ou complicações da doença crítica. Até o momento, nenhuma associação entre diferentes estratégias de ventilação e desfechos neurológicos a longo prazo foi encontrada.

Doenças respiratórias crônicas

Asma em adultos

Rodolfo J. Dennis, Ivan Solarte e J. Mark FitzGerald

PONTOS-CHAVE

- Cerca de 10% dos adultos já sofreram uma crise de asma, e até 5% destes têm doença grave que responde pouco ao tratamento. Estas pessoas têm um risco de morte aumentado.

- A maioria das diretrizes clínicas sobre o tratamento da asma segue protocolos do tipo passo a passo. A revisão não endossa nem segue nenhum protocolo em particular, mas apresenta a evidência sobre intervenções específicas.

- Em adultos com asma leve a moderada, os agonistas beta$_2$ de curta ação usados quando necessário têm a mesma probabilidade de aliviar os sintomas e melhorar a função pulmonar quanto um esquema de doses regulares.

- CUIDADO: os agonistas beta$_2$ de longa ação diminuem o número de exacerbações e melhoram os sintomas e a função pulmonar em pessoas com asma persistente leve a moderada que não é controlada com corticosteróides, mas estão associados com aumento da mortalidade relacionada à asma, devendo sempre ser usados com corticosteróides inalatórios.

- Os corticosteróides inalatórios em dose baixa melhoram os sintomas e a função pulmonar na asma persistente em comparação com placebo ou com o uso regular de agonistas beta$_2$ inalatórios.

   Os antagonistas do leucotrieno são mais efetivos do que placebo na redução dos sintomas, mas não sabemos se eles são benéficos comparados – ou em combinação – com corticosteróides inalatórios.

   A adição de teofilina aos corticosteróides inalatórios pode melhorar a função pulmonar em pessoas com asma persistente leve a moderada que não é adequadamente controlada com corticosteróides inalatórios, mas não sabemos se isso é benéfico em comparação com agonistas beta de longa ação ou com antagonistas dos leucotrienos.

- Em pessoas com uma crise aguda de asma, suplementação com oxigênio a 28%, corticosteróides sistêmicos e inalatórios, agonistas beta$_2$ e combinação de brometo de ipratrópio e agonistas beta$_2$ melhoram os sintomas.

   Os corticosteróides inalatórios e orais podem ter efeitos semelhantes na prevenção de recaídas e na melhora da função pulmonar.

   Os agonistas beta$_2$ administrados por inaladores de dose medida com dispositivos espaçadores são tão efetivos na melhora da função pulmonar quanto os administrados por nebulizadores ou intravenosamente. A administração intravenosa de agonistas beta$_2$ é mais invasiva do que a administração por nebulizador.

   Em pessoas com asma aguda grave, a nebulização contínua com agonistas beta$_2$ de curta ação também pode melhorar a função pulmonar mais do que a nebulização intermitente com agonistas beta$_2$ de curta ação. O sulfato de magnésio intravenoso também pode melhorar a função pulmonar em pessoas com asma aguda grave.

   Não sabemos se a adição de magnésio nebulizado aos agonistas beta$_2$ inalatórios melhora a função pulmonar em pessoas com asma aguda.

   A ventilação mecânica pode salvar a vida na asma aguda grave, mas está associada com alto grau de morbidade.

   O cuidado da asma aguda por especialista pode melhorar os desfechos em comparação com o cuidado por generalista.

   A educação para auxiliar o autocuidado na asma reduz as internações hospitalares, o número de dias ausentes no trabalho ou na escola e o número de consultas médicas.

(i) **Consulte www.clinicalevidence.bmj.com para texto integral e referências.**

Doenças respiratórias crônicas

Asma em adultos

Quais são os efeitos dos tratamentos para asma crônica?	
Benéficos	• Adição de agonistas beta$_2$ inalatórios de longa ação em pessoas com asma leve a moderada, persistente, que é mal controlada por corticosteróides inalatórios (benéficos se usados com corticosteróides inalatórios) • Agonistas beta$_2$ inalatórios de curta ação conforme necessário para o alívio dos sintomas (tão efetivos quanto uso regular) em asma leve a moderada e persistente • Corticosteróides inalatórios em dose baixa na asma persistente
Provavelmente benéficos	• Adição de antagonistas do leucotrieno em pessoas com asma leve a moderada e persistente que não usam corticosteróides inalatórios (provavelmente melhor do que não adicionar nenhum tratamento, mas pode ser menos efetiva do que adição de corticosteróides inalatórios) • Adição de teofilina em pessoas com asma leve a moderada e persistente, mal controlada por corticosteróides inalatórios (provavelmente melhor do que adição de placebo, mas pode ser menos efetiva do que aumento da dose de corticosteróides)
Efetividade desconhecida	• Adição de antagonistas do leucotrieno aos corticosteróides inalatórios em pessoas com asma leve a moderada e persistente

Quais são os efeitos dos tratamentos para asma aguda?	
Benéficos	• Brometo de ipratrópio adicionado a agonistas beta$_2$ • Corticosteróides inalatórios • Corticosteróides orais isoladamente (tão efetivos quanto combinação de corticosteróides orais mais inalatórios) • Cursos breves de corticosteróides sistêmicos (mais efetivos do que placebo) • Dispositivos espaçadores para administrar agonistas beta$_2$ por inaladores pressurizados de dose medida (tão bons quanto nebulizadores) • Educação sobre asma aguda • Suplementação de oxigênio controlada (oxigênio a 28% melhor do que oxigênio a 100%)
Provavelmente benéficos	• Agonistas beta$_2$ de curta ação em nebulização contínua (mais efetivos do que agonistas beta$_2$ de curta ação em nebulização intermitente) • Cuidados por especialista (mais efetivos do que cuidados por generalista) • Sulfato de magnésio intravenoso para pessoas com asma aguda grave (melhor do que placebo) • Ventilação mecânica para pessoas com asma aguda grave*

Doenças respiratórias crônicas

Asma em adultos

Efetividade desconhecida	• Adição de magnésio isotônico nebulizado aos agonistas beta$_2$ inalatórios
	• Sulfato de magnésio nebulizado isoladamente *versus* agonistas beta$_2$
Pouco provavelmente benéficos	• Agonistas beta$_2$ de curta ação intravenosos (não são mais efetivos do que agonistas beta$_2$ de curta ação nebulizados)
	• Mistura de hélio-oxigênio

Data da pesquisa: outubro de 2006

*Classificação baseada em consenso. Pouca evidência disponível de ECRs.
A maioria das diretrizes sobre o manejo de asma segue protocolos do tipo passo a passo. A revisão não endossa nem segue nenhum protocolo em particular, mas apresenta a evidência sobre intervenções específicas.

DEFINIÇÃO A asma é caracterizada por uma obstrução variável ao fluxo de ar e por hiper-responsividade das vias aéreas. Os sintomas incluem dispnéia, tosse, sensação de aperto no peito e sibilância. A variação diurna normal da velocidade de pico do fluxo expiratório está aumentada em pessoas com asma. A **asma crônica** é definida como asma que exige tratamento de manutenção para alcançar controle parcial ou total. Em uma pessoa recém-diagnosticada, e quando confrontada com a primeira decisão de tratamento, a asma deve ser classificada pela gravidade (intermitente, crônica leve, moderada ou grave). Como a classificação adicional da doença depende tanto da sua gravidade quanto da resposta ao tratamento, recomenda-se atualmente que os termos "controlada", "parcialmente controlada" e "não controlada" sejam usados para as pessoas que estão recebendo tratamento. A **asma aguda** é definida aqui como uma exacerbação da asma subjacente, exigindo tratamento urgente. A maioria das diretrizes clínicas sobre o manejo da asma segue protocolos do tipo passo a passo. Esta revisão não endossa nem segue nenhum protocolo em particular, mas apresenta a evidência sobre intervenções específicas.

INCIDÊNCIA/PREVALÊNCIA A prevalência relatada da asma está aumentando mundialmente, mas pode ter atingido um platô. Cerca de 10% das pessoas já sofreram uma crise de asma, mas estudos epidemiológicos também encontraram variações marcadas na prevalência entre os países e entre as regiões de um mesmo país.

ETIOLOGIA/FATORES DE RISCO A maioria das pessoas com asma é atópica. A exposição a certos estímulos inicia a inflamação e as alterações estruturais nas vias aéreas, causando hiper-responsividade das mesmas e obstrução variável ao fluxo de ar que, por sua vez, causa a maioria dos sintomas da asma. Há um grande número desses estímulos; os mais importantes incluem alérgenos ambientais, agentes sensibilizantes ocupacionais e infecções virais respiratórias.

PROGNÓSTICO Asma crônica: Em pessoas com asma leve, o prognóstico é bom, e a progressão para doença grave é rara. Porém, como um grupo, as pessoas com asma perdem a função pulmonar mais rápido do que aquelas sem asma, embora menos rapidamente do que as pessoas sem asma que fumam. As pessoas com asma crônica podem melhorar com o tratamento. No entanto, algumas pessoas (possivelmente até 5%) têm doença grave, que responde mal ao tratamento. Essas pessoas têm mais risco de morbidade e de morte por asma. **Asma aguda:** Cerca de 10 a 20% das pessoas que se apresentam ao setor de emergência com asma são hospitalizadas. Destas, menos de 10% recebem ventilação mecânica. Aquelas que são ventiladas apresentam um risco 19 vezes maior de ventilação para um episódio subseqüente. É raro que as pessoas morram, a menos que tenham sofrido uma parada respiratória antes de chegar ao hospital. Um estudo prospectivo de 939 pessoas que receberam alta da emergência verificou que 106/641 (17%, IC 95% 14% a 20%) tiveram recidiva em duas semanas.

Bronquiectasia

Nick ten Hacken, Huib Kerstjens e Dirkje Postma

PONTOS-CHAVE

- A bronquiectasia é caracterizada por dilatação irreversível das vias aéreas de médio calibre, com inflamação, infecção bacteriana crônica e destruição das paredes brônquicas.

    A bronquiectasia é geralmente uma complicação de uma infecção prévia do trato respiratório inferior, causando tosse crônica e produção de grande quantidade de escarro, o qual costuma ser purulento. A bronquiectasia pode causar sinais de doença pulmonar obstrutiva crônica. Ela também pode estar associada com fibrose cística e outros distúrbios congênitos, inalação de corpo estranho e outras causas de lesão pulmonar.

- Os exercícios ou o treinamento muscular respiratório podem melhorar a qualidade de vida e a resistência aos exercícios em pessoas com bronquiectasia mas sem fibrose cística.

- Não sabemos se fisioterapia para higiene broncopulmonar, mucolíticos, agentes hiperosmolares inalatórios, esteróides inalatórios ou orais, antagonistas do receptor de leucotrieno, agonistas beta$_2$ de curta ou longa ação, terapia com anticolinérgicos ou cirurgia são benéficos, já que poucos estudos foram encontrados.

    Os esteróides inalatórios podem reduzir o volume de escarro em comparação com placebo, mas não têm mostrado reduzir as exacerbações.

    As metilxantinas orais e a cirurgia costumam ser usadas para bronquiectasia, mas não encontramos estudos de boa qualidade de nenhum destes tratamentos.

    A cirurgia é geralmente considerada para pessoas com lesão extrema em um ou dois lobos pulmonares que estão em risco de infecção grave ou sangramento.

    O uso prolongado de antibióticos melhorou as taxas de resposta clínica (de acordo com o médico assistente no seguimento), mas não foram encontradas diferenças entre os grupos nas taxas de exacerbações ou na função pulmonar em comparação com placebo.

    A tobramicina diminuiu o número médio de internações hospitalares e a duração da permanência hospitalar, mas não houve diferença nas exacerbações ou na função pulmonar em comparação com placebo.

(i) Consulte www.clinicalevidence.bmj.com para texto integral e referências.

Quais são os efeitos dos tratamentos em pessoas com bronquiectasia mas sem fibrose cística?

Provavelmente benéficos	- Exercícios ou treinamento físico - Uso prolongado de antibióticos
Efetividade desconhecida	- Agentes hiperosmolares inalatórios - Agonistas beta$_2$ de curta ação - Agonistas beta$_2$ de longa ação - Antagonistas do receptor de leucotrieno - Cirurgia - Esteróides inalatórios - Esteróides orais

Doenças respiratórias crônicas

Bronquiectasia

- Fisioterapia para higiene broncopulmonar
- Metilxantinas orais
- Mucolíticos (bromexina ou desoxirribonuclease)
- Terapia anticolinérgica

Data da pesquisa: junho de 2006

DEFINIÇÃO A bronquiectasia é definida como o alargamento irreversível das vias aéreas de tamanho médio (brônquios) no pulmão. É caracterizada por inflamação, destruição das paredes brônquicas e infecção bacteriana crônica. A condição pode ser limitada a um único lobo ou segmento pulmonar, ou pode afetar um ou ambos os pulmões de modo mais difuso. Clinicamente, a condição se manifesta como tosse crônica e produção excessiva crônica de escarro (até cerca de 500 mL/dia), que freqüentemente é purulento. As pessoas com bronquiectasia grave podem ter hemoptise com risco para a vida, podendo desenvolver características de doença obstrutiva crônica das vias aéreas, como sibilância, insuficiência respiratória crônica, hipertensão pulmonar e insuficiência cardíaca direita.

INCIDÊNCIA/PREVALÊNCIA Encontramos poucos dados confiáveis. A incidência tem declinado nos últimos 50 anos, e a prevalência é baixa nos países de maior renda. A prevalência é muito maior nos países mais pobres, sendo uma causa importante de morbidade e mortalidade.

ETIOLOGIA/FATORES DE RISCO A bronquiectasia é mais comumente uma complicação a longo prazo de infecções respiratórias inferiores prévias, como a pneumonite por sarampo, a coqueluche e a tuberculose. A inalação de corpo estranho e a lesão pulmonar alérgica, auto-imune e química também predispõem à condição. As doenças congênitas subjacentes, como a fibrose cística, as síndromes de dismotilidade dos cílios, a deficiência de alfa$_1$-antitripsina e as imunodeficiências congênitas, também podem predispor à bronquiectasia e podem ter importância etiológica maior do que a infecção respiratória nos países mais ricos. A fibrose cística é a causa congênita mais comum. Esta revisão não aborda bronquiectasia em pessoas com fibrose cística.

PROGNÓSTICO A bronquiectasia é uma condição crônica, com recidivas freqüentes de gravidade variável. O prognóstico a longo prazo também é variável. Os dados sobre a morbidade e a mortalidade são escassos. A bronquiectasia costuma coexistir com outras doenças respiratórias, tornando difícil diferenciar o prognóstico para a bronquiectasia isoladamente.

Câncer de pulmão

Alan Neville

PONTOS-CHAVE

- O câncer de pulmão é a principal causa de morte por câncer tanto em homens quanto em mulheres, com 80 a 90% dos casos provocados pelo tabagismo.

  O câncer de pequenas células responde por 20% de todos os casos e é geralmente tratado com quimioterapia. O adenocarcinoma é a principal patologia não-pequenas células, sendo tratado inicialmente com cirurgia.

- Em pessoas com câncer de pulmão não-pequenas células ressecável, a quimioterapia adjuvante pós-operatória pode melhorar a sobrevida em comparação com a cirurgia isoladamente.

  Os regimes com cisplatina ou os regimes com uracil mais tegafur têm mostrado melhorar a sobrevida quando administrados pós-operatoriamente, mas aumentam a toxicidade.

  Não sabemos se a quimioterapia pré-operatória melhora a sobrevida em pessoas com câncer de pulmão não-pequenas células ressecável.

- A quimioterapia paliativa de primeira linha melhora a sobrevida em pessoas com câncer de pulmão não-pequenas células não-ressecável e metastático em comparação com o tratamento de suporte, mas aumenta o risco de efeitos adversos.

  Os regimes de primeira linha baseados em platina melhoram a sobrevida em comparação com os agentes mais antigos não-platina, mas não sabemos se a quimioterapia baseada em platina é mais efetiva do que os agentes quimioterápicos de terceira geração não-platina.

  Os regimes quimioterápicos de primeira linha com múltiplos agentes são mais efetivos do que os regimes de agente único, mas têm mais efeitos adversos.

  Não sabemos se a quimioterapia com agente único de segunda linha ou os regimes com taxanos melhoram a sobrevida em comparação com o cuidado de suporte. A quimioterapia com múltiplos agentes de segunda linha não aumenta a sobrevida, mas tem maior toxicidade em comparação com os regimes de agente único.

  A adição de quimioterapia à irradiação torácica pode melhorar a sobrevida em dois a cinco anos em comparação com a irradiação torácica isoladamente, mas aumenta os efeitos adversos.

  Não sabemos de que maneira a radioterapia acelerada hiperfracionada contínua (*continuous hyperfractionated accelerated radiotherapy* – CHART) se compara com a radioterapia convencional no câncer de pulmão não-pequenas células não-ressecável. A radioterapia hiperfracionada não-CHART não tem mostrado aumentar a sobrevida em comparação com a radioterapia-padrão.

  A terapia direcionada com gefitinibe ou erlotinibe não tem mostrado aumentar a sobrevida quando usada como terapia paliativa de primeira linha. Não sabemos se ela é benéfica como terapia de segunda linha.

- Em pessoas com câncer de pulmão de pequenas células em estágio limitado, a adição de irradiação torácica à quimioterapia melhora a sobrevida, mas pode aumentar as complicações.

  Não sabemos se a intensificação da dose da quimioterapia aumenta a sobrevida no câncer de pulmão de pequenas células, e ela pode aumentar a toxicidade relacionada ao tratamento.

- A irradiação craniana profilática pode melhorar a sobrevida em pessoas em remissão de câncer de pulmão de pequenas células.

(i) Consulte www.clinicalevidence.bmj.com para texto integral e referências.

Doenças respiratórias crônicas

Câncer de pulmão

Quais são os efeitos dos tratamentos para câncer de pulmão não-pequenas células ressecável?	
Provavelmente benéficos	• Quimioterapia pós-operatória (regimes baseados em cisplatina ou uracil mais tegafur) no câncer de pulmão não-pequenas células ressecado estágio 1-3
Efetividade desconhecida	• Quimioterapia pré-operatória em câncer de pulmão não-pequenas células ressecável

Quais são os efeitos dos tratamentos para câncer de pulmão não-pequenas células não-ressecável?	
Benéficos	• Irradiação torácica mais quimioterapia (comparada com irradiação torácica isoladamente) • Quimioterapia de primeira linha com múltiplos agentes *versus* agente único • Quimioterapia paliativa de primeira linha *versus* cuidado de suporte
Efetividade desconhecida	• Quimioterapia de primeira linha baseada em platina *versus* regimes não-baseados em platina • Quimioterapia de segunda linha com agente único *versus* uns aos outros • Quimioterapia paliativa de segunda linha *versus* cuidado de suporte • Radioterapia acelerada hiperfracionada contínua (CHART) • Terapia molecular direcionada de segunda linha com gefitinibe ou erlotinibe para câncer de pulmão não-pequenas células avançado e não-ressecável
Pouco provavelmente benéficos	• Radioterapia hiperfracionada em câncer de pulmão não-pequenas células não-ressecável estágio 3 (excluindo a radioterapia acelerada hiperfracionada contínua [CHART]) • Terapia molecular direcionada de primeira linha com gefitinibe ou erlotinibe para câncer de pulmão não-pequenas células avançado e não-ressecável
Provavelmente inefetivos ou que causam danos	• Quimioterapia de segunda linha com agentes múltiplos *versus* agente único

Quais são os efeitos dos tratamentos para câncer de pulmão de pequenas células?	
Benéficos	• Quimioterapia mais irradiação torácica no câncer de pulmão de pequenas células em estágio limitado (melhora a sobrevida em comparação com quimioterapia isoladamente)

www.clinicalevidence.bmj.com

Câncer de pulmão

Provavelmente benéficos	• Irradiação craniana profilática para pessoas em remissão completa de câncer de pulmão de pequenas células em estágio limitado ou extenso
Efetividade desconhecida	• Intensificação de dose da quimioterapia

Data da pesquisa: setembro de 2006

DEFINIÇÃO O câncer de pulmão (carcinoma broncogênico) é um câncer epitelial originário do epitélio da superfície brônquica ou das glândulas mucosas brônquicas. É dividido amplamente em câncer de pulmão de pequenas células (cerca de 20% de todos os cânceres de pulmão) e câncer de pulmão não-pequenas células (cerca de 80% de todos os cânceres de pulmão, dos quais o adenocarcinoma é a forma mais prevalente).

INCIDÊNCIA/PREVALÊNCIA O câncer de pulmão é a principal causa de morte por câncer tanto em homens quanto em mulheres, afetando anualmente cerca de 100.000 homens e 80.000 mulheres nos Estados Unidos e cerca de 40.000 homens e mulheres no Reino Unido.

ETIOLOGIA/FATORES DE RISCO O tabagismo permanece o principal fator de risco prevenível, sendo responsável por cerca de 80 a 90% de todos os casos. Outros carcinógenos do trato respiratório foram identificados, os quais podem aumentar os efeitos carcinogênicos da fumaça do tabaco, no local de trabalho (p. ex., asbesto e hidrocarbonetos aromáticos policíclicos) ou no lar (p. ex., radônio em ambientes fechados).

PROGNÓSTICO No momento do diagnóstico, de 10 a 15% das pessoas com câncer de pulmão têm doença localizada. Destas, metade morrerá em cinco anos apesar da cirurgia potencialmente curativa. Um número semelhante tem doença localmente avançada, e mais da metade das pessoas tem doença metastática no momento do diagnóstico. A cirurgia é o tratamento de escolha em pessoas com câncer de pulmão não-pequenas células estágio 1 e estágio 2, a menos que elas não estejam suficientemente bem para submeterem-se à cirurgia. Pessoas com doença em estágio 1A têm uma sobrevida global excelente com cirurgia isoladamente. A ressecção completa do câncer com ou sem quimioterapia e radioterapia pode ser realizada em algumas pessoas com doença localmente avançada em estágio 3, mas a doença é inoperável em outras e elas têm um prognóstico pior. Pessoas com doença em estágio 3 inoperável ou doença metastática podem receber quimioterapia paliativa. A quimioterapia é a base do tratamento nos 20% de pessoas com câncer de pulmão de pequenas células que têm um alto risco de metástase. Cerca de 5 a 10% das pessoas com câncer de pulmão de pequenas células se apresentam com envolvimento do sistema nervoso central e metade desenvolve metástases cerebrais sintomáticas em dois anos. Destas, apenas metade responde à radioterapia paliativa, e sua sobrevida mediana é de menos de três meses.

Doença pulmonar obstrutiva crônica

Huib Kerstjens, Dirkje Postma e Nick ten Hacken

PONTOS-CHAVE

- O principal fator de risco para o desenvolvimento e a deterioração da doença pulmonar obstrutiva crônica (DPOC) é o tabagismo.
- Os anticolinérgicos e os agonistas beta$_2$ inalatórios melhoram a função pulmonar e os sintomas e reduzem as exacerbações em comparação com placebo na DPOC estável.

  As drogas anticolinérgicas inalatórias de longa ação podem melhorar a função pulmonar em comparação com os agonistas beta$_2$ de longa ação, mas os estudos que compararam as duas classes de drogas geraram resultados conflitantes.

  O tratamento combinado com anticolinérgicos e agonistas beta$_2$ inalatórios pode melhorar os sintomas e a função pulmonar e reduzir as exacerbações em comparação com ambos os tratamentos isoladamente, embora os efeitos a longo prazo não sejam conhecidos.

- Os corticosteróides inalatórios podem reduzir as exacerbações, e os corticosteróides orais podem melhorar a função pulmonar a curto prazo, mas têm efeitos adversos graves.

  A combinação de corticosteróides e agonistas beta$_2$ de longa ação inalatórios melhora a função pulmonar e os sintomas e reduz as exacerbações em comparação com placebo, podendo ser mais efetiva do que ambos os tratamentos isoladamente.

  O tratamento domiciliar com oxigênio a longo prazo pode melhorar a sobrevida em pessoas com hipoxemia diurna grave.

  As teofilinas podem melhorar a função pulmonar em comparação com placebo, mas os efeitos adversos limitam sua utilidade na DPOC estável.

  Não sabemos se drogas mucolíticas, antibióticos profiláticos ou alfa$_1$-antitripsina melhoram os desfechos em pessoas com DPOC em comparação com placebo.

- A combinação de intervenções psicossociais e farmacológicas para a cessação do tabagismo pode retardar a deterioração da função pulmonar, mas não tem mostrado reduzir a mortalidade a longo prazo em comparação com o cuidado habitual.

  A reabilitação pulmonar multimodalidade e os exercícios podem melhorar a capacidade de exercitar-se em pessoas com DPOC estável, mas a suplementação nutricional não tem mostrado ser benéfica.

Consulte www.clinicalevidence.bmj.com para texto integral e referências.

Quais são os efeitos do tratamento medicamentoso de manutenção na doença pulmonar obstrutiva crônica estável?

Benéficos	- Agonistas beta$_2$ inalatórios (melhoram o VEF$_1$, a qualidade de vida e as taxas de exacerbação comparados com placebo)
	- Anticolinérgicos inalatórios (melhoram a taxa de exacerbação, os sintomas e o VEF$_1$)
	- Anticolinérgicos mais agonistas beta$_2$ inalatórios (melhoram o VEF$_1$ comparados com quaisquer das drogas isoladamente)
	- Corticosteróides inalatórios mais agonistas beta$_2$ de longa ação (melhoram a taxa de exacerbação, os sintomas, a qualidade de vida e o VEF$_1$ comparados com placebo)
Provavelmente benéficos	- Anticolinérgicos inalatórios comparados com agonistas beta$_2$ (melhoram o VEF$_1$ comparados com agonistas beta$_2$ a longo prazo)

Contrabalanço entre benefícios e danos	• Oxigênio domiciliar a longo prazo (benéfico em pessoas com hipoxemia grave) • Corticosteróides inalatórios (melhoram as taxas de exacerbação, mas podem envolver riscos a longo prazo) • Teofilinas
Efetividade desconhecida	• Alfa,-antitripsina • Antibióticos profiláticos • Mucolíticos
Pouco provavelmente benéficos	• Corticosteróides orais (evidências de dano, mas sem evidências de benefícios a longo prazo)

Quais são os efeitos das intervenções não-medicamentosas na doença pulmonar obstrutiva crônica estável?

Benéficos	• Intervenções psicossociais mais farmacológicas para a cessação do tabagismo • Reabilitação pulmonar
Provavelmente benéficos	• Atividade física geral • Treinamento muscular inspiratório • Treinamento muscular periférico
Efetividade desconhecida	• Intervenções farmacológicas isoladamente para a cessação do tabagismo • Intervenções psicossociais isoladamente para a cessação do tabagismo
Pouco provavelmente benéficos	• Suplementação nutricional

Data da pesquisa: março de 2005

DEFINIÇÃO A doença pulmonar obstrutiva crônica (DPOC) é um estado de doença caracterizado por limitação ao fluxo de ar que não é completamente reversível. A limitação ao fluxo de ar é geralmente progressiva e está associada com uma resposta inflamatória anormal dos pulmões a partículas e gases nocivos. Classicamente, acreditava-se que fosse uma combinação de enfisema e bronquite crônica, embora somente um deles possa estar presente em algumas pessoas com DPOC. O enfisema é o aumento anormal permanente dos espaços aéreos distais aos bronquíolos terminais, acompanhado da destruição de suas paredes e sem fibrose óbvia. A bronquite crônica é a tosse crônica ou a produção de muco por, no mínimo, três meses, em no mínimo dois anos sucessivos, quando outras causas de tosse crônica foram excluídas.

INCIDÊNCIA/PREVALÊNCIA A DPOC afeta principalmente pessoas de meia-idade e idosos. Em 1998, a Organização Mundial de Saúde estimou que a DPOC era a quinta causa mais comum de morte mundialmente, sendo responsável por 4,8% de toda a mortalidade (cerca de 2.745.816 mortes em 2002), e a morbidade está aumentando. A prevalência estimada nos Estados Unidos subiu

(continua)

(continuação)

41% entre 1982 e 1994, e as taxas de morte ajustadas para a idade subiram 71% entre 1966 e 1985. A mortalidade por todas as causas ajustada para idade declinou durante o mesmo período em 22%, e a mortalidade por doenças cardiovasculares declinou 45%. No Reino Unido, a prevalência diagnosticada por médicos foi de 2% em homens e de 1% em mulheres entre 1990 e 1997.

ETIOLOGIA/FATORES DE RISCO A DPOC é em grande parte prevenível. A principal causa em países desenvolvidos é a exposição à fumaça do cigarro. Em países desenvolvidos, 85 a 90% das pessoas com DPOC fumou em algum momento. A doença é rara naqueles que nunca fumaram (prevalência estimada de 5% em três grandes pesquisas representativas em não-fumantes nos Estados Unidos, de 1971 a 1984), nos quais a exposição "passiva" à fumaça de tabaco ambiental foi proposta como uma causa. Outras causas propostas incluem a hiper-responsividade brônquica, a poluição do ar em espaços abertos e fechados e a alergia.

PROGNÓSTICO A obstrução das vias aéreas geralmente é progressiva naqueles que continuam fumando, o que resulta em incapacidade precoce e sobrevida encurtada. A cessação do tabagismo reverte a taxa de declínio na função pulmonar até a dos não-fumantes. Muitas pessoas necessitarão de medicação pelo resto da vida, com doses aumentadas e drogas adicionais durante as exacerbações.

Envenenamento agudo por monóxido de carbono

Nicholas Phin

PONTOS-CHAVE

- Os principais sintomas do envenenamento por monóxido de carbono são de natureza não-específica e se relacionam com efeitos no cérebro e no coração. Os sintomas pouco se correlacionam com os níveis séricos de carboxiemoglobina.

    As pessoas mais suscetíveis são aquelas com co-morbidades, os idosos ou os muito jovens e as mulheres grávidas.

    O monóxido de carbono é produzido pela combustão incompleta de combustíveis que contêm carbono, incluindo aquecedores sem ventilação adequada ou escapamentos de automóveis, ou por agentes químicos como o cloreto de metileno em removedores de tinta.

    Considera-se que ocorreu envenenamento quando os níveis de carboxiemoglobina estão acima de 10%, com o envenenamento grave associado com níveis acima de 20 a 25% mais sintomas associados com isquemia cerebral ou cardíaca graves. Porém, pessoas que vivem em áreas de poluição podem ter níveis de 5%, e fumantes pesados podem tolerar níveis de até 15%.

    O envenenamento grave pode ser fatal, e até um terço dos sobreviventes tem seqüelas neurológicas tardias.

- O cuidado imediato exige a remoção da pessoa da fonte de monóxido de carbono e a administração de oxigênio através de máscara não-reinalante.

    O oxigênio normobárico a 100% é considerado efetivo, mas estudos que comprovem o seu benefício em comparação com o ar ambiente ou com concentrações mais baixas de oxigênio não foram encontrados e não seriam considerados éticos.

    O oxigênio a 28% é usado por paramédicos, sendo considerado benéfico em comparação com o ar ambiente, mas pode ser menos efetivo do que concentrações mais altas.

    Não sabemos qual é a duração ideal do tratamento com oxigênio, mas ele é geralmente continuado por pelo menos seis horas, ou até que os níveis de carboxiemoglobina caiam abaixo de 5%.

- Não sabemos se o oxigênio hiperbárico é mais efetivo do que o oxigênio normobárico a 100% na prevenção de complicações neurológicas em pessoas com envenenamento leve por monóxido de carbono, mas ele pode ser benéfico em envenenamentos mais graves.

    O oxigênio hiperbárico a 100% reduz a meia-vida da carboxiemoglobina, mas os benefícios clínicos podem depender do regime de tratamento usado.

    Os possíveis benefícios do oxigênio hiperbárico para um indivíduo devem ser pesados contra os riscos de uma longa viagem de ambulância.

(i) Consulte www.clinicalevidence.bmj.com para texto integral e referências.

Quais são os efeitos dos tratamentos com oxigênio para envenenamento agudo por monóxido de carbono?	
Benéficos	• Oxigênio a 100% por uma máscara não-reinalante (comparado com ar ambiente)*
Provavelmente benéficos	• Oxigênio a 28% (comparado com ar ambiente)* • Oxigênio hiperbárico a 100% a 2-3 ATA (comparado com oxigênio normobárico a 100% em envenenamento moderado a grave)

Envenenamentos

Envenenamento agudo por monóxido de carbono

| Efetividade desconhecida | • Oxigênio hiperbárico a 100% (comparado com oxigênio a 100% no envenenamento leve) |

Data da pesquisa: agosto de 2004

*A classificação é baseada em consenso e em estudos fisiológicos.

DEFINIÇÃO O monóxido de carbono é um gás inodoro e incolor, e o envenenamento causa hipoxia, dano celular e morte. **Diagnóstico do envenenamento por monóxido de carbono:** A exposição ao monóxido de carbono é medida tanto diretamente, através de amostras sangüíneas – sendo expressa como uma porcentagem de carboxiemoglobina –, quanto indiretamente, usando o monóxido de carbono no ar expirado. A porcentagem de carboxiemoglobina é o biomarcador mais freqüentemente usado de exposição ao monóxido de carbono. Embora o diagnóstico de envenenamento por monóxido de carbono possa ser confirmado pela detecção de níveis elevados de carboxiemoglobina sangüínea, a presença de sinais e sintomas clínicos após exposição conhecida ao monóxido de carbono não deve ser ignorada. Os sinais e sintomas do envenenamento por monóxido de carbono estão principalmente associados com o cérebro e o coração, que são mais sensíveis à hipoxia. Os sintomas de envenenamento por monóxido de carbono são não-específicos e variados, incluindo cefaléia, fadiga, mal-estar, "dificuldade de raciocínio", confusão, náuseas, tontura, distúrbios visuais, dor torácica, falta de ar, perda de consciência e convulsões. Em pessoas que sofrem de morbidades coexistentes, sintomas como falta de ar e dor torácica podem ser mais evidentes. Os sinais clássicos de monóxido de carbono, descritos como lábios vermelho-cereja, cianose periférica e hemorragias retinianas, são na realidade raramente vistos. **Interpretação dos níveis de carboxiemoglobina:** Não-fumantes que vivem longe de áreas urbanas têm níveis de carboxiemoglobina entre 0,4 e 1%, refletindo a produção endógena de monóxido de carbono, enquanto níveis de até 5% podem ser considerados normais em uma região urbana ou industrial. Os fumantes estão expostos a níveis aumentados de monóxido de carbono no cigarro e fumantes pesados de outra forma saudáveis podem tolerar níveis de carboxiemoglobina de até 15%. O uso da porcentagem de carboxiemoglobina como uma medida da gravidade do envenenamento por monóxido de carbono ou para predizer as opções de tratamento é limitado, pois os níveis de carboxiemoglobina são afetados pela remoção da fonte de monóxido de carbono e por qualquer tratamento com oxigênio administrado antes da medida da porcentagem de carboxiemoglobina. Além disso, pessoas com co-morbidades que as tornam mais sensíveis à hipoxia associada com o monóxido de carbono podem apresentar-se com sintomas de envenenamento com níveis de carboxiemoglobina que são baixos ou estão dentro da variação normal. Foram feitas tentativas na literatura para equiparar sintomas e sinais a diferentes níveis de carboxiemoglobina, mas se aceita que os níveis de carboxiemoglobina em uma pessoa agudamente envenenada correlacionam-se apenas grosseiramente com os sinais e sintomas clínicos, sobretudo aqueles relacionados com a função neurológica. Estudos prévios tentaram diferenciar entre fumantes e não-fumantes. Também foram feitas tentativas na literatura para dividir o envenenamento por monóxido de carbono em leve, moderado e grave, com base na porcentagem dos níveis de carboxiemoglobina e nos sintomas clínicos, mas não há consenso clínico claro ou concordância sobre esse assunto. O grau de envenenamento tem sido descrito na literatura como *envenenamento por monóxido de carbono leve*: um nível de carboxiemoglobina maior do que 10% sem sinais ou sintomas clínicos de envenenamento por monóxido de carbono; *envenenamento por monóxido de carbono moderado:* um nível de carboxiemoglobina maior do que 10% e menor do que 20 a 25% com sinais e sintomas clínicos menores de envenenamento, como cefaléia, letargia ou fadiga; e *envenenamento por monóxido de carbono grave:* um nível de carboxiemoglobina maior do que 20 a 25%, perda da consciência e confusão ou sinais de isquemia cardíaca, ou ambos. **População:** Para os propósitos desta revisão, incluímos adultos que se apresentavam aos profissionais de saúde com suspeita de envenenamento por monóxido de carbono. Embora ainda não haja consenso claro sobre este assunto, a maioria dos estudos que examinam envenenamento por monóxido de carbono e o seu manejo usa um nível de carboxiemoglobina de 10% ou mais, ou a presença de sinais e sintomas clínicos após exposição conhecida ao monóxido de carbono como sendo indicativos de envenenamento agudo por monóxido de carbono. A menos que seja relatado o contrário, esta é a

(continua)

Envenenamentos

Envenenamento agudo por monóxido de carbono

(continuação)

definição de envenenamento agudo por monóxido de carbono que foi usada em toda esta revisão. Quando apropriado, os termos leve, moderado ou grave foram usados para refletir as descrições das populações em estudos individuais.

INCIDÊNCIA/PREVALÊNCIA O envenenamento por monóxido de carbono é considerado uma das principais causas de morte e lesão em todo o mundo e um grande problema de saúde pública. Em 2000, houve 521 mortes nas quais o monóxido de carbono foi relatado como causa da morte (CID 9 – E986) na Inglaterra e no País de Gales em comparação com 1.363 mortes relatadas em 1985; uma tendência que também foi observada nos Estados Unidos. Das 521 mortes atribuídas a envenenamento por monóxido de carbono, 148 foram acidentais, e as 373 restantes foram o resultado de suicídio ou lesão auto-infligida. O envenenamento por monóxido de carbono é quase certamente subdiagnosticado devido às várias maneiras com que ele pode se apresentar, e foi estimado, nos Estados Unidos, que existem mais de 40.000 consultas ao setor de emergência por ano, muitas se apresentando com uma doença tipo-influenza. Em 2003, houve 534 episódios médicos relatados em hospitais ingleses que envolveram pessoas sofrendo os efeitos tóxicos do monóxido de carbono. Isso pode estar substancialmente subestimado se a experiência dos Estados Unidos refletir a verdadeira morbidade associada com o envenenamento por monóxido de carbono. Estudos nos Estados Unidos têm mostrado que a incidência de envenenamento por monóxido de carbono acidental tem um pico durante os meses de inverno e está associada com o uso aumentado de aquecedores de ambiente e geradores a óleo e com a ventilação externa reduzida. Esse aumento sazonal nos números coincide com o aumento anual nas notificações de influenza e, dada a semelhança dos sintomas, muitos casos de envenenamento por monóxido de carbono leve são provavelmente mal diagnosticados.

ETIOLOGIA/FATORES DE RISCO Pessoas em alto risco: Pessoas em maior risco de envenenamento por monóxido de carbono incluem aquelas com doença coronariana, doença vascular ou anemia; mulheres grávidas e seus fetos; bebês; e idosos. Em pessoas com doença coronariana, níveis de carboxiemoglobina sanguínea experimentalmente induzidos de 4,5% diminuem o período de exercícios antes do início da dor anginosa, e a duração da dor é prolongada. Em pessoas com anemia, a capacidade carreadora de oxigênio do sangue já está comprometida e, portanto, elas serão mais sensíveis ao monóxido de carbono. Os idosos estão em risco devido a co-morbidades existentes, como doença cardíaca ou doença respiratória, e devido a uma resposta compensatória reduzida a situações hipóxicas. Durante a gestação, a capacidade carreadora de oxigênio de uma mulher é reduzida devido a uma produção endógena aumentada de monóxido de carbono e monóxido de carbono endógeno adicional a partir do feto em desenvolvimento, o que leva a uma concentração aumentada de carboxiemoglobina. Uma freqüência ventilatória mais alta durante a gestação levará a uma captação aumentada de monóxido de carbono em qualquer concentração dada de monóxido de carbono. O feto também está em risco, e houve mortes fetais ocasionais em exposições maternas não-fatais. No feto em desenvolvimento, o oxigênio é liberado em uma pressão parcial de oxigênio mais baixa e a hemoglobina fetal liga-se ao monóxido de carbono mais rapidamente em comparação com os adultos. O monóxido de carbono pode ser um teratógeno quando há um aumento significativo na carboxiemoglobina materna ou quando há toxicidade materna moderada a grave. Os bebês podem ser mais suscetíveis ao efeito do monóxido de carbono devido ao seu maior consumo de oxigênio em relação aos adultos, e sua resposta e sintomas são mais variáveis. Há casos relatados de crianças viajando no mesmo carro e tendo sintomas variados com níveis semelhantes de carboxiemoglobina ou níveis de carboxiemoglobina amplamente variáveis com exposição similar ao monóxido de carbono. **Fontes de monóxido de carbono:** O monóxido de carbono é produzido pela combustão incompleta de combustível contendo carbono, como gás (doméstico ou engarrafado), carvão, coque, óleo e madeira. Fogões, lareiras e aquecedores a gás; aquecedores de água a gás; fumaça de escapamento de automóveis; churrasqueiras a carvão; aquecedores a querosene; fogões de combustível sólido; aquecedores; e aquecedores de ambiente defeituosos ou inadequadamente ventilados são fontes potenciais. Uma fonte algumas vezes esquecida de monóxido de carbono é o cloreto de metileno em alguns *sprays* e removedores de tinta. O cloreto de metileno é prontamente absorvido pela pele e pelos pulmões e, uma vez no fígado, é convertido a monóxido de carbono. O cloreto de metileno é armazenado nos tecidos corporais e liberado gradu-

(continua)

Envenenamentos

Envenenamento agudo por monóxido de carbono

(continuação)

almente; a meia-vida de eliminação do monóxido de carbono em pessoas expostas ao cloreto de metileno é mais de duas vezes aquela do monóxido de carbono inalado. Níveis basais naturais de monóxido de carbono no ambiente externo variam de 0,01 a 0,23 mg/m^3 (0,009 a 0,2 ppm), mas no tráfego urbano no Reino Unido as concentrações médias de oito horas são mais altas, cerca de 20 mg/m^3 (17,5 ppm); a exposição a esse nível por períodos prolongados pode resultar em um nível de carboxiemoglobina de cerca de 3%.

PROGNÓSTICO Os dados sobre o prognóstico em envenenamento por monóxido de carbono são inconclusivos e contraditórios. Porém, há concordância geral de que o desfecho e o prognóstico são relacionados ao nível de monóxido de carbono a que uma pessoa é exposta, à duração da exposição e à presença de fatores de risco subjacentes. Um desfecho ruim é previsto por exposição demorada ao monóxido de carbono, perda de consciência e idade avançada. Além disso, hipotensão e parada cardíaca predizem independentemente incapacidade permanente e morte. Após envenenamento agudo por monóxido de carbono, os órgãos mais sensíveis à hipoxia serão mais afetados (isto é, o cérebro e o coração). Co-morbidades preexistentes que afetam esses órgãos irão influenciar em certo grau a apresentação clínica e o prognóstico; uma pessoa com doença cardíaca preexistente pode apresentar-se com isquemia miocárdica, que pode causar infarto e morte. O prognóstico para pessoas ressuscitadas após sofrerem parada cardíaca devido a envenenamento por monóxido de carbono é ruim. Em um pequeno estudo retrospectivo de 18 pessoas com níveis de carboxiemoglobina de 31,7±11% que receberam oxigênio hiperbárico após a ressuscitação depois da parada cardíaca, todas morreram. Os efeitos no cérebro são mais sutis, visto que diferentes partes do cérebro são mais sensíveis a insultos hipóxicos tanto como uma conseqüência da oferta reduzida de oxigênio quanto por efeito direto sobre o metabolismo intracelular. Portanto, além das seqüelas neurológicas agudas que levam à perda de consciência, coma e morte, seqüelas neurológicas como concentração ruim e problemas de memória podem ser aparentes em pessoas que se recuperam de envenenamento por monóxido de carbono (seqüelas neurológicas persistentes) ou podem se desenvolver após um período de aparente normalidade (seqüelas neurológicas tardias). As seqüelas neurológicas tardias se desenvolvem entre 2 e 240 dias após a exposição, e há relatos de que afetem 10 a 32% das pessoas que se recuperam de envenenamento por monóxido de carbono. Os sintomas incluem alterações cognitivas, alterações de personalidade, incontinência, psicose e parkinsonismo. Felizmente, 50 a 75% das pessoas se recuperam dentro de um ano.

Envenenamento agudo por organofosforados

Michael Eddleston, Surjit Singh e Nick Buckley

PONTOS-CHAVE

- A inibição da acetilcolinesterase pelos pesticidas organofosforados ou por gases nervosos pode causar disfunção aguda do sistema parassimpático, fraqueza muscular, convulsões, coma e falência respiratória.

  O prognóstico depende da dose e da toxicidade relativa do composto específico, bem como de fatores farmacocinéticos.

- A ressuscitação inicial, seguida por atropina e oxigênio, é considerada a base do tratamento, embora não tenham sido encontrados estudos de boa qualidade que demonstrem um benefício.

  Não sabemos qual é a dose ideal de atropina a ser administrada, mas a prática clínica comum é administrar uma quantidade suficiente para manter a freqüência cardíaca acima de 80 batimentos por minuto, a pressão arterial sistólica acima de 80 mmHg e os pulmões limpos.

  O brometo de glicopirrônio pode ser tão efetivo quanto a atropina na prevenção de morte, com menos efeitos adversos, embora nenhum estudo com poder adequado tenha sido realizado.

- A lavagem da pessoa contaminada e a remoção das roupas contaminadas são uma abordagem sensata, mas nenhum estudo foi realizado para avaliar os benefícios desta conduta.

  Os trabalhadores da área de saúde devem assegurar-se de que a lavagem não os distraia de outras prioridades do tratamento, devendo proteger-se da contaminação.

- Os benzodiazepínicos são considerados o tratamento-padrão para controlar as convulsões induzidas por organofosforados, embora nenhum estudo tenha sido encontrado.

- Não sabemos se carvão ativado, agonistas do receptor alfa$_2$-adrenérgico (clonidina), terapia de reposição de butirilcolinesterase usando plasma fresco congelado ou plasmaférese, sulfato de magnésio, antagonistas do receptor N-metil-D-aspartato, hidrolases de organofosforados, bicarbonato de sódio, leite e outros "remédios caseiros" tomados logo após a ingestão, catárticos ou eliminação extracorpórea melhoram os desfechos.

  As oximas não têm mostrado melhorar os desfechos, mas os estudos têm sido de baixa qualidade, de forma que uma conclusão definitiva não pode ser feita.

  Os potenciais benefícios da lavagem gástrica ou de ipecacuanha provavelmente são superados pelos riscos de dano, como a aspiração.

(i) Consulte www.clinicalevidence.bmj.com para texto integral e referências.

Quais são os efeitos dos tratamentos para envenenamento agudo por organofosforados?	
Provavelmente benéficos	• Atropina* • Benzodiazepínicos para controlar as convulsões induzidas por organofosforados* • Brometo de glicopirrônio (glicopirrolato)* • Lavagem da pessoa envenenada e remoção das roupas contaminadas*
Efetividade desconhecida	• Agonistas dos receptores alfa$_2$-adrenérgicos • Antagonistas do receptor do N-metil-D-aspartato

Envenenamentos

398 Envenenamento agudo por organofosforados

	- Bicarbonato de sódio - Carvão ativado (em dose única ou múltipla) - Eliminação extracorpórea - Hidrolases de organofosforados - Lavagem gástrica - Leite ou outro remédio caseiro imediatamente após a ingestão - Oximas - Sulfato de magnésio - Terapia de reposição de butirilcolinesterase
Pouco provavelmente benéficos	- Catárticos*
Provavelmente inefetivos ou que causam danos	- Ipecacuanha (ipeca)*

Data da pesquisa: agosto de 2006

*Baseado em consenso, ECRs não seriam considerados éticos.

DEFINIÇÃO O envenenamento agudo por organofosforados ocorre após a exposição dérmica, respiratória ou oral a pesticidas de baixa volatilidade (p. ex., clorpirifós, dimetoato) ou a gases nervosos de alta volatilidade (p. ex., sarin, tabun). A inibição da acetilcolinesterase nas sinapses resulta em acúmulo de acetilcolina e superativação dos receptores de acetilcolina na junção neuromuscular e nos sistemas nervosos autônomo e central. As características clínicas precoces (a crise colinérgica aguda) envolvem principalmente o sistema parassimpático: broncorréia, broncoespasmo, miose, salivação, defecação, micção e hipotensão. As características de envolvimento da junção neuromuscular (fraqueza muscular e fasciculações) e do sistema nervoso central (convulsões, coma, insuficiência respiratória) também são comuns nesse estágio. A insuficiência respiratória também pode ocorrer muitas horas mais tarde, tanto separada da crise colinérgica no tempo (síndrome intermediária) quanto junto com a crise colinérgica aguda. A fisiopatologia dessa insuficiência respiratória tardia parece envolver regulação para baixo (*downregulation*) dos receptores de acetilcolina nicotínicos. A síndrome intermediária é particularmente importante, uma vez que pessoas que estão aparentemente bem podem progredir rapidamente para parada respiratória. Uma neuropatia periférica tardia, motora ou motora/sensorial, também pode se desenvolver após a recuperação do envenenamento agudo com alguns pesticidas organofosforados. O envenenamento agudo pode resultar em efeitos neurológicos e psiquiátricos a longo prazo, mas a evidência ainda não está clara. Existem diferenças entre os pesticidas quanto à síndrome clínica que eles produzem e à freqüência e ao momento da insuficiência respiratória e da morte.

INCIDÊNCIA/PREVALÊNCIA A maioria dos casos ocorre no mundo em desenvolvimento, após a exposição ocupacional ou deliberada a pesticidas organofosforados. Embora os dados sejam escassos, os pesticidas organofosforados parecem ser a causa mais importante de morte por autoenvenenamento deliberado mundialmente, causando cerca de 200.000 mortes a cada ano. Por exemplo, no Sri Lanka, cerca de 10.000 a 20.000 hospitalizações devidas a envenenamento por organofosforados ocorrem a cada ano. Destas pessoas, cerca de 10% morrem. Na maioria dos casos, o envenenamento é intencional. As taxas de fatalidade nos países em desenvolvimento são comumente superiores a 20%. Na América Central, o envenenamento ocupacional é mais comum do

(continua)

Envenenamentos

Envenenamento agudo por organofosforados

(continuação)

que o envenenamento intencional, havendo menos mortes. Mortes por gases nervosos organofosforados ocorreram durante a guerra Irã-Iraque. A ação militar ou terrorista com essas armas químicas permanece possível. Doze pessoas morreram em um ataque terrorista em Tóquio, e milhares provavelmente morreram no Irã após o uso militar.

ETIOLOGIA/FATORES DE RISCO A acessibilidade difundida dos pesticidas em zonas rurais do mundo em desenvolvimento torna-os opções fáceis para atos de autolesão. A exposição ocupacional é habitualmente devida ao uso de equipamentos protetores insuficientes ou inapropriados.

PROGNÓSTICO Não há sistemas de escore validados para classificar a gravidade ou prever o desfecho do envenenamento agudo por organofosforados. A história natural altamente variável e as dificuldades para determinar a dose e o composto organofosforado específico ingeridos tornam a previsão do desfecho para um indivíduo imprecisa e potencialmente perigosa, pois as pessoas admitidas em boas condições podem piorar rapidamente e necessitar de intubação e ventilação mecânica. O prognóstico no auto-envenenamento agudo provavelmente depende da dose e da toxicidade do composto organofosforado específico ingerido (p. ex., potencial para neurotoxicidade, meia-vida, taxa de envelhecimento, se a ativação para um composto tóxico é necessária – por exemplo, paration para paraoxon [pró-veneno] – e se é dimetilado ou dietilado). O prognóstico na exposição ocupacional é melhor, pois a dose normalmente é menor, e a via é dérmica.

Envenenamento por paracetamol (acetaminofeno)

Nick Buckley e Michael Eddleston

PONTOS-CHAVE

- O paracetamol (acetaminofeno) é uma forma comum de auto-envenenamento no Reino Unido e na América do Norte, freqüentemente tomado como um ataque impulsivo de autolesão em pessoas jovens.

    A mortalidade por *overdose* de paracetamol é agora de aproximadamente 0,4%, embora ocorra dano hepático grave sem tratamento em pelo menos metade das pessoas com níveis séricos de paracetamol acima da linha de tratamento-padrão no Reino Unido.

    Em adultos, é pouco provável que a ingestão de menos do que 125 mg/kg leve à hepatotoxicidade; mesmo doses maiores podem ser toleradas por crianças sem causar dano hepático.

- O tratamento-padrão para *overdose* por paracetamol é a *N*-acetilcisteína, a qual é amplamente creditada como capaz de reduzir dano hepático e mortalidade com base em estudos animais e na experiência clínica, embora poucos estudos tenham sido realizados.

    Os efeitos adversos da *N*-acetilcisteína incluem erupção cutânea, urticária, vômitos e anafilaxia, a qual pode, raramente, ser fatal.

    Não sabemos qual é a melhor dose, rota ou duração ideal do tratamento com *N*-acetilcisteína. Porém, o dano hepático tem muito menos probabilidade de ocorrer se o tratamento for iniciado dentro de 8 a 10 horas da ingestão.

- É possível que a metionina reduza o risco de dano hepático e a mortalidade em comparação com o tratamento de suporte após o envenenamento por paracetamol, mas não temos certeza disso.

- Não sabemos se carvão ativado, lavagem gástrica ou ipecacuanha reduzem o risco de dano hepático após o envenenamento por paracetamol.

    Em muitos casos, é pouco provável que haja um efeito benéfico dos tratamentos que reduzem a absorção gástrica, considerando que ocorre uma absorção rápida do paracetamol.

- O transplante hepático pode aumentar as taxas de sobrevida em pessoas com insuficiência hepática fulminante após envenenamento por paracetamol em comparação com controles em lista de espera, mas os desfechos a longo prazo não são conhecidos.

ⓘ Consulte www.clinicalevidence.bmj.com para texto integral e referências.

Quais são os efeitos dos tratamentos para envenenamento agudo por paracetamol?	
Benéficos	• *N*-acetilcisteína
Provavelmente benéficos	• Metionina
Efetividade desconhecida	• Carvão ativado (dose única ou múltipla) • Ipecacuanha • Lavagem gástrica • Transplante hepático

Data da pesquisa: março de 2006

Envenenamentos

Envenenamento por paracetamol (acetaminofeno)

DEFINIÇÃO O envenenamento por paracetamol ocorre como resultado da *overdose* acidental ou intencional com paracetamol (acetaminofeno).

INCIDÊNCIA/PREVALÊNCIA O paracetamol é a droga mais comumente usada para auto-envenenamento no Reino Unido. Ele também é uma forma comum de auto-envenenamento no resto da Europa, na América do Norte e na Australásia. Em 1968, houve apenas 10 mortes e 150 hospitalizações na Inglaterra e no País de Gales devido a envenenamento por paracetamol. Um aumento exponencial resultou em um número estimado de 41.200 casos de envenenamento com produtos contendo paracetamol em 1989-1990 na Inglaterra e no País de Gales, com uma mortalidade de 0,40% (IC 95% 0,38% a 0,46%). As *overdoses* devidas somente ao paracetamol resultam em aproximadamente 150 a 200 mortes e 15 a 20 transplantes de fígado a cada ano na Inglaterra e no País de Gales (dados de estatísticas rotineiramente coletadas de saúde e médico-legais). Estudos mais recentes sugerem que o envenenamento por paracetamol seja discretamente menos comum agora no Reino Unido, com 25.000 hospitalizações devido a envenenamento por paracetamol relatadas em 2001. Existe evidência limitada de que, no Reino Unido, tenha havido modestas reduções em grandes *overdoses*, transplantes hepáticos e mortes desde que foram instituídas restrições nas embalagens em 1998.

ETIOLOGIA/FATORES DE RISCO A maioria dos casos no Reino Unido são atos impulsivos de autolesão em pessoas jovens. Em um estudo de coorte de 80 pessoas com *overdose* por paracetamol, 42 tinham obtido os comprimidos para o fim específico de tomar uma *overdose*, e 33 os tinham obtido menos de uma hora antes do ato.

PROGNÓSTICO As pessoas com concentrações de paracetamol no sangue acima da linha de tratamento-padrão (definida no Reino Unido como uma linha atingindo 200 mg/L em 4 horas e 30 mg/L em 15 horas em um gráfico semilogarítmico) têm um mau prognóstico sem tratamento. Em um estudo de coorte de 57 pessoas não-tratadas com concentrações sangüíneas acima dessa linha, 33/57 (58%) desenvolveram lesão hepática grave e 3/57 (5%) morreram. As pessoas com uma história de abuso de álcool crônico, uso de drogas indutoras de enzimas, transtornos alimentares ou múltiplas *overdoses* de paracetamol podem ter risco de lesão hepática com concentrações sangüíneas abaixo dessa linha. Nos Estados Unidos, uma linha mais baixa é usada como uma indicação para o tratamento, mas não encontramos dados relacionando essa linha aos desfechos prognósticos. Mais recentemente, a partir de dados de uma grande coorte, foi desenvolvido um nomograma modificado, desenhado especificamente para estimar o prognóstico (não a necessidade de tratamento). Este leva em conta o tempo para o início do tratamento com *N*-acetilcisteína e o efeito do uso de álcool. Porém, ele ainda não foi validado e não é amplamente usado. **Efeito da dose:** A dose ingerida também indica o risco de hepatotoxicidade. Uma série de casos mostrou que as pessoas que ingeriram menos de 125 mg/kg não tiveram hepatotoxicidade significativa com um aumento agudo dose-dependente para doses maiores. O limiar para toxicidade após a ingestão aguda pode ser maior em crianças, em quem uma dose única de menos de 200 mg/kg não foi relatada como levando à morte e raramente causa hepatotoxicidade. O limiar mais alto de toxicidade em crianças pode se relacionar a diferentes vias metabólicas ou ao seu tamanho do fígado relativamente maior. Para as pessoas que se apresentam após 24 horas ou em um período desconhecido após a ingestão, diversos outros indicadores prognósticos foram propostos, incluindo tempo de protrombina e testes de função hepática anormais. Estes não foram validados prospectivamente.

Ferimentos

Mordeduras de mamíferos

David Jerrard

PONTOS-CHAVE

- As mordeduras de mamíferos são geralmente causadas por cachorros, gatos ou humanos, e são mais prevalentes em crianças (sobretudo em meninos) em comparação com adultos.

    As mordeduras de animais costumam ser causadas pelo animal de estimação da pessoa e, em crianças, freqüentemente envolvem a face.

    As mordeduras humanas tendem a ocorrer em crianças como resultado de brincadeiras ou de lutas, enquanto em adultos elas são geralmente o resultado de abuso físico ou sexual.

    A infecção mista por aeróbios e anaeróbios é o tipo mais comum de infecção, podendo ocorrer em até metade das mordeduras humanas.

- Poucas estratégias para prevenir mordeduras humanas têm sido adequadamente pesquisadas.

    Educar as crianças em idade escolar pode torná-las mais cuidadosas em relação a cachorros em comparação com a não-educação.

- Existe consenso de que a imunização para o tétano deve ser administrada rotineiramente como parte do cuidado da ferida de mordeduras de mamíferos, mas nenhum estudo avaliou o benefício desta estratégia.

    A imunização não precisa ser realizada se existir registro de uma dose de vacina antitetânica administrada nos últimos cinco anos.

- Os antibióticos podem prevenir a infecção em mordeduras de alto risco nas mãos, mas não sabemos se é útil administrar antibióticos profiláticos após outros tipos de mordeduras de mamíferos.

    Mordeduras de alto risco são aquelas com perfuração profunda ou esmagamento, com muito tecido desvitalizado, ou aquelas que estão sujas.

    As mordidas que ocorreram há mais de 24 horas, ou aquelas com apenas esfolados, arranhaduras e abrasões epidérmicas simples, têm pouca probabilidade de se beneficiar com o tratamento antibiótico.

- Existe consenso de que o desbridamento, a irrigação, a descontaminação e o fechamento primário da ferida sejam benéficos na redução de infecção, mas não temos certeza disso.

- Existe consenso de que os antibióticos ajudem a curar feridas de mordeduras infectadas, embora poucos estudos tenham sido realizados.

    A seleção dos antibióticos apropriados depende da flora oral provável do animal que morde e da flora da pele de quem recebe a mordedura.

(i) Consulte www.clinicalevidence.bmj.com para texto integral e referências.

Quais são os efeitos das intervenções para prevenir mordeduras de mamíferos?	
Provavelmente benéficos	- Educação
Efetividade desconhecida	- Educação em grupos ocupacionais específicos

Quais são os efeitos das intervenções para prevenir complicações das mordeduras de mamíferos?	
Provavelmente benéficos	- Desbridamento, irrigação e descontaminação*

Ferimentos

Mordeduras de mamíferos

	• Fechamento primário da ferida
	• Imunização contra tétano após mordeduras de mamíferos*
	• Profilaxia antibiótica para mordeduras humanas nas mãos
Efetividade desconhecida	• Profilaxia antibiótica para mordeduras de mamíferos não-humanos

Quais são os efeitos dos tratamentos para mordeduras de mamíferos infectadas?

Provavelmente benéficos	• Antibióticos*
Efetividade desconhecida	• Efetividade comparativa de diferentes antibióticos

Data da pesquisa: agosto de 2005

*Nenhuma evidência de ECR, mas existe consenso de que o tratamento seja provavelmente benéfico.

DEFINIÇÃO Os ferimentos por mordedura são principalmente causados por humanos, cachorros ou gatos. Eles incluem abrasões superficiais (30 a 43%), lacerações (31 a 45%) e ferimentos perfurantes (13 a 34%).

INCIDÊNCIA/PREVALÊNCIA Os ferimentos por mordedura respondem por cerca de 1 a 2% de todas as consultas ao setor de emergência nos Estados Unidos, custando mais de 100 milhões de dólares anualmente. Nos Estados Unidos, estima-se que 3,5 a 4,7 milhões de mordeduras de cachorro ocorram a cada ano. Cerca de um quinto das pessoas mordidas por cachorro procura atenção médica, e 1% destas precisam de hospitalização. Entre um terço e metade de todas as mordeduras de mamíferos ocorrem em crianças. As mordeduras humanas são as mordeduras de mamíferos mais prevalentes após as de cachorros e gatos, respondendo por até 2 a 3% das mordeduras de mamíferos.

ETIOLOGIA/FATORES DE RISCO Em mais de 70% dos casos, as pessoas são mordidas por seus próprios animais de estimação ou por um animal conhecido. Os homens têm maior probabilidade de ser mordidos do que as mulheres, além de maior probabilidade de ser mordidos por cachorros, enquanto as mulheres têm mais probabilidade de ser mordidas por gatos. Um estudo constatou que crianças com menos de cinco anos de idade tinham significativamente maior probabilidade do que crianças mais velhas de provocarem os animais antes de serem mordidas. Um estudo de mordeduras infectadas de cães e gatos constatou que as bactérias mais comumente isoladas foram *Pasteurella*, seguida por *Streptococci, Staphylococci, Moraxella, Corynebacterium* e *Neisseria*. A infecção mista por aeróbios e anaeróbios foi mais comum do que a infecção por anaeróbios isoladamente. As mordeduras humanas comumente ocorrem em crianças como resultado de luta ou brincadeiras. Em adultos, as mordeduras comumente ocorrem durante abuso físico ou sexual. As abrasões causadas pelos dentes nas articulações dos dedos das mãos ("lesões de punho cerrado") podem ocorrer durante lutas com os punhos livres.

PROGNÓSTICO Nos Estados Unidos, as mordeduras de cachorro causam aproximadamente 20 mortes por ano. Em crianças, as mordeduras de cachorro costumam envolver a face, resultando potencialmente em lacerações graves e formação de cicatrizes. A raiva, uma encefalite viral com ameaça para a vida, pode ser contraída como conseqüência de mordedura ou arranhadura por um animal raivoso. Mais de 99% dos casos de raiva humana ocorrem em países em desenvolvimento, onde a raiva canina é endêmica. A transmissão da raiva dos animais domésticos – tais como cachorros e gatos – para os humanos é extremamente rara nos Estados Unidos, na Europa e no Canadá. A incidência da raiva em mordeduras de cachorros na África, no Sudeste Asiático e na Índia é significativamente maior. As mordeduras humanas, particularmente aquelas nas mãos, costumam ser complicadas por infecção. Um estudo relatou infecção em 48% das mordeduras não-tratadas nas mãos.

Ferimentos

Queimaduras térmicas menores

Jason Wasiak e Heather Cleland

PONTOS-CHAVE

- As queimaduras superficiais que afetam a epiderme e a derme superior se caracterizam apenas por vermelhidão da pele – que branqueia quando pressionada –, dor e hipersensibilidade. A pele forma bolhas dentro de algumas horas e geralmente melhora com mínima formação de cicatrizes dentro de duas a três semanas se não houver infecção presente.

    A maioria das queimaduras menores ocorre dentro de casa, com menos de 5% exigindo tratamento hospitalar.

    O resfriamento da queimadura por 20 a 30 minutos com água fria dentro de três horas da lesão reduz a dor e o edema da ferida, mas o resfriamento prolongado ou o uso de água gelada podem piorar o dano tecidual ou causar hipotermia.

- Não sabemos se curativos com alginato, antibióticos, curativos com gaze parafinada impregnados com clorexidina, curativos de espuma, curativos de hidrocolóide, curativos de hidrogel, curativos com gaze parafinada, filmes de poliuretano ou curativos de *nylon* revestido com silicone são efetivos no tratamento de queimaduras menores.

    As substâncias antibacterianas tópicas como a clorexidina podem ser tóxicas para as células epiteliais em regeneração, e o seu uso pode retardar a cicatrização em feridas que não estão infectadas.

- O creme de sulfadiazina de prata pode aumentar o tempo para a cicatrização e aumentar a dor em comparação com outros tratamentos.

(i) Consulte www.clinicalevidence.bmj.com para texto integral e referências.

Quais são os efeitos dos tratamentos para queimaduras térmicas menores?

Efetividade desconhecida	• Antibióticos
	• Curativos com alginato
	• Curativos com gaze parafinada
	• Curativos com gaze parafinada impregnada com clorexidina
	• Curativos de espuma
	• Curativos de hidrocolóide
	• Curativos de hidrogel
	• Curativos de *nylon* revestido com silicone
	• Filme de poliuretano
Provavelmente inefetivos ou que causam danos	• Creme de sulfadiazina de prata

Data da pesquisa: janeiro de 2006

DEFINIÇÃO A profundidade da queimadura é classificada como eritema (primeiro grau), envolvendo apenas a epiderme, espessura parcial superficial (segundo grau), envolvendo a epiderme e a derme superior, espessura parcial profunda (também segundo grau), envolvendo a epiderme e a

(continua)

Ferimentos

Queimaduras térmicas menores

(continuação)

derme, e queimaduras de espessura total (terceiro grau), envolvendo a epiderme, a derme e com dano aos anexos. Esta revisão trata apenas de queimaduras térmicas menores, isto é, queimaduras com espessura parcial superficial que não envolvem as mãos ou a face. As queimaduras de profundidade parcial superficial são provocadas por exposição a calor suficiente para causar dano à epiderme e à derme papilar da pele. Elas são caracterizadas por dor e hipersensibilidade. A pele parece úmida e rosada ou vermelha e é perfundida, como demonstrado pelo branqueamento à pressão. Este tipo de lesão resultará em bolhas dentro de horas e melhorará dentro de duas a três semanas com mínima formação de cicatriz se nenhuma infecção estiver presente. A gravidade de uma queimadura de espessura parcial superficial é geralmente medida pela porcentagem de área de superfície corporal total envolvida: menos de 15% da área de superfície corporal total para adultos e 10% da área de superfície corporal total para crianças.

INCIDÊNCIA/PREVALÊNCIA A incidência de queimaduras térmicas menores é difícil de estimar. Geralmente menos de 5% de todas as queimaduras que exigem tratamento precisarão de hospitalização. Estimativas mundiais envolvendo todas as lesões por queimadura térmica sugerem que cerca de dois milhões de pessoas sofrem queimaduras, até 80.000 são hospitalizadas e 6.500 morrem pelos ferimentos da queimadura a cada ano.

ETIOLOGIA/FATORES DE RISCO O padrão de lesão varia entre os diferentes grupos etários. Homens com 18 a 25 anos parecem mais suscetíveis à lesão devido a uma variedade de causas – principalmente fogo, eletricidade e, em um menor grau, produtos químicos. Muitas lesões de queimadura nesse grupo etário são devidas ao uso inapropriado de agentes inflamáveis como a gasolina. Porém, muitas queimaduras ocorrem em casa. As queimaduras térmicas, em particular por escaldamento, são comuns entre os jovens bem como entre os idosos. A cozinha é relatada como o lugar mais comum de lesões para crianças, como é o banheiro para os idosos. Aqueles com condições concomitantes ou fatores complicantes como prejuízo motor ou neurológico estão em maior risco.

PROGNÓSTICO As queimaduras de espessura parcial superficial melhorarão espontaneamente com mínima cicatrização hipertrófica dentro de duas a três semanas se a ferida permanecer livre de infecção. A capacidade de cicatrizar também depende da saúde e da idade do indivíduo, com os idosos e aqueles que têm condições médicas concomitantes predispostos à cicatrização demorada. O resfriamento da queimadura, como parte do tratamento emergencial inicial, reduz significativamente a dor e o edema da ferida se iniciado dentro de três horas da lesão. O tempo ideal para resfriar uma ferida pode variar de 20 a 30 minutos usando água da torneira (a uma temperatura de 5 a 25°C). O uso de água gelada ou períodos prolongados de resfriamento pode aprofundar a lesão tecidual e induzir hipotermia, sendo melhor evitá-lo. Soluções de limpeza e curativos visam prevenir a infecção da ferida. O curativo ideal estabelecerá um microambiente ótimo para a cicatrização da ferida. Ele manterá a temperatura e o nível de umidade da ferida, permitirá a respiração, possibilitará a migração epitelial e excluirá bactérias do ambiente.

Ferimentos

Úlceras de pressão

Nicky Cullum e Emily Petherick

PONTOS-CHAVE

- A pressão não-aliviada ou a fricção da pele, particularmente sobre proeminências ósseas, pode causar úlceras de pressão em até um terço das pessoas em hospitais ou em cuidados na comunidade e em até um quinto dos residentes de casas geriátricas.

  As úlceras de pressão têm maior probabilidade de ocorrer em pessoas com mobilidade reduzida e má condição da pele, como pessoas idosas ou com doença vascular.

- Os colchões com espumas alternativas (como a espuma viscoelástica) reduzem a incidência de úlceras de pressão em pessoas sob risco em comparação com os colchões hospitalares de espuma padrão, embora não saibamos qual é a melhor alternativa a ser usada.

  As camas com baixa perda de ar reduzem os riscos de úlceras de pressão em comparação com as camas de cuidados intensivos padrão, mas não sabemos se as camas de hidroterapia de baixa perda de ar também são benéficas em comparação com outras superfícies de alívio de pressão.

  As coberturas para alívio de pressão em mesas cirúrgicas e as coberturas médicas de pele de ovelha podem reduzir o risco de úlceras de pressão em comparação com o cuidado-padrão.

- Os suportes hidrocelulares para calcanhar podem diminuir o risco de úlceras de pressão em comparação com os apoios ortopédicos de lã, mas as botas de vinil cheias de ar com apoio para o pé podem aumentar o risco de úlceras em comparação com os travesseiros hospitalares.

  Não sabemos se as úlceras de pressão podem ser prevenidas em pessoas sob risco pelo uso de outras intervenções físicas ou nutricionais.

- Em pessoas com úlceras de pressão, os suportes de ar fluidificado podem melhorar a cicatrização em comparação com o cuidado-padrão, embora eles possam dificultar a saída e a volta para o leito de forma independente.

- Não sabemos se a cicatrização é melhorada em pessoas com úlceras de pressão pelo uso de outros tratamentos, como reposicionamento regular, apoios de baixa pressão constante de baixa tecnologia, superfícies com alternância de pressão, camas com baixa perda de ar, almofadas de assento, curativos de hidrocolóide ou outros, agentes desbridantes, fenitoína tópica, cirurgia, eletroterapia, ultra-som, terapia a *laser* de nível baixo ou pressão negativa tópica.

Consulte www.clinicalevidence.bmj.com para texto integral e referências.

Quais são os efeitos das intervenções preventivas em pessoas com risco de desenvolver úlceras de pressão?

Benéficos	- Coberturas para aliviar a pressão em mesas cirúrgicas (comparadas com mesas-padrão) - Espumas alternativas (comparadas com colchões de espuma padrão)
Provavelmente benéficos	- Camas com baixa perda de ar em cuidados intensivos (mais efetivas do que camas-padrão; os efeitos em relação aos colchões com alternância de pressão não estão claros) - Coberturas médicas de pele de ovelha (comparadas com cuidado-padrão)

www.clinicalevidence.bmj.com

Úlceras de pressão

Efetividade desconhecida	• Almofadas de assento diferentes • Apoios de baixa pressão constante de baixa tecnologia • Camas elétricas • Loções e curativos tópicos • Reposicionamento ("virada" regular) • Superfícies com alternância de pressão (comparadas com colchões de espuma padrão ou apoios de baixa pressão constante) • Suplementos nutricionais • Suportes hidrocelulares para calcanhar (comparados com apoios ortopédicos de lã)
Provavelmente inefetivos ou que causam danos	• Botas de vinil cheias de ar • Camas de hidroterapia de baixa perda de ar (comparadas com outras superfícies de alívio de pressão)

Quais são os efeitos dos tratamentos em pessoas com úlceras de pressão?

Provavelmente benéficos	• Curativos de hidrocolóide (comparados com cuidado-padrão) • Suportes de ar fluidificado (comparados com cuidado-padrão)
Efetividade desconhecida	• Almofadas de assento • Camas com baixa perda de ar • Cirurgia • Desbridamento • Eletroterapia • Fenitoína tópica • Outros curativos que não hidrocolóides • Pressão negativa tópica • Superfícies com alternância de pressão • Suplementos nutricionais • Suporte de baixa pressão constante de baixa tecnologia • Terapia a *laser* de nível baixo • Ultra-som terapêutico

Data da pesquisa: fevereiro de 2006

DEFINIÇÃO As úlceras de pressão (também conhecidas como escaras de pressão, escaras do leito e úlceras de decúbito) podem apresentar-se como pele persistentemente hiperemiada, com bolhas, rompida ou necrótica, e estender-se às estruturas subjacentes, incluindo músculo e osso.

(continua)

Úlceras de pressão

(continuação)

As úlceras de pressão são geralmente graduadas em uma escala de 1 a 4, com um grau maior indicando úlcera mais grave.

INCIDÊNCIA/PREVALÊNCIA As taxas de prevalência relatadas variam entre 4,7 e 32,1% para populações hospitalizadas, entre 4,4 e 33% para populações de cuidados na comunidade e entre 4,6 e 20,7% para populações em casas geriátricas.

ETIOLOGIA/FATORES DE RISCO As úlceras de pressão são causadas pela pressão não-aliviada, pela tração ou pelo atrito. Elas são mais comuns abaixo da cintura e em proeminências ósseas, como o sacro, os calcanhares e o quadril. Ocorrem em todos os locais de atendimento à saúde. A idade avançada, a mobilidade reduzida, a nutrição deficiente, doença vascular, incontinência fecal e condições cutâneas no início do tratamento emergem consistentemente como fatores de risco. Porém, a importância relativa desses e de outros fatores é incerta.

PROGNÓSTICO Há poucos dados sobre o prognóstico de escaras de pressão não-tratadas. A presença de úlceras de pressão tem sido associada com um risco duas a quatro vezes maior de morte em idosos e pessoas em cuidados intensivos. Porém, as úlceras de pressão são um marcador da gravidade da doença subjacente e de outras co-morbidades, e não um preditor independente da mortalidade.

Úlceras venosas das pernas

E. Andrea Nelson e June Jones

PONTOS-CHAVE

- As úlceras das pernas são geralmente secundárias a refluxo ou obstrução venosos, mas 20% das pessoas com úlceras das pernas têm doença arterial, com ou sem distúrbios venosos.
- As ataduras e meias de compressão cicatrizam mais úlceras em comparação com nenhuma compressão, mas não sabemos qual técnica de atadura é a mais efetiva.

  A compressão é usada para pessoas com úlceras causadas por doença venosa, que têm um suprimento arterial adequado para o pé e que não têm diabetes ou artrite reumatóide.

  A efetividade das ataduras de compressão depende da habilidade da pessoa que as aplica.

  Não sabemos se a compressão pneumática intermitente é benéfica em comparação com as ataduras e meias de compressão.

- Os curativos oclusivos (hidrocolóide) não são mais efetivos do que os curativos simples pouco aderentes em pessoas tratadas com compressão, mas não sabemos se os curativos semi-oclusivos são benéficos.
- As injeções periúlcera de fator estimulante de colônias de granulócitos-macrófagos podem aumentar a cicatrização, mas não sabemos se outros agentes localmente aplicados ou o ultra-som terapêutico são benéficos, já que poucos estudos foram encontrados.
- A pentoxifilina oral aumenta a cicatrização das úlceras em pessoas que recebem compressão, e o uso oral de flavonóides, sulodexida e mesoglicano também pode ser efetivo.

  Não sabemos se aspirina oral, rutosídeos, antagonistas do tromboxano alfa$_2$, zinco, agentes desbridantes, prostaglandina E1 intravenosa, cirurgia venosa superficial, enxerto de pele, clínicas de úlceras de pernas, terapia larval ou tratamento a *laser* aumentam a cicatrização das úlceras em pessoas tratadas com compressão.

- As ataduras e meias de compressão reduzem a recorrência de úlceras em comparação com a não-compressão, devendo idealmente ser usadas por toda a vida.

  A cirurgia venosa superficial também pode reduzir a recorrência, mas não sabemos se o tratamento medicamentoso sistêmico é efetivo.

Consulte www.clinicalevidence.bmj.com para texto integral e referências.

Quais são os efeitos dos tratamentos-padrão para úlceras venosas das pernas?

Benéficos	
	- Ataduras de alta compressão elastoméricas de multicamadas (mais efetivas no aumento das taxas de cicatrização do que ataduras de camada única)
	- Ataduras de alta compressão elastoméricas de multicamadas *versus* ataduras elásticas curtas ou bota de Unna (ambas são benéficas no aumento das taxas de cicatrização, mas não está claro como elas se comparam entre si)
	- Ataduras de alta compressão multicamadas elastoméricas *versus* não-elastoméricas (ambas são benéficas, mas não está claro como elas se comparam entre si)
	- Ataduras e meias de compressão (mais efetivas do que não-compressão)
	- Meias de compressão *versus* ataduras elásticas curtas (ambas benéficas, mas a evidência é insuficiente para comparar os tratamentos)

Ferimentos

Úlceras venosas das pernas

	• Sistema não-elástico de camada única *versus* sistema elástico de multicamadas (ambos são benéficos, mas a evidência é insuficiente para comparar os tratamentos)
	• Sistema não-elástico de camada única *versus* sistema não-elástico de multicamadas (ambos benéficos, mas a evidência é insuficiente para comparar os tratamentos)
	• Tipos diferentes de regimes de alta compressão elastoméricos de multicamadas (igualmente efetivos no aumento das taxas de cicatrização)
Provavelmente benéficos	• Injeção periúlcera de fator estimulante de colônias de granulócitos-macrófagos
Efetividade desconhecida	• Agentes antimicrobianos tópicos
	• Agentes desbridantes
	• Ataduras ou meias de compressão *versus* compressão pneumática intermitente (evidência insuficiente para comparar)
	• Compressão pneumática intermitente
	• Curativos de espuma, filme, derivados do ácido hialurônico, ou curativos semi-oclusivos de alginato, colágeno ou celulose
	• Fator de crescimento derivado de plaquetas aplicado topicamente
	• Fator de crescimento dos queratinócitos 2 recombinante tópico
	• Mesoglicano tópico
	• Peptídeo relacionado ao gene da calcitonina tópico mais polipeptídeo intestinal vasoativo
	• Pressão negativa tópica
Pouco provavelmente benéficos	• Curativos oclusivos de hidrocolóide na presença de compressão
	• Lisado de plaquetas autólogo aplicado topicamente
	• Lisado de queratinócitos congelado a vácuo aplicado topicamente

Quais são os efeitos dos tratamentos adjuvantes para úlceras venosas das pernas?

Benéficos	• Pentoxifilina oral
Provavelmente benéficos	• Flavonóides orais
	• Mesoglicano sistêmico
	• Substituto de pele bicamada alogênico cultivado
	• Sulodexida oral
Efetividade desconhecida	• Antagonistas do tromboxano alfa$_2$ oral
	• Aspirina oral

Ferimentos

Úlceras venosas das pernas

- Cirurgia venosa superficial
- Enxerto de pele
- Prostaglandina E1 intravenosa
- Rutosídeos orais
- Substituto dérmico de camada única alogênico cultivado
- Terapia larval
- Tratamento a *laser* de nível baixo
- Ultra-som terapêutico
- Zinco oral

Quais são os efeitos das intervenções organizacionais para úlceras venosas das pernas?

Efetividade desconhecida	• Clínicas de úlceras das pernas

Quais são os efeitos das intervenções para prevenir a recorrência de úlceras venosas das pernas?

Benéficos	• Meias de compressão
Provavelmente benéficos	• Cirurgia venosa superficial
Efetividade desconhecida	• Estanozolol oral • Rutosídeo oral

Data da pesquisa: julho de 2006

DEFINIÇÃO As definições de úlceras das pernas variam, mas a seguinte é amplamente usada: perda da pele na perna ou no pé que leva mais do que seis semanas para cicatrizar. Algumas definições excluem úlceras restritas ao pé, enquanto outras incluem as úlceras em todo o membro inferior. Esta revisão trata das úlceras de origem venosa em pessoas sem diabetes melito, insuficiência arterial ou artrite reumatóide concomitantes.

INCIDÊNCIA/PREVALÊNCIA Entre 1,5 e 3/1.000 pessoas têm úlceras ativas das pernas. A prevalência aumenta com a idade para cerca de 20/1.000 em pessoas com mais de 80 anos. A maioria das úlceras das pernas é secundária a doença venosa; outras causas incluem insuficiência arterial, diabetes e artrite reumatóide. O custo anual para o National Health Service no Reino Unido tem sido estimado em 300 milhões de libras. Isso não inclui a perda de produtividade atribuível à doença.

ETIOLOGIA/FATORES DE RISCO A ulceração das pernas está fortemente associada com doença venosa. Porém, cerca de um quinto das pessoas com ulceração das pernas tem doença arterial, isolada ou em combinação com os problemas venosos, o que pode exigir encaminhamento a um especialista. As úlceras venosas (também conhecidas como úlceras varicosas ou de estase) são causadas por refluxo venoso ou obstrução, ambos causando mau retorno venoso e hipertensão venosa.

PROGNÓSTICO As pessoas com úlceras das pernas têm uma pior qualidade de vida do que os controles pareados pela idade devido à dor, ao odor e à mobilidade reduzida. No Reino Unido, auditorias encontraram ampla variação nos tipos de cuidado (hospitalização, clínicas hospitalares, tratamento ambulatorial, visitas a domicílio), nos tratamentos usados (agentes tópicos, curativos, ataduras, meias), nas taxas de cura e nas taxas de recorrência (26 a 69% em um ano).

Gestação e parto

Aborto recorrente

Kirsten Duckitt e Aysha Qureshi

PONTOS-CHAVE

- O aborto recorrente é a perda espontânea de três ou mais gestações consecutivas com o mesmo pai biológico no primeiro trimestre e afeta 1 a 2% das mulheres, metade das quais não têm causas identificáveis.

    Ao todo, 75% das mulheres afetadas terão uma gestação subseqüente bem-sucedida, mas esta taxa é menor para as mulheres mais velhas e naquelas com maior número de abortos.

    A síndrome antifosfolipídeo, com anticorpos anticardiolipina e anticoagulante lúpico, está presente em 15% das mulheres com abortos recorrentes no primeiro e no segundo trimestres.

- Não sabemos se repouso no leito, acompanhamento precoce, adaptação do estilo de vida para cessação do tabagismo, redução do consumo de álcool e perda de peso, aspirina em dose baixa, gonadotrofina coriônica humana, infusão de membrana trofoblástica ou suplementação vitamínica aumentam a probabilidade de uma gestação bem-sucedida em mulheres com abortos recorrentes.

- Não sabemos se a suplementação de estrogênio aumenta a taxa de nascidos vivos em mulheres com abortos recorrentes, mas ela pode aumentar a taxa de abortos e causar anormalidades no feto.

    Não sabemos se a suplementação de progesterona ou os corticosteróides reduzem as taxas de aborto em comparação com placebo.

- A imunização leucocitária paterna e o tratamento com imunoglobulina intravenosa não parecem melhorar as taxas de nascidos vivos em comparação com placebo.

- Não sabemos se a aspirina em dose baixa, isoladamente ou em combinação com heparina, pode aumentar a taxa de nascidos vivos em mulheres com síndrome antifosfolipídeo em comparação com placebo.

    A prednisolona mais aspirina pode não aumentar as taxas de nascidos vivos em mulheres com síndrome antifosfolipídeo e aumenta o risco de efeitos adversos em comparação com placebo.

Consulte www.clinicalevidence.bmj.com para texto integral e referências.

Quais são os efeitos dos tratamentos para aborto recorrente não-explicado?	
Efetividade desconhecida	- Acompanhamento precoce em gestações subseqüentes
	- Adaptação do estilo de vida (cessação do tabagismo, redução do consumo de álcool, perda de peso)
	- Aspirina em dose baixa
	- Corticosteróides
	- Gonadotrofina coriônica humana
	- Infusão de membrana trofoblástica
	- Progesterona
	- Repouso no leito
	- Suplementação vitamínica

Gestação e parto

Aborto recorrente

Pouco provavelmente benéficos	• Imunização leucocitária paterna • Tratamento com imunoglobulina intravenosa
Provavelmente inefetivos ou que causam danos	• Estrogênio

Quais são os efeitos dos tratamentos para aborto recorrente causado pela síndrome antifosfolipídeo?

Efetividade desconhecida	• Aspirina em dose baixa na síndrome antifosfolipídeo • Aspirina em dose baixa mais heparina
Provavelmente inefetivos ou que causam danos	• Corticosteróides

Data da pesquisa: novembro de 2005

DEFINIÇÃO O aborto recorrente é geralmente definido como três ou mais abortos espontâneos consecutivos ocorrendo no primeiro trimestre, com o mesmo pai biológico. Eles podem ou não seguir um nascimento bem-sucedido. Cerca de metade dos abortos recorrentes não é explicada. Esta revisão aborda o aborto recorrente não-explicado. A **síndrome antifosfolipídeo (SAF)** é uma das causas conhecidas de aborto recorrente no primeiro e no segundo trimestres. A SAF é definida como a presença de anticorpos anticardiolipina ou anticorpos anticoagulantes lúpicos, em associação com três ou mais perdas fetais consecutivas antes da décima semana de gestação, uma ou mais mortes intra-uterinas não-explicadas além de 10 semanas de gestação, ou um ou mais nascimentos prematuros antes de 34 semanas devido à pré-eclâmpsia grave ou retardo de crescimento fetal. Esta revisão trata de abortos recorrentes no primeiro e no segundo trimestres em mulheres com SAF.

INCIDÊNCIA/PREVALÊNCIA Em populações ocidentais, o aborto recorrente afeta 1 a 2% das mulheres em idade fértil; cerca de metade não é explicada. Os anticorpos antifosfolipídeo estão presentes em 15% das mulheres com aborto recorrente.

ETIOLOGIA/FATORES DE RISCO A idade materna avançada e o número de abortos prévios aumentam o risco de novos abortos. Nenhum fator de risco isolado para SAF é conhecido.

PROGNÓSTICO Na média, a taxa de nascidos vivos para mulheres com aborto recorrente não-explicado é 75% em uma gestação subseqüente, com uma taxa de abortos de 20% em até nove semanas e uma taxa de aborto de 5% após esse período. Porém, o prognóstico varia dependendo da idade materna e do número de abortos prévios. A chance de uma gestação subseqüente bem-sucedida após três abortos não-explicados prévios varia de 54% em uma mulher de 45 anos a até 90% em uma mulher de 20 anos. Uma mulher de 30 anos com dois abortos não-explicados prévios tem uma chance de 84% de uma gestação subseqüente bem-sucedida, enquanto, em uma mulher da mesma idade com cinco abortos não-explicados prévios, a taxa de sucesso cai para 71%.

Gestação e parto

Cuidado perineal

Chris Kettle

PONTOS-CHAVE

- Mais de 85% das mulheres que realizam parto vaginal sofrem algum trauma perineal.
  Estima-se que lacerações espontâneas que exigem sutura ocorram em pelo menos um terço das mulheres no Reino Unido e nos Estados Unidos, com lacerações no esfíncter anal em 0,5 a 7% das mulheres.
  Os fatores de risco incluem primeiro parto vaginal, bebês grandes ou malposicionados, mães brancas ou mais velhas, síntese anormal do colágeno, mau estado nutricional e parto com fórceps.
- O trauma perineal pode levar a problemas físicos e psicológicos a longo prazo.
  Até 10% das mulheres continuam a ter dor perineal a longo prazo; até 25% terão dispareunia ou problemas urinários e até 10% relatarão incontinência fecal.
- A restrição do uso rotineiro da episiotomia reduz o risco de trauma perineal posterior.
  O uso de episiotomias apenas quando existam indicações maternas ou fetais claras aumenta a probabilidade de manter um períneo intacto e não aumenta o risco de lacerações de terceiro grau.
- Não sabemos se a dor ou a deiscência de sutura têm menor probabilidade de ocorrer com a episiotomia na linha média em comparação com a incisão mediolateral.
  As incisões na linha média podem ter maior probabilidade de resultar em lacerações graves, embora não tenhamos certeza disso.
- O parto instrumental aumenta o risco de trauma perineal.
  O risco de parto instrumental está aumentado após analgesia epidural. A extração a vácuo reduz a taxa de trauma perineal grave em comparação com o parto com fórceps, mas aumenta o risco de cefaloematoma e hemorragia retiniana no neonato.
- O suporte contínuo durante o trabalho de parto reduz a taxa de parto vaginal assistido e, dessa forma, a taxa de trauma perineal.
- O método de parto com "mãos pousadas" está associado com taxas menores de episiotomia, mas com taxas aumentadas de dor a curto prazo e remoção manual da placenta. Da mesma forma, uma posição elevada durante o parto está associada com taxas menores de episiotomia, mas sem diferença significativa nas taxas gerais de trauma perineal.
- A não-sutura das lacerações de primeiro e segundo graus (pele e músculos perineais) pode estar associada com redução de cicatrização da ferida até três meses após o parto. Porém, deixar apenas a pele perineal não-suturada (vagina e músculos perineais suturados) reduz a dispareunia e pode reduzir a dor em até três meses.
- As suturas sintéticas absorvíveis para o reparo de episiotomias e lacerações de primeiro e segundo graus têm menor probabilidade de resultar em dor a longo prazo em comparação com as suturas com catgut. As suturas sintéticas rapidamente absorvidas reduzem a necessidade de remoção da sutura. As suturas contínuas reduzem a dor a curto prazo.
- Não sabemos qual é o melhor método para reparar as lacerações de esfíncter anal de terceiro e quarto graus.

(i) Consulte www.clinicalevidence.bmj.com para texto integral e referências.

Quais são os efeitos das intervenções cirúrgicas intraparto nas taxas de trauma perineal?

Benéficos	• Uso restritivo da episiotomia (reduziu o risco de trauma posterior comparado com uso de rotina)

Cuidado perineal

Contrabalanço entre benefícios e danos	● Extração a vácuo (menos trauma perineal do que com fórceps, mas os neonatos têm risco aumentado de cefaloematoma)
Pouco provavelmente benéficos	● Incisão de episiotomia na linha média (associada com maior risco de lacerações de terceiro ou quarto graus comparada com incisão mediolateral)
Provavelmente inefetivos ou que causam danos	● Analgesia epidural (aumenta o parto instrumental, que está associado com taxas aumentadas de trauma perineal)

Quais são os efeitos das intervenções não-cirúrgicas intraparto nas taxas de trauma perineal?

Benéficos	● Suporte contínuo durante o trabalho de parto (reduziu o parto instrumental, que está associado com trauma perineal aumentado)
Contrabalanço entre benefícios e danos	● Método de parto com "mãos pousadas" (menos episiotomias, mas aumenta a dor e a necessidade de parto manual da placenta comparado com método de "mãos inseridas")
	● Posição elevada durante o parto (menos episiotomias, porém mais lacerações de segundo grau do que posições supina ou de litotomia)
Efetividade desconhecida	● Descida passiva no segundo estágio do trabalho de parto (sem diferença em trauma perineal em comparação com expulsão ativa)
	● Método de prender a respiração de forma sustentada (Valsalva) (sem diferença em trauma perineal em comparação com expulsão espontânea)

Quais são os efeitos dos diferentes métodos e materiais para reparo primário de lacerações de primeiro e segundo graus e episiotomias?

Benéficos	● Suturas contínuas para lacerações de primeiro e segundo graus e episiotomias (reduzem a dor a curto prazo comparadas com suturas interrompidas)
	● Suturas sintéticas absorvíveis para reparo perineal das lacerações de primeiro e segundo graus e episiotomias (reduzem o uso de analgésicos a curto prazo em comparação com suturas com catgut)
Provavelmente benéficos	● Não-sutura da pele perineal isoladamente em lacerações de primeiro e segundo graus e episiotomias (reduziu a dispareunia comparada com sutura convencional)
Provavelmente inefetivos ou que causam danos	● Não-sutura do músculo e da pele nas lacerações perineais de primeiro e segundo graus (pior cicatrização do que com sutura)

Cuidado perineal

Quais são os efeitos dos diferentes métodos e materiais para reparo primário de lacerações obstétricas de esfíncter anal (lacerações de terceiro e quarto graus)?

Efetividade desconhecida	• Diferentes métodos e materiais para reparo primário de lacerações obstétricas de esfíncter anal (lacerações de terceiro e quarto graus)

Data da pesquisa: abril de 2006

DEFINIÇÃO O trauma perineal é qualquer lesão à genitália durante o parto, que ocorre espontânea ou intencionalmente por incisão cirúrgica (episiotomia). O trauma perineal anterior é a lesão aos lábios, à vagina anterior, à uretra ou ao clitóris e geralmente está associado com pouca morbidade. O trauma perineal posterior é qualquer lesão à parede vaginal posterior, aos músculos perineais ou ao esfíncter anal. As lacerações espontâneas de primeiro grau envolvem somente a pele; as lacerações de segundo grau envolvem os músculos perineais; as lacerações de terceiro grau rompem parcial ou completamente o esfíncter anal; e as lacerações de quarto grau rompem completamente o esfíncter anal externo e interno e o epitélio.

INCIDÊNCIA/PREVALÊNCIA Mais de 85% das mulheres que realizam parto vaginal sofrem alguma forma de trauma perineal, e de 60 a 70% recebem pontos – equivalendo a 400.000 mulheres por ano no Reino Unido em 1997. Há amplas variações nas taxas de episiotomia: 8% na Holanda, 14% na Inglaterra, 50% nos Estados Unidos e 99% nos países do Leste Europeu. As lacerações espontâneas suturadas são relatadas em cerca de um terço das mulheres nos Estados Unidos e no Reino Unido, mas esta provavelmente é uma estimativa inferior à realidade devido às inconsistências dos relatos e à classificação do trauma perineal. A incidência de lacerações do esfíncter anal varia entre 0,5% no Reino Unido, 2,5% na Dinamarca e 7% no Canadá.

ETIOLOGIA/FATORES DE RISCO O trauma perineal ocorre durante o parto vaginal espontâneo ou assistido e geralmente é mais extenso após o primeiro parto vaginal. Os fatores de risco associados também incluem o tamanho fetal aumentado, o modo de parto e a má apresentação e a má posição do feto. Outros fatores maternos que podem aumentar a extensão e o grau do trauma são etnia (pessoas brancas provavelmente têm maior risco do que pessoas negras), idade maior, síntese anormal do colágeno e mau estado nutricional. As práticas ou preferências do médico em termos de intervenções intraparto podem influenciar a gravidade e a taxa de trauma perineal (p. ex., uso de ventosas vs. uso de fórceps).

PROGNÓSTICO O trauma perineal afeta o bem-estar físico, psicológico e social das mulheres no período pós-natal imediato, bem como a longo prazo. Ele também pode interromper a amamentação ao seio, a vida familiar e as relações sexuais. No Reino Unido, de 23 a 42% das mulheres continuam a ter dor e desconforto por 10 a 12 dias pós-parto, e 7 a 10% das mulheres continuam a ter dor a longo prazo (3 a 18 meses após o parto); 23% das mulheres têm dispareunia superficial em três meses; 3 a 10% relatam incontinência fecal; e até 24% têm problemas urinários. As complicações dependem da gravidade do trauma perineal e da efetividade do tratamento.

Depressão pós-natal

Louise Howard

PONTOS-CHAVE

- A diferenciação entre depressão pós-natal e outros tipos de depressão costuma ser obscura, mas existem aspectos do tratamento em mães no período de amamentação que não se aplicam em outras situações.

    A prevalência de depressão em mulheres no período pós-parto é a mesma das mulheres em geral, sendo de aproximadamente 12 a 13%.

    O suicídio é uma das causas principais de mortalidade materna nos países desenvolvidos, mas as taxas são menores em mulheres no período pós-parto do que em mulheres que não tiveram um bebê.

    A maioria dos episódios melhora espontaneamente dentro de três a seis meses, mas um quarto das mães deprimidas ainda tem sintomas em um ano. A depressão pode interferir na relação mãe-bebê.

- Os inibidores seletivos da recaptação da serotonina podem melhorar os sintomas de depressão pós-natal, mas foram encontrados poucos estudos que avaliassem seu efeito especificamente em mulheres no período pós-parto.

    Não sabemos se outros tipos de antidepressivos são efetivos em comparação com placebo ou tratamentos psicológicos.

    Não sabemos se o tratamento com estrogênio ou erva-de-são-joão melhora os sintomas em comparação com placebo.

- Os tratamentos psicológicos tais como terapia cognitivo-comportamental individual, aconselhamento não-diretivo, psicoterapia interpessoal e terapia psicodinâmica provavelmente melhoram os sintomas em comparação com os cuidados de rotina, mas os benefícios a longo prazo não estão claros.

    Não sabemos se fototerapia, terapia cognitivo-comportamental em grupo, psicoeducação com o parceiro, treinamento da interação mãe-bebê, apoio dos pares por telefone, massagem no bebê ou exercícios físicos melhoram os sintomas de depressão pós-natal, já que poucos estudos foram encontrados.

(i) Consulte www.clinicalevidence.bmj.com para texto integral e referências.

Quais são os efeitos dos tratamentos medicamentosos para depressão pós-natal?	
Provavelmente benéficos	• Antidepressivos inibidores seletivos da recaptação da serotonina (fluoxetina, paroxetina e sertralina)* • Antidepressivos outros que não os inibidores seletivos da recaptação da serotonina*
Efetividade desconhecida	• Erva-de-são-joão (*Hypericum perforatum*) • Hormônios

Quais são os efeitos dos tratamentos não-medicamentosos para depressão pós-natal?	
Provavelmente benéficos	• Aconselhamento não-diretivo (efetivo a curto prazo, embora possa não ter efeitos benéficos a longo prazo) • Psicoterapia interpessoal • Terapia cognitivo-comportamental individual

| Efetividade desconhecida | • Apoio dos pares por telefone (mãe a mãe)
• Exercícios físicos
• Fototerapia
• Massagem do bebê realizada pela mãe
• Psicoeducação com o parceiro
• Terapia cognitivo-comportamental de grupo
• Terapia psicodinâmica |
|---|---|
| Pouco provavelmente benéficos | • Treinamento da interação mãe-bebê (melhora da responsividade materna, mas sem diferença significativa em escores de depressão) |

Data da pesquisa: setembro de 2006

*Os antidepressivos são classificados com base na evidência de sua efetividade no tratamento da depressão em geral.

DEFINIÇÃO A depressão pós-natal (DPN) é definida de forma variável como depressão não-psicótica que ocorre durante os primeiros seis meses, as primeiras quatro semanas pós-parto e os primeiros três meses pós-parto, mas recentemente três meses pós-parto foi sugerida no Reino Unido como uma definição clínica útil. As doenças mentais puerperais apenas há pouco tempo foram consideradas separadamente nas classificações psiquiátricas, mas tanto a Classificação Internacional de Doenças (CID-10) como o Manual Diagnóstico e Estatístico de Transtornos Mentais em sua quarta edição (DSM-IV) exigem que certas qualificações sejam preenchidas, o que limita o seu uso: a CID-10 classifica os transtornos mentais que ocorrem pós-parto como puerperais, mas somente se não puderem ser classificados de outra forma, e o DSM-IV permite que o "início pós-parto" seja especificado para os transtornos de humor que iniciam dentro de quatro semanas após o parto. Na prática clínica e na pesquisa, a definição mais ampla acima é freqüentemente usada, pois quer a DPN seja ou não realmente distinta da depressão em geral, a depressão no período pós-parto envolve aspectos do tratamento para a nutriz e tem implicações para o bebê em desenvolvimento (veja prognóstico, adiante). Porém, há o reconhecimento aumentado de que muitas DPNs iniciam durante a gestação. Os sintomas são semelhantes aos sintomas da depressão em outros períodos da vida, mas, além de um humor triste, transtornos do sono, alteração no apetite, variação diurna no humor, concentração baixa e irritabilidade, as mulheres com DPN também sofrem culpa por sua inabilidade de cuidar seu novo bebê. Em muitos países, enfermeiros visitadores nos domicílios fazem rastreamento para a DPN usando a Edinburgh Postnatal Depression Scale, que identifica os sintomas depressivos mas não inclui sintomas somáticos, como alterações de apetite, que podem ser difíceis de avaliar na maioria das mulheres no período pós-natal.

INCIDÊNCIA/PREVALÊNCIA A prevalência da depressão em mulheres no pós-parto é semelhante à encontrada nas mulheres em geral. Porém, a incidência da depressão no primeiro mês após o parto é três vezes a incidência mensal média em mulheres que não tiveram filhos. Uma metanálise de estudos baseados principalmente no mundo desenvolvido encontrou uma incidência de DPN de 12 a 13%, com uma incidência mais alta em países em desenvolvimento.

ETIOLOGIA/FATORES DE RISCO Quatro revisões sistemáticas identificaram os seguintes fatores de risco para DPN: história prévia de qualquer psicopatologia (incluindo história de DPN prévia), baixo apoio social, relação marital ruim e eventos vitais recentes. Estudos recentes da Índia também sugerem que desapontamentos do cônjuge com o gênero da criança recém-nascida, particularmente se a criança é uma menina, estão associados com desenvolvimento de DPN.

(continua)

(continuação)

PROGNÓSTICO A maioria dos episódios de DPN melhora espontaneamente dentro de três a seis meses, mas cerca de uma em cada quatro mães afetadas ainda está deprimida no primeiro aniversário da criança. No mundo desenvolvido, o suicídio é agora a principal causa de mortes maternas no primeiro ano pós-parto, mas a taxa de suicídio é menor nesse momento do que em mulheres que não estão em pós-parto pareadas por idade. A DPN também está associada com efeitos negativos no bebê, incluindo uma probabilidade reduzida de vínculo seguro, déficits nas interações mãe-bebê e problemas do desenvolvimento cognitivo e emocional da criança, particularmente em meninos que vivem em áreas de privação socioeconômica. Essas associações permanecem significativas mesmo após o controle para episódios subseqüentes de depressão na mãe. Contudo, há também evidência sugerindo que efeitos tardios na criança estão relacionados à depressão materna crônica ou recorrente, ao invés da depressão pós-parto por si só. Tem sido constatado que mulheres cuja depressão persiste além de seis meses pós-parto têm menos interações positivas com seus bebês do que mulheres que estavam deprimidas, mas cujos sintomas depressivos terminaram antes dos seis meses, sugerindo que o momento da depressão é um fator importante para determinar seu efeito na relação mãe-bebê.

Gestação ectópica

Rajesh Varma e Janesh Gupta

PONTOS-CHAVE

- Cerca de uma em cada 100 gestações é ectópica, com o concepto em geral se implantando na trompa de Falópio. Algumas gestações ectópicas podem terminar espontaneamente, mas outras continuam a crescer e causam ruptura da trompa.

    Os riscos são maiores em mulheres com lesões das trompas de Falópio em conseqüência de infecções pélvicas, cirurgia, gestações ectópicas prévias ou abortos, bem como em fumantes.

    O dispositivo contraceptivo intra-uterino não aumenta o risco absoluto, mas uma gestação que ocorre com o uso de DIU tem mais probabilidade de ser ectópica do que intra-uterina.

- O manejo expectante para a gestação ectópica não-rota pode levar a taxas semelhantes de gestações intra-uterinas subseqüentes em comparação com a cirurgia, mas poucos estudos foram realizados.

    A vigilância contínua é necessária como parte do manejo expectante, mas a ruptura da trompa pode ocorrer apesar de níveis decrescentes de beta-hCG.

- A probabilidade de gestações intra-uterinas subseqüentes parece ser semelhante após salpingectomia ou salpingotomia.

    A salpingotomia por laparoscopia pode levar a menos complicações e tempos de recuperação menores em comparação com a laparotomia, mas também pode ter menor probabilidade de retirar todo o trofoblasto.

- O metotrexato, em regimes de dose única ou doses múltiplas, parece ter a mesma probabilidade que a salpingotomia de remover o material do trofoblasto e deixar a trompa de Falópio patente em mulheres com gestações ectópicas pequenas e não-invasivas, sem ruptura da trompa ou sangramento, sem sinal de atividade cardíaca fetal e com baixos níveis de beta-gonadotrofina coriônica humana (beta-hCG).
    Cerca de 15 a 40% das gestações ectópicas podem ser adequadas para tal manejo não-cirúrgico.
    O metotrexato sistêmico ou intratubário também pode reduzir a persistência do trofoblasto após a salpingotomia.
    Parece pouco provável que a adição de mifepristona ao metotrexato sistêmico aumente o sucesso do tratamento em comparação com o metotrexato isoladamente, exceto em mulheres com níveis mais altos de progesterona.

(i) Consulte www.clinicalevidence.bmj.com para texto integral e referências.

Quais tratamentos melhoram os desfechos em mulheres com gestação ectópica não-rota?	
Benéficos	- Salpingectomia (em mulheres que não desejam fertilidade futura)
Provavelmente benéficos	- Metotrexato sistêmico (dose única ou múltipla) - Metotrexato sistêmico profilático após salpingotomia
Efetividade desconhecida	- Manejo expectante de gestações ectópicas não-rotas - Salpingotomia (em comparação com salpingectomia laparoscópica)

Gestação e parto

Gestação ectópica

| Pouco provavelmente benéficos | • Metotrexato sistêmico mais mifepristona (vs. metotrexato sistêmico isoladamente) |

Data da pesquisa: junho de 2006

DEFINIÇÃO A gestação ectópica é definida como um concepto que se implanta fora do endométrio uterino. O local de implantação mais comum é dentro da trompa de Falópio (95,5%), seguido pelo ovário (3,2%) e pela cavidade abdominal (1,3%). Os locais de implantação tubária em ordem decrescente de freqüência são a ampola (73,3%), o istmo (12,5%), as fímbrias (11,6%) e o interstício (2,6%). **População:** Nesta revisão sistemática, consideraremos mulheres hemodinamicamente estáveis, com gestação ectópica tubária não-rota diagnosticadas por técnicas não-invasivas ou invasivas.

INCIDÊNCIA/PREVALÊNCIA Cerca de 10.000 gestações ectópicas são diagnosticadas anualmente no Reino Unido. A incidência de gestação ectópica no Reino Unido (11,0/1.000 gestações) é semelhante àquela de outros países, como Noruega (14,9/1.000) e Austrália (16,2/1.000). Desde 1994, a taxa global de gestação ectópica e a taxa de mortalidade (0,4/1.000 gestações ectópicas) têm permanecido estáveis no Reino Unido. Até recentemente, a maioria dos estudos epidemiológicos não conseguiu distinguir entre gestações ectópicas que ocorriam em mulheres que não usavam contracepção (falha reprodutiva) e mulheres que usavam contracepção (falha contraceptiva). Um estudo populacional na França, realizado entre 1992 e 2002, constatou que, durante o período do estudo, a taxa de gestações ectópicas causadas por falha reprodutiva aumentou 17%, enquanto a taxa de gestações ectópicas causadas por falha contraceptiva diminuiu 29%. As taxas aumentadas de infecção por clamídia, o tabagismo e o uso de tecnologia de reprodução assistida podem ter contribuído para o aumento desproporcional na taxa de gestação ectópica causada por falha reprodutiva em relação à taxa de gestação ectópica causada por falha contraceptiva. É provável que o uso difundido de unidades dedicadas à avaliação precoce da gestação e de algoritmos diagnósticos não-invasivos tenha contribuído para as taxas aumentadas de diagnóstico de gestação ectópica.

ETIOLOGIA/FATORES DE RISCO A etiologia da gestação ectópica não está clara. As gestações ectópicas causadas por falha reprodutiva ou contraceptiva devem ser consideradas entidades separadas, com diferentes etiologias, fatores de risco e desfechos reprodutivos. Os principais fatores de risco para falha reprodutiva são uma história de doença inflamatória pélvica, gestação ectópica prévia, cirurgia pélvica e tubária, infertilidade, tabagismo e concepção assistida. O principal fator de risco para gestação ectópica causada por falha contraceptiva é a falha do dispositivo contraceptivo intra-uterino (DIU). Os DIUs não aumentam o risco absoluto de gestação ectópica, mas uma gestação que ocorre com DIU tem maior probabilidade de ser ectópica do que intra-uterina. Outros fatores de risco para gestação ectópica incluem aborto espontâneo prévio, aborto induzido prévio, endometriose, anomalias útero-tubárias e exposição prévia intra-útero ao dietilestilbestrol. Porém, menos de metade das gestações ectópicas diagnosticadas estão associadas com fatores de risco.

PROGNÓSTICO Gestações ectópicas: À medida que a gestação avança, as gestações tubárias podem diminuir de tamanho e terminar espontaneamente, ou aumentar em tamanho e, por fim, levar à ruptura tubária, com conseqüente morbidade e mortalidade materna. Não existem marcadores confiáveis clínicos sonográficos ou biológicos (p. ex., beta-hCG sérica ou progesterona sérica) que possam predizer a ruptura da gestação ectópica tubária. A mortalidade materna após gestação ectópica é um desfecho a curto prazo incomum nos países desenvolvidos. O recente UK Confidential Enquiry into Maternal Deaths citou a gestação ectópica como causa de 11 mortes maternas (0,4/1.000 gestações ectópicas). A morbidade materna a curto prazo se relaciona com dor, necessidade de transfusão e complicações operatórias. O sucesso do tratamento primário e os desfechos de fertilidade a longo prazo dependem das características clínicas da gestação ectópica (p. ex., se a gestação ectópica ocorreu em uma mulher que usa contracepção ou não, ruptura tubária ou não, doença tubária contralateral) e do tipo de tratamento clínico ou cirúrgico escolhido. Um seguimento de 10 anos de gestações ectópicas mostrou que a taxa de gestações ectópicas repetidas era muito maior em mulheres com um DIU no local no momento da gestação ectópica índice em comparação

(continua)

(continuação)

com mulheres cuja gestação ectópica não estava associada com uso de DIU. Ao contrário, a taxa de gestação intra-uterina foi 1,7 vezes maior (razão de taxa de fecundidade [RTF] 1,7, IC 95% 1,3 a 2,3) em mulheres que tinham um DIU no local no momento da gestação ectópica índice em comparação com mulheres cuja gestação ectópica índice não estava associada com uso de DIU. As conseqüências a curto e a longo prazos sobre a qualidade de vida relacionada à saúde e questões psicológicas (p. ex., luto) também são importantes, mas raramente quantificadas. **Gestações de localização desconhecida**: A gestação de localização desconhecida é a ausência de localização da gestação (intra-uterina ou extra-uterina) por ultra-sonografia transvaginal quando os níveis séricos de beta-hCG estão abaixo da zona discriminatória (1.000 a 1.500 UI/L). Um estudo observacional de gestações de localização desconhecida mostrou que 55% terminam espontaneamente, 34% são subseqüentemente diagnosticadas como viáveis e 11% são subseqüentemente diagnosticadas como gestações ectópicas.

Hemorragia pós-parto: prevenção

David Chelmow

PONTOS-CHAVE

- A perda de mais do que 500 mL de sangue é em geral causada por falha do útero em se contrair completamente após o parto da placenta, ocorrendo em mais de 10% dos partos com uma taxa de mortalidade de 1% no mundo todo.

    Outras causas de hemorragia pós-parto incluem retenção do tecido placentário, lacerações do trato genital e distúrbios da coagulação.

    A atonia uterina tem mais chance de ocorrer em mulheres que receberam anestesia geral ou ocitocina, com o útero superdistendido, com trabalho de parto prolongado ou precipitado, ou com alta paridade.

- O manejo ativo do terceiro estágio do trabalho de parto, com tração controlada do cordão, clampeamento precoce do cordão mais drenagem e agentes ocitócicos profiláticos, reduz o risco de hemorragia pós-parto e suas complicações.

    O manejo ativo aumenta náuseas, vômitos e cefaléia, mas geralmente aumenta a satisfação materna.

    A tração controlada do cordão pode reduzir o risco de retenção placentária e a necessidade de tratamento médico, podendo ser usada em qualquer cenário de recursos.

    A massagem uterina e o aleitamento imediato são geralmente usados para prevenir a hemorragia pós-parto, mas encontramos poucos estudos que avaliassem seu benefício.

- A ocitocina tem mostrado efetivamente reduzir o risco de hemorragia pós-parto em comparação com placebo.

    Uma combinação de ocitocina mais ergometrina pode ser discretamente mais efetiva do que a ocitocina isoladamente, embora tenha mais efeitos adversos.

    Os alcalóides do ergot parecem ser tão efetivos quanto a ocitocina, mas também estão associados com efeitos adversos incluindo náuseas, retenção placentária e hipertensão.

- Os tratamentos com prostaglandinas variam em sua eficácia, mas estão todos associados com efeitos adversos.

    Os compostos carboprost e prostaglandina E2 podem ser tão efetivos quanto a ocitocina e os compostos do ergot, mas têm efeitos adversos gastrintestinais tais como diarréia.

    O misoprostol parece ser inefetivo quando administrado por via oral, retal ou vaginal, e está associado com efeitos adversos que incluem calafrios e febre.

Consulte www.clinicalevidence.bmj.com para texto integral e referências.

Quais são os efeitos das intervenções não-medicamentosas para prevenir hemorragia pós-parto primária?	
Benéficos	• Manejo ativo do terceiro estágio do trabalho de parto
Provavelmente benéficos	• Tração controlada do cordão
Efetividade desconhecida	• Aleitamento imediato • Massagem uterina

Gestação e parto

Hemorragia pós-parto: prevenção

Quais são os efeitos das intervenções medicamentosas para prevenir hemorragia pós-parto primária?	
Benéficos	• Ocitocina
Contrabalanço entre benefícios e danos	• Combinações de ocitocina mais ergometrina • Compostos do ergot (ergometrina/metilergotamina) • Injeção de carboprost
Efetividade desconhecida	• Compostos de prostaglandina E2 • Misoprostol sublingual
Pouco provavelmente benéficos	• Misoprostol vaginal
Provavelmente inefetivos ou que causam danos	• Misoprostol oral • Misoprostol retal

Data da pesquisa: julho de 2006

DEFINIÇÃO A hemorragia pós-parto é caracterizada por uma perda sangüínea estimada maior do que 500 mL. A principal causa de hemorragia pós-parto é a atonia uterina – a falha do útero em contrair-se completamente após o parto da placenta. A hemorragia pós-parto é dividida em imediata (primária) e tardia (secundária). A hemorragia pós-parto primária ocorre dentro das primeiras 24 horas após o parto, enquanto a hemorragia pós-parto secundária ocorre após 24 horas e antes de seis semanas após o parto. Esta revisão aborda os efeitos de estratégias para prevenção de hemorragia pós-parto depois de parto vaginal em mulheres de baixo e alto riscos, procurando especificamente estratégias para prevenir a atonia uterina. Atualizações futuras examinarão estratégias para prevenir hemorragia pós-parto devido a outras causas, bem como estratégias de tratamento.

INCIDÊNCIA/PREVALÊNCIA A hemorragia pós-parto complica 11% dos partos mundialmente, sendo responsável por 132.000 mortes, com uma caso-fatalidade de 1%. Ela é a principal causa direta de mortalidade materna, com a maioria das mortes maternas ocorrendo em países mais pobres, sendo mais numerosas na África e na Ásia. O desequilíbrio entre áreas desenvolvidas e não-desenvolvidas provavelmente origina-se de uma combinação de prevalência aumentada de fatores de risco, como grande multiparidade, não-disponibilidade de bancos de sangue seguros, falta do uso rotineiro de profilaxia contra hemorragia e não-disponibilidade de medidas para manejo medicamentoso e cirúrgico da atonia.

ETIOLOGIA/FATORES DE RISCO Além da atonia uterina, a hemorragia pós-parto imediata é freqüentemente causada pela retenção de tecido placentário, trauma como laceração do períneo, da vagina ou da cérvice, ruptura do útero ou coagulopatia. Fatores de risco para atonia uterina incluem o uso de anestésicos gerais, um útero muito distendido, particularmente por gestações múltiplas, um feto grande, ou poliidrâmnio, trabalho de parto prolongado, trabalho de parto precipitado, uso de ocitocina para indução ou aumento do trabalho de parto, alta paridade, corioamnionite, ou história de atonia em uma gestação anterior.

PROGNÓSTICO A maioria das hemorragias pós-parto, particularmente na Europa e nos Estados Unidos, é bem tolerada pelas mulheres. Porém, em locais de poucos recursos, onde as mulheres podem já estar significativamente anêmicas durante a gestação, perdas sangüíneas de 500 mL podem ser significativas. Embora a morte pela gestação seja rara nos Estados Unidos, a hemorragia pós-parto foi responsável por 17% das mortes. A morte materna é 50 a 100 vezes mais freqüente

(continua)

(continuação)

em países em desenvolvimento, e a hemorragia pós-parto é responsável por uma fração igualmente grande. Outras morbidades significativas associadas com hemorragia pós-parto incluem insuficiência renal, insuficiência respiratória, falência orgânica múltipla, necessidade de transfusão, necessidade de cirurgia incluindo dilatação e curetagem e, raramente, histerectomia. Algumas mulheres com grandes perdas sangüíneas irão desenvolver mais tarde a síndrome de Sheehan.

Gestação e parto

Náuseas e vômitos no início da gestação

Mario Festin

PONTOS-CHAVE

- Mais da metade das mulheres grávidas sofre de náuseas e vômitos, os quais tipicamente iniciam na quarta semana e desaparecem pela décima sexta semana de gestação.

    A causa de náuseas e vômitos na gestação é desconhecida, mas pode dever-se ao aumento na concentração de gonadotrofina coriônica humana.

    Em cerca de uma em 200 mulheres, a condição progride para hiperêmese gravídica, que se caracteriza por náuseas e vômitos intensos e prolongados, desidratação e perda de peso.

- O gengibre pode reduzir as náuseas e os vômitos na gestação em comparação com placebo, embora os estudos tenham gerado resultados inconclusivos.

    A piridoxina pode ser tão efetiva quanto o gengibre na redução das náuseas, embora os estudos tenham gerado resultados inconsistentes sobre a redução dos vômitos.

    Não sabemos se intervenções dietéticas, exceto o gengibre, são benéficas.

- A acupressão sobre o ponto P6 pode reduzir as náuseas e os vômitos em comparação com a acupressão simulada, mas as faixas de punho podem ser difíceis de usar.

    Não sabemos se a acupuntura é mais efetiva do que a acupuntura simulada* na redução de náuseas e vômitos.

- Os anti-histamínicos podem reduzir as náuseas e os vômitos em comparação com placebo. Uma revisão sistemática constatou que, em comparação com placebo, os anti-histamínicos não aumentavam o risco de teratogenicidade.

    Não sabemos se fenotiazinas, metoclopramida ou domperidona reduzem as náuseas e os vômitos.

- Não sabemos se acupuntura, corticotrofina intramuscular, corticosteróides, diazepam, gengibre e outras intervenções dietéticas, ou ondansetron são efetivos no tratamento da hiperêmese gravídica.

*N. de R. T. Do inglês *sham acupuncture*, ou acupuntura placebo.

Consulte www.clinicalevidence.bmj.com para texto integral e referências.

Quais são os efeitos dos tratamentos para náuseas e vômitos no início da gestação?

Provavelmente benéficos	- Acupressão - Anti-histamínicos (antagonistas H_1) - Gengibre - Piridoxina (vitamina B_6)
Efetividade desconhecida	- Acupuntura - Domperidona - Fenotiazinas - Intervenções dietéticas (exceto gengibre) - Metoclopramida

Quais são os efeitos dos tratamentos para hiperêmese gravídica?

Efetividade desconhecida	- Acupuntura - Corticosteróides

Gestação e parto

Náuseas e vômitos no início da gestação

- Corticotrofinas
- Diazepam
- Gengibre
- Intervenções dietéticas (exceto gengibre)
- Ondansetron

Data da pesquisa: setembro de 2006

DEFINIÇÃO Náuseas e vômitos são problemas comuns no início da gestação. Embora geralmente denominados "indisposição matinal", as náuseas e os vômitos podem ocorrer em qualquer horário do dia, podendo persistir durante o dia. Os sintomas costumam iniciar entre quatro e sete semanas de gestação (um estudo constatou que este era o caso em 70% das mulheres afetadas) e desaparecem por volta da décima sexta semana de gestação em aproximadamente 90% das mulheres. Um estudo verificou que menos de 10% das mulheres afetadas tinham náuseas, vômitos ou ambos antes do primeiro atraso menstrual. A maioria das mulheres não necessita tratamento e completa a gestação sem qualquer intervenção especial. Porém, se as náuseas e os vômitos forem intensos e persistentes, a condição pode progredir para hiperêmese, especialmente se a mulher não conseguir manter, de maneira adequada, a hidratação, o balanço hidreletrolítico e a nutrição. A **hiperêmese gravídica** é um diagnóstico de exclusão caracterizado por náuseas e vômitos intensos e prolongados, desidratação e perda de peso. A investigação laboratorial pode mostrar cetose, hiponatremia, hipocalemia, hipouricemia, alcalose metabólica hipoclorêmica e cetonúria.

INCIDÊNCIA/PREVALÊNCIA As náuseas afetam cerca de 70%, e os vômitos, cerca de 60% das mulheres grávidas. A incidência real da hiperêmese gravídica não é conhecida. Ela tem sido documentada como variando de 3 em 1.000 a até 20 em 1.000 gestações. Contudo, a maioria dos autores relata uma incidência de 1 em 200.

ETIOLOGIA/FATORES DE RISCO As causas das náuseas e dos vômitos na gestação não são conhecidas. Uma teoria, de que sejam causados pelo aumento na concentração da gonadotrofina coriônica humana, é compatível com a história natural da condição, sua gravidade em gestações afetadas por mola hidatiforme e seu bom prognóstico (veja prognóstico adiante). A causa da hiperêmese gravídica também é incerta. Novamente, fatores endócrinos e psicológicos são suspeitos, mas a evidência não é conclusiva. Tem sido constatado que o sexo fetal feminino é um indicador clínico de hiperêmese. Um estudo prospectivo constatou que a infecção por *Helicobacter pylori* era mais comum em mulheres grávidas com hiperêmese gravídica do que em mulheres grávidas sem hiperêmese gravídica (número de mulheres com concentrações séricas positivas de imunoglobulina G para *Helicobacter pylori*: 95/105 [91%] com hiperêmese gravídica vs. 60/129 [47%] sem hiperêmese gravídica). Todavia, não está claro se esta ligação era causal.

PROGNÓSTICO Uma revisão sistemática (data da pesquisa, 1988) constatou que as náuseas e os vômitos estavam associados com um risco reduzido de aborto (seis estudos, 14.564 mulheres: RC 0,36, IC 95% 0,32 a 0,42), mas não encontrou associação com mortalidade perinatal. Alguns acreditam que a hiperêmese gravídica induza a repartição dos nutrientes em favor do feto, o que poderia explicar a associação com um melhor desfecho fetal. As náuseas e os vômitos e a hiperêmese geralmente melhoram no decorrer da gestação, mas em um estudo transversal observacional, 13% das mulheres relataram que as náuseas e os vômitos persistiram além das 20 semanas de gestação. Embora a morte por náuseas e vômitos durante a gestação seja rara, há relatos de morbidades incluindo encefalopatia de Wernicke, avulsão esplênica, ruptura esofágica, pneumotórax e necrose tubular aguda.

Gestação e parto

Parto pré-termo

David M. Haas

PONTOS-CHAVE

- Cerca de 5 a 10% de todos os nascimentos nos países desenvolvidos ocorrem antes de 37 semanas de gestação, levando a riscos aumentados de mortalidade neonatal e infantil e de incapacidade neurológica nas crianças sobreviventes.
- Os progestágenos e a cerclagem cervical profilática podem reduzir os partos pré-termo quando usados em mulheres de alto risco, mas os programas reforçados de cuidados antenatais e o repouso no leito têm mostrado de forma repetida não serem benéficos.
    A cerclagem cervical profilática pode reduzir os partos pré-termo em mulheres com alterações cervicais ou com membranas protruídas, mas é pouco provavelmente efetiva e pode causar infecção em mulheres sem alterações cervicais ou com gestação gemelar.
- Um curso único antenatal de corticosteróides reduz a síndrome de angústia respiratória, a hemorragia intraventricular e a mortalidade neonatal em comparação com placebo, sem complicações a longo prazo, em bebês nascidos antes de 37 semanas de gestação.
    A adição de hormônio liberador da tireotropina aos corticosteróides não tem mostrado melhorar os desfechos em comparação com os corticosteróides isoladamente, e aumenta o risco de efeitos adversos.
- Os antibióticos podem prolongar a gestação e reduzir as infecções após ruptura prematura das membranas, mas não são benéficos quando as membranas estão intactas.
- Os bloqueadores dos canais de cálcio podem ser efetivos em retardar o trabalho de parto em comparação com outros tocolíticos.
    Os agonistas beta$_2$ e o sulfato de magnésio não evitam o parto prematuro e aumentam os efeitos adversos fetais e maternos em comparação com placebo.
    Não sabemos ao certo se os antagonistas do receptor da ocitocina (como o atosiban) ou os inibidores da prostaglandina (como a indometacina) previnem o parto pré-termo.
- O parto cesáreo eletivo aumenta a morbidade materna em comparação com o parto cesáreo seletivo, mas a morbidade e mortalidade neonatais parecem ser as mesmas.

(i) Consulte www.clinicalevidence.bmj.com para texto integral e referências.

Quais são os efeitos das intervenções preventivas nas mulheres em alto risco de parto pré-termo?	
Provavelmente benéficos	• Cerclagem cervical profilática para mulheres em risco de trabalho de parto pré-termo com alterações cervicais • Progesterona
Efetividade desconhecida	• Cerclagem cervical profilática para mulheres em risco de trabalho de parto pré-termo com membranas protruídas
Pouco provavelmente benéficos	• Cerclagem cervical profilática para mulheres em risco de parto pré-termo sem alterações cervicais
Provavelmente inefetivos ou que causam danos	• Estímulo a programas de cuidado antenatal para grupos populacionais vulneráveis/de alto risco • Repouso no leito

Quais são os efeitos das intervenções para melhorar o desfecho após ruptura prematura das membranas?

Provavelmente benéficos	• Tratamento antibiótico para ruptura prematura das membranas (prolonga a gestação e pode reduzir a infecção, mas tem efeito desconhecido sobre a mortalidade perinatal; a amoxicilina-clavulanato aumenta significativamente o risco de enterocolite necrotizante)
Efetividade desconhecida	• Amnioinfusão para ruptura prematura das membranas

Quais são os efeitos dos tratamentos para cessar as contrações no trabalho de parto pré-termo?

Provavelmente benéficos	• Bloqueadores dos canais de cálcio
Efetividade desconhecida	• Antagonistas do receptor da ocitocina (atosiban) • Inibidores da prostaglandina (indometacina)
Pouco provavelmente benéficos	• Betamiméticos
Provavelmente inefetivos ou que causam danos	• Sulfato de magnésio

Quais são os efeitos dos partos cesáreos eletivos comparados com os partos cesáreos seletivos para mulheres em trabalho de parto pré-termo?

Pouco provavelmente benéficos	• Parto cesáreo eletivo em vez de seletivo no trabalho de parto pré-termo

Quais são os efeitos das intervenções para melhorar o desfecho no parto pré-termo?

Benéficos	• Corticosteróides antenatais
Provavelmente inefetivos ou que causam danos	• Hormônio liberador da tireotropina mais corticosteróides antes do parto pré-termo • Tratamento antibiótico para trabalho de parto pré-termo com membranas intactas

Data da pesquisa: junho de 2006

DEFINIÇÃO O parto pré-termo ou prematuro é definido pela Organização Mundial de Saúde como o parto de um bebê antes de 37 semanas completas de gestação. Clinicamente, os partos com menos de 34 semanas de gestação podem ser uma definição mais relevante. Não há limite inferior para essa definição, mas 23 a 24 semanas de gestação são amplamente aceitas, o que se aproxima de um peso fetal médio de 500 g.

(continua)

Gestação e parto

Parto pré-termo

(continuação)

INCIDÊNCIA/PREVALÊNCIA O parto pré-termo ocorre em cerca de 5 a 10% de todos os nascimentos em países desenvolvidos, mas, nos últimos anos, a incidência parece ter aumentado em alguns países, particularmente nos Estados Unidos. Encontramos poucas evidências confiáveis sobre a incidência (usando a definição de parto prematuro recém-citada) nos países menos desenvolvidos. A taxa no noroeste da Etiópia foi relatada como variando entre 11 e 22%, dependendo do grupo etário de mães estudado, e é maior em mães adolescentes.

ETIOLOGIA/FATORES DE RISCO Cerca de 30% dos partos pré-termo são inexplicados e espontâneos. As gestações múltiplas são responsáveis por outros 30% dos casos. Outros fatores de risco conhecidos incluem infecção do trato genital, ruptura prematura das membranas, hemorragia anteparto, incompetência cervical e anormalidades uterinas congênitas, que respondem coletivamente por cerca de 20 a 25% dos casos. Os casos restantes (15 a 20%) são atribuídos a um parto pré-termo eletivo, secundário a doenças hipertensivas da gestação, à restrição do crescimento fetal intra-uterino, a anormalidades congênitas, a trauma e a doenças clínicas da gestação. Cerca de 50% das mulheres que recebem placebo não dão à luz dentro de sete dias do início do tratamento. Essa estatística poderia ser interpretada como indicadora de que uma grande proporção dos trabalhos de parto pré-termo melhora espontaneamente ou de que exista falta de acurácia no diagnóstico. Os dois fatores de risco mais fortes para o trabalho de parto pré-termo idiopático são o baixo *status* socioeconômico e um parto pré-termo prévio. As mulheres com uma história de parto pré-termo têm um risco significativamente aumentado de parto pré-termo subseqüente (menos de 34 semanas) em comparação com mulheres que previamente deram à luz após 35 semanas de gestação (RC 5,6, IC 95% 4,5 a 7,0).

PROGNÓSTICO O parto pré-termo é a principal causa de morte neonatal e mortalidade infantil, geralmente como resultado de síndrome de angústia respiratória em conseqüência de desenvolvimento pulmonar imaturo. Crianças que sobrevivem também têm alto risco de incapacidade neurológica. Estudos observacionais constataram que um parto pré-termo aumenta significativamente o risco de outro em uma gestação subseqüente.

Pré-eclâmpsia e hipertensão

Lelia Duley

PONTOS-CHAVE

- A pré-eclâmpsia (pressão arterial aumentada e proteinúria) complica 2 a 8% das gestações e aumenta a morbidade e a mortalidade na mãe e no bebê.

  A pré-eclâmpsia é mais comum em mulheres com gestações múltiplas e naquelas que têm condições associadas com doença microvascular.

- As drogas antiplaquetárias (aspirina em dose baixa) reduzem o risco de pré-eclâmpsia, morte do bebê e parto prematuro, sem aumentar os riscos de sangramento, em mulheres com alto risco de pré-eclâmpsia.

  A suplementação de cálcio reduz o risco de pré-eclâmpsia e de baixo peso ao nascer em comparação com placebo.

  Não sabemos se óleo de peixe, óleo de prímula, restrição de sal, suplementação de magnésio, antioxidantes ou trinitrato de glicerila são benéficos em mulheres de alto risco, pois não existem dados suficientes para tirar conclusões confiáveis.

  Não sabemos se o atenolol melhora a pré-eclâmpsia, mas ele pode piorar os desfechos para os bebês.

- Em mulheres com hipertensão leve a moderada na gestação, as drogas anti-hipertensivas reduzem o risco de progressão para hipertensão grave, mas podem não melhorar outros desfechos clínicos.

  Os inibidores da enzima conversora da angiotensina têm sido associados com insuficiência renal no feto, e os betabloqueadores estão associados com bebês pequenos para a idade gestacional.

  Não sabemos se repouso no leito ou hospitalizações também são benéficos.

- O consenso é de que mulheres que desenvolvem hipertensão grave na gestação devem receber tratamento anti-hipertensivo, mas não sabemos qual é o agente anti-hipertensivo mais efetivo a ser usado.

  Não sabemos se expansão de volume plasmático, antioxidantes, analgesia epidural ou parto precoce melhoram os desfechos em mulheres com pré-eclâmpsia grave.

- O sulfato de magnésio reduz o risco da primeira convulsão ou de convulsões subseqüentes em mulheres com eclâmpsia em comparação com placebo, com menos efeitos adversos para a mãe ou o bebê.

(i) Consulte www.clinicalevidence.bmj.com para texto integral e referências.

Quais são os efeitos das intervenções preventivas em mulheres com risco de pré-eclâmpsia?	
Benéficos	• Drogas antiplaquetárias • Suplementação de cálcio
Efetividade desconhecida	• Antioxidantes • Óleo de peixe, óleo de prímula, ou ambos • Restrição de sal • Suplementação de magnésio • Trinitrato de glicerila
Pouco provavelmente benéficos	• Atenolol

Pré-eclâmpsia e hipertensão

Quais são os efeitos das intervenções em mulheres que desenvolvem hipertensão leve a moderada durante a gestação?

Efetividade desconhecida	• Drogas anti-hipertensivas para hipertensão leve a moderada
	• Repouso no leito/hospitalização *versus* cuidado em hospital-dia

Quais são os efeitos das intervenções em mulheres que desenvolvem pré-eclâmpsia grave ou pressão arterial muito alta durante a gestação?

Benéficos	• Sulfato de magnésio profilático na pré-eclâmpsia grave
Provavelmente benéficos	• Drogas anti-hipertensivas para pressão arterial muito alta*
Efetividade desconhecida	• Antioxidantes na pré-eclâmpsia grave
	• Escolha da analgesia durante o trabalho de parto com pré-eclâmpsia grave
	• Expansão de volume plasmático na pré-eclâmpsia grave
	• Parto precoce para a pré-eclâmpsia grave de início precoce

Qual é a melhor escolha de anticonvulsivantes para mulheres com eclâmpsia?

Benéficos	• Sulfato de magnésio para eclâmpsia (melhor e mais seguro do que outros anticonvulsivantes)

Data da pesquisa: novembro de 2005

*A opinião de consenso é que mulheres com hipertensão grave durante a gestação devem receber tratamento anti-hipertensivo. Ensaios controlados com placebo não seriam, portanto, éticos.

DEFINIÇÃO A hipertensão durante a gestação pode estar associada com uma de diversas condições. A **hipertensão induzida pela gestação** é um aumento na pressão arterial, sem proteinúria, durante a segunda metade da gestação. A **pré-eclâmpsia** é um distúrbio multissistêmico, exclusivo da gestação, que em geral está associado com pressão arterial elevada e proteinúria. Ela raramente se apresenta antes de 20 semanas de gestação. A **eclâmpsia** consiste em uma ou mais convulsões em associação com a síndrome de pré-eclâmpsia. A **hipertensão preexistente** (não abordada nesta revisão) é a hipertensão conhecida antes da gestação, ou pressão arterial elevada antes de 20 semanas de gestação. Ela pode ser uma hipertensão essencial ou, menos comumente, secundária a uma doença subjacente.

INCIDÊNCIA/PREVALÊNCIA A hipertensão induzida pela gestação ocorre em 10% das gestações, e a pré-eclâmpsia complica 2 a 8% das gestações. A eclâmpsia ocorre em cerca de 1/2.000 partos nos países desenvolvidos. Nos países em desenvolvimento, as estimativas da incidência de eclâmpsia variam de 1/100 a 1/1.700.

ETIOLOGIA/FATORES DE RISCO A causa da pré-eclâmpsia é desconhecida. Provavelmente é multifatorial e pode resultar da implantação placentária deficiente durante a primeira metade da gestação. A pré-eclâmpsia é mais comum entre mulheres propensas a terem placenta grande,

(continua)

(continuação)

como aquelas com gestações múltiplas, e entre mulheres com condições médicas associadas com doença microvascular, como diabetes, hipertensão e doenças vasculares do colágeno. Outros fatores de risco incluem suscetibilidade genética, paridade aumentada e maior idade materna. O tabagismo parece estar associado com um risco menor de pré-eclâmpsia, mas esse benefício potencial é suplantado por um aumento nos desfechos adversos, como baixo peso de nascimento, descolamento prematuro da placenta e morte perinatal.

PROGNÓSTICO O desfecho da gestação em mulheres com hipertensão induzida pela gestação isoladamente é no mínimo tão bom quanto para gestações normotensas. Porém, uma vez que a pré-eclâmpsia se desenvolve, a morbidade e a mortalidade elevam-se tanto para a mãe quanto para a criança. Por exemplo, a mortalidade perinatal para mulheres com pré-eclâmpsia grave é o dobro daquela para mulheres normotensas. O desfecho perinatal é pior na hipertensão gestacional precoce. A mortalidade perinatal também aumenta em mulheres com hipertensão essencial grave.

HIV e AIDS

HIV: prevenção de infecções oportunistas

John Ioannidis e Taryn Young

PONTOS-CHAVE

- As infecções oportunistas podem acometer até 40% das pessoas com infecção por HIV e uma contagem de CD4 <250/mm^3, embora os riscos sejam muito menores com o uso do tratamento anti-retroviral altamente ativo.
- O sulfametoxazol-trimetoprim ou a azatioprina podem reduzir o risco de pneumonia por *Pneumocystis carinii* (PPC), mas não têm mostrado reduzir a toxoplasmose.
    A atovaquona pode prevenir PPC e toxoplasmose em pessoas que não toleram sulfametoxazol-trimetoprim, embora não tenhamos certeza disso.
- A tuberculose pode ser prevenida pela profilaxia-padrão em pessoas com teste cutâneo de tuberculina positivo, mas não naquelas com teste cutâneo de tuberculina negativo.
    O tratamento combinado a curto prazo tem efetividade semelhante à da monoterapia com isoniazida a longo prazo, mas apresenta risco maior de efeitos adversos.
- A azitromicina ou a claritromicina podem reduzir o risco de doença disseminada pelo complexo *Mycobacterium avium* (MAC) em pessoas sem doença prévia pelo MAC.
    A adição de rifabutina pode reduzir o risco de doença pelo MAC, enquanto a adição de etambutol diminui o risco de recaída, em comparação com outros regimes antibióticos.
    O tratamento combinado com claritromicina mais clofazimina pode aumentar a mortalidade e é geralmente evitado.
- O aciclovir reduz o risco de infecção pelo vírus herpes simples (HSV) e pelo vírus da varicela-zoster e a mortalidade global, mas não tem mostrado reduzir a infecção pelo citomegalovírus (CMV).
    O valaciclovir e o ganciclovir podem reduzir o risco de infecção por CMV, mas podem estar associados com efeitos adversos graves.
- O fluconazol e o itraconazol podem reduzir o risco de infecções fúngicas invasivas ou a sua recaída, mas podem causar efeitos adversos graves.
- Em pessoas com uma contagem de CD4 acima de 100 a 200/mm^3, a descontinuação do tratamento profilático pode não aumentar o risco de PPC, toxoplasmose ou infecção por MAC.

(i) Consulte www.clinicalevidence.bmj.com para texto integral e referências.

Quais são os efeitos da profilaxia para pneumonia por *P. carinii* (PPC) e para toxoplasmose?	
Provavelmente benéficos	- Atovaquona - Azitromicina (isoladamente ou mais rifabutina, comparada com rifabutina isoladamente, para prevenção de PPC) - Sulfametoxazol-trimetoprim para PPC
Efetividade desconhecida	- Sulfametoxazol-trimetoprim para toxoplasmose

Quais são os efeitos da profilaxia antituberculose em pessoas com infecção por HIV?	
Benéficos	- Profilaxia antituberculose *versus* placebo

HIV e AIDS

HIV: prevenção de infecções oportunistas

Contrabalanço entre benefícios e danos	• Isoniazida por 6 a 12 meses (vs. tratamento combinado por dois a três meses – regime de tratamento mais longo, porém benefícios semelhantes e menos danos)

Quais são os efeitos da profilaxia para doença disseminada por complexo *Mycobacterium avium* (MAC) em pessoas sem doença prévia por MAC?

Provavelmente benéficos	• Azitromicina • Claritromicina
Contrabalanço entre benefícios e danos	• Rifabutina mais macrolídeos

Quais são os efeitos da profilaxia para doença disseminada por complexo *Mycobacterium avium* (MAC) em pessoas com doença prévia por MAC?

Provavelmente benéficos	• Claritromicina, rifabutina e etambutol (mais efetivos do que claritromicina mais clofazimina) • Etambutol adicionado à claritromicina mais clofazimina
Efetividade desconhecida	• Rifabutina adicionada à claritromicina mais etambutol
Provavelmente inefetivos ou que causam danos	• Clofazimina adicionada à claritromicina e etambutol (mortalidade maior do que com clofazimina mais etambutol)

Quais são os efeitos da profilaxia para citomegalovírus (CMV), vírus herpes simples (HSV) e vírus varicela-zoster (VZV)?

Benéficos	• Aciclovir
Contrabalanço entre benefícios e danos	• Ganciclovir oral (em pessoas com depleção grave de CD4) • Valaciclovir
Efetividade desconhecida	• Fanciclovir (para HSV recorrente)

Quais são os efeitos da profilaxia para doença fúngica invasiva em pessoas sem doença fúngica prévia?

Contrabalanço entre benefícios e danos	• Fluconazol ou itraconazol

Quais são os efeitos da profilaxia para doença fúngica invasiva em pessoas com doença fúngica invasiva prévia?

Provavelmente benéficos	• Itraconazol (mais efetivo do que placebo para prevenção de recaída de *Penicillium marneffei*)

HIV e AIDS

HIV: prevenção de infecções oportunistas

Provavelmente inefetivos ou que causam danos	• Itraconazol (menos efetivo do que fluconazol para prevenir recaída de meningite criptocócica)

Quais são os efeitos da descontinuação da profilaxia contra patógenos oportunistas em pessoas em tratamento anti-retroviral altamente ativo (HAART*)?

Provavelmente benéficos	• Descontinuação da profilaxia para MAC em pessoas com CD4 >100/mm^3 • Descontinuação da profilaxia para PPC e toxoplasmose em pessoas com CD4 >200/mm^3
Efetividade desconhecida	• Descontinuação da profilaxia para CMV em pessoas com CD4 >100/mm^3

Data da pesquisa: dezembro de 2004

*N. de T. Do inglês *highly active antiretroviral treatment*.

DEFINIÇÃO Infecções oportunistas são infecções intercorrentes que ocorrem em pessoas infectadas com HIV. A profilaxia visa evitar tanto a primeira ocorrência dessas infecções (profilaxia primária) como sua recorrência (profilaxia secundária, tratamento de manutenção). Esta revisão inclui pneumonia por *Pneumocystis carinii* (PPC), encefalite por *Toxoplasma gondii*, *Mycobacterium tuberculosis*, doença pelo complexo *Mycobacterium avium* (MAC), doença por citomegalovírus (CMV) (mais freqüentemente retinite), infecções por outros herpesvírus (vírus herpes simples [HSV] e vírus varicela-zoster [VZV]) e doença fúngica invasiva (*Cryptococcus neoformans*, *Histoplasma capsulatum* e *Penicillium marneffei*).

INCIDÊNCIA/PREVALÊNCIA A incidência de infecções oportunistas é alta em pessoas com disfunção imune. Os dados disponíveis antes da introdução do tratamento anti-retroviral altamente ativo (HAART) sugerem que, com um CD4 <250/mm^3, a probabilidade, em dois anos, de desenvolver uma infecção oportunista é de 40% para PPC, 22% para CMV, 18% para MAC, 6% para toxoplasmose e 5% para meningite criptocócica. A introdução do HAART reduziu a taxa de infecções oportunistas. Um estudo de coorte verificou que a introdução do HAART diminuiu a incidência da PPC em 94%, do CMV em 82% e do MAC em 64% como eventos de apresentação da AIDS. O HAART diminuiu a incidência dos eventos subseqüentes ao diagnóstico da AIDS em 84% para PPC, 82% para CMV e 97% para MAC.

ETIOLOGIA/FATORES DE RISCO As infecções oportunistas são causadas por uma ampla variedade de patógenos e resultam de defeitos imunes induzidos pelo HIV. O risco de desenvolver infecções oportunistas aumenta dramaticamente com a disfunção progressiva do sistema imune. Cada infecção oportunista tem um limiar diferente de disfunção imune a partir do qual o risco aumenta substancialmente. Os patógenos oportunistas podem infectar o hospedeiro imunodeprimido *de novo*, mas em geral eles são simplesmente reativações de patógenos latentes naquele hospedeiro.

PROGNÓSTICO O prognóstico depende do tipo de infecção oportunista. Mesmo com tratamento, elas podem causar morbidade grave e mortalidade. A maioria das mortes devidas à infecção por HIV é causada por infecções oportunistas.

HIV e AIDS

HIV: transmissão da mãe para o bebê

Jimmy Volmink e Unati Mahlati

PONTOS-CHAVE

- Acredita-se que mais de dois milhões de crianças estejam vivendo com HIV/AIDS no mundo todo, das quais mais de 80% vivem na África subsaariana.

  Sem tratamento anti-retroviral, o risco de transmissão do HIV de mães infectadas para seus bebês é de 15 a 30% durante a gestação e o trabalho de parto e de 15 a 20% durante a amamentação.

  A infecção pelo HIV-1 responde pela maioria das infecções, já que o HIV-2 é raramente transmitido da mãe para o bebê.

  A transmissão é mais provável em mães jovens e naquelas com uma carga viral alta ou doença avançada, com outras doenças sexualmente transmissíveis ou com eventos obstétricos que aumentem o risco de sangramento.

  Entre 15 e 25% dos bebês infectados desenvolvem AIDS ou morrem no primeiro ano de vida.

- As drogas anti-retrovirais (zidovudina, nevirapina e lamivudina) reduzem o risco de transmissão se administradas à mãe durante a gestação ou o trabalho de parto ou ao bebê imediatamente após o nascimento.

  Cursos mais longos de tratamento anti-retroviral podem ser mais efetivos do que cursos mais curtos, mas os estudos têm sido contraditórios.

  Não sabemos qual regime de drogas anti-retrovirais é o melhor para reduzir as taxas de transmissão.

- Evitar a amamentação ao peito reduz a transmissão do HIV onde existe acesso à água limpa e educação em saúde.

  Os riscos de transmissão da infecção através da amamentação devem ser pesados contra os benefícios da amamentação ao peito na redução dos riscos de morbidade infantil e melhora da sobrevida em países com alta mortalidade infantil.

- A cesariana eletiva com 38 semanas pode reduzir a transmissão do HIV para o bebê em comparação com o parto vaginal, mas aumenta o risco de morbidade pós-parto devido à cirurgia.

- Não sabemos se a imunoterapia com globulina hiperimune contra o HIV ou a imunoglobulina sem anticorpos anti-HIV, ou microbicidas vaginais, podem reduzir a transmissão do HIV.

- A vitamina A não tem mostrado reduzir a transmissão do HIV ou a mortalidade infantil quando administrada na forma de suplementos para as mães infectadas durante a gestação e o trabalho de parto, porém mais pesquisas estão sendo feitas para esclarecer isso.

(i) Consulte www.clinicalevidence.bmj.com para texto integral e referências.

Quais são os efeitos das medidas para reduzir a transmissão do HIV da mãe para o bebê?	
Benéficos	- Drogas anti-retrovirais
Provavelmente benéficos	- Cesariana eletiva - Evitar amamentação ao peito (desde que haja acesso à água limpa e educação em saúde)
Efetividade desconhecida	- Imunoterapia - Microbicidas vaginais

HIV e AIDS

HIV: transmissão da mãe para o bebê

| Provavelmente inefetivos ou que causam danos | • Suplementos vitamínicos |

Data da pesquisa: janeiro de 2006

DEFINIÇÃO A transmissão da infecção por HIV da mãe para o bebê é definida como a transmissão da infecção por HIV de uma mãe infectada para o seu bebê durante a gestação, no trabalho de parto ou através da amamentação ao peito na infância. A infecção por HIV-1 pode ser transmitida da mãe para o bebê, enquanto o HIV-2 raramente é transmitido dessa forma. As crianças infectadas em geral não têm sintomas ou sinais de HIV ao nascer, mas os desenvolvem durante os meses ou anos subseqüentes.

INCIDÊNCIA/PREVALÊNCIA Uma revisão de 13 estudos de coorte verificou que o risco de transmissão do HIV da mãe para o bebê sem tratamento antiviral é, em média, de aproximadamente 15 a 20% na Europa, 15 a 30% nos Estados Unidos e 25 a 35% na África. O risco de transmissão é estimado em 15 a 30% durante a gestação, com um risco adicional de cerca de 10 a 20% no pós-parto, através da amamentação. De acordo com estimativa do Joint United Nations Programme on HIV/AIDS (UNAIDS), ao final de 2005, 2,3 milhões de crianças no mundo inteiro abaixo de 15 anos estavam vivendo com HIV/AIDS. Destas, mais de 80% estavam na África subsaariana. Um total estimado de 700.000 crianças abaixo de 15 anos foram recentemente infectadas com HIV em 2004 apenas, mais de 75% delas na África subsaariana.

ETIOLOGIA/FATORES DE RISCO A transmissão do HIV para crianças é mais provável quando a mãe tem uma carga viral alta. Mulheres com viremia detectável (por antígeno p24 ou cultura) têm o dobro do risco de transmitir o HIV-1 para seus bebês comparadas com aquelas sem viremia detectável. Estudos prospectivos também têm constatado que a amamentação ao peito é um fator de risco para transmissão do HIV da mãe para o bebê. Outros fatores de risco incluem as doenças sexualmente transmissíveis, a corioamnionite, a ruptura prolongada de membranas, o parto vaginal, contagens baixas de CD4, doença materna por HIV avançada, eventos obstétricos que aumentam o sangramento (episiotomia, laceração perineal e hemorragia intraparto), baixa idade materna e história de natimorto.

PROGNÓSTICO Por volta de 25% dos lactentes infectados com HIV progridem rapidamente para AIDS ou morte no primeiro ano. Alguns sobrevivem além de 12 anos de idade. Um estudo europeu encontrou uma mortalidade de 15% no primeiro ano de vida e uma mortalidade de 28% até os cinco anos de idade. Um estudo recente relatou que, em crianças com menos de cinco anos de idade na África subsaariana, o HIV foi responsável por 2% das mortes em 1990 e por quase 8% em 1999. Cinco países (Botsuana, Namíbia, Suazilândia, Zâmbia e Zimbábue) tinham taxas de mortalidade atribuível ao HIV superiores a 30/1.000 em crianças com menos de cinco anos de idade.

HIV e AIDS

Infecção por HIV

Martin David Talbot

PONTOS-CHAVE

- A infecção com o vírus da imunodeficiência humana (HIV) geralmente leva a um período de 8 a 10 anos de infecção assintomática antes que a função imune se deteriore e a AIDS se desenvolva.

  Sem tratamento, cerca de 50% das pessoas infectadas morrerão de AIDS em 10 anos. Com tratamento, o prognóstico depende de idade, contagem de CD4 e carga viral inicial.

- A presença de doenças sexualmente transmissíveis concomitantes aumenta o risco de transmissão da infecção por HIV. O tratamento das infecções sexualmente transmissíveis pode reduzir o risco de uma pessoa adquirir o HIV, mas não sabemos se isso é efetivo em nível populacional.

- O tratamento anti-retroviral (especialmente as combinações incluindo zidovudina) pode reduzir o risco de infecção por HIV entre trabalhadores da área da saúde que tenham sido expostos à infecção.

- Os tratamentos anti-retrovirais triplos são agora o padrão para pessoas com infecção por HIV.

  Os regimes potencializados baseados em inibidor da protease podem ser mais efetivos do que os regimes triplos padrão baseados em protease na redução da carga viral e na prevenção de progressão do HIV e morte.

  Os regimes triplos baseados em inibidores da transcriptase reversa não-nucleosídeos (ITRNN: efavirenz ou nevirapina) aumentam a supressão viral em comparação com os regimes triplos baseados em inibidor da protease, embora as taxas de progressão do HIV possam não ser reduzidas.

  Os regimes triplos baseados em inibidor da protease são menos efetivos do que os regimes triplos baseados em ITRNN na redução da carga viral. Os regimes baseados em protease podem aumentar os níveis de colesterol e triglicerídeos.

  Os regimes triplos com inibidores da transcriptase reversa nucleosídeos (ITRN) oferecem supressão viral semelhante em relação aos regimes triplos baseados em inibidor da protease. Alguns ITRNs (estavudina) podem estar associados com lipodistrofia.

- Não sabemos se o início precoce do tratamento anti-retroviral usando regimes triplos melhora a sobrevida a longo prazo em comparação com o tratamento postergado. Atualmente, a decisão sobre quando iniciar o tratamento depende da gravidade dos sintomas e da contagem de CD4, de forma que os prováveis benefícios podem ser pesados contra os riscos de efeitos adversos do tratamento.

(i) Consulte www.clinicalevidence.bmj.com para texto integral e referências.

Quais são os efeitos das intervenções preventivas?	
Provavelmente benéficos	• Diagnóstico e tratamento precoces das doenças sexualmente transmissíveis (em regiões com epidemias de HIV emergentes) • Profilaxia pós-exposição em trabalhadores da saúde*
Efetividade desconhecida	• Tratamento presuntivo em massa de doenças sexualmente transmissíveis

©BMJ Publishing Group Ltd 2007   www.clinicalevidence.bmj.com

HIV e AIDS

Infecção por HIV

Quais são os efeitos dos diferentes regimes de tratamento com drogas anti-retrovirais na infecção por HIV?	
Benéficos	• Regimes potencializados baseados em inibidor da protease (podem ser mais efetivos do que regimes triplos padrão baseados em protease na redução da carga viral) • Regimes triplos baseados em inibidores da transcriptase reversa não-nucleosídeos (ITRNN) (aumentam a supressão viral comparados com regimes triplos baseados em inibidor da protease, mas podem não afetar a progressão)
Provavelmente benéficos	• Regimes triplos baseados em inibidor da protease (supressão viral semelhante aos regimes triplos baseados em inibidores da transcriptase reversa nucleosídeos [ITRN], porém menos efetivos do que regimes triplos baseados em inibidores da transcriptase reversa não-nucleosídeos [ITRNN]; podem também ser menos efetivos do que regimes potencializados baseados em inibidor da protease) • Regimes triplos baseados em inibidores da transcriptase reversa nucleosídeos (ITRN) (supressão viral semelhante à dos regimes triplos baseados em inibidor da protease)
Efetividade desconhecida	• Tratamento anti-retroviral precoce *versus* tardio usando regimes anti-retrovirais triplos

Data da pesquisa: junho de 2006

*Nenhum ECR: baseado em consenso e efetividade conhecida das drogas anti-retrovirais neste cenário de tratamento.

DEFINIÇÃO A infecção por HIV refere-se à infecção pelo vírus da imunodeficiência humana (HIV) tipo 1 ou tipo 2. Clinicamente, é caracterizada por um período variável (em média cerca de 8 a 10 anos) de infecção assintomática, seguido por episódios repetidos de doença de gravidade variável e crescente à medida que a função imune se deteriora, resultando na síndrome da imunodeficiência adquirida (AIDS). O tipo de doença varia muito conforme o país, a disponibilidade de tratamento específico para o HIV e a profilaxia de infecções oportunistas. Os tratamentos atuais interrompem o ciclo de vida do vírus sem efetuar uma cura: as mutações no genoma viral resultam em tendência à resistência gradual e em inefetividade crescente dos tratamentos medicamentosos.

INCIDÊNCIA/PREVALÊNCIA Estimativas mundiais sugerem que, em dezembro de 2005, 38,6 milhões de pessoas estavam vivendo com HIV. Em 2005, foram estimados 4,1 milhões de novos casos de HIV e 3,3 milhões de mortes por AIDS. Aproximadamente 95% das infecções por HIV ocorrem nos países em desenvolvimento. Em 1999, a infecção por HIV adquirida ocupacionalmente nos trabalhadores da saúde foi documentada em pelo menos 102 casos definidos e 217 casos possíveis, embora isso provavelmente esteja subestimado.

ETIOLOGIA/FATORES DE RISCO O principal fator de risco para a transmissão do HIV é a relação heterossexual ou homossexual desprotegida. Outros fatores de risco incluem acidentes de punção, compartilhamento de equipamentos para drogas injetáveis e transfusões de sangue. Uma mulher infectada pelo HIV também pode transmitir o vírus a seu bebê pela placenta, durante o nascimento ou pela amamentação ao peito. Isso foi relatado em 15 a 30% das gestantes com infecção por HIV. A transmissão de HIV da mãe para o bebê é abordada em uma revisão separada (HIV: transmissão da mãe para o bebê, pág. 437). Nem todos os que são expostos ao HIV tornam-se infectados, embora

(continua)

HIV e AIDS

Infecção por HIV

(continuação)

o risco aumente se a exposição for repetida, em altas doses ou através do sangue. Há um risco no mínimo de duas a cinco vezes maior de infecção pelo HIV entre pessoas com doenças sexualmente transmissíveis.

PROGNÓSTICO Sem tratamento, cerca de metade das pessoas infectadas com o HIV adoecem e morrem de AIDS em 10 anos. Uma metanálise de 13 estudos de coorte da Europa e dos Estados Unidos examinou 12.574 pessoas virgens de tratamento iniciando tratamento anti-retroviral altamente ativo (HAART) com uma combinação de, no mínimo, três drogas. Uma contagem basal mais baixa de células CD4 e uma carga viral basal mais alta de HIV-1 foram associadas com uma probabilidade aumentada de progressão para AIDS ou morte. Outros preditores independentes de desfecho ruim foram idade avançada, infecção pelo uso de drogas injetáveis e diagnóstico prévio de AIDS. A contagem de células CD4 no início foi o fator prognóstico dominante em pessoas que iniciaram HAART. Estima-se que pessoas com os fatores prognósticos mais favoráveis (idade <50 anos, não-contaminação por uso de droga injetável, carga viral <100.000 cópias/mL e contagem de CD4 >350 células/mL no início do HAART) tenham 3,5% de chance de progressão para AIDS ou morte em três anos. Pessoas com os fatores prognósticos menos favoráveis (idade ≥50 anos, infecção por uso de drogas injetáveis, carga viral ≥100.000 cópias/mL e contagem de CD4 <50 células/mL no início do HAART) tinham uma chance estimada em 50% de progressão para AIDS ou morte em três anos. Fatores genéticos demonstraram afetar a resposta ao tratamento anti-retroviral, mas não foram considerados na metanálise. Encontramos uma revisão não-sistemática que avaliou o prognóstico em pessoas na África. Ela identificou um estudo conduzido na zona rural de Uganda, que encontrou taxas de sobrevida semelhantes (uma mediana de 9,8 anos a partir da soroconversão para o HIV-1), mas verificou que a progressão para doença sintomática era mais rápida em Uganda do que nos países desenvolvidos devido, em grande parte, ao alto nível basal de morbidade. A revisão relatou que a maioria das pessoas hospitalizadas com HIV na África tem as características clínicas de AIDS logo antes de morrerem, e muitas estão gravemente imunossuprimidas. A revisão também sugeriu que a morbidade era semelhante àquela em países desenvolvidos antes da introdução do HAART.

HIV e AIDS

Pneumonia por *Pneumocystis* em pessoas com HIV

Richard Bellamy

PONTOS-CHAVE

- A pneumonia por *Pneumocystis carinii* (PPC) é uma doença oportunista definidora de AIDS comum em pessoas com infecção por HIV, mas a sua incidência tem diminuído com o uso de tratamento profilático.
- Sem tratamento, é provável que a PPC seja fatal em pessoas com AIDS, de modo que estudos controlados com placebo não seriam considerados éticos.
- A maioria dos médicos considera o sulfametoxazol-trimetoprim (co-trimoxazol) como o tratamento-padrão de primeira linha para PPC.
   O sulfametoxazol-trimetoprim (cotrimoxazol) pode ser mais efetivo do que a atovaquona, mas tem maior probabilidade de causar efeitos adversos. A clindamicina-primaquina, o trimetoprim-dapsona e a pentamidina intravenosa podem ser tão efetivos quanto o cotrimoxazol, com taxas semelhantes de efeitos adversos.
   A absorção sistêmica da pentamidina em aerossol é baixa, de modo que os efeitos adversos são poucos, mas ela pode ser menos efetiva do que outros tratamentos em pessoas com função respiratória gravemente prejudicada e é percebida como tendo uma alta taxa de falha de tratamento.
- Os corticosteróides adjuvantes reduzem a mortalidade quando usados precocemente no tratamento de PPC moderada a grave, mas não sabemos se eles são benéficos na PPC leve.
- A clindamicina-primaquina pode ser mais efetiva do que outras opções de tratamento em pessoas que não responderam ao tratamento antipneumocistose de primeira linha, mas nenhum estudo de alta qualidade foi encontrado.

Consulte www.clinicalevidence.bmj.com para texto integral e referências.

Quais são os efeitos dos tratamentos antipneumocistose de primeira linha para pneumonia por *Pneumocystis* em pessoas infectadas com HIV?

Benéficos	• Sulfametoxazol-trimetoprim (SMX-TMP; cotrimoxazol)
Provavelmente benéficos	• Atovaquona (porém menos efetiva do que SMX-TMP)
	• Clindamicina-primaquina (pode ser tão efetiva quanto SMX-TMP)
	• Pentamidina em aerossol (porém menos efetiva do que SMX-TMP)
	• Pentamidina intravenosa (pode ser tão efetiva quanto SMX-TMP)
	• Trimetoprim-dapsona (pode ser tão efetivo quanto SMX-TMP)

Quais são os efeitos dos corticosteróides adjuvantes em pessoas que estão recebendo tratamento antipneumocistose de primeira linha para pneumonia por *Pneumocystis* em pessoas infectadas com HIV?

Benéficos	• Corticosteróides adjuvantes (em pessoas com pneumonia por *Pneumocystis* moderada a grave)

HIV e AIDS

Pneumonia por *Pneumocystis* em pessoas com HIV

Quais são os efeitos dos tratamentos para pneumonia por *Pneumocystis* em pessoas infectadas com HIV que não responderam ao tratamento antipneumocistose de primeira linha?

Efetividade desconhecida	• Tratamento após falha da terapia de primeira linha

Data da pesquisa: novembro de 2006

DEFINIÇÃO A pneumonia por *Pneumocystis* (PPC) é causada pelo fungo oportunista *Pneumocystis jiroveci*. A infecção ocorre em pessoas com função imune com problemas. A maioria dos casos ocorre em pessoas infectadas com HIV nas quais a PPC é uma doença definidora da AIDS. A pneumonia é geralmente classificada como **leve** se a tensão de oxigênio arterial (PaO_2) for maior do que 70 mmHg no ar ambiente e o gradiente de oxigênio alveolar-arterial for menor do que 35 mmHg, ou ambos. É em geral classificada como **moderada a grave** se a PaO_2 for menor do que 70 mmHg e o gradiente de oxigênio alveolar-arterial for maior do que 35 mmHg, ou ambos. Esta revisão concentra-se no tratamento da PPC em adultos infectados com HIV. A prevenção da PPC é abordada em HIV: prevenção de infecções oportunistas, pág. 434.

INCIDÊNCIA/PREVALÊNCIA A PPC era a doença mais comum definidora de AIDS nos países desenvolvidos antes que a profilaxia para PPC fosse difundida, e ainda é uma das condições definidoras de AIDS mais comuns. Provavelmente também seja comum no mundo em desenvolvimento, embora a prevalência seja mais difícil de avaliar devido a dificuldades em fazer o diagnóstico. Antes do uso disseminado da profilaxia, estimou-se que até 80% das pessoas com AIDS por fim desenvolveriam PPC. O uso difundido da profilaxia contra PPC e do tratamento anti-retroviral altamente ativo reduziu dramaticamente a incidência dessa infecção (veja HIV: prevenção de infecções oportunistas, pág. 434).

ETIOLOGIA/FATORES DE RISCO Os fatores de risco para PPC incluem infecção por HIV, deficiências imunes primárias, prematuridade, câncer, uso de imunossupressores após transplante de órgão e uso prolongado de altas doses de corticosteróides. A infecção por HIV é agora responsável pela vasta maioria dos casos de PPC. Entre os adultos com infecção por HIV, aqueles com uma contagem de CD4 abaixo de 200 células/mm^3 estão sob maior risco, e a contagem de CD4 mediana no diagnóstico de PPC é de aproximadamente 50 células /mm^3.

PROGNÓSTICO Em geral, acredita-se que, sem tratamento, a PPC seria quase certamente fatal em uma pessoa com AIDS. Por motivos éticos, nenhum estudo examinou o prognóstico a curto prazo sem tratamento. As pessoas com AIDS e PPC freqüentemente têm outras infecções oportunistas graves, que podem interferir adversamente no seu prognóstico.

Tuberculose em pessoas com HIV

Brendam Payne e Richard Bellamy

PONTOS-CHAVE

- A tuberculose é uma das principais infecções oportunistas e causas de morte em pessoas com HIV, geralmente se apresentando como doença não-pulmonar.

  Em pessoas co-infectadas com HIV e *Mycobacterium tuberculosis*, o risco anual de desenvolver tuberculose ativa é de 5 a 10%, mais de 10 vezes a taxa para pessoas com infecção por *M. tuberculosis* mas sem HIV.

  Se não for tratada, a mortalidade por tuberculose em pessoas com HIV provavelmente é muito alta, e mais de 5% das pessoas têm recaída após tratamento bem-sucedido.

- O tratamento antituberculose convencional (dois meses de rifampicina mais isoniazida mais pirazinamida, com ou sem etambutol, seguidos por quatro a sete meses de rifampicina mais isoniazida) é considerado benéfico em pessoas com HIV e é o tratamento-padrão. ECRs controlados com placebo de tuberculose ativa não seriam, dessa forma, considerados éticos e têm pouca probabilidade de ser realizados.

  Não sabemos se os regimes de tratamento antituberculose contendo rifabutina ou quinolonas são mais efetivos em comparação com os regimes convencionais.

  Os regimes contendo tiacetazona podem ser menos efetivos na produção de culturas de escarro negativas em comparação com os regimes convencionais e podem ter mais efeitos adversos, incluindo reações mucocutâneas fatais.

  Não sabemos se os regimes com duração maior do que seis meses são mais efetivos do que os regimes mais curtos, mas os regimes que usam rifampicina por pelo menos cinco meses têm menor probabilidade de levar à recorrência em comparação com os regimes que usam três meses ou menos de rifampicina.

- A imunoterapia adjuvante com *Mycobacterium vaccae* não aumenta as taxas de cura ou a sobrevida em comparação com a vacinação placebo.

- A imunoterapia adjuvante com corticosteróides não aumenta a sobrevida nem diminui a recorrência de tuberculose em pessoas HIV-positivas com tuberculose pulmonar ou pleural em comparação com placebo. ECRs constataram que os corticosteróides causavam um risco maior de aumento da glicemia e da pressão arterial.

  Não sabemos se a imunoterapia adjuvante com corticosteróides aumenta a sobrevida em pessoas HIV-positivas com meningite tuberculosa ou pericardite tuberculosa em comparação com placebo.

  Não sabemos se o início precoce de tratamento anti-retroviral altamente ativo (HAART) melhora as taxas de cura para tuberculose em comparação com o início postergado de HAART, e existe um risco de interação com as drogas antituberculose.

  Não sabemos se a terapia diretamente observada melhora as taxas de cura em comparação com o tratamento não-supervisionado em pessoas com HIV.

- Não sabemos que combinações de tratamento antimicobacteriano são mais efetivas em pessoas com HIV que não responderam aos tratamentos de primeira linha.

- A profilaxia secundária com drogas antituberculose após o término bem-sucedido do tratamento antituberculose convencional reduz o risco de recorrência da tuberculose em pessoas com HIV, que não estão recebendo HAART, em comparação com placebo.

  Não sabemos se a profilaxia secundária com drogas antituberculose reduz a mortalidade.

ⓘ Consulte www.clinicalevidence.bmj.com para texto integral e referências.

HIV e AIDS
Tuberculose em pessoas com HIV

Quais são os efeitos dos tratamentos de primeira linha para tuberculose em pessoas infectadas com HIV?

Benéficos	• Tratamento antituberculose convencional*
Efetividade desconhecida	• Cursos mais longos de tratamento antituberculose (comparados com tratamento convencional de curso breve) • Imunoterapia adjuvante com corticosteróides • Início precoce do tratamento anti-retroviral altamente ativo (comparado com início postergado do tratamento anti-retroviral altamente ativo) • Terapia diretamente observada de curso breve (comparada com tratamento não-supervisionado) • Tratamento antituberculose contendo quinolonas (comparado com regimes alternativos) • Tratamento antituberculose contendo rifabutina (comparado com regimes alternativos)
Pouco provavelmente benéficos	• Imunoterapia adjuvante com *Mycobacterium vaccae*
Provavelmente inefetivos ou que causam danos	• Tratamento antituberculose contendo tiacetazona • Tratamento antituberculose contendo três meses ou menos de rifampicina (comparado com rifampicina ≥5 meses)

Quais são os efeitos dos tratamentos de segunda linha para tuberculose em pessoas infectadas com HIV?

Efetividade desconhecida	• Combinações de tratamentos antimicobacterianos (benefícios comparativos de diferentes regimes são incertos) • Profilaxia secundária com drogas antituberculose *versus* placebo após término bem-sucedido do tratamento antituberculose convencional

Data da pesquisa: janeiro de 2007

*Classificação baseada em consenso.

DEFINIÇÃO A infecção por HIV mata mais pessoas do que qualquer outra doença infecciosa. A infecção por *Mycobacterium tuberculosis* está entre as infecções oportunistas relacionadas ao HIV mais importantes, tanto no mundo desenvolvido quanto no mundo em desenvolvimento. A infecção por HIV compromete as defesas imunes do hospedeiro e pode levar à falha em controlar a infecção latente por *M. tuberculosis* com o desenvolvimento subseqüente de tuberculose ativa (isto é, sintomática). A pandemia de HIV tem sido um fator contribuinte principal na disseminação da tuberculose em muitos países. A tuberculose afeta mais comumente os pulmões, mas ela também pode afetar muitos outros órgãos, como linfonodos, rins, fígado, trato gastrintestinal e o sistema nervoso central. Em um estudo de 132 pessoas HIV-positivas com tuberculose em San Francisco, 50 (38%) tinham somente doença pulmonar, 40 (30%) tinham somente doença extrapulmonar e 42 (32%) tinham

(continua)

(continuação)

doença pulmonar e extrapulmonar. Na África e na América do Sul, 40 a 80% das pessoas HIV-positivas que se apresentam com tuberculose têm doença pulmonar. Os sintomas específicos da tuberculose dependem do local da infecção. A doença pulmonar se apresenta caracteristicamente com tosse, hemoptise, dor torácica e sintomas sistêmicos, como perda de peso e sudorese noturna. Esta revisão aborda o tratamento de tuberculose ativa (pulmonar e extrapulmonar) em pessoas com HIV. A prevenção de tuberculose em pessoas com HIV é abordada em uma revisão separada (veja revisão em HIV: prevenção de infecções oportunistas).

INCIDÊNCIA/PREVALÊNCIA Cerca de um terço da população mundial tem infecção latente por *M. tuberculosis*. A cada ano, cerca de 741.000 casos de tuberculose ativa ocorrem em pessoas que são HIV-positivas, resultando em 248.000 mortes. A infecção por HIV tem sido um fator importante no aumento do número de casos de tuberculose que ocorrem mundialmente. A maioria das pessoas infectadas com HIV vive na África subsaariana. Em muitos países dessa região, mais de 40% das pessoas que desenvolvem tuberculose estão infectadas com HIV. A tuberculose é a causa mais freqüente de morte em pessoas infectadas com HIV na República Democrática do Congo. Dados confiáveis sobre causa de morte em pessoas em outros países da África subsaariana são raros, mas a tuberculose é provavelmente uma causa freqüente de morte em pessoas com HIV.

ETIOLOGIA/FATORES DE RISCO Os fatores de risco para tuberculose incluem fatores sociais, como pobreza, aglomeração e falta de moradia, e fatores médicos, como tratamento com esteróides. Em pessoas co-infectadas com HIV e *M. tuberculosis*, o risco anual de desenvolver tuberculose ativa é cerca de 5 a 10%, mais de 10 vezes maior do que o de pessoas infectadas com *M. tuberculosis* que não têm HIV. O risco anual de tuberculose em pessoas co-infectadas pode ser mais alto em países pobres do que em economias de mercado estabelecidas devido a fatores de risco adicionais como má nutrição e pobreza. Sem tratamento preventivo, cerca de 30% das pessoas HIV-positivas com tuberculose latente desenvolverão tuberculose ativa. O tratamento preventivo visa reduzir esse risco.

PROGNÓSTICO Sem tratamento, a tuberculose ativa seria provavelmente fatal em uma pessoa infectada com HIV. Por motivos éticos, nenhum estudo examinou o prognóstico de tuberculose ativa sem tratamento em pessoas infectadas com HIV. Em um estudo na era pré-tratamento anti-retroviral altamente ativo nos Estados Unidos, a sobrevida mediana de pessoas infectadas com HIV tratadas para tuberculose era de 16 meses. Porém, apenas 13/99 (13%) das mortes eram atribuídas à tuberculose. As outras causas comuns de morte eram pneumonia por *Pneumocystis carinii* (24%), pneumonia bacteriana (14%), síndrome de consumo* (9%) e sarcoma de Kaposi (9%). Em Malauí, 47% das pessoas HIV-positivas com tuberculose morreram durante 32 meses de seguimento. As causas mais comuns de morte entre as pessoas com HIV na África subsaariana são síndrome de consumo, diarréia crônica, meningite criptocócica e infecção torácica. As diferenças nas causas de morte entre a África subsaariana e os Estados Unidos podem ser atribuíveis à disponibilidade de testes diagnósticos tanto quanto a diferenças genuínas nas causas subjacentes. A recorrência de tuberculose após o término do tratamento é mais comum entre pessoas com HIV do que entre pessoas não-infectadas por HIV. Em um estudo em Nova York, 83/1.530 (5,4%) das pessoas com HIV que completaram o tratamento para tuberculose tiveram recorrência da doença em comparação com 21/1.413 (1,5%) das pessoas não-infectadas com HIV que completaram o tratamento para tuberculose. Um estudo de coorte em 326 mineradores sul-africanos tratados com sucesso para tuberculose encontrou uma taxa de recorrência mais alta de tuberculose em pessoas HIV-positivas, com 16 casos por 100 pessoas anos de seguimento em comparação com 6,4 casos por 100 pessoas anos de seguimento entre pessoas HIV-negativas. Em um ensaio randomizado no Haiti, a taxa de recorrência de tuberculose entre pessoas HIV-positivas que não receberam isoniazida pós-tratamento foi de 7,8 casos por 100 pessoas anos de seguimento em comparação com 0,4 por 100 pessoas anos de seguimento em pessoas HIV-negativas.

---

*N. de T. Do inglês *wasting syndrome*.

Saúde da criança
Asfixia perinatal

William McGuire

PONTOS-CHAVE

- As estimativas da incidência de asfixia perinatal variam. Nos países ricos, a asfixia perinatal grave (que causa morte ou dano neurológico grave) ocorre em 1/1.000 nascidos vivos; nos países pobres, os estudos sugerem uma incidência de 5 a 10/1.000 nascidos vivos.

- Evidências limitadas de dois ECRs pequenos e pouco robustos sugerem que a mortalidade pode ser menor em recém-nascidos tratados com antioxidantes em comparação com placebo.

- A hipotermia não tem efeito significativo sobre a mortalidade ou a incapacidade neurodesenvolvimental em recém-nascidos com asfixia perinatal.

- Evidências limitadas de um ECR pequeno sugerem que uma combinação de sulfato de magnésio/dopamina pode ser mais efetiva do que nenhum tratamento na redução de um desfecho combinado de mortalidade, exames de imagem anormais e insucesso na alimentação.

- ECRs pequenos com falhas metodológicas sugerem que os anticonvulsivantes não têm benefício na redução da mortalidade nem na melhora de desfechos neurodesenvolvimentais em recém-nascidos a termo com asfixia perinatal.

- A ressuscitação em ar ambiente diminuiu a mortalidade em recém-nascidos com asfixia perinatal em comparação com a ressuscitação com oxigênio a 100%. Contudo, a prática clínica atual é de usar oxigênio a 100%.

- Evidências limitadas de uma revisão sistemática que relatou problemas de viés de publicação nos ECRs identificados sugeriram que o tratamento com oxigênio hiperbárico diminuía as taxas de mortalidade e desfecho neurológico adverso em recém-nascidos com asfixia perinatal e encefalopatia hipóxico-isquêmica. Esse tratamento, embora amplamente usado na China, não é a prática-padrão em outros países.

- Não sabemos se bloqueadores dos canais de cálcio, corticosteróides, restrição de fluidos, hiperventilação, suporte inotrópico, manitol ou antagonistas opióides são úteis em recém-nascidos com asfixia perinatal.

Consulte www.clinicalevidence.bmj.com para texto integral e referências.

Quais são os efeitos das intervenções em recém-nascidos a termo ou perto do termo com asfixia perinatal?

Efetividade desconhecida	
	- Antagonistas opióides
	- Antioxidantes
	- Bloqueadores dos canais de cálcio
	- Corticosteróides
	- Hiperventilação
	- Hipotermia da cabeça e/ou do corpo inteiro
	- Manitol
	- Ressuscitação em ar ambiente (pode baixar a mortalidade em comparação com ressuscitação usando concentrações mais altas de oxigênio, mas o oxigênio a 100% permanece sendo a prática-padrão)

Saúde da criança

Asfixia perinatal

	• Restrição de fluidos
	• Sulfato de magnésio
	• Suporte inotrópico
	• Tratamento com oxigênio hiperbárico
Pouco provavelmente benéficos	• Anticonvulsivantes profiláticos

Data da pesquisa: junho de 2006

DEFINIÇÃO O diagnóstico clínico de asfixia perinatal está baseado em vários critérios, os dois principais sendo evidência de depressão cardiorrespiratória e neurológica, definida como um escore de Apgar permanecendo abaixo de 7 em cinco minutos após o nascimento, e evidência de comprometimento hipóxico agudo com acidose, definida como um pH sangüíneo arterial de menos de 7 ou excesso de base maior do que 12 mmol/L. Em muitos cenários, especialmente em países com poucos recursos, pode ser impossível avaliar a acidose fetal ou neonatal. No período pós-parto imediato, quando a ressuscitação está sendo realizada, pode não ser possível determinar se a depressão neurológica e cardiorrespiratória é secundária à hipoxia-isquemia ou a outra condição como infecção materno-fetal ou doença metabólica. Como conseqüência, a ressuscitação e o manejo precoce irão geralmente ser de asfixia perinatal suspeitada ao invés de confirmada. Esta revisão aborda a asfixia perinatal em recém-nascidos a termo ou perto do termo.

INCIDÊNCIA/PREVALÊNCIA Estimativas da incidência de asfixia perinatal variam dependendo das definições usadas. Em países com muitos recursos, a incidência de asfixia perinatal grave (causando morte ou dano neurológico grave) é de cerca de 1/1.000 nascidos vivos. Em países com poucos recursos, a asfixia perinatal é provavelmente muito mais comum. Dados de estudos baseados em hospitais sugerem uma incidência nesses locais de 5 a 10/1.000 nascidos vivos. Contudo, isso provavelmente representa uma subestimativa da verdadeira incidência na comunidade de asfixia perinatal em países com poucos recursos.

ETIOLOGIA/FATORES DE RISCO A asfixia perinatal pode ocorrer *in utero*, durante o parto e o trabalho de parto ou no período pós-natal imediato. Há diversas causas, incluindo placenta abrupta, compressão do cordão, administração transplacentária de anestésicos ou narcóticos, pneumonia intra-uterina, aspiração grave de mecônio, anomalias congênitas cardíacas ou pulmonares e trauma do parto. A asfixia pós-natal pode ser causada por via aérea obstruída, opiáceos maternos, que podem causar depressão respiratória, ou sepse congênita.

PROGNÓSTICO Mundialmente, a asfixia perinatal é a principal causa de morte e de dano cerebral adquirido em lactentes recém-nascidos. O prognóstico depende da gravidade da asfixia. Apenas uma minoria de lactentes com encefalopatia grave após a asfixia perinatal sobrevive sem incapacidade. Porém, há dados limitados baseados em população sobre desfechos a longo prazo após asfixia perinatal, como paralisia cerebral, atraso de desenvolvimento, prejuízo da visão e audição e problemas de aprendizado e comportamentais. Após o evento de asfixia, pode haver uma oportunidade de intervir para minimizar o dano cerebral. A primeira fase do dano cerebral – morte celular precoce – resulta da exaustão primária dos estoques de energia celular. A morte celular precoce pode ocorrer dentro de minutos. A ressuscitação imediata para restaurar o suprimento de oxigênio e a circulação sangüínea visa limitar a extensão desse dano. Uma fase secundária de lesão neuronal pode ocorrer muitas horas após o evento inicial. Acredita-se que os mecanismos importantes nesse processo incluam a produção de radicais livres de oxigênio, a entrada de cálcio intracelular e a apoptose. Os tratamentos durante a fase pós-ressuscitação visam bloquear esses processos, dessa forma limitando o dano celular secundário e minimizando a extensão de qualquer dano cerebral.

Saúde da criança

Asma e outras doenças com sibilância em crianças

Duncan Keeley e Michael McKean

PONTOS-CHAVE

- A asma infantil pode ser difícil de distinguir da sibilância viral e pode afetar até 20% das crianças.
- O consenso é de que oxigênio, agonistas beta$_2$ nebulizados em dose alta e corticosteróides sistêmicos devam ser usados para tratar uma crise aguda de asma.

    Os agonistas beta$_2$ em dose alta podem ser igualmente efetivos quando administrados de forma intermitente ou contínua através de um nebulizador, ou por inalador com dose medida mais espaçador, em crianças com uma crise aguda de asma.

    Podem-se evitar hospitalizações pela adição de brometo de ipratrópio aos agonistas beta$_2$ ou pelo uso de corticosteróides em doses altas nebulizados ou orais.

- Os corticosteróides inalatórios profiláticos melhoram os sintomas e a função pulmonar em crianças com asma. Seu efeito na estatura adulta final não está claro.

    Nedocromil inalatório, agonistas beta$_2$ de ação longa inalatórios, teofilina oral e antagonistas do receptor do leucotrieno orais são menos efetivos do que os corticosteróides.

    O cromoglicato de sódio inalatório não parece melhorar os sintomas.

- CUIDADO: a monoterapia com agonistas beta$_2$ de ação longa reduz a freqüência das crises de asma, mas pode aumentar a chance de crises de asma grave e morte quando tais crises ocorrem.

    A teofilina intravenosa pode melhorar a função pulmonar em crianças com asma grave, mas pode causar arritmias cardíacas e convulsões.

- Não sabemos se a adição de corticosteróides em doses mais altas, agonistas beta$_2$ de ação longa, antagonistas do receptor do leucotrieno orais ou teofilina oral ao tratamento-padrão melhora os sintomas ou a função pulmonar em crianças com asma não-controlada.

- Em lactentes com sibilância aguda, os agonistas beta$_2$ de ação curta através de nebulizador ou espaçador podem melhorar os sintomas, mas não sabemos se os corticosteróides em doses altas inalatórios ou orais ou o brometo de ipratrópio inalatório são benéficos.

- Os agonistas beta$_2$ de ação curta orais e os corticosteróides em doses altas inalatórios podem prevenir ou melhorar a sibilância em lactentes, mas podem causar efeitos adversos.

    Não sabemos se os corticosteróides inalatórios ou orais em doses menores, o brometo de ipratrópio inalatório ou os agonistas beta$_2$ de ação curta inalatórios melhoram os episódios de sibilância em lactentes.

ⓘ Consulte www.clinicalevidence.bmj.com para texto integral e referências.

Quais são os efeitos dos tratamentos para asma aguda em crianças?	
Benéficos	• Agonistas beta$_2$ nebulizados em doses altas*
	• Brometo de ipratrópio inalatório em múltiplas doses adicionado a agonistas beta$_2$ para asma aguda grave (na sala de emergência)
	• Corticosteróides inalatórios em doses altas
	• Corticosteróides sistêmicos

Saúde da criança

Asma e outras doenças com sibilância em crianças

	• Inalador com dose medida mais espaçador para administração de agonistas beta$_2$ (tão efetivo quanto nebulizadores) • Oxigênio*
Provavelmente benéficos	• Teofilina intravenosa
Efetividade desconhecida	• Brometo de ipratrópio inalatório adicionado a salbutamol (após estabilização inicial) • Dose única de brometo de ipratrópio inalatório adicionado aos agonistas beta$_2$ (na sala de emergência)

Quais são os efeitos da profilaxia com agente único em crianças recebendo agonistas beta inalatórios conforme necessário para asma?

Benéficos	• Corticosteróides inalatórios
Provavelmente benéficos	• Antagonistas do receptor do leucotrieno orais (montelucaste em crianças acima de dois anos de idade) • Nedocromil inalatório
Contrabalanço entre benefícios e danos	• Agonista beta$_2$ inalatório de ação longa (salmeterol) • Teofilina oral
Pouco provavelmente benéficos	• Cromoglicato de sódio inalatório

Quais são os efeitos dos tratamentos profiláticos adicionais na asma infantil inadequadamente controlada pelos corticosteróides inalatórios em dose-padrão?

Efetividade desconhecida	• Adição de agonista beta$_2$ de ação longa • Adição de antagonistas do receptor do leucotrieno orais (montelucaste) • Adição de teofilina oral • Dose aumentada de corticosteróide inalatório (beclometasona)

Quais são os efeitos dos tratamentos para sibilância aguda em lactentes?

Provavelmente benéficos	• Agonistas beta$_2$ de ação curta administrados por inalador com dose medida/espaçador *versus* nebulizador • Agonistas beta$_2$ de ação curta (salbutamol por nebulizador)
Efetividade desconhecida	• Brometo de ipratrópio inalatório • Corticosteróides inalatórios em doses altas • Corticosteróides orais (prednisolona)

Saúde da criança
Asma e outras doenças com sibilância em crianças

Quais são os efeitos dos tratamentos profiláticos em lactentes com sibilância?

Provavelmente benéficos	• Agonistas beta$_2$ de ação curta orais (salbutamol)
Contrabalanço entre benefícios e danos	• Corticosteróides inalatórios em dose maior
Efetividade desconhecida	• Agonistas beta$_2$ de ação curta inalatórios (salbutamol) • Brometo de ipratrópio inalatório • Corticosteróides inalatórios em dose menor

Data da pesquisa: outubro de 2005

*Na ausência de evidências de ECR, classificação baseada em evidências observacionais e consenso robusto.

DEFINIÇÃO A diferenciação entre asma e sibilância não-asmática associada com vírus pode ser difícil; os sintomas e os sinais persistentes entre as crises agudas são sugestivos de asma, bem como uma história pessoal ou familiar de condições atópicas, como eczema e febre do feno. A **asma da infância** é caracterizada por tosse e sibilância crônica ou recorrente. O diagnóstico é confirmado pela demonstração da obstrução reversível das vias aéreas, de preferência em diversas ocasiões ao longo do tempo, em crianças com idade suficiente para realizar medidas de fluxo máximo ou espirometria. Diagnosticar asma em crianças exige a exclusão de outras causas de sintomas respiratórios recorrentes. Asma aguda é um termo usado para descrever uma exacerbação grave dos sintomas de asma, acompanhada por taquicardia e taquipnéia. O objetivo dos tratamentos profiláticos na asma é minimizar os sintomas persistentes e prevenir as exacerbações agudas. A **sibilância em lactentes** é caracterizada por um ronronar de alta freqüência ou por um som de assobio, produzido sobretudo na expiração, e é comumente associada com uma infecção viral aguda, como bronquiolite (veja bronquiolite, pág. 457) ou asma. Estas não são fáceis de distinguir clinicamente.

INCIDÊNCIA/PREVALÊNCIA Asma da infância: Inquéritos encontraram um aumento na proporção de crianças diagnosticadas com asma. O aumento é mais amplo do que pode ser explicado por uma facilidade maior para diagnosticar a asma. Um questionário realizado em Aberdeen, Escócia, pesquisou 2.510 crianças de 8 a 13 anos em 1964 e 3.403 crianças em 1989. Ao longo dos 25 anos, o diagnóstico de asma subiu de 4 para 10%. O aumento na prevalência da asma da infância da década de 1960 para a década de 1980 foi acompanhado por um aumento nas hospitalizações no mesmo período. Na Inglaterra e no País de Gales, esse aumento foi de seis vezes. A **sibilância em lactentes** é comum e parece estar aumentando, embora a magnitude de qualquer aumento não esteja clara. Um estudo transversal escocês (2.510 crianças de 8 a 13 anos em 1964 e 3.403 crianças em 1989) constatou que a prevalência da sibilância subiu de 10% em 1964 para 20% em 1989 e que os episódios de dispnéia se elevaram de 5 para 10% no mesmo período. As dificuldades de definir grupos claros (fenótipos) e a natureza transitória dos sintomas, que com freqüência melhoram espontaneamente, confundiram muitos estudos.

ETIOLOGIA/FATORES DE RISCO Asma da infância: A asma é mais comum em crianças com uma história pessoal ou familiar de atopia, de gravidade e freqüência aumentadas de episódios de sibilância e de presença de obstrução variável das vias aéreas ou de hiper-responsividade brônquica. Os fatores precipitantes para os sintomas e os episódios agudos incluem infecção, ácaros da poeira doméstica, alérgenos de animais de estimação, exposição à fumaça do tabaco e ansiedade. **Sibilância em lactentes:** A maioria dos episódios de sibilância em lactentes é precipitada por infecções respiratórias virais.

(continua)

Asma e outras doenças com sibilância em crianças

(continuação)

PROGNÓSTICO Asma da infância: Um estudo longitudinal britânico de crianças nascidas em 1970 verificou que 29% daquelas com cinco anos que tiveram sibilância no passado ainda apresentavam sibilos aos 10 anos. Outro estudo acompanhou um grupo de crianças em Melbourne, Austrália, desde os sete anos de idade (em 1964) até a vida adulta. O estudo constatou que uma grande proporção (73%) das crianças de 14 anos com sintomas infreqüentes tinha pouco ou nenhum sintoma aos 28 anos, enquanto dois terços das crianças com 14 anos com sibilância freqüente ainda tinham crises recorrentes aos 28 anos. **Sibilância em lactentes:** Um estudo de coorte (826 lactentes acompanhados do nascimento até os seis anos) sugere que pode haver, no mínimo, três categorias prognósticas para a sibilância em lactentes: "sibilantes persistentes" (14% do total, com fatores de risco para asma atópica, como níveis elevados de imunoglobulina E e história materna de asma), que inicialmente sofriam sibilância durante infecções virais e nos quais a sibilância persistiu na idade escolar; "sibilantes transitórios" (20% do total, com função pulmonar reduzida quando lactentes, mas sem marcadores de atopia), que também sofriam sibilância durante infecções virais, mas cessaram de sibilar após os três primeiros anos de vida; e os "sibilantes de início tardio" (15% do total), que não apresentaram sibilância antes dos três anos, mas a desenvolveram na idade escolar. Outro estudo de coorte retrospectivo verificou que 14% das crianças com uma crise e 23% das crianças com quatro ou mais crises no primeiro ano de vida tinham sofrido no mínimo uma doença com sibilância no ano anterior aos 10 anos de idade. Administrar tratamentos inalatórios a crianças pequenas pode ser difícil. Inconsistências nos resultados podem refletir os efeitos das diferenças nas drogas usadas, nos dispositivos de administração, nas doses, bem como as diferenças no padrão de doenças sibilantes e nas respostas ao tratamento em crianças pequenas.

Saúde da criança
Autismo em crianças

Jeremy Parr

PONTOS-CHAVE

- O autismo faz parte de um grupo de transtornos invasivos do desenvolvimento, caracterizando-se por prejuízos qualitativos na comunicação e na interação social e por comportamentos e interesses repetitivos e estereotipados.

    O desenvolvimento anormal está presente antes dos três anos de idade. Um quarto das crianças acometidas mostra regressão do desenvolvimento, com perda de habilidades previamente adquiridas.

    Um terço das crianças com autismo tem epilepsia, e três quartos têm retardo mental. Apenas 15% dos adultos com autismo viverão de maneira independente.

    Estudos em famílias e em gêmeos sugerem que a maioria dos casos de autismo ocorre devido a uma combinação de fatores genéticos. O autismo não é causado por fatores perinatais nem pela vacina MMR.

- Pode ser difícil aplicar os resultados das pesquisas na prática, já que melhoras em desfechos avaliados em ECRs que usam ferramentas padronizadas para avaliação podem não se correlacionar com melhoras funcionais em uma criança autista em particular.

- Algumas intervenções são administradas pelos pais (ou em conjunto com eles) e podem ser realizadas em casa. Considerações sobre custos financeiros diretos, custos indiretos (por possíveis perdas de receita financeira) e impacto nas relações dentro da família (com irmãos ou cônjuge) devem ser pesadas contra prováveis e possíveis melhoras em desfechos para crianças com autismo.

- Há uma falta de evidências de boa qualidade sobre a efetividade de programas de intervenção multidisciplinar precoce ou de outros tratamentos para crianças com autismo.

    Existe consenso, sustentado por um pequeno ECR, de que a análise comportamental aplicada seja provavelmente benéfica em crianças com autismo.

    A participação dos pais em um curso de treinamento "More than words"* pode melhorar a comunicação entre os pais e as crianças, da mesma forma que a participação em Child's Talk**.

    Existe consenso de que o Autism Pre-school Programme*** e o TEACCH podem ser efetivos, embora nenhum ECR ou estudo de coorte que avaliasse essas intervenções tenha sido encontrado.

    Não sabemos se a intervenção precoce usando o Early Bird Programme****, o esquema Portage, intervenção de desenvolvimento de relação, Social Stories, ou Son-Rise são benéficos em crianças com autismo.

- O metilfenidato pode reduzir a hiperatividade em crianças com autismo.

    O metilfenidato pode aumentar a retração social e a irritabilidade. É necessário monitorar o crescimento e a pressão arterial.

- A risperidona pode melhorar o comportamento em crianças com autismo em comparação com placebo, mas seu uso é limitado por efeitos adversos como ganho de peso, sonolência e tremores.

- Existe consenso de que os inibidores seletivos da recaptação da serotonina (ISRSs) melhorem os sintomas em crianças com autismo, embora nenhum ECR tenha sido encontrado. Os efeitos adversos dos ISRSs, incluindo possíveis aumentos na agitação, hostilidade e ideação suicida, estão bem documentados.

- Não sabemos se treinamento de integração auditiva, treinamento de integração sensorial, quelação, dieta livre de glúten e caseína, enzimas digestivas, óleo de peixe ômega 3, secretina, vitamina A, vitamina B_6 mais magnésio ou vitamina C são benéficos para o tratamento de crianças com autismo, já que poucos estudos foram encontrados.

---

*N. de R.T. Mais do que palavras.
**N. de R.T. Conversa de Criança.
***N. de R.T. Programa Pré-Escolar de Autismo.
****N. de R.T. Programa Pombo Precoce.

Consulte www.clinicalevidence.bmj.com para texto integral e referências.

Saúde da criança
Autismo em crianças

Quais são os efeitos dos programas de intervenção multidisciplinares intensivos precoces em crianças com autismo?

Provavelmente benéficos	- Análise Comportamental Aplicada* - Autism Pre-school Programme* - Child's Talk* - More than words* - Picture Exchange Communication System* - TEACCH*†
Efetividade desconhecida	- Early Bird Programme - Esquema Portage - Floor Time - Intervenção de desenvolvimento de relação - Social Stories - Son-Rise - Treinamento de habilidades sociais

Quais são os efeitos das intervenções dietéticas em crianças com autismo?

Efetividade desconhecida	- Dieta livre de glúten e caseína - Enzimas digestivas - Ômega 3 (óleo de peixe) - Probióticos - Vitamina A - Vitamina B_6 (piridoxina) mais magnésio - Vitamina C

Quais são os efeitos dos tratamentos medicamentosos em crianças com autismo?

Provavelmente benéficos	- Metilfenidato (para hiperatividade apenas)
Contrabalanço entre benefícios e danos	- Inibidores seletivos da recaptação da serotonina* - Risperidona
Efetividade desconhecida	- Imunoglobulinas - Memantina
Pouco provavelmente benéficos	- Secretina

www.clinicalevidence.bmj.com

Saúde da criança

Autismo em crianças

Quais são os efeitos dos tratamentos não-medicamentosos em crianças com autismo?

Efetividade desconhecida	• Quelação
	• Treinamento de integração auditiva
	• Treinamento de integração sensorial

Data da pesquisa: maio de 2006

*Na falta de evidência robusta de ECR em crianças com autismo, a classificação é baseada em evidência observacional e consenso forte de que essas intervenções são provavelmente benéficas.
†N. de T. Do inglês Treatment and Education of Autistic and Related Handicapped Children (tratamento e educação para crianças autistas e com distúrbios correlatos da comunicação).

DEFINIÇÃO O autismo é um dos transtornos invasivos do desenvolvimento (TID), um grupo de condições que também inclui a síndrome de Asperger, o transtorno invasivo do desenvolvimento sem outra especificação (TID-SOE), a síndrome de Rett e o transtorno desintegrativo da infância (TDI). Coletivamente, autismo, síndrome de Asperger e TID-SOE são em geral referidos como "transtornos do espectro do autismo" (TEA), porém a síndrome de Rett e o transtorno desintegrativo da infância ficam fora do espectro autista. O autismo é caracterizado por prejuízos qualitativos na comunicação e na interação social e por padrões de comportamento e interesses restritos, repetitivos e estereotipados. O desenvolvimento anormal está presente antes dos três anos. Os achados clínicos necessários para que um diagnóstico de autismo seja feito estão dispostos na *Classificação Internacional de Transtornos Mentais e Comportamentais* (CID-10) ou no *Manual Diagnóstico e Estatístico de Transtornos Mentais* (DSM-IV). Os indivíduos com autismo têm uma história de atraso de linguagem (atraso na fala de palavras únicas ou frases), e um quarto perde habilidades previamente adquiridas (regressão), mais comumente no segundo ano de vida. Um terço dos indivíduos desenvolve epilepsia e três quartos têm retardo mental. Os homens são afetados mais comumente do que as mulheres (3,5 a 4,0:1). Os achados desta revisão se aplicam a crianças e adolescentes com autismo, e os resultados podem não ser generalizáveis para crianças com outros TEAs. **Diagnóstico:** As ferramentas de avaliação "padrão-ouro" geralmente aceitas para o autismo são a Autism Diagnostic Interview – Revised (ADI-R)*, uma entrevista semi-estruturada baseada no entrevistador administrada ao cuidador primário, e a Autism Diagnostic Observational Schedule, uma avaliação semi-estruturada realizada com os próprios indivíduos. Embora essas ferramentas sejam informativas para o médico, o autismo permanece um diagnóstico clínico.

INCIDÊNCIA/PREVALÊNCIA A prevalência detectada de autismo tem aumentado nos últimos anos; um estudo recente de alta qualidade do Reino Unido constatou que 40/10.000 crianças têm autismo na infância. A prevalência do autismo em estudos publicados entre 1977 e 1991 era 4,4/10.000, enquanto que, para estudos publicados durante o período de 1992 a 2001, era 12,7/10.000. Quando são considerados todos os transtornos do espectro do autismo, os achados sugerem que a prevalência sobe para 120/10.000; muitos desses indivíduos têm TID-SOE.

ETIOLOGIA/FATORES DE RISCO Evidências de estudos em famílias e em gêmeos sugerem que a maioria dos casos de autismo se origina de uma combinação de fatores genéticos. Estudos em famílias indicam uma taxa de autismo em irmãos de indivíduos autistas de aproximadamente 2,2%, e a taxa de recorrência para irmão para todos os TIDs é 5 a 6%, significativamente maior do que a prevalência da população geral. Estudos em gêmeos monozigóticos mostram 60 a 91% de concordância para autismo, sendo provável, dessa forma, que muitos casos se originem de uma base de múltiplos genes de suscetibilidade, com influência do ambiente ou outros fatores. Uma minoria de casos de autismo pode ser atribuída a distúrbios genéticos, incluindo anormalidades cromossômicas, síndrome de X frágil, esclerose tuberosa, neurofibromatose tipo 1 e uma variedade de outras condições clínicas. Embora fatores perinatais tenham sido implicados, é improvável que eles

(continua)

*N. de R.T. Entrevista Diagnóstica de Autismo.

Saúde da criança
Autismo em crianças

(continuação)

tenham um papel causal. Evidência de pesquisa sugere que o autismo não é causado pela vacina MMR ou pelo timerosal (mercúrio) em vacinas (veja sarampo, caxumba e rubéola em crianças: prevenção). Há evidência forte sustentando uma base neurobiológica para o autismo. Pesquisas em andamento sobre a relação entre neurofisiologia, neuroanatomia, neuroquímica e fatores genéticos devem aumentar nossa compreensão e representam a melhor chance para esclarecer a etiologia complexa dos TEAs. A presença de heterogeneidade fenotípica e genética pode ter implicações significativas para estudos de intervenções/tratamentos para o autismo, já que a eficácia pode variar com o fenótipo.

PROGNÓSTICO O autismo é uma condição vitalícia com um curso clínico altamente variável ao longo da infância e da adolescência. Muitos adultos com autismo necessitam cuidado em tempo integral por toda a vida. Cerca de 15% dos adultos com autismo viverão vidas independentes, enquanto 15 a 20% viverão sozinhos com suporte da comunidade. A capacidade verbal e cognitiva global parecem ser os preditores mais importantes da capacidade de viver independentemente como um adulto.

Bronquiolite

Juan Manuel Lozano

PONTOS-CHAVE

- A bronquiolite é uma inflamação aguda dos bronquíolos induzida por vírus e que está associada com sinais e sintomas de obstrução das vias aéreas.

  A bronquiolite é a mais comum das infecções do trato respiratório inferior em lactentes. Ela é uma razão comum para consultas em serviços de emergência e internações hospitalares.

  A bronquiolite está associada com morbidade e mortalidade aumentadas em crianças de alto risco (aquelas com doença cardíaca congênita, doença pulmonar crônica, história de parto prematuro, hipoxia, deficiência imune e idade menor do que seis semanas).

- Em crianças de alto risco, a profilaxia com imunoglobulina contra o vírus respiratório sincicial ou com o anticorpo monoclonal palivizumabe reduz as hospitalizações em comparação com placebo.

- Parece que intervenções de enfermagem como segregação de coorte, lavagem das mãos e uso de aventais, máscaras, luvas e óculos são bem-sucedidas na prevenção da disseminação da doença no hospital.

- Não sabemos quão efetivas são a maioria das intervenções usadas atualmente no tratamento da bronquiolite.

  Embora não saibamos se os broncodilatadores inalatórios ou orais, como a adrenalina inalatória ou o salbutamol inalatório ou oral, são efetivos no tratamento da bronquiolite, eles parecem melhorar os escores clínicos globais a curto prazo.

  Não sabemos se ribavirina, imunoglobulina contra o vírus respiratório sincicial, *pool* de imunoglobulinas ou palivizumabe, fisioterapia torácica, montelucaste ou surfactantes funcionam melhor do que placebo ou nenhum tratamento na redução da mortalidade, na duração da hospitalização ou na deterioração respiratória, embora a maioria dos estudos possam ter sido muito pequenos para detectar quaisquer diferenças clinicamente importantes.

- Os corticosteróides não parecem ser úteis no tratamento da bronquiolite.

(i) **Consulte www.clinicalevidence.bmj.com para texto integral e referências.**

Quais são os efeitos das intervenções profiláticas para bronquiolite em crianças de alto risco?	
Benéficos	• Imunoglobulinas contra o vírus respiratório sincicial ou palivizumabe (anticorpo monoclonal) em crianças de alto risco

Quais são os efeitos das medidas para prevenir a transmissão da bronquiolite no hospital?	
Provavelmente benéficos	• Intervenções de enfermagem (segregação de coorte, lavagem das mãos, aventais, máscaras, luvas e óculos) em crianças hospitalizadas

Quais são os efeitos dos tratamentos para crianças com bronquiolite?	
Efetividade desconhecida	• Broncodilatadores orais

©BMJ Publishing Group Ltd 2007   www.clinicalevidence.bmj.com

	• Broncodilatadores (salbutamol inalatório, adrenalina [epinefrina] inalatória) • Fisioterapia torácica • Imunoglobulinas contra o vírus respiratório sincicial, *pool* de imunoglobulinas ou palivizumabe (anticorpo monoclonal) para o tratamento de bronquiolite • Montelucaste • Ribavirina • Surfactantes
Pouco provavelmente benéficos	• Corticosteróides

Data da pesquisa: outubro de 2006

DEFINIÇÃO A bronquiolite é uma inflamação bronquiolar aguda induzida por vírus que está associada com sinais e sintomas de obstrução das vias aéreas. **Diagnóstico**: O diagnóstico da bronquiolite, assim como a avaliação de sua gravidade, baseiam-se nos achados clínicos (história e exame físico). A bronquiolite caracteriza-se por um conjunto de manifestações clínicas em crianças com menos de dois anos de idade, iniciando com um pródromo no trato respiratório superior, seguido por aumento do esforço respiratório e sibilância. Os achados sugestivos incluem rinorréia, tosse, sibilância, taquipnéia e aumento de desconforto respiratório manifestado como estridor, batimento das asas do nariz e retração intercostal. Não existe boa evidência que sustente o valor de testes diagnósticos (radiografias de tórax, reagentes de fase aguda, testes virais) em lactentes com suspeita de bronquiolite. Os resultados do teste para VRS raramente influenciam as decisões sobre o manejo. Testes virológicos, todavia, podem ser úteis quando a coorte de lactentes é factível. Tendo em vista isso, não é de surpreender que sejam encontradas grandes variações na maneira como a bronquiolite é diagnosticada e tratada nos diferentes cenários clínicos.

INCIDÊNCIA/PREVALÊNCIA A bronquiolite é a infecção do trato respiratório inferior mais comum em lactentes e ocorre em um padrão sazonal, com maior incidência no inverno em climas temperados e na estação das chuvas nos países mais quentes. A bronquiolite é uma razão comum para consultas e hospitalizações. Ela respondeu por cerca de 3% (1,9 milhões) de consultas em serviços de emergência em crianças com menos de dois anos de idade entre 1992 e 2000 nos Estados Unidos. A taxa de hospitalização por vírus respiratório sincicial (VRS)-bronquiolite na população infantil dos Estados Unidos em 2000 a 2001 foi de 24,2 por 1.000 nascimentos. Em um estudo de coorte retrospectivo realizado nos Estados Unidos em 1989 a 1993, um terço das hospitalizações associadas com o VRS era de lactentes com menos de três meses de idade. As taxas de admissão são ainda maiores entre lactentes e crianças jovens com displasia broncopulmonar (DBP), doença cardíaca congênita (DCC), prematuridade e outras condições como doenças pulmonares crônicas e imunodeficiência.

ETIOLOGIA/FATORES DE RISCO O vírus respiratório sincicial é responsável pela bronquiolite em 70% dos casos. Esse valor atinge 80 a 100% nos meses de inverno. As reinfecções são comuns e podem ocorrer ao longo da vida. Outros agentes causais incluem metapneumovírus humano, influenza, parainfluenza e adenovírus.

PROGNÓSTICO Morbidade e mortalidade: A gravidade da doença está relacionada ao tamanho do lactente e à proximidade e à freqüência do contato com lactentes infectantes. Estima-se que 66 a 127 mortes associadas com bronquiolite tenham ocorrido anualmente entre 1979 e 1997 em crianças com menos de cinco anos nos Estados Unidos. A estimativa de mortes anuais atribuídas ao VRS

(continua)

Bronquiolite

(continuação)

no Reino Unido foi de 8,4 por 100.000 em lactentes de 1 a 12 meses e 0,9 por 100.000 pessoas ao ano para crianças de um a quatro anos entre 1989 e 2000. As crianças em risco aumentado de morbidade e mortalidade são aquelas com doença cardíaca congênita, doença pulmonar crônica, história de parto prematuro, hipoxia, imunodeficiência e idade menor do que seis semanas. As taxas de admissão em unidades de cuidados intensivos são maiores naquelas com um fator de risco (17,7%) em comparação com aquelas sem fatores de risco (3,2%). As taxas de necessidade de ventilação mecânica também são maiores naquelas com um fator de risco (13,1%) em comparação com aquelas sem fator de risco (1,5%). O risco de morte dentro de duas semanas é maior para crianças com doença congênita (3,4%) ou doença pulmonar crônica (3,5%) em comparação com outros grupos combinados (0,1%). A porcentagem dessas crianças que necessitam de suplementação de oxigênio também é alta (63 a 80%). **Prognóstico a longo prazo:** Estudos de prognóstico a longo prazo da bronquiolite – em particular com respeito à sua associação com asma, sensibilização alérgica e atopia – não produziram respostas claras. Os possíveis fatores de confusão incluem a variação na gravidade da doença, a exposição ao cigarro e viver em ambientes com aglomeração.

Saúde da criança

460 — Coleta de sangue em lactentes (redução de dor e morbidade)

Deborah Pritchard

PONTOS-CHAVE

- Amostras de sangue costumam ser tiradas de lactentes via punção no calcanhar ou venopunção.

  Ambos os procedimentos têm probabilidade de causar dor, sobretudo em lactentes mais novos, mas raramente se administra analgesia.

  Os lactentes que já tiveram dor durante punção no calcanhar parecem ter mais probabilidade de mostrar sinais de dor durante coletas de sangue posteriormente do que os lactentes que nunca foram submetidos a esse procedimento.

- As soluções orais com altas concentrações de açúcar têm probabilidade de reduzir a dor quando administradas em uma chupeta ou diretamente na boca antes da coleta de sangue.

  As soluções orais de sacarose a 24-30% e as de glicose a 25-30% reduzem os sinais de dor, especialmente choro, em comparação com água ou nenhum tratamento em lactentes a termo e pré-termo. A solução de dextrose a 30% também pode ser efetiva.

  As concentrações mais baixas de açúcares (soluções a 10-12%) não parecem ser efetivas na redução da dor.

  O uso a longo prazo de soluções orais de açúcar apresenta riscos teóricos de hiperglicemia e enterocolite necrotizante.

- As chupetas sem soluções de açúcar também podem reduzir as respostas à dor em comparação com nenhum tratamento.

  Podem ocorrer engasgamento transitório e dessaturação de oxigênio com o uso de chupetas ou após a administração de soluções orais de açúcar diretamente na boca.

- Os anestésicos tópicos podem reduzir as respostas de dor à coleta de sangue em comparação com placebo.

  O creme de lidocaína-prilocaína tópico e o gel ou adesivos de tetracaína reduzem os sinais de dor na maioria dos estudos com lactentes a termo e pré-termo.

  Os efeitos adversos tendem a ser menores e transitórios, mas pode ocorrer absorção sistêmica em lactentes mais jovens, o que aumenta o risco de metemoglobinemia.

  Não sabemos se os açúcares orais são mais ou menos efetivos do que os anestésicos tópicos na redução da dor causada pela coleta de sangue.

(i) Consulte www.clinicalevidence.bmj.com para texto integral e referências.

Quais são os efeitos das intervenções para reduzir a dor relacionada ao desconforto e a morbidade durante venopunção em bebês pré-termo ou a termo com menos de 12 meses em uma unidade neonatal?

Provavelmente benéficos	- Anestésicos tópicos (creme de lidocaína-prilocaína, tetracaína) - Chupetas - Soluções orais doces

Data da pesquisa: maio de 2006

DEFINIÇÃO Os métodos para coleta de amostras de sangue em lactentes incluem punção do calcanhar, venopunção e punção arterial. A **venopunção** consiste na aspiração de sangue de uma veia periférica através de uma agulha. A punção do calcanhar consiste em lancetar a lateral do calcanhar

(continua)

Saúde da criança
Coleta de sangue em lactentes (redução de dor e morbidade)

(continuação)

do lactente, espremendo o calcanhar e coletando o sangue capilar acumulado. A coleta de sangue arterial ou por punção do calcanhar não é discutida nesta revisão. Para a presente revisão, incluímos lactentes prematuros e a termo com até 12 meses de idade e hospitalizados.

INCIDÊNCIA/PREVALÊNCIA Os neonatos pré-termo ou doentes podem receber 1 a 21 punções do calcanhar ou venopunções ao dia. Essas punções têm probabilidade de ser dolorosas. As punções do calcanhar compreendem 61 a 87% e as venopunções, 8 a 13% dos procedimentos invasivos realizados em lactentes doentes. Os analgésicos raramente são administrados especificamente para procedimentos de coleta de sangue, mas 5 a 19% dos lactentes recebem analgesia por outras indicações. Em um estudo, medidas de conforto foram administradas durante 63% das venopunções e 75% das punções do calcanhar.

ETIOLOGIA/FATORES DE RISCO A coleta de sangue em lactentes pode ser difícil de realizar, particularmente em lactentes pré-termo ou doentes. Os lactentes mais jovens podem ter sensibilidade aumentada e resposta prolongada à dor em comparação com grupos mais velhos. Os fatores que podem afetar as respostas de dor do lactente incluem idade pós-concepcional, experiência prévia de dor e técnica do procedimento.

PROGNÓSTICO A dor causada por coleta de sangue está associada com deterioração comportamental e fisiológica agudas. A experiência de dor durante punção do calcanhar parece aumentar as respostas de dor durante coletas de sangue subseqüentes. Outros efeitos adversos da coleta de sangue incluem sangramento, equimoses, hematomas e infecção.

Saúde da criança

Cólica do lactente

Peter Lucassen

PONTOS-CHAVE

- A cólica do lactente é definida como choro excessivo em um bebê em outros aspectos saudável e com desenvolvimento normal. O choro inicia tipicamente nas primeiras semanas de vida e termina por volta dos quatro a cinco meses de idade.

  Ela leva uma de cada seis famílias com crianças a consultar um profissional de saúde.

- Não encontramos evidência suficiente para julgar se a substituição do leite de vaca ou do leite materno por leite hidrolisado de caseína, leite pobre em lactose, fórmulas infantis à base de soja ou fórmula de soro de leite hidrolisado é efetiva na redução do tempo de choro.

  As mães que amamentam devem geralmente ser encorajadas a continuar amamentando.

  O leite de soja está associado com possíveis efeitos prejudiciais a longo prazo sobre a saúde reprodutiva.

- Os estudos que examinaram a efetividade da redução da estimulação (evitando acariciar, levantar ou sacudir o bebê, ou reduzindo os estímulos auditivos), da vibração do berço, da massagem no lactente, do aconselhamento focado ou da manipulação espinal foram pequenos demais para tirarmos conclusões confiáveis.

- Não encontramos nenhuma boa evidência que avaliasse osteopatia craniana ou Gripe Water* para o tratamento da cólica do lactente.

  Apesar da falta de evidência de ensaios bem conduzidos, o Gripe Water é comumente usado pelos pais em seus lactentes com cólicas.

- Aumentar o tempo despendido carregando o lactente (por pelo menos três horas) não parece reduzir o tempo de choro e pode aumentar a ansiedade e o estresse nos pais.

- Não encontramos estudos de qualidade suficiente que nos permitissem julgar os efeitos da simeticona nos lactentes com cólicas.

*N. de T. Espécie de xarope para cólica.

(i) Consulte www.clinicalevidence.bmj.com para texto integral e referências.

Quais são os efeitos dos tratamentos para cólica do lactente?

Efetividade desconhecida	- Aconselhamento focado - Aconselhamento para aumentar o tempo de carregar o bebê - Aconselhamento para reduzir a estimulação - Dispositivo vibrador de berço (simulação de volta de carro) - Fórmulas infantis à base de soja (em comparação com leite de vaca) - Gripe Water - Leite hidrolisado de caseína (em comparação com leite de vaca) - Leite pobre em lactose (em comparação com leite de vaca ou leite materno) - Manipulação espinal - Massagem no bebê

www.clinicalevidence.bmj.com ©BMJ Publishing Group Ltd 2007

Saúde da criança

Cólica do lactente

- Osteopatia craniana
- Simeticona (dimeticona ativada)
- Soro de leite hidrolisado

Data da pesquisa: janeiro de 2007

DEFINIÇÃO A cólica do lactente é definida como o choro excessivo em um bebê em outros aspectos saudável e com desenvolvimento normal. O choro tipicamente começa nas primeiras semanas de vida e termina aos quatro a cinco meses. O choro excessivo é definido como choro que dura no mínimo três horas por dia, três dias por semana, por no mínimo três semanas. Devido ao curso natural da cólica do lactente, pode ser difícil interpretar ensaios que não incluem um grupo de placebo ou nenhum tratamento para comparação.

INCIDÊNCIA/PREVALÊNCIA A cólica do lactente faz com que uma em cada seis famílias com criança (17%) consulte um profissional de saúde. Uma revisão sistemática de 15 estudos comunitários encontrou uma ampla variação na prevalência, que dependeu do delineamento do estudo e do método de registro. Dois estudos prospectivos identificados pela revisão produziram taxas de prevalência de 5 e 19%. Um estudo prospectivo (89 bebês amamentados ao peito e com fórmula) constatou que, com duas semanas de vida, a prevalência do choro por mais de três horas por dia foi de 43% entre os que usavam fórmula e de 16% entre os bebês amamentados ao peito. A prevalência com seis semanas foi de 12% entre os bebês alimentados com fórmula e 31% entre os bebês amamentados ao peito. Um inquérito nacional de 3.345 lactentes constatou que o tabagismo materno era potencialmente associado com cólicas (RC 1,34, IC 95% 0,88 a 2,04).

ETIOLOGIA/FATORES DE RISCO A causa é incerta e, apesar de seu nome, a cólica do lactente pode não ter uma causa abdominal. Ela pode refletir parte da distribuição normal do choro infantil. Outras explicações possíveis são contrações intestinais dolorosas, intolerância à lactose, gases ou interpretação errada dos pais de um choro normal.

PROGNÓSTICO A cólica do lactente melhora com o tempo. Um questionário de auto-relato dos pais sobre padrões de choro verificou que 29% dos bebês de um a três meses choravam mais de três horas por dia, mas, com quatro a seis meses de vida, a prevalência havia caído para 7 a 11%.

Saúde da criança

Constipação em crianças

Aruna Abhyankar, Iris Carcani e Graham Clayden

PONTOS-CHAVE

- Os critérios diagnósticos para constipação funcional em crianças variam, mas envolvem a evacuação infreqüente e possivelmente dolorosa de fezes volumosas e endurecidas.

  A prevalência de constipação crônica tem sido estimada em 1 a 5% das crianças no Reino Unido e nos Estados Unidos, a maioria das quais sem fatores etiológicos óbvios.

  Um terço das crianças com constipação crônica continua a ter problemas além da puberdade.

  Metade das crianças com impacção fecal crônica e escape fecal já apresentaram um episódio de defecação dolorosa, e muitas crianças com constipação crônica exibem comportamento de retenção.

  A desimpacção pode ser necessária se a expulsão espontânea da massa fecal for improvável, ou se causar desconforto ou afetar a alimentação normal.

- A baixa ingesta de fibras está associada com constipação, e evidência limitada mostra que as fibras reduzem a constipação e a encoprese em comparação com placebo.

  O aumento da ingesta oral de líquidos não tem mostrado ser benéfico.

- Evidência muito limitada sustenta o uso de laxativos osmóticos ou formadores de volume em crianças.

  Nenhum estudo mostra benefício de laxativos osmóticos em comparação com placebo, e os benefícios relativos de tipos diferentes de laxativos osmóticos não são claros.

  Os laxativos osmóticos podem causar dor abdominal e flatulência, embora os macrogóis (p. ex., PEG 3350) pareçam ter menos probabilidade de fazê-lo do que a lactulose.

  Não há evidência sobre o uso de laxativos formadores de volume como metilcelulose, casca de *ispaghula* ou *sterculia*.

- Evidência muito limitada sugere que o laxativo estimulante sena é menos efetivo do que o óleo mineral (parafina líquida) ou a lactulose e tem mais probabilidade de causar cólica, diarréia e distensão abdominal.

- Os tratamentos comportamentais como *biofeedback*, diários, treinamento de banheiro ou manometria anorretal, ou dilatação anal, não têm mostrado benefício, mas a evidência é muito limitada.

- Os macrogóis podem ser mais efetivos do que o óleo mineral para melhorar a impacção fecal, mas a evidência para enemas ou desimpacção cirúrgica é muito limitada.

  Evidência moderada sugere que os macrogóis são mais efetivos do que o óleo mineral na desimpacção intestinal, mas têm maior probabilidade de provocar problemas de adesão em função de seus volumes maiores necessários.

ⓘ Consulte www.clinicalevidence.bmj.com para texto integral e referências.

Quais são os efeitos dos tratamentos para crianças com constipação crônica?	
Provavelmente benéficos	• Fibras • Laxativos osmóticos
Efetividade desconhecida	• Amolecedores fecais • Laxativos formadores de volume • Tratamentos comportamentais (*biofeedback*, diários ou treinamento de banheiro)

Saúde da criança

Constipação em crianças

Pouco provavelmente benéficos	• Dilatação anal • Fluidos orais • Laxantes estimulantes
Quais são os efeitos dos tratamentos para limpar o intestino em crianças com impacção fecal?	
Efetividade desconhecida	• Desimpacção cirúrgica • Enemas • Macrogóis (orais ou por tubo nasogástrico)

Data da pesquisa: junho de 2005

DEFINIÇÃO De acordo com os **critérios de Roma II**, a **constipação funcional na infância** é definida por pelo menos duas semanas de: fezes endurecidas, cibalosas, semelhantes a seixos na maioria das evacuações; ou fezes firmes em até duas vezes por semana e sem evidência de doença estrutural endócrina ou metabólica. Esses critérios não são necessariamente abrangentes e foram considerados restritos por alguns pesquisadores. (Atualmente existem os critérios de Roma III, os quais ainda não foram confirmados pelo grupo PACCT [Paris Consensus on Childhood Constipation Terminology]). O **grupo PACCT** definiu a constipação na infância como a ocorrência de dois ou mais dos seguintes seis critérios nas oito semanas prévias: freqüência de evacuações menor do que três por semana; mais do que um episódio de incontinência fecal por semana; fezes volumosas no reto ou palpáveis no exame abdominal; evacuação de fezes tão volumosas a ponto de obstruir o vaso sanitário; postura e comportamento retentivos; defecação dolorosa. Ao selecionar estudos para esta revisão, não usamos uma definição única devido à falta de concordância clara sobre as definições.

INCIDÊNCIA/PREVALÊNCIA A constipação responde por aproximadamente 3% das consultas em clínicas pediátricas ambulatoriais nos Estados Unidos. Na população do Reino Unido, 5% das crianças em idade escolar de 4 a 11 anos apresentam constipação com duração superior a seis meses. Em uma população de periferia urbana no Brasil, a incidência de constipação foi relatada como sendo de 28%, e de 1 a 2% das crianças escolares saudáveis nos Estados Unidos.

ETIOLOGIA/FATORES DE RISCO Nenhum fator etiológico pode ser encontrado na maioria das crianças. Doença de Hirschprung, fibrose cística, anormalidades anorretais e condições metabólicas como hipotireoidismo são causas orgânicas raras de constipação na infância. Um episódio de defecação dolorosa foi notado em mais do que 50% das pessoas que sofriam de escape fecal ou impacção fecal crônica. **Fatores de risco**: Um estudo encontrou uma incidência mais alta de constipação entre crianças com peso de nascimento abaixo de 750 g associado com prejuízo neurodesenvolvimental. A baixa ingesta de fibras pode estar associada com constipação na infância. A constipação e o escape fecal são mais prevalentes em crianças obesas. Não encontramos evidência de uma diferença entre aleitamento em mamadeira e ao peito, embora se aceite, de modo geral, que os bebês alimentados com mamadeira têm risco maior de deficiência relativa de água e os bebês amamentados ao peito freqüentemente têm intervalos de vários dias entre as evacuações de fezes normais.

PROGNÓSTICO A constipação da infância continua além da puberdade em até um terço das crianças acompanhadas além dessa idade. As crianças com idade entre dois e quatro anos parecem ter uma taxa de recorrência maior e uma necessidade prolongada de medicação e suporte em comparação com as crianças menores. Um estudo de seguimento notou um risco aumentado de constipação persistente em crianças que desenvolveram constipação cedo na infância e com história familiar de constipação. **Impacção fecal**: A desimpacção é necessária se a quantidade e a característica das fezes no cólon forem de tal magnitude que a expulsão espontânea seja improvável, ou se causarem desconforto ou afetarem a alimentação normal. Algumas crianças com fecaloma retossigmóideo grande podem ter dificuldades com a micção.

Convulsões febris

Leena D. Mewasingh

PONTOS-CHAVE

- As convulsões febris são definidas como eventos na lactência ou na infância que geralmente ocorrem entre três meses e cinco anos de idade associados com febre, mas sem evidência de infecção intracraniana ou causa definida para sua convulsão.

  As convulsões febris simples são generalizadas no início, duram menos do que 15 minutos e não ocorrem mais do que uma vez em 24 horas. As convulsões complexas têm duração mais longa, apresentam sintomas focais e podem recorrer dentro de 24 horas. Esta revisão trata apenas das convulsões febris simples.

  Cerca de 2 a 5% das crianças nos Estados Unidos e na Europa Ocidental e 6 a 9% dos bebês e das crianças no Japão terão tido pelo menos uma convulsão febril por volta dos cinco anos de idade.

  As convulsões febris simples podem aumentar levemente o risco de epilepsia, mas não têm efeitos adversos conhecidos sobre comportamento, desempenho escolar ou neurocognição.

- Não sabemos se os antipiréticos são úteis no tratamento de episódios de febre para prevenir a recorrência da convulsão em crianças com uma ou mais convulsões febris simples prévias.

  Os anticonvulsivantes intermitentes estão associados com efeitos adversos que incluem hiperatividade, irritabilidade e dificuldades com a fala, o nível de atividade e o sono.

- O tratamento com anticonvulsivantes contínuos pode ser efetivo na redução de recorrência em crianças com uma história de convulsões febris simples, mas está associado com efeitos adversos; por exemplo, o fenobarbital está associado com prejuízos cognitivos e efeitos adversos comportamentais, incluindo hiperatividade, irritabilidade e agressividade.

  Os anticonvulsivantes não parecem reduzir o risco de epilepsia até 12 anos mais tarde em crianças com uma história de convulsões febris simples.

(i) Consulte www.clinicalevidence.bmj.com para texto integral e referências.

Quais são os efeitos dos tratamentos administrados durante episódios de febre em crianças com uma ou mais convulsões febris simples prévias?

Efetividade desconhecida	• Tratamentos antipiréticos (medidas antipiréticas físicas, paracetamol, ibuprofeno)
Provavelmente inefetivos ou que causam danos	• Anticonvulsivantes intermitentes

Quais são os efeitos do tratamento anticonvulsivante a longo prazo (diariamente, >1 mês) em crianças com uma história de convulsões febris simples?

Contrabalanço entre benefícios e danos	• Anticonvulsivantes contínuos

Saúde da criança

Convulsões febris

Quais são os efeitos dos tratamentos sobre a redução do risco de epilepsia subseqüente em crianças com uma história de convulsões febris simples?

Pouco provavelmente benéficos	• Anticonvulsivantes intermitentes e contínuos

Data da pesquisa: julho de 2006

DEFINIÇÃO As convulsões febris são divididas em três tipos: convulsões febris simples, convulsões febris complexas e estado epiléptico febril. **Esta revisão refere-se a crianças com convulsões febris simples.** A definição do National Institutes of Health (NIH) de uma convulsão febril é "um evento na lactência ou na infância geralmente ocorrendo entre três meses e cinco anos de idade associado com febre, mas sem evidência de infecção intracraniana ou de causa definida para sua convulsão", após terem sido excluídas crianças com convulsões afebris prévias. Outra definição da International League Against Epilepsy (ILAE) é de "uma convulsão ocorrendo na infância após um mês de idade associada com uma doença febril não-causada por uma infecção do sistema nervoso central (SNC), sem convulsões neonatais prévias ou uma convulsão prévia não-provocada, e não preenchendo os critérios para outras convulsões sintomáticas agudas". Na prática, o limite inferior de idade para convulsões febris é geralmente tomado como seis meses, dadas as preocupações sobre a possibilidade de uma infecção subjacente grave porém tratável em lactentes mais jovens mascarada como uma convulsão febril, por exemplo, meningite. Uma convulsão febril simples é uma convulsão generalizada, durando menos do que 15 minutos, que não ocorre mais do que uma vez em 24 horas, e é seguida por recuperação total dentro de uma hora. O tratamento para a convulsão em si não costuma ser indicado, dada a curta duração. Com freqüência, no momento em que a criança chega ao hospital, a convulsão já terminou. Uma convulsão febril pode ser o sinal de apresentação de um episódio de febre. **Esta revisão não inclui crianças com convulsões febris complexas,** que são caracterizadas por qualquer dos seguintes achados: duração maior do que 15 minutos, sintomas focais, recorrência dentro de 24 horas, ausência de recuperação completa da consciência dentro de uma hora. São geralmente necessárias investigações que incluem neuroimagem e punção lombar. **Também excluídas estão as crianças com estado epiléptico febril,** que dura mais de 30 minutos e exige tratamento. A abordagem da ansiedade dos pais tem um papel importante no manejo das convulsões febris simples, já que geralmente a preocupação (não relatada) dos pais com a primeira convulsão é de que a criança pudesse ter morrido. Contudo, existe pouca informação na literatura médica sobre este aspecto da educação e da tranqüilização no manejo de convulsões febris simples.

INCIDÊNCIA/PREVALÊNCIA Cerca de 2 a 5% das crianças nos Estados Unidos e na Europa Ocidental e 6 a 9% dos bebês e das crianças no Japão terão sofrido pelo menos uma convulsão febril, simples ou complexa, até a idade de cinco anos. Em outros locais, a incidência varia, sendo de 5 a 10% na Índia e tão alta quanto 14% em Guam. Não há dados específicos disponíveis para convulsões febris simples.

ETIOLOGIA/FATORES DE RISCO A causa exata das convulsões febris simples é desconhecida. Em alguns casos, há uma predisposição genética, com as convulsões febris ocorrendo em famílias. Contudo, o modo exato de herança não é conhecido e parece variar entre as famílias. Um "traço de suscetibilidade à convulsão febril" foi descrito com um padrão de herança autossômico dominante com penetrância reduzida. Além disso, foram encontradas mutações em vários genes, as quais respondem pela suscetibilidade aumentada para convulsões febris. As convulsões febris são mais comuns em crianças que freqüentam creches e naquelas que têm um parente de primeiro ou segundo grau com uma história de convulsões febris. O risco de outra criança com convulsões febris é de um em cinco quando um irmão é afetado e um em três quando ambos os pais e um filho mais velho tiveram convulsões febris. Outros fatores de risco associados com uma taxa aumentada de recor-

(continua)

(continuação)

rência de convulsão febril incluem idade menor no início (<12 meses), história de convulsões febris simples ou complexas e temperatura corporal no início de menos de 40°C. Entre esses, a idade no início parece ser o fator preditivo mais constante, com 50% das crianças com menos de 12 meses e 30% das crianças com mais de 12 meses apresentando-se com uma convulsão febril recorrente. Uma história familiar positiva para epilepsia não está consistentemente associada com recorrência aumentada de convulsão febril simples.

PROGNÓSTICO As convulsões febris simples podem aumentar discretamente o risco de epilepsia, mas não têm efeitos adversos sobre comportamento, desempenho escolar ou neurocognição. O risco de epilepsia é aumentado mais ainda em crianças com uma história de convulsões febris complexas. Existe uma forte associação entre o estado epiléptico febril ou convulsões febris caracterizadas por sintomas focais e o desenvolvimento posterior de epilepsia do lobo temporal.

Saúde da criança

Crises de ausência em crianças

Ewa Posner

PONTOS-CHAVE

- As crises de ausência são caracterizadas por períodos súbitos, breves e freqüentes de inconsciência que podem ser acompanhados por movimentos automáticos. Elas podem ocorrer isoladamente ou coexistir com outros tipos de convulsões em uma criança com outras síndromes epilépticas.

    As crises de ausência têm um padrão típico de picos e ondas no eletroencefalograma. As crises de ausência atípicas apresentam alterações no EEG e manifestações clínicas diferentes, com uma história natural e respostas ao tratamento diferentes.

    As crises de ausência podem ser distinguidas das convulsões parciais complexas em função de seu término abrupto e da ausência de fase pós-ictal.

    Cerca de 10% das convulsões em crianças com epilepsia são crises de ausência típicas, com fatores genéticos sendo considerados a causa principal. Quando elas são a única manifestação de epilepsia, em geral melhoram espontaneamente até os 12 anos de idade.

- A lamotrigina aumenta a probabilidade de ficar livre de convulsões em comparação com placebo, mas pode causar reações cutâneas importantes.

- Há consenso de que a etossuximida e o valproato de sódio sejam benéficos nas crises de ausência em crianças, embora não tenhamos certeza.

    A etossuximida está associada com anemia aplástica, reações cutâneas e dano renal e hepático.

    O valproato está associado com anormalidades comportamentais e cognitivas, necrose hepática e pancreatite.

- Não sabemos se o clonazepam, a gabapentina ou o levetiracetam reduzem a freqüência das crises de ausência.

(i) Consulte www.clinicalevidence.bmj.com para texto integral e referências.

Quais são os efeitos dos tratamentos para crises de ausência típicas em crianças?	
Contrabalanço entre benefícios e danos	• Etossuximida*
	• Lamotrigina*
	• Valproato*
Efetividade desconhecida	• Clonazepam
	• Gabapentina
	• Levetiracetam

Data da pesquisa: setembro de 2006

*Classificação baseada em consenso.

DEFINIÇÃO As crises de ausência são episódios súbitos e freqüentes de perda de consciência, com olhar fixo e interrupção das atividades voluntárias em andamento com duração de alguns segundos. Elas são comumente acompanhadas de automatismos simples ou componentes clônicos, atônicos ou autonômicos. As crises de ausência típicas exibem um eletroencefalograma característi-

(continua)

(continuação)

co, mostrando picos generalizados simétricos regulares e complexos de ondas com uma freqüência de 3 Hz, e geralmente ocorrem em crianças com desenvolvimento e inteligência normais. As crises de ausência típicas costumam ser confundidas com as convulsões parciais complexas, especialmente em casos de crises prolongadas com automatismos. Porém, o término abrupto das crises de ausência típicas, sem um período pós-ictal, é a característica clínica mais útil na distinção entre os dois tipos. As crises de ausência típicas não devem ser confundidas com as crises de ausência atípicas, que diferem marcadamente nos achados do eletroencefalograma e no comportamento ictal e que, em geral, se apresentam com outros tipos de convulsões em uma criança com um histórico de dificuldades de aprendizado e com epilepsia grave. As crises de ausência típicas podem ser o único tipo de convulsão apresentado por uma criança. Se este for o caso e a criança tiver desenvolvimento normal e não apresentar lesões estruturais, diz-se que a criança tem epilepsia de ausência da infância. Alternativamente, as crises de ausência típicas podem coexistir em crianças com outras síndromes epilépticas, como a epilepsia mioclônica juvenil ou a epilepsia de ausência juvenil, nas quais outros tipos de crises também estão presentes. Essa diferenciação em crises típicas *versus* atípicas é importante, pois a história natural e a resposta ao tratamento variam nos dois grupos. As intervenções para crises de ausência atípicas ou para crises de ausência secundárias a lesões estruturais não estão incluídas nesta revisão.

INCIDÊNCIA/PREVALÊNCIA Cerca de 10% das convulsões em crianças com epilepsia são crises de ausência típicas. A incidência anual foi estimada em 0,7 a 4,6/100.000 pessoas na população geral e em 6 a 8/100.000 em crianças de 0 a 15 anos. A prevalência é de 5 a 50/100.000 pessoas na população geral. Dados semelhantes são encontrados em estudos com base populacional nos Estados Unidos (Connecticut) e na Europa (Escandinávia, França). A idade de início varia de 3 a 13 anos, com um pico aos 6 a 7 anos. A epilepsia de ausência da infância é duas vezes mais comum em meninas em comparação com meninos.

ETIOLOGIA/FATORES DE RISCO Presume-se que a causa da epilepsia de ausência da infância seja genética. As convulsões podem ser desencadeadas por hiperventilação em crianças susceptíveis. Alguns anticonvulsivantes, como fenitoína, carbamazepina e vigabatrina, estão associados com uma piora nas crises de ausência e não devem ser usados para o seu tratamento.

PROGNÓSTICO Na epilepsia de ausência da infância, em que as crises de ausência típicas são o único tipo de convulsão apresentado pela criança, as convulsões em geral cessam espontaneamente aos 12 anos de idade ou antes. Menos de 10% das crianças desenvolvem convulsões tônico-clônicas generalizadas infreqüentes, e é muito raro que elas continuem tendo crises de ausência. Em outras síndromes epilépticas (nas quais as crises de ausência podem coexistir com outros tipos de convulsão), o prognóstico varia, dependendo da síndrome. As crises de ausência têm um impacto significativo na qualidade de vida. O episódio de inconsciência pode ocorrer a qualquer momento e geralmente sem aviso. As crianças afetadas devem tomar precauções para prevenir lesões durante as ausências e abster-se de atividades que as coloquem em risco se as crises ocorrerem (p. ex., escaladas, natação não-supervisionada ou andar de bicicleta em ruas movimentadas). Freqüentemente, os funcionários das escolas são os primeiros a notar os episódios recorrentes de crises de ausência, e o tratamento costuma ser iniciado devido ao impacto adverso sobre o aprendizado.

Crupe

David Johnson

PONTOS-CHAVE

- O crupe leva a sinais de obstrução na via aérea superior e deve ser diferenciado de epiglotite aguda, traqueíte bacteriana ou inalação de corpo estranho.

  O crupe afeta aproximadamente 3% das crianças por ano, em geral com idades entre seis meses e três anos, e 75% das infecções são causadas pelo vírus parainfluenza.

  Os sintomas geralmente se resolvem em 48 horas, mas a infecção grave pode, raramente, provocar pneumonia e insuficiência e parada respiratórias.

- Uma dose oral única de dexametasona melhora os sintomas em crianças com crupe leve em comparação com placebo.

  Embora a umidificação e os descongestionantes orais sejam usados com freqüência em crianças com crupe leve a moderado, não há evidência que sustente o seu emprego na prática clínica.

  Há consenso de que os antibióticos não melhoram os sintomas de crupe de qualquer gravidade, visto que o crupe geralmente tem origem viral.

- Em crianças com crupe moderado a grave, a dexametasona oral, a adrenalina nebulizada e a budesonida nebulizada reduzem os sintomas em comparação com placebo.

  O oxigênio é o tratamento-padrão em crianças com desconforto respiratório. A dexametasona oral é tão efetiva quanto a budesonida nebulizada ou a dexametasona intramuscular na redução dos sintomas e menos desconfortável para a criança.

  Uma dose de dexametasona de 0,15 mg/kg pode ser tão efetiva quanto uma dose de 0,6 mg/kg. A adição de budesonida nebulizada à dexametasona oral não parece melhorar a eficácia em comparação com qualquer uma das drogas isoladamente.

  A adrenalina (epinefrina) nebulizada tem um efeito a curto prazo nos sintomas de crupe, mas não sabemos se a adição de respiração com pressão positiva intermitente à adrenalina nebulizada apresenta uma melhora adicional nos sintomas.

  Não sabemos se heliox (mistura de hélio-oxigênio), umidificação, agonistas beta$_2$ nebulizados de ação curta ou descongestionantes orais são benéficos em crianças com crupe moderado a grave ou com insuficiência respiratória iminente.

- Em crianças com insuficiência respiratória iminente causada por crupe grave, a adrenalina (epinefrina) nebulizada é considerada provavelmente benéfica. O oxigênio é o tratamento-padrão.

  A prednisolona nasogástrica pode reduzir a necessidade de intubação, ou a duração dela, mas os sedativos e os antibióticos são pouco provavelmente benéficos.

(i) Consulte www.clinicalevidence.bmj.com para texto integral e referências.

Quais são os efeitos dos tratamentos em crianças com crupe leve?	
Benéficos	• Dexametasona (dose única oral; reduziu a necessidade de atenção médica adicional para sintomas persistentes em comparação com placebo)
Efetividade desconhecida	• Descongestionantes orais • Umidificação
Pouco provavelmente benéficos	• Antibióticos*

Saúde da criança

Crupe

Quais são os efeitos dos tratamentos em crianças com crupe moderado a grave?	
Benéficos	- Adrenalina (epinefrina) nebulizada - Budesonida nebulizada (comparada com placebo) - Dexametasona intramuscular ou oral (comparada com placebo)
Provavelmente benéficos	- Dexametasona intramuscular (comparada com budesonida nebulizada para escores de crupe) - Dexametasona oral (comparada com budesonida nebulizada)* - Dexametasona oral (comparada com prednisolona oral) - Oxigênio*
Efetividade desconhecida	- Adrenalina (epinefrina) nebulizada mais respiração com pressão positiva intermitente (comparada com adrenalina nebulizada isoladamente) - Agonistas beta$_2$ de ação curta nebulizados - Descongestionantes orais - Dexametasona (não está claro quais são as doses e as vias de administração mais efetivas) - Dexametasona oral mais budesonida nebulizada - Heliox (mistura de hélio-oxigênio) - L-adrenalina (epinefrina) comparada com adrenalina racêmica
Pouco provavelmente benéficos	- Antibióticos* - Umidificação

Quais são os efeitos dos tratamentos em crianças com insuficiência respiratória iminente devida ao crupe grave?	
Benéficos	- Adrenalina (epinefrina) nebulizada* - Corticosteróides
Provavelmente benéficos	- Oxigênio*
Efetividade desconhecida	- Heliox (mistura de hélio-oxigênio)
Pouco provavelmente benéficos	- Antibióticos* - Sedativos

Data da pesquisa: novembro de 2006

*Baseado em consenso.

www.clinicalevidence.bmj.com

Saúde da criança

Crupe

DEFINIÇÃO O crupe é caracterizado pelo início abrupto, mais comumente à noite, de uma tosse tipo latido, estridor respiratório, rouquidão e disfunção respiratória devidos à obstrução da via aérea superior. Os sintomas de crupe freqüentemente são precedidos por sintomas do tipo infecção do trato respiratório superior. Os diagnósticos mais importantes de ser diferenciados de crupe incluem traqueíte bacteriana, epiglotite e inalação de corpo estranho. Alguns investigadores distinguem subtipos de crupe; os subtipos mais comumente distinguidos são laringotraqueíte aguda e crupe espasmódico. As crianças com laringotraqueíte aguda têm um antecedente de infecção do trato respiratório superior, geralmente estão febris e são consideradas como tendo sintomas mais persistentes. As crianças com crupe espasmódico não têm um antecedente de infecção do trato respiratório superior, estão afebris, têm crupe recorrente e são consideradas como tendo sintomas mais transitórios. Contudo, há pouca evidência empírica justificando a visão de que o crupe espasmódico responde de forma diferente da laringotraqueíte aguda. **População**: Nesta revisão, incluímos crianças de até 12 anos com crupe; não foi feita nenhuma tentativa para excluir crupe espasmódico. Não encontramos definições da gravidade clínica que sejam amplamente aceitas ou rigorosamente derivadas. Para esta revisão, optamos por usar definições derivadas de um comitê composto por uma variedade de especialistas e subespecialistas durante o desenvolvimento de uma diretriz de prática clínica da Alberta Medical Association (Canadá). As definições de gravidade têm sido correlacionadas com o escore de crupe Westley, uma vez que este é um escore clínico amplamente usado, e sua validade e confiabilidade têm sido bem demonstradas. Contudo, os ECRs incluídos nesta revisão usam uma variedade de escores de crupe. **Crupe leve**: Tosse tipo latido ocasional, sem estridor em repouso, e nenhuma tiragem ou tiragem leve supra-esternal e/ou intercostal (retrações da pele da parede torácica), correspondendo a um escore de crupe Westley de 0 a 2. **Crupe moderado**: Tosse tipo latido freqüente, estridor em repouso facilmente audível e retração da parede supra-esternal ou esternal em repouso, mas nenhum ou pouco desconforto ou agitação, correspondendo a um escore de crupe Westley de 3 a 5. **Crupe grave**: Tosse tipo latido freqüente, estridor proeminente inspiratório e – ocasionalmente – expiratório, retrações marcadas da parede esternal, diminuição da entrada de ar à ausculta e desconforto e agitação significativos, correspondendo a um escore de crupe Westley de 6 a 11. **Insuficiência respiratória iminente**: Tosse tipo latido (geralmente não proeminente), estridor audível em repouso (ocasionalmente pode ser difícil de ouvir), retrações da parede esternal (podem não ser marcadas), em geral letárgico ou com nível diminuído de consciência, e freqüentemente aparência sombria sem oxigênio suplementar, correspondendo a um escore de crupe Westley >11. Durante a disfunção respiratória grave, a parede torácica complacente de uma criança pequena "afunda" durante a inspiração, causando expansão não-sincronizada das paredes torácica e abdominal (respiração paradoxal). Aproximadamente 85% das crianças que consultam em salas de emergência geral têm, por esse esquema de classificação, crupe leve, e menos de 1% tem crupe grave (dados prospectivos não-publicados obtidos de 21 salas de emergência geral de Alberta).

INCIDÊNCIA/PREVALÊNCIA O crupe tem uma incidência média anual de 3% e é responsável por 5% das hospitalizações de emergência em crianças com menos de seis anos na América do Norte (dados baseados em população não-publicados de Calgary Health Region, Alberta, Canadá, 1996 a 2000). Um estudo retrospectivo belga constatou que 16% das crianças de cinco a oito anos de idade tinham sofrido de crupe pelo menos uma vez durante sua vida, e 5% tinham experimentado crupe recorrente (pelo menos três episódios). Desconhecemos estudos epidemiológicos que estabeleçam a incidência de crupe em outras partes do mundo.

ETIOLOGIA/FATORES DE RISCO Um estudo de coorte prospectivo a longo prazo sugeriu que o crupe ocorre mais comumente em crianças entre seis meses e três anos de idade, mas também pode ocorrer em crianças tão jovens quanto três meses e tão velhas quanto 12 a 15 anos de idade. Dados de relatos de caso sugerem que ele é extremamente raro em adultos. As infecções ocorrem predominantemente no final do outono, mas podem ocorrer durante qualquer estação, incluindo o verão. O crupe é causado por uma variedade de agentes virais e ocasionalmente pelo *Mycoplasma pneumoniae*. Parainfluenza responde por 75% de todos os casos, com o tipo mais comum sendo o parainfluenza tipo 1. Estudos de coorte prospectivos sugerem que a proporção restante de casos é em grande parte causada por vírus respiratório sincicial, metapneumovírus, influenza A e B, adenovírus, coronavírus e micoplasma. A invasão viral da mucosa laríngea leva a inflamação, hiperemia e edema. Isso provoca o estreitamento da região subglótica. As crianças compensam esse estreita-

(continua)

(continuação)

mento respirando mais rápida e profundamente. Em crianças com doença mais grave, à medida que o estreitamento progride, seu esforço aumentado para respirar se torna contraproducente, o fluxo aéreo através da via aérea superior se torna turbulento (estridor), sua parede torácica complacente começa a afundar durante a inspiração, resultando em respiração paradoxal, e conseqüentemente a criança entra em fadiga. Com esses eventos – se não forem tratados – a criança se torna hipóxica e hipercápnica, o que acaba resultando em insuficiência e parada respiratórias.

PROGNÓSTICO Os sintomas de crupe melhoram na maioria das crianças dentro de 48 horas. Todavia, uma pequena porcentagem de crianças com crupe tem sintomas que persistem por até uma semana. As taxas de hospitalização variam significativamente entre as comunidades, mas, em média, menos de 5% de todas as crianças com crupe são hospitalizadas. Daquelas admitidas ao hospital, apenas 1 a 3% são intubadas. A mortalidade é baixa; em um estudo de 10 anos, menos de 0,5% das crianças intubadas morreram. Complicações incomuns do crupe incluem pneumonia, edema pulmonar e traqueíte bacteriana.

Saúde da criança
Depressão em crianças e adolescentes

Philip Hazell

PONTOS-CHAVE

- A depressão em crianças e adolescentes pode ter um início mais insidioso do que em adultos, com a irritabilidade sendo uma característica mais proeminente do que a tristeza.

  A depressão pode afetar 2 a 6% das crianças e dos adolescentes, com um pico de incidência por volta da puberdade.

  Ela pode ser autolimitada, mas cerca de 40% das crianças apresentam um episódio recorrente, um terço fará uma tentativa de suicídio e 3 a 4% morrerão por suicídio.

- A fluoxetina melhora os sintomas e pode retardar a recaída em comparação com placebo por 7 a 12 semanas em crianças e adolescentes.

  A fluoxetina pode ser mais efetiva na melhora dos sintomas em comparação com a terapia cognitivo-comportamental, e o tratamento combinado com fluoxetina mais terapia cognitivo-comportamental pode ser mais efetivo do que ambos os tratamentos isoladamente.

  A paroxetina, a fluvoxamina, a sertralina, o citalopram e a venlafaxina não têm se mostrado benéficos em adolescentes e crianças com depressão.

  Os antidepressivos tricíclicos não têm mostrado reduzir os sintomas de depressão e podem ser tóxicos em *overdose*, de modo que seu uso não é recomendado.

  Não sabemos se a moclobemida ou a erva-de-são-joão são benéficas.

- CUIDADO: os inibidores seletivos da recaptação da serotonina (que não a fluoxetina) e a venlafaxina têm sido associados com eventos importantes relacionados a suicídio em pessoas menores de 18 anos de idade.

- A terapia cognitivo-comportamental em grupo e a terapia interpessoal podem melhorar os sintomas em crianças e adolescentes com depressão leve a moderada, mas podem não evitar a recaída.

  Não sabemos se outros tratamentos psicológicos, auto-ajuda guiada ou psicoterapia psicodinâmica individual melhoram os sintomas.

- Não sabemos se a eletroconvulsoterapia ou o lítio são benéficos em crianças ou adolescentes com depressão refratária.

(i) Consulte www.clinicalevidence.bmj.com para texto integral e referências.

Quais são os efeitos dos tratamentos para depressão em crianças e adolescentes?	
Benéficos	• Fluoxetina mais terapia cognitiva em adolescentes
	• Fluoxetina (previne remissão e recaída agudas) em crianças e adolescentes
	• Terapia interpessoal em adolescentes com depressão leve a moderada
Provavelmente benéficos	• Terapia cognitivo-comportamental (em grupo) em crianças e adolescentes com depressão leve a moderada
Efetividade desconhecida	• Auto-ajuda guiada em crianças e adolescentes
	• Citalopram em crianças e adolescentes
	• Erva-de-são-joão (*Hypericum perforatum*) em crianças e adolescentes

Saúde da criança

Depressão em crianças e adolescentes

	• Fluoxetina mais terapia cognitiva em crianças
	• Fluvoxamina em crianças e adolescentes
	• Inibidores da monoaminoxidase em crianças e adolescentes
	• Mirtazapina em crianças e adolescentes
	• Paroxetina em crianças
	• Psicoterapia psicodinâmica individual em crianças e adolescentes
	• Suporte terapêutico em grupo (outro que não terapia cognitivo-comportamental) em crianças e adolescentes
	• Terapia cognitivo-comportamental (individual) em crianças e adolescentes com depressão leve a moderada
	• Terapia interpessoal em crianças
Pouco provavelmente benéficos	• Paroxetina em adolescentes
	• Sertralina em crianças e adolescentes
	• Terapia cognitivo-comportamental (para prevenção da recaída) em crianças e adolescentes
	• Terapia familiar em crianças e adolescentes
Provavelmente inefetivos ou que causam danos	• Antidepressivos tricíclicos orais em crianças e adolescentes
	• Venlafaxina em crianças e adolescentes

Quais são os efeitos dos tratamentos para depressão refratária em crianças e adolescentes?

Efetividade desconhecida	• Eletroconvulsoterapia em crianças e adolescentes
	• Lítio em crianças e adolescentes

Data da pesquisa: abril de 2006

DEFINIÇÃO Comparada com a depressão do adulto (veja revisão sobre depressão em adultos, pág. 597), a depressão em crianças (6 a 12 anos) e adolescentes (13 a 18 anos) pode ter um início mais insidioso, pode ser caracterizada mais por irritabilidade do que por tristeza e ocorre mais freqüentemente em associação com outras condições, como ansiedade, transtornos de conduta, hipercinesia e problemas de aprendizado. O termo "depressão maior" é usado para distinguir episódios discretos de depressão do mau humor crônico leve (um ano ou mais) ou da irritabilidade, o que é conhecido como "distimia". A gravidade da depressão pode ser definida pelo nível de disfunção e pela presença ou ausência de alterações psicomotoras e sintomas somáticos (veja revisão sobre depressão em adultos, pág. 597). Em alguns estudos, a gravidade da depressão é definida de acordo com escores de pontos de corte em escalas de medida da depressão. As definições de depressão refratária, também conhecida como depressão resistente ao tratamento, variam, mas esta revisão refere-se à depressão que não respondeu ou respondeu apenas parcialmente a uma tentativa adequada de pelo menos dois tratamentos reconhecidos.

(continua)

Saúde da criança
Depressão em crianças e adolescentes

(continuação)

INCIDÊNCIA/PREVALÊNCIA As estimativas de prevalência da depressão entre crianças e adolescentes na comunidade variam de 2 a 6%. A prevalência tende a aumentar com a idade, com uma elevação abrupta próximo ao início da puberdade. Os meninos e as meninas pré-adolescentes são igualmente afetados pela condição, mas, em adolescentes, a depressão é mais comum em meninas do que em meninos.

ETIOLOGIA/FATORES DE RISCO A depressão em crianças geralmente surge a partir de uma combinação de vulnerabilidade genética, experiências desenvolvimentais precoces subótimas e exposição a estresse. Contudo, as síndromes depressivas algumas vezes ocorrem como seqüelas de doença física, como infecção viral, e podem sobrepor-se a síndromes de fadiga. A herdabilidade da depressão pode aumentar com a idade, mas os achados de estudos genéticos são inconsistentes. A depressão recorrente parece ter uma associação familial mais forte em comparação com a depressão de episódio único. Os indivíduos predispostos à depressão têm um estilo cognitivo caracterizado por uma visão demasiadamente pessimista dos eventos. Esse estilo cognitivo precede o início da depressão e parece ser independente de eventos vitais recentes ou estresse atual. Os eventos estressantes da vida podem desencadear a primeira ocorrência de depressão, mas raramente são suficientes por si só para causar depressão. Níveis de estresse mais baixos são necessários para provocar episódios subseqüentes de doença. Problemas persistentes na relação com os cuidadores primários são um fator de risco importante para depressão, mas tais dificuldades também predispõem a outros transtornos psiquiátricos.

PROGNÓSTICO Em crianças e adolescentes, a taxa de recorrência após um primeiro episódio depressivo é de 40%. As pessoas jovens que sofrem um episódio depressivo moderado a grave podem ter mais probabilidade do que os adultos de ter um episódio maníaco nos anos seguintes. Ensaios de tratamento para a depressão em crianças e adolescentes encontraram taxas altas de resposta ao placebo (até dois terços das pessoas em alguns estudos de pacientes hospitalizados), sugerindo que os episódios de depressão podem ser autolimitados em muitos casos. Um terço das pessoas jovens que sofrem um episódio depressivo fará uma tentativa de suicídio em algum estágio, e 3 a 4% morrerão por suicídio.

Enurese noturna

Darcie Kiddoo

PONTOS-CHAVE

- A enurese noturna ocorre em 15 a 20% das crianças de cinco anos de idade, 5% das crianças de 10 anos de idade e 1 a 2% das pessoas com 15 anos ou mais. Sem tratamento, 15% das crianças afetadas ficarão livres da condição a cada ano.

    A enurese noturna não é diagnosticada em crianças com menos de cinco anos de idade, e o tratamento pode ser inapropriado para crianças com menos de sete anos.

- Os alarmes de enurese aumentam o número de noites secas em comparação com nenhum tratamento e podem ser mais efetivos do que as drogas tricíclicas na redução de falha de tratamento e recaída.

    A combinação de uso de alarmes com treinamento de cama seca pode aumentar o número de noites secas, mas não sabemos se a adição de drogas tricíclicas aos alarmes também é benéfica.

- Não sabemos se o uso de um alarme de despertador para acordar a criança antes do horário provável de enurese tem mais probabilidade de resultar em noites secas em comparação com o acordar a cada três horas.

- A desmopressina e as drogas tricíclicas reduzem o número de noites molhadas em comparação com placebo, mas não parecem ser efetivas uma vez que o tratamento é descontinuado, e podem causar efeitos adversos que, no caso das drogas tricíclicas, incluem *overdose* potencialmente fatal.

    Não sabemos se a desmopressina é mais ou menos efetiva na redução de noites molhadas do que as drogas tricíclicas ou os alarmes de enurese.

    No Reino Unido, foi emitido um alerta quanto aos efeitos adversos raros, porém graves, que incluem hiponatremia, intoxicação hídrica e convulsões associados com o *spray* nasal de desmopressina, e a indicação do *spray* nasal para enurese noturna primária foi suspensa no Reino Unido.

- Não sabemos se o treinamento de cama seca, as drogas anticolinérgicas, a acupuntura ou a acupuntura a *laser*, ou a hipnoterapia são efetivos no aumento de noites secas, e também não sabemos como eles se comparam com outros tratamentos.

(i) Consulte www.clinicalevidence.bmj.com para texto integral e referências.

Quais são os efeitos das intervenções para o alívio dos sintomas de enurese noturna?	
Benéficos	<ul><li>Alarme de enurese</li><li>Desmopressina (enquanto o tratamento continua)</li><li>Treinamento de cama seca mais alarme de enurese</li></ul>
Contrabalanço entre benefícios e danos	<ul><li>Drogas tricíclicas (imipramina, desipramina)</li></ul>
Efetividade desconhecida	<ul><li>Acupuntura</li><li>Desmopressina mais alarme de enurese (não está claro se é mais efetiva do que alarme isoladamente)</li><li>Despertador doméstico padrão</li><li>Drogas anticolinérgicas (oxibutinina, tolterodina, hiosciamina)</li></ul>

Saúde da criança
Enurese noturna

	• Hipnoterapia
	• Treinamento de cama seca
Pouco provavelmente benéficos	• Desmopressina (após descontinuação do tratamento)

Data da pesquisa: março de 2007

DEFINIÇÃO Enurese noturna é a perda involuntária de urina à noite em uma criança de cinco anos ou mais, na ausência de defeitos congênitos ou adquiridos do sistema nervoso central ou do trato urinário. As doenças que apresentam perda de urina noturna como sintoma (denominada "incontinência noturna") podem ser excluídas por história e exame detalhados e por exame comum de urina. A enurese noturna "monossintomática" é caracterizada por sintomas somente à noite e responde por 85% dos casos. A enurese noturna é definida como primária se a criança não esteve livre de sintomas por um período de mais de seis meses e secundária se esse período de ausência de sintomas precedeu o início dos episódios de enurese. A maioria das estratégias de manejo é direcionada a crianças com idade ⩾7 anos.

INCIDÊNCIA/PREVALÊNCIA Entre 15 e 20% das crianças de cinco anos, 7% das de sete anos, 5% das de 10 anos, 2 a 3% das de 12 a 14 anos de idade e 1 a 2% das pessoas com 15 anos ou mais urinam na cama em média duas vezes por semana.

ETIOLOGIA/FATORES DE RISCO A enurese noturna está associada com diversos fatores, incluindo pequena capacidade funcional da bexiga, poliúria noturna e, mais comumente, disfunção do despertar. Estudos de ligação identificaram *loci* genéticos associados nos cromossomos 8q, 12q, 13q e 22q11.

PROGNÓSTICO A enurese noturna tem desfechos bastante diferentes, da resolução espontânea à resistência completa a todos os tratamentos atuais. Cerca de 1% das crianças permanecem enuréticas até a idade adulta. Sem tratamento, cerca de 15% das crianças com enurese ficam livres de sintomas a cada ano. Não encontramos ECRs sobre a melhor idade para iniciar o tratamento em crianças com enurese noturna. A experiência com casos sugere que a tranqüilização é suficiente em crianças com menos de sete anos. Tratamentos comportamentais, como alarmes de umidade ou de líquido, exigem motivação e comprometimento da criança e de um dos pais. Experiências de casos sugerem que as crianças com menos de sete anos de idade podem não ter o comprometimento necessário.

Enxaqueca em crianças

Nick Barnes, Guy Millman e Elizabeth James

PONTOS-CHAVE

- O diagnóstico de enxaqueca em crianças pode ser difícil, uma vez que depende de sintomas subjetivos e os critérios diagnósticos são mais amplos do que em adultos.

    A enxaqueca ocorre em 3 a 10% das crianças e aumenta com a idade até a puberdade.

    A enxaqueca tem remissão espontânea após a puberdade em metade das crianças, mas, se ela começar durante a adolescência, tem maior probabilidade de persistir pela vida adulta.

- Não sabemos se o paracetamol, os antiinflamatórios não-esteróides, o fosfato de codeína ou os antagonistas $5HT_1$ (triptanos) aliviam a dor da enxaqueca em crianças, já que poucos estudos foram encontrados.

    O sumatriptano nasal pode reduzir a dor em duas horas em comparação com placebo em crianças com idade entre 12 e 17 anos, mas os resultados têm sido inconsistentes e ele pode causar distúrbio do paladar.

    O rizatriptano pode reduzir as náuseas, mas não tem mostrado reduzir a dor em comparação com placebo.

- Não sabemos se os antieméticos são benéficos na enxaqueca da infância, visto que não encontramos estudos.

- O pizotifeno é bastante utilizado como profilático em crianças com enxaqueca, mas não encontramos estudos que avaliassem a sua eficácia.

    Os programas de manejo do estresse podem melhorar a gravidade e a freqüência da enxaqueca a curto prazo em comparação com nenhum manejo do estresse.

    Os estudos de betabloqueadores como profiláticos em crianças têm gerado resultados inconsistentes, e o propranolol pode aumentar a duração das cefaléias em comparação com placebo.

    Não sabemos se a manipulação dietética, o *biofeedback* térmico ou o relaxamento muscular progressivo podem prevenir a recorrência de enxaqueca em crianças.

Consulte www.clinicalevidence.bmj.com para texto integral e referências.

Quais são os efeitos dos tratamentos para episódios agudos de enxaqueca em crianças?	
Efetividade desconhecida	- Antagonistas $5HT_1$ (p. ex., triptanos) - Antieméticos - Antiinflamatórios não-esteróides - Fosfato de codeína - Paracetamol

Quais são os efeitos da profilaxia para enxaqueca em crianças?	
Provavelmente benéficos	- Manejo do estresse
Efetividade desconhecida	- Betabloqueadores - *Biofeedback* térmico - Manipulação dietética

- Pizotifeno
- Relaxamento muscular progressivo

Data da pesquisa: agosto de 2005

DEFINIÇÃO A enxaqueca é definida pela International Headache Society (IHS) como uma cefaléia recorrente que ocorre com ou sem aura e dura de 2 a 48 horas. Ela geralmente é de natureza unilateral, qualidade pulsátil e intensidade moderada ou severa, sendo agravada pela atividade física de rotina. Náuseas, vômitos, fotofobia e fonofobia são sintomas acompanhantes comuns. Esta revisão concentra-se em crianças com menos de 18 anos. Os critérios diagnósticos para crianças são mais amplos do que para adultos, permitindo uma faixa maior de duração e uma localização mais ampla da dor. O diagnóstico é difícil em crianças pequenas, pois a condição é definida por sintomas subjetivos. Os estudos que não usam explicitamente critérios congruentes com os critérios diagnósticos da IHS (ou critérios revisados da IHS em crianças com menos de 15 anos de idade) foram excluídos desta revisão.

INCIDÊNCIA/PREVALÊNCIA A enxaqueca ocorre em 3 a 10% das crianças e atualmente afeta 50/1.000 crianças em idade escolar no Reino Unido e cerca de 7,8 milhões de crianças na União Européia. Estudos em países desenvolvidos sugerem que a enxaqueca é o diagnóstico mais comum entre crianças que se apresentam com cefaléia a um clínico geral. Raramente é diagnosticada em crianças com menos de dois anos de idade devido à definição baseada em sintomas, mas a seguir aumenta de modo constante com a idade. Afeta meninos e meninas de modo semelhante antes da puberdade, mas, depois desta, as meninas têm mais probabilidade de sofrer de enxaqueca.

ETIOLOGIA/FATORES DE RISCO A causa da enxaqueca é desconhecida. Encontramos poucos dados confiáveis que identificassem fatores de risco ou mensurassem seus efeitos em crianças. Os fatores de risco sugeridos incluem estresse, alimentos, menstruação e exercícios em crianças e em adolescentes geneticamente predispostos.

PROGNÓSTICO Não encontramos dados confiáveis sobre o prognóstico da enxaqueca infantil diagnosticada pelos critérios da IHS. Foi sugerido que mais da metade das crianças terão remissão espontânea após a puberdade. Acredita-se que a enxaqueca que se desenvolve durante a adolescência tende a continuar na vida adulta, embora os episódios tendam a ser menos freqüentes e menos severos com a idade. Encontramos um estudo longitudinal na Suécia (73 crianças com enxaqueca "importante" e idade média de início aos seis anos) com mais de 40 anos de acompanhamento, o qual antecedia os critérios da IHS para enxaqueca. Ele constatou que a enxaqueca tinha cessado antes dos 25 anos em 23% das pessoas. Porém, aos 50 anos, mais de 50% das pessoas continuava a ter enxaqueca. Não encontramos dados prospectivos que examinassem os riscos a longo prazo em crianças com enxaqueca.

Saúde da criança

Gastrenterite em crianças

Jacqueline Dalby-Payne e Elizabeth Elliott

PONTOS-CHAVE

- A gastrenterite em crianças no mundo todo é geralmente causada pelo rotavírus, que provoca morbidade e mortalidade consideráveis.

    As causas bacterianas da gastrenterite são mais comuns em países com poucos recursos.

- As soluções de reidratação enteral que contêm açúcar ou alimento mais eletrólitos são tão efetivas quanto os líquidos intravenosos na correção da desidratação e na redução da permanência hospitalar e podem ter menos efeitos adversos importantes.

    Os modelos experimentais têm mostrado que os líquidos claros, incluindo sucos de fruta e bebidas carbonatadas, contêm poucos eletrólitos e freqüentemente muito açúcar, podendo piorar a diarréia.

    Os alimentos livres de lactose podem reduzir a duração da diarréia em crianças com desidratação leve a moderada em comparação com os alimentos que contêm lactose, mas os estudos têm mostrado resultados conflitantes.

- A loperamida pode reduzir a duração da diarréia em crianças com desidratação leve a moderada em comparação com placebo, mas os estudos têm mostrado resultados conflitantes e há relatos de efeitos adversos.

Consulte www.clinicalevidence.bmj.com para texto integral e referências.

Quais são os efeitos dos tratamentos para gastrenterite aguda?	
Benéficos	• Soluções de reidratação enteral (orais ou gástricas) (tão efetivas quanto líquidos intravenosos)
Provavelmente benéficos	• Alimentos livres de lactose (podem reduzir a duração da diarréia)
	• Loperamida (reduz a duração da diarréia, mas há risco de efeitos adversos)
Efetividade desconhecida	• Líquidos claros (outros que não soluções de reidratação oral)

Data da pesquisa: agosto de 2006

DEFINIÇÃO A gastrenterite aguda é causada por infecção do trato gastrintestinal, mais comumente por um vírus. Ela é caracterizada por início rápido de diarréia com ou sem vômitos, náuseas, febre e dor abdominal. Em crianças, os sintomas e sinais podem ser inespecíficos. A diarréia é definida como a evacuação freqüente de fezes líquidas não-formadas. Independentemente da causa, o fundamento do manejo da gastrenterite aguda é a provisão de líquidos adequados para prevenir e tratar a desidratação. Nesta revisão, examinamos os benefícios e os danos de diferentes tratamentos independentemente da causa.

INCIDÊNCIA/PREVALÊNCIA No mundo inteiro, cerca de três a cinco bilhões de casos de gastrenterite aguda ocorrem em crianças com menos de cinco anos de idade a cada ano, resultando em quase dois milhões de mortes. No Reino Unido, a gastrenterite aguda é responsável por 204/1.000 consultas ao clínico geral em crianças com menos de cinco anos de idade. A gastrenterite leva à hospitalização em 7/1.000 crianças com menos de cinco anos de idade a cada ano no Reino Unido e 13/1.000 nos Estados Unidos. Na Austrália, a gastrenterite é responsável por 6% de todas as hospitalizações em crianças com menos de 15 anos de idade.

(continua)

(continuação)

ETIOLOGIA/FATORES DE RISCO Em países desenvolvidos, a gastrenterite aguda é predominantemente causada por vírus (87%), dos quais o rotavírus é o mais comum; as bactérias causam a maioria dos demais casos, predominantemente *Campylobacter, Salmonella, Shigella* e *Escherichia coli.* Nos países em desenvolvimento, os patógenos bacterianos são mais freqüentes, embora o rotavírus seja também uma grande causa de gastrenterite.

PROGNÓSTICO A gastrenterite aguda é geralmente autolimitada, mas, se não for tratada, pode resultar em morbidade e mortalidade secundárias a perdas de água e eletrólitos e desequilíbrios ácido-básicos. A diarréia aguda causa quatro milhões de mortes por ano em crianças com menos de cinco anos de idade na Ásia (excluindo a China), na África e na América Latina, e mais de 80% das mortes ocorrem em crianças com menos de dois anos de idade. Embora a morte seja incomum nos países desenvolvidos, a desidratação secundária à gastrenterite é uma causa significativa de morbidade e necessidade de hospitalização.

Icterícia neonatal

David Evans

> **PONTOS-CHAVE**
>
> - Cerca de 50% dos bebês a termo e 80% dos pré-termo desenvolvem icterícia, a qual aparece em dois a quatro dias após o nascimento e melhora espontaneamente após uma a duas semanas.
>
>   A icterícia é causada pela deposição de bilirrubina na pele. Na maioria dos casos de icterícia em lactentes recém-nascidos, é um resultado de destruição aumentada de hemácias e excreção diminuída de bilirrubina.
>
>   A amamentação ao peito, a hemólise e alguns distúrbios metabólicos e genéticos também aumentam o risco de icterícia.
>
>   A bilirrubina não-conjugada pode ser neurotóxica, causando uma encefalopatia aguda ou crônica que pode resultar em paralisia cerebral, perda de audição e convulsões.
>
> - A fototerapia administrada por luzes convencionais ou fibra óptica em hospital reduz a icterícia neonatal em comparação com nenhum tratamento (conforme avaliada pelos níveis séricos de bilirrubina), embora não saibamos qual é o melhor regime a ser utilizado.
>
>   Não sabemos se a fototerapia no domicílio é mais ou menos efetiva do que a fototerapia em hospital, pois não encontramos estudos que comparassem os dois tratamentos.
>
> - Há consenso de que a exsangüineotransfusão reduz os níveis séricos de bilirrubina e previne seqüelas neurodesenvolvimentais, embora não tenhamos encontrado estudos que confirmassem isso.
>
>   A exsangüineotransfusão tem uma mortalidade estimada de 3 a 4 por 1.000 lactentes transfundidos e 5 a 10% de seqüelas permanentes nos sobreviventes.
>
>   Não sabemos se a infusão de albumina é benéfica.
>
> - A tin-mesoporfirina não está atualmente licenciada para uso clínico de rotina no Reino Unido nem nos Estados Unidos, e estudos adicionais a longo prazo são necessários para confirmar seu lugar na prática clínica.
>
>   Contudo, a tin-mesoporfirina reduziu a necessidade de fototerapia (conforme avaliada pelos níveis séricos de bilirrubina) quando administrada ou a lactentes pré-termo no primeiro dia ou a lactentes ictéricos a termo ou próximos do termo nos primeiros dias de vida.

ⓘ Consulte www.clinicalevidence.bmj.com para texto integral e referências.

Quais são os efeitos dos tratamentos para hiperbilirrubinemia não-conjugada em lactentes a termo e pré-termo?	
Benéficos	• Fototerapia no hospital
Provavelmente benéficos	• Exsangüineotransfusão*
Efetividade desconhecida	• Fototerapia em domicílio *versus* fototerapia em hospital
	• Infusão de albumina
	• Tin-mesoporfirina

Data da pesquisa: novembro de 2006

---

*Embora não tenhamos encontrado ECRs, há consenso geral de que a exsangüineotransfusão seja efetiva na redução dos níveis séricos de bilirrubina.

Saúde da criança

Icterícia neonatal

DEFINIÇÃO Icterícia neonatal refere-se à coloração amarela da pele e da esclera de bebês recém-nascidos, que resulta da hiperbilirrubinemia.

INCIDÊNCIA/PREVALÊNCIA A icterícia é a condição mais comum que exige atenção médica em bebês recém-nascidos. Cerca de 50% dos bebês a termo e 80% dos pré-termo desenvolvem icterícia na primeira semana de vida. A icterícia também é uma causa comum de reinternação no hospital após a alta precoce de recém-nascidos. A icterícia costuma surgir dois a quatro dias após o parto e desaparece uma a duas semanas depois, em geral sem necessidade de tratamento.

ETIOLOGIA/FATORES DE RISCO A icterícia ocorre quando existe acúmulo de bilirrubina na pele e nas membranas mucosas. Na maioria dos bebês com icterícia, não há doença subjacente, e a icterícia é denominada fisiológica. A icterícia fisiológica se apresenta tipicamente no segundo ou no terceiro dia de vida e resulta da produção aumentada de bilirrubina (devido à massa de eritrócitos circulantes aumentada e a uma duração mais curta dos eritrócitos) e da excreção diminuída de bilirrubina (devido a baixas concentrações da proteína ligadora do hepatócito, à baixa atividade da glicuronil transferase e ao aumento da circulação êntero-hepática), que ocorrem normalmente nos bebês recém-nascidos. Os lactentes amamentados ao peito têm maior probabilidade de desenvolver icterícia dentro da primeira semana de vida; acredita-se que isso seja uma icterícia fisiológica exacerbada causada por ingesta calórica mais baixa e circulação êntero-hepática aumentada de bilirrubina. A icterícia não-conjugada prolongada, que persiste além da segunda semana, também é vista em lactentes amamentados ao peito. O mecanismo para essa "síndrome de icterícia do leite materno" tardia ainda não é completamente compreendido. Causas não-fisiológicas incluem a incompatibilidade de grupo sanguíneo (Rhesus ou ABO), outras causas de hemólise, sepse, hematomas e distúrbios metabólicos. As síndromes de Gilbert e Crigler-Najar são causas raras de icterícia neonatal.

PROGNÓSTICO No bebê recém-nascido, a bilirrubina não-conjugada pode penetrar na barreira hematoencefálica e é potencialmente neurotóxica. A encefalopatia aguda por bilirrubina consiste em letargia e hipotonia iniciais, seguidas por hipertonia (retrocolo e opistótono), irritabilidade, apnéia e convulsões. O kernicterus refere-se à coloração amarela dos núcleos profundos do cérebro – a saber, os gânglios da base (globo pálido); contudo, o termo também é usado para descrever a forma crônica da encefalopatia por bilirrubina que inclui sintomas como paralisia cerebral atetóide, perda auditiva, incapacidade de olhar para cima e displasia do esmalte dentário. Não está claro qual é o nível exato de bilirrubina que é neurotóxico, e o kernicterus à autópsia tem sido relatado em lactentes na ausência de níveis marcadamente elevados de bilirrubina. Relatos recentes apontam para um ressurgimento do kernicterus em países nos quais essa complicação havia virtualmente desaparecido. Isso foi atribuído principalmente à alta hospitalar precoce de recém-nascidos.

Saúde da criança

Infecção do trato urinário em crianças

James Larcombe

PONTOS-CHAVE

- Até 11,3% das meninas e 3,6% dos meninos terão tido uma ITU até os 16 anos de idade, e recorrências da infecção são comuns.

  O refluxo vesicoureteral é identificado em até 40% das crianças que são investigadas por uma primeira ITU, sendo um fator de risco para fibrose renal, porém um fraco preditor dela.

  A fibrose renal ocorre em 5 a 15% das crianças dentro de um a dois anos de uma primeira apresentação com ITU e está associada com riscos aumentados de dano renal progressivo. O risco de fibrose provavelmente diminui com o tempo.

- Existe consenso de que os antibióticos sejam benéficos em crianças com ITU em comparação com nenhum tratamento, embora poucos estudos tenham sido feitos para confirmar isso.

  Não sabemos se o tratamento antibiótico empírico imediato é mais efetivo na resolução dos sintomas ou na prevenção de fibrose renal em comparação com o tratamento realizado após um atraso de 24 horas.

  O tratamento imediato pode reduzir o risco de fibrose renal em comparação com o tratamento com atraso superior a quatro dias.

  Os cursos mais longos de antibióticos não parecem ser mais efetivos do que os cursos mais curtos (dois a quatro dias) no tratamento de pielonefrites ou ITUs não-recorrentes e não-complicadas e podem estar associados com mais efeitos adversos. Porém, uma dose única de antibióticos orais pode ser menos efetiva do que cursos mais longos do mesmo antibiótico.

  Os antibióticos orais podem ser tão efetivos quanto os antibióticos intravenosos no tratamento de ITU (incluindo pielonefrite) e na prevenção de complicações em crianças sem refluxo vesicoureteral ou fibrose renal.

- Os antibióticos profiláticos podem reduzir o risco de ITU recorrente, mas podem causar efeitos adversos. Não sabemos qual é a duração ideal do tratamento.

  A imunoterapia, usada em conjunto com os antibióticos profiláticos ou isoladamente, pode reduzir a recorrência de ITU, mas os estudos até o momento têm sido pequenos.

- A correção cirúrgica de anormalidades funcionais moderadas a severas pode não ser mais efetiva do que o manejo clínico na prevenção de recorrência de ITU ou de suas complicações e aumenta a morbidade associada com a cirurgia.

  As crianças com anomalias funcionais leves não parecem desenvolver fibrose renal e, dessa forma, podem não se beneficiar com a cirurgia.

(i) Consulte www.clinicalevidence.bmj.com para texto integral e referências.

Quais são os efeitos dos tratamentos da infecção aguda do trato urinário em crianças?

Provavelmente benéficos	- Antibióticos (mais efetivos do que placebo)* - Antibióticos orais (tão efetivos quanto antibióticos intravenosos iniciais em crianças sem refluxo vesicoureteral severo ou fibrose renal) - Cursos mais longos (7 a 10 dias) de antibióticos orais (taxas de cura aumentadas em comparação com regimes de dose única)

Saúde da criança
Infecção do trato urinário em crianças

Efetividade desconhecida	• Tratamento empírico imediato com antibiótico (benefício incerto comparado com tratamento tardio baseado na microscopia e na cultura)
Pouco provavelmente benéficos	• Cursos mais longos (7 a 14 dias) de antibióticos intravenosos iniciais (não são mais efetivos do que cursos mais curtos [três a quatro dias] de antibióticos intravenosos em crianças com pielonefrite aguda) • Cursos mais longos (7 a 14 dias) de antibióticos orais (não são mais efetivos do que cursos mais curtos [dois a quatro dias] para infecções urinárias baixas não-recorrentes na ausência de anormalidade do trato renal)
Provavelmente inefetivos ou que causam danos	• Atraso prolongado no tratamento (>4 dias)*

Quais são os efeitos das intervenções para prevenir a recorrência de infecção do trato urinário em crianças?

Provavelmente benéficos	• Antibióticos profiláticos • Imunoterapia
Efetividade desconhecida	• Correção cirúrgica de anomalias funcionais leves
Pouco provavelmente benéficos	• Correção cirúrgica de refluxo vesicoureteral moderado a severo (graus III a IV, tão efetiva quanto manejo clínico, mas com riscos cirúrgicos)

Data da pesquisa: dezembro de 2006

*Baseado em consenso. ECRs não seriam considerados éticos.

DEFINIÇÃO A infecção do trato urinário (ITU) é definida pela presença de um crescimento puro de mais de 10^5 unidades formadoras de colônias de bactérias por mililitro de urina. Contagens menores de bactérias podem ser clinicamente importantes, sobretudo em meninos e em espécimes obtidos por cateter urinário. Qualquer crescimento de patógenos urinários típicos é considerado clinicamente importante se obtido por aspiração suprapúbica. Na prática, três faixas de idade são geralmente consideradas com base no risco diferencial e nas diferentes abordagens de manejo: crianças com menos de um ano; crianças pequenas (1 a 4, 5 ou 7 anos, dependendo da fonte de informação) e crianças maiores (até 12 a 16 anos). A ITU recorrente é definida como uma infecção subseqüente por um novo organismo. A ITU recidivante é definida como uma infecção subseqüente pelo mesmo organismo.

INCIDÊNCIA/PREVALÊNCIA Os meninos são mais suscetíveis à infecção do trato urinário (ITU) do que as meninas antes de três meses de idade; a seguir, a incidência é substancialmente maior em meninas do que em meninos. Estimativas da verdadeira incidência da ITU dependem das taxas de diagnóstico e da investigação. Estudos observacionais constataram que ITUs foram diagnosticadas na Suécia em pelo menos 2,2% dos meninos e 2,1% das meninas aos dois anos de idade, em 7,8% das meninas e 1,7% dos meninos aos sete anos de idade e, no Reino Unido, em 11,3% das meninas e 3,6% dos meninos por volta dos 16 anos de idade.

(continua)

Saúde da criança
Infecção do trato urinário em crianças

(continuação)

ETIOLOGIA/FATORES DE RISCO O trato urinário normal é estéril. A contaminação pela flora intestinal pode resultar em infecção urinária se um organismo virulento estiver envolvido ou se a criança for imunossuprimida. Em neonatos, a infecção pode se originar de outras fontes. A *Escherichia coli* é responsável por cerca de 75% de todos os patógenos. *Proteus* é mais comum em meninos (um estudo constatou que *Proteus* era a causa de 33% das ITUs em meninos com idade de 1 a 16 anos, em comparação com 0% das ITUs em meninas com 1 a 16 anos). **Anomalias obstrutivas** são encontradas em 0 a 4%, e **refluxo vesicoureteral**, em 8 a 40% das crianças em investigação para sua primeira ITU. Uma metanálise de 12 estudos de coorte (537 crianças hospitalizadas por ITU, 1.062 rins) verificou que 36% de todos os rins tinham alguma fibrose na cintilografia com DMSA e que 59% de todas as crianças com refluxo vesicoureteral na uretrocistografia miccional tinham no mínimo um rim fibrosado (razão de probabilidade positiva agrupada 1,96, IC 95% 1,51 a 2,54; razão de probabilidade negativa agrupada 0,71, IC 95% 0,58 a 0,85). Houve evidências de heterogeneidade nas razões de probabilidade entre os estudos. Os autores concluíram que o refluxo vesicoureteral é um preditor fraco de lesão renal em crianças hospitalizadas. Assim, embora o refluxo vesicoureteral seja um importante fator de risco para desfecho adverso, outros fatores, alguns dos quais ainda não foram identificados, também são importantes. **História familiar:** O refluxo vesicoureteral ocorre em famílias: em um artigo de revisão, a incidência de refluxo em irmãos variou de 26% (uma coorte de irmãos assintomáticos) a 86% (irmãos com uma história de infecção urinária) em comparação com uma taxa de menos de 1% na população geral. Embora algumas variantes de genes pareçam ser mais comuns em crianças que sofrem dano renal, nenhuma ligação clara foi estabelecida até o momento entre genes específicos e um desfecho adverso. Problemas imunes locais ou sistêmicos também são provavelmente fatores no desenvolvimento de ITU.

PROGNÓSTICO Recorrência: Um estudo no Reino Unido constatou que 78% das meninas e 71% dos meninos que se apresentavam com ITU dentro do primeiro ano de vida tinham recorrência, e que 45% das meninas e 39% dos meninos que se apresentavam no primeiro ano de vida desenvolviam infecções adicionais. **Refluxo vesicoureteral:** Em um estudo longitudinal, 84% das crianças (572 crianças com ITU e refluxo vesicoureteral) tinham resolução espontânea durante o seguimento clínico entre 5 e 15 anos. **Fibrose renal:** Uma revisão sistemática de exames de imagem em ITU na infância sugeriu que a fibrose renal (avaliada com pielografia intravenosa [PIV] ou cintilografia com ácido dimercapto succínico [DMSA]) ocorre em 5 a 15% das crianças dentro de um a dois anos de sua primeira ITU diagnosticada. Entre 32 e 70% dessas cicatrizes foram notadas no momento da avaliação inicial, sugerindo um alto nível de fibrose preexistente talvez causada por infecções previamente não-reconhecidas. Essa porcentagem não se alterou substancialmente apesar de uma taxa crescente de encaminhamento durante os três anos do estudo. Uma metanálise de 12 estudos de coorte (537 crianças hospitalizadas por ITU, 1.062 rins) constatou que 36% de todos os rins tinham alguma fibrose na cintilografia com DMSA e que 59% das crianças com refluxo vesicoureteral na uretrocistografia miccional tinham pelo menos um rim com fibrose (razão de probabilidade positiva agrupada 1,96, IC 95% 1,51 a 2,54; razão de probabilidade negativa agrupada 0,71, IC 95% 0,58 a 0,85). Porém, houve evidências de heterogeneidade nas razões de probabilidade entre os estudos. Os autores concluíram que o refluxo vesicoureteral é um preditor fraco de lesão renal em crianças hospitalizadas. Um estudo retrospectivo de base populacional no Reino Unido sugeriu que 4,3% dos meninos e 4,7% das meninas desenvolvem fibrose (avaliada usando cintilografia com DMSA após seu primeiro encaminhamento por ITU). **Fibrose renal nova ou progressiva e ITU recorrente:** A revisão sistemática relatou quatro estudos que forneceram pelo menos dois anos de seguimento: houve desenvolvimento de fibrose renal nova em 1,6 a 23% das crianças e progressão de fibrose renal existente em 6 a 34%. Não está claro se os dados para novas fibroses incluíram crianças que não tinham fibrose previamente. As taxas mais altas de fibrose foram associadas com as taxas mais altas de recorrência de ITU. Um estudo adicional mostrou que, em crianças com cinco anos ou mais, foram observadas cintilografias com DMSA anormais em 64/118 [55%] das crianças que se apresentavam com ITU recorrente, enquanto 7/44 (15%) das que se apresentavam com a "primeira ITU" tinham fibrose (RC para recorrências causando fibrose: 6,3, IC 95% 2,6 a 15,2). Porém, a recorrência de ITU pode ser menos importante como um fator de risco para fibrose em crianças maiores: um estudo mostrou que, em crianças com cintilografias inicialmente normais aos três ou quatro anos de idade, 5/176 (3%) das crianças com três anos na apresentação e 0/179 (0%)

(continua)

Saúde da criança
Infecção do trato urinário em crianças

(continuação)

das crianças com quatro anos na apresentação desenvolveram fibrose entre 2 e 11 anos mais tarde. Daquelas crianças que desenvolveram fibrose, 4/5 (80%) tinham uma história definida de ITU recorrente, em todos os casos três ou mais episódios (RC para recorrências causando fibrose: 11,5, IC 95% 1,3 a 106,1). Outro estudo (287 crianças com refluxo vesicoureteral severo tratado clinicamente ou com cirurgia para qualquer ITU) usou cintilografias com DMSA seriadas para avaliar o risco de fibrose renal em cinco anos. Ele constatou que crianças menores (idade <2 anos) tinham risco maior de fibrose renal do que crianças maiores, independentemente do tratamento da infecção (RA para deterioração na cintilografia com DMSA em cinco anos: 21/86 (24%) para crianças menores vs. 27/201 (13%) para crianças maiores; RR 1,82, IC 95% 1,09 a 3,03). É provável que crianças que são mais velhas na apresentação e que têm fibrose terão tido um ou mais episódios prévios de ITU que não foram diagnosticados. Muitas crianças parecem perder sua suscetibilidade ao dano renal com a idade. **Conseqüências a longo prazo:** Um estudo de seguimento a longo prazo no Reino Unido constatou que crianças com fibrose renal e refluxo vesicoureteral na apresentação, ou apenas um deles seguido por ITU documentada, estavam associadas com risco aumentado de dano renal progressivo em comparação com crianças que se apresentavam sem esses achados (RR para dano renal progressivo: 17, IC 95% 2,5 a 118). A fibrose renal pode estar associada com complicações futuras, como baixo crescimento renal, pielonefrite adulta recorrente no adulto, função glomerular prejudicada, hipertensão precoce e insuficiência renal terminal. Uma combinação de ITU recorrente, refluxo vesicoureteral severo e presença de fibrose renal na primeira apresentação está associada com o pior prognóstico.

Saúde da criança

Infecção neonatal: estreptococos do grupo B

James Hanley

PONTOS-CHAVE

- A sepse neonatal de início precoce, tipicamente causada pela infecção por estreptococos do grupo B, costuma iniciar dentro de 24 horas do nascimento, afeta até oito lactentes de cada 1.000 nascidos vivos e leva à morte se não for tratada.

  Uma em cada três mulheres tem estreptococos do grupo B na vagina, e eles podem infectar o líquido amniótico mesmo com as membranas intactas, ou podem infectar o bebê durante o parto, causando sepse, pneumonia ou meningite.

  Os lactentes com peso de nascimento muito baixo têm um risco muito maior de infecção e mortalidade, com até 3% sendo infectados e com taxas de mortalidade de até 30% mesmo com o tratamento antibiótico imediato.

  A infecção por estreptococos do grupo B de início tardio começa após sete a nove dias e em geral causa febre ou meningite, porém é menos comumente fatal em comparação com a infecção precoce.

- A profilaxia antibiótica intraparto visa prevenir a infecção neonatal de início precoce e não tem mostrado causar infecções por cepas resistentes.

  Não sabemos qual regime antibiótico é o mais efetivo na prevenção da infecção por estreptococos do grupo B em neonatos de alto risco.

  A profilaxia antibiótica de rotina administrada a bebês de baixo peso ao nascer após o nascimento não parece ser benéfica na redução de infecção neonatal ou mortalidade em comparação com o monitoramento e antibióticos em casos selecionados.

  O aumento da profilaxia antibiótica periparto está associado com uma mudança nos patógenos que causam sepse neonatal, com a *Escherichia coli* tornando-se uma causa mais prevalente.

(i) Consulte www.clinicalevidence.bmj.com para texto integral e referências.

Quais são os efeitos dos tratamentos profiláticos de neonatos assintomáticos com idade <7 dias com fatores de risco conhecidos para infecção estreptocócica do grupo B?

Efetividade desconhecida	• Antibióticos diferentes
Pouco provavelmente benéficos	• Profilaxia antibiótica de rotina (não mais efetiva do que monitoramento e tratamento seletivo)

Data da pesquisa: março de 2006

DEFINIÇÃO A sepse neonatal de início precoce em geral ocorre dentro dos primeiros sete dias de vida e é tipicamente causada pela infecção com estreptococos do grupo B; cerca de 90% dos casos se apresentam dentro das primeiras 24 horas do nascimento. Uma em cada três mulheres tem estreptococos do grupo B, que existem como parte da flora bacteriana normal na vagina e no ânus. A infecção pode ser transmitida por aspiração de líquido amniótico positivo para estreptococos do grupo B pelo feto. Os sintomas de infecção estreptocócica do grupo B de início precoce podem ser inespecíficos, incluindo instabilidade da temperatura, alimentação difícil, choro excessivo ou irritabilidade e disfunção respiratória. A infecção estreptocócica do grupo B de início precoce tipicamente se apresenta com sepse (69% dos casos), leucopenia (31% dos casos), pneumonia (26% dos casos), disfunção respiratória (13% dos casos) e raramente meningite (11% dos casos). A infecção por estreptococos do grupo B de início tardio ocorre entre sete a nove dias de idade a até o final do segundo mês de vida e difere da infecção por estreptococos do grupo B de início precoce em termos de sorotipo do estreptococo do grupo B, manifestações clínicas e desfecho. A infecção de início tardio se apresenta tipicamente com febre (100% dos casos) e meningite (60% dos casos). Esta revisão trata de bebês

(continua)

Saúde da criança
Infecção neonatal: estreptococos do grupo B

(continuação)

assintomáticos a termo e prematuros nascidos com um fator de risco conhecido para infecção estreptocócica do grupo B, mas nos quais um diagnóstico específico de estreptococos do grupo B (por sangue, urina ou liquor) ainda não foi feito. O tratamento antenatal ou intraparto de mulheres com colonização ou infecção conhecidas por estreptococos do grupo B está fora do escopo desta revisão.

INCIDÊNCIA/PREVALÊNCIA A incidência geral de infecção bacteriana neonatal é de aproximadamente 1 a 8 lactentes por 1.000 nascidos vivos e entre 160 e 300 por 1.000 em lactentes com peso de nascimento muito baixo. A infecção estreptocócica do grupo B responde por quase 50% das infecções bacterianas neonatais graves. Um inquérito conduzido em 2000 a 2001 estimou que havia 0,72 casos de infecção estreptocócica do grupo B por 1.000 nascidos vivos no Reino Unido e na Irlanda e, desses, 0,48 casos por 1.000 nascidos vivos eram de início precoce e 0,24 casos por 1.000 nascidos vivos eram de infecção de início tardio. Um estudo de base populacional (427.000 nascidos vivos) realizado nos Estados Unidos em 2004 constatou que, dos 308 casos relatados de infecções neonatais por estreptococos do grupo B, a prevalência de infecção por estreptococos do grupo B de início precoce naquele país diminuiu de 2,0 por 1.000 nascidos vivos em 1990 para 0,3 por 1.000 nascidos vivos em 2004. Acredita-se que isso seja resultado do uso aumentado de profilaxia antibiótica materna intraparto.

ETIOLOGIA/FATORES DE RISCO O principal fator de risco para infecção estreptocócica do grupo B no bebê é infecção materna por estreptococos do grupo B, que é transmitida *in utero*. As bactérias que se originam do trato genital da mãe podem infectar o líquido amniótico através de membranas intactas ou rotas. A infecção neonatal pode resultar de aspiração ou ingestão do líquido amniótico pelo feto. A infecção do neonato também pode ocorrer durante o parto, quando o neonato passa pela vagina, com infecção sistêmica ocorrendo através do cordão umbilical, trato respiratório ou abrasões de pele. Outros fatores de risco para infecção estreptocócica do grupo B incluem prematuridade, baixo peso ao nascer, ruptura prolongada de membranas, febre intraparto, corioamnionite, etnia materna (mães negras e hispânicas têm risco aumentado em comparação com mães brancas) e exames vaginais freqüentes durante trabalho de parto e parto. A idade materna mais baixa (<20 anos) e o tabagismo têm sido sugeridos como estando associados com um risco aumentado de infecção estreptocócica do grupo B de início precoce; porém, essa associação não foi comprovada. Outros fatores que podem aumentar o risco de infecção estreptocócica do grupo B incluem *status* socioeconômico mais baixo e infecção materna do trato urinário durante o terceiro trimestre (estimativas quantitativas do aumento no risco não estão disponíveis). O papel da colonização por estreptococos do grupo B de pais, irmãos e contatos domiciliares íntimos no desenvolvimento de infecção estreptocócica do grupo B de início tardio não está claro.

PROGNÓSTICO A infecção estreptocócica do grupo B é uma causa freqüente de morbidade e mortalidade neonatais. Não tratada, a mortalidade por infecção estreptocócica do grupo B de início precoce sintomática se aproxima de 100%. A morbidade e a mortalidade combinadas na infecção estreptocócica do grupo B de início precoce excedem 50%, apesar do uso de antibióticos apropriados e tratamento de suporte. No Reino Unido, um estudo estimou que a infecção por estreptococos do grupo B de início precoce causa mais do que 40 mortes neonatais e cerca de 25 casos de incapacidade a longo prazo a cada ano, enquanto a infecção por estreptococos do grupo B de início tardio causa cerca de 16 mortes e 40 casos de incapacidade a longo prazo a cada ano. Mesmo com início imediato de terapia antibiótica, a taxa de mortalidade por infecção estreptocócica do grupo B de início precoce tem sido relatada como sendo tão alta quanto 30%. As taxas de mortalidade são particularmente altas entre bebês nascidos prematuramente, com baixo peso ao nascer, ou após ruptura prolongada de membranas, ou que desenvolvem disfunção respiratória, sepse, meningite ou leucopenia. Mesmo após intervenções agressivas, lactentes prematuros têm uma incidência 4 a 15 vezes mais alta de morte em comparação com lactentes a termo com doença estreptocócica do grupo B de início precoce. Um estudo de base populacional (427.000 nascidos vivos), realizado nos Estados Unidos em 2004, constatou que a taxa de mortalidade para lactentes pré-termo com infecção por estreptococos do grupo B de início precoce era de 23%. A taxa de morbidade na infecção estreptocócica do grupo B de início tardio tem sido estimada em 4 a 6%. A infecção estreptocócica do grupo B de início tardio tende a ter um início menos fulminante e é menos freqüentemente fatal do que a infecção de início precoce. Um estudo observacional recente relatou uma taxa de mortalidade de 14% com a infecção estreptocócica do grupo B de início precoce em comparação com 4% com a infecção de início tardio. Lactentes com pH sangüíneo <7,25, peso de nascimento <2.500 g, contagem absoluta de neutrófilos <1.500 células/mm^3, hipotensão, apnéia e derrame pleural podem ter risco maior de mortalidade. Há pouca informação disponível sobre as seqüelas a longo prazo dos sobreviventes de infecção neonatal por estreptococos do grupo B.

Obesidade em crianças

David E. Arterburn

> **PONTOS-CHAVE**
>
> - A obesidade é o resultado de desequilíbrios energéticos a longo prazo, em que a ingesta calórica diária excede o gasto energético diário.
>   Juntamente com os problemas de saúde a longo prazo, a obesidade em crianças está associada com problemas psicossociais a curto prazo, incluindo marginalização social, baixa auto-estima e qualidade de vida ruim.
>   Muitos dos adolescentes obesos continuam obesos quando adultos.
> - A obesidade está aumentando entre crianças e adolescentes, com 14% dos meninos e 17% das meninas no Reino Unido com idade entre 2 e 15 anos sendo obesos em 2004.
> - As intervenções multifatoriais (comportamentais, dietéticas e físicas) podem ajudar as crianças obesas e com sobrepeso a perderem peso quando são direcionadas para a família.
>   As intervenções que envolvem solução de problemas podem aumentar a efetividade das intervenções multifatoriais.
> - Não sabemos se as intervenções comportamentais, dietéticas ou físicas isoladamente podem ajudar as crianças obesas e com sobrepeso a perderem peso.

(i) Consulte www.clinicalevidence.bmj.com para texto integral e referências.

Quais são os efeitos das intervenções no estilo de vida para o tratamento da obesidade na infância?	
Provavelmente benéficos	• Intervenções multifatoriais
Efetividade desconhecida	• Atividade física isoladamente • Dieta isoladamente • Intervenções comportamentais isoladamente

Data da pesquisa: agosto de 2006

DEFINIÇÃO A obesidade é uma condição crônica caracterizada por excesso de gordura corporal. É mais comumente definida pelo índice de massa corporal (IMC), que está altamente correlacionado com a gordura corporal. O IMC é o peso em quilogramas dividido pela altura em metros quadrados (kg/m^2). Em crianças e adolescentes, o IMC varia de acordo com idade e sexo. Ele tipicamente aumenta durante os primeiros meses após o nascimento, diminui depois do primeiro ano e volta a aumentar por volta do sexto ano de vida. Assim, um determinado valor de IMC é geralmente comparado com tabelas de referência para se obter uma classificação do percentil do IMC para idade e sexo. O percentil do IMC indica a posição relativa do IMC da criança em comparação com uma população de referência histórica de crianças da mesma idade e do mesmo sexo. Em todo o mundo, há pouca concordância quanto à definição de sobrepeso e de obesidade em crianças; todavia, um IMC acima do percentil 85 geralmente é considerado, pelo menos, "em risco de sobrepeso" nos Estados Unidos e no Reino Unido. Um IMC acima do percentil 95 é definido de modo variável como sobrepeso ou obeso, mas costuma indicar necessidade de intervenção.

INCIDÊNCIA/PREVALÊNCIA A prevalência de obesidade (em geral IMC acima do percentil 95) está aumentando de modo constante entre crianças e adolescentes. No Reino Unido em 2004,

(continua)

(continuação)

estimou-se que 14% dos meninos e 17% das meninas com idade entre 2 e 15 anos eram obesos. A prevalência de sobrepeso entre crianças e adolescentes nos Estados Unidos aumentou de 14% em 1999-2000 para 16% em 2003-2004 no sexo feminino e de 14% para 18% no sexo masculino.

ETIOLOGIA/FATORES DE RISCO A obesidade é o resultado de desequilíbrios energéticos a longo prazo, em que a ingesta diária de energia excede o gasto diário de energia. O equilíbrio energético é modulado por uma miríade de fatores, incluindo taxa metabólica, apetite, dieta e atividade física. Embora esses fatores sejam influenciados por traços genéticos em um número moderado de crianças, o aumento na prevalência de obesidade nas últimas décadas não pode ser explicado por alterações no *pool* genético humano, sendo mais freqüentemente atribuído a mudanças ambientais que promovem a ingesta excessiva de alimento e desestimulam a atividade física. O risco de obesidade na infância está relacionado à dieta na infância e ao período de sedentarismo. Outros fatores de risco são obesidade parental, baixo nível de educação dos pais, privação social, padrões de alimentação infantil, puberdade precoce ou mais rápida (tanto um fator de risco quanto um efeito da obesidade), pesos extremos ao nascimento (tanto baixos como altos) e diabetes gestacional. Especificamente, os níveis de atividade física têm diminuído com o passar dos anos e, hoje, apenas 36% das crianças e dos adolescentes nos Estados Unidos estão atingindo níveis recomendados de atividade física. Menos comumente, a obesidade também pode ser induzida por drogas (p. ex., glicocorticóides em dose alta), distúrbios neuroendócrinos (p. ex., síndrome de Cushing) ou distúrbios herdados (p. ex., síndrome de Down ou síndrome de Prader-Willi). Nesta revisão, consideramos o tratamento de crianças com sobrepeso e obesidade em um cenário clínico (e não cenários de saúde pública mais amplos, como intervenções aplicadas a toda uma escola, por exemplo). Incluímos intervenções aplicadas às crianças, aos seus pais ou a ambos.

PROGNÓSTICO Muitos dos adolescentes obesos acabam se tornando adultos obesos. Por exemplo, um estudo longitudinal de cinco anos de adolescentes obesos com 13 a 19 anos de idade constatou que 86% permaneceram obesos na idade adulta jovem. A obesidade está associada com uma prevalência mais alta de resistência à insulina, lipídeos sangüíneos elevados, pressão arterial alta e intolerância à glicose, o que, por sua vez, pode aumentar o risco de várias doenças crônicas na idade adulta, incluindo hipertensão, dislipidemia, diabetes, doença cardiovascular, apnéia do sono, osteoartrite e alguns cânceres. Talvez as morbidades a curto prazo de maior significado para crianças com sobrepeso/obesidade sejam psicossociais, e elas incluem marginalização, baixa auto-estima e qualidade de vida ruim. Os médicos devem dar ênfase a melhorias na dieta, na atividade física e na saúde independentemente de alterações no peso corporal.

Otite média aguda em crianças

Clare Bradley-Stevenson, Paddy O'Neill e Tony Roberts

PONTOS-CHAVE

- A otite média aguda (OMA) é caracterizada por início súbito de dor de ouvido com um tímpano opaco ou abaulado eritematoso causado por infecção no ouvido médio.

  A efusão do ouvido médio sem sinais de infecção que dura mais do que três meses sugere otite média com efusão, enquanto a otite média supurativa crônica é caracterizada por uma inflamação continuada do ouvido médio e secreção através de um tímpano perfurado. Tais distúrbios são avaliados em outras revisões deste livro.

  Os patógenos mais comuns na OMA, nos Estados Unidos e no Reino Unido, são *Streptococcus pneumoniae*, *Haemophilus influenzae* e *Moraxella catarrhalis*.

  No Reino Unido, cerca de 30% das crianças com menos de três anos de idade consultam seu médico de família a cada ano com OMA, e 97% destas recebem antibióticos. Nos Estados Unidos, a OMA é a razão mais comum para tratamento antibiótico de paciente ambulatorial.

- Sem antibióticos, a OMA melhora dentro de 24 horas em quase 60% das crianças e dentro de três dias em quase 80% das crianças.

  Os analgésicos e os anestésicos tópicos podem reduzir a dor de ouvido quando administrados junto com os antibióticos.

- Os antibióticos podem resultar em uma redução mais rápida nos sintomas de OMA, mas aumentam o risco de efeitos adversos.

  Os antibióticos parecem reduzir a dor em dois a sete dias e podem prevenir o desenvolvimento de OMA contralateral, mas aumentam os riscos de vômitos, diarréia e erupções cutâneas em comparação com placebo.

  O uso imediato de antibióticos parece ser mais benéfico em crianças menores de dois anos de idade com OMA bilateral.

  Não sabemos se algum regime antibiótico deve ser usado preferencialmente em relação a outro.

  Cursos mais longos de antibióticos reduzem a falha de tratamento a curto prazo, mas não trazem benefícios a longo prazo em comparação com regimes mais curtos.

  O uso imediato de antibióticos pode reduzir alguns sintomas de OMA, mas não todos, porém aumenta o risco de vômitos, diarréia e erupções cutâneas em comparação com o tratamento tardio.

- A miringotomia parece ser menos efetiva do que os antibióticos na redução dos sintomas. A timpanostomia com inserção de tubo de ventilação resulta em redução no número de episódios de OMA a curto prazo, mas aumenta o risco de complicações.

  Encontramos evidência limitada de que há benefício apenas a curto prazo da timpanostomia com tubos de ventilação, com riscos possivelmente aumentados de timpanoesclerose.

- A profilaxia com antibióticos a longo prazo pode reduzir as taxas de recorrência; no entanto, a possibilidade de efeitos adversos e resistência antibiótica deve ser levada em consideração.

  Não sabemos se algum regime deve ser usado preferencialmente em relação a outro para prevenir episódios recorrentes.

- Em crianças de dois meses a sete anos, as estratégias de vacinação pneumocócica de larga escala são pouco provavelmente benéficas.

Consulte www.clinicalevidence.bmj.com para texto integral e referências.

Saúde da criança

Otite média aguda em crianças

Quais são os efeitos dos tratamentos para otite média aguda em crianças?	
Provavelmente benéficos	• Analgésicos
Contrabalanço entre benefícios e danos	• Antibióticos (reduzem os sintomas mais rapidamente do que placebo, mas aumentam os efeitos adversos) • Cursos de antibióticos mais longos (reduzem a falha de tratamento a curto prazo, mas não a longo prazo) • Escolha do regime antibiótico • Tratamento antibiótico imediato comparado com tardio
Provavelmente inefetivos ou que causam danos	• Miringotomia

Quais são os efeitos das intervenções para prevenir a recorrência de otite média aguda em crianças?	
Contrabalanço entre benefícios e danos	• Profilaxia com antibióticos a longo prazo
Pouco provavelmente benéficos	• Vacinação pneumocócica
Provavelmente inefetivos ou que causam danos	• Timpanostomia (tubos de ventilação)

Data da pesquisa: janeiro de 2007

DEFINIÇÃO A otite média é uma inflamação do ouvido médio. As subcategorias incluem otite média aguda (OMA), OMA recorrente e otite média supurativa crônica. OMA é a presença de efusão no ouvido médio em conjunto com o início rápido de um ou de mais sinais ou sintomas de inflamação do ouvido médio. A OMA apresenta-se com sinais sistêmicos e locais e tem um início rápido. O diagnóstico é feito com base nos sinais e sintomas, principalmente dor de ouvido na presença de um tímpano opaco e abaulado (e imobilidade do tímpano se uma otoscopia pneumática for realizada). O eritema é um sinal moderadamente útil para ajudar a estabelecer o diagnóstico. Se o tímpano tiver uma cor normal, então o risco de OMA é baixo. A OMA não-complicada é limitada à fenda do ouvido médio. A persistência de uma efusão além de três meses sem sinais de infecção define a otite média com efusão (veja revisão sobre otite média com efusão, pág. 497), que pode surgir como conseqüência de OMA, mas que também pode ocorrer independentemente. A otite média supurativa crônica é caracterizada pela inflamação continuada do ouvido médio que causa secreção (otorréia) através de uma membrana timpânica perfurada (veja revisão sobre otite média supurativa crônica, pág. 139). Esta revisão trata apenas de OMA em crianças.

INCIDÊNCIA/PREVALÊNCIA A OMA é comum e tem alta morbidade e baixa mortalidade em crianças saudáveis sob outros aspectos. No Reino Unido, cerca de 30% das crianças com menos de três anos de idade consultam seu médico de família com OMA a cada ano, e 97% recebem tratamento antimicrobiano. Aos três meses de idade, 10% das crianças já tiveram um episódio de OMA. Ela é a razão mais comum para tratamento antimicrobiano ambulatorial nos Estados Unidos.

(continua)

(continuação)

ETIOLOGIA/FATORES DE RISCO As causas bacterianas mais comuns de OMA nos Estados Unidos e no Reino Unido são *Streptococcus pneumoniae*, *Haemophilus influenzae* e *Moraxella catarrhalis*. Patógenos semelhantes são encontrados na Colômbia. Há alguma evidência de que o patógeno causal predominante na OMA recorrente esteja mudando de *Streptococcus pneumoniae* para *Haemophilus influenzae* após a liberação e a difusão do uso da vacina pneumocócica conjugada. Os fatores de risco estabelecidos para OMA recorrente que podem ser modificados são uso de chupeta e freqüência a creches e berçários. Prováveis fatores de risco são privação do leite materno, presença de irmãos, anormalidades craniofaciais, fumo passivo e presença de adenóides.

PROGNÓSTICO Sem tratamento antibiótico, os sintomas de OMA melhoram em 24 horas em quase 60% das crianças, e a condição melhora em aproximadamente três dias em cerca de 80% das crianças. As complicações supurativas ocorrem em cerca de 0,12% das crianças se não forem administrados antibióticos. As complicações graves são raras em crianças saudáveis sob outros aspectos, mas incluem perda de audição, mastoidite, meningite e episódios recorrentes. A Organização Mundial de Saúde estima que, anualmente, 51.000 crianças com menos de cinco anos morrem por causa de complicações da otite média nos países em desenvolvimento.

Saúde da criança
Otite média com efusão em crianças

Ian Williamson

PONTOS-CHAVE

- A otite média com efusão (OME) costuma se apresentar com preocupações quanto ao comportamento da criança, desempenho escolar ou desenvolvimento da linguagem.

  As crianças em geral têm apenas prejuízo leve da audição e outros poucos sintomas.

  Até 80% das crianças são afetadas por volta dos quatro anos de idade, mas a prevalência diminui após os seis anos de idade.

  Infecções do ouvido médio não-purulentas podem ocorrer em crianças ou adultos após infecção do trato respiratório superior ou otite média aguda.

  Metade ou mais dos casos melhoram em três meses e 95% dentro de um ano, mas podem ocorrer complicações, como perfuração de membrana timpânica, timpanoesclerose, otorréia e colesteatoma.

- O risco de OME aumenta com fumo passivo, alimentação por mamadeira, grupo socioeconômico baixo e exposição a muitas crianças.

  Contudo, não há evidência que mostre se as intervenções para modificar esses fatores de risco reduzem o risco de OME.

- A auto-insuflação com balonete nasal pode melhorar as efusões, mas outros dispositivos não têm se mostrado efetivos.

  Balonetes nasais especiais podem melhorar as efusões em duas semanas a três meses, mas a eficácia a longo prazo não é conhecida. As crianças podem achar difícil a auto-insuflação.

- Os antibióticos orais, os anti-histamínicos mais descongestionantes orais ou os mucolíticos podem não ter benefício na OME e podem causar efeitos adversos.

  Os antibióticos podem causar efeitos adversos em até um terço das crianças com OME.

  Os anti-histamínicos podem provocar alterações comportamentais, convulsões ou variabilidade na pressão arterial.

- Há pouca probabilidade de que os corticosteróides melhorem os sintomas na OME e eles podem causar retardo do crescimento.

  Não sabemos se os corticosteróides intranasais trazem benefícios.

- Os tubos de ventilação podem melhorar os desfechos a curto prazo, mas o tamanho do efeito clínico é pequeno.

  Os tubos de ventilação melhoram a audição para os dois primeiros anos, mas não apresentam benefícios em prazos mais longos e podem não influenciar a cognição ou o desenvolvimento da linguagem.

  A adenoidectomia pode melhorar a audição quando realizada com timpanostomia, mas o significado clínico dos benefícios é incerto.

(i) Consulte www.clinicalevidence.bmj.com para texto integral e referências.

Quais são os efeitos das intervenções para prevenir a otite média com efusão em crianças?	
Efetividade desconhecida	• Modificação dos fatores de risco para prevenir otite média com efusão

Saúde da criança

Otite média com efusão em crianças

Quais são os efeitos das intervenções farmacológicas, mecânicas e cirúrgicas para tratar a otite média com efusão em crianças?	
Provavelmente benéficos	• Auto-insuflação (com balonete nasal especial)
Contrabalanço entre benefícios e danos	• Tubos de ventilação isoladamente • Tubos de ventilação mais adenoidectomia
Efetividade desconhecida	• Adenoidectomia isoladamente • Auto-insuflação (com outros dispositivos que não o balonete nasal especial) • Corticosteróides intranasais
Pouco provavelmente benéficos	• Antibióticos orais • Mucolíticos
Provavelmente inefetivos ou que causam danos	• Anti-histamínicos mais descongestionantes orais • Corticosteróides orais

Data da pesquisa: março de 2006

DEFINIÇÃO A otite média com efusão (OME) é a presença de líquido seroso ou mucóide – mas não mucopurulento – no ouvido médio. As crianças geralmente apresentam-se com perda de audição e problemas na fala. Em contraste com aquelas com otite média aguda (veja revisão sobre otite média aguda em crianças, pág. 494), as crianças com OME não sofrem dor aguda de ouvido, febre ou mal-estar. A perda de audição costuma ser leve e freqüentemente identificada quando os pais expressam preocupação sobre o comportamento da criança, o desempenho escolar ou o desenvolvimento da linguagem.

INCIDÊNCIA/PREVALÊNCIA A OME é vista geralmente na prática pediátrica e responde por 25 a 35% de todos os casos de otite média. Um estudo no Reino Unido constatou que, em qualquer momento, 5% das crianças com cinco anos de idade tinham prejuízo da audição bilateral persistente (pelo menos três meses) associado com OME. A prevalência declina consideravelmente após os seis anos de idade. Estudos nos Estados Unidos e na Europa têm estimado que cerca de 50 a 80% das crianças de quatro anos foram afetadas pela OME em algum momento no passado. Um estudo nos Estados Unidos estimou que, entre as idades de dois meses e dois anos, 91,1% das crianças terão um episódio de efusão no ouvido médio, e 52,2% terão envolvimento bilateral. A OME é a razão mais comum de encaminhamento para cirurgia em crianças no Reino Unido. O número de consultas em clínico geral para OME aumentou de 15,2/1.000 (2 a 10 anos de idade) por ano para 16,7/1.000 por ano entre 1991 e 2001. As efusões do ouvido médio ocorrem pouco freqüentemente em adultos após uma infecção do trato respiratório superior ou após viagens de avião, podendo persistir por semanas ou meses após um episódio de otite média aguda.

ETIOLOGIA/FATORES DE RISCO Os fatores contribuintes incluem infecção do trato respiratório superior e vias aéreas superiores estreitas. Estudos de caso-controle identificaram fatores de risco, incluindo idade de seis anos ou menos, freqüência a creches, grande número de irmãos, baixo nível socioeconômico, infecções freqüentes do trato respiratório superior, uso de mamadeira e tabagismo no lar. Esses fatores podem estar associados com um risco duas vezes maior de desenvolver OME.

(continua)

Saúde da criança

Otite média com efusão em crianças

(continuação)

PROGNÓSTICO Dados de um estudo prospectivo em crianças com dois a quatro anos de idade mostraram que 50% dos casos de OME melhoravam dentro de três meses e 95%, dentro de um ano. Em 5% das crianças pré-escolares, a OME (identificada por rastreamento timpanométrico) persiste por, no mínimo, um ano. Um estudo de coorte em crianças de três anos de idade mostrou que 65% dos casos de OME melhoravam espontaneamente dentro de três meses. A maioria das crianças com seis anos de idade ou mais não terá mais problemas. A doença é autolimitada na maioria dos casos. Porém, um grande estudo de coorte (534 crianças) constatou que a doença do ouvido médio aumentava os relatos de dificuldades da audição aos cinco anos de idade (RC 1,44, IC 95% 1,18 a 1,76) e foi associada com atraso no desenvolvimento da linguagem em crianças de até 10 anos de idade. O prejuízo da audição é a complicação mais comum da OME. A maioria das crianças com OME tem déficits de audição flutuantes ou persistentes com graus leves ou moderados de perda da audição, com média de 27 decibéis. O tipo de prejuízo da audição é geralmente condutivo, mas pode ser neurossensorial ou ambos. O tipo neurossensorial costuma ser permanente. A perfuração da membrana timpânica, a timpanoesclerose, a otorréia e o colesteatoma ocorrem mais freqüentemente entre crianças com OME do que entre aquelas sem OME.

Saúde da criança

Parada cardiorrespiratória em crianças fora do hospital

Hilary Writer

PONTOS-CHAVE

- A parada cardiorrespiratória fora do hospital ocorre em aproximadamente 1/10.000 crianças por ano em países ricos, com dois terços das paradas ocorrendo em crianças com menos de 18 meses de idade.

  Aproximadamente 40% dos casos apresentam causas indeterminadas, incluindo síndrome da morte súbita do lactente. Do restante, 20% são causados por trauma, 10% por doença crônica e 6% por pneumonia.

- A sobrevida global para parada cardiorrespiratória fora do hospital em crianças é ruim.

  A sobrevida global para crianças que sofrem parada cardiorrespiratória fora do hospital, não causada por submersão na água, é de cerca de 5%.

  Das crianças que sobrevivem, entre metade e três quartos apresentarão seqüelas neurológicas moderadas a graves.

- Há evidência muito fraca sobre qualquer intervenção em parada cardiorrespiratória em crianças. Ensaios controlados com placebo não seriam considerados éticos, e poucos estudos observacionais foram realizados.

- O manejo imediato das vias aéreas, ventilação e compressões torácicas de alta qualidade com interrupção mínima são amplamente aceitos como intervenções-chave.

  A ventilação com máscara e ambu parece ser tão efetiva quanto a intubação. O método mais apropriado para a situação deve ser usado.

- O choque cardíaco com corrente direta é provavelmente benéfico em crianças com fibrilação ventricular ou taquicardia ventricular sem pulso.

  A fibrilação ventricular ou a taquicardia ventricular sem pulso são os ritmos de base em 10% das paradas cardiorrespiratórias em crianças e estão associadas com um prognóstico melhor do que a assistolia ou a atividade elétrica sem pulso.

  A desfibrilação dentro de 10 minutos da parada pode melhorar o desfecho.

- A adrenalina intravenosa é amplamente aceita como a medicação inicial de escolha em uma parada.

  A dose-padrão de adrenalina intravenosa é 0,01 mg/kg.

  Evidências fracas sugerem que a adrenalina em doses mais altas (0,1 mg/kg) não é mais efetiva na melhora da sobrevida.

  Os efeitos da indução de hipotermia na criança após uma parada não são conhecidos.

(i) Consulte www.clinicalevidence.bmj.com para texto integral e referências.

Quais são os efeitos dos tratamentos para parada cardiorrespiratória fora do hospital não-relacionada à submersão em crianças?

Provavelmente benéficos	- Adrenalina (epinefrina) intravenosa em dose-padrão*
- Choque cardíaco com corrente direta (para fibrilação ventricular ou taquicardia ventricular sem pulso)*
- Manejo das vias aéreas e ventilação (incluindo ventilação com máscara e ambu e intubação)*
- Ressuscitação cardiopulmonar no local*
Efetividade desconhecida	- Adrenalina intravenosa em dose alta (comparada com dose-padrão)
- Bicarbonato de sódio intravenoso

Saúde da criança
Parada cardiorrespiratória em crianças fora do hospital

- Hipotermia (induzida na criança após parada fora do hospital)
- Intubação *versus* ventilação com máscara e ambu (benefícios relativos incertos)
- Treinamento dos pais para realizar ressuscitação cardiopulmonar

Data da pesquisa: fevereiro de 2007

*Embora não tenhamos encontrado evidência direta para apoiar seu uso, o consenso difundido sustenta que, baseado em evidência indireta e na extrapolação de dados em adultos, essas intervenções devem ser aplicadas universalmente a crianças com parada cardíaca. Ensaios controlados com placebo não seriam considerados éticos.

DEFINIÇÃO Esta revisão trata de parada cardiorrespiratória fora do hospital, não-relacionada à submersão, em crianças. A definição pediátrica no estilo Utstein é a cessação de atividade mecânica cardíaca determinada pela impossibilidade de palpar um pulso central, não-responsividade e apnéia que ocorre fora de instalações médicas e que não tem como causa a submersão na água.

INCIDÊNCIA/PREVALÊNCIA Encontramos 15 estudos observacionais (5 prospectivos, 10 retrospectivos) relatando a incidência de parada cardiorrespiratória fora do hospital não-relacionada à submersão em crianças. Dois estudos relataram a incidência em adultos e crianças e 13 relataram a incidência apenas em crianças. A incidência na população geral variou de 1,3 a 5,7/100.000 pessoas por ano (média 2,9, IC 95% 0,22 a 5,58). A incidência em crianças variou de 6,3 a 18/100.000 crianças por ano (média 9,6, IC 95% 2,27 a 16,93). Dois estudos prospectivos (761 crianças no total) verificaram que 40 a 50% das paradas cardiorrespiratórias em crianças com menos de 12 meses ocorriam fora do hospital. Um estudo prospectivo identificou que as crianças em cerca de dois terços das paradas cardiorrespiratórias fora do hospital tinham menos de 18 meses.

ETIOLOGIA/FATORES DE RISCO Encontramos 30 estudos observacionais relatando as causas de paradas sem pulso não-relacionadas à submersão em um total de 2.109 crianças. As causas mais comuns foram indeterminadas (como na síndrome da morte súbita do lactente; 39%), trauma (21%), doença crônica (9%) e pneumonia (6%).

PROGNÓSTICO Não encontramos estudos observacionais que investigassem somente a parada não-relacionada à submersão. Encontramos uma revisão sistemática (data da pesquisa, 2004) de 41 séries de caso e estudos de coorte (9 prospectivos, 32 retrospectivos; total de 5.363 crianças), a qual relatou os desfechos para parada cardiopulmonar de qualquer causa fora do hospital, incluindo submersão em crianças de até 18 anos. Os estudos foram excluídos se a sobrevida, pelo menos a sobrevida até a alta hospitalar, não fosse relatada como desfecho. A taxa de sobrevida global (até a alta hospitalar) para crianças preenchendo a definição pediátrica no estilo Utstein para parada cardiorrespiratória fora do hospital não-relacionada à submersão foi de 5,5% (190/3.475 crianças). Das 190 crianças sobreviventes, 43/190 (23%) tinham incapacidade neurológica leve ou ausente, e 147/190 (77%) tinham incapacidade neurológica moderada a grave. Um estudo de coorte prospectivo subseqüente de 503 crianças, incluindo 42 crianças que sofreram eventos de submersão, relatou uma sobrevida de 2% até a alta hospitalar. Um estudo de coorte retrospectivo subseqüente de 84 crianças com parada cardíaca fora do hospital não-relacionada à submersão relatou uma taxa de sobrevida de 4,7% até a alta hospitalar, com 50% dos sobreviventes apresentando déficits neurológicos graves. Encontramos uma revisão sistemática (data da pesquisa, 1997) que relatou os desfechos após ressuscitação cardiopulmonar para paradas em crianças, tanto dentro quanto fora do hospital, de qualquer causa, incluindo submersão. Os estudos que não relatavam a sobrevida foram excluídos. A revisão encontrou evidência de estudos observacionais prospectivos e retrospectivos de que, em crianças, a parada de qualquer causa fora do hospital envolve um prognóstico pior do que a parada dentro do hospital (132/1.568 crianças [8%] sobreviveram até a alta hospitalar após parada fora do hospital vs. 129/544 crianças [24%] após parada no hospital). Cerca de metade dos sobreviventes foram envolvidos em estudos que relatavam o desfecho neurológico. Destes, a sobrevida com "bom desfecho neurológico" (isto é, normal ou déficit neurológico leve) era maior em crianças que sofreram parada no hospital em comparação com aquelas que a sofreram em outros locais (60/77 crianças sobreviventes [78%] em hospital vs. 28/68 [41%] em outros locais).

Saúde da criança

Refluxo gastresofágico em crianças

Yadlapalli Kumar e Rajini Sarvananthan

PONTOS-CHAVE

- O refluxo de conteúdo gástrico para o esôfago em crianças causa vômitos recorrentes (geralmente antes de seis semanas de idade), dor epigástrica e abdominal, dificuldades na alimentação, falha do desenvolvimento e irritabilidade.

    Pelo menos metade dos lactentes regurgita o alimento pelo menos uma vez por dia, mas isso só causa outros problemas em cerca de 20% dos lactentes, e a maioria dos casos se resolve espontaneamente por volta dos 12 a 18 meses de vida.

    Os fatores de risco incluem distúrbios do esfíncter esofágico inferior, hérnia de hiato, distensão gástrica, pressão intra-abdominal aumentada e problemas neurodesenvolvimentais.

- Dormir em decúbito lateral esquerdo ou em posição prona pode melhorar o pH esofágico em comparação com a posição supina ou sobre o lado direito, mas essas posições podem aumentar o risco de síndrome da morte súbita do lactente em comparação com a posição supina, e o seu efeito sobre desfechos clinicamente importantes não é conhecido.

    Não sabemos se dormir na posição prona elevada reduz os sintomas em comparação com a posição prona horizontal, nem se a perda de peso reduz os sintomas.

- Os alimentos espessados podem reduzir a intensidade e a freqüência da regurgitação a curto prazo.

- O alginato de sódio pode reduzir a freqüência da regurgitação em comparação com placebo, embora os estudos tenham gerado resultados conflitantes.

    O alto conteúdo de sódio do alginato de sódio pode torná-lo inadequado para uso em bebês pré-termo.

- A metoclopramida pode ser efetiva, mas os estudos geraram resultados conflitantes e ela pode causar efeitos adversos.

- Não sabemos se domperidona, antagonistas H_2, inibidores da bomba de prótons ou cirurgia reduzem os sintomas em bebês com refluxo gastresofágico, e eles podem causar efeitos adversos.

Consulte www.clinicalevidence.bmj.com para texto integral e referências.

Quais são os efeitos dos tratamentos para refluxo gastresofágico sintomático?

Provavelmente benéficos	- Alginato de sódio - Espessantes de alimentos em lactentes
Contrabalanço entre benefícios e danos	- Metoclopramida - Posicionamento para dormir em decúbito lateral esquerdo ou prona
Efetividade desconhecida	- Antagonistas H_2 - Cirurgia - Domperidona - Inibidores da bomba de prótons

- Perda de peso
- Posicionamento para dormir com cabeceira elevada

Data da pesquisa: julho de 2006

DEFINIÇÃO A doença do refluxo gastresofágico é a transferência passiva do conteúdo gástrico ao esôfago devido ao relaxamento transitório ou crônico do esfíncter esofágico inferior. Um inquérito de 69 crianças (idade mediana de 16 meses) com doença do refluxo gastresofágico encaminhadas a um centro de referência terciário constatou que os sintomas de apresentação eram vômitos recorrentes (72%), dor epigástrica e abdominal (36%), dificuldades na amamentação (29%), falha no desenvolvimento (28%) e irritabilidade (19%). Porém, os resultados podem não ser generalizáveis a crianças menores ou àquelas que se apresentam aos serviços de atenção primária, o que compõe a maioria dos casos. Mais de 90% das crianças com doença do refluxo gastresofágico apresentam vômitos antes de seis semanas de idade.

INCIDÊNCIA/PREVALÊNCIA A regurgitação gastresofágica é considerada um problema se for freqüente e persistente e se estiver associada com outros sintomas, como choro aumentado, desconforto com a regurgitação e arqueamento freqüente das costas. Um inquérito transversal com pais de 948 bebês que consultaram 19 clínicas pediátricas de atenção primária verificou que a regurgitação em pelo menos um episódio ao dia foi relatada em 51% dos lactentes de 0 a 3 meses. A regurgitação "problemática" ocorreu em um número significativamente menor de lactentes (14% com regurgitação problemática vs. 51% de regurgitação de pelo menos um episódio ao dia; P <0,001). O pico de regurgitação classificada como "problemática" foi relatado em 23% dos lactentes de seis meses de idade. Um estudo prospectivo de 2.879 lactentes seguidos desde logo após o nascimento (duas semanas ou menos) até a idade de seis meses por pediatras de atenção primária constatou que a regurgitação ocorreu em 23,1% dos lactentes durante o período do estudo.

ETIOLOGIA/FATORES DE RISCO Os fatores de risco para doença do refluxo gastresofágico incluem imaturidade do esfíncter esofágico inferior, relaxamento crônico do esfíncter, pressão abdominal aumentada, distensão gástrica, hérnia de hiato e dismotilidade esofágica. Os lactentes prematuros e as crianças com problemas neurodesenvolvimentais graves ou anomalias congênitas do esôfago estão particularmente em risco.

PROGNÓSTICO A regurgitação é considerada benigna, e a maioria dos casos melhora espontaneamente com 12 a 18 meses de idade. Em um inquérito transversal com 948 pais, a idade de pico para o relato de quatro ou mais episódios de regurgitação foi cinco meses (23%), que diminuiu para 7% aos sete meses (P <0,001). Um estudo de coorte constatou que aqueles lactentes com regurgitação freqüente nos dois primeiros anos de vida (pelo menos 90 dias nos dois primeiros anos) tinham mais probabilidade de apresentar sintomas de refluxo gastresofágico aos nove anos de idade do que aqueles sem regurgitação (RR 2,3, IC 95% 1,3 a 4,0). A prevalência de regurgitação "problemática" também diminuiu de 23% em lactentes de seis meses para 3,25% em lactentes de 10 a 12 meses. As raras complicações da doença do refluxo gastresofágico incluem esofagite com hematêmese e anemia, problemas respiratórios (como tosse, apnéia e sibilância recorrente) e falha no desenvolvimento. Um pequeno estudo comparativo (40 crianças) sugeriu que, quando comparados com crianças saudáveis, os bebês com doença do refluxo gastresofágico tinham desenvolvimento mais lento das habilidades de alimentação e apresentavam problemas que afetavam o comportamento, a deglutição, a ingesta de alimento e a interação mãe-bebê.

Sangramento nasal em crianças

Gerald McGarry

PONTOS-CHAVE

- Até 9% das crianças podem ter sangramento nasal recorrente, geralmente se originando do septo anterior, mas o problema cessa na maioria delas com o crescimento.

    Os sangramentos nasais podem estar associados com inflamação local e trauma, incluindo o hábito de colocar o dedo no nariz.

- O creme anti-séptico pode reduzir os sangramentos nasais em comparação com nenhum tratamento e pode ser tão efetivo quanto a cauterização com nitrato de prata.

    Os cremes anti-sépticos podem ter cheiro e gosto desagradáveis.

    A cauterização com nitrato de prata é geralmente dolorosa mesmo quando se usa anestesia local.

    A cauterização bilateral simultânea não é recomendada devido ao possível risco aumentado de perfuração do septo.

    Não sabemos se a vaselina acelera a resolução do sangramento recorrente em comparação com nenhum tratamento.

(i) **Consulte www.clinicalevidence.bmj.com para texto integral e referências.**

Quais são os efeitos dos tratamentos para epistaxe idiopática recorrente em crianças?

Provavelmente benéficos	• Creme anti-séptico
Efetividade desconhecida	• Cauterização • Vaselina

Data da pesquisa: janeiro de 2006

DEFINIÇÃO A epistaxe idiopática recorrente é o sangramento nasal recorrente, autolimitado, para o qual nenhuma causa específica é identificada. Não há consenso sobre a freqüência ou a gravidade das recorrências.

INCIDÊNCIA/PREVALÊNCIA Um estudo transversal de 1.218 crianças (de 11 a 14 anos) constatou que 9% tinham episódios freqüentes de epistaxe. É provável que somente os episódios mais graves sejam considerados para tratamento.

ETIOLOGIA/FATORES DE RISCO Em crianças, a maioria das epistaxes provém da parte anterior do septo, na região da área de Little. Os fatores desencadeantes incluem inflamação local, ressecamento mucoso e trauma local (incluindo colocar o dedo no nariz). A epistaxe causada por outros fatores específicos locais (p. ex., tumores) ou sistêmicos (p. ex., distúrbios da coagulação) não é considerada aqui.

PROGNÓSTICO A epistaxe recorrente é menos comum em pessoas com mais de 14 anos, e muitas crianças superam esse problema com o crescimento.

Saúde da criança

Sarampo, caxumba e rubéola em crianças: prevenção

David Elliman, Nitu Sengupta, Haitham El Bashir e Helen Bedford

PONTOS-CHAVE

- O sarampo, a caxumba e a rubéola são infecções virais que podem estar associadas com doença grave em pessoas não-imunes.

    O vírus do sarampo causa um número estimado de 30 milhões de infecções e 770.000 mortes por ano no mundo todo, com riscos aumentados de complicações neurológicas, respiratórias e hemorrágicas nos sobreviventes.

    A caxumba pode causar problemas neurológicos e perda auditiva, orquite com infertilidade e pancreatite.

    A infecção por rubéola costuma ser leve, mas pode provocar morte fetal ou anormalidades congênitas graves se contraída no início da gestação.

    A incidência de todas as três infecções tem diminuído significativamente em países com programas de imunização de rotina direcionados a essas doenças, mas as taxas de imunização diminuídas estão associadas com riscos aumentados de infecção.

- A vacina MMR é considerada efetiva na prevenção de sarampo, caxumba e rubéola, mas estudos controlados com placebo não têm sido feitos e atualmente não seriam considerados éticos.

    A vacina MMR pode causar febre, convulsões febris e anafilaxia, com meningite asséptica mais provavelmente com algumas cepas em comparação com outras.

    Não há evidência de uma associação entre vacina MMR e riscos de asma, síndrome de Guillain-Barré, autismo, diabetes, distúrbios da marcha, doenças desmielinizantes ou doença inflamatória intestinal.

- A vacinação contra sarampo com a vacina monovalente ou com a vacina MMR está associada com riscos reduzidos de sarampo, mortalidade relacionada com sarampo e pan-encefalite esclerosante subaguda.

    O uso de MMR, em vez das vacinas monovalentes contra sarampo, caxumba e rubéola, proporciona proteção mais cedo contra todas as três doenças, exige menos injeções em um período de tempo menor e diminui o número de indivíduos suscetíveis a essas infecções na comunidade.

    As taxas de soroconversão são semelhantes para a vacina MMR e para as vacinas monovalentes contra sarampo, caxumba e rubéola, mas o uso de vacinas monovalentes exige mais injeções e, portanto, pode levar mais tempo para atingir a proteção total.

    Tanto a vacina MMR quanto a infecção por sarampo adquirida naturalmente podem aumentar o risco de púrpura trombocitopênica idiopática.

(i) **Consulte www.clinicalevidence.bmj.com para texto integral e referências.**

Quais são os efeitos da vacinação contra sarampo?	
Benéficos	- Vacina monovalente contra sarampo ou vacina MMR combinada *versus* placebo ou nenhuma vacina
Efetividade desconhecida	- Efeitos comparativos da vacina MMR *versus* vacina monovalente contra sarampo

Quais são os efeitos da vacinação contra caxumba?	
Benéficos	- Vacina monovalente contra caxumba ou vacina MMR combinada *versus* placebo ou nenhuma vacina
Efetividade desconhecida	- Efeitos comparativos da vacina MMR *versus* vacina monovalente contra caxumba

Sarampo, caxumba e rubéola em crianças: prevenção

Quais são os efeitos da vacinação contra rubéola?	
Benéficos	• Vacina monovalente contra rubéola ou vacina MMR combinada *versus* placebo ou nenhuma vacina
Efetividade desconhecida	• Efeitos comparativos da vacina MMR *versus* vacina monovalente contra rubéola

Data da pesquisa: julho de 2006

DEFINIÇÃO Sarampo, caxumba e rubéola são doenças infecciosas. O **sarampo** é causado por um paramixovírus de ácido ribonucléico. A doença é caracterizada por um período de incubação de 6 a 19 dias (mediana de 13 dias); um pródromo de dois a quatro dias com sintomas respiratórios superiores; conjuntivite, manchas de Koplik nas membranas mucosas e febre alta; seguidos por um exantema maculopapular disseminado que persiste, com febre, por cinco a seis dias. A **caxumba** é causada por um vírus de ácido ribonucléico classificado como um rubulavírus na família Paramyxoviridae. A doença é caracterizada por um período de incubação de 15 a 24 dias (mediana de 19 dias), com um período prodrômico de sintomas não-específicos tipo influenza precedendo o desenvolvimento de parotidite. Esse inchaço, que é freqüentemente bilateral e acompanhado por dor abdominal e cefaléia, costuma resolver em 7 a 10 dias. Cerca de um terço das infecções por caxumba são subclínicas ou doenças leves não-específicas que não são reconhecidas como caxumba. A **rubéola** é causada por rubivírus, um togavírus com envelope de ácido ribonucléico na família Togaviridae. Não existem reservatórios animais e há apenas um sorotipo. O período de incubação é de 15 a 20 dias (mediana de 17 dias). Embora o vírus seja disseminado de sete dias antes a seis dias depois do surgimento da erupção, o período de infectividade com rubéola não é conhecido. A infecção é freqüentemente subclínica. Na infecção clínica, em geral não há sintomas prodrômicos. Uma linfadenopatia generalizada é seguida por uma erupção até sete dias mais tarde. Bebês com a síndrome da rubéola congênita (SRC) podem excretar o vírus por anos e, assim, ser uma fonte de infecção.

INCIDÊNCIA/PREVALÊNCIA A incidência de sarampo, caxumba e rubéola varia de acordo com a cobertura vacinal. **Sarampo**: No mundo todo, há cerca de 30 milhões de casos estimados de sarampo por ano, mas uma incidência de apenas 0 a 10/100.000 pessoas em países com programas de vacinação difundidos como Estados Unidos, Reino Unido, México, Índia, China, Brasil e Austrália. Nos Estados Unidos, antes do licenciamento de vacinas efetivas, mais de 90% das pessoas eram infectadas até os 15 anos de idade. Após o licenciamento, em 1963, a incidência caiu cerca de 98%. A incidência anual média na Finlândia foi 366/100.000 em 1970, mas declinou para quase zero no final da década de 1990. De modo semelhante, a incidência anual declinou para quase zero no Chile, no Caribe de língua inglesa e em Cuba durante a década de 1990, quando os programas de vacinação foram introduzidos. A **caxumba** afeta predominantemente crianças, com 32% dos casos relatados no mundo todo em crianças de 0 a 4 anos e 53% em crianças de 5 a 14 anos. Na era pré-vacina, aos 10 anos de idade, 87% da população na Inglaterra tinha evidência sorológica de infecção por caxumba. Após a introdução da vacina contra sarampo, caxumba e rubéola (MMR), tem havido uma diminuição tal na incidência da doença que, em alguns países, como na Finlândia, não há mais qualquer doença nativa. Aqueles casos que ainda ocorrem são geralmente em um grupo etário mais velho, que não é vacinado. Por exemplo, em 2005, mais de 56.000 casos de caxumba foram relatados na Inglaterra e no País de Gales (comparados com 16.000 casos em 2004). Em contraste com os dados de 1989, em que 12% dos casos ocorreram em pessoas com idade de 15 anos ou mais, em 2005, mais de 80% dos casos ocorreram neste grupo etário. **Rubéola**: Na era pré-vacina no Reino Unido, a rubéola era incomum antes da idade de cinco anos, com o pico de incidência sendo de 5 a 10 anos. Inquéritos sorológicos por todo o mundo constataram que, ao final da adolescência/início da vida adulta, 80% das mulheres tinham sido infectadas.

ETIOLOGIA/FATORES DE RISCO O sarampo é altamente contagioso, com a caxumba e a rubéola sendo menos contagiosas. Como em muitas outras doenças infecciosas, fatores de risco incluem a aglomeração e a baixa imunidade de grupo. O **sarampo** se dissemina por gotículas pelo ar. Os

(continua)

Saúde da criança
Sarampo, caxumba e rubéola em crianças: prevenção

(continuação)

bebês recém-nascidos têm um risco mais baixo de sarampo do que os lactentes mais velhos devido a anticorpos protetores maternos, embora, em surtos recentes nos Estados Unidos, a proteção de anticorpos maternos tenha sido menor do que o esperado. Os níveis de anticorpos são menores em bebês nascidos de mães imunizadas comparados com a prole de mães infectadas naturalmente. A **caxumba** se dissemina por gotículas respiratórias, saliva e possivelmente urina. O período de infectividade se estende de poucos dias antes de as glândulas salivares tornarem-se aumentadas a até cerca de cinco dias após. Como no sarampo, o risco de caxumba é menor nos primeiros 9 a 12 meses de idade devido à presença de anticorpos maternos, embora esse padrão possa mudar em uma população materna amplamente vacinada. A **rubéola** se dissemina por contato direto ou gotículas pelo ar.

PROGNÓSTICO Sarampo: A Organização Mundial de Saúde estimou que, em 2000, o sarampo causou 777.000 mortes e 27,5 milhões de anos de vida ajustados por incapacidade. **Sarampo em pessoas saudáveis:** Nos países desenvolvidos, a maioria dos dados de prognóstico provém da era pré-vacinação e de surtos subseqüentes em populações não-vacinadas. A taxa geral de complicações no Reino Unido era 6,7% antes da introdução da vacina contra sarampo. A encefalite afetava 1,2/1.000 pessoas doentes, e as complicações respiratórias, 38/1.000 pessoas doentes. Outras complicações antes da introdução da vacina incluíam convulsões, com ou sem febre, afetando cinco em cada 1.000 pessoas com sarampo. A púrpura trombocitopênica idiopática (PTI) foi relatada, mas a freqüência não é conhecida. A pan-encefalite esclerosante subaguda é uma doença degenerativa progressiva inevitavelmente fatal do sistema nervoso central, com um início médio de 7 a 10 dias após a infecção pelo sarampo. Ela é mais comum quando o sarampo ocorre em crianças com menos de um ano (18/100.000 em crianças <1 ano vs. 4/100.000 em geral), conforme identificado por um sistema de relatório passivo implementado na Inglaterra e no País de Gales para monitorar a incidência da pan-encefalite esclerosante subaguda. Entre 1989 e 1991, nos Estados Unidos, a ressurgência do sarampo entre crianças pequenas (<5 anos) que não haviam sido vacinadas levou a 55.622 casos, com mais de 11.000 hospitalizações e 166 mortes. As complicações do sarampo também incluem diarréia (9%) e pneumonia (6%). Durante a gestação, o sarampo resulta em risco maior de trabalho de parto prematuro, mas não em aumento comprovado nas anomalias congênitas.
Sarampo em pessoas desnutridas ou imunocomprometidas: Em pessoas desnutridas, particularmente aquelas com deficiência de vitamina A, a taxa de caso-fatalidade do sarampo pode ser de até 25%. As pessoas imunocomprometidas têm maior morbidade e mortalidade. As crianças com menos de cinco anos e os adultos com mais de 20 anos têm um risco maior de complicações graves e de morte. No período de 1974 a 1984, quatro centros do Reino Unido relataram que 15/51 (29%) das mortes em crianças na sua primeira remissão da leucemia resultaram do sarampo. Outro relato revisando casos dos mesmos quatro centros do Reino Unido entre 1973 e 1986 verificou que 5/17 (29%) dos casos de sarampo em crianças com neoplasia maligna provaram-se fatais. No mínimo 5/36 (14%) das mortes associadas com sarampo em 1991 nos Estados Unidos foram em pessoas infectadas pelo HIV. No mundo todo, o sarampo é uma causa importante de cegueira e causa 5% das mortes em crianças pequenas (<5 anos). **Caxumba**: Mortes seguindo-se à caxumba são incomuns, com cerca de cinco ao ano registradas na era pré-vacina na Inglaterra e no País de Gales, embora apenas a metade destas fosse julgada como diretamente causada pela caxumba. As mortes ocorreram principalmente em pessoas com mais de 40 anos. As complicações mais importantes da caxumba são aquelas relacionadas ao sistema nervoso central, às gônadas e ao pâncreas. Antes da introdução da vacina MMR no Reino Unido, a caxumba era uma das causas mais comuns de meningite asséptica, respondendo por cerca de 20% dos casos. O desfecho é geralmente benigno. A encefalite por caxumba é menos comum e o desfecho é mais grave. Uma série de casos (41 crianças) na Finlândia constatou que 2/40 (5%) das crianças tinham ataxia continuada e 7/42 (17%) tinham transtornos comportamentais em quatro meses a dois anos após a encefalite por caxumba. A perda auditiva neurossensorial, geralmente unilateral, ocorre após a infecção por caxumba, mas sua prevalência é desconhecida, embora pediatras em Israel que tinham observado casos de perda auditiva após uma epidemia de caxumba em 1984 sugerissem que ela podia ser tão comum quanto 1/3.400 (0,03%). Um grande estudo sobre caxumba com base populacional realizado nos Estados Unidos (1.310 casos de 1935 a 1974) encontrou orquite em 10% dos homens em geral, sendo muito mais comum em adultos. A orquite era bilateral em 17% dos homens. O estudo encontrou atrofia

(continua)

(continuação)

testicular em 47/132 (36%) dos homens, dos quais dois desenvolveram neoplasias testiculares. Um estudo menor sobre caxumba com base populacional em uma população virgem (561 esquimós na ilha de São Lourenço) constatou que 52/205 (25%) dos homens com caxumba tinham orquite, sendo que, destes, 26 casos eram unilaterais, 19 bilaterais e 7 desconhecidos. A maioria dos casos (73%) ocorreu em homens de 15 anos ou mais, dos quais 37% tinham doença bilateral. Em mulheres que tiveram caxumba, 15% tinham mastite, um terço das quais tinham 15 anos ou mais. Em um estudo baseado na comunidade nos Estados Unidos (342 casos), a complicação mais freqüente de caxumba foi a pancreatite, ocorrendo em 12/342 (4%) das pessoas, enquanto, em uma série de casos, 50/109 (46%) das pessoas hospitalizadas tinham sinais clínicos de pancreatite. Há um aumento na taxa de aborto espontâneo seguindo-se à infecção por caxumba no primeiro trimestre, mas nenhum aumento em anomalias congênitas ou prematuridade. **Rubéola**: As complicações da rubéola são raras em crianças. Em uma epidemia no Japão no ano de 1987, estimou-se que 8.250 crianças com menos de 15 anos tinham sofrido infecção por rubéola. Cinco crianças desenvolveram encefalite (uma com seqüelas adversas), três tiveram meningite, quatro tiveram PTI, quatro, púrpura vascular, duas, anemia hemolítica e oito, pneumonia. Dados observacionais retrospectivos sugerem que a PTI pode ocorrer a uma taxa de cerca de 1/3.000. A encefalopatia por rubéola ocorre, mas raramente, e uma série de casos sugeriu que as seqüelas a longo prazo eram menos freqüentes do que após encefalopatia por sarampo. Em crianças, a artralgia é infreqüente, porém, em adultos, especialmente em mulheres, ela é comum. Uma revisão de registros hospitalares (74 adultos com rubéola) em Londres constatou que a maioria tinha artralgia e 11/74 (15%) tinham artrite. A artrite pode ser recorrente, mas em geral é autolimitada. A conseqüência mais grave da infecção por rubéola é a síndrome da rubéola congênita (SRC) primeiramente descrita por Gregg em 1941. Quase qualquer sistema pode ser afetado pela SRC dependendo do estágio da gestação no qual a infecção ocorre. Em um estudo de coorte prospectivo com mais de 1.000 mulheres grávidas na Inglaterra e no País de Gales com infecção confirmada por rubéola, a freqüência de infecção congênita após a rubéola materna com uma erupção durante as primeiras 12 semanas de gestação foi mais do que 80%, declinando para 25% quando a infecção ocorria no final do segundo trimestre. Defeitos por rubéola ocorreram em todos os bebês infectados antes da 11ª semana, em 35% daqueles infectados entre 13 e 16 semanas, e em nenhum bebê infectado mais tarde na gestação. Quanto mais precocemente a infecção ocorria, mais graves os defeitos, por exemplo, crianças infectadas antes da 11ª semana tinham tanto doença cardíaca congênita quanto surdez, enquanto crianças com infecção mais tardia tinham apenas surdez.

Síndrome da morte súbita do lactente

David Creery e Angelo Mikrogianakis

PONTOS-CHAVE

- A síndrome da morte súbita do lactente (SMSL) é a morte súbita de um lactente com menos de um ano de idade que permanece inexplicada após revisão da história clínica, do exame da cena de morte e do *post-mortem*.

    A incidência varia entre os países, com 0,7 casos sendo relatados por 1.000 nascidos vivos na Inglaterra e no País de Gales em 1996 e 0,8 casos por 1.000 nos Estados Unidos.

    Em função das dificuldades óbvias de realizar ECRs para estudar os efeitos das intervenções na redução do risco de SMSL, relatamos somente evidência observacional nesta revisão.

- As campanhas que recomendam evitar a posição prona para dormir têm reduzido de modo significativo a incidência de SMSL.

    Estudos observacionais têm mostrado adicionalmente que a incidência da posição prona diminuiu dramaticamente após as campanhas nacionais de aconselhamento.

- A recomendação para evitar exposição à fumaça de tabaco parece reduzir a incidência de SMSL.

    As campanhas nacionais que aconselham as mães a evitar a exposição à fumaça de tabaco também parecem resultar em uma redução nas taxas maternas de tabagismo.

- Algumas campanhas incluíram o aconselhamento para evitar o superaquecimento, o agasalhamento excessivo, o compartilhamento da cama ou o aconselhamento para amamentar ao peito, embora não esteja claro se isso contribuiu para a redução observada na SMSL.

- Não encontramos nenhum estudo que avaliasse os efeitos do aconselhamento para evitar superfícies moles para dormir ou promover o uso de chupeta.

(i) Consulte www.clinicalevidence.bmj.com para texto integral e referências.

Quais são os efeitos das intervenções para reduzir o risco de síndrome da morte súbita do lactente?

Benéficos	• Aconselhamento para evitar o sono em posição prona*
Provavelmente benéficos	• Aconselhamento para evitar exposição à fumaça do tabaco*
Efetividade desconhecida	• Aconselhamento para amamentar ao peito*
	• Aconselhamento para evitar compartilhamento da cama*
	• Aconselhamento para evitar dormir em superfícies moles*
	• Aconselhamento para evitar superaquecimento ou agasalhamento excessivo*
	• Aconselhamento para promover o uso de chupeta*

Data da pesquisa: julho de 2005

*Evidência observacional apenas; ECRs provavelmente não serão conduzidos.

Síndrome da morte súbita do lactente

DEFINIÇÃO A síndrome da morte súbita do lactente (SMSL) é a morte súbita de um bebê com menos de um ano que permanece inexplicada após a revisão da história clínica, do exame da cena do óbito e do *post-mortem*.

INCIDÊNCIA/PREVALÊNCIA A incidência da SMSL tem variado ao longo do tempo e entre os países (incidência de SMSL por 1.000 nascidos vivos em 1996: Holanda, 0,3; Japão, 0,4; Canadá, 0,5; Inglaterra e País de Gales, 0,7; Estados Unidos, 0,8 e Austrália, 0,9).

ETIOLOGIA/FATORES DE RISCO Por definição, a causa da SMSL não é conhecida. Estudos observacionais encontraram uma associação entre SMSL e diversos fatores de risco, incluindo dormir em posição prona, exposição pré ou pós-natal à fumaça do tabaco, dormir em superfícies moles, hipertermia/agasalhamento excessivo, compartilhamento da cama (particularmente com mães que fumam), não-amamentação ao peito e falta do uso de chupeta. O risco de SMSL é maior em famílias que já tiveram uma morte súbita em lactente.

PROGNÓSTICO O prognóstico não é aplicável.

Transtorno de déficit de atenção/hiperatividade em crianças

Deborah Pritchard

PONTOS-CHAVE

- Os principais sintomas de TDAH são desatenção, hiperatividade e impulsividade, apesar de outras condições freqüentemente coexistirem com TDAH, incluindo transtorno desafiador de oposição e transtornos de conduta, de ansiedade e depressivos.

  Os sintomas devem estar presentes por, pelo menos, seis meses, observados em crianças antes da idade de sete anos, e prejuízo clinicamente importante no funcionamento social, acadêmico e ocupacional deve ser evidente em mais do que um desses cenários.

  As estimativas de prevalência entre escolares variam de 3 a 5%.

- O metilfenidato melhora os sintomas principais e o desempenho escolar em crianças com TDAH quando usado isoladamente e pode ser benéfico quando adicionado ao tratamento psicológico/comportamental.

  A dexanfetamina e a atomoxetina também podem reduzir os sintomas de TDAH, mas podem provocar efeitos adversos.

  Desconhecemos a efetividade de qualquer tratamento para TDAH a longo prazo.

- CUIDADO: a atomoxetina pode causar, raramente, lesão hepática grave.

- A clonidina pode melhorar os sintomas de TDAH em comparação com placebo, mas não temos certeza de que o seu uso resulte em uma diferença clinicamente importante, e ela pode causar bradicardia.

- Não sabemos quão efetivos são os tratamentos psicológicos/comportamentais comparados entre si ou com os tratamentos farmacológicos, visto que poucos estudos de alta qualidade foram realizados.

  A combinação de metilfenidato mais tratamento comportamental parece funcionar melhor do que o tratamento comportamental isoladamente na redução dos sintomas principais e na melhora do comportamento em crianças com TDAH.

(i) Consulte www.clinicalevidence.bmj.com para texto integral e referências.

Quais são os efeitos dos tratamentos para transtorno de déficit de atenção/hiperatividade em crianças?

Provavelmente benéficos	• Atomoxetina
	• Metilfenidato
	• Metilfenidato mais tratamento psicológico/comportamental
	• Sulfato de dexanfetamina
Efetividade desconhecida	• Clonidina
	• Tratamento psicológico/comportamental

Data da pesquisa: maio de 2005

DEFINIÇÃO O transtorno de déficit de atenção/hiperatividade (TDAH) é "um padrão persistente de desatenção e hiperatividade e impulsividade que é mais freqüente e grave do que é tipicamente observado em pessoas com um nível comparável de desenvolvimento" (APA, DSM-IV). A desatenção, a hiperatividade e a impulsividade são comumente conhecidas como os sintomas principais de TDAH. Os sintomas precisam estar presentes por, pelo menos, seis meses, observados antes da

(continua)

(continuação)

idade de sete anos e "prejuízo clinicamente importante no funcionamento social, acadêmico ou ocupacional" deve ser evidente em mais do que um dos cenários. Os sintomas não devem ser mais bem explicados por um outro transtorno, como transtorno de ansiedade, transtorno de humor, psicose ou transtorno autista. A classificação estatística internacional de doenças e problemas relacionados à saúde da Organização Mundial de Saúde (CID-10) usa o termo "transtorno hipercinético" para um diagnóstico mais restrito. Ela difere da classificação do DSM-IV pelo fato de que problemas de atenção, hiperatividade e impulsividade devem estar, todos os três, presentes, pelo fato de que critérios mais rigorosos de "difusão" entre as situações devem ser alcançados e pelo fato de que a presença de um outro transtorno é um critério de exclusão. A evidência apresentada nesta revisão se relaciona grandemente a crianças com cinco anos de idade ou mais. Há escassez de evidência de eficácia e segurança de tratamentos em crianças pré-escolares.

INCIDÊNCIA/PREVALÊNCIA A prevalência estimada de TDAH varia de acordo com o critério diagnóstico usado e com a população amostrada. As estimativas de prevalência do DSM-IV entre crianças escolares nos Estados Unidos são 3 a 5%, mas outras estimativas variam de 1,7 a 16%. Não existe nenhum teste objetivo para confirmar o diagnóstico de TDAH, que permanece um diagnóstico clínico. Outras condições freqüentemente coexistem com TDAH. O transtorno desafiador de oposição está presente em 35% (IC 95% 27% a 44%) das crianças com TDAH, o transtorno de conduta em 26% (IC 95% 13% a 41%), o transtorno de ansiedade em 26% (IC 95% 18% a 35%) e o transtorno depressivo em 18% (IC 95% 11% a 27%).

ETIOLOGIA/FATORES DE RISCO As causas subjacentes de TDAH não são conhecidas. Há evidência limitada de que ele tenha um componente genético. Fatores de risco também incluem fatores psicossociais. Há risco aumentado em meninos em comparação com meninas, com razões variando de 3:1 a 4:1.

PROGNÓSTICO Mais de 70% das crianças hiperativas podem continuar a preencher os critérios para TDAH na adolescência, e até 65% dos adolescentes podem continuar a preencher os critérios para TDAH na idade adulta. Mudanças nos critérios diagnósticos causam dificuldade com a interpretação dos poucos estudos de desfecho que existem. Uma coorte de meninos seguidos por uma média de 16 anos encontrou um aumento de nove vezes no transtorno de personalidade anti-social e um aumento de quatro vezes no transtorno de abuso de substâncias.

Saúde da criança
Transtornos do sono em crianças

Paul Montgomery e Danielle Dunne

PONTOS-CHAVE

- Os transtornos do sono podem afetar 20 a 30% das crianças pequenas e incluem sonolência diurna excessiva, problemas para iniciar o sono (dissonias) ou fenômenos indesejáveis durante o sono (parassonias), como terrores noturnos e sonambulismo.

  As crianças com incapacidades físicas ou de aprendizagem estão em risco aumentado de transtornos do sono. Outros fatores de risco incluem ser primogênito, ter dificuldades de temperamento ou ter tido cólica e responsividade materna aumentada.

- Há uma escassez de evidência sobre tratamentos efetivos para os transtornos do sono em crianças, especialmente parassonias, mas as intervenções comportamentais podem ser a melhor abordagem de primeira linha.

- As intervenções de extinção e extinção graduada melhoram o sono e reduzem os despertares noturnos em comparação com placebo em crianças saudáveis e em crianças com dificuldades de aprendizagem.

  A extinção graduada pode ser menos estressante para os pais e, portanto, ter uma adesão melhor.

  As intervenções para higiene do sono podem reduzir as birras na hora de dormir em crianças saudáveis em comparação com placebo, com efetividade semelhante à da extinção graduada.

  A higiene do sono mais extinção graduada pode reduzir as birras na hora de dormir em crianças com incapacidades físicas ou de aprendizagem.

  Não sabemos se a combinação de terapia comportamental com benzodiazepínicos ou com cloral melhora o sono ou as parassonias.

- A melatonina pode melhorar o início do sono e o tempo de sono em comparação com placebo em crianças saudáveis, mas não sabemos se ela é benéfica em crianças com incapacidades, se ela melhora as parassonias nem quais podem ser os seus efeitos a longo prazo.

  Não sabemos se anti-histamínicos, exercícios, fototerapia ou restrição do sono melhoram as dissonias ou as parassonias em crianças.

  Não sabemos se intervenções de segurança ou proteção, despertar programado, extinção ou higiene do sono são efetivos em crianças com parassonias.

(i) Consulte www.clinicalevidence.bmj.com para texto integral e referências.

Quais são os efeitos dos tratamentos para dissonias em crianças?	
Provavelmente benéficos	• Extinção e extinção graduada para dissonia tanto em crianças saudáveis como naquelas com dificuldades de aprendizagem • Higiene do sono para dissonia em crianças saudáveis sob outros aspectos
Contrabalanço entre benefícios e danos	• Melatonina para dissonia em crianças saudáveis sob outros aspectos
Efetividade desconhecida	• Anti-histamínicos para dissonia • Exercícios para dissonia • Fototerapia para dissonia

Saúde da criança

Transtornos do sono em crianças

- Higiene do sono para dissonia em crianças com dificuldades físicas ou de aprendizagem
- Melatonina para dissonia em crianças com dificuldades físicas ou de aprendizagem
- Restrição do sono para dissonia
- Terapia comportamental mais benzodiazepínicos, ou mais cloral e derivados, para dissonia

Quais são os efeitos dos tratamentos para parassonias em crianças?	
Efetividade desconhecida	• Abordagens de extinção e extinção graduada para parassonia • Anti-histamínicos para parassonia • Despertar programado para parassonia • Exercícios para parassonia • Fototerapia para parassonia • Higiene do sono para parassonia • Intervenções para segurança e proteção para parassonia • Melatonina para parassonia • Restrição do sono para parassonia • Terapia comportamental mais benzodiazepínicos, ou mais cloral e derivados, para parassonia

Data da pesquisa: setembro de 2006

DEFINIÇÃO A International Classification of Sleep Disorders-2 (ICSD-2) define mais de 80 transtornos do sono, muitos dos quais aplicáveis a crianças – embora muitas vezes de diferentes formas – assim como a adultos. Os problemas do sono podem ser divididos em duas áreas amplas: sono demais (dissonias) ou sono de menos (parassonias). As **dissonias** são transtornos que produzem ou sonolência diurna excessiva, ou dificuldade para iniciar ou manter o sono. Elas podem ser intrínsecas, extrínsecas ou transtornos do ritmo circadiano do sono. As dissonias incluem: insônia primária, hipersonia primária, narcolepsia, transtornos do sono relacionados à respiração e transtorno do ritmo circadiano do sono. As **parassonias** são fenômenos indesejáveis que ocorrem predominantemente durante o sono. Elas são causadas por ativação de sistemas fisiológicos em momentos inapropriados. As parassonias incluem transtorno de pesadelo, transtorno de terror noturno e sonambulismo. **Crianças com incapacidades físicas ou de aprendizagem:** Os problemas do sono tendem a ser maiores em prevalência e gravidade nesta população. Por exemplo, a dor está relacionada com transtorno do sono, e a atenção dispensada para ajudar a criança a dormir melhor provavelmente acelera a sua recuperação. Há relatos na literatura de transtorno do sono relacionado a uma ampla gama de problemas físicos. Na maioria dos casos, a pesquisa é limitada e os mecanismos não estão esclarecidos. As crianças com déficit visual estão predispostas a problemas do ritmo circadiano: sua percepção de luz é ruim, e a indicação primária para o início do sono é perdida. Muitas medicações reconhecidamente causam problemas do sono – tais como sonolência intensa com muitas drogas antiepilépticas. As incapacidades de aprendizagem variam consideravelmente na gama de condições incluídas sob este termo geral. Entretanto, algumas condições como as síndro-

(continua)

(continuação)

mes de Smith-Magenis, Prader-Willi e Williams apresentam transtornos do sono como características principais. Outras, como a síndrome de Down e as mucopolissacaridoses, estão associadas com problemas de respiração relacionados ao sono. O tratamento para esses grupos de crianças precisa ser adequado aos seus problemas específicos e pode ser problemático devido a razões anatômicas e neurológicas. Contudo, em grande parte, esses problemas do sono devem ser considerados tratáveis, devendo, para tanto, ser rigorosamente investigados.

INCIDÊNCIA/PREVALÊNCIA Os problemas do sono, principalmente os problemas para adormecer e os despertares noturnos freqüentes, são vivenciados por cerca de 20 a 30% das crianças entre um e cinco anos de idade, mas diferenças culturais parecem desempenhar algum papel. Esses transtornos do sono freqüentemente persistem na infância tardia: constatou-se que 40 a 80% das crianças que apresentam problemas de sono com 15 a 48 meses têm transtornos do sono que persistem dois a três anos depois. Em crianças de um a três anos, problemas para adormecer e despertares noturnos são predominantes, com taxas ao redor de 20 a 25%. Um segundo pico de problemas de sono acontece na adolescência, quando ocorrem problemas com o ritmo do sono que incluem síndrome da fase atrasada do sono. Tais crianças apresentam dificuldade para sair do sono e, portanto, levantar pela manhã para ir à escola. Os problemas de respiração relacionados ao sono ocorrem em taxas de aproximadamente 2% em todas as idades. Acredita-se que a prevalência da narcolepsia seja de 4 a 6/10.000 em adultos nos Estados Unidos, com o início dos sintomas tendendo a ocorrer na segunda década. **Crianças com incapacidades físicas ou de aprendizagem:** A prevalência de transtornos do sono tende a ser ainda maior em crianças com incapacidades físicas ou de aprendizagem: por volta de 86% das crianças com até seis anos, 81% das crianças com 6 a 11 anos e 77% das crianças com 12 a 16 anos com incapacidades físicas ou de aprendizagem apresentam problemas de sono graves. Não encontramos dados específicos para dissonias e parassonias.

ETIOLOGIA/FATORES DE RISCO A evidência da etiologia dos transtornos do sono em crianças é geralmente limitada; todavia, a proporção do movimento rápido dos olhos (*rapid eye movement* [REM] – sono ativo) é maior em crianças do que em adultos. O REM está freqüentemente associado com despertares, e os lactentes com um transtorno do sono muitas vezes precisam de assistência para retomar o sono após tais despertares. Os fatores relacionados aos transtornos do sono são ter tido cólica, ser primogênito e ter temperamento difícil (p. ex., baixo limiar de sensibilidade, humor negativo, adaptabilidade reduzida). Outros fatores foram sugeridos, como nascer prematuramente ou ter baixo peso ao nascer; contudo, a evidência para tais associações é contraditória. Esses fatores podem influenciar o início de um transtorno do sono, mas os fatores que influenciam a manutenção de um problema de sono provavelmente são diferentes. A responsividade materna aumentada está associada com a manutenção dos transtornos do sono nas crianças.

PROGNÓSTICO As crianças com sonolência diurna excessiva ou despertares noturnos, sem tratamento, têm probabilidade de apresentar um déficit no funcionamento diário, e seus pais provavelmente têm estresse aumentado. Além desses efeitos, as crianças com parassonias correm sério risco de lesões acidentais. Entre 40 e 80% das crianças com 15 a 48 meses com problemas de sono apresentam problemas de sono persistentes dois a três anos depois. **Crianças com incapacidades físicas ou de aprendizagem:** As crianças com incapacidades de aprendizagem e transtornos do sono têm maior probabilidade de apresentar mais comportamento desafiador do que aquelas sem transtornos do sono. Isso naturalmente afeta a qualidade de vida dos pais, muitas vezes resultando em estresse materno, mães mostrando menos afeto por seus filhos e conflitos conjugais. Nas crianças com epilepsia, os transtornos do sono podem exacerbar a sua condição: uma privação persistente de sono tem sido associada com uma freqüência aumentada de convulsões.

Saúde da mulher

Câncer cervical

Sudha Sundar, Amanda Horne e Sean Kehoe

PONTOS-CHAVE

- O câncer cervical é o segundo câncer mais comum nas mulheres em todo o mundo.
  No Reino Unido, a incidência caiu após a introdução do programa de rastreamento cervical, para o nível atual de aproximadamente 3.200 casos e 1.000 mortes por ano.
  A sobrevida varia de quase 100% de sobrevida livre de doença em cinco anos para doença tratada em estágio Ia para 5 a 15% na doença em estágio IV. A sobrevida também é influenciada pelo tamanho do tumor, pela idade e por condições co-mórbidas.
  O desenvolvimento de câncer cervical está fortemente associado com a infecção pelo papilomavírus humano, adquirido principalmente por relação sexual.
  O pico de prevalência da infecção é de 20 a 30% em mulheres com idade entre 20 e 30 anos, mas em 80% dos casos a infecção cura dentro de 12 a 18 meses.
  Outros fatores de risco para câncer cervical incluem início precoce da atividade sexual, múltiplos parceiros sexuais, uso a longo prazo de contraceptivos orais, tabagismo, estado socioeconômico baixo, terapia imunossupressora e deficiência de micronutrientes.

- A conização com margens de excisão adequadas é considerada efetiva para o carcinoma microinvasivo e pode preservar a fertilidade.
  A conização é geralmente realizada para a doença em estágio Ia1, mas a evidência para o seu benefício procede apenas de estudos observacionais.

- A traquelectomia radical mais linfadenectomia pode levar a taxas de sobrevida a longo prazo semelhantes às da histerectomia radical, porém com preservação da fertilidade.
  A traquelectomia radical mais linfadenectomia pode resultar em uma sobrevida livre de doença em mulheres com câncer cervical em estágio inicial semelhante à da histerectomia radical, porém tem mais complicações intra-operatórias e até 8% de recorrência do carcinoma.

- A radioterapia pode ser tão efetiva quanto a cirurgia na doença em estágio inicial.
  As sobrevidas global e livre de doença são semelhantes após radioterapia ou histerectomia radical mais linfadenectomia, mas a radioterapia tem menor probabilidade de causar efeitos adversos graves.

- A quimiorradioterapia melhora a sobrevida em comparação com a radioterapia em mulheres com câncer cervical volumoso em estágio inicial.
  A quimiorradioterapia combinada melhora a sobrevida global e a sobrevida livre de progressão quando usada antes ou depois da histerectomia, mas está associada com mais toxicidade hematológica e gastrintestinal em comparação com a radioterapia isoladamente.

- Os benefícios da quimioterapia neo-adjuvante mais cirurgia em comparação com a radioterapia isoladamente não são conhecidos.

Consulte www.clinicalevidence.bmj.com para texto integral e referências.

Quais são os efeitos das intervenções para tratar o câncer cervical em estágio inicial?	
Provavelmente benéficos	● Conização da cérvice para carcinoma microinvasivo (estágio Ia1)* ● Radioterapia ou cirurgia*
Efetividade desconhecida	● Traquelectomia radical mais linfadenectomia (fertilidade preservada em comparação com histerectomia)

Saúde da mulher

Câncer cervical

Quais são os efeitos das intervenções para tratar o câncer cervical volumoso em estágio inicial?

Benéficos	• Quimiorradioterapia (sobrevida aumentada em comparação com radioterapia isoladamente)
Efetividade desconhecida	• Quimioterapia neo-adjuvante

Data da pesquisa: junho de 2005

*Baseado em consenso.

DEFINIÇÃO O câncer cervical é uma neoplasia maligna que se origina da cérvice uterina. Cerca de 80% dos cânceres cervicais são do tipo escamoso; o restante é de adenocarcinomas, carcinomas adenoescamosos e outros tipos raros. O estagiamento do câncer cervical se baseia na avaliação clínica (classificação FIGO). O manejo é determinado pelo volume e pelo estágio do tumor. **População**: Esta revisão aborda os tratamentos para câncer em estágio inicial (definido pela FIGO em estágios Ia1, Ia2, Ib1 e tumores IIa pequenos) e doença volumosa em estágio inicial (definida pela FIGO em estágios Ib2 e tumores IIa maiores).

INCIDÊNCIA/PREVALÊNCIA O câncer cervical é o segundo câncer mais comum em mulheres, com cerca de 450.000 novos casos diagnosticados no mundo todo a cada ano. A maioria (80%) dos casos ocorre em países menos desenvolvidos sem um programa de rastreamento efetivo. A incidência do câncer cervical no Reino Unido e na Europa foi reduzida significativamente desde a introdução de um programa de rastreamento para detecção de neoplasia intra-epitelial cervical pré-cancerosa. A incidência do câncer cervical diminuiu 42% entre 1988 e 1997 (Inglaterra e País de Gales). Há relatos de que essa queda esteja relacionada ao programa de rastreamento de câncer cervical. Na Inglaterra e no País de Gales, o câncer cervical tem uma incidência anual de 3.200 mulheres e causa cerca de 1.000 mortes a cada ano.

ETIOLOGIA/FATORES DE RISCO Os fatores de risco para câncer cervical incluem relação sexual em uma idade precoce, múltiplos parceiros sexuais, tabagismo, uso de contraceptivo oral a longo prazo, estado socioeconômico baixo, terapia imunossupressora e deficiência de micronutrientes. A infecção persistente por cepas oncogênicas de alto risco do papilomavírus humano está fortemente associada com o desenvolvimento de câncer cervical. O vírus é adquirido principalmente por relação sexual e tem um pico de prevalência de 20 a 30% em mulheres de 20 a 30 anos, embora em 80% dos casos a infecção seja transitória e cure dentro de 12 a 18 meses.

PROGNÓSTICO Em geral, a sobrevida livre de doença em cinco anos é de 50 a 70% para os estágios Ib2 e IIb, 30 a 50% para o estágio III e 5 a 15% para o estágio IV. Em mulheres que recebem tratamento, a sobrevida no estágio Ia se aproxima de 100%, caindo para 70 a 85% para o estágio Ib1 e tumores IIa menores. A sobrevida em mulheres com tumores localmente mais avançados é influenciada pelo volume tumoral, pela idade da mulher e por condições médicas coexistentes. Sem tratamento, a mortalidade na doença localmente avançada é alta.

Câncer de mama metastático

Justin Stebbing, Sarah Slater e Maurice Slevin

PONTOS-CHAVE

- A sobrevida mediana para o câncer de mama metastático sem tratamento é de 12 meses, mas as pessoas jovens podem sobreviver por até 20 anos com a doença, enquanto em outros cânceres metastáticos isso seria considerado muito incomum.

- Os antiestrogênicos (tamoxifeno) resultam em respostas tumorais em cerca de um terço das mulheres com câncer de mama metastático com receptor de estrogênio positivo quando usados como tratamento de primeira linha, mas a maioria das mulheres acaba desenvolvendo doença resistente.
  Os progestágenos e a ablação ovariana podem ser tão efetivos quanto o tamoxifeno, enquanto a adição de tamoxifeno aos análogos da gonadorelina aumenta a sobrevida e as taxas de resposta.
  Os inibidores seletivos da aromatase podem ser tão efetivos quanto o tamoxifeno e mais efetivos do que os progestágenos em retardar a progressão da doença como tratamento de primeira ou segunda linha em mulheres pós-menopáusicas, com sobrevida global semelhante. O benefício pode ser maior em mulheres com receptor de estrogênio positivo.

- O tratamento hormonal usando tamoxifeno ou progestágenos pode ser preferível à quimioterapia como tratamento de primeira linha em mulheres com doença com receptor de estrogênio positivo.

- A quimioterapia de primeira linha está associada com uma resposta tumoral objetiva em 40 a 60% das mulheres, com duração mediana de 6 a 12 meses. A remissão completa pode ocorrer em algumas mulheres, enquanto outras mostram pouca ou nenhuma resposta.
  A quimioterapia combinada clássica não-taxano, especialmente aquelas contendo antraciclinas, pode ser mais efetiva do que os regimes modificados e tão efetiva quanto os tratamentos hormonais no aumento da sobrevida.
  A duração ideal da quimioterapia não é conhecida. Aumentar a dose pode aumentar os efeitos adversos graves sem aumentar a sobrevida.
  A quimioterapia baseada em taxanos pode aumentar a resposta tumoral e a sobrevida em comparação com alguns regimes não-taxano como tratamento de segunda linha. Não há demonstração de nenhum benefício claro como tratamento de primeira linha.

- A adição de trastuzumabe à quimioterapia-padrão aumenta as taxas de resposta e a sobrevida global em mulheres com superexpressão de HER2/neu, mas os riscos de disfunção cardíaca estão aumentados em mulheres que também recebem antraciclinas.

- Os bifosfonados reduzem as complicações esqueléticas causadas pelas metástases ósseas, enquanto a radioterapia pode reduzir a dor e as complicações das metástases ósseas, da compressão de nervo craniano ou medula espinal e das metástases cerebrais ou coroidais.

(i) Consulte www.clinicalevidence.bmj.com para texto integral e referências.

Quais são os efeitos do tratamento hormonal de primeira linha?	
Benéficos	• Inibidores seletivos da aromatase em mulheres na pós-menopausa (pelo menos tão efetivos quanto tamoxifeno em retardar a progressão da doença)
	• Tamoxifeno em mulheres com receptor de estrogênio positivo

Saúde da mulher

Câncer de mama metastático

	• Tratamento hormonal com antiestrogênicos (tamoxifeno) ou progestágenos (sem diferença significativa na sobrevida em comparação com quimioterapia combinada com não-taxanos, de modo que pode ser preferível em mulheres com doença com receptores de estrogênio positivos)
Provavelmente benéficos	• Análogos combinados da gonadorelina mais tamoxifen em mulheres na pré-menopausa
Contrabalanço entre benefícios e danos	• Ablação ovariana em mulheres na pré-menopausa (sem diferença significativa nas taxas de resposta ou na sobrevida em comparação com tamoxifeno, mas associada com efeitos adversos substanciais) • Progestágenos (benéficos em mulheres com metástases ósseas ou anorexia em comparação com tamoxifeno; doses mais altas estão associadas com efeitos adversos)

Quais são os efeitos do tratamento hormonal de segunda linha em mulheres que não responderam ao tamoxifeno?

Benéficos	• Inibidores seletivos da aromatase em mulheres na pós-menopausa (prolongam a sobrevida em comparação com progestágenos, sem diferença significativa no tempo para a progressão em comparação com antiestrogênicos)
Provavelmente inefetivos ou que causam danos	• Progestágenos (menos efetivos do que inibidores seletivos da aromatase e com mais efeitos adversos)

Quais são os efeitos da quimioterapia de primeira linha?

Benéficos	• Regimes de quimioterapia combinada não-taxanos baseados em antraciclina (CAF) contendo doxorrubicina (retardam a progressão e aumentam as taxas de resposta e a sobrevida em comparação com regimes baseados em não-antracicilina); Quimioterapia combinada clássica não-taxano (CMF) (aumenta as taxas de resposta e sobrevida em comparação com CMF modificada)
Contrabalanço entre benefícios e danos	• Quimioterapia combinada baseada em taxano (pode aumentar as taxas de resposta em comparação com quimioterapia combinada não-taxano, mas com aumento nos efeitos adversos)
Provavelmente inefetivos ou que causam danos	• Quimioterapia em altas doses (sem diferença significativa na sobrevida global em comparação com quimioterapia-padrão e com efeitos adversos aumentados)

Quais são os efeitos da quimioterapia de primeira linha em combinação com um anticorpo monoclonal?

Benéficos	• Quimioterapia mais anticorpo monoclonal (trastuzumabe) em mulheres com superexpressão do oncogene HER2/neu

Saúde da mulher

Câncer de mama metastático

Quais são os efeitos da quimioterapia de segunda linha?

Provavelmente benéficos	• Quimioterapia combinada baseada em taxano (aumenta as taxas de resposta em mulheres com doença resistente à antraciclina em comparação com quimioterapia combinada não-taxano)
Efetividade desconhecida	• Alcalóides semi-sintéticos da vinca para doença resistente à antraciclina • Capecitabina para doença resistente à antraciclina

Quais são os efeitos dos tratamentos para metástases ósseas?

Benéficos	• Radioterapia mais analgesia apropriada*
Provavelmente benéficos	• Bifosfonados

Quais são os efeitos dos tratamentos para metástases na medula espinal?

Benéficos	• Radioterapia* • Radioterapia mais corticosteróides em altas doses em mulheres com compressão de medula espinal

Quais são os efeitos dos tratamentos para metástases cerebrais?

Provavelmente benéficos	• Radioterapia*
Efetividade desconhecida	• Quimioterapia intratecal • Ressecção cirúrgica • Sensibilizantes de radiação

Quais são os efeitos dos tratamentos para metástases coroidais?

Provavelmente benéficos	• Radioterapia*

Data da pesquisa: junho de 2006

*Não baseados em evidência de ECR.

DEFINIÇÃO O câncer de mama metastático ou avançado é a presença de doença em locais distantes, como osso, fígado ou pulmão. Os sintomas podem incluir dor causada por metástases ósseas, falta de ar por disseminação aos pulmões e náuseas ou desconforto abdominal por envolvimento hepático.

INCIDÊNCIA/PREVALÊNCIA O câncer de mama é o segundo câncer mais freqüente no mundo e é de longe a doença maligna mais comum em mulheres (22% de todos os casos novos de câncer). Mundialmente, a razão entre mortalidade e incidência fica ao redor de 36%. Ele está no quinto

(continua)

Câncer de mama metastático

(continuação)

lugar como causa de morte por câncer em geral (embora seja a principal causa de mortalidade por câncer em mulheres – as 370.000 mortes anuais representam 13,9% das mortes por câncer em mulheres). Nos Estados Unidos, o câncer de mama metastático causa 46.000 mortes anualmente e, no Reino Unido, 15.000 mortes a cada ano. É o câncer mais prevalente no mundo atualmente, e há cerca de 3,9 milhões de mulheres vivas que tiveram câncer de mama diagnosticado nos últimos cinco anos (em comparação, por exemplo, com o câncer de pulmão, com 1,4 milhões de pessoas vivas). A prevalência verdadeira da doença metastática é alta, pois algumas mulheres vivem com a doença por muitos anos. Desde 1990, houve um aumento geral nas taxas de incidência de aproximadamente 1,5% por ano.

ETIOLOGIA/FATORES DE RISCO O risco de doença metastática relaciona-se a fatores prognósticos conhecidos no tumor primário original. Esses fatores incluem doença negativa para receptores de estrogênio, tumores primários com 3 cm ou mais de diâmetro e envolvimento dos linfonodos axilares – em uma grande revisão sistemática, a recidiva ocorreu dentro de 10 anos da quimioterapia adjuvante para o câncer de mama precoce em 60 a 70% das mulheres com linfonodos positivos e em 25 a 30% daquelas com linfonodos negativos.

PROGNÓSTICO O câncer de mama metastático não é tratável pela cirurgia primária, sendo atualmente considerado incurável. O prognóstico depende da idade, da extensão da doença e do estado dos receptores de estrogênio. Também há evidências de que a superexpressão do produto do oncogene HER2/neu, que ocorre em cerca de um terço das mulheres com câncer de mama metastático, esteja associada com um prognóstico pior. Um intervalo curto livre de doença (p. ex., menos do que um ano) entre a cirurgia para câncer de mama precoce e o desenvolvimento de metástases sugere que a doença recorrente provavelmente é resistente ao tratamento adjuvante. Em mulheres que não recebem nenhum tratamento para doença metastática, a sobrevida mediana após o diagnóstico das metástases é de 12 meses. Porém, pessoas jovens com um bom estado de desempenho podem sobreviver por 15 a 20 anos (enquanto em outros cânceres metastáticos, isso seria considerado muito incomum). A escolha do tratamento de primeira linha (hormonal ou quimioterapia) baseia-se em uma variedade de fatores clínicos. Em muitos países, como Estados Unidos, Canadá e alguns países da Europa, há evidências de uma redução nas taxas de morte nos últimos anos. Isso provavelmente reflete a melhoria no tratamento (e, assim, a melhoria da sobrevida), bem como a realização de diagnóstico mais precoce.

Saúde da mulher

Câncer de mama não-metastático

Alan Rodger, Justin Stebbing e Alastair M. Thompson

PONTOS-CHAVE

- O câncer de mama afeta pelo menos uma em 10 mulheres no Reino Unido, mas a maioria se apresenta com doença primária operável que tem, em geral, uma taxa de sobrevida em cinco anos de 80%.
- Em mulheres com carcinoma ductal *in situ*, a radioterapia reduz recorrências locais e carcinomas invasivos após cirurgia conservadora da mama, mas pode não melhorar a sobrevida.

   A adição de tamoxifeno à radioterapia após a cirurgia pode reduzir ainda mais as recorrências em mulheres com tumores com receptor de estrogênio positivo.

- Em mulheres com câncer de mama primário operável, a sobrevida pode ser aumentada por excisão cirúrgica completa, tamoxifeno, quimioterapia, radioterapia, ablação ovariana ou trastuzumabe (em mulheres com superexpressão do oncogene HER2/neu).

   A excisão incompleta pode aumentar o risco de recorrência local, mas a mastectomia menos extensa que realiza a exérese de toda a doença local é tão efetiva quanto a mastectomia radical no aumento da sobrevida, com melhores resultados cosméticos.

   O esvaziamento axilar (remoção de todos os linfonodos axilares) alcança o controle da doença local, mas não tem mostrado aumentar a sobrevida e pode causar linfedema do braço.

   A biópsia do linfonodo sentinela ou a amostragem de quatro linfonodos pode estagiar adequadamente a axila com menos morbidade em relação ao esvaziamento axilar.

   O tamoxifeno adjuvante reduz o risco de recorrência e morte em mulheres com tumores estrogênio-positivos, mas os efeitos adversos começam a superar os benefícios após cinco anos de tratamento.

   A quimioterapia primária pode facilitar o sucesso da cirurgia conservadora da mama em vez da mastectomia. A quimioterapia combinada adjuvante melhora a sobrevida em comparação com nenhuma quimioterapia, com o maior benefício provável com regimes baseados em antraciclina em doses-padrão por quatro a seis meses.

   A radioterapia diminui a recorrência e a mortalidade após cirurgia conservadora da mama ou mastectomia em mulheres com linfonodos positivos ou com alto risco de recorrência, mas pode aumentar a mortalidade em mulheres com linfonodos negativos.

   O uso adjuvante de inibidores da aromatase melhora a sobrevida livre de doença em comparação com o tamoxifeno, mas sua efetividade na sobrevida global não está clara.

- Em mulheres com câncer de mama localmente avançado, a radioterapia pode ser tão efetiva quanto a cirurgia ou o tamoxifeno para aumentar a sobrevida e o controle da doença local.

   A adição de tamoxifeno ou ablação ovariana à radioterapia aumenta a sobrevida em comparação com a radioterapia isoladamente, mas a adição de quimioterapia pode não reduzir a recorrência ou a mortalidade em comparação com a radioterapia isoladamente.

   A quimioterapia isoladamente, embora bastante usada, não melhora a sobrevida em mulheres com câncer de mama localmente avançado.

(i) Consulte www.clinicalevidence.bmj.com para texto integral e referências.

Quais são os efeitos das intervenções após cirurgia conservadora da mama para carcinoma ductal *in situ*?

Provavelmente benéficos	• Radioterapia (reduziu a recorrência)

Saúde da mulher

Câncer de mama não-metastático

- Tamoxifeno mais radioterapia (reduziu a recorrência em mulheres com tumores com receptor de estrogênio positivo)

Quais são os efeitos dos tratamentos para o câncer de mama primário operável?

Benéficos	• Ablação ovariana em mulheres na pré-menopausa
	• Inibidores da aromatase adjuvantes
	• Mastectomia menos extensa (sobrevida semelhante à da cirurgia mais extensa e melhor desfecho cosmético)
	• Quimioterapia combinada adjuvante (melhor do que nenhuma quimioterapia)
	• Quimioterapia combinada mais tamoxifeno
	• Quimioterapia mais anticorpo monoclonal (trastuzumabe) em mulheres com superexpressão do oncogene HER2/neu
	• Radioterapia após cirurgia conservadora da mama (reduziu a recorrência local e a mortalidade por câncer de mama em comparação com cirurgia conservadora da mama isoladamente)
	• Radioterapia após mastectomia em mulheres com alto risco de recorrência local
	• Regimes de antraciclina como quimioterapia adjuvante (melhores do que regimes CMF padrão [ciclofosfamida, metotrexato e fluorouracil])
	• Tamoxifeno adjuvante (em mulheres com tumores com receptor de estrogênio positivo)
Provavelmente benéficos	• Quimioterapia primária (reduziu as taxas de mastectomia e teve taxas de sobrevida semelhantes às da quimioterapia adjuvante)
	• Radioterapia linfonodal total
	• Radioterapia mais tamoxifeno após cirurgia conservadora da mama (reduziu as taxas de recorrência local)
Contrabalanço entre benefícios e danos	• Amostragem axilar
	• Esvaziamento axilar
	• Radioterapia após mastectomia em mulheres que não apresentam alto risco de recorrência local
	• Radioterapia axilar
Efetividade desconhecida	• Biópsia do linfonodo sentinela (vs. dissecção axilar mais dissecção do linfonodo sentinela)
	• Radioterapia em parte da mama mais cirurgia conservadora da mama

Saúde da mulher
Câncer de mama não-metastático

	• Radioterapia na cadeia mamária interna
	• Radioterapia na fossa supraclavicular ipsilateral
	• Regimes de quimioterapia primária diferentes (evidência insuficiente sobre qual é o regime mais efetivo)
Pouco provavelmente benéficos	• Quimioterapia combinada adjuvante prolongada (8 a 12 meses vs. 4 a 6 meses)
	• Regimes de quimioterapia combinada adjuvante com dose reforçada
Provavelmente inefetivos ou que causam danos	• Quimioterapia em doses altas mais transplante autólogo de células-tronco

Quais são os efeitos das intervenções no câncer de mama localmente avançado (estágio III B)?

Provavelmente benéficos	• Adição de tratamento hormonal à radioterapia (melhora a sobrevida em comparação com radioterapia isoladamente)
	• Cirurgia (efetividade semelhante à da radioterapia)
	• Radioterapia (efetividade semelhante à da cirurgia)
	• Radioterapia pós-operatória (em mulheres que também estavam recebendo tratamento sistêmico pós-operatório)
Efetividade desconhecida	• Adição de quimioterapia (regimes baseados em ciclofosfamida/metotrexato/fluorouracil ou antraciclina) à radioterapia
	• Radioterapia (em dose baixa vs. tamoxifeno)
Pouco provavelmente benéficos	• Tratamento hormonal *versus* tratamento multimodal

Data da pesquisa: fevereiro de 2006

DEFINIÇÃO Esta revisão examina os efeitos do tratamento para câncer de mama primário não-metastático. O **carcinoma ductal** *in situ* é um tumor não-invasivo caracterizado pela presença de células malignas nos ductos mamários, mas sem evidência de que elas atinjam a membrana basal e invadam os tecidos conjuntivos periductais. O **câncer de mama invasivo** ocorre quando células cancerígenas se disseminam além da membrana basal, que recobre o tecido conjuntivo subjacente na mama. Esse tecido é rico em vasos sangüíneos e canais linfáticos que são capazes de carregar células cancerígenas para além da mama. O câncer de mama invasivo pode ser dividido em três grupos principais: câncer de mama invasivo inicial, câncer de mama localmente avançado e câncer de mama metastático (veja câncer de mama metastático, pág. 518). O **câncer de mama operável** é aparentemente restrito à mama e aos linfonodos locais, podendo ser removido cirurgicamente. Embora essas mulheres não tenham metástases francas no momento do estagiamento, permanecem em risco de recorrência local e de disseminação metastática. Elas podem ser divididas naquelas com tumores maiores do que 4 cm ou com cânceres multifocais, que podem ser tratados por mastectomia, e naquelas com tumores menores do que 4 cm ou com cânceres unifocais, que podem ser

(continua)

(continuação)

tratados por cirurgia conservadora da mama. O **câncer de mama localmente avançado** é definido de acordo com o sistema de estagiamento TNM da UICC como estágio III B (inclui T4 a-d; doença N2, mas ausência de metástases). É uma apresentação de doença com evidências clínicas ou histopatológicas de envolvimento da pele e/ou da parede torácica, e/ou de linfonodos axilares fundidos pela extensão tumoral. O **câncer de mama metastático** é apresentado em uma revisão separada (veja câncer de mama metastático, pág. 518).

INCIDÊNCIA/PREVALÊNCIA O câncer de mama afeta 1/10 a 1/11 mulheres no Reino Unido e causa cerca de 21.000 mortes por ano. A prevalência é aproximadamente cinco vezes maior, com mais de 100.000 mulheres no Reino Unido vivendo com câncer de mama em qualquer dado momento. Dos 36.000 casos novos de câncer de mama por ano na Inglaterra e no País de Gales, a maioria irá se apresentar com doença primária operável.

ETIOLOGIA/FATORES DE RISCO O risco de câncer de mama aumenta com a idade, dobrando a cada 10 anos até a menopausa. Os fatores de risco incluem menarca precoce, menopausa tardia, idade maior no parto do primeiro filho, história familiar, hiperplasia atípica, ingesta excessiva de álcool, exposição à radiação do tecido mamário em desenvolvimento, uso de contraceptivo oral, terapia de reposição hormonal na pós-menopausa e obesidade. O risco em diferentes países varia cinco vezes. A causa do câncer de mama na maioria das mulheres é desconhecida. Cerca de 5% dos cânceres de mama podem ser atribuídos a mutações nos genes *BRCA*1 e *BRCA*2, mas a contribuição para o câncer de mama hereditário de outros genes, incluindo *Chk2*, *ATM*, *p53* e *PTEN*, está atualmente menos bem estabelecida.

PROGNÓSTICO O **carcinoma não-metastático** é potencialmente curável. O risco de recidiva depende de várias características clínico-patológicas, das quais envolvimento linfonodal axilar, grau tumoral, tamanho tumoral ou estado de receptor de estrogênio são as mais importantes para o prognóstico. Das mulheres com doença operável, 80% estão vivas em cinco anos após o diagnóstico e o tratamento (o tratamento adjuvante é dado à maioria das mulheres após a cirurgia). O risco de recorrência é maior durante os cinco primeiros anos, mas o risco permanece mesmo 15 a 20 anos após a cirurgia. As mulheres com doença com linfonodos positivos têm um risco de 50 a 60% de recorrência dentro de cinco anos em comparação com 30 a 35% para a doença com linfonodos negativos. A recorrência em 10 anos, de acordo com uma grande revisão sistemática, é de 60 a 70% em mulheres com linfonodos positivos e 25 a 30% nas mulheres com linfonodos negativos. O prognóstico para uma sobrevida em cinco anos livre de doença é pior para o estágio III B (33%) do que para o estágio III A (71%). A sobrevida geral em cinco anos é de 44% para o estágio III B e de 84% para o estágio III A. A baixa sobrevida e as altas taxas de recorrência local caracterizam o câncer de mama localmente avançado.

Saúde da mulher

Câncer de ovário avançado

Sean Kehoe e Jo Morrison

PONTOS-CHAVE

- O câncer de ovário é a quarta causa mais comum de mortes por câncer no Reino Unido.

  A incidência aumenta com a idade e atinge um pico na sétima e oitava décadas de vida.

  Os fatores de risco incluem história familiar de câncer de ovário, idade avançada e baixa paridade. Os riscos são reduzidos pelo uso de contraceptivo oral por mais de cinco anos, ligadura tubária, histerectomia, amamentação ao peito, idade maior na menarca, idade menor na menopausa e uso de antiinflamatórios não-esteróides.

  No Reino Unido, a taxa de sobrevida relativa em cinco anos no diagnóstico para mulheres com idade de 15 a 39 anos é de quase 70%. Em comparação, ela é de apenas 12% para mulheres diagnosticadas com mais de 80 anos de idade.

- O tratamento-padrão para câncer de ovário avançado é a redução cirúrgica seguida por quimioterapia.

  Evidências de séries de casos sugerem que a citorredução cirúrgica máxima está fortemente associada com melhora da sobrevida no câncer de ovário avançado.

  A redução cirúrgica subseqüente ou cirurgia de *second look* não parece melhorar a sobrevida, especialmente se a cirurgia inicial alcançou uma ótima citorredução.

- Os regimes baseados em platina são agora a quimioterapia de primeira linha padrão e têm mostrado ser benéficos no aumento da sobrevida em comparação com os regimes não-baseados em platina.

  Os compostos de platina parecem ser o principal agente benéfico, havendo pouco benefício de sobrevida adicional com a adição de agentes quimioterápicos não-platina (exceto taxanos) à platina.

  A carboplatina é tão efetiva no aumento da sobrevida quanto a cisplatina, mas com menos efeitos adversos graves.

- Os taxanos podem aumentar a sobrevida se adicionados à quimioterapia com platina em comparação com os regimes baseados em platina isoladamente, mas os estudos têm gerado resultados conflitantes.

  Um ensaio randomizado sugere que o paclitaxel é tão efetivo no aumento da sobrevida quanto o docetaxel quando combinado com uma droga platina.

(i) Consulte www.clinicalevidence.bmj.com para texto integral e referências.

Quais são os efeitos dos tratamentos cirúrgicos para câncer de ovário que se encontra avançado na primeira apresentação?

Efetividade desconhecida	• Cirurgia primária
Pouco provavelmente benéficos	• Cirurgia de *second look versus* observação vigilante*
	• Redução cirúrgica em dois tempos em mulheres que têm tumor residual após a cirurgia primária

Quais são os efeitos da quimioterapia baseada em platina para câncer de ovário que se encontra avançado na primeira apresentação?

Provavelmente benéficos	• Carboplatina mais taxano *versus* cisplatina mais taxano (mais efeitos adversos hematológicos com a carboplatina)

Saúde da mulher

Câncer de ovário avançado 527

Pouco provavelmente benéficos	• Quimioterapia combinada baseada em platina *versus* quimioterapia de agente único com platina (cisplatina ou carboplatina isoladamente podem ser tão efetivas quanto regimes combinados de platina mais não-platina [excluindo taxanos])

Quais são os efeitos da quimioterapia baseada em taxanos para o câncer de ovário que se encontra avançado na primeira apresentação?

Pouco provavelmente benéficos	• Adição de paclitaxel ou docetaxel à carboplatina (sem evidência de uma diferença na sobrevida entre as intervenções combinadas) • Adição de um taxano a uma combinação baseada em platina

Data da pesquisa: setembro de 2006

*N. de T. Do inglês *watchful waiting*.

DEFINIÇÃO Os tumores de ovário são classificados de acordo com o tipo pressuposto de célula de origem (epitélio superficial, estroma ou células germinativas). Os tumores epiteliais respondem por mais de 90% dos cânceres de ovário. Eles podem ser agrupados ainda em tipos histológicos (seroso, mucinoso, endometrióide e de células claras). O câncer epitelial de ovário é estagiado usando a classificação da FIGO. Esta revisão limita-se ao tratamento de primeira linha em mulheres com câncer epitelial de ovário invasivo avançado (FIGO estágio 2-4) no momento da primeira apresentação.

INCIDÊNCIA/PREVALÊNCIA A incidência mundial de câncer de ovário de acordo com o banco de dados GLOBOCAN foi de 204.499 casos em 2002. Existe uma variação ao redor do mundo, com taxas mais altas na Lituânia, na Dinamarca e na Estônia e taxas mais baixas no Egito, no Malaui e em Mali. Isso pode se dever a uma variação nas práticas reprodutivas, uso de contraceptivos orais, hábitos de amamentação ao peito e idade de menarca e menopausa. A incidência do câncer de ovário sobe gradualmente com o aumento da idade e atinge um pico na sétima e oitava décadas de vida. No Reino Unido, é a quarta causa mais comum de mortes por câncer, com cerca de 6.900 casos novos diagnosticados anualmente e 4.600 mortes pela doença a cada ano. A incidência de câncer de ovário parece estar se estabilizando em alguns outros países e, em certos países ricos (Finlândia, Dinamarca, Nova Zelândia e Estados Unidos), as taxas estão declinando.

ETIOLOGIA/FATORES DE RISCO Os fatores de risco incluem história familiar de câncer de ovário, idade avançada e baixa paridade. Mais controversos são a subfertilidade e o uso de drogas para fertilidade. O uso de contraceptivo oral por mais de cinco anos reduz o risco em 30 a 40%. Outros fatores associados com redução de risco são ligadura tubária, histerectomia, amamentação ao peito, idade maior para menarca, idade menor para menopausa e uso de antiinflamatórios não-esteróides.

PROGNÓSTICO As taxas de sobrevida variam de acordo com a idade da mulher, o estágio da doença e o tumor residual após a cirurgia. O determinante mais importante da sobrevida parece ser o estágio da doença no momento do diagnóstico. O diagnóstico em um estágio precoce tem uma taxa de sobrevida em cinco anos superior a 70%, mas, para aquelas diagnosticadas com doença em estágio avançado, ela é de 15%. As mulheres mais jovens sobrevivem por mais tempo do que as mulheres mais velhas, mesmo após ajustes para expectativa de vida geral. No Reino Unido, a taxa de sobrevida relativa em cinco anos no diagnóstico para mulheres com idade entre 15 e 39 anos é de quase 70%. Em comparação, ela é de apenas 12% para mulheres diagnosticadas com mais de 80 anos.

©BMJ Publishing Group Ltd 2007   www.clinicalevidence.bmj.com

Saúde da mulher

Candidíase vulvovaginal

Des Spence

PONTOS-CHAVE

- A candidíase vulvovaginal se caracteriza por prurido vulvar e corrimento vaginal anormal que é aquoso ou "tipo queijo".

   Estima-se que a candidíase vulvovaginal seja a segunda causa mais comum de vaginite, após a vaginose bacteriana. A *Candida albicans* responde por 85 a 90% dos casos.

   Os fatores de risco incluem gestação, diabetes melito e antibióticos sistêmicos. A incidência aumenta com o início da atividade sexual, mas as associações com diferentes tipos de contraceptivos não estão claras.

   Os sintomas recorrentes são comuns, mas são causados por candidíase em apenas um terço dos casos.

- Os imidazóis intravaginais reduzem os sintomas de candidíase vulvovaginal aguda em mulheres não-gestantes.

   Os imidazóis intravaginais (butoconazol, clotrimazol, miconazol) reduzem os sintomas em comparação com placebo e parecem ter efetividade semelhante quando comparados entre si. ECRs sugerem que os regimes de dose única podem ser tão efetivos quanto os regimes de doses múltiplas.

   Os imidazóis intravaginais parecem ser tão efetivos quanto o uso oral de fluconazol ou itraconazol no tratamento de episódios agudos.

- A nistatina intravaginal reduz os sintomas, mas não sabemos de que maneira ela se compara com os imidazóis intravaginais.

- Os benefícios de outros tratamentos intravaginais permanecem incertos, e alguns podem estar associados com efeitos adversos graves.

   Não encontramos evidência que avaliasse o uso intravaginal de ácido bórico ou óleo de *tea tree*.

   Não encontramos evidência que avaliasse o uso de alho ou iogurte.

   Não encontramos evidência sobre a eficácia do uso de duchas, mas ele está associado com efeitos adversos graves como doença inflamatória pélvica e infecções, endometrite e gestação ectópica.

   O uso oral de fluconazol e itraconazol é provavelmente benéfico na prevenção da recorrência da infecção.

   O tratamento do parceiro sexual masculino não reduz os sintomas nem previne a recorrência na mulher.

(i) **Consulte www.clinicalevidence.bmj.com para texto integral e referências.**

Quais são os efeitos dos tratamentos medicamentosos para candidíase vulvovaginal aguda em mulheres sintomáticas não-gestantes?	
Benefícios	• Fluconazol oral para infecção aguda • Imidazóis intravaginais para infecção aguda • Itraconazol oral para infecção aguda
Provavelmente benéficos	• Nistatina intravaginal para infecção aguda

Saúde da mulher
Candidíase vulvovaginal

Quais são os efeitos dos tratamentos alternativos ou complementares para candidíase vulvovaginal aguda em mulheres sintomáticas não-gestantes?

Efetividade desconhecida	• Ácido bórico intravaginal para infecção aguda • Alho para infecção aguda • Ducha para infecção aguda • Iogurte contendo *Lactobacillus acidophillus* (oral ou vaginal) para infecção aguda • Óleo de *tea tree* intravaginal para infecção aguda

Quais são os efeitos do tratamento do parceiro sexual masculino para melhorar os sintomas e prevenir a recorrência em mulheres não-gestantes com candidíase vulvovaginal aguda sintomática?

Pouco provavelmente benéficos	• Tratamento do parceiro sexual masculino para melhorar os sintomas e evitar a recorrência sintomática em mulheres com candidíase vulvovaginal aguda sintomática

Quais são os efeitos dos tratamentos medicamentosos para candidíase vulvovaginal recorrente em mulheres sintomáticas não-gestantes?

Provavelmente benéficos	• Fluconazol oral para evitar recorrência • Itraconazol oral para evitar recorrência
Efetividade desconhecida	• Imidazóis intravaginais para evitar recorrência

Quais são os efeitos dos tratamentos alternativos ou complementares para candidíase vulvovaginal recorrente sintomática em mulheres não-gestantes?

Efetividade desconhecida	• Ácido bórico intravaginal para evitar recorrência • Alho para evitar recorrência • Ducha para evitar recorrência • Iogurte contendo *Lactobacillus acidophillus* (oral ou vaginal) para evitar recorrência • Óleo de *tea tree* intravaginal para prevenir recorrência

Saúde da mulher

Candidíase vulvovaginal

Quais são os efeitos do tratamento do parceiro sexual masculino em mulheres não-gestantes com candidíase vulvovaginal recorrente sintomática?	
Efetividade desconhecida	• Tratamento do parceiro sexual masculino para melhorar os sintomas e evitar a recorrência em mulheres com candidíase vulvovaginal recorrente sintomática

Quais são os efeitos do tratamento de mulheres não-gestantes assintomáticas com um *swab* positivo para candidíase?	
Efetividade desconhecida	• Tratamentos alternativos ou complementares para mulheres assintomáticas
	• Tratamentos medicamentosos para mulheres assintomáticas

Data da pesquisa: outubro de 2006

DEFINIÇÃO A **candidíase vulvovaginal** é definida como a vaginite sintomática (inflamação da vagina) que freqüentemente envolve a vulva, causada pela infecção com a levedura *Candida*. Os sintomas predominantes são prurido vulvar e corrimento vaginal anormal (que pode ser mínimo, um material "semelhante a queijo", ou uma secreção aquosa). A diferenciação de outras formas de vaginite exige a presença de leveduras na microscopia do líquido vaginal. A **candidíase vulvovaginal recorrente** é comumente definida como quatro ou mais episódios sintomáticos por ano.

INCIDÊNCIA/PREVALÊNCIA Estima-se que a candidíase vulvovaginal seja a segunda causa mais comum de vaginite (após a vaginose bacteriana). As estimativas de sua incidência são limitadas e freqüentemente derivadas de mulheres que consultam em clínicas hospitalares. A prevalência assintomática tem sido relatada em 10% das mulheres, e uma história auto-relatada de pelo menos um episódio de candidíase vulvovaginal tem sido tão alta como 72%. Os sintomas recorrentes são comuns, mas têm a candidíase como causa em apenas um terço dos casos.

ETIOLOGIA/FATORES DE RISCO A *Candida albicans* é responsável por 85 a 90% dos casos de candidíase vulvovaginal. O desenvolvimento de candidíase vulvovaginal sintomática provavelmente representa um crescimento aumentado de leveduras que colonizavam previamente a vagina sem causar sintomas. Os fatores de risco para candidíase vulvovaginal incluem gestação, diabetes melito e antibióticos sistêmicos. As evidências de que diferentes tipos de contraceptivos sejam fatores de risco são contraditórias. A incidência de candidíase vulvovaginal aumenta com o início da atividade sexual, mas não encontramos evidência direta de que a candidíase vulvovaginal seja transmitida sexualmente.

PROGNÓSTICO Encontramos poucas descrições da história natural da candidíase vulvovaginal que não é tratada. O desconforto é a principal complicação e pode incluir dor ao urinar ou dor durante a relação sexual. Pode ocorrer balanite em parceiros masculinos de mulheres com candidíase vulvovaginal, mas isso é raro.

Saúde da mulher

Cistite recorrente em mulheres não-gestantes

Ayan Sen

PONTOS-CHAVE

- A cistite é uma infecção bacteriana do trato urinário inferior que causa dor ao urinar e freqüência, urgência, hematúria e dor suprapúbica não-associadas ao ato de urinar.

  A cistite recorrente é geralmente definida como três episódios de infecção do trato urinário nos últimos 12 meses ou dois episódios nos últimos seis meses.

  Ela é comum em mulheres jovens saudáveis, e um estudo verificou que 27% das mulheres desenvolviam uma segunda infecção dentro de seis meses da primeira e 2,7% tinham uma segunda recorrência durante esse período.

- A profilaxia antibiótica contínua com duração de 6 a 12 meses reduz a taxa de recorrência, embora não exista consenso sobre quando iniciar o tratamento, nem por quanto tempo se deve administrá-lo.

  Trimetoprim, cotrimoxazol, nitrofurantoína, cefaclor ou quinolonas parecem ser igualmente efetivos entre si na redução das taxas de recorrência.

- Os antibióticos pós-coitais (tomados dentro de duas horas da relação sexual) reduzem a taxa de recorrência clínica da cistite tão efetivamente quanto o tratamento contínuo.

- Não sabemos se o cotrimoxazol auto-administrado em dose única ou a profilaxia contínua com hipurato de metenamina são efetivos na prevenção da recorrência de cistite, já que os estudos foram muito pequenos para detectar qualquer diferença clinicamente relevante.

- Os produtos de *cranberry* (suco ou cápsulas) parecem reduzir significativamente a recorrência de cistite sintomática.

  Não existe evidência clara sobre a quantidade e a concentração do suco de *cranberry* que deve ser consumido, nem sobre o período de tempo para que o tratamento seja mais efetivo.

- Não existe evidência que examine se o ato de urinar após a relação sexual é efetivo para a prevenção de infecções do trato urinário.

(i) Consulte www.clinicalevidence.bmj.com para texto integral e referências.

Quais intervenções previnem novas recorrências de cistite em mulheres que sofrem pelo menos duas infecções por ano?	
Benéficos	• Profilaxia contínua com antibióticos (trimetoprim, cotrimoxazol, nitrofurantoína, cefaclor ou uma quinolona) • Profilaxia pós-coital com antibióticos (cotrimoxazol, nitrofurantoína ou uma quinolona)
Provavelmente benéficos	• Suco de *cranberry* e produtos de *cranberry*
Efetividade desconhecida	• Cotrimoxazol auto-administrado em dose única • Profilaxia contínua com hipurato de metenamina • Urinar após a relação sexual

Data da pesquisa: maio de 2005

DEFINIÇÃO Na maioria dos casos, a cistite é uma infecção bacteriana do trato urinário inferior que causa dor à micção e freqüência, urgência, hematúria ou dor suprapúbica não-associadas à mic-

(continua)

(continuação)

ção. Leucócitos e bactérias estão quase sempre presentes na urina. Uma infecção urinária recorrente é uma infecção urinária sintomática que se segue à resolução clínica de uma infecção anterior geralmente – mas não necessariamente – após tratamento. A cistite recorrente costuma ser definida na literatura como três episódios de infecção urinária nos últimos 12 meses ou dois episódios nos últimos seis meses. As infecções urinárias recorrentes causam desconforto importante nas mulheres e têm um alto impacto nos custos de cuidados de saúde ambulatoriais como um resultado de visitas ambulatoriais, testes diagnósticos e prescrições.

INCIDÊNCIA/PREVALÊNCIA A cistite recorrente é comum entre mulheres jovens saudáveis, mesmo que elas tenham em geral tratos urinários anatômica e fisiologicamente normais. Um estudo constatou que quase metade das mulheres cujas infecções urinárias não-complicadas resolviam espontaneamente acabavam desenvolvendo uma infecção urinária recorrente dentro do primeiro ano. Em um estudo de universitárias com sua primeira infecção urinária, 27% tiveram pelo menos uma recorrência de cultura confirmada dentro de seis meses da infecção inicial e 2,7% tiveram uma segunda recorrência no mesmo período de tempo. Em um estudo finlandês de mulheres de 17 a 82 anos que tinham cistite por *Escherichia coli*, 44% tiveram uma recorrência dentro de um ano, 53% em mulheres com mais de 55 anos, 36% em mulheres mais jovens. Nenhum estudo populacional grande foi realizado até o momento para determinar que proporção de mulheres com infecção urinária desenvolve um padrão de recorrência de alta freqüência. Ocasionalmente, as recorrências se devem a um foco persistente de infecção, mas acredita-se que a vasta maioria represente reinfecção. Uma recorrência é definida clinicamente como uma recaída se ela for causada pela mesma espécie que causou a infecção urinária original e se ela ocorrer dentro de duas semanas após o tratamento. Ela é considerada reinfecção se ocorrer mais de duas semanas após o tratamento da infecção original. A maioria das mulheres é capaz de diagnosticar seus próprios episódios de cistite recorrente a partir dos sintomas (valor preditivo positivo em um ECR de 92%).

ETIOLOGIA/FATORES DE RISCO A cistite é causada por bactérias uropatogênicas na flora fecal, que colonizam as aberturas vaginal e periuretral e ascendem pela uretra até a bexiga. A relação sexual, o uso de diafragma-espermicida e uma história de infecção urinária recorrente têm demonstrado ser fatores de risco fortes e independentes para cistite. O uso de preservativo coberto com espermicida também pode aumentar o risco de infecção urinária. Tem sido demonstrado que o uso de antimicrobianos afeta adversamente a flora vaginal em animais e em humanos, e o uso recente de antibióticos está fortemente associado com risco de cistite. Porém, fatores de risco específicos para mulheres com cistite recorrente têm sido alvo de poucos estudos. Em um grande estudo de caso-controle de mulheres, abrangendo 229 casos e 253 controles, com e sem uma história de infecção urinária recorrente, o fator de risco mais forte para recorrência em uma análise multivariada foi a freqüência da relação sexual. Outros fatores de risco incluíram uso de espermicida no último ano, parceiro sexual novo durante o último ano, ter uma primeira infecção urinária até os 15 anos de idade e ter uma mãe com história de infecções urinárias. Distúrbios da micção como aqueles associados com prolapso, esclerose múltipla, câncer de bexiga ou cálculos de bexiga estão associados com risco aumentado. Uma associação foi encontrada entre micção pré e pós-coital, freqüência da urina, hábito de retardar a micção, uso de ducha e índice de massa corporal. Uma associação possível entre tabagismo (que está fortemente associado com câncer de bexiga) e cistite recorrente não foi avaliada. Esses padrões de comportamento nunca foram avaliados em ensaios randomizados prospectivos. Dados sugerem que diferenças anatômicas pélvicas podem ter um papel na predisposição de algumas mulheres jovens para infecções urinárias recorrentes, especialmente aquelas que não têm outros fatores de risco. Em mulheres pós-menopáusicas, níveis reduzidos de estrogênio parecem contribuir para cistite recorrente em mulheres saudáveis. A vagina, a bexiga e a uretra respondem ao estrogênio, e quando o nível hormonal no corpo está reduzido, os tecidos desses órgãos se tornam mais finos, fracos e secos. As alterações nos tecidos da bexiga e da uretra e a perda associada da proteção contra germes causadores de infecção podem causar um risco aumentado de infecção urinária em mulheres pós-menopáusicas. A cistite também é mais comum durante a gestação devido a mudanças no trato urinário. À medida que o útero cresce, seu peso aumentado pode bloquear a drenagem de urina da bexiga, causando uma infecção. As mulheres estão em risco aumentado para cistite recorrente a partir da 6ª a 24ª semanas de gestação.

(continua)

(continuação)

PROGNÓSTICO Encontramos poucas evidências sobre os efeitos a longo prazo da cistite que não é tratada. Um estudo constatou que a progressão para pielonefrite não era freqüente e que a maioria dos casos de cistite regrediu espontaneamente, embora os sintomas algumas vezes tenham persistido por diversos meses. Porém, a bacteriúria em mulheres grávidas tem um risco muito maior de progressão para pielonefrite do que em mulheres não-grávidas (28% vs. 1%) e está associada com riscos importantes.

# Dismenorréia

Michelle L. Proctor e Cynthia M. Farquhar

PONTOS-CHAVE

- **A dismenorréia pode iniciar logo após a menarca, geralmente melhorando com a idade, ou começar mais tarde, após o início de uma condição causadora subjacente.**

    A dismenorréia é muito comum e, em até 20% das mulheres, ela pode ser suficientemente intensa para interferir com as atividades diárias.

    A dismenorréia é mais comum em mulheres que fumam e naquelas com uma idade mais precoce da menarca ou com duração mais longa da menstruação.

- **Os antiinflamatórios não-esteróides (AINEs) reduzem a dor moderada a intensa em mulheres com dismenorréia primária em comparação com placebo, mas não sabemos se algum AINE é superior aos outros.**

    A aspirina, o paracetamol e os analgésicos compostos podem reduzir a dor a curto prazo, embora poucos estudos tenham sido de boa qualidade.

    O remédio herbal *toki-shakuyaku-san* pode reduzir a dor após seis meses em comparação com placebo, mas não sabemos se algum outro remédio herbal é benéfico.

    A tiamina e a vitamina E podem reduzir a dor em comparação com placebo em mulheres com dismenorréia primária.

- **Não sabemos se os contraceptivos orais combinados reduzem a dor da dismenorréia, já que os estudos foram pequenos e usaram produtos que não estão mais disponíveis.**

- **O calor tópico (cerca de 39°C) pode ser tão efetivo quanto o ibuprofeno e mais efetivo do que o paracetamol na redução da dor.**

    A estimulação nervosa elétrica transcutânea (TENS) de alta freqüência pode reduzir a dor em comparação com a simulação de TENS, mas parece ser menos efetiva do que o ibuprofeno.

    A acupressão pode ser mais efetiva do que a simulação de acupressão no alívio da dismenorréia e tão efetiva quanto o ibuprofeno no alívio da dor.

    A manipulação espinal parece não ser mais efetiva do que placebo na redução da dor após um mês em mulheres com dismenorréia primária.

    Não sabemos se acupuntura, exercícios de relaxamento ou aeróbicos, óleo de peixe, magnésio, vitamina B_{12}, interrupção cirúrgica de vias neurais pélvicas ou magnetos reduzem a dismenorréia, já que poucos estudos foram encontrados.

Consulte www.clinicalevidence.bmj.com para texto integral e referências.

Quais são os efeitos dos tratamentos para dismenorréia?	
Benéficos	- Antiinflamatórios não-esteróides (exceto aspirina)
Provavelmente benéficos	- Acupressão - Aspirina, paracetamol e analgésicos compostos - Calor tópico (cerca de 39°C) - Estimulação nervosa elétrica transcutânea (apenas estimulação de alta freqüência; os efeitos da estimulação de baixa freqüência permanecem incertos) - Tiamina - *Toki-shakuyaku-san* (remédio herbal) - Vitamina E

www.clinicalevidence.bmj.com   ©BMJ Publishing Group Ltd 2007

Saúde da mulher
Dismenorréia

Efetividade desconhecida	• Acupuntura
	• Contraceptivos orais combinados
	• Interrupção cirúrgica das vias nervosas pélvicas
	• Intervenções comportamentais
	• Magnésio
	• Magnetos
	• Óleo de peixe
	• Remédios herbais (exceto *toki-shakuyaku-san*)
	• Vitamina B_{12}
Pouco provavelmente benéficos	• Manipulação espinal

Data da pesquisa: julho de 2006

DEFINIÇÃO A dismenorréia consiste em cólicas menstruais dolorosas de origem uterina. Ela é comumente dividida em dismenorréia primária (dor sem patologia orgânica) e secundária (dor pélvica associada com uma condição patológica identificável, como endometriose [veja endometriose, pág. 539] ou cistos ovarianos). A dismenorréia primária geralmente inicia logo após a menarca (6 a 12 meses), quando os ciclos ovulatórios são estabelecidos. A duração da dor comumente é de 8 a 72 horas e em geral está associada com o início do fluxo menstrual. A dismenorréia secundária também pode ocorrer em qualquer momento após a menarca, mas pode surgir como um sintoma novo na quarta e na quinta décadas, após o início de uma condição causal subjacente. Esta revisão aborda dismenorréia primária e secundária; porém, é importante notar que a maioria dos ECRs são de mulheres com dismenorréia primária. A endometriose, que pode causar dismenorréia secundária, é abordada em uma revisão separada (veja endometriose, pág. 539).

INCIDÊNCIA/PREVALÊNCIA As variações na definição de dismenorréia tornam difícil determinar precisamente a prevalência. Os estudos tendem a relatar a prevalência em meninas adolescentes, e o tipo de dismenorréia nem sempre é especificado. Meninas adolescentes tendem a ter uma prevalência maior de dismenorréia primária do que mulheres mais velhas, já que a dismenorréia primária pode melhorar com a idade (veja prognóstico). As taxas de dismenorréia secundária podem ser menores em adolescentes, uma vez que as condições causais podem não ter ocorrido ainda. Assim, os resultados de estudos de prevalência em adolescentes nem sempre podem ser extrapolados para mulheres mais velhas nem ser estimativas acuradas da prevalência de dismenorréia secundária. Porém, vários tipos de estudo encontraram uma prevalência consistentemente alta em mulheres de diferentes idades e nacionalidades. Uma revisão sistemática (data da pesquisa, 1996) da prevalência da dor pélvica crônica, resumindo estudos na comunidade e em hospital de países desenvolvidos, estimou a prevalência em 45 a 95%. Uma segunda revisão sistemática de estudos em países em desenvolvimento (data da pesquisa, 2002) constatou que 25 a 50% das mulheres adultas e cerca de 75% das adolescentes experimentam dor com a menstruação, com 5 a 20% relatando dismenorréia intensa ou dor que as impede de participar de suas atividades habituais.

ETIOLOGIA/FATORES DE RISCO Um estudo longitudinal de uma amostra representativa de mulheres nascidas em 1962, residentes em Göteborg, Suécia, verificou que a intensidade da dismenorréia foi significativamente associada com a duração do fluxo menstrual (a duração média do fluxo menstrual foi de 5 dias para mulheres sem dismenorréia e de 5,8 dias para mulheres com dismenorréia intensa, que foi definida como dor que não responde bem a analgésicos e inibe claramente a atividade diária; P <0,001; DMP -0,80, IC 95% -1,36 a -0,24); menor idade da menarca (13,1 anos

(continua)

(continuação)

em mulheres sem dismenorréia vs. 12,6 anos em mulheres com dismenorréia intensa; P <0,01; DMP 0,50, IC 95% 0,09 a 0,91) e tabagismo (41% de fumantes e 26% de não-fumantes tiveram dismenorréia moderada ou intensa). Há também algumas evidências de uma relação dose-resposta entre a exposição à fumaça do cigarro ambiental e a incidência aumentada de dismenorréia.

PROGNÓSTICO A dismenorréia primária é uma condição recorrente crônica que afeta a maioria das mulheres jovens. Estudos da história natural dessa condição são escassos. Um estudo longitudinal na Escandinávia constatou que a dismenorréia primária freqüentemente melhora na terceira década da vida reprodutiva da mulher e também é reduzida após ter filhos. Não encontramos estudos que examinassem confiavelmente a relação entre o prognóstico da dismenorréia secundária e a gravidade da patologia subjacente, como a endometriose.

Saúde da mulher

Dor mamária

Nigel Bundred

PONTOS-CHAVE

- A dor mamária pode ser cíclica (com piora antes da menstruação) ou não-cíclica, originando-se da mama ou da parede torácica, e ocorre em algum momento em 70% das mulheres.

  A dor mamária cíclica melhora espontaneamente em 20 a 30% das mulheres, mas tende a recorrer em 60% das mulheres.

  A dor não-cíclica responde pouco ao tratamento, mas tende a melhorar espontaneamente em metade das mulheres.

- Existe consenso de que os antiinflamatórios não-esteróides tópicos sejam efetivos e bem tolerados no alívio da dor mamária.

- O danazol, o tamoxifeno, o toremifeno, os análogos da gonadorelina e a gestrinona podem reduzir a dor mamária, mas todos podem causar efeitos adversos.

  O danazol pode causar ganho de peso, agravamento do tom da voz, menorragia e cãibras musculares e tem efeitos androgênicos sobre o feto.

  O tamoxifeno e o toremifeno podem aumentar o risco de tromboembolismo venoso e não estão licenciados para dor mamária no Reino Unido e nos Estados Unidos.

  A bromocriptina reduz a dor mamária em comparação com placebo, mas a sua licença para esta indicação foi suspensa nos Estados Unidos devido a efeitos adversos freqüentes e intoleráveis.

  A dor mamária pode piorar com a terapia de reposição hormonal, que também está associada com riscos aumentados de câncer de mama, tromboembolismo venoso e doença da vesícula biliar.

- O óleo de prímula não tem mostrado melhorar a dor mamária e teve a sua licença suspensa para esta indicação no Reino Unido devido à falta de efetividade.

  Não sabemos se dieta pobre em gorduras e rica em carboidratos, lisurida, tibolona, progestágenos, piridoxina, diuréticos, antibióticos ou vitamina E reduzem a dor mamária, já que poucos estudos foram encontrados.

(i) Consulte www.clinicalevidence.bmj.com para texto integral e referências.

Quais são os efeitos dos tratamentos para dor mamária?	
Provavelmente benéficos	• Antiinflamatórios não-esteróides tópicos
Contrabalanço entre benefícios e danos	• Análogos da gonadorelina (análogos do hormônio liberador do hormônio luteinizante) • Danazol • Gestrinona • Tamoxifeno • Toremifeno
Efetividade desconhecida	• Antibióticos • Dieta (pobre em gordura, rica em carboidratos) • Diuréticos • Lisurida

Saúde da mulher

Dor mamária

	• Piridoxina
	• Progestágenos
	• Tibolona
	• Vitamina E
Pouco provavelmente benéficos	• Danazol em comparação com tamoxifeno (o alívio da dor pode ser maior com tamoxifeno, mas os efeitos adversos são comuns com ambas as intervenções)
	• Terapia de reposição hormonal (estrogênio; uso associado com risco aumentado de dor mamária)
Provavelmente inefetivos ou que causam danos	• Bromocriptina
	• Óleo de prímula

Data da pesquisa: janeiro de 2006

DEFINIÇÃO A dor mamária pode ser diferenciada em mastalgia cíclica (piora antes do período menstrual) ou não-cíclica (não-relacionada ao ciclo menstrual). A dor cíclica freqüentemente é bilateral, em geral mais intensa nos quadrantes superiores externos da mama, e pode ser referida à face medial da parte superior do braço. A dor não-cíclica pode ser causada por dor mamária verdadeira ou dor na parede torácica localizada sobre as cartilagens costais. A patologia mamária específica e a dor referida não-relacionada às mamas não são incluídas nesta revisão.

INCIDÊNCIA/PREVALÊNCIA Até 70% das mulheres desenvolvem dor mamária em sua vida. De 1.171 mulheres dos Estados Unidos freqüentando uma clínica ginecológica, 69% apresentavam desconforto regular, que foi julgado como intenso em 11% das mulheres, e 36% tinham consultado um médico por causa da dor mamária.

ETIOLOGIA/FATORES DE RISCO A dor mamária é mais comum em mulheres de 30 a 50 anos.

PROGNÓSTICO A dor mamária cíclica melhora espontaneamente dentro de três meses do início em 20 a 30% das mulheres. A dor tende a recidivar e remitir, e até 60% das mulheres desenvolvem sintomas recorrentes dois anos após o tratamento. A dor não-cíclica responde pouco ao tratamento, mas pode melhorar espontaneamente em cerca de 50% das mulheres.

Endometriose

Neil Johnson e Cynthia M. Farquhar

PONTOS-CHAVE

- Encontra-se tecido endometrial ectópico em até 20% das mulheres assintomáticas, em até 60% daquelas com dismenorréia e em até 30% das mulheres com subfertilidade, com um pico de incidência por volta dos 40 anos de idade. Contudo, os sintomas podem não se correlacionar com os achados laparoscópicos.

   Sem tratamento, os depósitos endometriais podem melhorar espontaneamente em até um terço das mulheres, piorar em quase metade e permanecer inalterados nas restantes.

   Os contraceptivos orais reduzem o risco de endometriose, enquanto uma menarca precoce ou uma menopausa tardia aumentam o risco.

- Os tratamentos hormonais (contraceptivos orais, danazol, gestrinona, análogos da gonadorelina e acetato de medroxiprogesterona) podem reduzir a dor atribuída à endometriose quando administrados no momento do diagnóstico, mas os efeitos adversos são comuns.

   Os contraceptivos orais combinados podem ser menos efetivos do que os análogos da gonadorelina, mas têm menor probabilidade de reduzir a densidade mineral óssea ou de causar outros efeitos adversos como fogachos e secura vaginal.

   Não sabemos se o tratamento hormonal administrado antes da cirurgia facilita a realização da cirurgia ou reduz a dor subseqüente.

- A remoção laparoscópica dos depósitos endometriais reduz a dor e melhora a qualidade de vida em comparação com a não-remoção, mas ela pode ser complicada por aderências e dano a outras estruturas pélvicas.

   A combinação de remoção laparoscópica de depósitos com ablação nervosa uterina pode melhorar o alívio da dor em comparação com a laparoscopia diagnóstica isoladamente, mas não sabemos se a ablação nervosa uterina isoladamente é benéfica na redução dos sintomas.

   A excisão laparoscópica de cistos endometriais no ovário pode reduzir a dor pélvica e a recorrência dos cistos em comparação com a drenagem laparoscópica e a ablação eletrocirúrgica da parede do cisto, com riscos semelhantes de efeitos adversos.

- Os tratamentos hormonais danazol, acetato de medroxiprogesterona e análogos da gonadorelina podem reduzir a dor e outros sintomas quando administrados por seis meses após cirurgia conservadora, embora os estudos de tratamentos hormonais tenham gerado resultados conflitantes.

- Não sabemos se a terapia de reposição hormonal previne ou promove a recorrência da endometriose em mulheres submetidas a ooforectomia.

ⓘ Consulte www.clinicalevidence.bmj.com para texto integral e referências.

Quais são os efeitos dos tratamentos hormonais administrados no momento do diagnóstico?	
Benéficos	• Contraceptivos orais combinados ou progestágenos
Contrabalanço entre benefícios e danos	• Danazol, gestrinona ou análogos da gonadorelina
Efetividade desconhecida	• Didrogesterona

Saúde da mulher

Endometriose

Quais são os efeitos dos tratamentos hormonais antes da cirurgia?	
Efetividade desconhecida	• Tratamento hormonal antes da cirurgia

Quais são os efeitos dos tratamentos clínicos não-hormonais?	
Efetividade desconhecida	• Antiinflamatórios não-esteróides

Quais são os efeitos dos tratamentos cirúrgicos?	
Provavelmente benéficos	• Remoção laparoscópica de depósitos endometriais isoladamente • Remoção laparoscópica de depósitos endometriais mais ablação nervosa uterina
Efetividade desconhecida	• Ablação nervosa uterina laparoscópica isoladamente • Neurectomia pré-sacral isoladamente • Remoção laparoscópica mais neurectomia pré-sacral

Quais são os efeitos do tratamento hormonal após cirurgia conservadora?	
Provavelmente benéficos	• Tratamento hormonal após cirurgia conservadora

Quais são os efeitos do tratamento hormonal após ooforectomia (com ou sem histerectomia)?	
Efetividade desconhecida	• Tratamento hormonal após ooforectomia

Quais são os efeitos dos tratamentos para endometrioma ovariano?	
Provavelmente benéficos	• Cistectomia laparoscópica para endometrioma ovariano (reduz a dor em comparação com drenagem e ablação eletrocirúrgica da parede do cisto)

Data da pesquisa: abril de 2006

DEFINIÇÃO A endometriose é caracterizada por tecido endometrial ectópico, que pode causar dismenorréia, dispareunia, dor pélvica não-cíclica e subfertilidade. O diagnóstico é feito por laparoscopia. A maioria dos depósitos endometriais é encontrada na pelve (ovários, peritônio, ligamentos uterossacrais, saco de Douglas e septo retovaginal). Os depósitos extrapélvicos, incluindo aqueles no umbigo e no diafragma, são raros. A gravidade da endometriose é definida pela American Fertility Society: esta revisão usa os termos leve (estágio I e II), moderada (estágio III) e grave (estágio IV). Endometriomas são cistos de endometriose dentro do ovário. Esta revisão avalia a dismenorréia, a

(continua)

Saúde da mulher
Endometriose

(continuação)

dispareunia (relação sexual dolorosa), a disquezia (defecação dolorosa) e a dor pélvica não-cíclica associadas com endometriose. Para a infertilidade associada com endometriose, veja revisão sobre infertilidade feminina.

INCIDÊNCIA/PREVALÊNCIA Em mulheres assintomáticas, a prevalência da endometriose é de 2 a 22%. Acredita-se que as variações nas estimativas de prevalência ocorram principalmente devido a diferenças em limiares e critérios diagnósticos entre os estudos e em variações na idade gestacional entre as populações, em vez de diferenças genéticas subjacentes. Em mulheres com dismenorréia, a incidência da endometriose é de 40 a 60% e, em mulheres com subfertilidade, de 20 a 30%. A gravidade dos sintomas e a probabilidade de diagnóstico aumentam com a idade. O pico da incidência ocorre aos 40 anos de idade. Os sintomas e os achados laparoscópicos nem sempre se correlacionam.

ETIOLOGIA/FATORES DE RISCO A causa da endometriose é desconhecida. Os fatores de risco incluem menarca precoce e menopausa tardia. As células embrionárias podem dar origem a depósitos no umbigo, enquanto a menstruação retrógrada pode depositar células endometriais no diafragma. O uso de contraceptivos orais reduz o risco de endometriose, e esse efeito protetor persiste por até um ano após sua suspensão.

PROGNÓSTICO Encontramos dois ECRs em que a laparoscopia foi repetida após o tratamento em mulheres que receberam placebo. Em 6 a 12 meses, os depósitos endometriais melhoraram espontaneamente em até um terço das mulheres, pioraram em quase metade e ficaram inalterados nas restantes.

Saúde da mulher

Fibróides (miomatose uterina, leiomiomas)

Anne Lethaby e Beverley Vollenhoven

PONTOS-CHAVE

- Entre 5 e 77% das mulheres podem ter fibróides, dependendo do método de diagnóstico usado. Os fibróides podem ser assintomáticos ou apresentar-se com menorragia, dor, infertilidade ou aborto recorrente.

    Os fatores de risco para fibróides incluem obesidade, não ter filhos e o não-uso a longo prazo de contraceptivos orais. Os fibróides tendem a diminuir ou fibrosar após a menopausa.

- Os análogos da gonadorelina reduzem o sangramento em comparação com placebo, mas podem causar sintomas menopáusicos e perda óssea, o que pode limitar seu uso a longo prazo.

    A adição de progesterona, tibolona ou raloxifeno aos análogos da gonadorelina pode prevenir esses efeitos adversos, mas sua adição não produz nenhum efeito maior nos sintomas de fibróides do que os análogos da gonadorelina isoladamente.

- Não sabemos se os antiinflamatórios não-esteróides ou o sistema intra-uterino de levonorgestrel melhoram os sintomas dos fibróides.

- Os análogos da gonadorelina administrados antes da cirurgia para fibróides reduzem o sangramento e aumentam a probabilidade de uma histerectomia vaginal em vez de abdominal, mas aumentam os efeitos adversos antiestrogênicos (como fogachos, alteração do tamanho das mamas, sintomas vaginais).

- A histerectomia abdominal total é considerada benéfica na redução dos sintomas relacionados aos fibróides, mas a histerectomia vaginal total e a histerectomia laparoscópica total podem ter riscos menores de complicações e tempos de recuperação mais curtos.

    A histerectomia vaginal laparoscopicamente assistida pode aumentar o tempo cirúrgico e a perda sangüínea em comparação com a histerectomia vaginal total.

- A miomectomia mantém a fertilidade, mas não sabemos se ela é melhor na redução dos sintomas dos fibróides em comparação com a histerectomia.

    A miomectomia laparoscópica reduz as complicações e o tempo de recuperação em comparação com a miomectomia abdominal.

    Não sabemos se a miólise térmica com *laser*, a ressecção histeroscópica, a ablação térmica com balão, a ablação com caneta ou a cirurgia por ultra-som focalizado e guiado por ressonância magnética são benéficas em mulheres com fibróides em comparação com a histerectomia, já que não encontramos estudos.

(i) **Consulte www.clinicalevidence.bmj.com para texto integral e referências.**

Quais são os efeitos do tratamento clínico isolado em mulheres com fibróides?

Provavelmente benéficos	• Análogos da gonadorelina (GnRHa) mais progestágeno (nenhuma diferença significativa em sangramento intenso em comparação com GnRHa isoladamente, mas a adição de progestágeno reduz os sintomas vasomotores e os fogachos associados com GnRHa) • Análogos da gonadorelina (GnRHa) mais raloxifeno (reduzem o tamanho dos fibróides e a perda na densidade mineral óssea, nenhuma diferença significativa em sintomas relacionados aos fibróides, medidas cognitivas, humor, qualidade de vida e fogachos)

Saúde da mulher

Fibróides (miomatose uterina, leiomiomas)

	• Análogos da gonadorelina (GnRHa) mais tibolona (nenhuma diferença significativa nos sintomas dos fibróides em comparação com GnRHa isoladamente, mas a adição de tibolona reduziu os fogachos e preveniu a perda na densidade mineral óssea associada com GnRHa)
Contrabalanço entre benefícios e danos	• Análogos da gonadorelina isoladamente
Efetividade desconhecida	• Análogos da gonadorelina (GnRHa) mais estrogênio-progesterona combinados (evidência insuficiente sobre os efeitos em comparação com GnRHa mais progesterona)
	• Análogos da gonadorelina (GnRHa) mais tibolona (reduções semelhantes na densidade mineral óssea em comparação com histerectomia mais ooforectomia)
	• Antiinflamatórios não-esteróides
	• Sistema intra-uterino com levonorgestrel

Em mulheres agendadas para cirurgia de fibróide, quais são os efeitos dos tratamentos clínicos pré-operatórios?

Provavelmente benéficos	• Análogos da gonadorelina

Quais são os efeitos dos tratamentos cirúrgicos em mulheres com fibróides?

Benéficos	• Miomectomia laparoscópica (mantém a fertilidade em comparação com histerectomia; reduz o tempo de recuperação e a dor pós-operatória em comparação com miomectomia abdominal)
Provavelmente benéficos	• Histerectomia abdominal total (reduz sintomas relacionados aos fibróides em comparação com nenhum tratamento)*
	• Histerectomia laparoscópica total (reduz a febre pós-operatória, a hospitalização e o tempo de recuperação em comparação com histerectomia abdominal total)
	• Histerectomia vaginal laparoscopicamente assistida (reduz o tempo de recuperação e a dor pós-operatória em comparação com histerectomia abdominal total, mas aumenta o tempo cirúrgico e a perda sangüínea em comparação com histerectomia vaginal total)
	• Histerectomia vaginal total (reduz o tempo cirúrgico, a perda de sangue, a dor, a febre e a hospitalização em comparação com histerectomia abdominal total e aumenta a satisfação com a operação)
	• Miomectomia abdominal total (mantém a fertilidade em comparação com histerectomia, mas aumenta o tempo de recuperação e a dor pós-operatória em comparação com miomectomia laparoscópica)

Saúde da mulher

Fibróides (miomatose uterina, leiomiomas)

Efetividade desconhecida	• Ablação endometrial com caneta • Ablação térmica com balão • Miólise térmica com *laser* • Ressecção histeroscópica • Ultra-som focalizado e guiado por ressonância magnética (cirurgia por ultra-som focalizado e guiado por imagem de ressonância magnética)

Data da pesquisa: novembro de 2006

*Baseado em consenso, ECRs provavelmente não serão conduzidos.

DEFINIÇÃO Os fibróides (leiomiomas uterinos) são tumores benignos das células do músculo liso do útero. As mulheres com fibróides podem ser assintomáticas ou apresentar-se com menorragia (30%), dor pélvica com ou sem dismenorréia ou sintomas de pressão (34%), infertilidade (27%) e aborto recorrente (3%). Boa parte dos dados que descrevem a relação entre a presença de fibróides e os sintomas baseiam-se em estudos não-controlados, que avaliaram o efeito da miomectomia nos sintomas de apresentação. Um estudo observacional (142 mulheres) realizado nos Estados Unidos sugeriu que a prevalência dos fibróides nas mulheres inférteis pode ser de até 13%, mas nenhuma relação causal direta entre os fibróides e a infertilidade foi estabelecida.

INCIDÊNCIA/PREVALÊNCIA A incidência relatada dos fibróides varia de 5,4 a 77% dependendo do método de diagnóstico (o padrão-ouro é a evidência histológica). Não é possível precisar a incidência real de fibróides, já que algumas mulheres com fibróides não têm sintomas e, dessa forma, não serão testadas para fibróides. Evidências observacionais sugerem que, em mulheres pré-menopáusicas, a incidência de fibróide aumenta com a idade, reduzindo durante a menopausa. Com base no exame *post-mortem*, 50% das mulheres tinham esses tumores. O corte seriado macroscópico em intervalos de 2 mm de 100 espécimes consecutivos de histerectomia revelou a presença de fibróides em 50/68 (73%) das mulheres na pré-menopausa e em 27/32 (84%) das mulheres na pós-menopausa. Essas mulheres realizaram histerectomia por outras razões que não os fibróides. A incidência de fibróides em mulheres negras é três vezes maior do que em mulheres brancas, com base no diagnóstico por ultra-som ou na histerectomia. Fibróides submucosos foram diagnosticados em 6 a 34% das mulheres que realizaram uma histeroscopia por sangramento anormal e em 2 a 7% das mulheres que realizaram investigações de infertilidade.

ETIOLOGIA/FATORES DE RISCO A causa dos fibróides é desconhecida. Sabe-se que cada fibróide tem origem monoclonal e surge de modo independente. Os fatores supostamente envolvidos incluem os hormônios esteróides sexuais estrogênio e progesterona, bem como os fatores de crescimento semelhantes à insulina, o fator de crescimento epidérmico e o fator de crescimento e transformação. Os fatores de risco para o crescimento de fibróide incluem a nuliparidade e a obesidade. O risco também diminui consistentemente com o aumento do número de gestações a termo; mulheres com cinco gestações a termo têm um quarto do risco de mulheres nulíparas (P menor do que 0,001). A obesidade aumenta o risco de desenvolvimento de fibróides em 21% a cada 10 kg de ganho de peso (P = 0,008). O uso de contraceptivo oral combinado também reduz o risco de fibróides quanto maior a duração do uso (mulheres que usaram contraceptivos orais por quatro a seis anos em comparação com mulheres que nunca usaram contraceptivos orais: RC 0,8, IC 95% 0,5 a 1,2; mulheres que usaram contraceptivos orais por pelo menos sete anos em comparação com mulheres que nunca usaram contraceptivos orais: RC 0,5, IC 95% 0,3 a 0,9). Mulheres que receberam injeções contendo 150 mg de acetato de medroxiprogesterona *depot* também têm uma incidência reduzida em comparação com mulheres que nunca receberam injeções dessa droga (RC 0,44, IC 95% 0,36 a 0,55).

PROGNÓSTICO Há poucos dados sobre o prognóstico a longo prazo desses tumores se não forem tratados, particularmente em mulheres assintomáticas no momento do diagnóstico. Um estudo pequeno de caso-controle relatou que, em um grupo de 106 mulheres tratadas somente com observação durante um ano, não houve alteração significativa nos sintomas e na qualidade de vida durante aquele período. Os fibróides tendem a diminuir ou fibrosar após a menopausa.

Saúde da mulher

Incontinência de estresse

Joseph L. Onwude

PONTOS-CHAVE

- A incontinência de estresse, que envolve a perda involuntária de urina aos esforços, exercícios, espirros ou tosse, afeta 17 a 45% das mulheres adultas.

  Os fatores de risco incluem gestação (especialmente com parto vaginal), tabagismo e obesidade.

- Os exercícios para a musculatura do assoalho pélvico melhoram os sintomas e diminuem os episódios de incontinência em comparação com nenhum tratamento. A estimulação elétrica do assoalho pélvico e os cones vaginais também são efetivos em comparação com nenhum tratamento.

  A estimulação elétrica do assoalho pélvico pode causar sensibilidade e sangramento vaginal, enquanto os cones vaginais podem causar vaginite e dor abdominal. Os exercícios para a musculatura do assoalho pélvico podem causar desconforto.

- Os suplementos de estrogênio aumentam as taxas de cura em comparação com placebo, mas existem riscos associados com o seu uso a longo prazo. Eles podem ser menos efetivos na redução da incontinência em comparação com os exercícios para a musculatura do assoalho pélvico.

- Os inibidores da recaptação da serotonina (duloxetina 80 mg ao dia) reduzem a incontinência de estresse em comparação com placebo em 4 a 12 semanas, ou em comparação com os exercícios para a musculatura do assoalho pélvico, mas aumentam o risco de efeitos adversos como cefaléia e problemas gástricos.

- Não sabemos se os agonistas adrenérgicos melhoram a incontinência em comparação com placebo ou com outros tratamentos, mas eles podem causar insônia, inquietação e estimulação vasomotora. A fenilpropanolamina foi retirada do mercado nos Estados Unidos devido a um risco aumentado de AVC hemorrágico.

- A colpossuspensão retropúbica aberta pode ter maior probabilidade de curar a incontinência de estresse do que o reparo vaginal anterior ou a suspensão com agulha em um a cinco anos. As taxas de complicações são semelhantes àquelas de outros procedimentos cirúrgicos, mas são maiores do que as dos tratamentos não-cirúrgicos.

  Os suportes suburetrais, incluindo a fita vaginal livre de tensão, são tão efetivos quanto a colpossuspensão retropúbica aberta na cura da incontinência de estresse em cinco anos. As complicações da fita vaginal livre de tensão incluem a perfuração da bexiga.

  Os procedimentos no forame transobturador podem ser tão efetivos quanto a fita vaginal livre de tensão.

- A colpossuspensão laparoscópica parece ser tão efetiva em dois a cinco anos quanto a colpossuspensão retropúbica aberta ou a fita vaginal livre de tensão.

(i) Consulte www.clinicalevidence.bmj.com para texto integral e referências.

Quais são os efeitos dos tratamentos não-cirúrgicos para mulheres com incontinência de estresse?	
Benéficos	• Inibidores da recaptação da serotonina (duloxetina)
Provavelmente benéficos	• Cones vaginais
	• Estimulação elétrica do assoalho pélvico
	• Exercícios para a musculatura do assoalho pélvico

Saúde da mulher

Incontinência de estresse

Contrabalanço entre benefícios e danos	• Suplementos de estrogênio
Efetividade desconhecida	• Agonistas de adrenoceptores

Quais são os efeitos dos tratamentos cirúrgicos para mulheres com incontinência de estresse?	
Benéficos	• Colpossuspensão laparoscópica (taxas de cura semelhantes às da colpossuspensão retropúbica aberta e da fita vaginal livre de tensão) • Colpossuspensão retropúbica aberta (taxas de cura mais altas do que tratamento não-cirúrgico, reparo vaginal anterior ou suspensão com agulha, porém mais efeitos adversos do que com tratamento não-cirúrgico)
Provavelmente benéficos	• Suportes suburetrais exceto fita vaginal livre de tensão (taxas de cura semelhantes às da colpossuspensão retropúbica aberta e da suspensão com agulha, porém mais complicações perioperatórias do que suspensão com agulha)
Contrabalanço entre benefícios e danos	• Fita vaginal livre de tensão (taxas de cura semelhantes às da colpossuspensão retropúbica aberta, mas associada com perfuração da bexiga)
Efetividade desconhecida	• Procedimentos no forame transobturador (evidência limitada de taxas de cura semelhantes às da fita vaginal livre de tensão)
Pouco provavelmente benéficos	• Reparo vaginal anterior (taxas de cura mais baixas do que colpossuspensão retropúbica aberta) • Suspensão com agulha (taxas de cura mais baixas e mais complicações cirúrgicas do que colpossuspensão retropúbica aberta)

Data da pesquisa: dezembro de 2006

DEFINIÇÃO A incontinência de estresse é a perda involuntária de urina ao esforço ou aos exercícios, ou ao espirrar ou tossir. A incontinência de estresse ocorre predominantemente em mulheres e pode causar problemas sociais e de higiene. Tipicamente, não há sensação antecipatória de necessidade de urinar. Ao teste urodinâmico, a incontinência de estresse urodinâmica é confirmada pela demonstração de perda de urina quando a pressão intravesical excede a pressão uretral máxima, na ausência de uma contração do detrusor. Um diagnóstico confirmado de incontinência de estresse urodinâmica é particularmente importante antes do tratamento cirúrgico, visto que os sintomas de incontinência de estresse podem ocorrer em pessoas com atividade excessiva do detrusor, o que é confirmado pela demonstração de contrações vesicais não-inibidas. Esta revisão aborda a incontinência de estresse em geral.

INCIDÊNCIA/PREVALÊNCIA A incontinência de estresse é um problema comum. A prevalência foi estimada em 17 a 45% das mulheres adultas em países ricos. Um estudo transversal (15.308 mulhe-

(continua)

(continuação)

res <65 anos na Noruega) constatou que a prevalência da incontinência de estresse era de 4,7% em mulheres que não tinham tido filhos, 6,9% em mulheres que tiveram apenas partos cesáreos e 12,2% em mulheres que tiveram somente partos vaginais.

ETIOLOGIA/FATORES DE RISCO Os fatores etiológicos incluem a gestação e o parto vaginal ou cesáreo, o tabagismo e a obesidade. Um estudo transversal (15.308 mulheres na Noruega) constatou que, quando comparadas com mulheres que não tiveram filhos, o risco de incontinência de estresse era aumentado em mulheres que tinham tido apenas parto cesáreo (RC ajustada para idade 1,4, IC 95% 1 a 2) ou parto vaginal (RC ajustada para idade 3,0, IC 95% 2,5 a 3,5). O risco de incontinência de estresse também era aumentado em mulheres que tiveram um parto vaginal em comparação com mulheres que tiveram um parto cesáreo (RC ajustada 2,4, IC 95% 1,7 a 3,2). Um estudo de caso-controle (606 mulheres) constatou que o risco de incontinência de estresse "genuína", agora chamada "urodinâmica", era aumentado em ex-tabagistas (RC ajustada 2,2, IC 95% 1,18 a 4,11) e em tabagistas atuais (RC ajustada 2,48, IC 95% 1,6 a 3,84). Não encontramos dados confiáveis que medissem os riscos associados com obesidade.

PROGNÓSTICO Não encontramos dados confiáveis sobre a história natural da incontinência de estresse. Acredita-se que a incontinência de estresse não-tratada seja uma condição persistente e que ocorra ao longo de toda a vida.

Saúde da mulher

Infertilidade feminina

Hesham Al-Inany

PONTOS-CHAVE

- Aproximadamente 17% dos casais nos países industrializados buscam ajuda por infertilidade, a qual pode ser causada por falha ovariana, lesão ou endometriose tubária ou uma baixa contagem de espermatozóides.
- Em mulheres com infertilidade, a fertilização *in vitro* pode ter a mesma probabilidade de levar a uma gestação do que a injeção intracitoplasmática de espermatozóides, mas aumenta o risco de gestações múltiplas.

    Os agonistas do hormônio liberador de gonadotrofinas também aumentam as taxas de gestação, mas os antagonistas do hormônio liberador de gonadotrofinas podem ser menos efetivos.

    A inseminação intra-uterina mais estimulação ovariana controlada é considerada benéfica em mulheres com infertilidade inexplicada ou hostilidade cervical.

- Em mulheres com distúrbios ovulatórios, o clomifeno e o tamoxifeno aumentam a ovulação e as taxas de gestação, e a metformina aumenta as taxas de ovulação.

    As gonadotrofinas podem aumentar as taxas de gestação, mas podem aumentar o risco de câncer de ovário, síndrome da hiperestimulação ovariana e gestações múltiplas.

    A perfuração ovariana laparoscópica pode ser tão efetiva quanto as gonadotrofinas.

    Não sabemos se ciclofenil, hormônio liberador de gonadotrofinas em pulsos, preparação de oócitos com gonadotrofinas antes da maturação *in vitro* ou biópsia ovariana em cunha aumentam as taxas de gestação em comparação com nenhum tratamento.

- Em mulheres com infertilidade tubária, a lavagem tubária aumenta as taxas de gestação, sendo que o meio solúvel em óleo é possivelmente mais efetivo do que o meio solúvel em água.

    A cirurgia tubária antes da fertilização *in vitro* pode aumentar as taxas de gestação em comparação com nenhum tratamento em mulheres com hidrossalpinge, mas não sabemos se a salpingografia seletiva mais cateterização tubária é benéfica.

- Em mulheres com endometriose, a adição de gonadotrofinas à inseminação intra-uterina aumenta as taxas de nascidos vivos em comparação com a inseminação intra-uterina isoladamente.

    A ablação laparoscópica de depósitos endometriais pode aumentar as taxas de nascidos vivos em comparação com a laparoscopia diagnóstica.

    As drogas que induzem a supressão ovariana podem não aumentar as taxas de gestação.

(i) Consulte www.clinicalevidence.bmj.com para texto integral e referências.

Quais são os efeitos dos tratamentos para infertilidade causada por distúrbios da ovulação?	
Provavelmente benéficos	• Clomifeno
	• Fertilização *in vitro**
	• Metformina
Contrabalanço entre benefícios e danos	• Gonadotrofinas

Saúde da mulher

Infertilidade feminina

Efetividade desconhecida	• Agonistas do hormônio liberador de gonadotrofina mais gonadotrofinas • Antagonistas do hormônio liberador de gonadotrofina • Biópsia ovariana em cunha • Ciclofenil • Hormônio liberador de gonadotrofina em pulsos • Inseminação intra-uterina mais estimulação ovariana controlada • Perfuração ovariana laparoscópica • Preparação de oócitos com gonadotrofina antes da maturação *in vitro* • Tamoxifeno

Quais são os efeitos dos tratamentos para infertilidade tubária?

Benéficos	• Fertilização *in vitro**
Provavelmente benéficos	• Cirurgia tubária antes da fertilização *in vitro* • Lavagem tubária com meio solúvel em óleo
Efetividade desconhecida	• Lavagem tubária com meio solúvel em água • Salpingografia seletiva mais cateterização tubária

Quais são os efeitos do tratamento para infertilidade associada com endometriose?

Provavelmente benéficos	• Ablação laparoscópica de depósitos endometriais • Fertilização *in vitro** • Inseminação intra-uterina mais gonadotrofinas
Provavelmente inefetivos ou que causam danos	• Supressão ovariana induzida por drogas

Data da pesquisa: abril de 2004

*Sem ECRs, mas evidência observacional forte de que a fertilização *in vitro* aumenta as taxas de nascidos vivos.

DEFINIÇÃO Esta revisão aborda a infertilidade relacionada a fatores associados com a mulher e não com o homem. A fertilidade normal foi definida como obter uma gestação dentro de dois anos de relação sexual regular não-protegida. Porém, muitos definem a infertilidade como a falha em conceber após um ano de relação desprotegida. A infertilidade pode ser primária, em mulheres que nunca conceberam, ou secundária, em mulheres que já conceberam previamente. Esta revisão trata da infertilidade causada por endometriose, distúrbios da ovulação e infertilidade tubária. A endome-

(continua)

Saúde da mulher
Infertilidade feminina

(continuação)

triose é uma doença progressiva que ocorre quando o tecido endometrial que reveste o útero cresce fora do útero e se adere aos ovários, às trompas de Falópio ou a outros órgãos na cavidade abdominal (veja revisão sobre endometriose, pág. 539). Distúrbios da ovulação são definidos pela falha de um ovo em ser expelido devido a um mau funcionamento no ovário, sendo uma causa importante de infertilidade. A infertilidade tubária é a incapacidade de conceber devido a um bloqueio em uma ou ambas as trompas de Falópio, sendo uma causa comum de infertilidade.

INCIDÊNCIA/PREVALÊNCIA Embora não haja evidência de uma alteração importante na prevalência da infertilidade, atualmente mais casais estão procurando ajuda. Hoje em dia, cerca de 1/6 (17%) dos casais nos países industrializados irá procurar aconselhamento médico para infertilidade. As taxas de infertilidade primária variam amplamente entre os países, variando de <6% na China, Malaui, Tanzânia e Zâmbia; 9% nas Filipinas; >10% na Finlândia, Suécia e Canadá; e 18% na Suíça. As taxas relatadas de infertilidade secundária são menos confiáveis.

ETIOLOGIA/FATORES DE RISCO No Reino Unido, cerca de 10 a 20% dos casos de infertilidade são inexplicados. O restante é causado por falha ovulatória (27%), lesão tubária (14%), endometriose (5%), baixa contagem ou qualidade de espermatozóides (19%) e outras causas (5%).

PROGNÓSTICO Nos países desenvolvidos, de 80 a 90% dos casais que tentam conceber obtêm sucesso após um ano, e 95%, após dois anos. As chances de engravidar variam com a causa e a duração da infertilidade, a idade da mulher, a história prévia de gestação da mulher e a disponibilidade de diferentes opções de tratamento. Nos primeiros dois a três anos de infertilidade inexplicada, as taxas cumulativas de concepção permanecem altas (27 a 46%), mas diminuem com o aumento da idade da mulher e a duração da infertilidade. As taxas basais de gestação espontânea em casais inférteis podem ser calculadas por estudos longitudinais de casais inférteis que foram observados sem tratamento.

Menorragia

Kirsten Duckitt e Sally Collins

PONTOS-CHAVE

- A menorragia limita as atividades normais e causa anemia em dois terços das mulheres com menorragia objetiva (perda sangüínea de mais do que 80 mL por ciclo).

  Os distúrbios das prostaglandinas podem estar associados com a menorragia idiopática e com o sangramento importante causado por fibróides, adenomiose ou uso de dispositivos intra-uterinos.

  Os fibróides têm sido encontrados geralmente em 10% das mulheres com menorragia e em 40% das mulheres com menorragia grave; porém, metade das mulheres que se submetem a uma histerectomia por menorragia têm útero normal.

- Os antiinflamatórios não-esteróides (AINEs), o ácido tranexâmico e o danazol reduzem a perda sangüínea em comparação com placebo.

  O ácido tranexâmico e o danazol podem ser mais efetivos na redução da perda sangüínea do que os AINEs, o etansilato e os progestágenos orais, mas quaisquer benefícios do danazol devem ser pesados contra o alto risco de efeitos adversos.

  Os AINEs reduzem a dismenorréia e podem ser tão efetivos na redução da perda de sangue menstrual quanto os progestágenos orais administrados na fase lútea, mas não sabemos de que maneira eles se comparam com etansilato, contraceptivos orais combinados, progestágenos intra-uterinos ou análogos da gonadorelina.

  Não sabemos se contraceptivos orais combinados, dispositivos intra-uterinos liberadores de levonorgestrel ou análogos da gonadorelina são efetivos na redução da menorragia, já que poucos estudos foram encontrados.

- A histerectomia reduz a perda sangüínea e reduz a necessidade de cirurgia adicional em comparação com tratamentos clínicos ou destruição endometrial, mas pode causar complicações em até um terço das mulheres.

  A destruição endometrial é mais efetiva na redução da menorragia em comparação com o tratamento clínico, mas as complicações podem incluir infecção, hemorragia e perfuração uterina.

  Não sabemos se algum tipo de destruição endometrial é superior em comparação com os outros tipos, nem se a dilatação e a curetagem têm algum efeito na perda de sangue menstrual.

- Os análogos da gonadorelina pré-operatórios reduzem a perda de sangue pós-operatória moderada ou importante a longo prazo e aumentam a amenorréia em comparação com placebo, mas não sabemos se os progestágenos orais ou o danazol também são benéficos quando usados pré-operatoriamente.

(i) Consulte www.clinicalevidence.bmj.com para texto integral e referências.

Quais são os efeitos dos tratamentos clínicos para menorragia?	
Benéficos	• Ácido tranexâmico • Antiinflamatórios não-esteróides
Contrabalanço entre benefícios e danos	• Danazol
Efetividade desconhecida	• Análogos da gonadorelina • Contraceptivos orais combinados • Etansilato • Progestágenos intra-uterinos

Saúde da mulher

Menorragia

Pouco provavelmente benéficos	• Progestágenos orais para ciclo mais longo
Provavelmente inefetivos ou que causam danos	• Progestágenos orais somente na fase lútea

Quais são os efeitos dos tratamentos cirúrgicos para menorragia?

Benéficos	• Histerectomia (reduz a perda de sangue menstrual em comparação com progestágenos intra-uterinos ou destruição endometrial; também reduz a necessidade de cirurgia adicional em comparação com destruição endometrial)
Provavelmente benéficos	• Destruição endometrial (reduz a perda de sangue menstrual em comparação com tratamento clínico)
Efetividade desconhecida	• Dilatação e curetagem

Quais são os efeitos do afinamento endometrial antes da destruição endometrial no tratamento da menorragia?

Benéficos	• Análogos da gonadorelina
Efetividade desconhecida	• Danazol • Progestágenos orais

Data da pesquisa: setembro de 2006

DEFINIÇÃO A **menorragia** é definida como o sangramento menstrual intenso, mas regular. A **menorragia ovulatória idiopática** é o sangramento intenso e regular na ausência de patologia pélvica reconhecível ou de uma diátese hemorrágica geral. A **menorragia objetiva** é considerada uma perda total de sangue menstrual de 80 mL ou mais em cada menstruação. Subjetivamente, a menorragia pode ser definida como uma queixa de perda sangüínea menstrual excessiva regular que ocorre durante diversos ciclos consecutivos em uma mulher em idade fértil.

INCIDÊNCIA/PREVALÊNCIA No Reino Unido, 5% das mulheres (de 30 a 49 anos) consultam seu médico de família anualmente com menorragia. Na Nova Zelândia, de 2 a 4% das consultas em atenção primária de mulheres na pré-menopausa são por problemas menstruais.

ETIOLOGIA/FATORES DE RISCO Acredita-se que a **menorragia ovulatória idiopática** seja causada pela produção alterada de prostaglandina dentro do endométrio. As prostaglandinas também podem estar implicadas na menorragia associada a fibróides uterinos, à adenomiose ou à presença de um dispositivo intra-uterino. Fibróides foram relatados em 10% das mulheres com menorragia (80 a 100 mL/ciclo) e em 40% daquelas com menorragia intensa (pelo menos 200 mL/ciclo).

PROGNÓSTICO A menorragia limita as atividades normais e causa anemia por deficiência de ferro em dois terços das mulheres com menorragia objetiva comprovada. Uma em cada cinco de todas as mulheres no Reino Unido e uma em cada três mulheres nos Estados Unidos se submetem a uma histerectomia antes dos 60 anos de idade; a menorragia é o principal problema de apresentação em pelo menos 50% dessas mulheres. Cerca de 50% das mulheres que realizam histerectomia para menorragia apresentam um útero anatomicamente normal.

Pielonefrite aguda em mulheres não-gestantes

Ignacio Neumann, M. Fernanda Rojas e Philippa Moore

PONTOS-CHAVE

- A pielonefrite costuma ser causada pela ascensão de bactérias da bexiga, mais comumente *Escherichia coli*, e é mais provável em pessoas com anormalidades estruturais ou funcionais do trato urinário.

    O prognóstico é bom se a pielonefrite for tratada de modo apropriado, mas as complicações incluem abscesso renal, disfunção renal e choque séptico.

- O consenso é de que os antibióticos orais, administrados ambulatorialmente, são efetivos em mulheres não-gestantes com pielonefrite não-complicada, embora estudos controlados com placebo não tenham sido encontrados.

    Não sabemos se algum regime de tratamento é mais efetivo, nem qual é a duração ideal do tratamento, embora possa ser sensato continuar o tratamento por, pelo menos, 10 dias.

    Os antibióticos de espectro mais amplo, como as quinolonas, podem ser mais efetivos em comparação com os antibióticos de espectro mais estreito, como ampicilina, amoxicilina ou cotrimoxazol, em áreas onde a resistência a eles é comum.

    No nível ambulatorial, não sabemos se os antibióticos intravenosos são mais efetivos em mulheres não-gestantes com pielonefrite não-complicada em comparação com os regimes orais.

- Os antibióticos intravenosos são considerados efetivos em mulheres hospitalizadas com pielonefrite não-complicada.

    Não sabemos qual é o regime antibiótico intravenoso mais efetivo, nem qual é a duração ideal do tratamento.

    A combinação de antibióticos intravenosos e orais pode não ser mais efetiva do que os antibióticos orais isoladamente, mas a evidência é fraca.

- Não sabemos se o tratamento hospitalar melhora os desfechos em comparação com o tratamento ambulatorial.

- Não encontramos evidência de que analgésicos simples, antiinflamatórios não-esteróides (AINEs) ou analgésicos urinários reduzam a dor causada pela pielonefrite não-complicada.

    Os AINEs podem piorar a função renal e devem ser usados com cautela em mulheres com pielonefrite.

(i) Consulte www.clinicalevidence.bmj.com para texto integral e referências.

Quais são os efeitos dos tratamentos com antibióticos orais para pielonefrite aguda em mulheres com infecção não-complicada?	
Provavelmente benéficos	• Antibióticos orais *versus* placebo*
Efetividade desconhecida	• Antibióticos orais comparados entre si • Antibióticos orais *versus* intravenosos

Quais são os efeitos dos tratamentos antibióticos para pielonefrite aguda em mulheres hospitalizadas com infecção não-complicada?	
Provavelmente benéficos	• Antibióticos intravenosos *versus* placebo*

Saúde da mulher

Pielonefrite aguda em mulheres não-gestantes

Efetividade desconhecida	• Antibióticos intravenosos comparados entre si
	• Antibióticos intravenosos mais antibióticos orais (não está claro qual combinação é mais efetiva ou se a combinação é mais efetiva do que o uso oral isoladamente)
	• Antibióticos intravenosos *versus* orais

Qual é o efeito do manejo hospitalar *versus* ambulatorial para pielonefrite aguda em mulheres com infecção não-complicada?

Efetividade desconhecida	• Efetividade relativa de manejo hospitalar *versus* ambulatorial

Quais são os efeitos da analgesia em mulheres com pielonefrite aguda não-complicada?

Efetividade desconhecida	• Analgésicos sistêmicos simples (não-opióides)
	• Analgésicos urinários
	• Antiinflamatórios não-esteróides

Data da pesquisa: fevereiro de 2007

*Esta classificação não é baseada em ECRs controlados com placebo. Tais estudos provavelmente não seriam considerados éticos.

DEFINIÇÃO A pielonefrite aguda, ou a infecção do trato urinário superior, é uma infecção do rim caracterizada por dor à micção, febre, calafrios, dor no flanco, náuseas e vômitos. Quase sempre há presença de leucócitos na urina. Cilindros leucocitários são ocasionalmente vistos na microscopia da urina. Não há consenso sobre as definições dos graus de intensidade. Porém, na prática, as pessoas com pielonefrite aguda podem ser divididas naquelas capazes de tomar antibióticos orais e sem sinais de sepse, que podem ser manejadas em casa, e naquelas que necessitam antibióticos intravenosos em hospital. Alguns consideram que as indicações absolutas para hospitalização são vômitos persistentes, progressão de infecção urinária não-complicada, suspeita de sepse ou obstrução do trato urinário. A pielonefrite é considerada não-complicada se for causada por um patógeno típico em uma pessoa imunocompetente que tenha anatomia e função renais normais. Há poucas diferenças nos tratamentos entre homens e mulheres não-gestantes. **Diagnóstico**: As mulheres que se apresentam com febre e dor lombar sugerem um diagnóstico possível de pielonefrite aguda. O exame de urina e a cultura devem ser realizados para confirmar o diagnóstico. A piúria está presente em quase todas as pacientes e pode ser detectada rapidamente com o teste de estearase leucocitária (S: 74 a 95%; E: 94 a 98%) ou com o teste de nitrito (S: 92 a 100%; E: 35 a 85%). O crescimento bacteriano de 10.000 a 100.000 unidades formadoras de colônia na cultura de urina de uma amostra de jato médio confirmará o diagnóstico bacteriológico.

INCIDÊNCIA/PREVALÊNCIA A incidência anual estimada por 10.000 pessoas é de 27,6 casos nos Estados Unidos e de 35,7 casos na Coréia do Sul. A prevalência e a incidência mundiais são desconhecidas. A incidência mais alta de pielonefrite ocorre durante os meses de verão. As mulheres têm aproximadamente cinco vezes mais chances do que os homens de ser hospitalizadas com pielonefrite aguda.

ETIOLOGIA/FATORES DE RISCO A pielonefrite é mais comumente causada quando as bactérias na bexiga ascendem pelos ureteres e invadem os rins. Em alguns casos, isso pode resultar na entrada e na multiplicação de bactérias na corrente sangüínea. O organismo mais freqüentemente iso-

(continua)

(continuação)

lado é a *Escherichia coli* (56 a 85%); outros incluem *Enterococcus faecalis*, *Klebsiella pneumoniae* e *Proteus mirabilis*. Em pessoas idosas, a *E. coli* é menos comum (60%), enquanto as pessoas com diabetes melito tendem a ter infecções causadas por *Klebsiella*, *Enterobacter*, *Clostridium* ou *Candida*. As pessoas com anormalidades estruturais ou funcionais do trato urinário são mais propensas à pielonefrite refratária à terapia oral ou complicada por bacteremia. Fatores de risco associados com pielonefrite em mulheres saudáveis são relação sexual, uso de espermicida, infecção do trato urinário nos 12 meses antecedentes, uma mãe com uma história de infecção do trato urinário, diabetes e incontinência urinária. O fator de risco mais importante para infecção complicada do trato urinário é a obstrução do trato urinário. A incidência de microrganismos resistentes a drogas varia em diferentes áreas geográficas. Hospitalização recente, uso recente de antibióticos, imunossupressão, pielonefrite recorrente e nefrolitíase aumentam o risco de resistência a drogas.

PROGNÓSTICO O prognóstico é bom se a pielonefrite não-complicada for tratada apropriadamente. As complicações incluem abscesso renal, choque séptico e disfunção renal, incluindo insuficiência renal aguda. Fatores de risco independentes para mortalidade a curto prazo incluem idade maior do que 65 anos, choque séptico, restrição ao leito e imunossupressão. Condições como doença renal subjacente, diabetes melito e imunossupressão podem piorar o prognóstico, mas não encontramos boas evidências a longo prazo sobre as taxas de sepse ou de morte entre as pessoas com essas condições.

Prolapso genital em mulheres

Joseph Loze Onwude

PONTOS-CHAVE

- O prolapso do útero ou da vagina costuma ser o resultado da perda da sustentação muscular pélvica e causa principalmente sintomas não-específicos. Ele pode afetar mais da metade das mulheres com idade entre 50 e 59 anos, mas pode haver regressão espontânea.

  O risco de prolapso genital aumenta de acordo com idade e paridade avançadas, peso aumentado do maior bebê nascido e histerectomia.

- Não sabemos se os exercícios para a musculatura do assoalho pélvico ou o estrogênio vaginal melhoram os sintomas em mulheres com prolapso genital, já que não encontramos estudos de qualidade adequada.

  O consenso é de que os pessários vaginais são efetivos para o alívio dos sintomas em mulheres que estão esperando cirurgia ou nas quais a cirurgia está contra-indicada, mas não temos certeza disso.

- Em mulheres com prolapso da parede vaginal superior, a colpopexia sacral abdominal reduz o risco de prolapso recorrente, dispareunia e incontinência de estresse em comparação com a colpopexia sacroespinhal.

  A slingoplastia intravaginal posterior pode ser tão efetiva quanto a colpopexia sacroespinhal vaginal na prevenção de recorrência de prolapso.

  A sacro-histeropexia abdominal pode reduzir a recorrência de prolapso, mas pode ser menos efetiva na redução dos sintomas, em comparação com histerectomia vaginal e reparo.

- Nas mulheres com prolapso da parede vaginal anterior, o reparo da parede vaginal anterior pode ser mais efetivo do que a colpossuspensão à Burch, e a recorrência pode ser reduzida ainda mais pela adição de reforço com tela à colporrafia anterior.

  Em mulheres com prolapso da parede vaginal posterior, a colporrafia posterior tem mais probabilidade de prevenir a recorrência do que o reparo transanal de retocele ou enterocele.

  Não sabemos se a adição de reforço com tela melhora as taxas de sucesso em mulheres que se submetem à colporrafia posterior.

- Não sabemos de que forma o tratamento cirúrgico é comparável ao tratamento não-cirúrgico em mulheres com prolapso da parede vaginal superior, anterior ou posterior.

Consulte www.clinicalevidence.bmj.com para texto integral e referências.

Quais são os efeitos dos tratamentos não-cirúrgicos em mulheres com prolapso genital?

Provavelmente benéficos	- Pessários vaginais*
Efetividade desconhecida	- Estrogênio vaginal - Exercícios para a musculatura do assoalho pélvico

Quais são os efeitos dos tratamentos cirúrgicos em mulheres com prolapso genital?

Benéficos	- Colpopexia sacral abdominal *versus* colpopexia sacroespinhal (colpopexia sacral vaginal) para prolapso da abóbada da parede vaginal superior - Colporrafia anterior com reforço com tela *versus* colporrafia anterior tradicional em mulheres com prolapso da parede vaginal anterior

	• Colporrafia anterior tradicional *versus* colpossuspensão abdominal à Burch em mulheres com prolapso da parede vaginal anterior • Colporrafia posterior *versus* reparo transanal em mulheres com prolapso da parede vaginal posterior
Provavelmente benéficos	• Colporrafia anterior ultralateral *versus* colporrafia anterior tradicional • Colporrafia posterior com tela *versus* colporrafia posterior sem reforço com tela em mulheres com prolapso da parede vaginal posterior • Sacro-histeropexia abdominal *versus* histerectomia vaginal e reparo para prolapso da parede vaginal superior • Slingoplastia intravaginal posterior (sacropexia infracoccígea) *versus* colpopexia sacroespinhal vaginal para prolapso da parede vaginal superior
Efetividade desconhecida	• Cirurgia abdominal aberta *versus* cirurgia laparoscópica • Diferentes tipos de suturas comparadas entre si • Tela ou enxertos sintéticos *versus* tecidos nativos (autólogos) • Tratamento cirúrgico *versus* não-cirúrgico em mulheres com prolapso da parede vaginal anterior • Tratamento cirúrgico *versus* não-cirúrgico em mulheres com prolapso da parede vaginal posterior • Tratamento cirúrgico *versus* não-cirúrgico em mulheres com prolapso da parede vaginal superior
Pouco provavelmente benéficos	• Colporrafia anterior ultralateral com retalho de fáscia cadavérica *versus* colporrafia anterior ultralateral isoladamente em mulheres com prolapso da parede vaginal anterior

Data da pesquisa: agosto de 2006

*O consenso considera os pessários vaginais como efetivos.

DEFINIÇÃO O prolapso genital (também conhecido como prolapso de órgão pélvico) refere-se ao prolapso uterino, uterovaginal ou vaginal. O prolapso genital tem muitas causas, mas ocorre principalmente pela perda da sustentação muscular na região pélvica. Para facilitar a compreensão, nesta revisão, tentamos usar a terminologia mais comum e descritiva. No prolapso uterino, o útero desce para o canal vaginal com a cérvice no limite do canal vaginal; isso pode, por sua vez, empurrar a vagina, caso que pode ser referido como prolapso uterovaginal. No prolapso vaginal, uma ou mais regiões da parede vaginal protruem para o canal vaginal. O prolapso vaginal é classificado de acordo com a região da parede vaginal que é afetada: uma cistocele envolve a parede vaginal ântero-superior, uma uretrocele, a parede vaginal ântero-inferior, uma retocele, a parede vaginal póstero-inferior, e uma enterocele, a parede vaginal póstero-superior. Após a histerectomia, o ápice da vagina pode prolapsar como um prolapso em abóbada. Isso geralmente empurra também as paredes anterior e posterior. O prolapso genital leve pode ser assintomático. Os sintomas do prolapso genital são principalmente não-específicos. Sintomas comuns incluem sensação de peso na pelve, abaulamento genital e dificuldades durante a relação sexual, tais como dor ou perda da sensação vaginal. Os sintomas que podem ser mais comumente associados com formas específicas de prolapso incluem incontinência urinária, que está associada com cistocele; esvaziamento urinário incompleto, que está

(continua)

(continuação)

associado com cistocele ou prolapso uterino, ou ambos; e necessidade de aplicar pressão digital ao períneo ou parede vaginal posterior para a defecação, que está associada com retocele.

INCIDÊNCIA/PREVALÊNCIA As estimativas de prevalência variam amplamente, dependendo da população e da maneira como as mulheres são recrutadas para os estudos. Um estudo conduzido nos Estados Unidos (497 mulheres entre 18 e 82 anos em consultas de rotina em uma clínica de ginecologia geral) constatou que 93,6% tinham algum grau de prolapso genital (43,3% com POPQ* estágio 1, 47,7% com POPQ estágio 2, 2,6% com POPQ estágio 3, e 0% com POPQ estágio 4). Nesse estudo, constatou-se que a incidência de prolapso clinicamente relevante (POPQ estágio 2 ou maior) aumentava conforme o grau de paridade: nulíparas, 14,6%; um a três partos, 48%; e mais de três partos, 71,2%. Um estudo sueco (487 mulheres) constatou que 30,8% das mulheres com idade entre 20 e 59 anos tinham algum grau de prolapso genital na avaliação clínica. A prevalência do prolapso genital aumenta com a idade, de 6,6% em mulheres de 20 a 29 anos para 55,6% em mulheres de 50 a 59 anos. Um estudo transversal (241 mulheres perimenopáusicas com idade de 45 a 55 anos procurando entrar em um ensaio de terapia de reposição hormonal) constatou que 23% tinham prolapso genital com POPQ estágio 1, 4% tinham prolapso com POPQ estágio 2 e nenhuma mulher tinha prolapso com POPQ estágio 3 ou 4. Um estudo transversal conduzido no Reino Unido (285 mulheres perimenopáusicas e pós-menopáusicas consultando em uma clínica de menopausa com sintomas climatéricos) constatou que 20% tinham algum grau de prolapso uterovaginal ou em abóbada, 51% algum grau de prolapso da parede vaginal anterior e 27% algum grau de prolapso da parede vaginal posterior. Prolapso grave (equivalente a POPQ estágio 3 ou 4) foi encontrado em 6% das mulheres. Um estudo prospectivo (412 mulheres pós-menopáusicas com idade de 50 a 79 anos) constatou que a prevalência basal de cistocele era 24,6% (para graus 1, 2 e 3, as prevalências eram 14,4%, 9,5% e 0,7%, respectivamente), a prevalência basal de retocele era de 12,9% (para graus 1 e 2, as prevalências eram 7,8% e 5,1%, respectivamente) e a prevalência basal de prolapso uterino era de 3,8% (para graus 1 e 2, as prevalências eram 3,3% e 0,6%, respectivamente). Entre as mulheres que entraram no estudo, as incidências anuais de cistocele, retocele e prolapso uterino foram 9%, 6% e 2%, respectivamente.

ETIOLOGIA/FATORES DE RISCO O fator de risco mais forte para prolapso de órgãos pélvicos é a paridade, já que o parto pode causar dano aos nervos pudendos, à fáscia e à estrutura de sustentação, bem como aos músculos. Um estudo de base populacional na Suécia constatou que a prevalência de prolapso genital era maior em mulheres que tiveram filhos (44%) do que nas que não tiveram filhos (5,8%). Além disso, ele encontrou uma associação entre tônus muscular do assoalho pélvico e prolapso genital. Um estudo de caso-controle constatou que outros fatores de risco para prolapso genital severo (POPQ estágios 3 ou 4) são idade avançada (RC 1,12 para cada ano adicional, IC 95% 1,09 a 1,15), peso aumentado do maior bebê nascido vaginalmente (RC 1,24 para cada libra adicional [450 g], IC 95% 1,06 a 1,44), histerectomia prévia (RC 2,37, IC 95% 1,16 a 4,86) e cirurgia prévia para prolapso genital (RC 5,09, IC 95% 1,49 a 17,26). O estudo não encontrou uma associação significativa entre prolapso genital grave e condições médicas crônicas como obesidade, hipertensão ou doença pulmonar obstrutiva crônica.

PROGNÓSTICO Não encontramos informação confiável sobre a história natural de prolapso genital leve não-tratado (POPQ estágios 1 e 2, Baden-Walker graus 1 e 2). Encontramos um estudo prospectivo sobre a progressão do prolapso genital em mulheres que foram tratadas ou não com terapia de reposição hormonal (estrogênio mais progesterona). Contudo, os resultados não foram relatados separadamente por grupo de tratamento e, portanto, podem não se aplicar a mulheres não-tratadas. Além disso, os investigadores usaram uma técnica de exame cuja confiabilidade, reprodutibilidade e capacidade de discriminar entre ausência de prolapso e prolapso leve não era conhecida. Ele constatou que, em um ano, as cistoceles progrediam do grau 1 para os graus 2 e 3 em 9% dos casos, regrediam dos graus 2 e 3 para o grau 0 em 9%, e regrediam do grau 1 para o grau 0 em 23%. As retoceles progrediam do grau 1 para os graus 2 e 3 em 1%, mas regrediam dos graus 2 e 3 para o grau 0 em 3%, e do grau 1 para o grau 0 em 2%. O prolapso uterino regredia do grau 1 para o grau 0 em 48%. A incidência de morbidade associada com prolapso genital também é difícil de estimar. A incidência anual de hospitalização por prolapso no Reino Unido foi estimada em 2,04 por 1.000 mulheres com menos de 60 anos. O prolapso genital é também uma causa importante de cirurgia ginecológica.

---

*N. de T. Refere-se ao sistema de classificação Pelvic Organ Prolapse Quantification.

Síndrome dos ovários policísticos

Hesham Al-Inany

PONTOS-CHAVE

- A síndrome dos ovários policísticos (SOP) é caracterizada por um acúmulo de folículos incompletamente desenvolvidos nos ovários devido à anovulação, associada com produção ovariana aumentada de andrógenos.

    A SOP é diagnosticada em até 10% das mulheres que consultam em clínicas de ginecologia, mas a prevalência na população como um todo não é conhecida.

    A SOP tem sido associada com hirsutismo, infertilidade, acne, ganho de peso, diabetes tipo 2, doença cardiovascular e hiperplasia endometrial.

- A metformina pode melhorar o padrão menstrual e a oligomenorréia em comparação com placebo e pode reduzir o hirsutismo em comparação com placebo ou acetato de ciproterona-etinilestradiol.

    O acetato de ciproterona-etinilestradiol (co-ciprindiol) pode reduzir o hirsutismo, mas aumenta o risco de tromboembolismo venoso em comparação com placebo.

    A finasterida pode reduzir o hirsutismo em comparação com placebo e parece ser tão efetiva quanto a espironolactona ou o acetato de ciproterona-etinilestradiol.

    A flutamida pode ser mais efetiva na redução do hirsutismo em comparação com a finasterida, mas os estudos têm mostrado resultados conflitantes.

    O tratamento combinado com flutamida mais acetato de ciproterona-etinilestradiol pode reduzir o número de mulheres com oligomenorréia em comparação com a flutamida isoladamente.

- Não sabemos se as intervenções para perder peso melhoram os desfechos clínicos em mulheres com SOP.

    Não sabemos se o cetoconazol ou a remoção mecânica dos pêlos reduzem o hirsutismo em comparação com outros tratamentos.

Consulte www.clinicalevidence.bmj.com para texto integral e referências.

Quais são os efeitos dos tratamentos?	
Provavelmente benéficos	• Espironolactona (pode ser tão efetiva na redução do hirsutismo quanto flutamida e finasterida) • Finasterida (pode ser igualmente efetiva na redução do hirsutismo em comparação com espironolactona e acetato de ciproterona-etinilestradiol) • Flutamida (pode ser igualmente efetiva na redução do hirsutismo em comparação com finasterida e espironolactona) • Metformina (melhorou o padrão menstrual em comparação com placebo; reduziu o hirsutismo em comparação com acetato de ciproterona-etinilestradiol)
Contrabalanço entre benefícios e danos	• Acetato de ciproterona-etinilestradiol (co-ciprindiol; reduziu o hirsutismo, mas aumentou o risco de tromboembolismo venoso)
Efetividade desconhecida	• Cetoconazol • Intervenções para perder peso • Remoção mecânica dos pêlos

Data da pesquisa: outubro de 2005

Síndrome dos ovários policísticos

DEFINIÇÃO A síndrome dos ovários policísticos (SOP; síndrome de Stein-Leventhal, doença ovariana esclerocística) é definida como um acúmulo de muitos folículos incompletamente desenvolvidos nos ovários devido à anovulação crônica, com um aumento na produção de andrógenos pelo ovário.

INCIDÊNCIA/PREVALÊNCIA A SOP é diagnosticada em 4 a 10% das mulheres que freqüentam clínicas ginecológicas em países desenvolvidos, mas este número pode não refletir a prevalência verdadeira porque não há estudos específicos baseados na população e porque os critérios usados para o diagnóstico são variados. Muitas mulheres apresentam a doença na faixa dos 30 anos.

ETIOLOGIA/FATORES DE RISCO A etiologia é desconhecida. Fatores genéticos podem ser responsáveis por uma parte, mas os mecanismos exatos não estão claros. Dois estudos encontraram alguma evidência de agregação familiar de hiperandrogenemia (com ou sem oligomenorréia) em parentes de primeiro grau de mulheres com SOP. No primeiro estudo, 22% das irmãs de mulheres com SOP preenchiam completamente os critérios para SOP. No segundo estudo, das 78 mães e 50 irmãs avaliadas clinicamente, 19 (24%) das mães e 16 (32%) das irmãs tinham SOP.

PROGNÓSTICO Há alguma evidência de que mulheres com SOP estão em risco aumentado de desenvolver diabetes tipo 2 e distúrbios cardiovasculares secundariamente à hiperlipidemia em comparação com mulheres que não têm SOP. Mulheres oligomenorréicas e amenorréicas estão em risco aumentado de desenvolver hiperplasia endometrial e, mais tarde, carcinoma endometrial.

Saúde da mulher
Síndrome pré-menstrual

Irene Kwan e Joseph Loze Onwude

PONTOS-CHAVE

- Uma mulher tem síndrome pré-menstrual (SPM) se ela apresentar queixas de sintomas físicos e/ou psicológicos recorrentes que ocorrem durante a fase lútea do ciclo menstrual e que costumam melhorar com o final da menstruação. A intensidade dos sintomas pode variar entre as mulheres.

    Os sintomas pré-menstruais ocorrem em 95% de todas as mulheres em idade fértil. Os sintomas intensos e debilitantes (SPM) ocorrem em cerca de 5% dessas mulheres.

    Não há consenso quanto à forma como a gravidade dos sintomas deve ser avaliada, o que tem levado a uma grande variedade de escalas de sintomas, tornando difícil a síntese dos dados a respeito da eficácia do tratamento. A natureza cíclica da condição também dificulta a condução de ECRs.

    Há pouca evidência de boa qualidade para qualquer um dos muitos tratamentos disponíveis, e a seleção do tratamento é orientada principalmente pela escolha pessoal. O médico tem um papel-chave em facilitar essa escolha e em tranquilizar as mulheres com SPM sem problemas ginecológicos coexistentes de que não há nada de errado com elas.

- Os tratamentos medicamentosos podem ser efetivos na redução dos sintomas pré-menstruais, mas alguns estão associados com efeitos adversos importantes.

    Há boa evidência de que a espironolactona melhore o humor e os sintomas somáticos em mulheres com SPM.

    O alprazolam (durante a fase lútea), a metolazona e os antiinflamatórios não-esteróides (como o ácido mefenâmico e o naproxeno sódico) também podem ser efetivos no tratamento dos principais sintomas físicos e psicológicos da SPM.

    A buspirona (lútea ou contínua) e os análogos da gonadorelina parecem melhorar de modo geral os sintomas autograduados. A gonadorelina é efetiva na melhora dos sintomas, mas está associada com riscos importantes de osteoporose quando usada por mais de seis meses.

    Outros tratamentos medicamentosos como clomipramina, danazol e inibidores seletivos da recaptação da serotonina (ISRSs) podem melhorar os sintomas psicológicos, mas estão associados com efeitos adversos importantes.

- A progesterona e drogas tipo-progesterona reduzem os sintomas pré-menstruais, mas estão associadas com vários efeitos adversos.

    Não sabemos se outros tratamentos hormonais como estrogênio e tibolona são efetivos na redução dos sintomas de SPM.

    Os contraceptivos orais (esquema 24/4 [em 24 de 28 dias]) têm probabilidade de ser efetivos na redução dos sintomas de SPM.

- Não há evidência suficiente para avaliarmos a eficácia da terapia cognitivo-comportamental no tratamento dos sintomas psicológicos da SPM.

- Também não sabemos quão efetivas no alívio dos sintomas da SPM são as técnicas de terapia física (terapia de luz brilhante, manipulação quiroprática, exercícios, reflexologia, relaxamento e acupuntura).

- Não encontramos boas evidências de que a piridoxina (vitamina B_6) reduza os sintomas globais de SPM. Os suplementos de cálcio também podem ser efetivos.

    Não sabemos se outros suplementos, como óleo de prímula ou suplementos de magnésio, são um tratamento útil para SPM.

- A cirurgia está indicada somente se houver problemas ginecológicos coexistentes.

    Há consenso de que a histerectomia com ooforectomia bilateral ou a ooforectomia bilateral laparoscópica erradiquem quase completamente os sintomas de SPM, embora não tenhamos encontrado ECRs que avaliassem isso.

    Não sabemos se a ablação endometrial tem o mesmo efeito.

Consulte www.clinicalevidence.bmj.com para texto integral e referências.

Saúde da mulher

Síndrome pré-menstrual

Quais são os efeitos dos tratamentos medicamentosos em mulheres com síndrome pré-menstrual?

Benéficos	• Espironolactona
Provavelmente benéficos	• Alprazolam • Análogos da gonadorelina por menos do que seis meses • Antiinflamatórios não-esteróides • Buspirona • Metolazona
Contrabalanço entre benefícios e danos	• Clomipramina • Danazol • Inibidores seletivos da recaptação da serotonina (ISRSs)

Quais são os efeitos dos tratamentos hormonais em mulheres com síndrome pré-menstrual?

Provavelmente benéficos	• Contraceptivos orais
Contrabalanço entre benefícios e danos	• Progestágenos • Progesterona
Efetividade desconhecida	• Estrogênios • Tibolona

Quais são os efeitos das intervenções psicológicas em mulheres com síndrome pré-menstrual?

Efetividade desconhecida	• Terapia cognitivo-comportamental

Quais são os efeitos da terapia física em mulheres com síndrome pré-menstrual?

Efetividade desconhecida	• Acupuntura • Exercícios • Manipulação quiroprática • Reflexologia • Relaxamento • Terapia de luz brilhante

www.clinicalevidence.bmj.com ©BMJ Publishing Group Ltd 2007

Saúde da mulher

Síndrome pré-menstrual

Quais são os efeitos dos suplementos dietéticos em mulheres com síndrome pré-menstrual?	
Benéficos	• Piridoxina
Provavelmente benéficos	• Suplementos de cálcio
Efetividade desconhecida	• Óleo de prímula • Suplementos de magnésio

Quais são os efeitos dos tratamentos cirúrgicos em mulheres com síndrome pré-menstrual?	
Provavelmente benéficos	• Histerectomia com ooforectomia bilateral* • Ooforectomia bilateral laparoscópica*
Efetividade desconhecida	• Ablação endometrial

Data da pesquisa: novembro de 2006

*Nenhum ECR, mas consenso de que seja efetivo; ECR com pouca probabilidade de ser realizado.

DEFINIÇÃO Uma mulher tem síndrome pré-menstrual (SPM) se apresentar queixas de sintomas psicológicos e/ou físicos que ocorrem especificamente durante a fase lútea do ciclo menstrual e que costumam melhorar no final da menstruação. Os sintomas também podem persistir durante a fase de sangramento. **Síndrome pré-menstrual grave**: A definição de SPM grave varia entre os ECRs, mas em estudos recentes têm sido usados critérios padronizados para diagnosticar uma variante da SPM grave – o distúrbio disfórico pré-menstrual. Esses critérios são baseados em pelo menos cinco sintomas, incluindo um de quatro sintomas psicológicos principais (de uma lista de 17 sintomas físicos e psicológicos), sendo intensos antes do início da menstruação e leves ou ausentes após a menstruação. Os 17 sintomas são depressão, sentimento de desesperança ou culpa, ansiedade/tensão, alterações de humor, irritabilidade/raiva persistente, interesse diminuído, concentração ruim, fadiga, fissura alimentar ou apetite aumentado, transtorno do sono, sentimento de falta de controle ou opressão, coordenação ruim, cefaléia, dores, inchaço/edema/ganho de peso, cãibras e sensibilidade mamária.

INCIDÊNCIA/PREVALÊNCIA Os sintomas pré-menstruais ocorrem em 95% de todas as mulheres em idade fértil; os sintomas intensos e debilitantes (SPM) ocorrem em aproximadamente 5% dessas mulheres.

ETIOLOGIA/FATORES DE RISCO A causa é desconhecida, mas fatores hormonais e outros (possivelmente neuroendócrinos) podem contribuir.

PROGNÓSTICO Exceto após ooforectomia, os sintomas de SPM geralmente recorrem quando o tratamento é interrompido.

Saúde da mulher

Sintomas da menopausa

Edward Morris e Janice Rymer

PONTOS-CHAVE

- No Reino Unido, a idade mediana para o início dos sintomas da menopausa é 45,5 a 47,5 anos.

    Os sintomas associados com a menopausa incluem sintomas vasomotores, insônia, alterações de humor, níveis de energia reduzidos, perda de libido, secura vaginal e sintomas urinários.

    Muitos sintomas, como os fogachos, são temporários, mas aqueles que resultam de níveis de hormônios reduzidos, como atrofia genital, podem ser permanentes.

- Os progestágenos são benéficos na redução dos sintomas vasomotores da menopausa em comparação com placebo. Contudo, a utilidade clínica de progestágenos administrados isoladamente para os sintomas da menopausa é limitada pelos efeitos adversos indesejados das doses relativamente altas necessárias para alcançar o alívio dos sintomas da menopausa.

    Os progestágenos usados isoladamente ou com estrogênios reduzem os sintomas vasomotores em mulheres perimenopáusicas.

- Os estrogênios reduzem os sintomas vasomotores e sexuais, mas aumentam o risco de efeitos adversos importantes.

    Os estrogênios, usados isoladamente ou com progestágenos, reduzem os sintomas vasomotores, urogenitais e psicológicos e melhoram a qualidade de vida em comparação com placebo em três a seis meses.

    Todavia, os estrogênios aumentam o risco de câncer de mama, câncer endometrial, AVC e tromboembolismo venoso.

    Os fitoestrogênios, como os encontrados na farinha de soja, não têm mostrado melhorar consistentemente os sintomas e podem aumentar o risco de hiperplasia endometrial em mulheres perimenopáusicas.

- A tibolona reduz os sintomas vasomotores em mulheres pós-menopáusicas em comparação com placebo.

    A tibolona pode melhorar a função sexual em comparação com placebo, ou com a combinação de estrogênios mais progestágenos.

    No entanto, a tibolona pode ser menos efetiva na redução dos sintomas vasomotores do que o tratamento combinado com estrogênios e progestágenos.

- A testosterona reduz os sintomas sexuais nas mulheres pós-menopáusicas, mas não parece reduzir os sintomas vasomotores em comparação com TRH com estrogênio isoladamente.

- Não sabemos se os antidepressivos reduzem os sintomas vasomotores em mulheres pós-menopáusicas.

- Não sabemos se clonidina, *black cohosh* e *agnus castus* reduzem os sintomas da menopausa.

- CUIDADO: as mulheres que têm um útero intacto e que recebem prescrição de terapia de reposição com estrogênio deveriam também continuar tomando progestágenos contínuos ou cíclicos.

(i) Consulte www.clinicalevidence.bmj.com para texto integral e referências.

Quais são os efeitos dos tratamentos clínicos para os sintomas da menopausa?

Benéficos	• Tibolona

Contrabalanço entre benefícios e danos	• Estrogênios isoladamente (melhoram os sintomas da menopausa, mas aumentam o risco de câncer de mama, câncer endometrial, AVC e tromboembolismo venoso após uso a longo prazo) • Estrogênios mais progestágenos (melhoram os sintomas da menopausa, mas aumentam o risco de câncer de mama, AVC e tromboembolismo venoso após uso a longo prazo) • Progestágenos isoladamente
Efetividade desconhecida	• Antidepressivos • Clonidina • Testosterona

Quais são os efeitos dos tratamentos não-prescritos para os sintomas da menopausa?

Efetividade desconhecida	• *Agnus castus* • *Black cohosh* • Fitoestrogênios

Data da pesquisa: dezembro de 2006

DEFINIÇÃO A menopausa é definida como o fim do último período menstrual. Uma mulher é caracterizada como estando na pós-menopausa um ano após seu último período. Para fins práticos, a maioria das mulheres é diagnosticada como estando na menopausa após um ano de amenorréia. Os sintomas da menopausa freqüentemente iniciam nos anos perimenopáusicos. O complexo de sintomatologia menopáusica inclui sintomas vasomotores (fogachos), insônia, alterações de humor, redução nos níveis de energia, perda da libido, secura vaginal e sintomas urinários.

INCIDÊNCIA/PREVALÊNCIA No Reino Unido, a idade média para o início da menopausa é 50 anos e 9 meses. O início mediano da perimenopausa é 45,5 a 47,5 anos. Uma pesquisa escocesa (6.096 mulheres de 45 a 54 anos) constatou que 84% das mulheres apresentaram no mínimo um dos sintomas clássicos da menopausa, com 45% considerando um ou mais dos sintomas como um problema.

ETIOLOGIA/FATORES DE RISCO Os sintomas urogenitais da menopausa são causados por concentrações diminuídas de estrogênio, mas a causa dos sintomas vasomotores e dos efeitos psicológicos é complexa e permanece obscura.

PROGNÓSTICO A menopausa é um evento fisiológico. O momento da menopausa natural em mulheres saudáveis pode ser determinado geneticamente. Embora as alterações endócrinas sejam permanentes, os sintomas da menopausa, como os fogachos, que são apresentados por cerca de 70% das mulheres, geralmente melhoram com o tempo, mas, em algumas mulheres, podem persistir por décadas. Alguns sintomas, porém, como a atrofia genital, podem permanecer iguais ou piorar.

Saúde da mulher

Violência doméstica contra mulheres*

Joanne Klevens e Laura Sadowski

PONTOS-CHAVE

- Entre 10 e 70% das mulheres podem ter sido agredidas física ou sexualmente por um parceiro em algum momento, com taxas de agressão relatadas contra homens de aproximadamente um quarto a da taxa contra mulheres. Em pelo menos metade das pessoas estudadas, o problema persistia por cinco anos ou mais.

  A violência doméstica tem sido associada com fatores socioeconômicos e de personalidade, conflitos conjugais, exposição à violência na família de origem e abuso de drogas ou álcool pelo parceiro.

  As mulheres que relatam violência doméstica têm mais probabilidade de que as outras mulheres de queixar-se de saúde física e mental ruins e incapacidade.

- A intermediação pode reduzir as taxas de recorrência de agressão em comparação com nenhum tratamento, mas pode ter níveis baixos de aceitabilidade.

- A terapia cognitiva do trauma pode reduzir o transtorno de estresse pós-traumático e a depressão em comparação com nenhum tratamento.

- Os grupos de apoio podem melhorar o estresse psicológico e diminuir o uso de serviços de cuidados de saúde em comparação com nenhuma intervenção.

- O aconselhamento cognitivo-comportamental pode reduzir a violência doméstica física ou sexual leve, tanto violência doméstica psicológica leve e severa, e a depressão em comparação com nenhum aconselhamento.

- O aconselhamento vocacional mais o desenvolvimento de consciência crítica podem aumentar a confiança de uma mulher e a consciência do impacto da violência doméstica em sua vida em comparação com o aconselhamento vocacional isoladamente.

  Não sabemos se outros tipos de aconselhamento são efetivos em comparação com nenhum aconselhamento. Embora o aconselhamento de fortalecimento pareça reduzir traços de ansiedade, ele não parece reduzir a ansiedade atual ou a depressão, nem melhorar a auto-estima.

  Não sabemos de que forma diferentes tipos de aconselhamento são comparáveis entre si.

- O planejamento de segurança pode reduzir a taxa de abuso subseqüente a curto prazo, mas o benefício a longo prazo é desconhecido.

- Não sabemos se o uso de abrigos reduz a recorrência de agressão, visto que poucas pesquisas foram encontradas.

- O apoio e orientação por enfermeiros tem pouca probabilidade de ser benéfico na violência doméstica.

(i) Consulte www.clinicalevidence.bmj.com para texto integral e referências.

Quais são os efeitos das intervenções iniciadas por profissionais de saúde para vítimas femininas de violência doméstica?

Provavelmente benéficos	- Aconselhamento cognitivo-comportamental *versus* nenhum aconselhamento
	- Aconselhamento vocacional mais desenvolvimento de consciência crítica (mais efetivos do que aconselhamento vocacional isoladamente)
	- Grupos de apoio
	- Intermediação

---

*N. de R.T. Do inglês *intimate partner violence (IPV) towards women*.

	• Planejamento de segurança
	• Terapia cognitiva do trauma *versus* nenhum tratamento
Efetividade desconhecida	• Abrigos
	• Aconselhamento (de diversos tipos) *versus* nenhum aconselhamento
	• Diferentes tipos de aconselhamento comparados entre si (benefícios relativos são incertos)
Pouco provavelmente benéficos	• Apoio e orientação por enfermeiros

Data da pesquisa: dezembro de 2006

DEFINIÇÃO A violência doméstica é a violência real ou a ameaça de violência física ou sexual, ou o abuso emocional ou psicológico (incluindo táticas coercitivas) por um cônjuge atual ou anterior ou namorado (incluindo parceiros do mesmo sexo). Outros termos comumente usados para descrever a violência doméstica incluem abuso doméstico, abuso pelo cônjuge, violência marital e espancamento.

INCIDÊNCIA/PREVALÊNCIA Entre 10 e 69% das mulheres participantes de inquéritos com base populacional em 48 países ao redor do mundo relataram ter sido fisicamente agredidas por um parceiro durante sua vida. As taxas de agressão por um parceiro são 4,3 vezes maiores entre as mulheres do que entre os homens. Quase 25% das mulheres pesquisadas nos Estados Unidos relataram ter sido fisicamente e/ou sexualmente agredidas por um parceiro atual ou anterior em algum momento de suas vidas, e 1,5% foi vitimada durante os 12 meses prévios. As taxas de violência contra gestantes variam de 0,9 a 20%. Entre 11,7 e 24,5% das mulheres em clínicas pré-natais e 5,5 e 17% das mulheres em cuidados primários ou ambulatoriais relataram ter sido abusadas por um parceiro no último ano.

ETIOLOGIA/FATORES DE RISCO Duas revisões sistemáticas verificaram que a violência doméstica física contra as mulheres está associada com níveis mais baixos de educação e com desemprego, baixa renda familiar, conflitos conjugais, menor nível de ocupação do parceiro, experiências de abuso na infância, testemunho de violência interparental, níveis mais altos de raiva, depressão, estresse, alcoolismo pesado ou problemas com a bebida, uso de drogas, inveja e falta de apoio do cônjuge. Uma revisão semelhante de pesquisas sobre agressão psicológica constatou que algumas variáveis demográficas e psicológicas avaliadas foram associadas inconsistentemente com violência doméstica psicológica ou foram associadas com violência doméstica psicológica em estudos com limitações metodológicas importantes.

PROGNÓSTICO Um grande estudo longitudinal de casais sugere que a violência doméstica tende a desaparecer com o tempo na maioria das relações; porém, os casais que relatam violência doméstica freqüente ou grave têm maior probabilidade de permanecer violentos. Para todos os grupos étnicos, metade daqueles que relataram violência doméstica moderada não relata ocorrências de violência doméstica em um acompanhamento de cinco anos, mas, para pessoas de origem negra ou hispânica que relataram violência doméstica grave, somente um terço não relata ocorrências de violência doméstica em cinco anos. Um estudo de caso-controle com mulheres trabalhadoras de classe média verificou que, em comparação com mulheres não-abusadas, as mulheres abusadas por seus parceiros durante os nove anos anteriores tiveram probabilidade significativamente maior de ter ou relatar cefaléias (48% vs. 35%), dor lombar (40% vs. 25%), doenças sexualmente transmissíveis (6% vs. 2%), sangramento vaginal (17% vs. 6%), infecções vaginais (30% vs. 21%), dor pélvica (17% vs. 9%), relação dolorosa (13% vs. 7%), infecções urinárias (22% vs. 12%), perda de apetite (9% vs. 3%), problemas digestivos (35% vs. 19%), dor abdominal (22% vs. 11%) e lesões faciais (8% vs.1%). Após ajuste para idade, raça, seguros e tabagismo, um inquérito transversal constatou que as mulheres vítimas de abuso psicológico também têm maior probabilidade de relatar má saúde física e mental, incapacidade que impede o trabalho, artrite, dor crônica, enxaqueca e outras cefaléias freqüentes, infecções sexualmente transmissíveis, dor pélvica crônica, úlceras de estômago, cólon espástico, indigestão freqüente, diarréia ou constipação.

Câncer de próstata inicial

Melissa L. James

PONTOS-CHAVE

- O câncer de próstata é o sexto câncer mais comum no mundo, e 85% dos casos são diagnosticados em homens com mais de 65 anos.

    Acredita-se que o câncer de próstata subclínico seja muito comum e aumente com a idade, com uma prevalência estimada de 30% em homens de 30 a 39 anos, aumentando para mais de 75% em homens com mais de 85 anos.

    Os fatores de risco incluem origem étnica negra, história familiar de câncer de próstata e dieta.

    Em homens com câncer de próstata bem diferenciado e moderadamente diferenciado e que permanece dentro da cápsula, a sobrevida livre de progressão clínica é de 70% em cinco anos e de 40% em 10 anos.

    As taxas de mortalidade ajustadas para idade para o câncer de próstata não parecem ser afetadas pelo rastreamento nacional por PSA nem pelas taxas de tratamento.

- A prostatectomia radical pode reduzir a mortalidade em comparação com a observação vigilante* em homens com câncer de próstata clinicamente localizado, mas os benefícios na expectativa de vida ajustada para qualidade parecem ser moderados.

    A prostatectomia radical pode reduzir a mortalidade global e por câncer de próstata e as metástases, mas aumenta o risco de disfunção urinária e sexual.

- Os benefícios da radioterapia com feixe externo (RFE) ou da braquiterapia em comparação com a observação vigilante ou com a prostatectomia radical não são conhecidos. A RFE aumenta o risco de disfunção erétil e a toxicidade aos tecidos adjacentes.

    A sobrevida a longo prazo após RFE depende dos níveis de PSA pré-tratamento e da diferenciação tumoral.

- A terapia hormonal pode ser usada como terapia neo-adjuvante antes de cirurgia ou radioterapia, juntamente com a radioterapia, ou como um adjuvante ao cuidado habitual. A evidência de benefício da terapia hormonal no câncer de próstata inicial é muito limitada.

    A terapia hormonal neo-adjuvante pode melhorar a sobrevida livre de doença bioquímica quando usada com RFE, mas não quando usada antes de cirurgia mais terapia hormonal adjuvante.

    A terapia hormonal imediata em homens com câncer de próstata clinicamente localizado pode reduzir a progressão da doença, mas pode não reduzir a mortalidade global, embora poucos estudos adequados tenham sido encontrados.

    A terapia hormonal adjuvante pode reduzir a progressão da doença, mas pode não melhorar a sobrevida global em comparação com placebo.

    A terapia hormonal está associada com taxas aumentadas de ginecomastia e dor mamária.

*N. de T. Do inglês watchful waiting.

Consulte www.clinicalevidence.bmj.com para texto integral e referências.

Quais são os efeitos dos tratamentos para câncer de próstata inicial?	
Contrabalanço entre benefícios e danos	- Observação vigilante - Prostatectomia radical
Efetividade desconhecida	- Adição de terapia hormonal à radioterapia com feixe externo (para aumentar a sobrevida global) - Braquiterapia

Saúde do homem
Câncer de próstata inicial

	• Radioterapia com feixe externo
	• Terapia hormonal imediata para doença assintomática
	• Terapia hormonal imediata para doença sintomática
	• Terapia hormonal mais braquiterapia
	• Terapia hormonal mais cuidado-padrão
Pouco provavelmente benéficos	• Adição de terapia hormonal neo-adjuvante à cirurgia mais terapia hormonal adjuvante
	• Terapia hormonal neo-adjuvante mais cirurgia

Data da pesquisa: fevereiro de 2006

DEFINIÇÃO O câncer de próstata é estagiado de acordo com dois sistemas: o sistema de classificação TNM (*tumour, node, metastasis*) (no qual os escores de T0, T1, T2, T3, T4, N0; M0 se aplicam ao câncer de próstata não-metastático) e o sistema American Urologic Staging (no qual os estágios A, B, C se aplicam ao câncer de próstata não-metastático). O câncer de próstata não-metastático pode ser dividido clinicamente em doença localizada e doença avançada. A doença clinicamente localizada (T0, T1, T2) é o câncer de próstata que se supõe estar confinado à glândula prostática pelo exame clínico. A doença localmente avançada (T3 e T4) é o câncer de próstata que se disseminou para além da cápsula, mas ainda está conectado à glândula prostática. A doença metastática é o câncer de próstata que se disseminou para fora da glândula prostática sem conexão remanescente. Esta revisão concentra-se na doença clinicamente localizada que não se estendeu para além da cápsula prostática (classificação no sistema TNM de T0, T1, T2 e no sistema American Urologic Staging estágios A e B).

INCIDÊNCIA/PREVALÊNCIA O câncer de próstata é o sexto câncer mais comum no mundo e o terceiro câncer mais comum em homens. Em 2000, foram estimados 513.000 novos casos de câncer de próstata, e cerca de 250.000 mortes foram atribuídas ao câncer de próstata no mundo todo. O número estimado de novos casos de câncer de próstata nos Estados Unidos em 2005 foi de 232.090. O câncer de próstata é incomum antes dos 50 anos de idade. Cerca de 85% dos homens com câncer de próstata são diagnosticados após os 65 anos de idade. Estudos de autópsias sugerem que a prevalência de câncer de próstata subclínico é alta em todas as idades: 30% para homens de 30 a 39 anos, 50% para homens de 50 a 59 anos e mais de 75% para homens com mais de 85 anos. A incidência varia amplamente entre grupos étnicos e ao redor do mundo.

ETIOLOGIA/FATORES DE RISCO Os fatores de risco para câncer de próstata incluem idade avançada, história familiar de câncer de próstata, grupo étnico negro e possivelmente um consumo maior de gorduras e carne na dieta, uma baixa ingesta de licopeno (de produtos do tomate), uma baixa ingesta de frutas e uma alta ingesta de cálcio. Nos Estados Unidos, os homens negros têm uma incidência 60% maior do que os homens brancos. A incidência de câncer de próstata para homens negros que vivem nos Estados Unidos é de cerca de 90/100.000 naqueles com menos de 65 anos e aproximadamente 1.300/100.000 naqueles de 65 a 74 anos. Para os homens brancos, a incidência é de cerca de 44/100.000 naqueles com menos de 65 anos e 900/100.000 naqueles de 65 a 74 anos.

PROGNÓSTICO A chance de que homens com câncer de próstata bem diferenciado e moderadamente diferenciado, palpável e clinicamente localizado permaneçam livres de progressão sintomática é de 70% em cinco anos e 40% em 10 anos. O risco de progressão sintomática da doença é maior em homens com câncer de próstata pouco diferenciado. Uma análise retrospectiva de grandes séries cirúrgicas em homens com câncer de próstata clinicamente localizado constatou que o tempo mediano entre o aumento na concentração do antígeno prostático específico (PSA) e o desenvolvimento de doença metastática era de oito anos. O tempo de duplicação do PSA e o escore de Gleason foram preditores da probabilidade e do tempo para o desenvolvimento de doença me-

(continua)

(continuação)

tastática. Uma vez que os homens desenvolviam doença metastática, o tempo atuarial mediano para morte era de menos de cinco anos. A morbidade por progressão da doença local ou regional inclui hematúria, obstrução vesical e edema de membros inferiores. A mortalidade específica por câncer de próstata ajustada para idade nos Estados Unidos para todos os homens com 65 anos ou mais diminuiu em cerca de 15% (244 mortes/100.000 para 207 mortes/100.000) de 1991 a 1997. As razões para isso não estão claras, embora a certificação imprecisa de morte, o rastreamento por PSA e o tratamento precoce e mais intensivo, incluindo prostatectomia radical, radioterapia e supressão androgênica, tenham sido sugeridos. Contudo, as regiões dos Estados Unidos e do Canadá em que a testagem do PSA e o tratamento precoce são mais comuns têm mortalidades semelhantes por câncer de próstata em relação a regiões com taxas menores tanto de testagem quanto de tratamento precoce. Da mesma forma, países com baixas taxas de rastreamento por PSA e tratamento, como o Reino Unido, têm mortalidade por câncer de próstata ajustada para idade semelhante à de países com altas taxas de testagem e tratamento, como os Estados Unidos.

Câncer de testículo: seminoma

Richard Neal, Nicholas Stuart e Clare Wilkinson

PONTOS-CHAVE

- Mais da metade dos aumentos de volume sólidos e indolores do corpo dos testículos são malignos, com um pico de incidência em homens de 25 a 35 anos. Cerca de metade dos cânceres de testículo são seminomas, os quais tendem a afetar homens mais velhos e têm um bom prognóstico.

- Em homens com seminoma restrito ao testículo (estágio 1), o tratamento-padrão é a orquiectomia seguida de radioterapia nos linfonodos infradiafragmáticos, o qual está associado com taxas de cura que se aproximam de 100%.

  A quimioterapia e a radioterapia adjuvantes reduzem o risco de recidiva após a orquiectomia em comparação com a vigilância, mas ambas reduzem a fertilidade e podem aumentar o risco de malignidade secundária a longo prazo.

  Não sabemos qual é o regime quimioterápico mais efetivo nem o número ideal de ciclos a serem usados. A alta taxa de cura com a terapia-padrão torna difícil demonstrar que alguma terapia alternativa seja superior.

  A toxicidade é mais baixa, mas a efetividade é a mesma, com a irradiação adjuvante de 20 Gy em 10 frações em comparação com 30 Gy em 15 frações, ou com irradiação dos linfonodos paraaórticos em comparação com linfonodos ilíacos ipsilaterais.

- Em homens com seminoma não-estágio 1 de bom prognóstico que se submeteram à orquiectomia, a radioterapia pode melhorar a sobrevida e ser menos tóxica do que a quimioterapia, exceto em homens com doença de grande volume, nos quais a quimioterapia pode ser mais efetiva.

  A quimioterapia combinada pode ser mais efetiva do que os agentes únicos, mas três ciclos parecem ser tão efetivos quanto quatro ciclos e causar menos toxicidade.

  O tratamento radioterápico padrão compreende 30 a 36 Gy em 15 a 18 frações, embora não saibamos se isso é mais efetivo do que outros regimes.

- Em homens que estão em remissão após orquiectomia mais quimioterapia para seminoma não-estágio 1 de bom prognóstico, é pouco provável que a quimioterapia adicional reduza as taxas de recidiva ou aumente a sobrevida.

  Não sabemos se a quimioterapia aumenta a sobrevida em homens com seminoma de prognóstico intermediário submetidos à orquiectomia.

(i) **Consulte www.clinicalevidence.bmj.com para texto integral e referências.**

Quais são os efeitos dos tratamentos em homens com seminoma estágio 1 (restrito aos testículos) que foram submetidos à orquiectomia?

Benéficos	• Irradiação adjuvante de 20 Gy em 10 frações para área paraaórtica comparada com 30 Gy em 15 frações para área paraaórtica e linfonodos ilíacos (similarmente efetiva, porém com menos toxicidade)
Contrabalanço entre benefícios e danos	• Quimioterapia adjuvante (risco reduzido de recidiva em comparação com vigilância, toxicidade imediata aumentada e possíveis problemas de fertilidade a longo prazo e desenvolvimento de malignidades secundárias)*

Saúde do homem

Câncer de testículo: seminoma

	• Radioterapia adjuvante (risco reduzido de recidiva em comparação com vigilância, toxicidade imediata aumentada e possíveis problemas de fertilidade a longo prazo e desenvolvimento de malignidades secundárias)*
	• Vigilância (evita toxicidade associada com radioterapia ou quimioterapia adjuvantes, risco aumentado de recidiva)*
Efetividade desconhecida	• Efeitos comparativos de diferentes combinações de drogas para quimioterapia adjuvante
	• Efeitos comparativos de diferentes números de ciclos de quimioterapia adjuvante

Quais são os efeitos dos tratamentos em homens com seminoma não-estágio 1 de bom prognóstico que foram submetidos à orquiectomia?

Provavelmente benéficos	• Quimioterapia usando etoposide mais cisplatina com ou sem bleomicina (aumentou a sobrevida livre de recidiva em comparação com outros regimes combinados)
	• Quimioterapia usando vimblastina associada com cisplatina mais bleomicina (reduziu as taxas de recidiva e mortalidade em comparação com regime de duas drogas de vimblastina mais cisplatina isoladamente)
	• Radioterapia (30 a 36 Gy em 15 a 18 frações)*
	• Três ciclos de quimioterapia em comparação com quatro ciclos (sem diferença significativa na sobrevida; reduziu a toxicidade)
Contrabalanço entre benefícios e danos	• Radioterapia *versus* quimioterapia (menos toxicidade com radioterapia comparada com quimioterapia; risco mais alto de recidiva)*
Efetividade desconhecida	• Adição de doses mais altas em comparação com doses mais baixas de cisplatina ou vimblastina a um regime de quimioterapia com duas drogas
Pouco provavelmente benéficos	• Quimioterapia usando carboplatina como único agente (pode ser menos efetiva do que quimioterapia combinada no aumento da sobrevida livre de recidiva)

Quais são os efeitos da quimioterapia de manutenção em homens que estão em remissão após orquiectomia e quimioterapia para seminoma não-estágio 1 de bom prognóstico?

Pouco provavelmente benéficos	• Quimioterapia de manutenção

Saúde do homem

Câncer de testículo: seminoma

Quais são os efeitos dos tratamentos em homens com seminomas de prognóstico intermediário que foram submetidos à orquiectomia?

Efetividade desconhecida	• Quimioterapia

Data da pesquisa: abril de 2006

*Nenhum ECR. Baseados em evidência observacional e consenso.

DEFINIÇÃO Embora sintomas testiculares sejam comuns, o câncer de testículo é relativamente raro. Aumentos sólidos de volume que afetam o corpo do testículo têm uma alta probabilidade (>50%) de ser devidos a câncer. Os sintomas de apresentação mais comuns do câncer são nódulo indolor ou inchaço (>85%). Cerca de 10% dos pacientes se apresentam com dor aguda e 20 a 30% experimentam uma sensação de fraqueza ou dor generalizada. Esses sintomas podem fazer com que o câncer seja inicialmente mal diagnosticado como epididimite ou torção testicular aguda. Uma pequena porcentagem se apresenta com sintomas de doença metastática e infertilidade. Os cânceres de testículo são divididos em **seminomas**, que representam cerca da metade de todos os tumores testiculares e que ocorrem em pacientes mais velhos; e **tumores não-seminomatosos**, abrangendo teratomas, tumores mistos e outros tipos celulares, que tendem a ocorrer em pacientes mais jovens. Vários sistemas de estagiamento para câncer de testículo foram desenvolvidos. O sistema mais comumente usado na prática atual é o International Germ Cell Consensus Classification, que classifica os tumores de testículo como bom prognóstico, prognóstico intermediário e prognóstico ruim. Como 90% dos seminomas são classificados como bom prognóstico, esse sistema é menos útil para os seminomas, de modo que dividimos novamente os seminomas de bom prognóstico em estágio 1 (restrito ao testículo) e não-estágio 1 (com metástases linfonodais, mas não não-viscerais), com base nos sistemas de estagiamento Royal Marsden e TNM.

INCIDÊNCIA/PREVALÊNCIA Há cerca de 1.400 novos casos de câncer de testículo (seminoma, teratoma ou seminoma misto/teratoma) no Reino Unido anualmente, com um pico de incidência em homens com idade entre 25 e 35 anos. Isso abrange 1% de todos os cânceres em homens e é o tumor mais comum em homens jovens. A incidência varia marcadamente com a geografia; um estudo envolvendo 10 registros de câncer no norte da Europa identificou uma variação de 10 vezes, com a taxa de incidência mais alta na Dinamarca (7,8 por 100.000) e a mais baixa na Lituânia (0,9 por 100.000). Revisões recentes sobre a incidência de câncer de testículo têm relatado uma tendência clara para um aumento da incidência durante os últimos 30 anos na maioria dos países industrializados na América do Norte, na Europa e na Oceania.

ETIOLOGIA/FATORES DE RISCO Parece haver fatores de risco tanto individuais quanto ambientais para o câncer de testículo. Ter um parente próximo que teve câncer de testículo aumenta o risco de ter a doença. Fatores genéticos herdados podem ter um papel em até um em cinco cânceres. Os homens estão em risco maior de desenvolver o câncer se eles tiverem uma história de anormalidades de desenvolvimento (p. ex., criptorquidia ou disgenesia gonadal), câncer prévio no testículo oposto, infecção por HIV e/ou AIDS, torção, trauma (embora isso possa ser coincidente) e síndrome de Klinefelter. A ampla variação geográfica e as mudanças ao longo do tempo nas taxas de incidência implicam a existência de fatores ambientais provavelmente importantes, já que os fatores de risco individuais recém-descritos não explicam os padrões globais da doença.

PROGNÓSTICO Os tumores de testículo geralmente têm um bom prognóstico. A International Germ Cell Consensus Classification classifica 90% de todos os seminomas como "bom prognóstico". Isso inclui aqueles restritos ao testículo (estágio 1 do sistema Royal Marsden ou TNM) com alguns tumores com metástases linfonodais, mas sem metástases viscerais não-pulmonares. Os 10% restantes dos seminomas, incluindo aqueles com metástases viscerais não-pulmonares, são classificados como "prognóstico intermediário". Nenhum seminoma é classificado como "prognóstico ruim". A doença não-tratada progredirá com o tempo, levando a grandes tumores locais e disseminação

(continua)

Câncer de testículo: seminoma

(continuação)

a distância. O primeiro local de disseminação é o sistema linfático, particularmente os linfonodos pélvicos e paraaórticos. A disseminação hematológica, levando a metástases em pulmão, fígado e cérebro, é menos comum nos seminomas; 75% dos homens se apresentam com doença estágio 1. Pela perspectiva da classificação prognóstica do International Germ Cell Cancer Collaborative Group, 90% dos seminomas se apresentam como "bom prognóstico", com uma sobrevida em cinco anos de 86%, e 10% se apresentam como "prognóstico intermediário", com uma sobrevida em cinco anos de 73%. O seminoma é um tumor radiossensível, e o tratamento-padrão para seminoma estágio 1 é a orquiectomia seguida por irradiação linfonodal infradiafragmática. Evidência observacional sugere que, com essa abordagem, as taxas de cura são de aproximadamente 100%.

Disfunção erétil

Prathap Tharyan e Ganesh Gopalakrishanan

PONTOS-CHAVE

- A disfunção erétil pode afetar 30 a 50% dos homens com 40 a 70 anos, sendo que idade, tabagismo e obesidade são os principais fatores de risco, embora 20% dos casos tenham causas psicológicas.
- O sildenafil melhora as ereções e aumenta a probabilidade de relação sexual bem-sucedida em nível global e em homens com diabetes melito, doença cardíaca, lesão de medula espinal, câncer de próstata ou após prostatectomia radical.

    O tadalafil e o vardenafil são também efetivos globalmente e em homens com diabetes, e o vardenafil pode ser efetivo após prostatectomia.
- CUIDADO: sildenafil, tadalafil e vardenafil estão contra-indicados em homens que usam nitratos, já que o tratamento combinado está associado com hipotensão grave e morte.
- O alprostadil intracavernoso melhora as ereções em comparação com placebo, alprostadil intra-uretral e papaverina intracavernosa, mas pode causar dor peniana em até 40% dos homens.

    O alprostadil intracavernoso pode ser tão efetivo quanto sildenafil e bimix, enquanto o alprostadil tópico também pode ser efetivo.

    A adição da fentolamina à papaverina intracavernosa (bimix) pode aumentar a efetividade em comparação com a papaverina isoladamente, e a adição do alprostadil ao bimix (trimix) pode novamente ser mais efetiva. Porém, as injeções de papaverina podem causar alterações na função hepática, sangramento peniano e fibrose.

    A apomorfina sublingual, o *ginseng* e a ioimbina podem aumentar as ereções e as relações sexuais bem-sucedidas em comparação com placebo.
- Os dispositivos a vácuo podem ser tão efetivos quanto o alprostadil intracavernoso no aumento da rigidez, porém menos efetivos para o orgasmo, podendo bloquear a ejaculação.

    Existe consenso de que as próteses penianas podem ser benéficas, mas elas podem causar infecções e são usadas apenas se os tratamentos menos invasivos falharem.
- O aconselhamento psicossexual e a terapia cognitivo-comportamental podem melhorar a função sexual em homens com disfunção erétil psicológica, mas poucos estudos de boa qualidade foram encontrados.

Consulte www.clinicalevidence.bmj.com para texto integral e referências.

Quais são os efeitos dos tratamentos em homens com disfunção erétil?	
Benéficos	- Alprostadil intracavernoso - Alprostadil intra-uretral - Apomorfina - Sildenafil - Tadalafil - Vardenafil
Provavelmente benéficos	- Aconselhamento psicossexual - Dispositivos a vácuo - *Ginseng* - Ioimbina - Próteses penianas*

Saúde do homem

Disfunção erétil

Contrabalanço entre benefícios e danos	• Alprostadil tópico
	• Papaverina
	• Papaverina mais fentolamina (bimix)
	• Papaverina mais fentolamina mais alprostadil (trimix)
Efetividade desconhecida	• Terapia cognitivo-comportamental

Data da pesquisa: agosto de 2005

*Classificação baseada em consenso; ECRs provavelmente não serão conduzidos.

DEFINIÇÃO A disfunção erétil é definida como uma incapacidade persistente de obter ou manter rigidez suficiente do pênis para permitir um desempenho sexual satisfatório. O termo disfunção erétil tem grandemente substituído o termo "impotência". Para os propósitos desta revisão, incluímos apenas homens com níveis de testosterona e gonadotrofina normais, que podiam ter uma ereção enquanto acordados. Também incluímos homens com condições co-mórbidas, como doenças cardiovasculares, câncer de próstata, diabetes e lesão da medula espinal. Excluímos homens com disfunção sexual induzida por drogas. Como a causa de disfunção erétil em homens com doença cardiovascular é incerta (a doença ou o tratamento medicamentoso), nós os incluímos.

INCIDÊNCIA/PREVALÊNCIA Estudos epidemiológicos transversais ao redor do mundo revelam que 30 a 50% dos homens de 40 a 70 anos relatam algum grau de disfunção erétil. Cerca de 150 milhões de homens mundialmente são incapazes de alcançar e manter uma ereção adequada para uma relação sexual satisfatória. A idade é a variável mais fortemente associada com disfunção erétil; entre as idades de 40 e 70 anos, a incidência de disfunção erétil moderada dobra de 17 para 34%, enquanto a de disfunção erétil severa triplica de 5 para 15%.

ETIOLOGIA/FATORES DE RISCO Acredita-se que cerca de 80% dos casos tenham uma causa orgânica, o restante sendo de origem psicogênica. Acredita-se que a maioria dos casos de disfunção erétil seja multifatorial e secundária a doença, estresse, trauma (como lesão da medula espinal, cirurgia pélvica e prostática) ou efeitos adversos de drogas que interferem com os fatores coordenados psicológicos, neurológicos, endócrinos, vasculares e musculares necessários para ereções normais. Os fatores de risco incluem idade avançada, tabagismo e obesidade. A prevalência de disfunção erétil também aumenta em pessoas com diabetes melito, hipertensão, doença cardíaca, ansiedade e depressão.

PROGNÓSTICO Não encontramos boa evidência sobre o prognóstico na disfunção erétil orgânica não-tratada.

Saúde do homem

Hiperplasia prostática benigna

Robyn Webber

PONTOS-CHAVE

- A hiperplasia prostática benigna (HPB) sintomática pode afetar até 30% dos homens por volta dos 70 anos, causando sintomas urinários de obstrução da via de saída da bexiga.

  Os sintomas podem melhorar sem tratamento, mas o curso habitual é de progressão lenta dos sintomas, com retenção urinária aguda ocorrendo em 1 a 2% dos homens com HPB por ano.

- Os alfabloqueadores melhoram os sintomas em comparação com placebo e com finasterida e podem ser mais efetivos em homens com sintomas mais graves de HPB ou com hipertensão.

- CUIDADO: desde a última atualização deste tópico, foi emitido um alerta de segurança de drogas sobre os riscos de síndrome da íris flácida intra-operatória durante cirurgia de catarata com a tansulosina (www.mhra.gov.uk).

- Os inibidores da 5-alfa-redutase (finasterida) melhoram os sintomas e reduzem as complicações em comparação com placebo, podendo ser mais efetivos em homens com próstatas maiores.

- A ressecção transuretral (RTU) da próstata melhora os sintomas de HPB mais do que a observação vigilante e não mostrou aumentar o risco de disfunção erétil ou incontinência.

  Técnicas cirúrgicas menos invasivas como incisão transuretral ou ablação a *laser* parecem ser tão efetivas quanto a RTU da próstata na melhora dos sintomas.

  A RTU da próstata pode ser mais efetiva na melhora dos sintomas e na prevenção de retratamento em comparação com a termoterapia transuretral com microondas, mas causa mais complicações.

  A termoterapia transuretral com microondas reduz os sintomas em comparação com o tratamento simulado ou com alfabloqueadores, mas os efeitos a longo prazo não são conhecidos.

  Não sabemos se a ablação transuretral com agulha é efetiva.

- Os extratos da planta *saw palmetto* podem ser tão efetivos quanto os alfabloqueadores e os inibidores da 5-alfa-redutase, mas poucos estudos foram realizados.

  O extrato da planta beta-sitosterol pode melhorar os sintomas de HPB em comparação com placebo a curto prazo.

  Não sabemos se extrato de pólen de azevém ou *Pygeum africanum* também são benéficos, já que poucos estudos foram encontrados.

(i) Consulte www.clinicalevidence.bmj.com para texto integral e referências.

Quais são os efeitos dos tratamentos clínicos?	
Benéficos	• Alfabloqueadores
	• Inibidores da 5-alfa-redutase

Quais são os efeitos dos tratamentos cirúrgicos?	
Benéficos	• Ressecção transuretral *versus* nenhuma cirurgia
	• Termoterapia transuretral com microondas

Saúde do homem

Hiperplasia prostática benigna

Efetividade desconhecida	• Ressecção transuretral *versus* ablação transuretral com agulha • Ressecção transuretral *versus* técnicas cirúrgicas menos invasivas

Quais são os efeitos dos tratamentos herbais?

Provavelmente benéficos	• Extrato da planta beta-sitosterol • Extrato da planta *saw palmetto*
Efetividade desconhecida	• Extrato de pólen de azevém • *Pygeum africanum*

Data da pesquisa: maio de 2005

DEFINIÇÃO A hiperplasia prostática benigna é definida histologicamente. Em termos clínicos, é caracterizada por sintomas do trato urinário inferior (freqüência urinária, urgência, fluxo fraco e intermitente, necessidade de fazer esforço, sensação de esvaziamento incompleto e noctúria) e pode levar a complicações, incluindo retenção urinária aguda.

INCIDÊNCIA/PREVALÊNCIA As estimativas da prevalência da hiperplasia prostática benigna sintomática variam de 10 a 30% para homens por volta dos 70 anos, dependendo de como a hiperplasia prostática benigna é definida.

ETIOLOGIA/FATORES DE RISCO Os mecanismos pelos quais a hiperplasia prostática benigna causa sintomas e complicações são obscuros, embora a obstrução da saída vesical seja um fator importante. Os fatores de risco mais bem documentados são idade avançada e função testicular normal.

PROGNÓSTICO Estudos baseados na comunidade e no ambulatório sugerem que os homens com sintomas do trato urinário inferior podem esperar uma progressão lenta desses sintomas. Porém, os sintomas podem ir e vir sem tratamento. Em homens com sintomas de hiperplasia prostática benigna, as taxas de retenção urinária aguda variam de 1 a 2% por ano.

Saúde do homem

Prostatite crônica

Bradley A. Erickson, Thomas Jang e Anthony J. Schaeffer

PONTOS-CHAVE

- A prostatite crônica pode causar dor e sintomas urinários e geralmente ocorre sem culturas bacterianas positivas de secreções prostáticas (conhecida como prostatite crônica não-bacteriana ou síndrome da dor pélvica crônica, PC/SDPC).

    A infecção bacteriana pode resultar de instrumentação do trato urinário, mas a causa e a história natural da PC/SDPC não são conhecidas.

- A prostatite bacteriana crônica tem microrganismos virulentos identificáveis nas secreções prostáticas.

    Os antimicrobianos orais são provavelmente benéficos, embora estudos que os comparem com placebo ou com nenhum tratamento não tenham sido encontrados.

    As taxas de sucesso clínico com os antimicrobianos orais alcançaram aproximadamente 70 a 90% em seis meses em estudos que compararam regimes diferentes.

    O sulfametoxazol-trimetoprim (cotrimoxazol) e as quinolonas são mais comumente usados e parecem ser os mais benéficos.

    Os alfabloqueadores adicionados ao tratamento antimicrobiano podem reduzir os sintomas e a recorrência.

    Não sabemos se injeções locais de antimicrobianos, antiinflamatórios não-esteróides, ressecção transuretral ou prostatectomia radical melhoram os sintomas em comparação com nenhum tratamento.

- Os regimes de tratamento efetivos para PC/SDPC permanecem indefinidos, e as estratégias são baseadas em controle sintomático e alívio da ansiedade.

    Os alfabloqueadores podem melhorar a qualidade de vida e os sintomas em comparação com nenhum tratamento, mas os estudos têm sido pequenos.

    Os antimicrobianos orais não têm mostrado melhorar os sintomas.

    Não sabemos se inibidores da 5-alfa-redutase, antiinflamatórios não-esteróides, polissulfato de pentosan, alopurinol, termoterapia transuretral com microondas, massagem prostática, banhos de assento, *biofeedback*, mepartricina ou quercetina reduzem os sintomas em homens com PC/SDPC.

- CUIDADO: desde a última atualização desta revisão, foi emitido um alerta de segurança de drogas sobre o risco de síndrome da íris flácida intra-operatória durante cirurgia de catarata com a tansulosina (www.mhra.gov.uk).

Consulte www.clinicalevidence.bmj.com para texto integral e referências.

Quais são os efeitos dos tratamentos para prostatite bacteriana crônica?	
Provavelmente benéficos	• Antimicrobianos orais
Efetividade desconhecida	• Alfabloqueadores
	• Antiinflamatórios não-esteróides
	• Injeção local de antimicrobianos
	• Prostatectomia radical
	• Ressecção transuretral

Saúde do homem

Prostatite crônica

Quais são os efeitos dos tratamentos para prostatite crônica não-bacteriana/síndrome da dor pélvica crônica?	
Provavelmente benéficos	• Alfabloqueadores
Efetividade desconhecida	• Alopurinol • Antiinflamatórios não-esteróides • Banhos de assento • *Biofeedback* • Inibidores da 5-alfa-redutase • Mepartricina • Polissulfato de pentosan • Quercetina • Termoterapia transuretral com microondas
Pouco provavelmente benéficos	• Antimicrobianos orais • Massagem prostática

Data da pesquisa: julho de 2006

DEFINIÇÃO A **prostatite bacteriana crônica** é caracterizada por uma cultura positiva de secreções prostáticas espremidas. Ela pode causar sintomas como dor suprapúbica, lombar ou perineal, com ou sem urgência, freqüência e disúria leves e pode estar associada com infecções do trato urinário recorrentes. Contudo, ela pode também ser assintomática entre episódios agudos/exacerbações. A **prostatite crônica não-bacteriana/síndrome da dor pélvica crônica (PC/SDPC)** é caracterizada por dor pélvica ou perineal na ausência de bactérias patogênicas nas secreções prostáticas espremidas. Ela é freqüentemente associada com sintomas miccionais irritativos e obstrutivos, incluindo urgência, freqüência, hesitação e fluxo fraco e interrompido. Os sintomas também podem incluir dor na região suprapúbica, lombar, no pênis, nos testículos ou no escroto e ejaculação dolorosa. A PC/SDPC pode ser inflamatória (leucócitos presentes nas secreções prostáticas) ou não-inflamatória (leucócitos ausentes nas secreções prostáticas). Um sistema de classificação para as síndromes de prostatite foi desenvolvido pelo National Institutes of Health (NIH).

INCIDÊNCIA/PREVALÊNCIA Um estudo com base comunitária nos Estados Unidos (coorte de 2.115 homens de 40 a 79 anos) estimou que 9% dos homens tinham um diagnóstico de prostatite em qualquer dada ocasião. Outro estudo observacional constatou que, dos homens com sintomas geniturinários, 8% dos que se apresentaram aos urologistas e 1% dos que se apresentaram aos médicos de cuidados primários foram diagnosticados com prostatite crônica. A maioria dos casos de prostatite crônica é não-bacteriana. A prostatite crônica bacteriana, embora fácil de diagnosticar, é rara.

ETIOLOGIA/FATORES DE RISCO Os organismos comumente implicados na prostatite bacteriana incluem *Escherichia coli*, outras Enterobacteriaceae gram-negativas, ocasionalmente espécies de *Pseudomonas* e, raramente, enterococos gram-positivos. Os fatores de risco para prostatite bacteriana incluem cateterização ou instrumentação uretral, drenagem por preservativo, micção disfuncional (micção com alta pressão) e relação sexual anal desprotegida. A causa da prostatite não-bacteriana/síndrome da dor pélvica crônica (PC/SDPC) é obscura, embora tenha sido sugerido que ela possa ser causada por infecções não documentadas com *Chlamydia trachomatis*, *Ureaplasma*

(continua)

(continuação)

urealyticum, Mycoplasma hominis e Trichomonas vaginalis. Vírus, Candida (em pessoas imunossuprimidas) e parasitas também são raramente implicados. Fatores não-infecciosos também podem estar envolvidos, incluindo inflamação, auto-imunidade, desequilíbrios hormonais, mialgia de tensão do assoalho pélvico, refluxo urinário intraprostático e transtornos psicológicos. Em um estudo de caso-controle (463 homens com PC/SDPC, 121 controles assintomáticos pareados por idade), quando comparados com controles, homens com PC/SDPC relatavam uma prevalência para toda a vida significativamente mais alta de uretrite não-específica (12% com PC/SDPC vs. 4% sem PC/SDPC; P = 0,008), doença cardiovascular (11% com PC/SDPC vs. 2% sem PC/SDPC; P = 0,004), doença neurológica (41% com PC/SDPC vs. 14% sem PC/SDPC; P <0,001), condições psiquiátricas (29% com PC/SDPC vs. 11% sem PC/SDPC; P <0,001) e doença hematopoiética linfática ou infecciosa (41% com PC/SDPC vs. 20% sem PC/SDPC; P <0,001). Estudos adicionais são necessários para determinar se esses fatores têm um papel na patogênese da PC/SDPC.

PROGNÓSTICO A história natural das prostatites crônicas bacteriana e não-bacteriana/síndrome da dor pélvica crônica (PC/SDPC) não-tratadas permanece mal definida. A prostatite crônica bacteriana pode causar infecções recorrentes do trato urinário em homens, enquanto a PC/SDPC, não. Vários investigadores têm relatado uma associação entre prostatite crônica bacteriana, PC/SDPC e infertilidade. Um estudo constatou que a PC/SDPC tinha um impacto na qualidade de vida semelhante ao da angina, ao da doença de Crohn ou ao de um infarto do miocárdio prévio.

… Saúde do homem

Varicocele

Chandra Shekhar Biyani, Jon Cartledge e Günter Janetschek

PONTOS-CHAVE

- A varicocele afeta um número estimado de 10 a 15% dos homens e meninos adolescentes, geralmente ocorre apenas no lado esquerdo e costuma ser assintomática. Se os sintomas ocorrem, eles podem incluir dor testicular ou preocupação com a aparência cosmética.

  Existe pouca evidência de que a varicocele reduza a fertilidade masculina, embora ela seja encontrada em 12% dos parceiros masculinos de casais com infertilidade e em 25% dos homens com análise de sêmen anormal.
- A varicocele é causada por disfunção das valvas na veia espermática.
- Não sabemos quais são os desfechos para o manejo expectante de homens com varicocele em comparação com os tratamentos cirúrgicos, já que os estudos têm sido de baixa qualidade.

  Não sabemos se a ligação cirúrgica ou a embolização da veia espermática aumentam as taxas de gestação ou reduzem os sintomas de varicocele.

  A escleroterapia pode não melhorar a fertilidade em comparação com nenhum tratamento. Não sabemos se ela reduz os sintomas de varicocele.

(i) Consulte www.clinicalevidence.bmj.com para texto integral e referências.

Quais são os efeitos dos tratamentos em homens com varicocele?	
Efetividade desconhecida	• Embolização
	• Escleroterapia
	• Ligação cirúrgica
	• Manejo expectante

Data da pesquisa: setembro de 2006

DEFINIÇÃO A varicocele é uma dilatação do plexo pampiniforme do cordão espermático. A intensidade é comumente graduada como segue: **grau 0**, somente demonstrável por investigação técnica; **grau 1**, palpável ou visível somente com manobra de Valsalva (esforço); **grau 2**, palpável, mas não-visível ao ficar de pé em temperatura ambiente; e **grau 3**, visível ao ficar de pé em temperatura ambiente. A varicocele é unilateral e do lado esquerdo em no mínimo 85% dos casos. Na maioria dos casos restantes, a condição é bilateral. A varicocele unilateral do lado direito é rara. Muitos homens com varicocele não têm sintomas. Os sintomas podem incluir dor testicular ou desconforto e preocupação com a aparência cosmética. Esta revisão aborda varicocele apenas em homens adultos.

INCIDÊNCIA/PREVALÊNCIA Encontramos poucos dados sobre a prevalência da varicocele. A partir de relatos de caso, estima-se que cerca de 10 a 15% de homens adultos e adolescentes na população geral têm varicocele. Um estudo multicêntrico constatou que, em casais com subfertilidade, a prevalência da varicocele nos homens foi de aproximadamente 12%. Em homens com análise de sêmen anormal, a prevalência da varicocele foi de aproximadamente 25%.

ETIOLOGIA/FATORES DE RISCO Não encontramos dados confiáveis sobre os fatores de risco epidemiológicos para varicocele, como história familiar ou exposições ambientais. Anatomicamente, as varicoceles são causadas pela disfunção das valvas na veia espermática, o que permite o acúmulo de sangue no plexo pampiniforme. Isso tem mais probabilidade de ocorrer na veia espermática esquerda do que na direita, devido à assimetria anatômica normal.

PROGNÓSTICO Acredita-se que a varicocele esteja associada com subfertilidade, embora evidências confiáveis sejam escassas. A história natural da varicocele não está clara.

Saúde mental

Anorexia nervosa

Janet Treasure e Ulrike Schmidt

PONTOS-CHAVE

- A anorexia nervosa é caracterizada por um índice de massa corporal baixo, medo de ganhar peso, negação do baixo peso atual e seu impacto na saúde e amenorréia.

  A prevalência estimada é maior em meninas adolescentes e pode afetar até 0,7% deste grupo etário.

  A anorexia nervosa está relacionada com fatores genéticos, biológicos, familiares e socioculturais. Os transtornos psiquiátricos e de personalidade como depressão, transtornos de ansiedade, transtorno obsessivo-compulsivo e perfeccionismo são comumente encontrados na anorexia nervosa.

  Enquanto a maioria das pessoas com anorexia nervosa se recupera completa ou parcialmente, cerca de 5% irão morrer devido à anorexia e 20% desenvolvem um transtorno alimentar crônico.

  As mulheres jovens com anorexia nervosa têm um risco aumentado de fraturas mais tarde na vida.

- Não existem evidências fortes de pesquisas de que algum tratamento funcione bem para anorexia nervosa. Porém, há um acúmulo gradual de evidência que sugere que a intervenção precoce seja efetiva. Trabalhar com a família pode também interromper o desenvolvimento de uma forma persistente da doença.

- A evidência sobre o benefício da psicoterapia não está clara.

- A realimentação é um componente do tratamento que é necessário e efetivo, mas não é suficiente isoladamente.

  Evidências muito limitadas de um estudo quase-experimental sugerem que uma abordagem leniente para a realimentação é tão efetiva e mais aceitável em comparação com uma abordagem mais austera.

  A realimentação pode ser tão efetiva em nível ambulatorial quanto durante hospitalizações.

  A alimentação por sonda nasogástrica é raramente necessária e pode causar problemas devido à hipofosfatemia.

- Evidências limitadas de dois ECRs pequenos falharam em mostrar um ganho de peso significativo com os antidepressivos, os quais podem causar efeitos adversos graves.

  Os antidepressivos tricíclicos podem causar sonolência, boca seca, visão borrada e um intervalo QT prolongado em pessoas com anorexia nervosa.

  Os inibidores seletivos da recaptação da serotonina não têm mostrado ser benéficos, mas a evidência é muito limitada, já que todos os três ECRs que encontramos eram pequenos e tinham altas taxas de interrupção do tratamento.

  As drogas ansiolíticas podem prolongar o intervalo QT, aumentando o risco de taquicardia ventricular, *torsades de pointes* e morte súbita.

- Encontramos evidência insuficiente para avaliar a ciproeptadina no tratamento da anorexia ou para avaliar se o tratamento estrogênico poderia reduzir os efeitos negativos sobre a densidade mineral óssea associados com a anorexia nervosa.

(i) Consulte www.clinicalevidence.bmj.com para texto integral e referências.

Quais são os efeitos dos tratamentos na anorexia nervosa?	
Provavelmente benéficos	• Realimentação*
Efetividade desconhecida	• Ciproeptadina • Inibidores seletivos da recaptação da serotonina

	• Psicoterapias
	• Tratamento com paciente internado *versus* tratamento com paciente ambulatorial
Provavelmente inefetivos ou que causam danos	• Antidepressivos tricíclicos • Drogas ansiolíticas

| **Quais são os efeitos das intervenções para prevenir ou tratar complicações da anorexia nervosa?** ||
| **Efetividade desconhecida** | • Tratamento estrogênico |

Data da pesquisa: dezembro de 2005

*Evidência não baseada em ECR; é pouco provável que ECRs sejam conduzidos.

DEFINIÇÃO A anorexia nervosa é caracterizada por uma recusa em manter o peso em – ou acima de – um índice minimamente normal (<85% do peso esperado para a idade e altura, ou índice de massa corporal <17,5 kg/m^2) ou uma falha em mostrar o ganho de peso esperado durante o crescimento. Em associação com isso, freqüentemente há um medo intenso de ganhar peso, preocupação com o peso, negação do baixo peso atual e seu impacto adverso na saúde e amenorréia. Dois subtipos de anorexia nervosa, *binge-purge*** e restritiva, foram definidos.

INCIDÊNCIA/PREVALÊNCIA Um estudo de base populacional que usou dados de consultas do banco de dados General Practitioner no Reino Unido encontrou uma incidência média de anorexia nervosa de 4/100.000 em pessoas de 10 a 39 anos. Uma revisão sistemática (cinco estudos) que avaliou a prevalência na Europa em pessoas com mais de 19 anos encontrou uma prevalência em 12 meses de 0,2 a 0,7%. Pouco se sabe sobre a incidência ou a prevalência na Ásia, na América do Sul ou na África.

ETIOLOGIA/FATORES DE RISCO A anorexia nervosa foi relacionada a fatores familiares, biológicos, sociais e culturais. Estudos verificaram que ela está associada com uma história familiar de anorexia nervosa (HR ajustada 11,4, IC 95% 1,1 a 89), bulimia nervosa (HR ajustada 3,5, IC 95% 1,1 a 14), depressão, transtorno de ansiedade generalizada, transtorno obsessivo-compulsivo ou transtorno de personalidade obsessivo-compulsivo (RR ajustado 3,6, IC 95% 1,6 a 8). Um estudo em gêmeos sugeriu que a anorexia nervosa pode estar relacionada a fatores genéticos, mas não foi capaz de estimar de modo confiável a contribuição dos fatores ambientais não-compartilhados. Os aspectos específicos do temperamento na infância que estariam relacionados incluem perfeccionismo, auto-avaliação negativa e disposição extrema de seguir ordens. Os fatores perinatais incluem prematuridade, particularmente se o bebê foi pequeno para a idade gestacional (prematuridade: RC 3,2, IC 95% 1,6 a 6,2; prematuridade e pequeno para a idade gestacional: RC 5,7, IC 95% 1,1 a 28,7). Em um estudo de coorte prospectivo (51 adolescentes com anorexia nervosa), as pessoas com anorexia nervosa tinham probabilidade significativamente maior de ter um transtorno afetivo do que os controles pareados por sexo, idade e escolaridade (risco vitalício de transtorno afetivo 96% em pessoas com anorexia nervosa vs. 23% em controles; ARA 73%, IC 95% 60% a 85%). Não está claro se os transtornos afetivos precedem a anorexia nervosa ou ocorrem como conseqüência da inanição. O transtorno obsessivo-compulsivo tinha, de modo semelhante, significativamente mais probabilidade de estar presente em pessoas com anorexia nervosa em comparação com controles (30% vs. 10%; ARA 20%, IC 95% 10% a 41%). Contudo, em dois terços das pessoas com transtorno obsessivo-compulsivo e anorexia nervosa, o transtorno obsessivo-compulsivo precedia a anorexia nervosa.

(continua)

**N. de T. Refere-se ao hábito de comer demais e vomitar em seguida.

(continuação)

PROGNÓSTICO Um estudo prospectivo acompanhou 51 pessoas com anorexia nervosa de início na adolescência, cerca de metade das quais não recebeu nenhum tratamento ou recebeu tratamento mínimo (<8 sessões). Após 10 anos, 14/51 pessoas (27%) tinham um transtorno alimentar persistente, três (6%) tinham anorexia nervosa em curso e seis (12%) tinham sofrido um período de bulimia nervosa. Cerca de metade de todos os participantes do estudo continuavam a ter um funcionamento psicossocial pobre em 10 anos (avaliado com a escala Morgan Russell e a Global Assessment of Functioning Scale). Um resumo dos estudos de tratamento (119 estudos publicados entre 1953 e 1999, 5.590 pessoas, duração do seguimento 1 a 29 anos) constatou que 47% das pessoas se recuperavam completamente da anorexia nervosa (variação de 0 a 92%), 34% melhoravam (variação de 0 a 75%), 21% desenvolviam um transtorno alimentar crônico (variação de 0 a 79%) e 5% morriam de anorexia nervosa (variação de 0 a 22%). Os fatores prognósticos favoráveis incluem idade precoce de início e intervalo curto entre o início dos sintomas e o começo do tratamento. Os fatores prognósticos desfavoráveis incluem vômitos, bulimia, perda de peso profunda, cronicidade, co-morbidade psiquiátrica, problemas psicossociais e uma história de anormalidades pré-mórbidas desenvolvimentais ou clínicas. O coeficiente padronizado de mortalidade por todas as causas dos transtornos alimentares (anorexia nervosa e bulimia nervosa) foi estimado em 538, cerca de três vezes maior do que o de outras doenças psiquiátricas. Em estudos publicados entre 1970 e 1996, a mortalidade anual média foi de 0,59% por ano em mulheres em 10 populações com transtornos alimentares (1.322 pessoas), com um acompanhamento mínimo de seis anos. A mortalidade foi maior para pessoas com peso menor e com idade maior na apresentação. As mulheres jovens com anorexia nervosa apresentam risco aumentado de fraturas posteriormente na vida.

Saúde mental

Automutilação deliberada e tentativa de suicídio

G. Mustafa Soomro

PONTOS-CHAVE

- As automutilações deliberadas são atos como cortar ou envenenar a si próprio que são executados deliberadamente, com ou sem a intenção de cometer suicídio.

  A prevalência vitalícia de automutilação deliberada é de aproximadamente 3 a 5% da população da Europa ou dos Estados Unidos, e a prevalência tem aumentado.

  Fatores familiares, biológicos e psicossociais podem contribuir. Os riscos são maiores em mulheres e adultos jovens, naqueles com isolamento ou privação social e naqueles com transtornos psiquiátricos ou de personalidade.

- Cerca de um quarto das pessoas irá repetir a automutilação dentro de quatro anos, e o risco de suicídio a longo prazo é de 3 a 7%.

  Os adultos mais jovens têm maior probabilidade de repetir a automutilação não-fatal, enquanto os adultos com mais de 45 anos têm maior probabilidade de cometer suicídio, especialmente se a automutilação prévia envolveu um método violento.

- Nenhum tratamento medicamentoso demonstrou claramente ser benéfico na redução da automutilação recorrente.

  É possível que injeções de flupentixol *depot* possam reduzir a recorrência da automutilação, porém com efeitos adversos associados.

  A mianserina não parece reduzir as taxas de recorrência, mas não temos certeza disso.

- CUIDADO: a paroxetina não tem mostrado reduzir os riscos de repetição da automutilação deliberada e pode aumentar a ideação suicida e as malformações congênitas.

- Os efeitos dos tratamentos psicológicos também não estão claros.

  A terapia de resolução de problemas pode reduzir a depressão e a ansiedade, mas pode não ser efetiva na prevenção da recorrência da automutilação.

  A evidência de benefício da terapia cognitiva ou da terapia interpessoal psicodinâmica em comparação com o cuidado habitual não está clara.

- O acompanhamento intensivo mais extensão, o manejo por enfermeiros ou a internação hospitalar não têm mostrado reduzir a recorrência da automutilação em comparação com o cuidado habitual.

(i) Consulte www.clinicalevidence.bmj.com para texto integral e referências.

Quais são os efeitos dos tratamentos para automutilação deliberada em adolescentes e adultos?

Efetividade desconhecida	- Antipsicóticos orais - Cartão de emergência - Contato telefônico - Continuidade do cuidado - Injeção de flupentixol *depot* - Internação hospitalar - Manejo por enfermeiros - Mianserina - Paroxetina

Saúde mental
Automutilação deliberada e tentativa de suicídio

	• Terapia cognitiva • Terapia comportamental dialética • Terapia de resolução de problemas • Terapia interpessoal psicodinâmica
Pouco provavelmente benéficos	• Acompanhamento ambulatorial intensivo mais extensão • Diretrizes baseadas na prática geral

Data da pesquisa: outubro de 2005

DEFINIÇÃO A automutilação deliberada é um ato agudo não-fatal de autolesão, realizado deliberadamente na forma de um episódio agudo de comportamento, por um indivíduo com motivação variável. A intenção de terminar a vida pode estar ausente ou estar presente em grau variável. Outros termos usados para descrever esse fenômeno são "tentativa de suicídio" e "parassuicídio". Para o propósito desta revisão, o termo automutilação deliberada será usado ao longo do texto. Os métodos comuns de automutilação deliberada incluem cortar e envenenar a si próprio, como com *overdoses* de medicamentos. Alguns atos de automutilação deliberada são caracterizados por alta intenção suicida, planejamento meticuloso (incluindo precauções para não ser encontrado) e letalidade severa do método usado. Outros atos de automutilação deliberada são caracterizados por nenhuma ou baixa intenção de suicídio, por falta de planejamento e de ocultação do ato e por baixa letalidade do método usado. O termo "suicídio" é definido como um ato com desfecho fatal que é deliberadamente iniciado e realizado por uma pessoa, com o conhecimento ou a expectativa desse desfecho fatal. Esta revisão concentra-se na literatura sobre automutilação deliberada recente (em pessoas com idade ≥15 anos) como principal problema de apresentação e o principal critério de seleção para os ECRs. Ela exclui ECRs em que a automutilação deliberada é um desfecho em estudos de outros transtornos, como depressão ou transtorno de personalidade *borderline*, em vez do problema de apresentação primário. A automutilação deliberada não é definida no *Manual Diagnóstico e Estatístico de Transtornos Mentais* (DSM-IV) ou na *Classificação Internacional de Transtornos Mentais e Comportamentais* (CID-10).

INCIDÊNCIA/PREVALÊNCIA Com base em dados de 16 países europeus, entre 1989 e 1992, a prevalência por toda a vida de automutilação deliberada em pessoas tratadas em hospital e em outras instituições médicas, incluindo ambulatórios de clínica geral, é estimada em cerca de 3% para mulheres e 2% para homens. Nos últimos 50 anos, houve um aumento na incidência da automutilação deliberada no Reino Unido. Uma estimativa atual razoável é cerca de 400/100.000 habitantes por ano. Em dois estudos comunitários nos Estados Unidos, 3 a 5% das pessoas que responderam disseram que tinham feito uma tentativa de automutilação deliberada em alguma ocasião. O autoenvenenamento com organofosfatos é particularmente comum nos países em desenvolvimento. Um grande hospital (atendendo 900.000 pessoas) no Sri Lanka relatou 2.559 internações de adultos e 41% de ocupação de leitos de terapia intensiva por automutilação deliberada com organofosfatos em dois anos. Uma pesquisa internacional usando amostras representativas de adultos da comunidade (de 18 a 64 anos) relatou uma prevalência na vida de tentativas de suicídio auto-relatadas de 3,82% no Canadá, 5,93% em Porto Rico, 4,95% na França, 3,44% na Alemanha Ocidental, 0,72% no Líbano, 0,75% em Taiwan, 3,2% na Coréia e 4,43% na Nova Zelândia.

ETIOLOGIA/FATORES DE RISCO Fatores familiares, biológicos e psicossociais podem contribuir para a automutilação deliberada. Evidências de fatores genéticos incluem um maior risco de suicídio familiar e maior concordância em gêmeos monozigóticos do que em dizigóticos para automutilação deliberada. Evidências de fatores biológicos incluem a concentração reduzida de ácido 5-hidroxiindolacético no liquor e resposta diminuída da prolactina ao teste de estimulação da fenfluramina, indicando uma redução na função da serotonina no sistema nervoso central. As pessoas que se mutilam deliberadamente e tentam suicídio também mostram traços de impulsividade e de agressão,

(continua)

(continuação)

estilo cognitivo inflexível e impulsivo e tomada de decisão e resolução de problemas prejudicadas. A automutilação deliberada é mais provável em mulheres, adultos jovens e pessoas que são solteiras ou divorciadas, de baixo nível educacional, desempregadas, incapacitadas ou que sofrem de uma doença psiquiátrica, particularmente depressão, abuso de substâncias, transtornos de personalidade *borderline* e anti-social, transtornos de ansiedade severos e doença física.

PROGNÓSTICO O suicídio é maior durante o primeiro ano após a automutilação deliberada. Uma revisão sistemática encontrou taxas medianas de repetição de 16% (variação interquartil [IQR] 12 a 25%) dentro do primeiro ano, 21% (IQR 12 a 30%) dentro de um a quatro anos e 23% (IQR 11 a 32%) dentro de quatro anos ou mais. Ela encontrou uma mortalidade mediana por suicídio após automutilação deliberada de 1,8% (IQR 0,8 a 2,6%) dentro do primeiro ano, 3% (IQR 2 a 4,4%) dentro de um a quatro anos, 3,4% (IQR 2,5 a 6%) dentro de 5 a 10 anos e 6,7% (IQR 5 a 11%) dentro de nove anos ou mais. A repetição da automutilação deliberada é mais provável em pessoas de 25 a 49 anos, desempregadas, divorciadas, de classe socioeconômica baixa ou que apresentam abuso de substâncias, depressão, desespero, impotência, transtornos de personalidade, condições de vida instáveis ou que vivem isoladas, têm registro criminal, tratamento psiquiátrico prévio, história de eventos vitais traumáticos e estressantes ou provenientes de uma família desestruturada ou com violência familiar. Os fatores associados com risco de suicídio após automutilação deliberada são idade maior do que 45 anos, sexo masculino, desemprego ou aposentadoria, separação, divórcio, viuvez, vida isolada, má saúde física, doença psiquiátrica (particularmente depressão, alcoolismo, esquizofrenia e transtorno de personalidade sociopata), alta intenção suicida no episódio atual, incluindo deixar um bilhete escrito, método violento usado na tentativa atual e história prévia de automutilação deliberada.

Bulimia nervosa

Phillipa J. Hay e Josue Bacaltchuk

PONTOS-CHAVE

- Até 1% das mulheres jovens podem ter bulimia nervosa, caracterizada por uma intensa preocupação com o peso corporal, episódios incontroláveis de ingestão excessiva e uso de medidas extremas para contrabalançar os efeitos danosos da ingestão excessiva.

    As pessoas com bulimia nervosa podem ter peso normal, tornando difícil o diagnóstico.

    A obesidade tem sido associada tanto com um risco aumentado de bulimia nervosa quanto com um pior prognóstico, da mesma maneira que os transtornos de personalidade e o abuso de substâncias.

    Após 10 anos, cerca de metade das pessoas com bulimia nervosa terá se recuperado completamente, um terço terá tido recuperação parcial e 10 a 20% ainda terão sintomas.

- A terapia cognitivo-comportamental pode melhorar os problemas clínicos da bulimia nervosa em comparação com nenhum tratamento, podendo ser tão efetiva quanto psicoterapia interpessoal, outros tratamentos psicológicos ou antidepressivos na redução dos sintomas.

    Não sabemos se outras terapias psicológicas como terapia de orientação cognitiva, terapia hipnocomportamental, terapia comportamental dialética ou terapia de reforço motivacional são mais efetivas do que o controle em lista de espera na melhora dos sintomas, já que poucos estudos foram encontrados.

- Algumas drogas antidepressivas (fluoxetina, citalopram, desipramina e imipramina) podem melhorar os sintomas em pessoas com bulimia nervosa em comparação com placebo.

    Os inibidores da monoaminoxidase podem aumentar as taxas de remissão em comparação com placebo, mas podem não reduzir os sintomas bulímicos nem os escores de depressão.

    Não sabemos se outros antidepressivos podem melhorar os sintomas ou aumentar a remissão em pessoas com bulimia nervosa.

- Em pessoas que estão em remissão, a continuação do tratamento antidepressivo pode manter uma redução na freqüência dos vômitos em comparação com a interrupção do tratamento.

(i) Consulte www.clinicalevidence.bmj.com para texto integral e referências.

Quais são os efeitos dos tratamentos para bulimia nervosa em adultos?	
Provavelmente benéficos	• Antidepressivos tricíclicos
	• Inibidores da monoaminoxidase
	• Inibidores seletivos da recaptação da serotonina (evidência limitada à fluoxetina e ao citalopram)
	• Terapia cognitivo-comportamental para bulimia nervosa
	• Topiramato
	• Tratamento combinado (antidepressivos mais terapia cognitivo-comportamental, tão efetivo quanto cada tratamento isoladamente)

Saúde mental

Bulimia nervosa

Efetividade desconhecida	<ul><li>Mirtazapina</li><li>Psicoterapia interpessoal</li><li>Reboxetina</li><li>Terapia cognitivo-comportamental de auto-ajuda guiada</li><li>Terapia cognitivo-comportamental de auto-ajuda pura ou não-guiada</li><li>Terapia cognitivo-comportamental mais reforço da prevenção de resposta à exposição</li><li>Terapia comportamental dialética</li><li>Terapia de orientação cognitiva</li><li>Terapia de reforço motivacional</li><li>Terapia hipnocomportamental</li><li>Venlafaxina</li></ul>

Quais são os efeitos da descontinuação do tratamento nas pessoas em remissão?

Pouco provavelmente benéficos	• Descontinuação de fluoxetina

Data da pesquisa: junho de 2006

DEFINIÇÃO A bulimia nervosa é uma preocupação intensa com o peso e a forma corporais, com episódios regulares de ingesta excessiva descontrolada de grandes quantidades de comida (ingestão compulsiva de alimentos ou *binge eating*) associada com o uso de métodos extremos de contrabalançar os efeitos temidos da ingesta excessiva. Se a pessoa também atende aos critérios diagnósticos para anorexia nervosa, o diagnóstico de anorexia nervosa tem precedência. A bulimia nervosa pode ser difícil de identificar devido ao segredo extremo sobre a ingestão compulsiva de alimentos e sobre o comportamento purgativo. O peso pode ser normal, mas freqüentemente há uma história de anorexia nervosa ou de dieta restritiva. Algumas pessoas alternam entre a anorexia nervosa e a bulimia nervosa. Alguns ECRs incluíram participantes com bulimia nervosa subliminar ou um transtorno alimentar relacionado, o transtorno da ingestão compulsiva de alimentos. Quando possível, somente os resultados relevantes à bulimia nervosa são relatados nesta revisão.

INCIDÊNCIA/PREVALÊNCIA Em estudos com base na comunidade, a prevalência da bulimia nervosa é entre 0,5 e 1% em mulheres jovens, com distribuição homogênea por classe social. Cerca de 90% das pessoas diagnosticadas com bulimia nervosa são mulheres. Os números da bulimia nervosa nos países industrializados aumentaram durante a década que seguiu seu reconhecimento, no final da década de 1970, e um "efeito de coorte" é relatado em inquéritos na comunidade, implicando um aumento na incidência. Desde então, é provável que a incidência tenha atingido um platô ou mesmo caído, com uma incidência relatada de 6,6/100.000 no Reino Unido em 2000. A prevalência dos transtornos alimentares como a bulimia nervosa é menor em populações não-industrializadas e varia entre os grupos étnicos. As mulheres afro-americanas têm uma taxa menor de dieta restritiva do que as mulheres brancas norte-americanas, mas possuem uma taxa semelhante de ingestão compulsiva recorrente de alimentos.

(continua)

(continuação)

ETIOLOGIA/FATORES DE RISCO A etiologia da bulimia nervosa é complexa, mas pressões socioculturais para manter-se magra e a promoção de dietas parecem aumentar o risco. Um estudo de caso-controle baseado na comunidade comparou 102 pessoas com bulimia nervosa *versus* 204 controles saudáveis e encontrou taxas mais elevadas dos seguintes fatores em pessoas com um transtorno alimentar: obesidade, transtorno afetivo, abuso sexual e físico, obesidade dos pais, abuso de substâncias, baixa auto-estima, perfeccionismo, transtornos da dinâmica familiar, preocupação dos pais com o peso/forma e menarca precoce. Comparadas com o grupo-controle de 102 mulheres que tinham outras doenças psiquiátricas, as mulheres com bulimia nervosa tinham taxas mais elevadas de problemas parentais e obesidade.

PROGNÓSTICO Um estudo de seguimento de 10 anos (50 pessoas com bulimia nervosa de um estudo controlado com placebo de tratamento com mianserina) constatou que 52% das pessoas que receberam placebo tinham se recuperado completamente, e somente 9% continuavam a sofrer sintomas plenos de bulimia nervosa. Um estudo maior (222 pessoas de um ensaio com antidepressivos e psicoterapia de grupo estruturada, intensiva) verificou que, após um seguimento médio de 11,5 anos, 11% ainda atendiam aos critérios para bulimia nervosa, enquanto 70% estavam em remissão completa ou parcial. Os estudos a curto prazo encontraram resultados semelhantes: cerca de 50% das pessoas tiveram uma recuperação completa, 30% tiveram recuperação parcial e 20% continuaram a ser sintomáticas. Há poucos preditores consistentes de um desfecho a longo prazo. O bom prognóstico tem sido associado com uma duração menor da doença, uma menor idade de início, classe social mais alta e história familiar de abuso de álcool. O mau prognóstico tem sido associado com uma história de abuso de substâncias, obesidade pré-mórbida e paterna e, em alguns estudos, transtornos de personalidade. Um estudo (102 mulheres) sobre o curso natural da bulimia nervosa constatou que 31% ainda tinham o transtorno em 15 meses, e 15% em cinco anos. Somente 28% receberam tratamento durante o período de seguimento. Em uma avaliação da resposta à terapia cognitivo-comportamental, o progresso precoce (redução das medidas purgativas em mais de 70% na sexta sessão) previu melhor a evolução. Uma revisão sistemática subseqüente da literatura sobre a evolução não encontrou evidência consistente para apoiar a intervenção precoce e um prognóstico melhor. Uma revisão sistemática mais recente avaliando a custo-efetividade de tratamentos e indicadores prognósticos encontrou apenas quatro preditores pré-tratamento consistentes de evolução ruim do tratamento da bulimia nervosa: características de transtorno da personalidade *borderline*, abuso de substâncias concomitante, baixa motivação para mudança e uma história de obesidade.

Saúde mental

Demência

James Warner, Rob Butler e Balaji Wuntakal

PONTOS-CHAVE

- A demência é caracterizada por deterioração crônica, global e irreversível da memória, da função executiva e da personalidade. A fala e a função motora podem também ser prejudicadas.
- A expectativa mediana de vida para pessoas com doença de Alzheimer e demência de Lewy é de cerca de seis anos após o diagnóstico.
- Os sintomas cognitivos da demência podem ser melhorados por donepezil, galantamina e memantina.

   O donepezil melhora a função cognitiva e o estado global em pessoas com doença de Alzheimer em dois anos e melhora a função cognitiva em pessoas com demência vascular em comparação com placebo em seis meses.

   A galantamina melhora a função cognitiva e o estado global em seis meses tanto em pessoas com doença de Alzheimer quanto naquelas com demência vascular.

   A memantina melhora a cognição, o estado global e as atividades da vida diária em pessoas com doença de Alzheimer em 28 semanas e melhora a função cognitiva em pessoas com demência vascular em 28 semanas.

- A rivastigmina e a tacrina podem melhorar a função cognitiva em pessoas com demência, mas têm altas taxas de efeitos adversos.

   A rivastigmina melhora a função cognitiva e o estado global em pessoas com doença de Alzheimer ou com demência de Lewy, mas aumenta os efeitos adversos gastrintestinais.

   A tacrina pode melhorar a função cognitiva e o estado global em pessoas com doença de Alzheimer.

- O *ginkgo biloba* pode melhorar a função cognitiva em pessoas com doença de Alzheimer ou com demência vascular, mas as preparações são inconsistentes.
- A carbamazepina e o haloperidol podem reduzir agitação e agressividade a curto prazo em pessoas com demência.

   Contudo, o haloperidol aumenta os efeitos adversos extrapiramidais e pode não ser tolerado em pessoas com demência.

- CUIDADO: a olanzapina e a risperidona estão associadas com um risco aumentado de AVC e não devem ser usadas em pessoas com psicose associada com demência.

(i) Consulte www.clinicalevidence.bmj.com para texto integral e referências.

Quais são os efeitos dos tratamentos nos sintomas cognitivos de demência?	
Benéficos	- Donepezil - Galantamina
Provavelmente benéficos	- *Ginkgo biloba* - Memantina
Contrabalanço entre benefícios e danos	- Rivastigmina - Tacrina
Efetividade desconhecida	- Antiinflamatórios não-esteróides - Estatinas

	• Fisostigmina
	• Musicoterapia
	• Ômega 3 (óleo de peixe)
	• Selegilina
	• Terapia de reminiscências
Pouco provavelmente benéficos	• Estrogênio

Quais são os efeitos dos tratamentos nos sintomas comportamentais e psicológicos da demência?

Provavelmente benéficos	• Carbamazepina
Contrabalanço entre benefícios e danos	• Haloperidol
	• Olanzapina
	• Risperidona
Efetividade desconhecida	• Benzodiazepínicos
	• Donepezil
	• Galantamina
	• Quetiapina
	• Rivastigmina
	• Trazodona
	• Valproato de sódio/ácido valpróico

Data da pesquisa: fevereiro de 2006

DEFINIÇÃO A **demência** é caracterizada por redução crônica, global, irreversível da função cerebral. Ela costuma resultar em perda de memória (inicialmente de eventos recentes), perda da função executiva (como capacidade de tomar decisões ou de realizar tarefas complexas em seqüência) e alterações na personalidade. A **doença de Alzheimer** é um tipo de demência caracterizada por início insidioso e deterioração lenta e envolve alterações da fala, motoras, da personalidade e da função executiva. Ela deve ser diagnosticada depois que outras causas sistêmicas, psiquiátricas e neurológicas de demência tenham sido excluídas clinicamente e por investigação laboratorial. A **demência vascular** é geralmente devida a múltiplos infartos ou doença generalizada de pequenos vasos. Ela costuma se apresentar com uma deterioração em etapas na função cognitiva, com ou sem disfunção motora e da linguagem. Ela em geral ocorre na presença de fatores de risco vasculares (diabetes, hipertensão, arteriosclerose e tabagismo). Caracteristicamente, tem um início mais súbito e progressão em etapas comparada com a doença de Alzheimer. A **demência de Lewy** é um tipo de demência que envolve prejuízo insidioso da função executiva com parkinsonismo, alucinações visuais e habilidades cognitivas flutuantes e risco aumentado de quedas ou falha autonômica. O exame clínico cuidadoso das pessoas com demência leve a moderada e o uso de critérios diagnósticos estabelecidos identificam acuradamente 70 a 90% dos casos confirmados no *post-mortem*. Em todos os tipos de demência, as pessoas apresentarão problemas com o funcionamento cognitivo e

(continua)

Saúde mental
Demência

(continuação)

são propensas a apresentar sintomas comportamentais e psicológicos de demência. Quando possível, dividimos os desfechos entre cognitivo ou comportamental/psicológico, embora haja em geral considerável sobreposição entre esses desfechos, clinicamente e em pesquisa.

INCIDÊNCIA/PREVALÊNCIA Cerca de 6% das pessoas com mais de 65 anos e 30% das pessoas com mais de 90 anos têm alguma forma de demência. A demência é rara antes dos 60 anos. A doença de Alzheimer e a demência vascular (incluindo a demência mista) são responsáveis, cada qual, por 35 a 50% dos casos de demência, e estima-se que a demência de Lewy corresponda a até 20% dos casos de demência em idosos, variando com fatores geográficos, culturais e raciais. Existem várias outras causas de demência, as quais são relativamente raras, incluindo demência fronto-temporal, demência relacionada ao álcool, doença de Huntington, hidrocefalia de pressão normal, infecção por HIV, sífilis, hematoma subdural e alguns tumores cerebrais.

ETIOLOGIA/FATORES DE RISCO Doença de Alzheimer: A causa da doença de Alzheimer é obscura. Um processo patológico chave é a deposição de amilóide anormal no sistema nervoso central. A maioria das pessoas com a condição relativamente rara da doença de Alzheimer de início precoce (antes dos 60 anos) mostra uma herança autossômica dominante devido a mutações nos genes da pré-senelina ou da proteína precursora amilóide. Mutações em diversos genes (*APP*, *PS-1* e *PS-2*) foram identificadas. A demência de início tardio algumas vezes é agrupada em famílias, mas mutações específicas de genes não foram identificadas. Traumatismo craniano, síndrome de Down e intelecto pré-mórbido pobre podem ser fatores de risco para a doença de Alzheimer. **Demência vascular:** A demência vascular está relacionada a fatores de risco cardiovasculares, como tabagismo, arteriosclerose, hipertensão e diabetes. **Demência de Lewy:** A causa da demência de Lewy é desconhecida. A atividade da acetilcolina cerebral está reduzida em muitas formas de demência, e o nível de redução se correlaciona com a disfunção cognitiva. Muitos tratamentos para a doença de Alzheimer aumentam a atividade colinérgica.

PROGNÓSTICO Doença de Alzheimer: A doença de Alzheimer geralmente tem um início insidioso, com redução progressiva da função cerebral. O diagnóstico é difícil nos estágios iniciais. A expectativa de vida mediana após o diagnóstico é de cinco a seis anos. **Demência vascular:** Não encontramos dados confiáveis sobre prognóstico. **Demência de Lewy:** As pessoas com demência de Lewy têm uma expectativa de vida média de aproximadamente seis anos após o diagnóstico. Os problemas comportamentais, a depressão e os sintomas psicóticos são comuns em todos os tipos de demência. Por fim, a maioria das pessoas com demência achará difícil realizar tarefas simples sem ajuda.

Dependência de opióides

Jacinta O'Shea, Fergus Law e Jan Melichar

PONTOS-CHAVE

- A dependência de opióides é uma condição multifatorial que envolve fatores genéticos e psicossociais.
- Existem três abordagens para tratar a dependência de opióides.

  A estabilização faz-se geralmente por tratamentos de substituição de opióides e visa assegurar que o uso da droga se torna independente de estados mentais, como desejo e humor, e independente de circunstâncias, como recursos financeiros e localização física.

  A próxima etapa é a abstinência dos opióides (desintoxicação).

  O objetivo mais relevante é prevenir as recaídas.

- A metadona e a buprenorfina ajudam a estabilizar o uso de opióides, pois diminuem o uso de heroína e ajudam a manter as pessoas em programas de tratamento.

  Dentre a metadona e a buprenorfina, não sabemos qual é a melhor para estabilizar o uso de opióides.

- Metadona, buprenorfina e agonistas do adrenoceptor-alfa$_2$ (lofexidina/clonidina) podem ajudar as pessoas a interromper a dependência de opióides ilícitos.

  A lofexidina e a clonidina podem ser menos efetivas do que a metadona e a buprenorfina na abstinência, embora a evidência seja fraca.

  A abstinência ultra-rápida pode ajudar na desintoxicação, embora existam riscos importantes em manter as pessoas profundamente sedadas ou sob anestesia geral por um dia, e os desfechos não são melhores.

- A naltrexona pode ajudar a prevenir recaídas do uso de heroína se combinada com tratamento psicossocial.

(i) Consulte www.clinicalevidence.bmj.com para texto integral e referências.

Quais são os efeitos dos tratamentos medicamentosos para estabilização (manutenção) em pessoas com dependência de opióides?

Benéficos	• Buprenorfina para estabilização
	• Metadona para estabilização

Quais são os efeitos dos tratamentos medicamentosos para abstinência em pessoas com dependência de opióides?

Benéficos	• Buprenorfina para abstinência
	• Metadona para abstinência
Provavelmente benéficos	• Lofexidina/clonidina para abstinência
Efetividade desconhecida	• Abstinência ultra-rápida (auxiliada por antagonista – apenas naltrexona e naloxona)

Quais são os efeitos dos tratamentos medicamentosos para prevenção de recaída em pessoas com dependência de opióides?

Provavelmente benéficos	• Naltrexona para prevenção de recaída

Data da pesquisa: junho de 2006

Saúde mental

Dependência de opióides

DEFINIÇÃO Os opióides (opiáceos) têm alto poder de adicção, e a dependência de opióides é um transtorno recidivante crônico. O abuso se dá mais comumente com heroína; outros opióides incluem morfina, buprenorfina, codeína e metadona. A dependência é um grupo de fenômenos fisiológicos, comportamentais e cognitivos no qual o uso de uma substância tem prioridade muito maior para um dado indivíduo do que outros comportamentos que já tiveram valor maior. **Diagnóstico**: O diagnóstico da síndrome de dependência geralmente é feito por uma combinação de história e exame de urina, pesquisando a presença de metabólitos opióides (p. ex., morfina) na urina. Um diagnóstico definitivo de dependência deve geralmente ser feito apenas se três ou mais dos seguintes estiverem presentes juntamente em algum momento do ano anterior: (1) um forte desejo ou compulsão para tomar opióides; (2) dificuldades no controle do comportamento de uso de substâncias em termos de início, término e nível de uso; (3) um estado de abstinência fisiológica; (4) evidência de tolerância; (5) negligência progressiva de prazeres ou interesses alternativos devido ao uso de opióide; e (6) persistência de uso da substância apesar de evidência clara de consequências sabidamente nocivas. O exame físico também pode fornecer evidência de intoxicação aguda, abstinência e consequências físicas ou crônicas da administração de drogas como abscessos, má nutrição, dentição ruim, trombose venosa profunda, etc. Ao iniciar o tratamento, o exame de urina deve confirmar o uso de opióides, e várias amostras devem ser colhidas, com intervalo de alguns dias, para confirmar o uso continuado. Porém, com o tratamento continuado, os exames regulares de urina podem não ser necessários, já que estudos relatam que, em situações nas quais não há coerção, os auto-relatos dos usuários de drogas são suficientemente confiáveis e válidos para fornecer descrições de uso de drogas, problemas relacionados às drogas e história natural do uso de drogas.

INCIDÊNCIA/PREVALÊNCIA O uso de opióides/uso de drogas intravenosas aumentou substancialmente na década de 1990. Novas notificações ao Addicts Index (um registro mantido pelo UK Home Office) feitas por médicos de pessoas dependentes de opióides aumentaram mais de 30 vezes, de aproximadamente 600 em 1966 para mais de 18.000 em 1996, e quase três vezes durante a década de 1990. A estratégia de drogas do Reino Unido relatou, na metade da década de 1990, que havia de 100.000 a 200.000 usuários de droga problemáticos. Um estudo-piloto dos métodos de estimativas nacionais sugeriu que havia de 143.000 a 266.000 usuários de droga problemáticos, com cerca de 75.000 a 150.000 usuários de opióides na Inglaterra e no País de Gales em 1996. Mais recentemente, o número de pessoas que se tornaram dependentes de opióides em 2000 variou de 13.000 (0,06/100 adultos de 15 a 44 anos de idade) para mais de 26.000 (0,13/100 adultos de 15 a 44 anos de idade). Uma redução no suprimento de heroína na Austrália também levou a uma redução pela metade na presença de abuso e dependência de opióides entre o final da década de 1990 e o presente momento.

ETIOLOGIA/FATORES DE RISCO A dependência de opióides é uma condição multifatorial que envolve fatores genéticos e psicossociais. Estudos em gêmeos relatam que os efeitos genéticos e ambientais compartilhados no risco de uso e abuso costumam ser completamente não-específicos em suas consequências. As experiências ambientais exclusivas da pessoa determinam em grande parte se indivíduos predispostos irão usar ou abusar de opióides.

PROGNÓSTICO Os transtornos de adicção são condições crônicas recidivantes sem "cura" conhecida.

Saúde mental
Depressão em adultos: drogas e outros tratamentos físicos

Corrado Barbui, Rob Butler, Andrea Cipriani, John Geddes e Simon Hatcher

PONTOS-CHAVE

- A depressão pode afetar até 10% da população, com metade das pessoas acometidas tendo recorrência dos seus sintomas.
- Na depressão leve a moderada não existe evidência confiável de que qualquer tratamento seja superior na melhora dos sintomas da depressão, mas a força da evidência que sustenta os diferentes tratamentos varia.
  Na depressão grave, apenas os antidepressivos por receita médica e a eletroconvulsoterapia reconhecidamente melhoram os sintomas.
- Antidepressivos tricíclicos, inibidores seletivos da recaptação da serotonina (ISRSs), inibidores da monoaminoxidase, reboxetina e venlafaxina melhoram os sintomas a curto prazo. Contudo, faltam estudos a longo prazo.
  Nenhuma classe ou antidepressivo individual tem mostrado ser mais efetivo do que os outros a curto prazo, mas os efeitos adversos variam entre as classes.
  A erva-de-são-joão pode ter eficácia semelhante em comparação com os antidepressivos, mas as preparações variam e podem ocorrer interações medicamentosas.
  Não sabemos se os exercícios são benéficos em pessoas com depressão leve a moderada.
- CUIDADO: os antidepressivos tricíclicos e os ISRSs podem induzir ou piorar a ideação e o comportamento suicidas, bem como a agitação após o início do tratamento.
- Não sabemos se a adição de lítio ou pindolol a outras drogas antidepressivas reduz os sintomas em pessoas com depressão resistente ao tratamento.
- A prescrição continuada de drogas antidepressivas reduz o risco de recaída após a recuperação.

(i) Consulte www.clinicalevidence.bmj.com para texto integral e referências.

Quais são os efeitos dos tratamentos na depressão leve a moderada ou grave?

Benéficos	
	• Antidepressivos tricíclicos comparados entre si e com outras drogas antidepressivas sob prescrição
	• Drogas antidepressivas sob prescrição (antidepressivos tricíclicos [incluindo antidepressivos tricíclicos em dose baixa], inibidores seletivos da recaptação da serotonina, inibidores da monoaminoxidase, reboxetina ou venlafaxina) (melhoraram os sintomas em comparação com placebo na depressão leve a moderada e grave)
	• Eletroconvulsoterapia (na depressão grave)
	• Inibidores da monoaminoxidase *versus* outras drogas antidepressivas sob prescrição em transtornos depressivos atípicos
	• Inibidores seletivos da recaptação da serotonina e drogas relacionadas comparados entre si e com outras drogas antidepressivas sob prescrição
	• Venlafaxina *versus* outras drogas antidepressivas sob prescrição

Saúde mental

Depressão em adultos: drogas e outros tratamentos físicos

Provavelmente benéficos	• Erva-de-são-joão (mais efetiva do que placebo, tão efetiva quanto outros antidepressivos na depressão leve a moderada) • Reboxetina *versus* outras drogas antidepressivas (na depressão leve a moderada ou grave)
Efetividade desconhecida	• Exercícios (na depressão leve a moderada)

Quais são os efeitos das intervenções na depressão resistente ao tratamento?

Efetividade desconhecida	• Intensificação com lítio • Intensificação com pindolol

Que intervenções reduzem as taxas de recaída?

Benéficos	• Continuação de drogas antidepressivas sob prescrição (reduziu o risco de recaída após recuperação em pessoas com depressão leve a moderada)

Data da pesquisa: abril de 2006

DEFINIÇÃO Os transtornos depressivos são caracterizados por humor triste persistente, perda de interesse e prazer e energia reduzida. Eles freqüentemente prejudicam o funcionamento diário. A maioria dos ECRs avaliados nesta revisão classifica a depressão usando os critérios do *Manual Diagnóstico e Estatístico de Transtornos Mentais* (DSM-IV) ou da *Classificação Internacional de Transtornos Mentais e Comportamentais* (CID-10). O DSM-IV divide a depressão em transtorno depressivo maior ou transtorno distímico. O **transtorno depressivo maior** é caracterizado por um ou mais episódios depressivos maiores (isto é, no mínimo duas semanas de humor deprimido ou perda de interesse, acompanhados por, no mínimo, quatro sintomas adicionais de depressão). O **transtorno distímico** é caracterizado por, no mínimo, dois anos de humor deprimido, na maioria dos dias, acompanhado por sintomas adicionais que não preenchem os critérios para transtorno depressivo maior. A CID-10 divide a depressão em episódios depressivos leves a moderados ou graves. A depressão leve a moderada é caracterizada por sintomas depressivos e algum prejuízo funcional. A depressão grave é caracterizada por agitação ou retardo psicomotor adicionais, com sintomas somáticos marcados. A **depressão resistente ao tratamento** é definida como uma ausência de resposta clínica ao tratamento com um antidepressivo tricíclico em uma dose mínima de 150 mg diários de imipramina (ou droga equivalente) por quatro a seis semanas. Nesta revisão, usamos ambas as classificações, a do DSM-IV e a da CID-10, mas os tratamentos são considerados como avaliados em depressão grave se o ECR incluiu pacientes internados. **Adultos mais velhos:** Os adultos mais velhos geralmente são definidos como pessoas com 65 anos ou mais. Porém, alguns dos ECRs de pessoas mais velhas nesta revisão incluíram pessoas com 55 anos ou mais. A apresentação da depressão em adultos mais velhos pode ser atípica: o humor triste pode ser mascarado, e a ansiedade ou o distúrbio da memória podem ser os principais sintomas de apresentação. A demência deve ser considerada no diagnóstico diferencial da depressão em adultos mais idosos. **Tratamento de transtornos depressivos em adultos**: Os transtornos depressivos são geralmente tratados com uma variação de tratamentos medicamentosos, físicos e psicológicos. Para a abordagem dos tratamentos psicológicos (incluindo tratamentos medicamentosos vs. tratamentos psicológicos) e para a abordagem da combinação de drogas e tratamento psicológico, veja revisão sobre depressão em adultos: tratamentos psicológicos e vias de cuidado. **População**: Esta revisão não aborda intervenção em mulheres com depressão pós-natal (veja depressão pós-natal), transtorno afetivo sazonal ou depressão devido a doença física como AVC ou abuso de substâncias.

(continua)

Saúde mental
Depressão em adultos: drogas e outros tratamentos físicos

(continuação)

INCIDÊNCIA/PREVALÊNCIA Os transtornos depressivos são comuns, com uma prevalência de depressão maior entre 5 e 10% das pessoas atendidas em clínicas de atenção primária. Duas a três vezes mais pessoas podem ter sintomas depressivos mas não preenchem os critérios do DSM-IV para depressão maior. As mulheres são afetadas duas vezes mais freqüentemente do que os homens. Os transtornos depressivos são a quarta causa mais importante de incapacidade mundialmente, e estima-se que se tornem a segunda causa mais importante no ano 2020. **Adultos mais velhos**: Entre 10 e 15% das pessoas idosas têm sintomas depressivos, embora a depressão maior seja relativamente rara em idosos.

ETIOLOGIA/FATORES DE RISCO As causas de depressão são incertas, mas acredita-se que incluam tanto eventos da infância quanto adversidades psicossociais atuais. Estudos recentes sugerem que fatores genéticos também podem ser importantes, indicando que várias regiões em cromossomos podem estar envolvidas. Os fenótipos, porém, não parecem exibir a clássica herança mendeliana. A pesquisa psiquiátrica tem também se concentrado no papel que os fatores psicossociais, como contexto social e dimensões de personalidade, desempenham na depressão. Muitas teorias enfatizam a importância do temperamento (diferenças nos sistemas adaptativos), o que pode aumentar a vulnerabilidade a transtornos de humor. Prejuízo em relacionamentos sociais, gênero, *status* socioeconômico e disfunção cognitiva também podem desempenhar um papel. Parece que modelos integrativos, que levam em conta a interação de variáveis biológicas e sociais, oferecem a maneira mais confiável de abordar a etiologia complexa da depressão.

PROGNÓSTICO Cerca de metade das pessoas que sofrem o primeiro episódio de transtorno depressivo maior apresenta outros sintomas nos próximos 10 anos. **Adultos mais velhos**: Uma revisão sistemática (data da pesquisa, 1996, 12 estudos de coorte prospectivos, 1.268 pessoas, idade média 60 anos) constatou que o prognóstico podia ser especialmente ruim em pessoas idosas com um curso crônico ou recidivante da depressão. Outra revisão sistemática (data da pesquisa, 1999, 23 estudos de coorte prospectivos em pessoas ≥65 anos, incluindo cinco identificados pela primeira revisão) constatou que a depressão em idosos estava associada com uma mortalidade aumentada (15 estudos; RC agrupada 1,73, IC 95% 1,53 a 1,95).

Saúde mental

Depressão em adultos: tratamentos psicológicos e vias de cuidado

Rob Butler, Simon Hatcher, Jonathan Price e Michael Von Korff

PONTOS-CHAVE

- A depressão pode afetar até 10% da população, com recorrência dos sintomas em metade das pessoas acometidas.
- Na depressão leve a moderada, não existe evidência confiável de que qualquer tratamento seja superior na melhora dos sintomas de depressão, mas a força da evidência que sustenta os diferentes tratamentos varia.
- A terapia cognitivo-comportamental e a psicoterapia interpessoal reduzem os sintomas da depressão leve a moderada, embora muitos dos ensaios tenham sido pequenos.
  A combinação de tratamento psicológico com drogas antidepressivas pode ser mais efetiva do que qualquer um dos tratamentos isoladamente.
  O aconselhamento não-diretivo também pode ser efetivo, mas não sabemos se a terapia de resolução de problemas ou a formação de laços de amizade* são benéficas.
  As vias de cuidado podem melhorar a efetividade do tratamento para depressão.
- Não sabemos se a terapia cognitivo-comportamental ou os programas de prevenção de recaída são benéficos na redução do risco de recaída após a recuperação.

ⓘ Consulte www.clinicalevidence.bmj.com para texto integral e referências.

Quais são os efeitos dos tratamentos psicológicos na depressão leve a moderada ou grave?

Benéficos	• Psicoterapia interpessoal (melhora os sintomas na depressão leve a moderada)
	• Terapia cognitiva (melhora os sintomas na depressão leve a moderada)
Provavelmente benéficos	• Aconselhamento não-diretivo (melhora os sintomas na depressão leve a moderada)
	• Combinação de drogas antidepressivas sob prescrição e tratamento psicológico (melhora os sintomas na depressão leve a moderada e grave)
Efetividade desconhecida	• Formação de laços de amizade* (na depressão leve a moderada)
	• Terapia de resolução de problemas (na depressão leve a moderada)

Quais são os efeitos das intervenções psicológicas na redução das taxas de recaída na depressão leve a moderada ou grave?

Efetividade desconhecida	• Programa de prevenção de recaída (melhorou os sintomas em um ano após recuperação em pessoas com depressão leve a moderada, mas sem diferença significativa nas taxas de recaída)
	• Terapia cognitiva (evidência fraca de que pode reduzir a recaída em um a dois anos após a parada do tratamento em pessoas com depressão leve a moderada em comparação com drogas antidepressivas ou manejo clínico habitual)

www.clinicalevidence.bmj.com ©BMJ Publishing Group Ltd 2007

Saúde mental

Depressão em adultos: tratamentos psicológicos e vias de cuidado

Quais são os efeitos das intervenções psicológicas para melhorar a distribuição dos tratamentos na depressão leve a moderada ou grave?

| Provavelmente benéficos | • Vias de cuidado (reduzem as recaídas na depressão leve a moderada) |

Data da pesquisa: abril de 2006

*N. de T. Do inglês *befriending*.

DEFINIÇÃO Os transtornos depressivos são caracterizados por humor triste persistente, perda de interesse e prazer e energia reduzida. Eles freqüentemente prejudicam o funcionamento diário. A maioria dos ECRs avaliados nesta revisão classifica a depressão usando os critérios do *Manual Diagnóstico e Estatístico de Transtornos Mentais* (DSM-IV) ou da *Classificação Internacional de Transtornos Mentais e Comportamentais* (CID-10). O DSM-IV divide a depressão em transtorno depressivo maior ou transtorno distímico. O **transtorno depressivo maior** é caracterizado por um ou mais episódios depressivos maiores (isto é, no mínimo duas semanas de humor deprimido ou perda de interesse, acompanhados por, no mínimo, quatro sintomas adicionais de depressão). O **transtorno distímico** é caracterizado por, no mínimo, dois anos de humor deprimido, na maioria dos dias, acompanhado por sintomas adicionais que não preenchem os critérios para transtorno depressivo maior. A CID-10 divide a depressão em episódios depressivos leves a moderados ou graves. A depressão leve a moderada é caracterizada por sintomas depressivos e algum prejuízo funcional. A depressão grave é caracterizada por agitação ou retardo psicomotor adicionais, com sintomas somáticos marcados. A **depressão resistente ao tratamento** é definida como uma ausência de resposta clínica ao tratamento com um antidepressivo tricíclico em uma dose mínima de 150 mg diários de imipramina (ou droga equivalente) por quatro a seis semanas. Nesta revisão, usamos ambas as classificações, a do DSM-IV e a da CID-10, mas os tratamentos são considerados como avaliados em depressão grave se o ECR incluiu pacientes internados. **Adultos mais velhos:** Os adultos mais velhos geralmente são definidos como pessoas com 65 anos ou mais. Porém, alguns dos ECRs de pessoas mais velhas nesta revisão incluíram pessoas com 55 anos ou mais. A apresentação da depressão em adultos mais velhos pode ser atípica: o humor triste pode ser mascarado, e a ansiedade ou o distúrbio da memória podem ser os principais sintomas de apresentação. A demência deve ser considerada no diagnóstico diferencial da depressão em adultos mais idosos. **Tratamento de transtornos depressivos em adultos**: Os transtornos depressivos são geralmente tratados com uma variação de tratamentos medicamentosos, físicos e psicológicos. Para a abordagem dos tratamentos medicamentosos e outros tratamentos físicos, veja revisão sobre depressão em adultos: drogas e outros tratamentos físicos, pág. 597. A combinação de tratamento medicamentoso e psicológico e as comparações de tratamento psicológico *versus* medicamentoso são abordadas nesta revisão. **População:** Esta revisão não aborda intervenção em mulheres com depressão pós-natal (veja depressão pós-natal, pág. 417), transtorno afetivo sazonal ou depressão devido a doença física como AVC ou abuso de substâncias.

INCIDÊNCIA/PREVALÊNCIA Os transtornos depressivos são comuns, com uma prevalência de depressão maior entre 5 e 10% das pessoas atendidas em clínicas de atenção primária. Duas a três vezes mais pessoas podem ter sintomas depressivos mas não atender aos critérios do DSM-IV para depressão maior. As mulheres são afetadas duas vezes mais freqüentemente do que os homens. Os transtornos depressivos são a quarta causa mais importante de incapacidade mundialmente, e estima-se que se tornem a segunda causa mais importante no ano 2020. **Adultos mais velhos**: Entre 10 e 15% das pessoas idosas têm sintomas depressivos, embora a depressão maior seja relativamente rara em idosos.

ETIOLOGIA/FATORES DE RISCO As causas de depressão são incertas, mas acredita-se que incluam tanto eventos da infância quanto adversidades psicossociais atuais. Estudos recentes sugerem que fatores genéticos também podem ser importantes, indicando que várias regiões em cromossomos podem estar envolvidas. Os fenótipos, porém, não parecem exibir a clássica herança

(continua)

(continuação)

mendeliana. A pesquisa psiquiátrica tem também se concentrado no papel que fatores psicossociais, como contexto social e dimensões de personalidade, desempenham na depressão. Muitas teorias enfatizam a importância do temperamento (diferenças nos sistemas adaptativos), o que pode aumentar a vulnerabilidade a transtornos de humor. Prejuízo em relacionamentos sociais, gênero, *status* socioeconômico e disfunção cognitiva também podem desempenhar um papel. Parece que modelos integrativos, que levam em conta a interação de variáveis biológicas e sociais, oferecem a maneira mais confiável de abordar a etiologia complexa da depressão.

PROGNÓSTICO Cerca de metade das pessoas que sofrem o primeiro episódio de transtorno depressivo maior apresenta outros sintomas nos próximos 10 anos. **Adultos mais velhos**: Uma revisão sistemática (data da pesquisa, 1996, 12 estudos de coorte prospectivos, 1.268 pessoas, idade média 60 anos) constatou que o prognóstico podia ser especialmente ruim em pessoas idosas com um curso crônico ou recidivante da depressão. Outra revisão sistemática (data da pesquisa, 1999, 23 estudos de coorte prospectivos em pessoas ≥65 anos, incluindo cinco identificados pela primeira revisão) constatou que a depressão em idosos estava associada com uma mortalidade aumentada (15 estudos; RC agrupada 1,73, IC 95% 1,53 a 1,95).

Saúde mental
Esquizofrenia

Zia Nadeem, Andrew McIntosh e Stephen Lawrie

PONTOS-CHAVE

- Uma em cem pessoas desenvolverá esquizofrenia, cerca de 75% das pessoas têm recaídas e incapacidade continuada, e um terço não responde ao tratamento-padrão.

  Os sintomas positivos incluem alucinações auditivas, ilusões e transtornos do pensamento. Os sintomas negativos (desmotivação, autonegligência e emoção diminuída) não têm melhorado de forma consistente com nenhum tratamento.

- O tratamento-padrão da esquizofrenia é feito com drogas antipsicóticas como clorpromazina e haloperidol, mas elas podem causar efeitos adversos como parkinsonismo, distonia aguda e sedação.

  A amisulprida, a clozapina, a olanzapina e a risperidona podem ser mais efetivas na redução dos sintomas em comparação com as drogas-padrão, mas causam efeitos adversos semelhantes.

  Loxapina, molindona, pimozida, quetiapina, risperidona, sulpirida, ziprasidona e zotepina parecem ser tão efetivas quanto as drogas antipsicóticas padrão na melhora dos sintomas, mas não sabemos se a perazina também é efetiva. Novamente, estas drogas causam efeitos adversos semelhantes aos das drogas antipsicóticas.

- CUIDADO: a pimozida tem sido associada com morte súbita cardíaca em doses acima de 20 mg ao dia.

- As injeções *depot* de decanoato de bromperidol, haloperidol ou decanoato de flufenazina parecem ser igualmente efetivas entre si, mas não sabemos se elas são mais efetivas do que os tratamentos orais na melhora dos sintomas ou na prevenção de recaída, e elas causam efeitos adversos semelhantes.

  A continuação das drogas antipsicóticas por pelo menos seis meses após um episódio agudo reduz o risco de recaída em comparação com nenhum tratamento, embora nenhuma droga pareça ser mais efetiva do que as outras na prevenção de recaída.

  Quando disponíveis, múltiplas sessões de intervenções familiares ou de intervenções psicoeducacionais podem reduzir as taxas de recaída em comparação com o cuidado habitual. Não sabemos se a terapia cognitivo-comportamental ou o treinamento de habilidades sociais também são benéficos.

  Em pessoas resistentes às drogas antipsicóticas padrão, a clozapina pode melhorar os sintomas, mas não sabemos se a olanzapina também é benéfica.

- As intervenções comportamentais, a terapia de adesão e as intervenções psicoeducacionais podem melhorar a adesão à medicação antipsicótica em comparação com o cuidado habitual.

(i) Consulte www.clinicalevidence.bmj.com para texto integral e referências.

Quais são os efeitos dos tratamentos medicamentosos para os sintomas positivos e negativos?	
Contrabalanço entre benefícios e danos	- Amisulprida
	- Clorpromazina
	- Clozapina
	- Decanoato de bromperidol *depot*
	- Decanoato de haloperidol *depot*
	- Haloperidol
	- Loxapina

Saúde mental

Esquizofrenia

	• Molindona
	• Olanzapina
	• Pimozida
	• Quetiapina
	• Risperidona
	• Sulpirida
	• Ziprasidona
	• Zotepina
Efetividade desconhecida	• Perazina

Que intervenções reduzem as taxas de recaída?

Benéficos	• Continuação das drogas antipsicóticas por, pelo menos, seis meses após um episódio agudo
	• Intervenções psicoeducacionais
	• Múltiplas sessões de intervenções familiares
Efetividade desconhecida	• Terapia cognitivo-comportamental
	• Treinamento de habilidades sociais

Que intervenções são efetivas em pessoas que são resistentes às drogas antipsicóticas padrão?

Benéficos	• Clozapina (comparada com drogas antipsicóticas padrão)
Efetividade desconhecida	• Olanzapina

Que intervenções melhoram a adesão à medicação antipsicótica?

Provavelmente benéficos	• Intervenções psicoeducacionais
	• Terapia comportamental
	• Terapia de adesão
Efetividade desconhecida	• Múltiplas sessões de intervenções familiares

Data da pesquisa: setembro de 2005

DEFINIÇÃO A esquizofrenia é caracterizada por sintomas positivos de alucinações auditivas, ilusões e transtornos do pensamento e por sintomas negativos de desmotivação, autonegligência e emoção reduzida. As pessoas são definidas como sendo resistentes às drogas antipsicóticas

(continua)

Saúde mental

Esquizofrenia

(continuação)

padrão se, nos cinco anos precedentes, não obtiveram uma melhora clinicamente importante nos sintomas após dois a três regimes de tratamento com drogas antipsicóticas padrão por, pelo menos, seis semanas (de, no mínimo, duas classes em doses equivalentes a ou maiores do que 1.000 mg/dia de clorpromazina) nem tiveram um período de bom funcionamento. Aproximadamente 30% (10 a 45%) das pessoas com esquizofrenia atendem a esses critérios.

INCIDÊNCIA/PREVALÊNCIA O início dos sintomas ocorre tipicamente no início da vida adulta (idade média 25 anos) e é mais precoce em homens do que em mulheres. A prevalência mundial é de 2 a 4/1.000. Uma em cada 100 pessoas desenvolverá esquizofrenia em sua vida.

ETIOLOGIA/FATORES DE RISCO Os fatores de risco incluem história familiar (embora não tenham sido identificados genes importantes para a esquizofrenia), complicações obstétricas, dificuldades desenvolvimentais, infecções do sistema nervoso central na infância, uso de maconha e eventos vitais agudos. A contribuição precisa desses fatores e o modo como eles podem interagir não estão claros.

PROGNÓSTICO Cerca de três quartos das pessoas sofrem de recaídas recorrentes e incapacidade continuada, embora a proporção de pessoas que melhora tenha aumentado significativamente após a metade da década de 1950 (média 48,5% de 1956 a 1985 vs. 35,4% de 1895 a 1956). A evolução pode ser pior em pessoas com início insidioso e tratamento inicial tardio, isolamento social ou uma história familiar forte; em pessoas vivendo em países industrializados; em homens; e em usuários de drogas. O tratamento medicamentoso geralmente é bem-sucedido para tratar os sintomas positivos, mas até um terço das pessoas obtém poucos benefícios, e os sintomas negativos são notoriamente difíceis de tratar. Cerca de metade das pessoas com esquizofrenia não adere ao tratamento a curto prazo. Este dado é ainda maior a longo prazo.

Saúde mental

Transtorno bipolar

John Geddes e David Briess

PONTOS-CHAVE

- O transtorno bipolar, com alternância de humor entre depressão e mania, pode afetar até 1,5% dos adultos e aumenta o risco de suicídio e de incapacidade.

    A maioria das pessoas melhora com o tempo, mas dois terços podem ter disfunção residual e pelo menos 40% podem ter episódios recorrentes.

- O lítio reduz os sintomas de mania em comparação com placebo e parece ser tão efetivo quanto haloperidol, carbamazepina e clonazepam, mas pode causar efeitos adversos que incluem hipotireoidismo.

- As drogas antipsicóticas mais antigas como a clorpromazina e o haloperidol são amplamente usadas para tratar a mania, mas poucos estudos foram realizados para confirmar sua eficácia.

    A olanzapina, o valproato, a carbamazepina e a risperidona aumentam a probabilidade de resposta em pessoas com mania em comparação com placebo e parecem ter efetividade semelhante entre si, com perfis diferentes de efeitos adversos.

    A ziprasidona, a quetiapina e o clonazepam também podem ser benéficos, mas poucos estudos foram realizados para avaliar os efeitos da lamotrigina ou da gabapentina na mania.

    O topiramato é pouco provavelmente benéfico na mania.

    Os antidepressivos aumentam a resposta ao tratamento em comparação com placebo em pessoas com depressão bipolar. É possível que os inibidores seletivos da recaptação da serotonina sejam mais efetivos, e com menor probabilidade de induzir mania, em comparação com os antidepressivos tricíclicos.

    A lamotrigina pode aumentar as taxas de resposta em pessoas com depressão em comparação com placebo, mas pode causar cefaléia.

    A quetiapina também pode melhorar a depressão em comparação com placebo.

    Não sabemos se o lítio, a carbamazepina, o valproato ou o topiramato melhoram a depressão em pessoas com transtorno bipolar.

    Não sabemos se os tratamentos psicológicos são efetivos para pessoas com depressão bipolar, já que não encontramos estudos.

- O lítio reduz as recaídas no transtorno bipolar em comparação com placebo.

    O valproato, a carbamazepina e a lamotrigina parecem tão efetivos quanto o lítio na redução de recaídas.

    A terapia cognitiva e a educação familiar ou do paciente podem reduzir o risco de recaídas, mas os estudos têm gerado resultados conflitantes.

    Não sabemos se os antidepressivos podem prevenir recaídas, e eles podem induzir instabilidade de humor e episódios maníacos.

    A olanzapina pode reduzir as recaídas, mas o uso a longo prazo pode estar associado com ganho de peso.

(i) Consulte www.clinicalevidence.bmj.com para texto integral e referências.

Quais são os efeitos dos tratamentos em pessoas com mania associada com transtorno bipolar?	
Benéficos	• Lítio na mania
	• Olanzapina na mania
	• Risperidona na mania
	• Valproato na mania

Saúde mental

Transtorno bipolar

Provavelmente benéficos	• Carbamazepina na mania • Clonazepam na mania • Haloperidol na mania • Quetiapina na mania • Ziprasidona na mania
Efetividade desconhecida	• Clorpromazina na mania • Gabapentina na mania • Lamotrigina na mania
Pouco provavelmente benéficos	• Topiramato na mania

Quais são os efeitos dos tratamentos na depressão bipolar?

Provavelmente benéficos	• Antidepressivos na depressão bipolar • Lamotrigina na depressão bipolar • Quetiapina na depressão bipolar
Efetividade desconhecida	• Carbamazepina na depressão bipolar • Lítio na depressão bipolar • Topiramato na depressão bipolar • Tratamentos psicológicos na depressão bipolar • Valproato na depressão bipolar

Quais são os efeitos das intervenções para prevenir recaídas de mania ou depressão bipolar?

Benéficos	• Lítio para prevenir recaídas
Provavelmente benéficos	• Carbamazepina para prevenir recaídas • Educação para reconhecer os sintomas de recaídas • Lamotrigina para prevenir recaídas • Psicoeducação focada na família para prevenir recaídas • Terapia cognitiva para prevenir recaídas • Valproato para prevenir recaídas
Contrabalanço entre benefícios e danos	• Olanzapina para prevenir recaídas
Efetividade desconhecida	• Drogas antidepressivas para prevenir recaídas

Data da pesquisa: julho de 2006

Transtorno bipolar

DEFINIÇÃO O transtorno bipolar (transtorno afetivo bipolar, transtorno maníaco-depressivo) é caracterizado por alterações marcadas de humor entre a mania (elevação do humor) e a depressão bipolar, que causam sofrimento pessoal significativo ou disfunção social e que não são causadas por drogas ou por doença física conhecida. O **transtorno bipolar tipo I** é diagnosticado quando episódios de depressão são entremeados com mania ou com episódios mistos. O **transtorno bipolar tipo II** é diagnosticado quando a depressão é entremeada com episódios menos severos de humor elevado, que não levam à disfunção ou à incapacidade (hipomania). O transtorno bipolar tem sido subdividido de diversos outros modos.

INCIDÊNCIA/PREVALÊNCIA Um estudo entre diversas nações, de 1996, com base populacional (38.000 pessoas), encontrou taxas de prevalência vitalícia do transtorno bipolar variando de 0,3% em Taiwan a 1,5% na Nova Zelândia. Ele verificou que homens e mulheres tinham risco semelhante e que a idade média de início variava de 19 a 29 anos (em média seis anos antes do início da depressão maior).

ETIOLOGIA/FATORES DE RISCO A causa do transtorno bipolar é incerta, embora estudos em famílias e gêmeos sugiram uma base genética. O risco vitalício de transtorno bipolar está aumentado nos parentes de primeiro grau de uma pessoa com transtorno bipolar (40 a 70% para um gêmeo monozigótico; 5 a 10% para outros parentes de primeiro grau). Se o primeiro episódio de mania ocorre em um adulto mais velho, pode tratar-se de uma mania secundária devida a fatores clínicos subjacentes ou induzida por substâncias.

PROGNÓSTICO O transtorno bipolar é uma doença recorrente e uma das principais causas de incapacidade em todo o mundo, em especial no grupo etário entre 15 e 44 anos. Um estudo de coorte de incepção de quatro anos (173 pessoas tratadas para o primeiro episódio de mania ou de transtorno afetivo misto) verificou que 93% das pessoas não atendiam mais aos critérios para mania em dois anos (tempo mediano para a recuperação da síndrome: 4,6 semanas), mas que somente 36% tinham recuperado a função pré-mórbida. Ele constatou que 40% das pessoas tinham um episódio recorrente maníaco (20%) ou depressivo (20%) dentro de dois anos da recuperação do primeiro episódio. Uma metanálise que comparou taxas de suicídio observado *versus* taxas esperadas em uma amostra pareada por idade e por sexo da população geral verificou que a prevalência vitalícia do suicídio em pessoas com transtorno bipolar foi cerca de 2%, ou 15 vezes maior do que a esperada.

Transtorno de ansiedade generalizada

Christopher Gale

PONTOS-CHAVE

- O transtorno de ansiedade generalizada (TAG) é caracterizado por preocupação e tensão excessivas sobre eventos corriqueiros na maioria dos dias por pelo menos seis meses, de tal maneira que existe sofrimento ou dificuldade em realizar as tarefas diárias. Contudo, pode ser difícil diagnosticar o TAG adequadamente.

   Até uma em cinco pessoas pode ter TAG em algum momento da vida, e a maioria tem outros problemas de saúde. Menos de metade das pessoas tem remissão completa em cinco anos.

   O TAG pode ter um componente genético e também tem sido ligado a trauma psicológico prévio ou a outros traumas.

- A terapia cognitivo-comportamental (TCC, incluindo exposição, relaxamento e reestruturação cognitiva) melhora a ansiedade e a depressão em 4 a 12 semanas em comparação com controles em lista de espera.

   Não está claro se a TCC é mais efetiva ou não do que o relaxamento aplicado.

- Vários tratamentos medicamentosos, como benzodiazepínicos, buspirona, hidroxizina, antidepressivos e pregabalina, podem reduzir os sintomas de ansiedade em pessoas com TAG, mas eles podem ter efeitos adversos desagradáveis, e a maior parte dos estudos tem sido de curto prazo.

   Os benzodiazepínicos aumentam o risco de dependência, sedação e acidentes e podem causar efeitos adversos nos neonatos se usados durante a gestação.

   A buspirona pode ser menos efetiva em pessoas que recentemente usaram benzodiazepínicos.

   Os antidepressivos (imipramina, opipramol, paroxetina, sertralina, escitalopram e venlafaxina) têm mostrado reduzir os sintomas em comparação com placebo, mas podem causar sedação, tonturas, quedas, náuseas e disfunção sexual.

   Em geral, as comparações entre diferentes drogas têm mostrado efetividade semelhante na redução da ansiedade.

- As drogas antipsicóticas (trifluoperazina) podem reduzir a ansiedade, mas a trifluoperazina pode causar sonolência e distúrbios dos movimentos.

- Não sabemos se o abecarnil ou a *kava* reduzem a ansiedade. A *kava* tem sido associada com dano hepático.

Consulte www.clinicalevidence.bmj.com para texto integral e referências.

Quais são os efeitos dos tratamentos para transtorno de ansiedade generalizada?	
Benéficos	• Terapia cognitivo-comportamental
Provavelmente benéficos	• Antidepressivos (imipramina, opipramol, paroxetina, sertralina, escitalopram e venlafaxina) • Buspirona • Hidroxizina • Pregabalina • Relaxamento aplicado
Contrabalanço entre benefícios e danos	• Benzodiazepínicos • Drogas antipsicóticas (trifluoperazina) • *Kava*

Saúde mental

Transtorno de ansiedade generalizada

Efetividade desconhecida	● Abecarnil

Data da pesquisa: fevereiro de 2006

DEFINIÇÃO O transtorno de ansiedade generalizada (TAG) é definido como preocupação excessiva e tensão sobre eventos e problemas na maioria dos dias, por no mínimo seis meses, até um ponto em que a pessoa tem sofrimento ou dificuldades marcadas em realizar as tarefas do dia-a-dia. Ele pode ser caracterizado pelos seguintes sintomas e sinais: tensão motora aumentada (fatigabilidade, tremor, agitação e tensão muscular); hiperatividade autonômica (falta de ar, freqüência cardíaca rápida, boca seca, mãos frias e tontura); e hipervigilância e escrutínio (sensação de estar excitado, assustadiço e com concentração diminuída), mas não ataques de pânico. Uma revisão não-sistemática de estudos epidemiológicos e clínicos encontrou uma redução marcada da qualidade de vida e do funcionamento psicossocial em pessoas com transtornos de ansiedade (incluindo o TAG). Ela também constatou que as pessoas com TAG têm baixa satisfação geral com a vida e algum prejuízo na capacidade de desempenhar papéis ou tarefas sociais, ou ambos.

INCIDÊNCIA/PREVALÊNCIA Uma revisão de estudos observacionais verificou que 0,2 a 1% dos adultos na Europa haviam tido TAG no mês anterior, 0,1 a 2,1% haviam tido TAG no ano anterior e 0,1 a 21,7% haviam tido TAG durante a vida. Uma revisão constatou que 4 a 7,9% dos atendimentos consecutivos em atenção primária preenchiam os critérios do DSM-IV para TAG e que 22% das pessoas que se apresentavam com ansiedade recebiam o diagnóstico de TAG. O TAG geralmente ocorre em conjunto com outros diagnósticos. A revisão constatou que até 75% das pessoas diagnosticadas com TAG tinham condições co-mórbidas. Um inquérito na comunidade na Alemanha constatou que 91% das pessoas tinham condições co-mórbidas, e um inquérito na comunidade na Europa verificou que 51,6% dos homens e 75,7% das mulheres tinham condições co-mórbidas. A confiabilidade das medidas usadas para diagnosticar TAG em estudos epidemiológicos não é satisfatória. Um estudo nos Estados Unidos, com critérios diagnósticos explícitos (DSM-III-R), estimou que 5% das pessoas irão desenvolver TAG em algum momento de sua vida. Um estudo de coorte recente de pessoas com transtornos depressivos e de ansiedade constatou que 49% das pessoas inicialmente diagnosticadas com TAG retiveram esse diagnóstico em dois anos. A incidência de TAG em homens é somente metade da incidência em mulheres e é menor em pessoas mais velhas. Uma revisão não-sistemática (20 estudos observacionais em adultos jovens e mais velhos) sugeriu que a resposta autonômica a tarefas estressantes é menor nas pessoas mais velhas e que os idosos acostumam-se a tarefas estressantes mais rapidamente do que as pessoas mais jovens.

ETIOLOGIA/FATORES DE RISCO Acredita-se que o TAG esteja associado com um aumento no número de eventos vitais menores, independentemente dos fatores demográficos, mas esse achado também é comum em pessoas com outros diagnósticos. Uma revisão não-sistemática (cinco estudos de caso-controle) das seqüelas psicológicas ao trauma não-relacionado à guerra verificou que as taxas de TAG relatadas em quatro dos cinco estudos eram significativamente aumentadas comparadas com uma população-controle (RR 3,3, IC 95% 2 a 5,5). Uma revisão sistemática (data da pesquisa, 1997) de estudos transversais constatou que o *bullying* (ou vitimização pelos colegas) estava associado com um aumento significativo na incidência de TAG (tamanho do efeito 0,21, IC não relatado). Uma revisão sistemática (data da pesquisa não relatada, dois estudos familiares, 45 casos-índice, 225 parentes de primeiro grau) encontrou uma associação significativa entre o TAG nos casos-índice e em seus parentes de primeiro grau (RC 6,1, IC 95% 2,5 a 14,9). Uma revisão sistemática de estudos em gêmeos e em famílias (data da pesquisa: 2003, 23 estudos em gêmeos, 12 estudos em famílias) encontrou uma associação entre TAG, outros transtornos de ansiedade e depressão, postulando que um fator genético comum estava implicado.

PROGNÓSTICO Uma revisão sistemática verificou que 25% dos adultos com TAG estarão em remissão completa após dois anos e que 38% terão uma remissão após cinco anos. O programa de pesquisa em ansiedade Harvard-Brown relatou o acompanhamento por cinco anos de 167 pessoas com TAG. Nesse período, a probabilidade ponderada de remissão completa foi de 38% e de remissão no mínimo parcial, 47%; a probabilidade de recidiva da remissão completa foi de 27%, e a de recidiva da remissão parcial foi de 39%.

Saúde mental
Transtorno de estresse pós-traumático

Jonathan Bisson

PONTOS-CHAVE

- O transtorno de estresse pós-traumático (TEPT) é caracterizado por sintomas incapacitantes de revivência de um evento traumático, comportamento de evitação e hiperexcitação (p. ex., irritabilidade ou hipervigilância), com duração de pelo menos um mês.

  O TEPT pode afetar 10% das mulheres e 5% dos homens em algum momento, e os sintomas podem persistir por muitos anos.

  Os fatores de risco incluem trauma importante, perda de apoio social, dissociação peritraumática e fatores psiquiátricos ou de personalidade.

- Múltiplas sessões de terapia cognitivo-comportamental podem reduzir os sintomas de TEPT em pessoas com sofrimento psicológico após um evento traumático.

- Não sabemos se drogas antiepilépticas, drogas anti-hipertensivas, hidrocortisona, sessões múltiplas de apoio colaborativo ao trauma, sessões múltiplas de educação, propranolol, sessões únicas de relato de evento, aconselhamento de apoio ou temazepam são benéficos na prevenção do TEPT.

  As sessões únicas de relato de evento individuais podem aumentar a taxa de TEPT em comparação com a não-realização das sessões após um evento traumático.

- Em pessoas com TEPT, a terapia cognitivo-comportamental melhora os sintomas de TEPT em comparação com nenhum tratamento ou com outras intervenções, e a dessensibilização dos movimentos dos olhos e reprocessamento também é provavelmente benéfica.

  Não sabemos se outros tratamentos psicológicos (manejo do afeto, terapia de drama, terapia de grupo, hipnoterapia, regimes de tratamento com paciente internado, psicoterapia baseada em internet, psicoterapia psicodinâmica ou psicoterapia de apoio) são benéficos em pessoas com TEPT.

- A fluoxetina e a paroxetina podem melhorar os sintomas em pessoas com TEPT. Encontramos pouca evidência de boa qualidade para avaliar outros antidepressivos, com a exceção da venlafaxina, que não parece melhorar os sintomas.

  Não sabemos se drogas antiepilépticas, drogas anti-hipertensivas, benzodiazepínicos, carbamazepina, olanzapina, propranolol ou risperidona são benéficos em pessoas com TEPT.

(i) Consulte www.clinicalevidence.bmj.com para texto integral e referências.

Quais são os efeitos das intervenções para prevenir o transtorno de estresse pós-traumático?	
Provavelmente benéficos	• Terapia cognitivo-comportamental em múltiplas sessões em pessoas com transtorno de estresse agudo (reduziu TEPT comparada com aconselhamento de apoio)
Efetividade desconhecida	• Drogas antiepilépticas
	• Drogas anti-hipertensivas
	• Hidrocortisona
	• Múltiplas sessões de apoio colaborativo ao trauma
	• Múltiplas sessões de educação
	• Propranolol
	• Sessão única em grupo de relato de evento

Saúde mental

Transtorno de estresse pós-traumático

	• Temazepam
	• Terapia cognitivo-comportamental em múltiplas sessões em todas as pessoas expostas a um evento traumático
Pouco provavelmente benéficos	• Aconselhamento de apoio
	• Sessão única individual de relato de evento

Quais são os efeitos das intervenções para tratar o transtorno de estresse pós-traumático?

Benéficos	• Dessensibilização dos movimentos dos olhos e reprocessamento
	• Terapia cognitivo-comportamental
Provavelmente benéficos	• Fluoxetina
	• Paroxetina
Efetividade desconhecida	• Antidepressivos tricíclicos
	• Benzodiazepínicos
	• Brofaromina
	• Carbamazepina
	• Drogas antiepilépticas
	• Drogas anti-hipertensivas
	• Fenelzina
	• Hipnoterapia
	• Inibidores seletivos da recaptação da serotonina comparados entre si
	• Manejo do afeto
	• Mirtazapina
	• Nefazodona
	• Olanzapina
	• Programas de tratamento com paciente internado
	• Propranolol
	• Psicoterapia baseada em internet
	• Psicoterapia de apoio
	• Psicoterapia psicodinâmica
	• Risperidona
	• Sertralina
	• Terapia de drama
	• Terapia de grupo

| Pouco provavelmente benéficos | • Venlafaxina |

Data da pesquisa: dezembro de 2006

DEFINIÇÃO O **transtorno de estresse pós-traumático (TEPT)** pode ocorrer após qualquer evento traumático importante. Os sintomas incluem pensamentos perturbadores e pesadelos sobre o evento traumático, comportamento de evitação, embotamento da responsividade geral, irritabilidade aumentada e hipervigilância. Para preencher os critérios de TEPT do *Manual Diagnóstico e Estatístico de Transtornos Mentais* (DSM-IV), um indivíduo deve ter sido exposto a um evento traumático; ter no mínimo um fenômeno de revivência, três de evitação e dois de hipervigilância; ter sintomas por, no mínimo, um mês; e os sintomas devem causar sofrimento clinicamente importante ou reduzir o funcionamento diário. As pessoas com TEPT subsindrômico têm todos os critérios para TEPT exceto a revivência, a evitação ou a hipervigilância. O **transtorno de estresse agudo** ocorre dentro do primeiro mês após um evento traumático importante e exige a presença de sintomas por, no mínimo, dois dias. É semelhante ao TEPT, mas são necessários sintomas dissociativos para se fazer o diagnóstico. Os tratamentos para TEPT podem ter efeitos semelhantes independentemente do evento traumático que precipitou o TEPT. Porém, deve-se ter cuidado ao generalizar de um tipo de trauma para outro.

INCIDÊNCIA/PREVALÊNCIA Um grande estudo transversal nos Estados Unidos verificou que 1/10 (10%) das mulheres e 1/20 (5%) dos homens sofrem de TEPT em algum estágio de suas vidas.

ETIOLOGIA/FATORES DE RISCO Os fatores de risco incluem trauma sério, como estupro, história de doenças psiquiátricas, sofrimento agudo e depressão após um trauma, falta de apoio social e fatores de personalidade.

PROGNÓSTICO Um grande estudo transversal nos Estados Unidos constatou que mais de um terço das pessoas com TEPT prévio continuava a satisfazer os critérios para TEPT seis anos após o diagnóstico inicial. Porém, os estudos transversais fornecem evidência fraca sobre o prognóstico.

Saúde mental

Transtorno de pânico

Shailesh Kumar e Mark Oakley-Browne

PONTOS-CHAVE

- O transtorno de pânico é caracterizado por ataques de pânico recorrentes e imprevisíveis, que fazem com que as pessoas se preocupem ou mudem seu comportamento para evitar ataques de pânico subseqüentes ou as suas consequências.

    O transtorno de pânico ocorre em até 3% da população adulta em algum momento e está associado com outros transtornos psiquiátricos e de personalidade, bem como com abuso de drogas e de álcool.

    Os riscos de suicídio e de tentativa de suicídio têm sido maiores em pessoas com transtorno de pânico do que em pessoas com outras doenças psiquiátricas, incluindo a depressão.

- A terapia cognitivo-comportamental (TCC) é efetiva na redução dos sintomas do transtorno de pânico em seis meses ou mais, mas não sabemos se ela é mais efetiva do que outros tratamentos psicológicos.

    A TCC é mais efetiva do que lista de espera ou outros controles na redução dos sintomas no transtorno de pânico com ou sem agorafobia leve a moderada. Os tratamentos com TCC de auto-ajuda podem ser tão efetivos quanto os tratamentos com TCC mais intensivos.

    Existe alguma sugestão de que a TCC isoladamente possa ser mais efetiva do que os antidepressivos isoladamente, com uma duração maior do benefício. O tratamento combinado com TCC mais antidepressivos tem mostrado ser mais efetivo na redução dos sintomas do que a TCC isoladamente ou os antidepressivos isoladamente a curto prazo.

- Outras formas de psicoterapia também podem ser benéficas na redução dos sintomas associados com o transtorno de pânico, com ou sem tratamentos medicamentosos.

    Relaxamento aplicado, terapia centrada no cliente, reestruturação cognitiva e exposição ao estímulo indutor de pânico são provavelmente efetivos na redução dos sintomas.

    A auto-ajuda usando técnicas da TCC pode ser tão efetiva quanto a TCC baseada em terapeuta.

    Retreinamento da respiração, terapia de casal, terapia orientada de *insight*, psicoeducação e psicoterapia dinâmica breve podem ser benéficos, mas não existe evidência suficiente para termos certeza.

- Os inibidores seletivos da recaptação da serotonina (ISRSs) e os antidepressivos tricíclicos também são efetivos na redução dos sintomas do transtorno de pânico.

    Os benzodiazepínicos podem ser efetivos na redução dos sintomas no transtorno de pânico, mas seu perfil de efeitos adversos torna-os inadequados para tratamento a longo prazo.

    Não sabemos se a buspirona ou os inibidores da monoaminoxidase são efetivos.

(i) **Consulte www.clinicalevidence.bmj.com para texto integral e referências.**

Quais são os efeitos dos tratamentos não-medicamentosos para transtorno de pânico?	
Benéficos	• Terapia cognitivo-comportamental *versus* nenhum tratamento
Provavelmente benéficos	• Auto-ajuda (pode ser tão efetiva quanto outras formas de terapia cognitivo-comportamental)
	• Exposição (externa ou interoceptiva)

Saúde mental

Transtorno de pânico

	• Reestruturação cognitiva
	• Relaxamento aplicado
	• Terapia centrada no cliente
	• Terapia cognitivo-comportamental (pode ser mais efetiva do que tratamentos medicamentosos)
Efetividade desconhecida	• Psicoeducação
	• Psicoterapia dinâmica breve
	• Retreinamento da respiração
	• Terapia cognitivo-comportamental (não está claro como a TCC se compara com outros tratamentos psicológicos)
	• Terapia de casal
	• Terapia orientada de *insight*

Quais são os efeitos dos tratamentos medicamentosos para transtorno de pânico?

Benéficos	• Antidepressivos tricíclicos (imipramina)
	• Inibidores seletivos da recaptação da serotonina
Contrabalanço entre benefícios e danos	• Benzodiazepínicos
Efetividade desconhecida	• Buspirona
	• Inibidores da monoaminoxidase

Quais são os efeitos da combinação dos tratamentos medicamentosos e psicológicos para transtorno de pânico?

Benéficos	• Terapia cognitivo-comportamental mais tratamentos medicamentosos (mais efetiva do que drogas isoladamente)
Provavelmente benéficos	• Terapia cognitivo-comportamental mais tratamentos medicamentosos (não está claro se é mais efetiva do que terapia cognitivo-comportamental isoladamente)

Data da pesquisa: maio de 2006

DEFINIÇÃO Um ataque de pânico é um período em que há início súbito de apreensão intensa, temor ou terror, freqüentemente associados com sensação de morte iminente. O transtorno de pânico é classificado pelo *Manual Diagnóstico e Estatístico de Transtornos Mentais* (DSM-IV) como ataques de pânico recorrentes, imprevisíveis, seguidos por, no mínimo, um mês de preocupação persistente sobre ter outro ataque de pânico, preocupação sobre as possíveis implicações ou conseqüências dos ataques de pânico ou uma alteração comportamental significativa relacionada aos ataques. O termo "transtorno de pânico" exclui os ataques de pânico atribuíveis aos efeitos fisiológicos diretos

(continua)

Transtorno de pânico

(continuação)

de uma condição médica geral, uma substância ou outra doença mental. A *Classificação Internacional de Doenças* (CID-10) classifica o transtorno de pânico como ataques recorrentes e imprevisíveis com início súbito de palpitações, dor torácica, sensações de sufocamento, tontura e sensação de irrealidade, geralmente associadas com medo de morrer, perda de controle ou enlouquecimento, mas sem necessidade de que os sintomas tenham persistido por um mês ou mais. O DSM-IV classifica essas condições primariamente como transtornos de pânico com ou sem agorafobia, enquanto a CID-10 as classifica primariamente como agorafobia com ou sem transtorno de pânico. O diagnóstico não deve ser feito em pessoas com depressão como co-morbidade, quando o pânico é considerado secundário à depressão. **Diagnóstico**: Embora os ataques de pânico sejam uma característica necessária do transtorno de pânico, os ataques de pânico por si só não são suficientes para fazer o diagnóstico. Os ataques de pânico podem acontecer no contexto de situações específicas, como fobia social ou específica, que são diferentes do transtorno de pânico. Um diagnóstico de transtorno de pânico é feito na presença de ataques de pânico inesperados recorrentes seguidos por, pelo menos, um mês de preocupação persistente sobre ter outro ataque de pânico.

INCIDÊNCIA/PREVALÊNCIA O transtorno de pânico freqüentemente inicia por volta dos 20 anos de idade (entre o fim da adolescência e a metade da quarta década). A prevalência por toda a vida é de 1 a 3%, e o transtorno de pânico é mais comum em mulheres do que em homens. Um estudo de comunidade australiano encontrou taxas de prevalência em um mês para o transtorno de pânico (com ou sem agorafobia) de 0,4% usando os critérios diagnósticos da CID-10, e de 0,5% usando os critérios diagnósticos do DSM-IV.

ETIOLOGIA/FATORES DE RISCO Os eventos estressantes da vida tendem a preceder o início do transtorno de pânico, embora uma interpretação negativa desses eventos além de sua ocorrência tenha sido sugerida como um importante fator causal. O transtorno de pânico está associado com depressão maior, fobia social, transtorno de ansiedade generalizada, transtorno obsessivo-compulsivo e um risco substancial de abuso de drogas e álcool. Também está associado com transtornos de personalidade de evitação, histriônica e dependente.

PROGNÓSTICO A gravidade dos sintomas em pessoas com transtorno de pânico flutua de maneira considerável, e os pacientes comumente sofrem períodos sem ataques ou somente com ataques leves com poucos sintomas. Freqüentemente há um longo atraso entre o início dos sintomas e a apresentação para o tratamento. Os ataques recorrentes podem continuar por diversos anos, especialmente se associados com agorafobia. O funcionamento social ou ocupacional reduzido varia entre as pessoas com transtorno de pânico e é pior em pessoas com agorafobia associada. O transtorno de pânico também está associado com uma taxa aumentada de tentativa de suicídio, constatada em um estudo como ocorrendo em 20% das pessoas com transtorno de pânico, em comparação com 12% daquelas com ataques de pânico isoladamente, 6% daquelas com outros transtornos psiquiátricos e 1% daquelas sem transtornos. A razão de chances para tentativa de suicídio estava aumentada se houvesse condições co-mórbidas. Um estudo analisando dados de ECRs e revisões sistemáticas constatou que a coexistência de ansiedade e características depressivas afetava adversamente a resposta ao tratamento em 12 anos comparada com o tratamento do transtorno de pânico isoladamente.

Transtorno obsessivo-compulsivo

G. Mustafa Soomro

PONTOS-CHAVE

- As obsessões ou compulsões que causam sofrimento pessoal ou disfunção social afetam cerca de 1% dos homens e 2% das mulheres.

  Cerca de metade das pessoas com transtorno obsessivo-compulsivo (TOC) têm um curso episódico, enquanto a outra metade tem problemas contínuos. Até metade das pessoas demonstram melhora dos sintomas com o tempo.

- A terapia cognitivo-comportamental melhora os sintomas de TOC em comparação com controles em lista de espera.

  A terapia comportamental parece ser tão efetiva na melhora dos sintomas quanto a terapia cognitivo-comportamental, mas não sabemos de que forma ela se compara com os inibidores da recaptação da serotonina. A terapia comportamental é mais efetiva do que o relaxamento.

  Não sabemos se a combinação de inibidores da recaptação da serotonina e terapia cognitiva ou terapia comportamental melhora os sintomas em comparação com cada tratamento isoladamente.

- Os inibidores da recaptação da serotonina seletivos e não-seletivos melhoram os sintomas de TOC em comparação com placebo, mas aumentam os riscos de efeitos adversos.

  Os inibidores da recaptação da serotonina seletivos e não-seletivos parecem ser mais efetivos na redução dos sintomas em comparação com os antidepressivos tricíclicos ou com os inibidores da monoaminoxidase.

  A venlafaxina pode ser tão efetiva quanto os ISRSs, mas a sertralina não tem mostrado, de forma consistente, ser benéfica.

  Não sabemos qual é a droga mais efetiva a ser usada, nem por quanto tempo o tratamento de manutenção deve continuar.

- CUIDADO: os ISRSs têm sido associados com um aumento da ideação suicida.

- A adição de drogas antipsicóticas aos ISRSs pode melhorar os sintomas em pessoas que não responderam aos ISRSs, embora os estudos tenham gerado resultados conflitantes.

- Não sabemos se a eletroconvulsoterapia melhora os sintomas em pessoas com TOC.

(i) Consulte www.clinicalevidence.bmj.com para texto integral e referências.

Quais são os efeitos dos tratamentos iniciais para transtorno obsessivo-compulsivo em adultos?	
Benéficos	- Inibidores da recaptação da serotonina (citalopram, clomipramina, fluoxetina, fluvoxamina, paroxetina, sertralina) - Terapia cognitiva ou terapia cognitivo-comportamental - Terapia comportamental
Efetividade desconhecida	- Eletroconvulsoterapia - Terapia comportamental ou terapia cognitiva mais inibidores da recaptação da serotonina (não está claro se a combinação é mais efetiva do que a terapia comportamental ou a terapia cognitiva isoladamente)

Saúde mental

Transtorno obsessivo-compulsivo

Quais são as melhores formas de tratamento de manutenção para transtorno obsessivo-compulsivo em adultos?	
Efetividade desconhecida	• Duração ideal do tratamento de manutenção com inibidores da recaptação da serotonina

Quais são os efeitos dos tratamentos para transtorno obsessivo-compulsivo em adultos que não responderam ao tratamento inicial com inibidores da recaptação da serotonina?	
Provavelmente benéficos	• Adição de antipsicóticos a inibidores da recaptação da serotonina

Data da pesquisa: julho de 2006

DEFINIÇÃO O transtorno obsessivo-compulsivo (TOC) envolve obsessões, compulsões, ou ambas, que não são causadas por drogas nem por uma doença física, e que causam sofrimento pessoal significativo ou disfunção social. O transtorno pode ter um curso crônico ou episódico. As **obsessões** são idéias, imagens ou impulsos recorrentes e persistentes que causam ansiedade pronunciada e que a pessoa percebe como autoproduzidos. As **compulsões** são comportamentos ou atos mentais repetitivos, realizados em resposta a obsessões ou de acordo com certas regras, que visam reduzir o sofrimento ou prevenir certos eventos temidos imaginados. As pessoas com TOC podem ter *insight* de sua condição, pois as obsessões e as compulsões são geralmente reconhecidas e resistidas. Há pequenas diferenças nos critérios para o diagnóstico do TOC entre a terceira edição, a terceira edição revisada e a quarta edição do *Manual Diagnóstico e Estatístico de Transtornos Mentais* (DSM-III, DSM-III-R e DSM-IV) e a CID-10, *Classificação Internacional de Transtornos Mentais e Comportamentais*.

INCIDÊNCIA/PREVALÊNCIA Um estudo nacional, baseado na comunidade, do TOC no Reino Unido (1993, 10.000 pessoas) verificou que 1% dos homens e 1,5% das mulheres relataram sintomas no último mês. Uma pesquisa de uma amostra aleatória de pessoas vivendo em lares privados no Reino Unido (2000, 8.580 adultos de 16 a 74 anos) constatou que 1,1% das pessoas pesquisadas relataram sintomas de TOC durante a semana anterior. Uma pesquisa em área de vigilância epidemiológica realizada nos Estados Unidos em 1984 (cerca de 10.000 pessoas) encontrou uma prevalência anual padronizada por idade e por sexo de TOC em pessoas de 26 a 64 anos de 1,3% e uma prevalência por toda a vida de 2,3%. Pesquisas nacionais subseqüentes usaram uma metodologia semelhante à da pesquisa nos Estados Unidos e encontraram taxas de prevalência anual e vitalícia padronizadas por idade e sexo bastante semelhantes no Canadá, em Porto Rico, na Alemanha, na Coréia e na Nova Zelândia, mas uma prevalência discretamente menor em Taiwan.

ETIOLOGIA/FATORES DE RISCO A causa do TOC é incerta. Fatores comportamentais, cognitivos, genéticos e neurobiológicos têm sido implicados. Evidências limitadas de estudos genéticos em famílias e em gêmeos sugerem que fatores genéticos podem estar envolvidos, pelo menos em alguns grupos. Os fatores de risco incluem história familiar de TOC, ser solteiro (que poderia ser uma conseqüência do transtorno) e pertencer a uma classe socioeconômica mais alta. O risco de TOC em mulheres é mais alto do que em homens na maioria dos países. Outros fatores de risco incluem abuso de cocaína, não estar em emprego remunerado, história prévia de dependência de álcool, transtorno afetivo e transtorno fóbico.

PROGNÓSTICO Um estudo (144 pessoas acompanhadas por uma média de 47 anos) constatou que um curso episódico de TOC foi mais comum durante os anos iniciais (cerca de um a nove anos), mas um curso crônico foi mais comum após esse período. Com o tempo, o estudo verificou que 39 a 48% das pessoas tiveram melhora sintomática. Um estudo de coorte prospectivo de um ano constatou que 46% das pessoas tiveram um curso episódico, e 54%, um curso crônico.

Candidíase orofaríngea

Caroline L. Pankhurst

PONTOS-CHAVE

- A infecção oportunista com *Candida albicans* causa lesões vermelhas ou brancas dolorosas na orofaringe, as quais podem afetar o paladar, a fala e a alimentação.

    A *Candida* está presente na boca de até 60% das pessoas saudáveis, mas a infecção clinicamente manifesta está associada com imunossupressão, diabetes, antibióticos de amplo espectro e uso de corticosteróides.

- Em pessoas com imunossupressão após tratamento de câncer, as drogas antifúngicas absorvíveis ou parcialmente absorvíveis (cetoconazol, itraconazol, fluconazol) previnem a candidíase orofaríngea em comparação com placebo ou com drogas antifúngicas não-absorvíveis.

    As drogas antifúngicas não-absorvíveis (nistatina, anfotericina B) podem não ser mais efetivas do que placebo na prevenção de candidíase.

    Não sabemos se a profilaxia antifúngica é efetiva em adultos que estão recebendo radioterapia ou transplantes de tecidos, já que poucos estudos foram encontrados.

    Não sabemos se algum tratamento é efetivo na prevenção ou no tratamento de candidíase orofaríngea em pessoas com diabetes melito.

- O fluconazol é mais efetivo do que o uso oral de nistatina ou anfotericina B na prevenção de candidíase em lactentes e crianças imunocomprometidas, enquanto o fluconazol e o miconazol aumentam as taxas de cura em comparação com a nistatina.

- As drogas antifúngicas podem aumentar a melhora clínica ou a cura em pessoas com candidíase orofaríngea causada pelo uso de dentaduras.

    Não sabemos se a higiene da dentadura ou a remoção da dentadura à noite reduzem o risco de candidíase orofaríngea.

- A profilaxia diária ou semanal com fluconazol, itraconazol ou nistatina reduz a incidência e as taxas de recaída da candidíase em pessoas com infecção por HIV.

    As suspensões tópicas de miconazol, clotrimazol e itraconazol, para bochechar e engolir, são tão efetivas quanto os tabletes ou as pastilhas orais na redução dos sintomas de candidíase em pessoas com infecção por HIV.

- A profilaxia contínua com agentes antifúngicos não tem mostrado aumentar o risco de resistência antifúngica em comparação com a profilaxia intermitente, e tem maior probabilidade de reduzir o número de episódios em pessoas com infecção por HIV.

(i) Consulte www.clinicalevidence.bmj.com para texto integral e referências.

Quais são os efeitos das intervenções para prevenir e tratar a candidíase orofaríngea em adultos com imunossupressão causada por tratamento?	
Benéficos	• Profilaxia antifúngica com drogas antifúngicas absorvíveis ou parcialmente absorvíveis em adultos que recebem drogas anticâncer (mais efetiva do que placebo ou drogas não-absorvíveis)
Efetividade desconhecida	• Profilaxia antifúngica em adultos que recebem transplantes de tecido (para prevenir candidíase orofaríngea)
	• Tratamento antifúngico em adultos que recebem quimioterapia, radioterapia ou ambos os tratamentos para câncer

Candidíase orofaríngea

Quais são os efeitos das intervenções para prevenir e tratar a candidíase orofaríngea em lactentes e crianças?	
Benéficos	• Tratamento antifúngico com miconazol ou fluconazol em lactentes e crianças imunocompetentes e imunodeprimidos (mais efetivo do que nistatina)
Provavelmente benéficos	• Profilaxia antifúngica com fluconazol em lactentes e crianças imunodeprimidos (mais efetiva do que nistatina ou anfotericina B orais)

Quais são os efeitos das intervenções para prevenir e tratar a candidíase orofaríngea em pessoas com diabetes?	
Efetividade desconhecida	• Profilaxia ou tratamento antifúngico em pessoas com diabetes melito

Quais são os efeitos das intervenções para prevenir e tratar a candidíase orofaríngea em pessoas com dentaduras?	
Provavelmente benéficos	• Tratamento antifúngico para estomatite da dentadura
Efetividade desconhecida	• Higiene da dentadura

Quais são os efeitos das intervenções para prevenir e tratar a candidíase orofaríngea em pessoas com infecção por HIV?	
Benéficos	• Profilaxia antifúngica com fluconazol, itraconazol ou nistatina em pessoas com doença por HIV avançada
	• Tratamento antifúngico tópico (drogas antifúngicas absorvíveis, parcialmente absorvíveis e não-absorvíveis em pessoas com infecção por HIV)

Que tratamentos reduzem o risco de adquirir resistência às drogas antifúngicas?	
Pouco provavelmente benéficos	• Tratamento intermitente em pessoas com infecção por HIV e episódios agudos de candidíase orofaríngea (sem diferença na resistência antifúngica e recorrência aumentada de candidíase orofaríngea em comparação com profilaxia contínua)

Data da pesquisa: junho de 2006

DEFINIÇÃO A candidíase orofaríngea é uma infecção mucosa oportunista causada, na maioria dos casos, pela *Candida albicans*, mas que pode ser causada por outras espécies tais como *C. glabrata*, *C. tropicalis* e *C. krusei*. Os quatro tipos principais de candidíase orofaríngea são: (1) pseudo-

(continua)

(continuação)

membranosa ("sapinho"), consistindo em discretas placas brancas (com aspecto de leite talhado) em um fundo eritematoso, o qual é exposto após a remoção da placa, e localizadas na mucosa bucal, na garganta, na língua ou nas gengivas; (2) eritematosa, consistindo em manchas vermelhas lisas no palato duro ou mole, no dorso da língua ou na mucosa bucal; (3) hiperplástica, consistindo em manchas ou placas brancas, firmemente aderidas, em geral distribuídas bilateralmente na mucosa bucal, na língua ou no palato; e (4) estomatite induzida por dentadura, apresentando-se como um eritema liso ou granular confinado à área da dentadura do palato duro e freqüentemente associada com uma queilite angular, que ocorre como lesões vermelhas fissuradas nos cantos da boca. Os sintomas variam de nenhum a uma boca dolorosa com ardência da língua e paladar alterado. A candidíase orofaríngea pode prejudicar a fala, a ingesta nutricional e a qualidade de vida. A candidíase orofaríngea é a manifestação oral mais comum da infecção por HIV. As pessoas HIV-positivas com candidíase orofaríngea recorrente em geral têm níveis mais baixos de saúde oral conforme medido por um número maior de dentes cariados, ausentes ou obturados, boca seca e problemas de paladar.

INCIDÊNCIA/PREVALÊNCIA As espécies de *Candida* são comensais no trato gastrintestinal. A maioria das infecções é adquirida de forma endógena, embora as infecções em neonatos possam ser infecções primárias. A transmissão também pode ocorrer diretamente entre as pessoas infectadas ou em fômites (objetos que podem alojar os organismos patogênicos). A *Candida* é encontrada na boca de 18 a 60% das pessoas saudáveis em países de renda alta e média. Um estudo transversal na China (77 pacientes HIV-positivos ambulatoriais e 217 estudantes HIV-negativos) não encontrou diferença significativa nas taxas de portador de *Candida* assintomático relatadas em pessoas saudáveis e HIV-positivas (18,0% das pessoas saudáveis vs. 28,6% das pessoas HIV-positivas; P = 0,07). A estomatite da dentadura associada com *Candida* é prevalente em 65% dos usuários de dentaduras. A candidíase orofaríngea afeta de 15 a 60% das pessoas com neoplasias malignas hematológicas ou oncológicas durante os períodos de imunossupressão. A candidíase orofaríngea ocorre em 7 a 48% das pessoas com infecção por HIV e em mais de 90% daquelas com doença avançada. Em pessoas gravemente imunossuprimidas, a taxa de recaída é alta (30 a 50%), e a recaída costuma ocorrer dentro de 14 dias da suspensão do tratamento.

ETIOLOGIA/FATORES DE RISCO Os fatores de risco associados com a candidíase orofaríngea sintomática incluem imunossupressão local ou sistêmica, doenças hematológicas, uso de antibióticos de amplo espectro, esteróides inalados ou sistêmicos, xerostomia, diabetes, uso de dentaduras, obturadores ou aparelhos ortodônticos e tabagismo. O tabagismo predispõe ao estado de portador oral de *Candida*. Em um estudo de 2.499 homens com HIV e uma contagem de CD4 basal maior do que 200 células/μL, o tabagismo aumentou o risco de candidíase pseudomembranosa em 40% (P $\leq$0,01). Contudo, outro estudo (139 pessoas com HIV) sugeriu que o tabagismo não era um fator de risco para aquelas pessoas com uma contagem basal de CD4 menor do que 200 células/μL. O mecanismo de ação exato pelo qual o tabagismo predispõe à *Candida* não é conhecido, mas pode envolver a disfunção da imunidade local pela indução de alterações em citocinas e redução de atividade anticândida mediada por células epiteliais. A mesma cepa pode persistir por meses ou anos na ausência de infecção. Em pessoas com infecção por HIV, não há correlação direta entre o número de organismos e a presença de doença clínica. As cepas de *Candida* que causam doença em pessoas com infecção por HIV parecem ser as mesmas que colonizam pessoas HIV-negativas e, na maioria das pessoas, não mudam com o tempo. A candidíase orofaríngea sintomática associada com a resistência *in vitro* ao fluconazol ocorre em 5% das pessoas com doença avançada por HIV. A resistência aos antifúngicos azóis está associada com imunossupressão grave (contagem de CD4 $\leq$50 células/μL), mais episódios tratados com drogas antifúngicas e maior duração mediana do tratamento sistêmico com azóis.

PROGNÓSTICO Na maioria das pessoas, a candidíase não-tratada persiste por meses ou anos, a menos que os fatores de risco associados sejam tratados ou eliminados. Em neonatos, a cura espontânea da candidíase orofaríngea habitualmente ocorre após três a oito semanas.

Saúde oral

Dentes de siso impactados

Marco Esposito

PONTOS-CHAVE

- A impactação dos dentes de siso ocorre devido à falta de espaço, à obstrução ou ao posicionamento anormal.
  Eles podem causar dor, edema, infecção e podem destruir os dentes e ossos adjacentes.
  A incidência é alta, com aproximadamente 72% das pessoas na Suécia com idades entre 20 e 30 anos tendo pelo menos um terceiro molar impactado.
- A remoção cirúrgica dos terceiros molares impactados (sintomáticos e assintomáticos) é o procedimento mais comumente realizado por cirurgiões bucomaxilofaciais.
- Enquanto está claro que os dentes de siso impactados sintomáticos devem ser removidos cirurgicamente, parece que a extração de dentes de siso assintomáticos e livres de doença não é aconselhável devido ao risco de dano ao nervo alveolar inferior.
  Algumas evidências – não de ECRs – sugerem que a extração dos dentes assintomáticos pode ser benéfica caso o segundo molar adjacente apresente cáries ou se bolsas periodontais estiverem presentes distalmente ao segundo molar.

Consulte www.clinicalevidence.bmj.com para texto integral e referências.

Os dentes de siso impactados assintomáticos e livres de doença devem ser removidos profilaticamente?

Provavelmente inefetivos ou que causam danos	• Extração profilática

Data da pesquisa: agosto de 2005

DEFINIÇÃO Os dentes de siso são terceiros molares que se desenvolvem na maioria dos adultos e geralmente surgem entre 18 e 24 anos, embora haja uma ampla variação na idade de erupção. Em algumas pessoas, os dentes tornam-se parcial ou completamente impactados abaixo da linha das gengivas, como conseqüência de falta de espaço, de obstrução ou de posicionamento anormal. Os dentes de siso impactados podem ser diagnosticados em razão da dor e do edema ou, incidentalmente, pelas radiografias dentárias de rotina.

INCIDÊNCIA/PREVALÊNCIA A impactação do terceiro molar é comum. Mais de 72% das pessoas na Suécia de 20 a 30 anos têm, no mínimo, um terceiro molar inferior impactado. A remoção cirúrgica dos terceiros molares impactados (sintomáticos e assintomáticos) é o procedimento mais comum realizado por cirurgiões bucomaxilofaciais. É realizado em cerca de 4/1.000 pessoas por ano na Inglaterra e no País de Gales, o que o torna um dos 10 procedimentos mais comuns com paciente internado e em hospital-dia. Até 90% das pessoas nas listas de espera para cirurgia bucomaxilofacial estão aguardando a remoção de dentes de siso.

ETIOLOGIA/FATORES DE RISCO A retenção ou a impactação dos dentes de siso podem ser mais comuns do que eram anteriormente, pois a dieta moderna tende a ser mais macia do que no passado.

PROGNÓSTICO Os dentes de siso impactados podem causar dor, edema e infecção e destruir os dentes e os ossos adjacentes. A remoção dos dentes de siso doentes e sintomáticos alivia a dor e o sofrimento e melhora a saúde e a função orais. Não encontramos boas evidências sobre o que acontece sem tratamento em pessoas com dentes de siso impactados assintomáticos.

Saúde oral

Halitose

Crispian Scully CBE e Stephen Porter

PONTOS-CHAVE

- A halitose pode ser causada por doença oral ou condições do trato respiratório como sinusite, amigdalite e bronquiectasia, mas uma porcentagem estimada de 40% dos indivíduos afetados não tem doença subjacente.

  As principais substâncias químicas que causam odor parecem ser os compostos sulfúricos voláteis, mas pouco se sabe sobre a causa da halitose fisiológica.

- O uso regular de bochechos pode reduzir o mau hálito em comparação com placebo, mas os bochechos de uso único podem ter apenas um benefício a curto prazo.

- Não sabemos se a limpeza da língua, as gomas de mascar sem açúcar, as pastas de dente com zinco, a saliva artificial ou a modificação dietética reduzem a halitose, já que nenhum estudo de qualidade adequada foi encontrado.

(i) Consulte www.clinicalevidence.bmj.com para texto integral e referências.

Quais são os efeitos dos tratamentos em pessoas com halitose fisiológica?	
Provavelmente benéficos	• Bochechos de uso regular • Bochechos de uso único (somente benefício a curto prazo)
Efetividade desconhecida	• Gomas de mascar sem açúcar • Limpeza, escovação ou raspagem da língua • Modificação dietética (beber muito líquido; mascar ervas; comer vegetais frescos e fibrosos como cenoura; evitar café) • Pastas de dentes com zinco • Saliva artificial

Data da pesquisa: dezembro de 2006

DEFINIÇÃO A halitose é um odor desagradável emitido pela boca. Ela pode ser devida a condições orais – incluindo má higiene oral e doença periodontal – ou condições respiratórias como sinusite crônica, amigdalite e bronquiectasia. Nesta revisão, tratamos somente da halitose fisiológica, isto é, mau odor persistente confirmado na ausência de doença sistêmica, oral ou periodontal. Excluímos a halitose devida à doença subjacente, que exigiria um tratamento específico para a doença, a pseudo-halitose (em pessoas que acreditam que têm mau hálito, mas cujo hálito não é considerado fétido pelos outros) e a halitose induzida artificialmente (p. ex., em estudos que exijam que as pessoas parem de escovar seus dentes). Assim, esta revisão só é aplicável a pessoas nas quais uma causa subjacente e a pseudo-halitose foram excluídas. Não há consenso sobre a duração do mau hálito para o diagnóstico da halitose, embora o teste organoléptico padrão para o mau hálito envolva cheirar o hálito em, no mínimo, dois ou três dias diferentes.

INCIDÊNCIA/PREVALÊNCIA Não encontramos estimativas confiáveis de prevalência, embora diversos estudos relatem uma prevalência populacional de halitose (fisiológica ou devida à doença subjacente) de aproximadamente 50%. Um estudo transversal de 491 pessoas verificou que cerca de 5% das pessoas com halitose têm pseudo-halitose, e cerca de 40% das pessoas com halitose têm mau hálito fisiológico que não é devido à doença subjacente. Não encontramos dados confiáveis sobre a distribuição de idade ou sexo na halitose fisiológica.

(continua)

(continuação)

ETIOLOGIA/FATORES DE RISCO Não encontramos dados confiáveis sobre os fatores de risco para o mau hálito fisiológico. A análise de espectrometria de massa e a cromatografia gasosa do ar expelido da boca de pessoas com qualquer tipo de halitose têm mostrado que os principais causadores de mau odor são compostos sulfúricos voláteis, incluindo sulfito de hidrogênio, metil mercaptano e dimetil sulfito.

PROGNÓSTICO Não encontramos evidência sobre o prognóstico da halitose.

Síndrome de ardência bucal

John Buchanan e Joanna Zakrzewska

PONTOS-CHAVE

- A síndrome de ardência bucal se caracteriza por desconforto ou dor na boca sem uma causa médica ou dentária, afetando até um terço das mulheres pós-menopáusicas e até 15% dos adultos em geral.

    Os sintomas de ardência bucal também podem ser causados por infecções, alergias, deficiências vitamínicas e dentaduras mal-ajustadas, levando a problemas na identificação de tratamentos efetivos.

    Fatores psicogênicos podem estar envolvidos em algumas pessoas, como ansiedade, depressão ou transtornos de personalidade.

    As pessoas com síndrome de ardência bucal podem ter limiares alterados para sensibilidade e dor ou outros sinais de neuropatia.

    Os desfechos a longo prazo não são conhecidos, mas metade das pessoas pode ter resolução espontânea dos seus sintomas em seis a sete anos.

- A terapia cognitivo-comportamental pode melhorar a intensidade dos sintomas em comparação com placebo, embora nenhum estudo de boa qualidade tenha sido encontrado.

- O clonazepam tópico pode reduzir a dor em comparação com placebo, mas pode ser absorvido sistemicamente, com risco aumentado de dependência com o passar do tempo.

    Não sabemos se antidepressivos, hidrocloreto de benzidamina, suplementos dietéticos ou terapia de reposição hormonal em mulheres pós-menopáusicas podem melhorar os sintomas de ardência bucal, já que poucos estudos foram encontrados.

(i) **Consulte www.clinicalevidence.bmj.com para texto integral e referências.**

Quais são os efeitos dos tratamentos?	
Provavelmente benéficos	• Terapia cognitivo-comportamental
Contrabalanço entre benefícios e danos	• Anticonvulsivantes (clonazepam tópico)
Efetividade desconhecida	• Antidepressivos • Hidrocloreto de benzidamina • Suplementos dietéticos • Terapia de reposição hormonal em mulheres pós-menopáusicas

Data da pesquisa: fevereiro de 2006

DEFINIÇÃO A síndrome de ardência bucal é um desconforto ou uma dor em ardência de origem psicogênica ou idiopática, afetando pessoas com mucosa oral clinicamente normal nas quais uma causa médica ou dentária foi excluída. Os termos previamente usados para descrever o que agora é chamado síndrome de ardência bucal incluem glossodínia, glossopirose, estomatodínia, estomatopirose, dor na língua e disestesia oral. Um inquérito com 669 homens e 758 mulheres aleatoriamente selecionados dentre 48.500 pessoas de 20 a 69 anos verificou que as pessoas com ardência bucal

(continua)

(continuação)

também têm ressecamento subjetivo (66%), tomam alguma forma de medicação (64%), relatam outras doenças sistêmicas (57%) e possuem paladar alterado (11%). Muitos estudos de pessoas com sintomas de ardência bucal não distinguem aquelas com síndrome de ardência bucal (isto é, doença idiopática) daquelas com outras condições (como deficiência de vitamina B), o que torna os resultados não-confiáveis. Os fatores locais e sistêmicos (como infecções, alergias, dentaduras mal-ajustadas, reações de hipersensibilidade e deficiências hormonais e vitamínicas) podem causar sintomas de ardência bucal e devem ser excluídos antes de se diagnosticar a síndrome de ardência bucal. Esta revisão aborda apenas a síndrome de ardência bucal idiopática.

INCIDÊNCIA/PREVALÊNCIA A síndrome de ardência bucal afeta principalmente mulheres, sobretudo após a menopausa, quando sua prevalência pode ser de 18 a 33%. Um estudo recente na Suécia encontrou uma prevalência de 4% para o sintoma de ardência bucal sem anormalidade clínica da mucosa oral (11/669 [2%] dos homens, idade média 59 anos; 42/758 [6%] das mulheres, idade média 57 anos), com a maior prevalência (12%) em mulheres de 60 a 69 anos. A prevalência relatada nas populações gerais varia de 1 a 15%. A incidência e a prevalência variam de acordo com os critérios diagnósticos, e muitos estudos incluíram pessoas com o sintoma de ardência bucal e não com a síndrome de ardência bucal, conforme definido acima.

ETIOLOGIA/FATORES DE RISCO A causa é desconhecida, e não encontramos bons estudos etiológicos. Os possíveis fatores causais incluem distúrbios hormonais associados com a menopausa, fatores psicogênicos (incluindo ansiedade, depressão, estresse, eventos vitais, transtornos de personalidade e fobia de câncer) e neuropatia nos assim denominados *supertasters* (com paladar exacerbado). O suporte para uma etiologia neuropática vem de estudos que demonstraram limiares sensoriais e de dor alterados em pessoas com a síndrome de ardência bucal. Dois estudos usando o teste do reflexo do piscar e o teste sensorial térmico quantitativo demonstraram sinais de neuropatia na maioria das pessoas com a síndrome de ardência bucal.

PROGNÓSTICO Não encontramos estudos de coorte prospectivos que descrevessem a história natural da síndrome de ardência bucal. Encontramos relatos de caso de, ao menos, remissão espontânea parcial em cerca de metade das pessoas com síndrome de ardência bucal dentro de seis a sete anos. Contudo, um estudo retrospectivo recente que avaliou 53 pessoas com síndrome de ardência bucal (48 mulheres e 5 homens, duração média da síndrome de ardência bucal de 5,5 anos, seguimento médio de 56 meses) encontrou resolução espontânea completa dos sintomas orais em 11% das pessoas (2/19) que não receberam tratamento. Em geral, 30% das pessoas (15/53) experimentaram melhora moderada com ou sem tratamento.

Saúde oral
Úlceras aftosas recorrentes

Stephen Porter e Crispian Scully CBE

PONTOS-CHAVE

- A maioria das pessoas com úlceras aftosas recorrentes desenvolve poucas úlceras de menos de 1 cm de diâmetro, que curam sem formação de cicatrizes após 5 a 14 dias.

  As causas não são conhecidas, mas os riscos de recorrência podem diminuir se a pessoa cessar o tabagismo.

  O trauma físico local pode desencadear as úlceras em pessoas suscetíveis.

  Em 10% das pessoas acometidas, as lesões têm mais de 1 cm de diâmetro e podem causar cicatrizes.

- O enxágüe da boca com clorexidina pode reduzir a gravidade e a dor da ulceração, embora os estudos tenham relatado resultados inconclusivos sobre a redução de incidência de novas úlceras.

- Não sabemos se os corticosteróides tópicos reduzem o número de novas úlceras, mas eles podem reduzir a dor e aumentar a cicatrização de úlceras sem causar efeitos adversos notáveis.

- Não sabemos se a carbenoxolona em gel ou em colutório, os analgésicos locais ou a tetraciclina em colutório funcionam, já que poucos estudos bem planejados foram encontrados.

(i) Consulte www.clinicalevidence.bmj.com para texto integral e referências.

Quais são os efeitos dos tratamentos para úlceras aftosas recorrentes?

Provavelmente benéficos	• Clorexidina e agentes similares
Efetividade desconhecida	• Analgésicos locais • Carbenoxolona em colutório • Corticosteróides tópicos • Tetraciclina em colutório

Data da pesquisa: agosto de 2006

DEFINIÇÃO As úlceras aftosas recorrentes são úlceras orais dolorosas, superficiais e arredondadas, que geralmente ocorrem em surtos recorrentes, em intervalos de poucos dias a alguns meses em pessoas de outro modo saudáveis.

INCIDÊNCIA/PREVALÊNCIA A prevalência ponto das úlceras aftosas recorrentes em adultos suecos foi relatada como 2%. A prevalência pode ser de 5 a 10% em alguns grupos de crianças. Até 66% dos adultos jovens fornecem uma história consistente com ulceração aftosa recorrente.

ETIOLOGIA/FATORES DE RISCO A causa das úlceras aftosas permanece desconhecida. As associações com deficiência de hematínicos, infecções, enteropatia sensível ao glúten, sensibilidade a alimentos e estresse psicológico raramente foram confirmadas. Úlceras semelhantes são vistas na síndrome de Behçet. O trauma físico local pode iniciar as úlceras em pessoas suscetíveis. As úlceras aftosas recorrentes são incomuns em superfícies mucosas orais queratinizadas, e a freqüência das úlceras aftosas recorrentes pode diminuir se os pacientes cessarem totalmente o tabagismo.

(continua)

(continuação)

PROGNÓSTICO Cerca de 80% das pessoas com úlceras aftosas recorrentes desenvolvem algumas úlceras menores do que 1 cm de diâmetro, que curam dentro de 5 a 14 dias sem cicatrizes (o padrão conhecido como ulceração aftosa menor). Os episódios recidivam tipicamente após um intervalo de um a quatro meses. Uma em 10 pessoas com ulceração recorrente pode ter múltiplas úlceras diminutas (ulceração herpetiforme). Da mesma forma, um em 10 pacientes tem uma forma mais grave (ulceração aftosa maior), com lesões maiores do que 1 cm, que podem recidivar após um intervalo mais curto e causar cicatrizes. A maioria dos ensaios nesta revisão concentrou-se no tratamento da ulceração aftosa menor.

Clamídia genital não-complicada

Nicola Low

PONTOS-CHAVE

- A clamídia genital é uma infecção sexualmente transmissível da uretra em homens e da endocérvice ou uretra (ou ambas) em mulheres. Ela é definida como não-complicada quando não ascendeu ao trato genital superior.

  Ela é a infecção bacteriana sexualmente transmissível mais comumente relatada nos países desenvolvidos, com cerca de 1.300 novas infecções relatadas por 100.000 mulheres a cada ano no Reino Unido, com maior freqüência naquelas entre 16 e 19 anos de idade.

  Quando não é tratada, a infecção por clamídia pode ascender ao trato genital superior causando doença inflamatória pélvica.

- Regimes de doses múltiplas de tetraciclinas (doxiciclina ou tetraciclina) alcançam cura microbiológica em pelo menos 95% dos homens e das mulheres não-gestantes com clamídia genital.

  A eritromicina também parece ser benéfica como regime de dose múltipla, com 2 g diariamente sendo mais efetivos do que 1 g.

  A ciprofloxacina parece ter menor probabilidade de levar à cura microbiológica em comparação com a doxiciclina.

  Não sabemos se regimes de doses múltiplas de outros antibióticos (como macrolídeos, quinolonas e penicilinas) são efetivos, já que poucos estudos adequados foram encontrados.

- Uma dose única de azitromicina parece ser tão benéfica quanto um curso de sete dias de doxiciclina e produz taxas semelhantes de efeitos adversos.

  Os tratamentos de dose única têm a vantagem óbvia de melhorar a adesão ao tratamento.

- Em mulheres gestantes, os regimes de doses múltiplas de eritromicina ou amoxicilina parecem ser efetivos no tratamento da infecção por clamídia.

  Um estudo pequeno também sugeriu que doses múltiplas de eritromicina eram tão efetivas quanto a clindamicina na cura da infecção, embora o tamanho do estudo impeça conclusões definitivas.

- A azitromicina em dose única pode ser efetiva no tratamento de clamídia em mulheres gestantes. Contudo, só deve ser usada se nenhuma alternativa adequada estiver disponível.

Consulte www.clinicalevidence.bmj.com para texto integral e referências.

Quais são os efeitos do tratamento antibiótico para homens e para mulheres não-gestantes com infecção por clamídia genital não-complicada?	
Benéficos	• Azitromicina (dose única) • Doxiciclina, tetraciclina (regimes de doses múltiplas)
Provavelmente benéficos	• Eritromicina (regimes de doses múltiplas)
Efetividade desconhecida	• Amoxicilina, ampicilina, claritromicina, esparfloxacina, limeciclina, minociclina, ofloxacina, pivampicilina, rifampicina, roxitromicina, trovafloxacina (regimes de doses múltiplas)
Pouco provavelmente benéficos	• Ciprofloxacina (regimes de doses múltiplas)

Clamídia genital não-complicada

Quais são os efeitos do tratamento para gestantes com infecção por clamídia genital não-complicada?

Provavelmente benéficos	• Azitromicina (dose única) • Eritromicina, amoxicilina (regimes de doses múltiplas)
Efetividade desconhecida	• Clindamicina (regimes de doses múltiplas)

Data da pesquisa: janeiro de 2006

DEFINIÇÃO A clamídia genital é uma infecção sexualmente transmissível da uretra em homens, e da endocérvice ou da uretra (ou ambas) em mulheres. É definida como **não-complicada** quando não ascendeu ao trato genital superior. A infecção em mulheres é assintomática em até 80% dos casos, mas pode causar sintomas inespecíficos, incluindo corrimento vaginal e sangramento intermenstrual. A infecção em homens causa corrimento uretral e irritação uretral ou disúria, mas também pode ser assintomática em até metade dos casos. A infecção por clamídia **complicada** inclui a disseminação para o trato genital superior (causando doença inflamatória pélvica em mulheres [veja doença inflamatória pélvica, pág. 631] e epididimoorquite em homens) e locais extragenitais, como o olho. As intervenções para a infecção por clamídia complicada não são incluídas nesta revisão.

INCIDÊNCIA/PREVALÊNCIA A clamídia genital é a infecção bacteriana sexualmente transmissível mais comumente relatada nos países desenvolvidos, e as taxas relatadas aumentaram cerca de 20% no Reino Unido e nos Estados Unidos entre 2000 e 2002. Em mulheres, a infecção ocorre mais comumente entre 16 e 19 anos de idade. Nesse grupo etário, cerca de 1.300/100.000 infecções novas são relatadas a cada ano no Reino Unido, comparadas com 1.900/100.000 na Suécia e com 2.536/100.000 nos Estados Unidos. O pico de idade para homens é de 20 a 24 anos, com cerca de 1.000/100.000 infecções novas por ano no Reino Unido e nos Estados Unidos e 1.200/100.000 na Suécia. As taxas declinam marcadamente com a idade. As taxas relatadas são altamente dependentes do nível de realização de testes. A prevalência populacional de clamídia genital não-complicada em pessoas de 16 a 24 anos no Reino Unido foi estimada em 2 e 6% em homens e mulheres.

ETIOLOGIA/FATORES DE RISCO A infecção é causada pela bactéria *C. trachomatis* dos sorotipos D-K. É transmitida principalmente pela relação sexual, mas também perinatalmente e pelo contato oculogenital direto ou indireto.

PROGNÓSTICO Em mulheres, a infecção por clamídia não-tratada que ascende ao trato genital superior causa doença inflamatória pélvica (veja doença inflamatória pélvica, pág. 631). A infertilidade tubária ocorre em aproximadamente 11% das mulheres após um único episódio de doença inflamatória pélvica, e o risco de gestação ectópica aumenta de seis a sete vezes. A infecção ascendente em homens causa epididimite, mas as evidências de que isso cause infertilidade masculina são limitadas. A transmissão materno-infantil pode levar à conjuntivite neonatal e à pneumonite. A clamídia pode coexistir com outras infecções genitais e pode facilitar a transmissão e a aquisição da infecção por HIV. A infecção por clamídia não-tratada persiste na maioria das mulheres por, no mínimo, 60 dias e por um período mais curto em homens. A remissão espontânea também ocorre em uma taxa estimada de 5% ao mês.

Saúde sexual
Doença inflamatória pélvica

Jonathan Ross

PONTOS-CHAVE

- A doença inflamatória pélvica (DIP) é causada por infecção do trato genital superior feminino e costuma ser assintomática.

    A DIP é a causa de hospitalização ginecológica mais comum nos Estados Unidos, sendo diagnosticada em quase 2% das mulheres com idade entre 16 e 45 anos que consultam seu médico de família na Inglaterra e no País de Gales.

    O dano epitelial causado por infecções como *Chlamydia trachomatis* ou *Neisseria gonorrhoeae* pode permitir a infecção oportunista por muitas outras bactérias.

    Cerca de 10% das mulheres com DIP ficam inférteis e 30% desenvolvem dor crônica. Até 5% das mulheres que subseqüentemente engravidam têm uma gestação ectópica.

    A resolução espontânea dos sintomas provavelmente ocorre em muitas mulheres, mas um início precoce do tratamento pode ser necessário para prevenir prejuízo da fertilidade.

- Como não existem sinais e sintomas específicos de DIP, o tratamento empírico é comum.

    O valor preditivo positivo do diagnóstico clínico é de 65 a 90% em comparação com a laparoscopia, e estudos observacionais sugerem que o atraso no tratamento por três dias pode prejudicar a fertilidade.

    A ausência de infecção no trato genital inferior não exclui um diagnóstico de DIP.

- Os antibióticos orais são provavelmente benéficos na redução dos sintomas de DIP, mas não sabemos qual é o melhor regime antibiótico a ser indicado.

    Taxas de cura clínica e microbiológica de 88 a 100% têm sido relatadas após o tratamento antibiótico oral.

    Os riscos de oclusão tubária e infertilidade dependem da gravidade da infecção antes do tratamento. A melhora clínica pode não se traduzir em melhora da fertilidade.

- Os antibióticos orais podem ser tão efetivos quanto os antibióticos parenterais na redução dos sintomas e na preservação da fertilidade, com menos efeitos adversos. Não sabemos qual é a duração ideal do tratamento.

- Os riscos de DIP podem estar aumentados após instrumentação da cérvice, mas não sabemos se antibióticos profiláticos antes da inserção de dispositivo intra-uterino reduzem esses riscos.

(i) Consulte www.clinicalevidence.bmj.com para texto integral e referências.

Quais são os efeitos do tratamento empírico comparado com o tratamento adiado até que os resultados das investigações microbiológicas sejam conhecidos?

Efetividade desconhecida	• Tratamento antibiótico empírico *versus* tratamento guiado pelos resultados do teste

Em que se comparam os diferentes regimes antimicrobianos?

Provavelmente benéficos	• Antibióticos orais (vs. antibióticos parenterais)
	• Antibióticos (para cura dos sintomas e cura microbiológica em mulheres com doença inflamatória pélvica confirmada)
	• Durações diferentes do tratamento antibiótico
	• Tratamento antibiótico em paciente ambulatorial (vs. paciente internada)

Saúde sexual

Doença inflamatória pélvica

Quais são os efeitos da profilaxia antibiótica de rotina para prevenir doença inflamatória pélvica antes da inserção de dispositivo contraceptivo intra-uterino?

Efetividade desconhecida	• Profilaxia antibiótica de rotina antes da inserção de dispositivo intra-uterino em mulheres de alto risco
Pouco provavelmente benéficos	• Profilaxia de rotina com antibióticos antes da inserção de dispositivo intra-uterino em mulheres de baixo risco

Data da pesquisa: maio de 2006

DEFINIÇÃO A doença inflamatória pélvica (DIP) é a inflamação e a infecção do trato genital superior em mulheres, envolvendo tipicamente as trompas de Falópio, os ovários e as estruturas circundantes.

INCIDÊNCIA/PREVALÊNCIA A incidência exata da DIP é desconhecida, pois a doença não pode ser diagnosticada de forma confiável de acordo com os sintomas e os sinais clínicos. A visualização direta das trompas de Falópio por laparoscopia é o melhor teste diagnóstico isoladamente, mas é invasiva e não é usada rotineiramente na prática clínica. A DIP é o motivo de internação ginecológica mais comum nos Estados Unidos, respondendo por 18/10.000 altas hospitalares registradas. O diagnóstico de DIP é feito em 1/62 (1,6%) das mulheres de 16 a 45 anos que consultam com um médico de atenção primária na Inglaterra e no País de Gales. Porém, como a maioria dos casos de DIP é assintomática, esse dado subestima a verdadeira prevalência. Um marcador bruto de DIP em países em desenvolvimento pode ser obtido pelas taxas de hospitalização relatadas, em que ela responde por 17 a 40% das internações ginecológicas na África subsaariana, 15 a 37% no sudeste da Ásia e 3 a 10% na Índia.

ETIOLOGIA/FATORES DE RISCO Os fatores associados com DIP espelham aqueles das infecções sexualmente transmissíveis: idade jovem, *status* socioeconômico baixo, baixo nível educacional e novo parceiro sexual recente. A infecção ascende da cérvice, e a lesão epitelial inicial causada por bactérias (especialmente *Chlamydia trachomatis* e *Neisseria gonorrhoeae*) permite a entrada oportunista de outros organismos. Muitos micróbios diferentes, incluindo *Mycoplasma genitalium* e anaeróbios, podem ser isolados do trato genital superior. A disseminação da infecção ao trato genital superior pode ser aumentada por instrumentação da cérvice, mas pode ser reduzida por método contraceptivo de barreira, por implantes de levonorgestrel e por contraceptivos orais comparados com outras formas de contracepção.

PROGNÓSTICO A DIP tem alta morbidade; cerca de 20% das mulheres com este agravo tornam-se inférteis, 30% desenvolvem dor pélvica crônica e 1% daquelas que concebem têm uma gestação ectópica. Observações não-controladas sugerem que os sintomas e os sinais clínicos melhoram em uma proporção significativa das mulheres não-tratadas. Episódios repetidos de DIP estão associados com um aumento de quatro a seis vezes no risco de lesão tubária permanente. Um estudo de caso-controle (76 casos e 367 controles) verificou que o atraso no início do tratamento mesmo por poucos dias está associado com infertilidade (RC 2,6, IC 95% 1,2 a 5,9).

Saúde sexual

Gonorréia

John Moran

PONTOS-CHAVE

- A gonorréia é causada pela infecção por *Neisseria gonorrhoeae*. Em homens, a manifestação mais comum é a uretrite não-complicada, enquanto nas mulheres apenas metade dos casos produzem sintomas (como corrimento vaginal e dispareunia).
  No Reino Unido, as taxas de diagnóstico para gonorréia foram de 196/100.000 para homens de 20 a 24 anos e 133/100.000 para mulheres de 16 a 19 anos em 2005.
  A co-infecção com *Chlamydia trachomatis* é relatada em 10 a 40% das pessoas com gonorréia nos Estados Unidos e no Reino Unido.
- Os regimes antibióticos de dose única têm alcançado taxas de cura de 95% ou mais em homens e em mulheres não-gestantes com gonorréia urogenital ou retal. Contudo, a resistência a muitos antibióticos amplamente disponíveis (p. ex., penicilinas, tetraciclinas, fluoroquinolonas) continua a se alastrar, havendo a necessidade de se considerar os padrões locais de suscetibilidade de *N. gonorrhoeae* no momento da escolha de um regime de tratamento.
  Os antibióticos em dose única também são efetivos para curar a gonorréia em mulheres gestantes.
- Em pessoas com infecção gonocócica disseminada, existe consenso de que os regimes de múltiplas doses usando cefalosporinas ou fluoroquinolonas injetáveis (quando se sabe que o organismo infectante é suscetível) são os tratamentos mais efetivos, embora a evidência que sustenta isso seja escassa.
- Não encontramos nenhuma evidência suficiente para julgar qual é o melhor tratamento para pessoas com gonorréia e clamídia, embora a teoria, a opinião de especialistas e a experiência clínica sugiram que uma combinação de antimicrobianos ativos contra *N. gonorrhoeae* e *C. trachomatis* seja efetiva.

(i) Consulte www.clinicalevidence.bmj.com para texto integral e referências.

Quais são os efeitos dos tratamentos para infecções não-complicadas em homens e em mulheres não-gestantes?	
Benéficos	• Regimes antibióticos em dose única*

Quais são os efeitos dos tratamentos para infecções não-complicadas em mulheres gestantes?	
Benéficos	• Regimes antibióticos em dose única

Quais são os efeitos dos tratamentos para infecção gonocócica disseminada?	
Provavelmente benéficos	• Regimes antibióticos de múltiplas doses[†]

Quais são os efeitos do tratamento duplo para gonorréia e infecção por clamídia?	
Efetividade desconhecida	• Tratamento antibiótico duplo

Data da pesquisa: julho de 2006

*Com base em resultados nos grupos individuais de ECRs e estudos observacionais.
[†]Com base somente em evidências não-provenientes de ECR e em consenso.

©BMJ Publishing Group Ltd 2007

Saúde sexual
Gonorréia

DEFINIÇÃO A gonorréia é causada pela infecção com *Neisseria gonorrhoeae*. Em homens, a uretrite não-complicada é a manifestação mais comum, com disúria e corrimento uretral. Menos tipicamente, os sinais e os sintomas são leves e indistinguíveis da uretrite por clamídia. Em mulheres, o local de infecção mais comum é a cérvice uterina, onde a infecção resulta em sintomas como corrimento vaginal, desconforto abdominal inferior e dispareunia em somente metade dos casos. Pessoas com gonorréia também podem ter co-infecção com *C. trachomatis*.

INCIDÊNCIA/PREVALÊNCIA Entre 1975 e 1997, a incidência de gonorréia relatada nos Estados Unidos caiu 74%, atingindo um ponto baixo de 120/100.000 pessoas. Após um pequeno aumento em 1998, a taxa de novas infecções de gonorréia tem declinado continuamente desde então, com uma incidência de 112/100.000 em 2004. As taxas são mais altas em pessoas mais jovens. Em 2005, a incidência foi maior em mulheres de 15 a 19 anos (625/100.000) e em homens de 20 a 24 anos (437/100.000). Em clínicas de medicina geniturinária no Reino Unido, os diagnósticos de gonorréia foram de 269/100.000 para homens de 20 a 24 anos e 195/100.000 para mulheres de 16 a 19 anos em 2002. Em 2005, os diagnósticos de gonorréia caíram para 196/100.000 para homens de 20 a 24 anos e 133/100.000 para mulheres de 16 a 19 anos. Estudos recentes nos Estados Unidos e no Reino Unido encontraram infecção concorrente com *Chlamydia trachomatis* em 7 a 14% dos homens homossexuais com gonorréia, em 20 a 30% dos homens heterossexuais e em 40 a 50% das mulheres. No geral, a co-infecção com *C. trachomatis* é relatada em 10 a 40% das pessoas com gonorréia.

ETIOLOGIA/FATORES DE RISCO A maioria das infecções resulta de contato peniano-vaginal, peniano-retal ou peniano-faríngeo. Uma minoria importante das infecções é transmitida da mãe para o bebê durante o parto, o que pode causar uma conjuntivite purulenta com ameaça à visão (*oftalmia neonatorum*). Menos comuns são as infecções oculares em crianças mais velhas e em adultos como resultado de exposição sexual, má higiene ou uso medicinal da urina.

PROGNÓSTICO A história natural da infecção gonocócica não-tratada é a resolução espontânea e a eliminação microbiológica após semanas ou meses de sintomas desagradáveis. Durante esse período, há uma probabilidade substancial de transmissão a outros e de desenvolvimento de complicações no indivíduo infectado. Em muitas mulheres, a falta de sinais ou de sintomas facilmente discerníveis de cervicite significa que as infecções passam despercebidas e não são tratadas. Uma proporção desconhecida das infecções não-tratadas causa complicações locais, incluindo linfangite, abscesso periuretral, bartolinite e estreitamento uretral, epididimite em homens e, em mulheres, envolvimento do útero, das trompas de Falópio ou dos ovários, causando doença inflamatória pélvica (veja doença inflamatória pélvica, pág. 631). Uma revisão constatou que a *N. gonorrhoeae* foi cultivada em 8 a 32% das mulheres com doença inflamatória pélvica aguda em 11 estudos europeus e em 27 a 80% das mulheres em oito estudos nos Estados Unidos. A proporção de infecções por *N. gonorrhoeae* em mulheres que leva à doença inflamatória pélvica não foi bem estudada. Porém, um estudo de 26 mulheres expostas a homens com gonorréia verificou que 19 mulheres tiveram cultura positiva e, destas, cinco tiveram doença inflamatória pélvica e outras quatro, sensibilidade anexial uterina. A doença inflamatória pélvica pode levar à infertilidade (veja doença inflamatória pélvica, pág. 631). Em algumas pessoas, a infecção gonocócica localizada pode se disseminar. Um estudo nos Estados Unidos estimou o risco de disseminação como sendo de 0,6 a 1,1% entre mulheres, enquanto um estudo europeu estimou o risco em 2,3 a 3%. O mesmo estudo europeu encontrou um risco menor em homens, estimado em 0,4 a 0,7%. Quando os gonococos se disseminam, causam petéquias ou lesões cutâneas pustulosas, artropatias assimétricas, tenossinovite ou artrite séptica e, raramente, meningite ou endocardite.

Saúde sexual

Herpes genital | 635

Eva Jungmann

PONTOS-CHAVE

- O herpes genital é uma infecção causada pelo vírus herpes simples tipo 1 (HSV-1) ou tipo 2 (HSV-2). Os achados clínicos típicos incluem úlceras rasas e dolorosas anogenitais.

    O herpes está entre as doenças sexualmente transmissíveis mais comuns, com até 23% dos adultos no Reino Unido e nos Estados Unidos tendo anticorpos contra o HSV-2.

- O tratamento anti-retroviral oral de alguém que seja soropositivo para o vírus herpes simples parece ser efetivo na redução da transmissão para um parceiro previamente não-infectado.

- Apesar da evidência limitada, acredita-se que o uso de preservativo pelo homem reduza a transmissão sexual do herpes de homens infectados para parceiros sexuais não-infectados.

    Não sabemos quão efetivo é o uso de preservativo pelo homem na prevenção da transmissão de mulheres infectadas para homens não-infectados.

    Não encontramos nenhuma evidência que examinasse a efetividade do preservativo feminino na prevenção da transmissão.

- A vacina glicoprotéica recombinante não parece ser mais efetiva do que placebo na prevenção da transmissão em pessoas com alto risco de infecção.

    Não encontramos nenhuma evidência sobre outras vacinas.

- Encontramos evidência insuficiente para tirarmos conclusões confiáveis sobre a efetividade do tratamento de manutenção antiviral no final da gestação, ou do rastreamento sorológico e do aconselhamento para prevenir a aquisição de herpes no final da gestação, na prevenção da transmissão do vírus herpes simples da mãe para o neonato.

    O parto cesáreo em mulheres com lesões genitais no final da gestação pode reduzir o risco de transmissão, mas está associado com um risco aumentado de morbidade e mortalidade maternas.

- Os tratamentos antivirais orais efetivamente diminuem os sintomas em pessoas com o primeiro episódio de herpes genital, embora tenhamos encontrado evidência insuficiente para estabelecer qual tipo de droga antiviral oral é mais efetivo.

- Se o herpes for recorrente, o aciclovir, o fanciclovir e o valaciclovir são igualmente benéficos na redução da duração dos sintomas, do tempo de cicatrização das lesões e da disseminação viral.

    O tratamento de manutenção diário com agentes antivirais orais efetivamente reduz a freqüência das recorrências e melhora a qualidade de vida.

    Não sabemos se a psicoterapia é efetiva na redução da recorrência.

- Acredita-se que os tratamentos antivirais orais são geralmente úteis no tratamento tanto de primeiros episódios como de episódios recorrentes de herpes genital em pessoas com HIV, embora a evidência que sustenta isso seja escassa.

    Os tratamentos antivirais orais também são provavelmente efetivos na prevenção de recorrência do herpes genital em pessoas com HIV.

(i) **Consulte www.clinicalevidence.bmj.com para texto integral e referências.**

Quais são os efeitos das intervenções para prevenir a transmissão sexual do vírus herpes simples?	
Provavelmente benéficos	- Tratamento antiviral do parceiro sexual infectado com valaciclovir (reduziu a transmissão para o parceiro não-infectado)

Saúde sexual

Herpes genital

	• Uso de preservativo masculino para prevenir a transmissão sexual de homens infectados para parceiros sexuais não-infectados*
Efetividade desconhecida	• Preservativo feminino • Uso de preservativo masculino para prevenir a transmissão sexual de mulheres infectadas para homens não-infectados
Pouco provavelmente benéficos	• Vacinas glicoprotéicas recombinantes (gB2 mais gD2) em pessoas em alto risco de infecção (nenhum efeito exceto em mulheres sabidamente soronegativas para HSV-1 e HSV-2 antes da vacinação)

Quais são os efeitos das intervenções para prevenir a transmissão do vírus herpes simples da mãe para o neonato?

Efetividade desconhecida	• Parto cesáreo em mulheres com lesões genitais no final da gestação • Rastreamento sorológico e aconselhamento para prevenir a aquisição de vírus herpes simples no final da gestação • Tratamento de manutenção antiviral oral no final da gestação (36 semanas ou mais de gestação) em mulheres com uma história de herpes genital

Quais são os efeitos dos tratamentos antivirais em pessoas com um primeiro episódio de herpes genital?

Benéficos	• Tratamento antiviral oral com aciclovir em primeiros episódios de herpes genital
Efetividade desconhecida	• Diferentes tipos de tratamento antiviral oral para primeiros episódios de herpes genital

Quais são os efeitos das intervenções para reduzir o impacto da recorrência?

Benéficos	• Tratamento antiviral oral administrado no início da recorrência • Tratamento de manutenção antiviral oral em pessoas com altas taxas de recorrência
Efetividade desconhecida	• Psicoterapia para reduzir a recorrência

Quais são os efeitos dos tratamentos em pessoas com herpes genital e HIV?

Provavelmente benéficos	• Tratamento antiviral oral para primeiro episódio de herpes genital[†]

	• Tratamento antiviral oral para um episódio recorrente agudo de herpes genital (comparado com nenhum tratamento)[†]
	• Tratamento de manutenção antiviral oral com valaciclovir para a prevenção de recorrência de herpes genital
Efetividade desconhecida	• Diferentes tipos de tratamento antiviral oral para um episódio recorrente agudo de herpes genital (benefícios relativos de diferentes tratamentos são incertos)

Data da pesquisa: agosto de 2006

[*]Classificação baseada em evidência observacional ou não-randomizada.
[†]Classificação baseada em consenso no contexto de problemas práticos e éticos da realização de ECRs.

DEFINIÇÃO O herpes genital é uma infecção pelo vírus herpes simples tipo 1 (HSV-1) ou tipo 2 (HSV-2). Os achados clínicos típicos incluem ulcerações superficiais dolorosas na área anogenital. As infecções pelo vírus herpes simples podem ser confirmadas com base nos achados virológicos e sorológicos. Os tipos de infecção incluem **primeiro episódio de infecção primária**, definido como vírus herpes simples confirmado em uma pessoa sem achados prévios de anticorpos contra HSV-1 ou HSV-2; **primeiro episódio de infecção não-primária**, que é o HSV-2 confirmado em uma pessoa com achados prévios de anticorpos contra o HSV-1 ou vice-versa; **primeira recorrência reconhecida**, que é o HSV-1 (ou HSV-2) confirmado em uma pessoa com achados prévios de anticorpos contra o HSV-1 (ou HSV-2); e **herpes genital recorrente**, que é causado pela reativação do vírus herpes simples latente. O HSV-1 também pode causar gengivoestomatite e úlceras orolabiais; o HSV-2 também pode causar outros tipos de infecções herpéticas, como herpes ocular; ambos os tipos de vírus podem causar infecção do sistema nervoso central (p. ex., encefalite).

INCIDÊNCIA/PREVALÊNCIA As infecções por herpes genital estão entre as doenças sexualmente transmissíveis mais comuns. Estudos de soroprevalência mostraram que 22% dos adultos nos Estados Unidos, 9% dos adultos na Polônia e 12% dos adultos na Austrália tinham anticorpos contra o HSV-2. Os estudos realizados na Polônia e na Austrália também mostraram maior soroprevalência em mulheres do que em homens (soroprevalência para HSV-2 na Polônia: 10% para mulheres vs. 9% para homens; P = 0,06; soroprevalência para HSV-2 na Austrália: 16% para mulheres vs. 9% para homens; RR 1,81, IC 95% 1,52 a 2,14). Um estudo do Reino Unido verificou que 23% dos adultos em consulta a clínicas de medicina sexual e 8% dos doadores de sangue em Londres tinham anticorpos contra o HSV-2. A soroprevalência do HSV-2 aumentou em 30% (IC 95% 15,8% a 45,8%) entre os períodos de 1976 a 1980 e de 1988 a 1994. Porém, deve ser notado que, embora os níveis de anticorpos provem a existência de infecções atuais ou prévias, eles não diferenciam entre as manifestações possíveis de infecções pelo HSV-2 (p. ex., genital/ocular). Assim, os dados devem ser tratados com cautela quando aplicados somente ao herpes genital.

ETIOLOGIA/FATORES DE RISCO Tanto o HSV-1 como o HSV-2 podem causar um primeiro episódio de infecção genital, mas o HSV-2 tem mais probabilidade de causar doença recorrente. A maioria das pessoas com infecção por HSV-2 tem apenas sintomas leves e permanece sem saber que tem herpes genital. Porém, essas pessoas ainda podem transmitir a infecção para os parceiros sexuais e para os recém-nascidos.

PROGNÓSTICO As seqüelas da infecção pelo vírus herpes simples incluem infecção neonatal por vírus herpes simples, infecção oportunista em pessoas imunodeprimidas, ulceração genital recorrente e morbidade psicossocial. A infecção por HSV-2 está associada com um risco aumentado de transmissão e de aquisição do HIV. As complicações neurológicas mais comuns são meningite asséptica (relatada em aproximadamente 25% das mulheres durante a infecção primária) e retenção urinária (relatada em até 15% das mulheres durante a infecção primária). O risco absoluto de infecção neonatal é alto (41%, IC 95% 26% a 56%) em bebês nascidos de mulheres que adquirem a infecção próximo ao trabalho de parto e baixo (<3%) em mulheres com infecção estabelecida, mesmo naquelas que apresentam uma recorrência a termo. Cerca de 15% das infecções neonatais resultam da transmissão pós-natal das lesões orais de membros da família ou da equipe do hospital.

Saúde sexual

Notificação do parceiro

Catherine Mathews e Nicol Coetzee

PONTOS-CHAVE

- Muitas pessoas diagnosticadas com doenças sexualmente transmissíveis não têm sintomas, e podem não informar seus parceiros sexuais passados ou atuais sobre o seu diagnóstico nem usar preservativos rotineiramente.

- Várias estratégias têm sido usadas para notificar e tratar os parceiros de pessoas diagnosticadas com doenças sexualmente transmissíveis, mas apenas um número limitado de ECRs sobre a sua efetividade foi realizado.

- O encaminhamento pelo paciente dá-se quando o paciente-índice é encorajado a informar seus parceiros passados e atuais.

- O encaminhamento pelo prestador do serviço de saúde dá-se quando os profissionais de saúde notificam o parceiro sem revelar a identidade do paciente-índice, e a assistência a distância dá-se quando membros de uma equipe da própria comunidade notificam o parceiro sem revelar a identidade do paciente-índice.

- O encaminhamento por contrato dá-se quando o paciente-índice é encorajado a notificar seus parceiros, mas o profissional de saúde o faz caso eles não compareçam para tratamento dentro de um prazo estabelecido.

- Oferecer uma opção de escolha entre encaminhamento pelo prestador do serviço de saúde ou encaminhamento pelo paciente pode fazer com que mais parceiros de pessoas com infecção por HIV sejam notificados em comparação com o encaminhamento pelo paciente isoladamente.

    Não sabemos se o encaminhamento por contrato ou a assistência a distância são benéficos para rastrear parceiros de pessoas com HIV.

- O encaminhamento por contrato pode aumentar a proporção de parceiros que comparecem para tratamento em comparação com o encaminhamento pelo paciente em pessoas com gonorréia.

    O encaminhamento pelo prestador do serviço de saúde pode ser benéfico em pessoas com clamídia.

    As estratégias de encaminhamento por contrato parecem ser tão efetivas quanto o encaminhamento pelo prestador do serviço de saúde na proporção de parceiros de pessoas com sífilis que são notificados.

- Não sabemos se a adição de mensagens por telefone e cartões de contato, panfletos informativos ou vídeos educacionais melhoram as taxas de notificação de parceiros, nem se diferentes profissionais de saúde são mais efetivos para melhorar as taxas de encaminhamentos pelo paciente.

(i) Consulte www.clinicalevidence.bmj.com para texto integral e referências.

Quais são os efeitos das diferentes estratégias de notificação do parceiro em pessoas com diferentes doenças sexualmente transmissíveis?

Provavelmente benéficos	• Encaminhamento pelo prestador do serviço de saúde (vs. encaminhamento pelo paciente) em pessoas com uretrite não-gonocócica (especialmente clamídia) • Encaminhamento por contrato (tão efetivo quanto encaminhamento pelo prestador do serviço de saúde em pessoas com sífilis) • Encaminhamento por contrato (vs. encaminhamento pelo paciente) em pessoas com gonorréia

Saúde sexual
Notificação do parceiro

	• Oferecer uma opção entre o encaminhamento pelo prestador do serviço de saúde e pelo paciente (em comparação com oferecer apenas encaminhamento pelo paciente) em pessoas com HIV
Efetividade desconhecida	• Assistência a distância em pessoas com clamídia
	• Assistência a distância em pessoas com gonorréia
	• Assistência a distância em pessoas com HIV
	• Assistência a distância em pessoas com sífilis
	• Encaminhamento pelo paciente em pessoas com sífilis
	• Encaminhamento pelo prestador do serviço de saúde em pessoas com gonorréia
	• Encaminhamento por contrato em pessoas com clamídia
	• Encaminhamento por contrato em pessoas com HIV

O que pode ser feito para melhorar a efetividade do encaminhamento pelo paciente?	
Efetividade desconhecida	• Adição de mensagens por telefone e cartões de contato ao encaminhamento pelo paciente
	• Encaminhamento pelo paciente por diferentes tipos de profissionais de saúde
	• Panfletos informativos
	• Vídeos educacionais

Data da pesquisa: abril de 2006

DEFINIÇÃO A notificação do parceiro é um processo em que os parceiros sexuais de pessoas com um diagnóstico de infecção sexualmente transmissível são informados sobre sua exposição à infecção. Os principais métodos são o encaminhamento pelo paciente, o encaminhamento pelo prestador do serviço de saúde, o encaminhamento por contrato e a assistência a distância.

INCIDÊNCIA/PREVALÊNCIA Uma grande proporção de pessoas com infecções sexualmente transmissíveis não terá sintomas nem sinais de infecção. Por exemplo, 22 a 68% dos homens com gonorréia que foram identificados por meio da notificação do parceiro estavam assintomáticos. A notificação do parceiro é uma das duas estratégias para atingir esses indivíduos; o rastreamento é a outra estratégia. O manejo da infecção em pessoas com mais de um parceiro sexual provavelmente terá maior impacto na disseminação das doenças sexualmente transmissíveis.

PROGNÓSTICO Não encontramos estudos mostrando que a notificação do parceiro resulte em um benefício de saúde aos parceiros atuais ou futuros das pessoas infectadas. Obter essas evidências seria técnica e eticamente difícil. Um ECR em mulheres assintomáticas comparou identificar, testar e tratar as mulheres em risco aumentado de infecção cervical por clamídia com realizar o cuidado habitual (as mulheres visitavam o prestador do serviço de saúde quando necessário). O ECR constatou que essa estratégia reduzia a incidência de doença inflamatória pélvica em comparação com o cuidado habitual (RR 0,44, IC 95% 0,2 a 0,9). Essa evidência sugere que a notificação do parceiro, que também visa identificar e tratar as pessoas que não estão conscientes da infecção, forneceria um benefício direto de saúde aos parceiros que estão infectados.

Saúde sexual

Vaginose bacteriana

M. Riduan Joesoef e George Schmid

PONTOS-CHAVE

- A vaginose bacteriana é caracterizada por um grande número de bactérias anaeróbias na vagina, causando um corrimento cinza e com odor de peixe em metade das mulheres com esse agravo. Porém, os agentes causais específicos não são conhecidos, e ela pode melhorar espontaneamente.

  A vaginose bacteriana é muito comum, especialmente em mulheres que usam dispositivos contraceptivos intra-uterinos, com parceiros novos ou múltiplos, e em lésbicas.

  A vaginose bacteriana está associada com um aumento de complicações na gestação, endometrite e riscos aumentados de infecção por HIV.

- O tratamento antibiótico com metronidazol e clindamicina aumenta as taxas de cura em comparação com placebo em mulheres não-gestantes.

  O uso intravaginal de clindamicina pode reduzir os efeitos adversos sistêmicos, mas tem sido associado com colite leve a grave e candidíase vaginal.

  Não sabemos qual é o regime antibiótico mais efetivo, nem quais devem ser os efeitos do tratamento a longo prazo.

  Mais de 50% das mulheres podem ter recorrência dentro de dois meses do tratamento antibiótico.

- Em mulheres gestantes com vaginose bacteriana, os antibióticos orais ou vaginais em geral não têm mostrado reduzir as complicações da gestação, embora os estudos tenham gerado resultados conflitantes.

  Os estudos que usaram doses mais altas de antibióticos, e nos quais os tratamentos iniciaram mais precocemente na gestação, têm maior probabilidade de mostrar um benefício.

  O tratamento de mulheres com vaginose bacteriana clinicamente duvidosa pode aumentar os riscos de parto pré-termo e baixo peso ao nascer.

- O tratamento do parceiro sexual masculino com metronidazol ou clindamicina não reduz o risco de recorrência na mulher.

- Em mulheres com vaginose bacteriana que irão se submeter a aborto cirúrgico, os antibióticos podem reduzir o risco de doença inflamatória pélvica subseqüente, mas não sabemos se os antibióticos são benéficos antes de outros procedimentos.

(i) **Consulte www.clinicalevidence.bmj.com para texto integral e referências.**

Quais são os efeitos dos diferentes regimes antibacterianos em mulheres não-gestantes com vaginose bacteriana sintomática nas taxas de cura e alívio dos sintomas?

Benéficos	• Tratamento antibacteriano com metronidazol ou clindamicina (benefício a curto prazo)

Quais são os efeitos dos tratamentos antibacterianos em mulheres gestantes para reduzir os desfechos adversos da gestação e prevenir complicações neonatais?

Provavelmente benéficos	• Tratamento antibacteriano (exceto clindamicina intravaginal) em mulheres gestantes que tiveram um parto pré-termo prévio
Efetividade desconhecida	• Tratamento antibacteriano na gestação de baixo risco

Saúde sexual
Vaginose bacteriana

Provavelmente inefetivos ou que causam danos	• Creme de clindamicina intravaginal

Tratar os parceiros masculinos previne a recorrência?

Provavelmente inefetivos ou que causam danos	• Tratar o parceiro sexual masculino com metronidazol ou clindamicina (não reduz o risco de recorrência na mulher)

Quais são os efeitos do tratamento antes de procedimentos ginecológicos?

Provavelmente benéficos	• Tratamento antibacteriano oral ou intravaginal antes de aborto cirúrgico
Efetividade desconhecida	• Tratamento antibacteriano antes de procedimentos ginecológicos exceto aborto

Data da pesquisa: março de 2004

DEFINIÇÃO A vaginose bacteriana é uma doença microbiana caracterizada por uma alteração na flora bacteriana da vagina de uma predominância de espécies de *Lactobacillus* para altas concentrações de bactérias anaeróbias. A condição é assintomática em 50% das mulheres infectadas. As mulheres com sintomas têm uma secreção vaginal excessiva branca a cinzenta, ou com odor fétido, ou ambos; o odor pode ser particularmente notável durante a relação sexual. O diagnóstico clínico comumente praticado exige três de quatro características: a presença de células do tipo *clue cells* na microscopia; uma secreção homogênea aderente às paredes vaginais; pH do líquido vaginal maior do que 4,5; e um odor de peixe de aminas na secreção vaginal antes ou depois da adição de hidróxido de potássio a 10%. Alguns especialistas preferem outros métodos diagnósticos (p. ex., coloração de Gram das secreções vaginais), particularmente em situação de pesquisa. A coloração de Gram usando critérios de Nugent classifica a flora da vagina em três categorias – normal, intermediária e flora consistente com vaginose bacteriana. A flora vaginal anormal inclui flora intermediária e vaginose bacteriana.

INCIDÊNCIA/PREVALÊNCIA A vaginose bacteriana é a causa infecciosa mais comum de vaginite, sendo cerca de duas vezes mais comum do que a candidíase. Prevalências de 10 a 61% foram relatadas entre mulheres não-selecionadas em uma variedade de situações. Os dados sobre a incidência são limitados, mas um estudo verificou que, em um período de dois anos, 50% das mulheres que usavam dispositivo contraceptivo intra-uterino tiveram no mínimo um episódio, bem como 20% das mulheres que usavam contraceptivos orais. A vaginose bacteriana é particularmente prevalente entre lésbicas.

ETIOLOGIA/FATORES DE RISCO A causa da vaginose bacteriana não é completamente compreendida. Os fatores de risco incluem parceiros sexuais novos ou múltiplos e início precoce de relação sexual, mas nenhum microrganismo causal demonstrou ser transmitido entre os parceiros. O uso de dispositivo contraceptivo intra-uterino e de duchas também foi relatado como fator de risco. A infecção parece ser mais comum perto da menstruação.

PROGNÓSTICO O curso da vaginose bacteriana varia e não é bem compreendido. Sem tratamento, os sintomas podem persistir ou melhorar em mulheres gestantes e em não-gestantes. A recorrência após o tratamento ocorre em cerca de um terço das mulheres. Uma história de vaginose bacteriana está associada com taxas aumentadas de complicações da gestação: baixo peso ao

(continua)

(continuação)

nascer; parto pré-termo (RC agrupada de 10 estudos de coorte: 1,8, IC 95% 1,5 a 2,6); trabalho de parto pré-termo; ruptura prematura das membranas; aborto tardio; corioamnionite; endometrite após parto normal (8,2% vs. 1,5%; RC 5,6, IC 95% 1,8 a 17,2); endometrite após cesariana (55% vs. 17%; RC 5,8, IC 95% 3 a 10,9); e cirurgia do trato genital. As mulheres que tiveram um parto pré-termo prévio estão especialmente em risco de complicações na gestação, com um risco sete vezes maior de parto pré-termo (24/428 [5,6%] em todas as mulheres vs. 10/24 [41,7%] nas mulheres com parto pré-termo prévio). A vaginose bacteriana também pode aumentar o risco de aquisição e transmissão do HIV.

Saúde sexual
Verrugas genitais

Henry W. Buck Jr.

PONTOS-CHAVE

- As verrugas genitais externas são crescimentos epidérmicos benignos sexualmente transmissíveis causados pelo papilomavírus humano (HPV) que ocorrem nas regiões anogenitais de mulheres e de homens.

    Cerca de 50 a 60% das mulheres sexualmente ativas com idade entre 18 e 49 anos foram expostas a infecção pelo HPV, mas apenas 10 a 15% terão verrugas genitais. As verrugas são mais comuns em pessoas com disfunções do sistema imune; nas pessoas com função imune adequada, cerca de um terço pode melhorar espontaneamente.

    Algumas lesões, particularmente as pigmentadas, devem ser biopsiadas para descartar displasia severa ou melanoma, mas as verrugas genitais externas raramente progridem para câncer, se é que o fazem.

- O imiquimod em creme a 1% e 5% aumenta a eliminação das verrugas em comparação com placebo em pessoas sem HIV, mas não sabemos se é efetivo em pessoas com HIV.

    O creme de imiquimod a 5% pode ter maior probabilidade de eliminar as verrugas, mas aumenta a irritação local em comparação com o creme de imiquimod a 1%.

- O interferon tópico aumenta a eliminação das verrugas em quatro semanas em comparação com placebo.

    O interferon tópico é preferível ao interferon sistêmico, o qual não tem mostrado consistentemente ser efetivo, é caro e está associado com efeitos adversos graves.

    Não sabemos se o interferon intralesional é efetivo, embora consuma tempo e seja caro.

- A podofilotoxina é mais efetiva do que placebo e provavelmente tão efetiva quanto a podofilina na eliminação das verrugas genitais, e pode ser mais fácil de usar.

    A podofilina pode conter compostos mutagênicos, e a sua formulação não é padronizada, de maneira que a podofilotoxina é o tratamento preferido, apesar do risco de queimação local e sangramento.

- Existe consenso de que os ácidos bi e tricloroacético e a crioterapia são tratamentos efetivos para verrugas genitais externas, embora não tenhamos encontrado estudos que os comparem com placebo.

- A excisão cirúrgica (tesoura) e a eletrocirurgia podem ser efetivas na eliminação das verrugas genitais em seis meses em comparação com nenhum tratamento, mas não sabemos se a cirurgia a *laser* também é efetiva.

- As vacinas são efetivas na prevenção de infecção e doença pelo HPV em mulheres jovens.

    Não sabemos se as vacinas são efetivas em outras pessoas que não as mulheres jovens.

- Não sabemos se o uso de preservativos reduz a disseminação da infecção pelo HPV e as verrugas genitais.

(i) Consulte www.clinicalevidence.bmj.com para texto integral e referências.

Quais são os efeitos dos tratamentos para verrugas genitais externas?	
Benéficos	- Imiquimod em pessoas sem HIV - Interferon tópico - Podofilotoxina

Saúde sexual

Verrugas genitais

Provavelmente benéficos	• Ácido bi e tricloroacético*
	• Crioterapia*
	• Eletrocirurgia
	• Excisão cirúrgica (tão efetiva quanto podofilina para eliminar as verrugas; mais efetiva do que podofilina para prevenir a recorrência)
	• Podofilina (provavelmente tão efetiva quanto podofilotoxina ou excisão cirúrgica)*
Efetividade desconhecida	• Cirurgia a *laser*
	• Imiquimod em pessoas com HIV
	• Interferon intralesional
Provavelmente inefetivos ou que causam danos	• Interferon sistêmico

Quais são os efeitos das intervenções para prevenir a transmissão das verrugas genitais externas?

Provavelmente benéficos	• Vacinas
Efetividade desconhecida	• Preservativos

Data da pesquisa: fevereiro de 2007

*Nenhum ECR controlado com placebo; classificação baseada em consenso.

DEFINIÇÃO As verrugas genitais externas são crescimentos epidérmicos benignos nas regiões anogenitais externas. Há quatro tipos morfológicos: verrugas condilomatosas, ceratóticas, papulares e planas. As verrugas genitais externas são causadas pelo papilomavírus humano (HPV). **Diagnóstico**: A maioria das verrugas genitais externas é diagnosticada pela inspeção. Alguns médicos aplicam ácido acético a 5% (vinagre branco) para ajudar a visualização das lesões, já que ele produz a chamada alteração "acetobranca" e, de forma mais importante, define os padrões vasculares característicos das verrugas genitais externas. Contudo, a alteração "acetobranca" também ocorre em condições que não as verrugas genitais externas, de maneira que diagnósticos diferenciais devem ser considerados. Algumas lesões, particularmente as pigmentadas, devem ser biopsiadas para descartar displasia severa ou melanoma.

INCIDÊNCIA/PREVALÊNCIA Nos Estados Unidos em 2004, as verrugas genitais externas foram responsáveis por mais de 310.000 visitas iniciais a consultórios médicos privados. Nos Estados Unidos, estima-se que 1% dos homens e das mulheres sexualmente ativos de 18 a 49 anos tenham verrugas genitais externas. Acredita-se que as lesões externas e cervicais causadas pelo HPV sejam a doença sexualmente transmissível mais prevalente entre pessoas de 18 a 25 anos de idade. Nos Estados Unidos, de 50 a 60% das mulheres de 18 a 25 anos são positivas para DNA de HPV, mas somente 10 a 15% apresentam verrugas genitais. Por volta dos 50 anos, pelo menos 80% das mulheres terão contraído infecção genital por HPV. Cerca de 6,2 milhões de americanos contraem uma nova infecção genital por HPV a cada ano.

(continua)

(continuação)

ETIOLOGIA/FATORES DE RISCO As verrugas genitais externas são causadas pelo HPV e transmitidas sexualmente. Elas são mais comuns em pessoas com função imune diminuída. Embora mais de 100 tipos de HPV tenham sido identificados, cerca de um terço deles encontrados nas regiões anogenitais, a maioria das verrugas genitais externas em pessoas imunocompetentes é causada pelo HPV dos tipos 6 e 11.

PROGNÓSTICO A capacidade de eliminar e permanecer livre de verrugas genitais externas é uma função da imunidade celular. Em pessoas imunocompetentes, o prognóstico em termos de eliminar e de evitar recorrências é bom, mas as pessoas com imunidade celular diminuída (p. ex., pessoas com HIV e AIDS) têm grande dificuldade de obter e manter a eliminação das verrugas. Sem tratamento, as verrugas genitais externas podem permanecer inalteradas, aumentar de tamanho ou de número e, em cerca de um terço, melhorar completamente. Estudos clínicos constataram que pode haver recorrências, as quais podem exigir tratamento repetido. As verrugas genitais externas raramente progridem, se é que progridem, para câncer. A papilomatose respiratória recorrente (PRR), uma doença rara e algumas vezes com risco para a vida, ocorre em filhos de mulheres com história de verrugas genitais. Sua raridade torna difícil projetar estudos que avaliem se o tratamento em gestantes altera o risco.

Índice

NOTA
Ao procurar uma classe de drogas, o leitor é aconselhado a também buscar exemplos específicos daquela classe de drogas em que entradas adicionais podem ser encontradas. A situação inversa também se aplica.

Índice

Abecarnil, transtorno de ansiedade generalizada, 609-610
Ablação endometrial com caneta, fibróides, 542-544
Ablação ovariana, câncer de mama, 519, 523-524
Ablação transuretral com agulha, hiperplasia prostática benigna, 577-578
Aborto recorrente, 412-413
  tratamentos, 412-413
    síndrome antifosfolipídeo, 412-413
Abridores dos canais de potássio, angina, 49-50
Abrigos, violência doméstica, 566-567
ABVD, tratamento de linfoma de Hodgkin, 151, 152
ABVPP, tratamento de linfoma de Hodgkin, 153-154
Acamprosato, zumbido, 146-147
Acetato de alumínio, gotas de, otite externa, 137-138
Acetazolamida, mal das altitudes, 357
Aciclovir
  citomegalovírus (CMV), 434-435
  herpes simples (HSV)
    com infecção por HIV, 434-435
    herpes genital, 635, 636
    herpes labial, 106, 107
    ocular, 220-221
  nevralgia pós-herpética, 282
  paralisia de Bell, 361-362
  vírus varicela-zoster (VZV), 435
    varicela, 289-291
Ácido acético, otite externa, 137-138
Ácido azelaico, acne vulgar, 93
Ácido bicloroacético, verrugas genitais, 643-644
Ácido bórico, candidíase vulvovaginal, 528-530
Ácido folínico, câncer colorretal, 165-166
Ácido fumárico, derivados do, psoríase, 120-121
Ácido fusídico, MRSA, 279-280
Ácido glicólico, rugas, 122-123
Ácido láctico, rugas, 122-123
Ácido nicotínico, dislipidemia em diabetes, 33-35
Ácido salicílico
  psoríase, 119-121
  verrugas, 125
Ácido tranexâmico, menorragia, 551

Ácido tricloroacético, verrugas genitais, 643-644
Acitretina
  lúpus eritematoso sistêmico, 328-329
  psoríase, 120-121
Acne vulgar, 93-94
  tratamentos orais, 93, 94
  tratamentos tópicos, 93
Aconselhamento
  atividade física, 72-73
  cólica infantil, 462-463
  depressão, 600
    depressão pós-natal, 417-418
  disfunção erétil, 575
  epilepsia, 352
  transtorno de estresse pós-traumático, 611-612
  violência doméstica, 566-567
Acrivastina, rinite alérgica sazonal, 141
Acupressão
  dismenorréia, 534
  náuseas e vômitos durante a gestação, 426
Acupuntura
  cefaléia do tipo tensional, 343-344
  cotovelo de tenista, 299-300
  dismenorréia, 534-535
  distonia, 346-347
  doença falciforme, 148-150
  dor cervical, 301-302
  dor lombar, 304-309
  enurese noturna, 478-479
  hérnia de disco lombar, 323-324
  náuseas e vômitos durante a gestação, 426
  nevralgia do trigêmeo, 359-360
  osteoartrite
    joelho, 330-331
    quadril, 332-333
  psoríase, 119
  síndrome do túnel do carpo, 338-339
  síndrome pré-menstrual, 561, 562
  zumbido, 146-147
Adalimumabe, artrite reumatóide, 294, 295
Adapaleno, acne vulgar, 93
Adenoidectomia
  amigdalite, 130
  otite média com efusão, 497-499
Adolescentes
  depressão, 475-477
  diabetes tipo 1, 27
  obesidade, 492-493

Índice

Adrenalina
  bronquiolite, 457-458
  crupe, 471, 472
  parada cardíaca, 86-87
  parada cardiorrespiratória, 500-501
Afeto, manejo de, transtorno de estresse pós-traumático, 611-612
Agentes antimotilidade, diarréia, 251-253
Agentes anti-secretores, diarréia, 251-253
Agentes hiperosmolares, bronquiectasia, 385-386
Agnus castus, sintomas da menopausa, 564-565
Agonistas adrenérgicos, incontinência de estresse, 545-546
Agonistas beta$_2$
  asma, 449-452, 382-384
  bronquiectasia, 385-386
  bronquite, 368-369
  crupe, 471, 472
  doença pulmonar obstrutiva crônica, 390
  trabalho de parto pré-termo, 428, 429
Agonistas do hormônio liberador de gonadotrofina, infertilidade, 548-549
Agonistas do receptor 5HT$_4$, síndrome do cólon irritável, 198-199
Agonistas dopaminérgicos
  distonia, 345-346
  doença de Parkinson, 348-349
Alarmes de enurese, 478-479
Albumina
  icterícia neonatal, 484
  insuficiência renal aguda, 230, 231
Albuminúria, insuficiência renal crônica e, 234
Alcalóides da vinca, câncer de mama, 520
Alcatrões
  dermatite seborréica, 99
  psoríase, 119-121
Álcool, consumo de
  aborto recorrente e, 412-413
  gota e, 320-321
Alefacept, psoríase, 119-121
Alendronato, prevenção de fraturas em mulheres pós-menopáusicas, 334-335
Alfa, antitripsina, doença pulmonar obstrutiva crônica, 390, 391
Alfabloqueadores
  diabetes e, 40-41
  envenenamento por organofosforados, 397-398
  hiperplasia prostática benigna, 577-578
  prevenção de DCV, 81
  prostatite, 579-581
Alfacalcidol, prevenção de fraturas em mulheres pós-menopáusicas, 334-335
Alginato de sódio, refluxo gastresofágico, 502-503

Alginatos
  queimaduras, 404-405
  refluxo gastresofágico, 180, 181
Alho, candidíase vulvovaginal, 528-530
Alilaminas, pé-de-atleta, 116
Alopurinol
  gota, 320-321
  prostatite, 579-581
Alosetron, síndrome do cólon irritável, 198-199
Alprazolam
  síndrome pré-menstrual, 561, 562
  zumbido, 146-147
Alprostadil, disfunção erétil, 575-576
Alvimopan, constipação em pessoas com prescrição de opióides, 17-19
Alzheimer, doença de, 592-594
Amamentação ao peito
  eczema atópico e, 101-103
  prevenção de hemorragia pós-parto, 423
  síndrome da morte súbita do lactente e, 509-510
  transmissão de HIV e, 437
Amantadina
  doença de Parkinson, 348-349
  esclerose múltipla, 354-355
  influenza, 267-268
Ambliopia, 207-208
  detecção precoce, 207-208
  tratamentos, 207-208
Amigdalectomia, 130
Amigdalite, 130-131
Amigdalo-hipocampectomia, epilepsia, 351, 352
Aminofilina, insuficiência renal aguda, 230, 231
Aminoglicosídeos, insuficiência renal aguda, 230, 231
Aminossalicilatos, doença de Crohn, 174-176
Amiodarona
  fibrilação atrial, 58-60
  insuficiência cardíaca, 65-66
  prevenção de DCV, 83, 84
  taquiarritmias ventriculares, 86-87
Amisulprida, esquizofrenia, 603-604
Amitriptilina
  cefaléia do tipo tensional, 343-344
  nevralgia pós-herpética, 282
  síndrome do cólon irritável, 198
Amnioinfusão, ruptura prematura de membranas, 429
Amodiaquina, malária, 273, 274
  prevenção em viajantes, 275-276
Amolecedores de cera, 132-133
Amolecedores fecais, 465
Amorolfina, infecções fúngicas das unhas dos pés, 108-110
Amoxicilina
  bronquite, 368-369
  clamídia genital, 629, 630

Índice

pielonefrite, 553-554
sinusite, 143, 144
Amoxicilina mais ácido clavulânico
  bronquite, 368-369
  sinusite, 143, 144
Ampicilina
  clamídia genital, 629
  pielonefrite, 553-554
Analgésicos
  veja também analgésicos específicos
  cãibras nas pernas, 297-298
  cólica renal aguda, 239
  dismenorréia, 534
  doença falciforme, 148-150
  dor cervical, 301-302
  dor lombar, 304, 307
  dor no ombro, 310
  hérnia de disco lombar, 323-324
  nevralgia pós-herpética, 282, 283
  osteoartrite
    joelho, 330-331
    quadril, 332-333
  otite média, 494, 495
  pancreatite, 193-195
  parto, 414
    pré-eclâmpsia e, 431, 432
  pielonefrite, 553-555
  resfriado comum, 377
  úlceras aftosas, 624-628
Análise comportamental aplicada, autismo, 453, 454
Análogos da gonadorelina
  câncer de mama, 518-519
  dor mamária, 537-538
  endometriose, 539-540
  fibróides, 542-544
  menorragia, 551-552
  síndrome pré-menstrual, 561, 562
Análogos do hormônio liberador de hormônio luteinizante *veja* Análogos da gonadorelina
Anaquinra, artrite reumatóide, 294, 295
Anecortave, acetato de, degeneração macular relacionada à idade, 214-216
Anestesia
  dor plantar no calcanhar, 313-314
  fratura de quadril, 318
  herpes labial, 106, 107
  nevralgia pós-herpética, 282, 283
  prevenção de infecção pulmonar pós-operatória, 25
  redução de dor durante coleta de sangue em lactentes, 460-461
Anfotericina B
  candidíase orofaríngea, 619, 620
  insuficiência renal aguda, 230, 231
Angina
  estável, 49-50
  instável, 51-52

tratamentos invasivos, 51-52
tratamentos medicamentosos, 49-52
Angioplastia transluminal percutânea (ATP)
  doença arterial periférica, 53
  infarto agudo do miocárdio, 61
  prevenção de DCV, 83-85, 69-71, 36-38
Anlodipino, fenômeno de Raynaud, 315-316
Anorexia nervosa, 583-585
  manejo de complicações, 583-585
  tratamentos, 583-585
Ansiolíticos, anorexia nervosa, 583-585
Antagonistas 5HT$_1$ *veja* Triptanos
Antagonistas do hormônio liberador de gonadotrofina, infertilidade, 548-549
Antagonistas do receptor 5HT$_3$
  náuseas e vômitos com câncer e outras condições crônicas, 22-24
Antagonistas do receptor 5HT$_4$
  síndrome do cólon irritável, 198-199
Antagonistas do receptor de aldosterona, insuficiência cardíaca, 64-65
Antagonistas do tromboxano alfa, úlceras venosas das pernas, 409-411
Antagonistas dopaminérgicos, distonia, 345-346
Antagonistas H$_2$
  efeitos adversos de AINEs e, 292-293
  refluxo gastresofágico, 502-503, 180, 181
Antagonistas opióides, asfixia perinatal e, 447-448
Antiácidos, refluxo gastresofágico, 180, 181
Antiarrítmicos
  veja também drogas específicas
  insuficiência cardíaca, 64-66
  prevenção de DCV, 83, 84
  taquiarritmias ventriculares, 86-87
Anticoagulação
  AVC e, 67, 69-71
  insuficiência cardíaca, 65-66
  prevenção de DCV, 83, 84, 69-71
  tromboembolismo, 88-90
Anticolinérgicos
  bronquiectasia, 385-386
  distonia, 345-346
  doença de Menière, 134-135
  doença pulmonar obstrutiva crônica, 390
  enurese noturna, 478-479
Anticonvulsivantes
  veja também drogas específicas
  asfixia perinatal e, 447-448
  convulsões febris, 466-468
  distonia, 345-346
  pré-eclâmpsia, 432
  síndrome de ardência bucal, 625-626
  trauma cranioencefálico, 363-365
Antidepressivos
  veja também drogas específicas
  anorexia nervosa, 583-585

Índice

bulimia nervosa, 589-591
depressão, 475-477, 597-600
  depressão pós-natal, 417
dor cervical, 301-302
dor lombar, 307
hérnia de disco lombar, 323-324
síndrome da fadiga crônica, 336-337
síndrome de ardência bucal, 625-626
síndrome do cólon irritável, 198
sintomas da menopausa, 564-565
transtorno bipolar, 606-608
transtorno de ansiedade generalizada, 609
transtorno de estresse pós-traumático, 611-613
transtorno de pânico, 614-616
zumbido, 146-147
Antidepressivos tricíclicos
  veja também drogas específicas
  anorexia nervosa, 583-585
  bulimia nervosa, 589-590
  cefaléia do tipo tensional, 343-344
  depressão, 475-477, 597-598
  enurese noturna, 478-479
  nevralgia pós-herpética, 282, 283
  transtorno bipolar, 606
  transtorno de estresse pós-traumático, 612-613
  transtorno de pânico, 614-616
  transtorno obsessivo-compulsivo, 617-618
Antieméticos, enxaqueca, 480-481
Antiepilépticos
  veja também drogas específicas
  cãibras nas pernas, 297-298
  epilepsia, 351, 352
  nevralgia do trigêmeo, 359-360
  retirada, 351, 352
  transtorno de estresse pós-traumático, 611-612
Antiespasmódicos
  doença diverticular do cólon, 178-179
  esclerose múltipla, 354
  síndrome do cólon irritável, 198
Antiestrogênicos, câncer de mama, 518-519
Antifúngicos
  veja também drogas específicas
  candidíase orofaríngea, 619, 620
  infecções das unhas dos pés, 108-110
  otite externa, 137-138
  pé-de-atleta, 116
Anti-hipertensivos
  veja também Pressão arterial, redução da; Hipertensão; drogas específicas
  diabetes e, 36
  na gestação, 431, 432
  prevenção de DCV, 81, 36
  transtorno de estresse pós-traumático, 611-612

Anti-histamínicos
  bronquite, 368-369
  náuseas e vômitos
    com câncer e outras condições crônicas, 22-24
    durante a gestação, 426
  otite média com efusão, 497-499
  resfriado comum, 377
  rinite alérgica sazonal, 141
  sinusite, 143, 144
  transtornos do sono em crianças, 513-515
Antiinflamatórios não-esteróides (AINEs), 292-293
  cólica renal aguda, 239
  cotovelo de tenista, 299-300
  co-tratamentos para reduzir os efeitos adversos gastrintestinais, 292-293
  demência, 592-593
  dismenorréia, 534
  dor cervical, 301-302
  dor de garganta, 370
  dor lombar, 304, 307
  dor mamária, 537-538
  dor no ombro, 310, 311
  dor plantar no calcanhar, 313-314
  efeitos da erradicação de *H. pylori*, 189-191
  endometriose, 539-541
  enxaqueca, 480-481
  fibróides, 542-544
  gota, 320-321
  hérnia de disco lombar, 323-324
  lúpus eritematoso sistêmico, 327
  menorragia, 551
  osteoartrite
    joelho, 330-331
    quadril, 332-333
  pielonefrite, 553-555
  prostatite, 579-581
  síndrome do túnel do carpo, 338-339
  síndrome pré-menstrual, 561, 562
  tópicos, 292-293
  uveíte, 225
Antimaláricos
  veja também Malária
  artrite reumatóide, 294, 295
Antimuscarínicos, náuseas e vômitos com câncer e outras condições crônicas, 22-24
Antioxidantes
  asfixia perinatal e, 447-448
  degeneração macular relacionada à idade, 214-215
  pancreatite, 193
  pré-eclâmpsia, 431, 432
  prevenção de DCV, 75-77, 83-85
Antipiréticos, convulsões febris, 466
Antiplaquetários
  veja também agentes específicos
  AVC e, 69

Índice

doença arterial periférica, 53
insuficiência cardíaca, 65-66
prevenção de DCV, 84, 69-71, 37
prevenção de pré-eclâmpsia, 431
profilaxia perioperatória em fratura de quadril, 317, 318
Antipsicóticos
automutilação deliberada, 586-587
distonia, 345-346
esquizofrenia, 603-605
lúpus eritematoso sistêmico, 328-329
náuseas e vômitos com câncer e outras condições crônicas, 22-24
transtorno de ansiedade generalizada, 609
transtorno obsessivo-compulsivo, 617-618
Anti-sépticos
MRSA e, 279-281
otite média supurativa crônica, 139-140
sangramentos nasais em crianças, 504
Antitussígenos, bronquite, 368-369
Antivirais
veja também drogas específicas
herpes genital, 635-637
herpes labial, 106-107
herpes simples ocular, 220-221
influenza, 267-268
nevralgia pós-herpética, 282
paralisia de Bell, 361-362
Antraciclinas, câncer de mama, 518-519, 522-524
Aparelhos auditivos, zumbido, 146-147
Apendicectomia, 163-164
Apendicite, 163-164
tratamentos, 163-164
Apnéia do sono, 200-202
tratamentos, 200-201
Apoio de decisão computadorizado, tromboembolismo, 88, 90
Apoios lombares, dor lombar, 304-309
Apomorfina, disfunção erétil, 575
Aromatase, inibidores seletivos da, câncer de mama, 518-519
Arroz, solução de reidratação oral preparada em água de, diarréia, 251-253
Arteeter, malária, 271
Artemeter, malária, 271
Artemeter-lumefantrina, malária, 273, 274
Artemisinina, malária, 271, 273
Artesunato, malária, 271, 273
Artrite, *veja* Osteoartrite; Artrite reumatóide
Artrite reumatóide, 294-296
tratamentos medicamentosos, 294, 295
Artrodese, joanete, 325-326
Artroplastia, fratura de quadril, 318
Artroplastia de Keller, joanete, 325-326
Asfixia perinatal, 447-448
Asfixia perinatal, 447-448
intervenções, 447-448

Asma, 382-384
crianças, 449-452
com sibilância, 449-452
profilaxia, 449-450
tratamentos, 449-450
tratamentos em adultos, 382-384
asma aguda, 382-384
asma crônica, 382-383
Aspiração com agulha, pneumotórax, 375-376
Aspirina
aborto recorrente, 412-413
angina, 51
AVC e, 67, 69-71
dismenorréia, 534
doença falciforme, 148-150
infarto agudo do miocárdio, 61
prevenção de DCV, 83, 84, 36, 37
prevenção de pré-eclâmpsia, 431
úlceras venosas das pernas, 409-411
Assistência a distância, doenças sexualmente transmissíveis, 634, 639
Assoalho pélvico, estimulação elétrica do, incontinência de estresse, 545-546
Astemizol, rinite alérgica sazonal, 141-142
Atenolol
prevenção de pré-eclâmpsia, 431
tremor essencial, 366, 367
Atividade física
veja também Exercícios
prevenção de DCV, 72-74
obesidade e, 492-493
Atomoxetina, transtorno de déficit de atenção/hiperatividade, 511
Atosiban, trabalho de parto pré-termo, 428, 429
Atovaquona
pneumonia por *P. carinii*, 434-435, 442
toxoplasmose, 434-435
Atovaquona-proguanil, malária: prevenção em viajantes, 275-276
Atropina, envenenamento por organofosforados, 397-398
Ausência, crises de, em crianças, 469-470
tratamentos, 469
Autism Pre-school Programme, 453, 454
Autismo, 453-456
intervenção multidisciplinar, 453, 454
tratamentos, 453-456
Auto-ajuda
bulimia nervosa, 590-591
depressão, 475-477
transtorno de pânico, 614-616
Auto-insuflação, otite média com efusão, 497-499
Automutilação deliberada, 586-588
tratamentos, 586-588
Avanço tarsal, tracoma, 223

Índice

AVC
  veja também Doença cardiovascular
  manejo, 67-68
    cuidado especializado, 67
    tratamento cirúrgico para hematoma intracerebral, 67, 68
    tratamento clínico, 67-68
  prevenção, 69-71
    com fibrilação atrial, 69-71
Azatioprina
  artrite reumatóide, 294, 295
  doença de Crohn, 174-176
  esclerose múltipla, 354-355
Azelastina, rinite alérgica sazonal, 141
Azevém, extrato de pólen de, hiperplasia prostática benigna, 577-578
Azitromicina
  clamídia genital, 629, 630
  doença por complexo *M. avium* (MAC), 434-435
  MRSA, 279-280
  pneumonia por *P. carinii*, 434-435
Azóis, pé-de-atleta, 116
Baclofeno
  esclerose múltipla, 354-355
  nevralgia do trigêmeo, 359-360
  zumbido, 146-147
Balão intra-aórtico, contrapulsação com, choque cardiogênico, 61-62
Balneoterapia, psoríase, 119-121
Banda gástrica, 246, 247
Banhos de assento, prostatite, 579-581
Barbitúricos
  delírio no final da vida, 20
  trauma cranioencefálico, 363-364
  tremor essencial, 366
BEACOPP, tratamento de linfoma de Hodgkin, 151, 153-154
Beclometasona, asma, 450
Bendamustina, mieloma múltiplo, 160
Benzidamina, hidrocloreto de, síndrome de ardência bucal, 625-626
Benzoato de benzila, escabiose, 104
Benzodiazepínicos
  cefaléia do tipo tensional, 343-344
  delírio no final da vida, 20
  demência, 592-594
  distonia, 345-346
  doença de Menière, 134-135
  envenenamento por organofosforados, 397-398
  insônia em idosos, 203
  náuseas e vômitos com câncer e outras condições crônicas, 22-24
  transtorno de ansiedade generalizada, 609
  transtorno de estresse pós-traumático, 611-612
  transtorno de pânico, 614-616
  transtornos do sono em crianças, 513-515
  tremor essencial, 366, 367
  zumbido, 146-147
Betabloqueadores
  veja também drogas específicas
  angina, 49-52
  diabetes e, 36, 40-41
  enxaqueca, 480-481
  fibrilação atrial, 55
  hipertensão na gestação, 431
  infarto agudo do miocárdio, 61
  insuficiência cardíaca, 64-66
  prevenção de DCV, 81, 83, 84, 36
  tremor essencial, 366, 367
Betacaroteno
  degeneração macular relacionada à idade, 214-215
  prevenção de DCV, 75-76, 83-85
Beta-histina, doença de Menière, 134-135
Betametasona, dermatite seborréica, 99, 100
Beta-sitosterol, extrato da planta, hiperplasia prostática benigna, 577-578
Bicarbonato de sódio
  envenenamento por organofosforados, 397-399
  insuficiência renal aguda, 231
  parada cardiorrespiratória, 500-501
Bifonazol
  dermatite seborréica, 99
  pé-de-atleta, 116
Bifosfonados
  metástases de câncer de mama, 518-520
  tratamento de mieloma múltiplo, 159-161
Biofeedback
  cefaléia do tipo tensional, 343-344
  constipação, 464-465, 171-172
  distonia, 346-347
  dor cervical, 301-302
  dor lombar, 304-309
  epilepsia, 352
  prostatite, 579-581
  térmico, enxaqueca, 480-481
Biofeedback eletromiográfico
  cefaléia do tipo tensional, 343-344
  dor lombar, 304-309
Biópsia de linfonodo sentinela
  câncer de mama, 522-524
  melanoma maligno, 113, 114
Biópsia ovariana em cunha, infertilidade, 548-550
Bisacodil, constipação, 171-173
  em pessoas com prescrição de opióides, 17-18
Bismuto, subsalicilato de, diarréia, 251-253
Black cohosh, sintomas da menopausa, 564-565

Índice

Bleomicina
  câncer de testículo, 572
  verrugas, 125
Bloqueadores do receptor da angiotensina II
  diabetes e, 36, 40-41, 44, 45
  insuficiência cardíaca, 64-66
  insuficiência renal crônica, 234
  prevenção de DCV, 83, 84, 36
Bloqueadores dos canais de cálcio
  angina, 49-52
  asfixia perinatal e, 447-448
  AVC, 68
  diabetes e, 36, 40-41
  fibrilação atrial, 55
  fissura anal, 182
  infarto agudo do miocárdio, 61-62
  insuficiência cardíaca, 64-66
  insuficiência renal aguda, 230, 231
  prevenção de DCV, 81, 83, 84, 36
  trabalho de parto pré-termo, 428, 429
  tremor essencial, 366, 367
Bloqueios nervosos
  dor no ombro, 310, 311
  fratura de quadril, 318
  nevralgia do trigêmeo, 359-360
  pancreatite, 193-195
Bortezomibe, mieloma múltiplo, 159-161
Braquiterapia, câncer de próstata, 568
Bretílio, taquiarritmias ventriculares, 86-87
Brofaromina, transtorno de estresse pós-traumático, 612
Bromexina, bronquiectasia, 385-386
Bromocriptina, dor mamária, 537-538
Bromperidol, decanoato de, esquizofrenia, 603-604
Bronfeniramina, rinite alérgica sazonal, 141
Bronquiectasia, 385-386
  tratamentos, 385-386
Bronquiolite, 457-459
  prevenção de transmissão em hospital, 457-458
  profilaxia, 457-458
  tratamentos, 457-459
Bronquite, 368-369
  tratamentos, 368-369
Brotizolam, insônia em idosos, 203
Budesonida
  crupe, 471, 472
  doença de Crohn, 174-175
  otite externa, 137-138
Bulimia nervosa, 589-591
  descontinuação do tratamento em remissão, 589-591
  tratamentos, 589-591
Buprenorfina, dependência de opióides, 595-596
Buspirona
  síndrome pré-menstrual, 561, 562
  transtorno de ansiedade generalizada, 609
  transtorno de pânico, 614-616
Butenafina, infecções fúngicas das unhas dos pés, 108-110
Butirofenonas, náuseas e vômitos com câncer e outras condições crônicas, 22-24
Butoconazol, candidíase vulvovaginal, 528-529
Bypass, cirurgia de
  bypass gástrico, 246, 247
  doença arterial periférica, 53
  prevenção de DCV, 83-85, 36-38
Bypass gástrico, 246, 247
Câibras nas pernas, 297-298
  tratamentos, 297-298
    durante a gestação, 297-298
Calçados terapêuticos, úlceras de pé diabético, 42
Calcanhar, dor no *veja* Dor plantar no calcanhar
Cálcio
  veja também Sais de cálcio
  pancreatite, 193
  prevenção de DCV, 81-82
  prevenção de fraturas em mulheres pós-menopáusicas, 334-335
  prevenção de pré-eclâmpsia, 431
  síndrome pré-menstrual, 561, 563
Calcipotriol, psoríase, 119, 121
Calcitonina, prevenção de fraturas em mulheres pós-menopáusicas, 334-335
Calcitriol, prevenção de fraturas em mulheres pós-menopáusicas, 334-335
Cálculos renais, 238-240
  intervenções para cólica renal aguda, 238, 239
  remoção, 238-239
Calor, terapia com
  dismenorréia, 534
  dor cervical, 301-302
  dor lombar, 304-306
  hérnia de disco lombar, 323-324
Camas com baixa perda de ar, úlceras de pressão, 406-408
Canabinóides, náuseas e vômitos com câncer e outras condições crônicas, 22-24
Câncer cervical, 516-517
  intervenções, 516-517
Câncer colorretal, 165-166
  rastreamento, 196-197
  tratamentos, 165-166
Câncer de estômago, 167-168
  erradicação de *H. pylori*, 189-191
  quimiorradioterapia adjuvante, 167-168
  ressecção cirúrgica radical *versus* conservadora, 167-168

Índice

Câncer de mama
  metastático, 518-521
    metástases cerebrais, 518-520
    metástases coróides, 518-520
    metástases na medula espinal, 518-520
    metástases ósseas, 518-520
    quimioterapia, 518-520
    tratamento hormonal, 518-519
  não-metastático, 522-525
    câncer de mama localmente avançado, 522-525
    carcinoma ductal *in situ*, 522-523
    tratamentos, 522-525
Câncer de ovário, 526-527
  quimioterapia, 526-527
  tratamentos cirúrgicos, 526-527
Câncer de próstata, 568-570
  tratamentos, 568-570
Câncer de pulmão, 387-389
  câncer de pulmão de pequenas células, tratamentos, 387-389
  câncer de pulmão não-pequenas células, tratamentos, 387-388
Câncer de testículo, 571-574
  tratamentos, 571-574
    quimioterapia de manutenção, 571-572
    seminoma estágio I, 571-572
    seminoma não-estágio I, 571-574
Candidíase orofaríngea, 619-621
  intervenções, 619-620
    com dentaduras, 619, 620
    com diabetes, 619, 620
    com HIV, 619, 620
    com tratamento imunossupressivo, 619
    em crianças, 619, 620
    resistência antifúngica às drogas e, 619, 620
Candidíase vulvovaginal, 528-530
  tratamento do parceiro masculino, 528-530
  tratamentos alternativos ou complementares, 528-530
  tratamentos medicamentosos, 528-530
Capecitabina, câncer de mama, 520
Capsaicina
  nevralgia pós-herpética, 282, 283
  osteoartrite
    joelho, 330-331
    quadril, 332-333
Capsulite adesiva, 310, 311
Captopril, nefropatia diabética, 45
Carbamazepina
  demência, 592-594
  epilepsia, 351, 352
  nevralgia do trigêmeo, 359-360
  transtorno bipolar, 606-607
  transtorno de estresse pós-traumático, 611-612

trauma cranioencefálico, 363-364
zumbido, 146-147
Carbazocromo, sulfonato sódico de, dengue, 248-249
Carbenoxolona, colutório de, úlceras aftosas, 624-628
Carbimazol, hipertireoidismo, 241
Carboplatina
  câncer de ovário, 526-527
  câncer de testículo, 572
Carboprost, prevenção de hemorragia pós-parto, 423, 424
Carcinoma ductal *in situ*, 522-523
Carcinoma epidermóide de pele, 95-96
  prevenção, 95
  radioterapia pós-operatória, 95, 96
  tratamento cirúrgico, 95
Carmustina, mieloma múltiplo, 160
Carvão ativado
  envenenamento por organofosforados, 397-398
  envenenamento por paracetamol, 400-401
Cáscara, constipação, 171-173
Caseína, dieta livre de, autismo, 453, 454
Catarata, 209-211
  tratamento cirúrgico, 209-211
    com glaucoma, 209-211
    com retinopatia diabética, 209-211
Catárticos, envenenamento por organofosforados, 397-399
Catecol-O-metiltransferase (COMT), inibidor da, doença de Parkinson, 348-349
Cateterismo cardíaco, angina, 51-52
Cateterização de artéria pulmonar, choque cardiogênico, 61-62
Cateterização tubária, infertilidade, 548-550
Cauterização, sangramento nasal, 504
Cauterização com nitrato de prata, sangramentos nasais, 504
Caxumba, 505-508
  vacinação, 505
Cefaclor, cistite, 531-532
Cefaléia crônica do tipo tensional, 343-344
  veja também Enxaqueca; Nevralgia do trigêmeo
  tratamentos medicamentosos, 343-344
  tratamentos não-medicamentosos, 343-344
Cefalosporinas
  bronquite, 368-369
  gonorréia, 633
  sinusite, 143, 144
Celulite, 97-98
  prevenção de recorrência, 97
  tratamentos, 97
Cera no ouvido, 132-133
  métodos de remoção, 132-133

Índice

Ceratite
  epitelial, 220-221
  estromal, 220-221
Ceratite epitelial, 220-221
Ceratite estromal, 220-221
Ceratolíticos, psoríase, 120-121
Cerclagem cervical, prevenção de parto pré-termo, 428
Cesariana
  parto pré-termo, 428, 429
  transmissão de herpes genital e, 635, 636
  transmissão de HIV e, 437-438
Cetirizina, rinite alérgica sazonal, 141
Cetoconazol
  candidíase orofaríngea, 619
  dermatite seborréica, 99, 100
  infecções fúngicas das unhas dos pés, 108-110
  síndrome dos ovários policísticos, 559
Cetorolaco, doença falciforme, 148-150
Child's Talk, 453, 454
ChlVPP/EVA, tratamento de linfoma de Hodgkin, 151, 153-154
CHOP 14, tratamento de linfoma não-Hodgkin, 156
CHOP 21, tratamento de linfoma não-Hodgkin, 156
Choque cardíaco com corrente direta
  fibrilação atrial, 58-59
  parada respiratória, 500-501
Choque cardiogênico, 61-62
  tratamentos, 61-62
Chupetas
  redução de dor durante coleta de sangue em lactentes, 460-461
  síndrome de morte súbita do lactente e, 509-510
Ciclofenil, infertilidade, 548-549
Ciclofosfamida
  artrite reumatóide, 294, 295
  câncer de mama, 523-525
  mieloma múltiplo, 160
Ciclopirox
  infecções fúngicas das unhas dos pés, 108-110
  pé-de-atleta, 116
Ciclosporina
  artrite reumatóide, 294, 295
  doença de Crohn, 174-176
  psoríase, 119-121
Cilostazol, doença arterial periférica, 53-54
Cimetidina, verrugas, 125
Cinacalcet, doença renal terminal, 228
Cinarizina
  doença de Menière, 134-135
  zumbido, 146-147
Ciproeptadina, anorexia nervosa, 583-584

Ciprofloxacina
  clamídia genital, 629
  MRSA, 279-280
  tuberculose, 286-287
Ciproterona acetato-etinilestradiol, síndrome dos ovários policísticos, 559
Cirurgia bariátrica, 246, 247
Cirurgia de *bypass* coronariano (CABG), prevenção de DCV, 83-85, 36-38
Cirurgia venosa superficial, úlceras venosas das pernas, 409-411
Cisaprida, refluxo gastresofágico, 180
Cisplatina
  câncer de ovário, 526-527
  câncer de pulmão, 387-388
  câncer de testículo, 572
Cistite, 531-533
  prevenção de recorrência, 531-532
Citalopram
  bulimia nervosa, 589-590
  depressão, 475-476
  transtorno obsessivo-compulsivo, 617-618
Citicolina, AVC, 68
Citomegalovírus (CMV), com infecção por HIV, 434-436
Clamídia, infecção por
  genital, 629-630
    com gonorréia, 633
    notificação do parceiro, 634, 639
    tratamentos, 629-630
  tracoma, 223-224
Claritromicina
  clamídia genital, 629
  doença por complexo *M. avium* (MAC), 434-435
  MRSA, 279-280
Clindamicina
  acne vulgar, 93
  clamídia genital, 629, 630
  MRSA, 279-280
  vaginose bacteriana, 640-641
Clindamicina-primaquina, pneumonia por *P. carinii*, 442
Clobetasol, propionato de, dermatite seborréica, 99, 100
Clobetasona, butirato de, dermatite seborréica, 99, 100
Clodronato, prevenção de fraturas em mulheres pós-menopáusicas, 334-335
Clofazimina
  doença por complexo *M. avium* (MAC), 434-435
  hanseníase, 259-260
Clomifeno, infertilidade, 548-549
Clomipramina
  síndrome do cólon irritável, 198
  síndrome pré-menstrual, 561, 562
  transtorno obsessivo-compulsivo, 617-618

Clonazepam
   crises de ausência em crianças, 469
   nevralgia do trigêmeo, 359-360
   síndrome de ardência bucal, 625-626
   transtorno bipolar, 606-607
Clonidina
   dependência de opióides, 595-596
   envenenamento por organofosforados, 397-398
   sintomas da menopausa, 564-565
   transtorno de déficit de atenção/hiperatividade, 511
   tremor essencial, 366, 367
Clopidogrel
   angina, 51
   prevenção de DCV, 83, 36, 37
Cloral, transtornos do sono em crianças, 513-515
Cloreto de sódio
   cãibras nas pernas, 297-298
   insuficiência renal aguda, 230, 231
Clorexidina
   queimaduras, 404-405
   úlceras aftosas, 624-628
Clorexidina-neomicina, MRSA, 279-281
Cloroquina
   lúpus eritematoso sistêmico, 327-329
   malária: prevenção em viajantes, 275-276
Cloroquina-proguanil, malária: prevenção em viajantes, 275-276
Clorpromazina
   esquizofrenia, 603-604
   transtorno bipolar, 606-607
Clotrimazol
   candidíase orofaríngea, 619
   candidíase vulvovaginal, 528-529
   pé-de-atleta, 116
Clozapina, esquizofrenia, 603-605
Co-dantrusato/co-dantramer, constipação em pessoas com prescrição de opióides, 17-18
Codeína, doença falciforme, 148-150
Codeína, fosfato de
   enxaqueca, 480-481
Colares, tratamento de dor cervical, 301-302
Colchicina, gota, 320-321
Colecistectomia, 169-170
Colecistite, 169-170
   tratamentos, 169-170
Colectomia segmentar, 175
Colesterol, redução do
   veja também Terapia hipolipemiante
   dislipidemia em diabetes, 33-37
   prevenção de AVC, 69-71
   prevenção de DCV, 75-76, 78-80, 83, 84, 36, 37
Coleta de sangue em lactentes, 460-461
   intervenções para reduzir a dor, 460-461

Cólica
   do lactente, 462-463
      tratamentos, 462-463
   renal aguda, 238, 239
Cólica renal aguda, 238, 239
Colóides, dengue, 248-249
Colonoscopia, 196-197
Colpopexia, prolapso genital, 556
Colpopexia sacral abdominal, prolapso genital, 556
Colporrafia, prolapso genital, 556, 557
Colpossuspensão, incontinência de estresse, 545-547
Colpossuspensão à Burch, prolapso genital, 556, 557
Colpossuspensão retropúbica aberta, incontinência de estresse, 545-547
Complexo toxina botulínica A-hemaglutinina
   fissura anal, 182
   tremor essencial, 366
Compressão cíclica
   prevenção de trombose venosa profunda, 317, 318
   úlceras venosas das pernas, 410-411
Compulsões
   veja também Transtorno obsessivo-compulsivo
Condroitina, osteoartrite
   joelho, 330-331
   quadril, 332-333
Cones vaginais, incontinência de estresse, 545-546
Conização da cérvice, câncer cervical, 516
Conjuntivite, 212-213
   tratamento antibiótico, 212-213
Conjuntivite bacteriana, 212-213
   tratamento antibiótico, 212-213
Constipação, 171-173
   crianças, 464-465
      impacção fecal, 464-465
   em pessoas com prescrição de opióides, 17-19
      tratamentos, 17-19
   intervenções no estilo de vida, 171-172
   tratamentos, 464-465, 171-173
Contraceptivos orais combinados
   dismenorréia, 534-535
   endometriose, 539-540
   menorragia, 551
   síndrome pré-menstrual, 561, 562
Contra-irritantes, nevralgia pós-herpética, 282, 283
Contraste, meio de, insuficiência renal aguda, 230, 231
Controle glicêmico
   adolescentes, 27
   diabetes tipo 1, 27-29

Índice

diabetes tipo 2, 30-32
nefropatia diabética, 44, 45
prevenção de DCV, 36, 37
Convulsões
  crises de ausência, 469-470
  febris, 466-468
Convulsões febris, 466-468
  redução do risco subseqüente de epilepsia, 466-468
  tratamento anticonvulsivante a longo prazo, 466
  tratamento durante episódios, 466
COPP/ABVD, tratamento de linfoma de Hodgkin, 153-154
Corticosteróides
  aborto recorrente, 412-413
  artrite reumatóide, 294, 295
  asfixia perinatal e, 447-448
  asma, 449-452
  bronquiolite, 457-459
  cotovelo de tenista, 299-300
  crupe, 472
  dengue, 248-249
  doença de Crohn, 174-175
  doença falciforme, 148-150
  doença meningocócica, 256-258
  doença pulmonar obstrutiva crônica, 390, 391
  dor de garganta, 370
  dor lombar, 307
  dor no ombro, 310, 311
  dor plantar no calcanhar, 313-314
  eczema atópico, 101-102
  esclerose múltipla, 354-355
  gota, 320-321
  hérnia de disco lombar, 323-324
  herpes simples ocular, 220
  hiperêmese gravídica, 426
  lúpus eritematoso sistêmico, 327-329
  metástases de câncer de mama, 520
  mieloma múltiplo, 159-160
  náuseas e vômitos com câncer e outras condições crônicas, 22-24
  nevralgia pós-herpética, 282
  osteoartrite de joelho, 330
  otite externa, 137-138
  otite média com efusão, 497-499
  otite média supurativa crônica, 139-140
  paralisia de Bell, 361-362
  parto pré-termo, 428, 429
  pneumonia por *P. carinii*, 442
  psoríase, 119-121
  rinite alérgica sazonal, 141
  síndrome da angústia respiratória aguda, 379-380
  síndrome da fadiga crônica, 336-337
  síndrome do túnel do carpo, 338-339
  sinusite, 143, 144
trauma cranioencefálico, 363-365
tuberculose, 444, 445
úlceras aftosas, 624-628
uveíte, 225
vitiligo, 127-128
Corticotrofinas
  esclerose múltipla, 354-355
  gota, 320-321
  hiperêmese gravídica, 426, 427
Cotovelo de tenista, 299-300
  tratamentos, 299-300
Cotrimoxazol
  cistite, 531-532
  MRSA, 279-281
  otite externa, 137-138
  pielonefrite, 553-554
  piolho da cabeça, 117-118
  pneumonia por *P. carinii*, 434-435, 442
  prostatite, 579
  toxoplasmose, 434-435
COX-2, inibidores da, 292-293
  osteoartrite
  quadril, 332-333
Cranberry, suco de, cistite, 531-532
Crianças
  veja também Neonatos
  amigdalite, 130
  apendicite, 163
  asma, 449-452
  autismo, 453-456
  bronquiolite, 457-459
  candidíase orofaríngea, 619, 620
  caxumba, 505-508
  coleta de sangue em lactentes, 460-461
  cólica, 462-463
  constipação, 464-465
  convulsões febris, 466-468
  crises de ausência, 469-470
  crupe, 471-474
  dengue, 248-250
  depressão, 475-477
  doença meningocócica, 256-258
  eczema atópico, 101-103
  enurese noturna, 478-479
  enxaqueca, 480-481
  gastrenterite, 482-483
  infecção do trato urinário, 486-489
  joanete, 325-326
  malária: prevenção em viajantes, 275-276
  obesidade, 492-493
  otite média aguda, 494-496
  otite média com efusão, 497-499
  otite média supurativa crônica, 139-140
  parada cardiorrespiratória, 500-501
  refluxo gastresofágico, 502-503
  rubéola, 505-508
  sangramento nasal, 504

sarampo, 505-508
sibilância, 449-452
síndrome da morte súbita do lactente (SMSL), 509-510
transtorno de déficit de atenção/hiperatividade, 511-512
transtornos do sono, 513-515
varicela, 289-291
vitiligo, 127-128
Crioterapia
nevralgia do trigêmeo, 359-360
verrugas, 125
verrugas genitais, 643-644
Cristalóides, dengue, 248-249
Cromoglicato de sódio, asma, 449-450
Crotamiton, escabiose, 104
Crupe, 471-474
tratamento da insuficiência respiratória iminente, 471-473
tratamento do crupe leve, 471
tratamento do crupe moderado a grave, 471, 472
Cuidado antenatal, prevenção de parto prétermo, 428
Cuidado perineal durante parto, 414-416
intervenções cirúrgicas intraparto, 414-415
intervenções não-cirúrgicas intraparto, 414-415
métodos de reparo de laceração e episiotomia, 414-416
Curativos
nevralgia pós-herpética, 282
queimaduras, 404-405
úlceras de pé diabético, 42, 43
úlceras de pressão, 406-408
úlceras venosas das pernas, 409-411
CVPP, tratamento de linfoma de Hodgkin, 151, 152
Dacarbazina, melanoma maligno, 111-112
Danazol
dor mamária, 537-538
endometriose, 539-540
menorragia, 551-552
síndrome pré-menstrual, 561, 562
Dapsona, hanseníase, 259-260
Daptomicina, MRSA, 279-280
Darbepoetina, doença renal terminal, 227, 228
Decanoato de haloperidol, esquizofrenia, 603-604
DEET, malária: prevenção em viajantes, 275-276
Degeneração macular relacionada à idade, 214-216
prevenção de progressão, 214-215
tratamentos, 214-216
Degeneração macular relacionada à idade, 214-216

Delírio no final da vida, 20-21
intervenções, 20
Demência, 592-594
tratamento dos sintomas cognitivos, 592-594
tratamento dos sintomas comportamentais e psicológicos, 592-594
Demência vascular, 592-594
Dengue, 248-250
Dengue hemorrágica, 248-250
tratamentos, 248-250
Dente de siso impactado, 622
extração profilática, 622
Depressão, 597-599
veja também Transtorno bipolar; Depressão pós-natal
crianças e adolescentes, 475-477
redução da taxa de recaída, 597-600
tratamentos, 475-477, 597-602
tratamento da depressão resistente, 597-599
Depressão pós-natal, 417-419
tratamentos medicamentosos, 417
tratamentos não-medicamentosos, 417-418
Derivação biliopancreática, 246, 247
Dermatite seborréica, 99-100
tratamentos, 99-100
Derme humana cultivada, úlceras de pé diabético, 42, 43
Dermoabrasão, rugas, 122-123
Desbridamento
herpes simples ocular, 220
infecções fúngicas das unhas dos pés, 108-110
mordeduras de mamíferos, 402-403
úlceras de pé diabético, 42, 43
úlceras de pressão, 406-408
úlceras venosas das pernas, 409-411
Descompressão biliar, pancreatite, 193-195
Descompressão de pseudocistos, pancreatite, 193-195
Descompressão do nervo facial, 361-362
Descompressão ductal, pancreatite, 193-195
Descompressão microvascular
distonia, 345-347
nevralgia do trigêmeo, 359-360
Descongestionantes
crupe, 471, 472
otite média com efusão, 498-499
prevenção de dor de ouvido durante viagem de avião, 136
resfriado comum, 377
rinite alérgica sazonal, 141
sinusite, 143, 144
Desfibrilação
insuficiência cardíaca, 64-66
parada cardíaca, 86-87
parada cardiorrespiratória, 500-501

Índice

Desfibriladores cardíacos implantáveis, insuficiência cardíaca, 64-66
Desipramina
  bulimia nervosa, 589-590
  enurese noturna, 478-479
  síndrome do cólon irritável, 198
Desloratadina, rinite alérgica sazonal, 141
Desmopressina, enurese noturna, 478-479
Desnervação periférica seletiva, distonia, 345-347
Dessensibilização dos movimentos dos olhos e reprocessamento, transtorno de estresse pós-traumático, 611-612
Destruição endometrial
  fibróides, 542-544
  menorragia, 551-552
    afinamento endometrial prévio, 551-552
  síndrome pré-menstrual, 561, 563
Dexametasona
  crupe, 471, 472
  esclerose múltipla, 354-355
  mal das altitudes, 357
  malária, 271, 272
  mieloma múltiplo, 160
  náuseas e vômitos com quimioterapia, 22-23
Dexanfetamina, sulfato de, transtorno de déficit de atenção/hiperatividade, 511
Dextrometorfano, nevralgia pós-herpética, 282, 283
Diabetes
  candidíase orofaríngea e, 619, 620
  controle glicêmico, 27-32, 36, 37
  dislipidemia em, 33-37
  prevenção de DCV, 36-39
  tipo 1, 27-29
    adolescentes, 27
  tipo 2, 30-32
  tratamento de hipertensão, 36, 40-41
    níveis-alvo de pressão arterial, 36, 40-41
Diálise
  doença renal terminal, 227
  insuficiência renal aguda, 230, 231
Diarréia, 251-253
  veja também Disenteria amebiana; Gastrenterite
  tratamentos, 251-253
    em países em desenvolvimento, 251-253
Diatermia
  dor lombar, 305-306
  torção de tornozelo, 341-342
Diazepam, hiperêmese gravídica, 426, 427
Diclofenaco, cólica renal aguda, 239
Didrogesterona, endometriose, 539-540
Dieta mediterrânea, prevenção de DCV, 75-77, 83, 84
Dietilpropiona, obesidade, 246
Difenidramina, insônia em idosos, 203, 204

Diflunisal, doença falciforme, 148-150
Digoxina
  fibrilação atrial, 58-60, 55
  insuficiência cardíaca, 64-66
Diidroartemisinina, malária, 271
Dilatação anal
  constipação, 464-465
  fissura anal, 182, 183
Dilatação e curetagem, menorragia, 551-552
Diltiazem
  fenômeno de Raynaud, 315-316
  fibrilação atrial, 58-60
  fissura anal, 182
Dimeticona, piolho da cabeça, 117-118
Dinitroclorobenzeno, verrugas, 125
Discectomia, 323-324
Disenteria amebiana, 254-255
  tratamentos medicamentosos, 254-255
Disfunção erétil, 575-576
  tratamentos, 575-576
Dislipidemia, 78
  veja também Terapia hipolipemiante
  em diabetes, 33-35
    intervenções, 33-34-35
  prevenção de DCV, 78-80
Dismenorréia, 534-536
  tratamentos, 534-535
Disopiramida, prevenção de DCV, 84
Dispepsia, erradicação de *H. pylori*, 189-192
Dispositivo intra-uterino
  profilaxia antibiótica antes da inserção, 631-632
  sistema intra-uterino de levonorgestrel, fibróides, 542-544
Dispositivos a vácuo, disfunção erétil, 575
Dispositivos de assistência ventricular, choque cardiogênico, 61-62
Dispositivos mascaradores de zumbido, 146-147
Dispositivos orais, apnéia do sono, 200, 201
Dissonias, crianças, 513-515
Distensão anal, 182, 183
Distonia, 345-347
  tratamentos cirúrgicos, 345-347
  tratamentos físicos, 345-347
  tratamentos medicamentosos, 345-346
Ditranol, psoríase, 119-121
Diuréticos
  diabetes e, 36, 40-41
  doença de Menière, 134-135
  dor mamária, 537-538
  insuficiência renal aguda, 230-232
  prevenção de DCV, 81, 36
  síndrome do túnel do carpo, 338-339
Diverticulite, 178-179
Diverticulose, 178-179
Docetaxel
  câncer de ovário, 526-527

Índice

Docusato, constipação, 172-173
  pessoas com prescrição de opióides, 17-18
Doença arterial coronariana, 83
Doença arterial periférica, 53-54
  tratamentos, 53-54
Doença cardiovascular (DCV), 37-38
  veja também formas específicas de doença
  prevenção com diabetes, 36-39
    cessação do tabagismo, 36
    controle da pressão arterial, 36
    controle glicêmico, 36, 37
    revascularização, 36-38
    tratamento antiplaquetário, 36, 37
    tratamento de dislipidemia, 36, 37
  prevenção primária, 75-74
    dislipidemia, 78-80
    hipertensão, 81-82
  prevenção secundária, 83-85
    procedimentos de revascularização, 83-85
    redução da pressão arterial, 83, 84
    redução do colesterol, 83, 84
    tratamentos medicamentosos, 83, 84
    tratamentos não-medicamentosos, 83-85
Doença de Crohn, 174-177
  intervenções cirúrgicas, 174-175
  intervenções no estilo de vida, 174-175
  manutenção de remissão, 174-176
  tratamentos clínicos, 174-175
Doença de Menière, 134-135
  prevenção de crises e progressão da doença, 134-135
  tratamentos, 134-135
Doença diverticular do cólon, 178-179
  prevenção de complicações, 178-179
  tratamentos, 178-179
Doença falciforme, 148-150
  prevenção de crises, 148-150
  tratamento da dor nas crises, 148-150
Doença inflamatória pélvica, 631-632
  profilaxia antes de inserção de dispositivo intra-uterino, 631-632
  tratamento, 631-632
Doença meningocócica, 256-258
  prevenção, 256-257
  tratamento, 256-258
Doença pulmonar obstrutiva crônica (DPOC), 390-392
  intervenções não-medicamentosas, 390, 391
  tratamento medicamentoso de manutenção, 390-391
Doença renal terminal (DRT), 227-229
  diálise, 227
  prevenção de complicações, 227, 228
Doenças sexualmente transmissíveis
  veja também doenças específicas
  infecção por HIV e, 439-440
  notificação do parceiro, 634-639

Domperidona
  náuseas e vômitos durante a gestação, 426
  refluxo gastresofágico, 502-503
Donepezil, demência, 592-594
Dopamina
  asfixia perinatal e, 447-448
  insuficiência renal aguda, 230-232
Dor cervical, 301-303
  tratamentos, 301-303
    com radiculopatia, 301-303
    lesão em chicote, 301-302
Dor de garganta, 370-371
  intervenções para a prevenção de complicações, 370, 371
  intervenções para a redução dos sintomas, 370
Dor lombar baixa
  veja também Hérnia de disco lombar
  aguda, 304-306
    injeções locais, 304-306
    tratamentos medicamentosos orais, 304
    tratamentos não-medicamentosos, 304-306
  crônica, 307-309
    terapia com injeção, 307
    tratamentos medicamentosos orais, 307
    tratamentos não-medicamentosos, 307-309
Dor lombar *veja* Hérnia de disco lombar; Dor lombar baixa
Dor mamária, 537-538
  tratamentos, 537-538
Dor no ombro, 310-312
  injeções locais, 310, 311
  tratamentos cirúrgicos, 310, 311
  tratamentos medicamentosos orais, 310
  tratamentos medicamentosos tópicos, 310, 311
  tratamentos não-medicamentosos, 310, 311
Dor plantar no calcanhar e fasciite, 313-314
  tratamentos, 313-314
Doxepina, síndrome do cólon irritável, 198
Doxiciclina
  acne vulgar, 93, 94
  clamídia genital, 629
  malária: prevenção em viajantes, 275-276
  MRSA, 279-280
  sinusite, 143, 144
Doxorrubicina, câncer de mama, 519
Drenagem torácica, pneumotórax, 375-376
Drogas antitireóide, hipertireoidismo, 241
Ducha, candidíase vulvovaginal, 528-530
Duloxetina, incontinência de estresse, 545-546
Early Bird Programme, 454
Ebastina, rinite alérgica sazonal, 141
EBVP, tratamento de linfoma de Hodgkin, 151, 152

Índice

ECA, inibidores da, *veja* Inibidores da enzima conversora da angiotensina (ECA)
Eclâmpsia, 432
Econazol, nitrato de, pé-de-atleta, 116
Eczema atópico, 101-103
   intervenções dietéticas, 101-103
   prevenção primária, 101-103
   redução de alérgenos, 101-103
   tratamentos clínicos, 101-102
Efalizumabe, psoríase, 119, 120-121
Efavirenz, infecção por HIV, 439-440
Eletrocirurgia, verrugas genitais, 643-645
Eletroconvulsoterapia
   depressão, 475-477, 597-598
   transtorno obsessivo-compulsivo, 617-618
Eletroterapia
   dor no ombro, 311
   úlceras de pressão, 406-408
Eliminação extracorpórea, envenenamento por organofosforados, 397-399
Embolia pulmonar, 88-90
Embolização, varicocele, 582
Emetina, disenteria amebiana, 254-255
Emolientes
   dermatite seborréica, 99, 100
   eczema atópico, 101-102
   psoríase, 119-121
Encainida, prevenção de DCV, 84
Encaminhamento por contrato, doenças sexualmente transmissíveis, 634
Endarterectomia carotídea, prevenção de AVC, 69-71
Endometrioma, 539-541
Endometriose, 539-541
   tratamentos cirúrgicos, 539-541
   tratamentos clínicos, 539-541
   tratamentos hormonais, 539-541
   tratamentos para infertilidade, 548-550
Enemas, constipação, 465, 171-173
   pessoas com prescrição de opióides, 17-19
Enoxaparina, infarto agudo do miocárdio, 61
Entrópio, 223
Enurese noturna, 478-479
   intervenções, 478-479
Enxaqueca
   em crianças, 480-481
      profilaxia, 480-481
      tratamentos, 480-481
Enxerto de pele, úlceras venosas das pernas, 409-411
Enzimas digestivas, autismo, 453, 454
Epilepsia, 351-353
   tratamentos, 351-352
      após convulsão única, 351
      epilepsia resistente a drogas, 351, 352
      monoterapia, 351-352
      suspensão do tratamento, 351, 352

      tratamentos cirúrgicos, 351, 352
      tratamentos comportamentais/psicológicos, 351, 352
Epinefrina *veja* Adrenalina
Episiotomia, 414-416
Eplerenona, insuficiência cardíaca, 65-66
Epoetina alfa, mieloma múltiplo, 159-161
Equinácea
   resfriado comum, 377
Equivalente de pele humana, úlceras de pé diabético, 42, 43
Ergometrina, prevenção de hemorragia pós-parto, 423, 424
Ergot, compostos do, prevenção de hemorragia pós-parto, 423, 424
Erisipela, 97-98
   prevenção de recorrência, 97
   tratamentos, 97
Eritromicina
   acne vulgar, 93, 94
   clamídia genital, 629, 630
   MRSA, 279-280
Eritropoietina, doença renal terminal, 227, 228
Erlotinibe, 387-388
Erva-de-são-joão, depressão, 475-477, 597-599
   depressão pós-natal, 417
Escabiose, 104-105
   tratamentos, 104
Escala de coma de Glasgow, 363-365
Escaras do leito, *veja* Úlceras de pressão
Escitalopram, transtorno de ansiedade generalizada, 609
Esclerose múltipla, 354-356
   cuidado multidisciplinar, 354, 356
   melhora dos sintomas durante recidiva, 354-355
   redução das taxas de recidiva e incapacidade, 354-355
   tratamentos para espasticidade, 354-355
   tratamentos para fadiga, 354-355
Escleroterapia
   veja também Escleroterapia com injeção
   varicocele, 582
Escleroterapia com injeção
   veja também Escleroterapia
   hemorróidas, 184-185
   veias varicosas, 91-92
Escolas de coluna, 304-309
Esfincterotomia anal interna, 182, 183
Esofagite, 180, 181
Esparfloxacina, clamídia genital, 629
Espasticidade, tratamentos para, em esclerose múltipla, 354-355
Espessantes de alimentos, refluxo gastresofágico, 502-503
Espiramicina, toxoplasmose, 284-285

Índice

Espironolactona
  insuficiência cardíaca, 65-66
  síndrome dos ovários policísticos, 559
  síndrome pré-menstrual, 561, 562
Esquema Portage, autismo, 453, 454
Esquizofrenia, 603-605
  melhora da adesão ao tratamento, 603-605
  redução da taxa de recaída, 603-605
  tratamentos de segunda linha, 603-605
  tratamentos medicamentosos, 603-605
Estanozolol, úlceras venosas das pernas, 410-411
Estatinas
  demência, 592-594
  dislipidemia em diabetes, 33-37
  doença arterial periférica, 53-54
  insuficiência renal crônica, 234
  prevenção de DCV, 78, 83, 84, 36, 37
Estavudina, infecção por HIV, 439-440
Estenoplastia, 175
Ésteres de retinila, rugas, 122-123
Esteróides
  veja também Corticosteróides
  bronquiectasia, 385-386
  dermatite seborréica, 99, 100
  dor cervical com radiculopatia, 301-302
  dor lombar, 304-307
  otite externa, 137-138
Estimulação cerebral, doença de Parkinson, 348-349
Estimulação cerebral profunda do tálamo e do globo pálido, distonia, 345-347
Estimulação do nervo vago, epilepsia, 351, 352
Estimulação nervosa elétrica transcutânea (TENS)
  dismenorréia, 534
  dor cervical, 301-302
  dor lombar, 304-306
Estimulação ovariana, 548-550
Estimulantes da motilidade, refluxo gastresofágico, 180, 181
Estomatite da dentadura, 619-621
Estreptococos do grupo B, infecção, neonatos, 490-491
  profilaxia, 490
Estresse, manejo de, enxaqueca, 480-481
Estrogênio
  aborto recorrente, 412-413
  anorexia nervosa, 583-585
  demência, 592-594
  dor mamária, 538
  incontinência de estresse, 545-546
  prolapso genital, 556
  síndrome pré-menstrual, 561, 562
  sintomas da menopausa, 564-565
Esvaziamento axilar, câncer de mama, 522-524

Etambutol
  doença por complexo *M. avium* (MAC), 434-435
  tuberculose, 444, 286-288
Etanercept
  artrite reumatóide, 294, 295
  psoríase, 119-121
Etansilato, menorragia, 551
Etidronato, prevenção de fraturas em mulheres pós-menopáusicas, 334-335
Etoposide, câncer de testículo, 572
Etoricoxibe, gota, 320-321
Etossuximida, crises de ausência em crianças, 469
Etretinato, psoríase, 120-121
Eventos cardíacos isquêmicos *veja* Doença cardiovascular
Excisão mesorretal total, 165-166
Exercícios
  bronquiectasia, 385-386
  cãibras nas pernas, 297-298
  constipação e, 171-172
  cotovelo de tenista, 299-300
  depressão, 598-599
    depressão pós-natal, 417-418
  doença arterial periférica, 53
  doença falciforme, 148-149
  doença pulmonar obstrutiva crônica, 390, 391
  dor cervical, 301-302
  dor lombar, 304-309
  dor plantar no calcanhar, 313-314
  esclerose múltipla, 354-355
  exercícios para o assoalho pélvico, prolapso genital, 556
  fenômeno de Raynaud, 315-316
  hérnia de disco lombar, 323-324
  insônia em idosos, 203
  insuficiência cardíaca, 64-65
  insuficiência renal crônica, 234, 235
  osteoartrite
    joelho, 330
    quadril, 332-333
  prevenção de DCV, 72-73, 83, 84
  prevenção de fraturas em mulheres pós-menopáusicas, 334-335
  síndrome da fadiga crônica, 336-337
  síndrome do túnel do carpo, 338-340
  síndrome pré-menstrual, 561, 562
  transtornos do sono em crianças, 513-515
Exercícios para o assoalho pélvico
  incontinência de estresse, 545-546
  prolapso genital, 556
Expansão de volume plasmático, pré-eclâmpsia, 431, 432
Expansão pulmonar, prevenção de infecções pulmonares pós-operatórias, 25

Índice

Expectorantes, bronquite, 368-369
Exsangüineotransfusão
  icterícia neonatal, 484
  malária, 271, 272
Extinção, transtornos do sono em crianças, 513-515
Extração a vácuo, trauma perineal durante parto e, 414-415
Extração extracapsular faco, catarata, 209-211
Extração extracapsular manual, catarata, 209
Extração intracapsular, catarata, 209-211
Ezetimiba, dislipidemia, 33-35
Fadiga
  síndrome da fadiga crônica, 336-337
    tratamentos, 336-337
  tratamentos em esclerose múltipla, 354-355
Fanciclovir
  herpes genital, 635
  herpes simples com infecção por HIV, 435
  nevralgia pós-herpética, 282
  varicela, 289-291
Fasciite *veja* Dor plantar no calcanhar e fasciite
Fator de crescimento de queratinócitos, úlceras venosas das pernas, 410-411
Fator de crescimento derivado de plaquetas, úlceras venosas das pernas, 410-411
Fator estimulante de colônias de granulócitos-macrófagos, úlceras venosas das pernas, 409-411
Fatores de crescimento tópicos, úlceras de pé diabético, 42, 43
Fenelzina, transtorno de estresse pós-traumático, 612
Fenilefrina, sinusite, 143, 144
Fenilpropanolamina, incontinência de estresse, 545-546
Fenitoína
  epilepsia, 351, 352
  nevralgia do trigêmeo, 359-360
  trauma cranioencefálico, 363-364
  úlceras de pressão, 406-408
Fenobarbital
  convulsões febris, 466
  epilepsia, 351, 352
  tremor essencial, 366, 367
Fenobarbitona, malária, 271, 272
Fenoldopam, insuficiência renal aguda, 230, 231
Fenotiazinas
  delírio no final da vida, 20
  doença de Menière, 134-135
  náuseas e vômitos durante a gestação, 426
    com câncer e outras condições crônicas, 22-24
Fenotrina, piolho da cabeça, 117-118
Fentermina, obesidade, 246
Fentolamina, disfunção erétil, 575-576

Fertilização *in vitro*, 548-550
Fexofenadina, rinite alérgica sazonal, 141
Fibras, dieta rica em
  doença diverticular do cólon, 178-179
  manejo da constipação, 464-465, 171-172
  prevenção de DCV, 84-85
  síndrome do cólon irritável, 198-199
Fibratos
  dislipidemia em diabetes, 33-37
  insuficiência renal crônica, 234
  prevenção de DCV, 78, 84, 36, 37
Fibrilação atrial
  com hipertireoidismo, 243
  controle de freqüência cardíaca, 59-60, 55-57
  conversão para ritmo sinusal, 58-60
  crônica, 55-57
  início agudo, 58-60
  prevenção de AVC, 69-71
  prevenção de embolia, 58-59
Fibrilação ventricular, 87
Fibróides, 542-544
  tratamentos cirúrgicos, 542-544
  tratamentos clínicos, 542-544
    pré-operatórios, 542-544
Fibrose renal, crianças, 486, 488-489
Filtro solar
  herpes labial, 106
  lúpus eritematoso sistêmico, 327-329
  prevenção de carcinoma epidermóide da pele, 95
  prevenção de melanoma maligno, 113
  prevenção de rugas, 122
Filtros de veia cava, 88-89
Finasterida
  hiperplasia prostática benigna, 577-578
  síndrome dos ovários policísticos, 559
Fisioterapia
  distonia, 345-347
  doença de Parkinson, 348-349
  dor no ombro, 310, 311
  esclerose múltipla, 354-355
  osteoartrite do joelho, 330
  torção de tornozelo, 341-342
Fisostigmina, demência, 592-594
Fissura anal, 182-183
  tratamentos, 182-183
Fita vaginal livre de tensão, incontinência de estresse, 545-547
Fitoestrogênios, sintomas da menopausa, 564-565
Fixação óssea, métodos de
  fratura de quadril, 317-318
  joanete, 325-326
Flavonóides, úlceras venosas das pernas, 409-411
Flebectomia, 91-92

Flecainida
  fibrilação atrial, 58-59
  prevenção de DCV, 84
Floor Time, autismo, 454
Fluconazol
  candidíase orofaríngea, 619, 620
  candidíase vulvovaginal, 528-530
  com infecção por HIV, 434-435
  infecções fúngicas das unhas dos pés, 108-110
Flufenazina, decanoato de, esquizofrenia, 603-604
Flunarizina, tremor essencial, 366, 367
Fluorouracil
  câncer colorretal, 165-166
  câncer de mama, 523-525
Fluoxetina
  bulimia nervosa, 589-591
  depressão, 475-476
    depressão pós-natal, 417
  síndrome do cólon irritável, 198
  transtorno de estresse pós-traumático, 611-612
  transtorno obsessivo-compulsivo, 617-618
Flupentixol, injeções *depot*, automutilação deliberada, 586-587
Flurazepam, insônia em idosos, 203
Flutamida, síndrome dos ovários policísticos, 559
Fluvoxamina
  depressão, 475-476
  transtorno obsessivo-compulsivo, 617-618
Fonoforese, dor no ombro, 311
Formaldeído, verrugas, 125
Fotocoagulação
  degeneração macular relacionada à idade, 214-216
  hemorróidas, 184
  retinopatia diabética, 47
Fototerapia
  veja também Laser, terapia a; Terapia de luz ultravioleta
  depressão pós-natal, 417-418
  icterícia neonatal, 484
  insônia em idosos, 203
  psoríase, 119
  síndrome pré-menstrual, 561, 562
  transtornos do sono em crianças, 513-515
Fratura vertebral, prevenção em mulheres pós-menopáusicas, 334-335
Fraturas
  hipertireoidismo e, 243
  prevenção em mulheres pós-menopáusicas, 334-335
Frio, tratamento com
  veja também Gelo
  dor cervical, 301-302
  torção de tornozelo, 341-342

Frutas, consumo de, prevenção de DCV, 75-77
Fundoplicatura de Nissen, 180
GABA, agonistas do, AVC, 68
GABA, inibidores do, distonia, 345-346
Gabapentina
  crises de ausência em crianças, 469
  epilepsia, 352
  esclerose múltipla, 354-355
  nevralgia do trigêmeo, 359-360
  nevralgia pós-herpética, 282, 283
  transtorno bipolar, 606-607
  tremor essencial, 366, 367
Galantamina
  demência, 592-594
  síndrome da fadiga crônica, 336-337
Ganciclovir, citomegalovírus (CMV), 434-435
Gastrectomia, câncer de estômago, 167-168
Gastrectomia em manga, 246, 247
Gastrectomia subtotal, câncer de estômago, 167-168
Gastrenterite, crianças, 482-483
  tratamentos, 482-483
Gastroplastia com banda vertical, 246, 247
Gastrostomia de alívio, náuseas e vômitos com câncer e outras condições crônicas, 22-24
Gefitinibe, câncer de pulmão, 387-388
Gelo
  veja também Frio, tratamento com
  dor lombar, 305-306
  dor no ombro, 311
  hérnia de disco lombar, 323-324
Gengibre, náuseas e vômitos durante a gestação, 426, 427
Gestação
  veja também Gestação ectópica
  malária: prevenção em viajantes, 275-276
  náuseas e vômitos, 426-427
    hiperêmese gravídica, 426-427
    tratamentos, 426-427
  pré-eclâmpsia e hipertensão, 431-433
    intervenções, 431, 432
    prevenção, 431
  tratamento de cãibras nas pernas, 297-298
  tratamento de herpes genital, 635, 636
  tratamento de infecção por clamídia genital, 629, 630
  tratamento de toxoplasmose, 284-285
  tratamento de vaginose bacteriana, 640-641
Gestação ectópica, 420-422
  tratamentos, 420-421
Gestrinona
  dor mamária, 537-538
  endometriose, 539-540
Ginkgo biloba
  demência, 592-593
  mal das altitudes, 357
  zumbido, 146-147

Índice

Ginseng, disfunção erétil, 575
Glatiramer, acetato de, esclerose múltipla, 354-355
Glaucoma, 217-219
   cirurgia de catarata e, 209-211
   tratamentos, 217-219
      glaucoma agudo de ângulo fechado, 217-219
      glaucoma de ângulo aberto, 217
      glaucoma de tensão normal, 217-219
      hipertensão ocular, 217
Glicina, antagonistas da, AVC, 68
Glicopeptídeos, MRSA, 279-280
Glicopirrônio, brometo de, envenenamento por organofosforados, 397-398
Glicoproteína IIb/IIIa, inibidores da
   angina, 51
   infarto agudo do miocárdio, 61-62
   prevenção de DCV, 83, 84, 36-38
Glicose sangüínea, monitorização da, 27, 28, 30-32
   veja também Controle glicêmico
Glomerulonefrite lúpica, 328-329
Glucosamina
   osteoartrite
      joelho, 330-331
      quadril, 332-333
Glutaraldeído, verrugas, 125
Glúten, dieta livre de, autismo, 453, 454
Goeckerman, tratamento, psoríase, 119, 121
Gonadotrofina coriônica humana, aborto recorrente, 412-413
Gonadotrofinas, infertilidade, 548-549
Gonorréia, 633-634
   notificação do parceiro, 634, 639
   tratamentos, 633
      com infecção por clamídia, 633
Gorduras, dieta pobre em
   dor mamária, 537-538
   prevenção de DCV, 75-76, 78-80, 84-85
Gota, 320-322
   prevenção, 320-322
   tratamentos, 320-321
Gripe Water, cólica do lactente, 462-463
Griseofulvina, infecções fúngicas das unhas dos pés, 108
Grupos de apoio
   depressão pós-natal, 417-418
   violência doméstica contra a mulher, 566-567
Guanetidina, dor no ombro, 311
HAART
   efeito de descontinuação de profilaxia, 434-436
   tuberculose e, 444
Halitose, 623-624
   tratamentos, 623-624

Haloperidol
   delírio no final da vida, 20
   demência, 592-594
   esquizofrenia, 603-604
   náuseas e vômitos com câncer, 22-23
   transtorno bipolar, 606,-607
Hálux valgo *veja* Joanete
Hanseníase, 259-260
   prevenção, 259-260
   tratamento, 259-260
Helicobacter pylori, infecção por, 189-192
   tratamento de erradicação, 189-192
      com dispepsia, 189-192
      com doença do refluxo gastresofágico, 189-191
      com linfoma gástrico de células B, 189-191
      com úlcera duodenal, 189-190
      com úlcera gástrica, 189-190
      com úlceras relacionadas a AINEs, 189-191
Helioterapia, psoríase, 119-121
Heliox (mistura hélio-oxigênio)
   asma, 382-384
   crupe, 471, 472
Hematoma intracerebral, 67, 68
Hemodiálise, doença renal terminal, 227
Hemofiltração, insuficiência renal aguda, 230, 231
Hemorragia pós-parto, prevenção, 423-425
   intervenções medicamentosas, 423-424
   intervenções não-medicamentosas, 423
Hemorragia vítrea, 47, 48
Hemorróidas, 184-185
   tratamentos, 184-185
Hemorroidectomia, 184
Heparina
   aborto recorrente, 412-413
   angina, 51-52
   AVC, 67
   fibrilação atrial, 58-59
   infarto agudo do miocárdio, 61-62
   prevenção de DCV, 37
   profilaxia perioperatória para fratura de quadril, 317, 318
   tromboembolismo, 88-89
Heparinóides, AVC, 67
Hepatite B, 261-263
   imunização, 261-262
Hepatite C, 264-266
   tratamentos, 264-266
      com HIV, 265-266
      em pessoas que não respondem ao interferon, 265
      recaída, 265
Hérnia de disco lombar, 323-324
   veja também Dor lombar baixa
   tratamentos cirúrgicos, 323-324

Índice

tratamentos medicamentosos, 323-324
tratamentos não-medicamentosos, 323-324
Hérnia inguinal, 186-188
   tratamentos, 186-187
      hérnia inguinal bilateral primária, 186-187
      hérnia inguinal recorrente, 186-187
      hérnia inguinal unilateral primária, 186-187
Herpes genital *veja* Herpes simples
Herpes labial *veja* Herpes simples
Herpes simples
   com infecção por HIV, 434-435, 635-637
   genital, 635-637
      com infecção por HIV, 635-637
      prevenção de transmissão, 635-636
      redução do impacto da recorrência, 635, 636
      tratamento antiviral, 635, 636
   labial, 106-107
      prevenção de recorrência, 106
      tratamentos, 106, 107
   ocular, 220-222
Herpes simples ocular, 220-222
   prevenção de recorrência, 220-221
      com enxertos de córnea, 220-221
   tratamentos, 220
      com ceratite epitelial, 220
      com ceratite estromal, 220
Herpes-zoster
   veja também Vírus da varicela-zoster (VZV)
   nevralgia pós-herpética, 282-283
Hialuronano, osteoartrite do joelho, 330
Hidratação *veja também* Terapia com líquidos; Terapia de reidratação
   delírio no final da vida, 20
   doença falciforme, 148-150
Hidrocolóides, curativos de
   queimaduras, 404-405
   úlceras de pressão, 406-408
   úlceras venosas das pernas, 409-411
Hidrocortisona
   dermatite seborréica, 99, 100
   transtorno de estresse pós-traumático, 611-612
Hidroxicloroquina
   artrite reumatóide, 294, 295
   lúpus eritematoso sistêmico, 327-329
Hidroxiuréia, doença falciforme, 148-149
Hidroxizina, transtorno de ansiedade generalizada, 609
Higiene aural, otite externa, 137-138
Higiene do sono, crianças, 513-515
Hiosciamina, enurese noturna, 478-479
Hiperêmese gravídica, 426-427
   tratamentos, 426-427
Hiperplasia prostática benigna (HPB), 577-578
   tratamentos cirúrgicos, 577-578
   tratamentos clínicos, 577-578
   tratamentos herbais, 577-578

Hipertensão, 81
   veja também Anti-hipertensivos; Pressão arterial, redução da
   em diabetes, 40-41
   na gestação, 431-432
      intervenções, 431, 432
   ocular, 217
   prevenção de DCV, 81-82
Hipertireoidismo, 241-246
   subclínico, 241-243
   tratamentos cirúrgicos, 241
   tratamentos medicamentosos, 241
Hiperventilação
   asfixia perinatal e, 447-448
   trauma cranioencefálico, 363-364
Hipnoterapia
   bulimia nervosa, 589-591
   enurese noturna, 478-479
   síndrome do cólon irritável, 198-199
   transtorno de estresse pós-traumático, 611-612
   zumbido, 146-147
Hipnóticos, *jet lag*, 205-206
Hipotermia
   asfixia perinatal, 447-448
   trauma cranioencefálico, 363-364
Hipotireoidismo, 244-245
   subclínico, 244-245
   tratamentos, 244-245
Hipotireoidismo primário, 244-245
Histerectomia
   câncer cervical, 516
   fibróides, 542-544
   menorragia, 551-552
   síndrome pré-menstrual, 561, 563
HIV, infecção por, 439-441
   infecções oportunistas, 434-436
      candidíase orofaríngea, 619, 620
      citomegalovírus (CMV), 434-435
      complexo *M. avium* (MAC) disseminado, 434-435
      descontinuação de profilaxia com HAART, 434-436
      doença fúngica invasiva, 434-436
      pneumonia por *P. carinii*, 434-443
      toxoplasmose, 434-435
      tuberculose, 434-435
      vírus herpes simples (HSV), 434-435, 635-637
      vírus varicela-zoster (VZV), 434-435
   notificação do parceiro, 634, 639
   prevenção, 439-440
   transmissão da mãe para o bebê, 437-438
   tratamento medicamentoso anti-retroviral, 439-441
Hormônio liberador de gonadotrofina, infertilidade, 548-550

Índice

Hormônio liberador de tireotropina, parto pré-termo, 428, 429
Hormônio paratireóideo, prevenção de fraturas em mulheres pós-menopáusicas, 334-335
Ibandronato, prevenção de fraturas em mulheres pós-menopáusicas, 334-335
Ibuprofeno
  convulsões febris, 466
  doença falciforme, 148-150
Icodextrina, doença renal terminal, 227
ICRC, vacina, 259-260
Icterícia neonatal, 484-485
  tratamentos, 484
Idoxuridina, nevralgia pós-herpética, 282
Imidazóis, candidíase vulvovaginal, 528-530
Imipramina
  bulimia nervosa, 589-590
  enurese noturna, 478-479
  transtorno de ansiedade generalizada, 609
  transtorno de pânico, 614-616
Imiquimod, verrugas genitais, 643-645
Imobilização, torção de tornozelo, 341-342
Imunização
  veja também Vacinação
  aborto recorrente, 412-413
Imunoglobulina zoster, prevenção de varicela, 289-291
Imunoglobulinas, terapia com
  aborto recorrente e, 412-413
  autismo, 454
  bronquiolite, 457-459
  dengue, 248-249
  esclerose múltipla, 354-355
  lúpus eritematoso sistêmico, 327-329
  mieloma múltiplo, 159-160
  prevenção de transmissão de HIV, 437
Imunossupressores
  candidíase orofaríngea e, 619
  lúpus eritematoso sistêmico, 327-329
Imunoterapia
  veja também Imunoglobulinas, terapia com
  infecção do trato urinário em crianças, 486-487
  melanoma maligno, 111-112
  prevenção de transmissão de HIV, 437-438
  síndrome da fadiga crônica, 336-337
  tuberculose, 444, 445
  verrugas, 125
Inalação de vapor, resfriado comum, 377
Inaladores de dose medida, 449-450, 382-383
Incontinência de estresse, 545-547
  tratamentos cirúrgicos, 545-547
  tratamentos não-cirúrgicos, 545-546
Indometacina
  cólica renal aguda, 239
  gota, 320-321
  trabalho de parto pré-termo, 428, 429

Infarto agudo do miocárdio, 61-63
  tratamento, 61-62
Infecção do trato urinário
  veja também Cistite; Pielonefrite
  em crianças, 486-489
  prevenção de recorrência, 486-487
  tratamento, 486-487
Infecção genital por clamídia, 629-630
  notificação do parceiro, 634, 639
  tratamentos antibióticos, 629-630
  com gonorréia, 633
  em mulheres grávidas, 629, 630
Infecções fúngicas das unhas dos pés, 108-110
  tratamentos orais, 108
  tratamentos tópicos, 108-110
Infecções pulmonares pós-operatórias, 25-25
  prevenção, 25
Infertilidade feminina, 548-550
  tratamentos para distúrbios da ovulação, 548-550
  tratamentos para infertilidade associada com endometriose, 548-550
  tratamentos para infertilidade tubária, 548-550
Infliximabe
  artrite reumatóide, 294, 295
  doença de Crohn, 174-175
  hérnia de disco lombar, 323-324
  psoríase, 119-121
Influenza, 267-270
  quimioprofilaxia antiviral, 267-268
  tratamento antiviral, 267-268
  vacinação, 267-268
    prevenção de pneumonia, 372
Infusão de membrana trofoblástica, aborto recorrente e, 412-413
Inibidores da 5 alfa-redutase
  hiperplasia prostática benigna, 577-578
  prostatite, 579-581
Inibidores da anidrase carbônica, tremor essencial, 366, 367
Inibidores da aromatase, câncer de mama, 522-523
  veja também Aromatase, inibidores seletivos da
Inibidores da bomba de prótons
  efeitos adversos de AINEs e, 292-293
  refluxo gastresofágico, 502-503, 180, 181
Inibidores da enzima conversora da angiotensina (ECA)
  diabetes e, 36, 40-41, 44, 45
  hipertensão na gestação, 431
  infarto agudo do miocárdio, 61
  insuficiência cardíaca, 64-66
  insuficiência renal crônica, 234
  prevenção de DCV, 81, 83, 84, 36
Inibidores da HMG-CoA redutase veja Estatinas

Índice

Inibidores da protease, infecção por HIV, 439-441
Inibidores da transcriptase reversa não-nucleosídeos (ITRNNs), infecção por HIV, 439-441
Inibidores da transcriptase reversa nucleosídeos (ITRNs), infecção por HIV, 439-441
Inibidores seletivos da recaptação da serotonina (ISRSs)
   veja também drogas específicas
   anorexia nervosa, 583-584
   autismo, 453, 454
   bulimia nervosa, 589-590
   cefaléia do tipo tensional, 343-344
   depressão, 475-476, 597-598
      depressão pós-natal, 417
   síndrome pré-menstrual, 561, 562
   transtorno bipolar, 606
   transtorno de estresse pós-traumático, 612
   transtorno de pânico, 614-616
   transtorno obsessivo-compulsivo, 617-618
Inositol, nicotinato de, fenômeno de Raynaud, 315-316
Inotrópicos positivos
   choque cardiogênico, 61-62
   insuficiência cardíaca, 64-66
Inseminação intra-uterina, 548-550
Inseticidas
   malária: prevenção em viajantes, 275-276
   piolho da cabeça, 117-118
Insight, terapia orientada de, transtorno de pânico, 614-616
Insônia em idosos, 203-204
   tratamentos, 203-204
Insuficiência cardíaca, 64-66
   diastólica, 64-66
   tratamentos invasivos, 64-66
   tratamentos medicamentosos, 64-66
   tratamentos não-medicamentosos, 64-65
Insuficiência renal
   veja também Doença renal terminal
   aguda, 230-233
      prevenção, 230, 231
      tratamentos para pessoas criticamente doentes, 230-232
   crônica, 234-237
      intervenções no estilo de vida, 234, 235
      tratamentos medicamentosos, 234
Insulina, diabetes, 27-28, 30-32
Interação mãe-bebê, treinamento, depressão pós-natal, 417-418
Interferon, terapia com
   degeneração macular relacionada à idade, 214-215
   esclerose múltipla, 354-355
   hepatite C, 264, 265
   herpes simples ocular, 220
   melanoma maligno, 111-114
   mieloma múltiplo, 159-160
   verrugas genitais, 643-645
Interleucina-2, melanoma maligno, 111-112
Intermediação, violência doméstica, 566-567
Interrupção cirúrgica de vias neurais pélvicas, dismenorréia, 534-535
Intervenção de desenvolvimento de relação, autismo, 453, 454
Intervenções comportamentais
   veja também Terapia cognitivo-comportamental
   cólica infantil, 462-463
   constipação, 464-465, 171-172
   dismenorréia, 534-535
   dor lombar, 304-309
   epilepsia, 351, 352
   esclerose múltipla, 354-355
   esquizofrenia, 603-605
   síndrome da morte súbita do lactente e, 509-510
   transtorno de déficit de atenção/hiperatividade, 511
   transtorno obsessivo-compulsivo, 617-618
   transtornos do sono em crianças, 513-515
Intervenções dietéticas
   aborto recorrente, 412-413
   autismo, 453, 454
   cãibras nas pernas, 297-298
   cirurgia de fratura de quadril e, 317, 318
   cólica do lactente, 462-463
   constipação, 464-465, 171-172
   demência, 592-593
   diarréia, 251-253
   doença de Menière, 134-135
   doença diverticular do cólon, 178-179
   doença pulmonar obstrutiva crônica, 390, 391
   dor mamária, 537-538
   eczema atópico, 101-103
   enxaqueca, 480-481
   gota, 320-321
   halitose, 623-624
   insuficiência renal crônica, 234, 235
   náuseas e vômitos durante a gestação, 426, 427
   nefropatia diabética, 44, 45
   obesidade, 492-493
   pancreatite, 193
   prevenção de DCV, 75-85
   prevenção de pré-eclâmpsia, 431
   síndrome da fadiga crônica, 336-337
   síndrome de ardência bucal, 625-626
   síndrome pré-menstrual, 561, 563
Intervenções educacionais
   asma, 382-383
   depressão pós-natal, 417-418
   diabetes, 27, 28, 30-31
   dor cervical, 301-302
   epilepsia, 351, 352

Índice

esquizofrenia, 603-605
insuficiência renal crônica, 234, 235
osteoartrite
   joelho, 330-331
   quadril, 332-333
prevenção de mordedura de mamíferos, 402-403
síndrome da fadiga crônica, 336-337
tracoma, 223
transtorno bipolar, 606-607
transtorno de estresse pós-traumático, 611-612
transtorno de pânico, 614-616
Intervenções multidisciplinares
   autismo, 453
   dor cervical, 301-302
   dor lombar, 305-309
   dor no ombro, 311
   fratura de quadril, 317-319
   insuficiência cardíaca, 64-65
Intubação, parada cardiorrespiratória, 500-501
Iodo radioativo, hipertireoidismo, 241
Ioga, epilepsia, 352
Iogurte, candidíase vulvovaginal, 528-530
Ioimbina, disfunção erétil, 575-576
Ipecacuanha
   envenenamento por organofosforados, 397-399
   envenenamento por paracetamol, 400-401
Ipratrópio, brometo de
   asma, 449-452, 382-383
   rinite alérgica sazonal, 141-142
Iridociclite, 225
Irite, 225
Isoniazida
   tremor essencial, 366, 367
   tuberculose, 434-435, 444, 286-288
Isossorbida, dinitrato de, fissura anal, 182
Isossorbida, mononitrato de, fissura anal, 182
Isotretinoína
   acne vulgar, 93
   rugas, 122-123
Ispaghula, casca de
   constipação, 464-465, 171-172
      em pessoas com prescrição de opióides, 17-18
   doença diverticular do cólon, 178-179
Itraconazol
   candidíase orofaríngea, 619, 620
   candidíase vulvovaginal, 528-530
   com infecção por HIV, 434-436
   infecções fúngicas das unhas dos pés, 108
Ivermectina, escabiose, 104
Jet lag, 205-206
   intervenções, 205-206
Joanete, 325-326
   cuidado pós-operatório, 325-326
   tratamento conservador, 325-326
   tratamentos cirúrgicos, 325-326

Joelho
   enfaixamento/braçadeira, 330
   osteoartrite, 330-331
      tratamentos cirúrgicos, 330-331
      tratamentos não-cirúrgicos, 330-331
   prótese, 330-331
Kava, transtorno de ansiedade generalizada, 609-610
Laços de amizade, depressão, 600
Lactilol, constipação, 171-172
Lactose, alimentos sem, gastrenterite, 482-483
Lactulose
   constipação, 464-465, 171-173
      em pessoas com prescrição de opióides, 17-18
   doença diverticular do cólon, 178-179
Lamivudina, infecção por HIV, 437
Lamotrigina
   crises de ausência em crianças, 469
   epilepsia, 352
   nevralgia do trigêmeo, 359-360
   transtorno bipolar, 606-607
   zumbido, 146-147
Laparoscópico, tratamento
   apendicite, 163-164
   colecistite, 169-170
   endometriose, 539-541
   fibróides, 542-544
   gestação ectópica, 420-421
   hérnia inguinal, 186-187
   incontinência de estresse, 545-547
   infertilidade, 548-550
   refluxo gastrosofágico, 180, 181
   síndrome pré-menstrual, 561, 563
Laser, terapia a
   degeneração macular relacionada à idade, 214-216
   dor no ombro, 311
   dor plantar no calcanhar, 313-314
   enurese noturna, 478-479
   fibróides, 542-544
   glaucoma, 217
   hérnia de disco lombar, 323-324
   retinopatia diabética, 47
   rugas, 122-123
   tuberculose, 287-288
   úlceras de pressão, 406-408
   úlceras venosas das pernas, 409-411
   verrugas, 125
      verrugas genitais, 643-645
Lavagem do ouvido com seringa, 132-133
Lavagem gástrica
   envenenamento por organofosforados, 397-399
   envenenamento por paracetamol, 400-401
Lavagem tubária, infertilidade, 548-550
Laxativos
   constipação, 464-465, 171-173

Índice

Leflunomida
  artrite reumatóide, 294, 295
  psoríase, 119-121
Leiomiomas veja Fibróides
Leite, envenenamento por organofosforados, 397-399
Lesão em chicote, 301-302
  tratamentos, 301-302
Lesão pulmonar aguda, 379-380
Lesionectomia, epilepsia, 351
Lesões do esfíncter anal durante parto, métodos de reparo, 414-416
Leucotrieno, antagonistas do receptor de
  asma, 449-450, 382-383
  bronquiectasia, 385-386
  rinite alérgica sazonal, 141
Levamisol
  câncer colorretal, 165-166
  vitiligo, 127
Levetiracetam
  crises de ausência em crianças, 469
  epilepsia, 352
Levocabastina, rinite alérgica sazonal, 141
Levocetirizina, rinite alérgica sazonal, 141
Levodopa, doença de Parkinson, 348-349
  levodopa de liberação modificada, 348-349
  tratamentos em pessoas com complicações motoras, 348-349
Levofloxacina, MRSA, 279-280
Levonorgestrel, sistema intra-uterino de, fibróides, 542-544
Levotiroxina, hipotireoidismo, 244-245
Lewy, demência de, 592-594
Liberação do túnel do carpo, 338-340
Lidocaína, taquiarritmias ventriculares, 86-87
Lidocaína-prilocaína, creme de, redução de dor durante coleta de sangue em lactentes, 460-461
Lifting facial, rugas, 122-123
Ligadura elástica, hemorróidas, 184
Limeciclina
  acne vulgar, 93, 94
  clamídia genital, 629
Lindane
  escabiose, 104
  piolho da cabeça, 117-118
Linezolida, MRSA, 279-280
Linfadenectomia
  câncer cervical, 516
  câncer de estômago, 167-168
Linfoma de Hodgkin, 151-155
  quimioterapia, 151-154
  radioterapia, 151-154
Linfoma difuso de grandes células B, veja Linfoma não-Hodgkin
Linfoma gástrico de células B, erradicação de H. pylori, 189-191
Linfoma não-Hodgkin, 156-158
  tratamento de recidiva, 156-158
  tratamentos de primeira linha, 156
Líquidos orais veja Terapia com líquidos; Terapia de reidratação
Lisado de plaquetas autólogo, úlceras venosas das pernas, 410-411
Lisado de queratinócitos, úlceras venosas das pernas, 410-411
Lisurida, dor mamária, 537-538
Lítio
  depressão, 475-477, 597-599
  transtorno bipolar, 606-607
Lítio, succinato de, dermatite seborréica, 99, 100
Lobectomia temporal, epilepsia, 351, 352
Lofexidina, dependência de opióides, 595-596
Lomustina, mieloma múltiplo, 160
Loperamida
  diarréia, 251
  gastrenterite, 482-483
  síndrome do cólon irritável, 198-199
Loprazolam, insônia em idosos, 203
Loratadina, rinite alérgica sazonal, 141
Loxapina, esquizofrenia, 603-604
Lubeluzol, AVC, 68
Lúpus eritematoso sistêmico, 327-329
  tratamentos, 327-329
    envolvimento cutâneo, 328-329
    envolvimento neuropsiquiátrico, 327-329
    nefrite lúpica proliferativa, 328-329
    sintomas articulares, 327
Macrogóis, constipação, 464-465, 171-172
  em pessoas com prescrição de opióides, 17-18
Macrolídeos
  veja também drogas específicas
  bronquite, 368-369
  clamídia genital, 629
  MRSA, 279-280
  sinusite, 143, 144
Magnésio
  asma, 382-384
  autismo e, 453, 454
  AVC, 68
  dismenorréia, 534-535
  prevenção de DCV, 81-82
  prevenção de pré-eclâmpsia, 431
  síndrome da fadiga crônica, 336-337
  síndrome pré-menstrual, 561, 563
Magnetos
  dismenorréia, 534-535
  zumbido, 146-147
Magnetos no canal auditivo, 146-147
Mal das altitudes, 357-358
  prevenção, 357
  tratamentos, 357
Malária, 271-274
  prevenção em viajantes, 275-278
  crianças, 275-276

Índice

intervenções não-medicamentosas, 275-276
mulheres viajantes grávidas, 275-276
pilotos de avião, 275-278
profilaxia medicamentosa, 275-276
vacinas, 275-276
quimioprofilaxia em doença falciforme, 148-149
tratamentos, 271-274
Malation
escabiose, 104
piolho da cabeça, 117-118
Manipulação
veja também Manipulação espinal
distonia, 346-347
dor cervical, 301
dor no ombro, 310, 311
síndrome pré-menstrual, 561, 562
Manipulação espinal
cólica do lactente, 462-463
dismenorréia, 534-535
dor lombar, 304-309
hérnia de disco lombar, 323-324
Manitol
asfixia perinatal e, 447-448
insuficiência renal aguda, 230, 231
trauma cranioencefálico, 363-365
Massagem
cefaléia do tipo tensional, 343-344
cólica do lactente, 462-463
depressão pós-natal, 417-418
dor lombar, 304-309
hérnia de disco lombar, 323-324
prevenção de hemorragia pós-parto, 423
prostatite, 579-581
síndrome do túnel do carpo, 338-339
Mastectomia, 522-524
Mastoidectomia, otite média supurativa crônica, 139-140
Mazindol, obesidade, 246
MEC, tratamento de linfoma de Hodgkin, 151
Medroxiprogesterona, acetato de, endometriose, 539-540
Medula espinal, metástases na, 519, 520
Mefloquina
malária: não-complicada, causada por *Plasmodium falciparum*, 273
malária: prevenção em viajantes, 275-276
Meglitinidas, diabetes, 30-31
Meias de compressão
veja também Compressão cíclica
cãibras nas pernas, 297-298
prevenção de tromboembolismo, 88, 317, 318
úlceras venosas das pernas, 409-411
veias varicosas, 91-92
Meio de contraste de baixa osmolaridade, insuficiência renal aguda, 230, 231

Melanoma maligno
metastático, 111-112
imunoterapia, 111-112
quimioterapia, 111-112
não-metastático, 113-115
biópsia do linfonodo sentinela, 113, 114
dissecção dos linfonodos, 113, 114
excisão cirúrgica, 113
prevenção, 113
tratamento adjuvante, 113, 114
Melatonina
jet lag, 205-206
transtornos do sono em crianças, 513-515
Melfalan, mieloma múltiplo, 159-160
Memantina
autismo, 454
demência, 592-593
Menopausa, sintomas da, 564-565
tratamentos, 564-565
Menorragia, 551-552
afinamento endometrial antes de destruição, 551-552
tratamentos cirúrgicos, 551-552
tratamentos clínicos, 551-552
Mepartricina, prostatite, 579-581
Mercaptopurina, doença de Crohn, 174-176
Mesalazina
doença de Crohn, 174-175
doença diverticular do cólon, 178-179
Mesoglicano, úlceras venosas das pernas, 409-411
Metadona
dependência de opióides, 595-596
nevralgia pós-herpética, 283
Metástases cerebrais, 518-519
Metástases coróides, 518-519
Metástases ósseas, 519, 520
Metenamina, hipurato de, cistite, 531-532
Metformina
diabetes, 30-31, 37
infertilidade, 548-549
síndrome dos ovários policísticos, 559
Metilcelulose
constipação, 464-465, 171-173
em pessoas com prescrição de opióides, 17-18
doença diverticular do cólon, 178-179
Metilergotamina, prevenção de hemorragia pós-parto, 424
Metilfenidato
autismo, 453, 454
transtorno de déficit de atenção/hiperatividade, 511
Metilnaltrexona, constipação em pessoas com prescrição de opióides, 17-19
Metilprednisolona
doença de Crohn, 174-175
esclerose múltipla, 354-355

Índice

Metilprednisolona-neomicina, gotas de, otite externa, 137-138
Metilxantinas, bronquiectasia, 385-386
Metionina, envenenamento por paracetamol, 400-401
Metoclopramida
   náuseas e vômitos durante a gestação, 426
   com quimioterapia, 22-23
   refluxo gastresofágico, 502-503
Metolazona, síndrome pré-menstrual, 561, 562
Metoprolol, tremor essencial, 366, 367
Metotrexato
   artrite reumatóide, 294, 295
   câncer de mama, 523-525
   doença de Crohn, 174-176
   esclerose múltipla, 354-355
   gestação ectópica, 420-421
   lúpus eritematoso sistêmico, 327-329
   psoríase, 119-121
Metronidazol
   disenteria amebiana, 254-255
   vaginose bacteriana, 640-641
Mexiletina, nevralgia do trigêmeo, 359-360
Mianserina
   automutilação deliberada, 586-587
   síndrome do cólon irritável, 198
Miconazol
   candidíase orofaríngea, 619, 620
   candidíase vulvovaginal, 528-529
   pé-de-atleta, 116
Microbicidas vaginais, prevenção de transmissão de HIV, 437-438
Microdiscectomia, 519, 520
Midazolam, insônia em idosos, 203
Midriáticos, uveíte, 225
Miectomia, distonia, 345-347
Mieloma múltiplo, 159-162
   terapia de suporte, 160-161
   tratamentos de primeira linha, 159-161
   tratamentos de resgate, 160-161
Mifepristona, gestação ectópica, 420-421
Minociclina
   acne vulgar, 93, 94
   clamídia genital, 629
   hanseníase, 259-260
   MRSA, 279-280
Miomatose uterina *veja* Fibróides
Miomectomia
   fibróides, 542-544
Miringotomia, otite média, 494, 495
Mirtazapina
   bulimia nervosa, 590-591
   cefaléia do tipo tensional, 343-344
   depressão, 475-477
   transtorno de estresse pós-traumático, 612
   tremor essencial, 366, 367
Misoprostol
   efeitos adversos de AINEs e, 292-293
   prevenção de hemorragia pós-parto, 423, 424

Mitoxantrona, esclerose múltipla, 354-355
Mizolastina, rinite alérgica sazonal, 141
MMR, vacina, 505-507
Mobilização
   cotovelo de tenista, 299-300
   dor cervical, 301-302
   pneumonia, 372, 373
   reabilitação de fratura de quadril, 318-319
Moclobemida, depressão, 475-476
Modafinil, esclerose múltipla, 354-355
Molindona, esquizofrenia, 603-604
Mometasona, furato de, dermatite seborréica, 99, 100
Monoaminoxidase, inibidores da
   bulimia nervosa, 589-590
   depressão, 475-477, 597-598
   doença de Parkinson, 348-349
   transtorno de pânico, 614-616
   transtorno obsessivo-compulsivo, 617-618
Monóxido de carbono, envenenamento por, 393-396
   tratamentos, 393-394
Montelucaste
   asma, 450
   rinite alérgica sazonal, 141
MOPP, tratamento de linfoma de Hodgkin, 151-154
Moracizina, prevenção de DCV, 84
Mordeduras de mamíferos, 402-403
   prevenção de complicações, 402-403
   prevenção, 402-403
   tratamentos, 402-403
More than words, curso de treinamento, 453, 454
Morfina
   doença falciforme, 148-150
   nevralgia pós-herpética, 283
Movimento passivo contínuo, joanete, 325-326
Moxifloxacina, MRSA, 279-280
Moxisilita, fenômeno de Raynaud, 315-316
MRSA, 279-281
   tratamentos, 279-281
Mucolíticos
   bronquiectasia, 385-386
   doença pulmonar obstrutiva crônica, 390, 391
   otite média com efusão, 497-499
Multivitamínicos
   aborto recorrente, 412-413
   cãibras nas pernas, 297-298
   eczema atópico, 101-102
   pancreatite, 193
   prevenção de DCV, 84-85
Mupirocina
   doença renal terminal, 228
   MRSA, 279-281
Musicoterapia, demência, 592-593

Índice

Mycobacterium avium, complexo (MAC), 434-435
    profilaxia com infecção por HIV, 434-436
Mycobacterium leprae, 259-260
Mycobacterium tuberculosis, 445, 286-288
N-acetilcisteína
    envenenamento por paracetamol, 400-401
    insuficiência renal aguda, 230, 231
Nadolol, tremor essencial, 366, 367
Naftidrofuril, oxalato de, fenômeno de Raynaud, 315-316
Naftifina, pé-de-atleta, 116
Naloxona, constipação em pessoas com prescrição de opióides, 17-19
Naltrexona, dependência de opióides, 595-596
Nateglinida, diabetes, 30-31
Náuseas e vômitos
    com câncer e outras condições crônicas, 22-24
    na gestação, 426-427
        hiperêmese gravídica, 426-427
        tratamentos, 22-24
        tratamentos, 426-427
Nebulizadores
    asma, 449-450, 382-383
    crupe, 471, 472
Nedocromil, asma, 449-450
Nefazodona, transtorno de estresse pós-traumático, 612
Nefrolitíase, 239
Nefrolitotomia, 238, 239
Nefrolitotomia percutânea (NLPC), 238, 239
Nefropatia diabética, 44-46
    diabetes tipo 1, 44-45
    diabetes tipo 2, 44, 45
Neisseria gonorrhoeae, 633, 634
Neisseria meningitidis, 256-258
Neonatos
    icterícia neonatal, 484-485
    infecção por estreptococos do grupo B, 490-491
Netivudina, nevralgia pós-herpética, 282
Neurectomia pré-sacral, endometriose, 539-541
Neurólise interna, síndrome do túnel do carpo, 338-340
Neurotomia percutânea por radiofreqüência, lesão em chicote, 301-302
Nevirapina, infecção por HIV, 439-440
    prevenção de transmissão de HIV da mãe para o bebê, 437
Nevralgia do trigêmeo, 359-360
    tratamentos, 359-360
Nevralgia pós-herpética, 282-283
    tratamentos, 282-283
Niacina, prevenção de DCV, 78
Nicardipina, fenômeno de Raynaud, 315-316
Nicotinamida, zumbido, 146-147

Nicotinamida adenina dinucleotídeo, síndrome da fadiga crônica, 336-337
Nicotinatos, insuficiência renal crônica, 234
Nifedipina
    fenômeno de Raynaud, 315-316
    fissura anal, 182
Nistatina
    candidíase orofaríngea, 619, 620
    candidíase vulvovaginal, 528-529
Nitratos
    angina, 49-52
    fissura anal, 182
    infarto agudo do miocárdio, 61-62
Nitrazepam, insônia em idosos, 203
Nitrofurantoína, cistite, 531-532
NK1, antagonistas, náuseas e vômitos com câncer e outras condições crônicas, 22-24
N-metil-D-aspartato (NMDA), antagonistas do AVC, 68
    envenenamento por organofosforados, 397-399
Norefedrina, resfriado comum, 377
Nutrição enteral, doença de Crohn, 175
Obesidade, 492-493, 246-247
    cirurgia bariátrica, 246, 247
    crianças, 492-493
    intervenções comportamentais, 492-493
    tratamentos medicamentosos, 246
Ocitocina, antagonistas do receptor da, trabalho de parto pré-termo, 428, 429
Ocitocina, prevenção de hemorragia pós-parto, 423, 424
Óculos, ambliopia, 207-208
Ofloxacina
    clamídia genital, 629
    hanseníase, 259-260
Olanzapina
    demência, 592-594
    esquizofrenia, 603-605
    transtorno bipolar, 606-608
    transtorno de estresse pós-traumático, 611-612
Óleo de arachis, constipação em pessoas com prescrição de opióides, 17-18
Óleo de prímula
    dor mamária, 537-538
    eczema atópico, 101-103
    prevenção de pré-eclâmpsia, 431
    síndrome da fadiga crônica, 336-337
    síndrome pré-menstrual, 561, 563
Óleo de tea tree
    candidíase vulvovaginal, 528-530
    MRSA, 279-281
Óleo mineral, constipação, 464-465
Óleos de peixe
    autismo, 453, 454
    demência, 592-593
    dislipidemia em diabetes e, 33-35

Índice

dismenorréia, 534-535
doença de Crohn, 174-175
eczema atópico, 101-103
prevenção de DCV, 75-76, 81, 84-85
prevenção de pré-eclâmpsia, 431
psoríase, 119
Óleos de sementes, constipação, 171-173
Ômega 3, óleo
  autismo, 454
  demência, 592-593
  prevenção de DCV, 75-77
Ondansetron, hiperêmese gravídica, 426, 427
Ooforectomia bilateral, síndrome pré-menstrual, 561, 563
Opióides
  cólica renal aguda, 239
  constipação e, 17-19
    tratamentos, 17-19
  delírio no final da vida, 20
  dependência, 595-596
    prevenção de recaída, 595-596
    tratamentos medicamentosos, 595-596
  dor lombar, 304, 307
  dor no ombro, 310
  nevralgia pós-herpética, 282, 283
  osteoartrite
    joelho, 330-331
    quadril, 332-333
  pancreatite, 193-195
Opipramol, transtorno de ansiedade generalizada, 609
Organofosforados, envenenamento por, 397-399
  tratamentos, 397-399
Orlistat, obesidade, 246
Ornidazol, disenteria amebiana, 254-255
Ortoses
  cotovelo de tenista, 299-300
  dor plantar no calcanhar, 313-314
  joanete, 325-326
Ortoses antipronatórias, joanete, 325-326
Oseltamivir, influenza, 267-268
Osteoartrite, 333
  joelho, 330-331
    tratamentos cirúrgicos, 330-331
    tratamentos não-cirúrgicos, 330-331
  quadril, 332-333
    tratamentos cirúrgicos, 332-333
    tratamentos medicamentosos, 332-333
    tratamentos não-medicamentosos, 332-333
Osteopatia, distonia, 346-347
Osteopatia craniana, cólica do lactente, 462-463
Osteotomia
  joanete, 325-326
  osteoartrite
    joelho, 330-331
    quadril, 332-333

Osteotomia de Akin, joanete, 325-326
Osteotomia em V, joanete, 325-326
Osteotomia falangeana, joanete, 325-326
Otite externa, 137-138
  profilaxia, 137-138
  tratamento, 137-138
Otite média aguda, 494-496
  prevenção de recorrência, 494, 495
  tratamentos, 494, 495
Otite média com efusão, 497-499
  prevenção, 497
  tratamento, 497-499
Otite média supurativa crônica, 139-140
  tratamentos, 139-140
    crianças, 139-140
Ouro, artrite reumatóide, 294, 295
Ouvido, limpeza do, otite média supurativa crônica, 139-140
Ouvido médio, dor/trauma durante viagem de avião, 136
  prevenção, 136
Oxcarbazepina
  epilepsia, 352
  nevralgia do trigêmeo, 359-360
Oxibutinina, enurese noturna, 478-479
Oxicodona, nevralgia pós-herpética, 283
Óxido nítrico, síndrome da angústia respiratória aguda, 379-380
Oxigenoterapia
  asfixia perinatal, 447-448
  asma, 449-450, 382-383
  crupe, 471, 472
  doença falciforme, 148-150
  doença pulmonar obstrutiva crônica, 390, 391
  envenenamento por monóxido de carbono, 393-394
  úlceras de pé diabético, 42, 43
  zumbido, 146-147
Oximas, envenenamento por organofosforados, 397-399
Oximetazolina, resfriado comum, 377
Oxitetraciclina
  acne vulgar, 93, 94
  MRSA, 279-280
Paclitaxel, câncer de ovário, 526-527
Palidotomia
  distonia, 345-347
  doença de Parkinson, 348-349
Palivizumabe, bronquiolite, 457-459
Pamidronato, prevenção de fraturas em mulheres pós-menopáusicas, 334-335
Pancreatectomia distal, 193-195
Pancreaticoduodenectomia, 193-195
Pancreatite crônica, 193-195
  intervenções medicamentosas, 193-195
  intervenções no estilo de vida, 193
  suplementos dietéticos, 193
  tratamentos invasivos, 193-195

Papaverina, disfunção erétil, 575-576
Papilomavírus humano (HPV), 644-645, 125-126
Paracetamol
 convulsões febris, 466
 dismenorréia, 534
 doença falciforme, 148-150
 dor de garganta, 370
 dor lombar, 304, 307
 dor no ombro, 310
 envenenamento, 400-401
 tratamentos, 400-401
 enxaqueca, 480-481
 osteoartrite, 292-293
 joelho, 330
 quadril, 332-333
 otite média, 494
Parada cardíaca, 86-87
Parada cardiorrespiratória, 500-501
 tratamentos, 500-501
Parafina, constipação, 464-465, 171-173
 pessoas com prescrição de opióides, 17-19
Paralisia de Bell, 361-362
 tratamentos, 361-362
Parassonias, crianças, 513-515
Parkinson, doença de, 348-350
 enfermagem e reabilitação, 348-350
 tratamentos cirúrgicos, 348-349
 tratamentos em pessoas com complicações motoras pela levodopa, 348-349
 tratamentos medicamentosos, 348-349
Paromomicina, disenteria amebiana, 254-255
Paroxetina
 automutilação deliberada, 586-587
 depressão, 475-477
 depressão pós-natal, 417
 transtorno de ansiedade generalizada, 609
 transtorno de estresse pós-traumático, 611-612
 transtorno obsessivo-compulsivo, 617-618
Parto
 veja também Cesariana, Cuidado perineal durante parto
 infecção por HIV, 437-438
 métodos de parto, 414-415
Parto pré-termo, 428-430
 cesariana eletiva *versus* seletiva, 428, 429
 intervenções após ruptura prematura de membranas, 428, 429
 intervenções para interromper as contrações, 428, 429
 intervenções para melhorar o desfecho, 428, 429
 prevenção, 428
Pé-de-atleta, 116
 tratamentos, 116
Peeling químico, rugas, 122-123

Pegaptanibe, degeneração macular relacionada à idade, 214-216
Peginterferon, hepatite C, 264-266
Penalização, ambliopia, 207-208
Penciclovir, herpes labial, 106, 107
Penicilamina, artrite reumatóide, 294, 295
Penicilina
 amigdalite, 130
 clamídia genital, 629
 doença falciforme, 148-150
 doença meningocócica, 256-257
Penicillium marneffei, 435-436
Pentamidina, pneumonia por *P. carinii*, 442
Pentosan, polissulfato de, prostatite, 579-581
Pentoxifilina
 doença arterial periférica, 53-54
 úlceras venosas das pernas, 409-411
Peptídeo relacionado ao gene da calcitonina, úlceras venosas das pernas, 410-411
Peptídeos natriuréticos, insuficiência renal aguda, 230-232
Perazina, esquizofrenia, 603-605
Perda de peso
 aborto recorrente e, 412-413
 apnéia do sono, 200, 201
 gota, 320-321
 prevenção de DCV, 75-77
 refluxo gastresofágico, 502-503
 síndrome dos ovários policísticos, 559
Peritonite, 178-179
Permetrina
 escabiose, 104
 piolho da cabeça, 117-118
Pernas, úlceras das *veja* Úlceras venosas das pernas
Peróxido de benzoíla, acne vulgar, 93
Pessários vaginais, prolapso genital, 556
Picossulfato de sódio, constipação em pessoas com prescrição de opióides, 17-18
Picture Exchange Communication System, 454
Pielonefrite, 553-555
 analgesia, 553-555
 tratamentos antibióticos, 553-555
Pimecrolimus
 eczema atópico, 101-102
 psoríase, 120-121
Pimozida, esquizofrenia, 603-605
Pindolol
 depressão, 597-599
 tremor essencial, 366, 367
Piolho da cabeça, 117-118
 tratamentos, 117-118
Piracetam, doença falciforme, 148-149
Pirazinamida, tuberculose, 444, 286-288
Piretrum, piolho da cabeça, 117-118
Piridoxina *veja* Vitamina B_6
Pirimetamina-dapsona, malária: prevenção em viajantes, 275-276

Índice

Pirimetamina-sulfadoxina, malária, 273
   prevenção em viajantes, 275-276
Pivampicilina, clamídia genital, 629
Pizotifeno, enxaqueca, 480-481
Planejamento de segurança, violência doméstica, 566-567
Plasmaférese
   envenenamento por organofosforados, 397-398
   esclerose múltipla, 354-355
   lúpus eritematoso sistêmico, 327-329
   mieloma múltiplo, 159-161
Plasmodium falciparum, 277-278, 272-274
Plasmodium malariae, 277-278
Plasmodium ovale, 277-278
Plasmodium vivax, 277-278
Pleurodese, pneumotórax, 375-376
Pneumonia adquirida na comunidade, 372-374
   veja também Pneumonia por *Pneumocystis carinii*
   prevenção, 372
   tratamentos, 372-373
      em cuidado intensivo, 372, 373
      no hospital, 372, 373
Pneumonia por *Pneumocystis carinii* (PPC), 442-443
   profilaxia com infecção por HIV, 434-436
   tratamento com infecção por HIV, 442-443
      corticosteróides adjuvantes, 442
      tratamentos de primeira linha, 442
Pneumotórax espontâneo, 375-376
   prevenção de recorrência, 375-376
   tratamentos, 375-376
Podofilina, verrugas genitais, 643-645
Podofilotoxina, verrugas genitais, 643-644
Polipeptídeo intestinal vasoativo, úlceras venosas das pernas, 410-411
Polissacarídeos de cartilagem natural orais, rugas, 122-123
Prazosin, fenômeno de Raynaud, 315-316
Prednisolona
   aborto recorrente, 412-413
   asma, 450
   crupe, 471, 472
   doença de Crohn, 174-175
   mieloma múltiplo, 159-160
Pré-eclâmpsia, 431-433
   intervenções, 431, 432
   prevenção, 431
Pregabalina, transtorno de ansiedade generalizada, 609
Preservativos
   prevenção de transmissão de herpes genital, 635, 636
   prevenção de transmissão de verrugas genitais, 643-645
Pressão aérea positiva contínua nasal, apnéia do sono, 200, 201

Pressão arterial, redução da
   veja também Anti-hipertensivos; Hipertensão
   AVC e, 67-69
   diabetes e, 36, 40-41, 44, 45
   insuficiência renal crônica, 234
   prevenção de DCV, 75-77, 84, 36
Pressão negativa tópica
   úlceras de pressão, 406-408
   úlceras venosas das pernas, 410-411
Primaquina, malária: prevenção em viajantes, 275-276
Primidona, tremor essencial, 366, 367
Probióticos
   autismo, 454
   doença de Crohn, 174-175
   dor de garganta, 370
   eczema atópico, 101-103
Procainamida
   prevenção de DCV, 84
   taquiarritmias ventriculares, 86-87
Procedimentos no forame transobturador, incontinência de estresse, 545-547
Procinéticos, náuseas e vômitos com doenças crônicas, 22-24
Progestágenos
   dor mamária, 537-538
   endometriose, 539-540
   fibróides, 542-543
   menorragia, 551-552
   síndrome pré-menstrual, 561, 562
   sintomas da menopausa, 564-565
Progesterona
   aborto recorrente e, 412-413
   prevenção de parto pré-termo, 428
   síndrome pré-menstrual, 561, 562
Progestinas, câncer de mama, 518-519
Prolapso genital, mulheres, 556-558
   tratamentos cirúrgicos, 556, 557
   tratamentos não-cirúrgicos, 556
Propafenona, fibrilação atrial, 58-59
Proparacaína, colírio de, nevralgia do trigêmeo, 359-360
Propiltiouracil, hipertireoidismo, 241
Propofol, delírio no final da vida, 20
Propranolol
   enxaqueca, 480-481
   transtorno de estresse pós-traumático, 611-612
   tremor essencial, 366
Prostaglandinas, terapia com
   doença arterial periférica, 53-54
   prevenção de hemorragia pós-parto, 423, 424
   úlceras venosas das pernas, 409-411
Prostatectomia, 579, 568
Prostatite, 579-581
   abacteriana, 579-581
   bacterianas, 579
Proteinúria, insuficiência renal crônica e, 234

Índice

Próteses penianas, disfunção erétil, 575
Pseudo-efedrina
  prevenção de dor de ouvido durante viagem de avião, 136
  resfriado comum, 377
  rinite alérgica sazonal, 141
  sinusite, 143, 144
Psicoterapia baseada em internet, transtorno de estresse pós-traumático, 611-612
Psicoterapia psicodinâmica
  automutilação deliberada, 586-588
  depressão, 475-477
  depressão pós-natal, 417-418
  transtorno de estresse pós-traumático, 611-612
  transtorno de pânico, 614-616
Psicoterapia veja Tratamentos psicológicos
Psoraleno mais ultravioleta A (PUVA)
  psoríase, 119-121
  vitiligo, 127-128
Psoríase, 119-121
  tratamento combinado, 119, 121
  tratamentos com luz ultravioleta, 119-121
  tratamentos medicamentosos sistêmicos, 119-121
  tratamentos medicamentosos tópicos, 119-121
  tratamentos não-medicamentosos, 119
Punção no calcanhar, lactentes, 460-461
Pygeum africanum, hiperplasia prostática benigna, 577-578
Quadril
  fratura, 317-319
    intervenções cirúrgicas, 317-318
    intervenções médicas pericirúrgicas, 317-319
    prevenção em mulheres pós-menopáusicas, 334-335
    reabilitação, 317-319
  osteoartrite, 332-333
    tratamentos cirúrgicos, 332-333
    tratamentos medicamentosos, 332-333
    tratamentos não-medicamentosos, 332-333
    prótese, 332-333
    protetores, 334-335
Quazepam, insônia em idosos, 203
Queimaduras, 404-405
  tratamentos, 404-405
Quelação, autismo, 453, 455-456
Quercetina, prostatite, 579-581
Quetiapina
  demência, 592-594
  esquizofrenia, 603-605
  transtorno bipolar, 606-607
Quimioterapia
  câncer cervical, 516, 517
  câncer colorretal, 165-166

câncer de estômago, 167-168
câncer de mama, 518-520, 522-525
câncer de ovário, 526-527
câncer de pulmão, 387-389
câncer de testículo, 571-574
linfoma de Hodgkin, 151-154
linfoma não-Hodgkin, 156-158
melanoma maligno, 111-112
mieloma múltiplo, 159-161
tratamentos para náuseas e vômitos, 22-24
tuberculose, 286-288
Quinidina
  fibrilação atrial, 58-60
  prevenção de DCV, 84
Quinina
  cãibras nas pernas, 297-298
  malária, 271
Quinolonas
  cistite, 531-532
  clamídia genital, 629
  MRSA, 279-280
  pielonefrite, 553-554
  prostatite, 579
  tuberculose, 444, 445, 286-288
Quinupristina-dalfopristina, MRSA, 279-281
Racecadotril, diarréia, 251
Radiocirurgia, nevralgia do trigêmeo, 359-360
Radioterapia
  câncer cervical, 516
  câncer colorretal, 165-166
  câncer de mama, 518-520, 522-524
  câncer de próstata, 568-570
  câncer de pulmão, 387-389
  câncer de testículo, 571-572
  carcinoma epidermóide da pele, 95, 96
  degeneração macular relacionada à idade, 214-216
  linfoma de Hodgkin, 151-154
  linfoma não-Hodgkin, 156
Raloxifeno
  fibróides, 542-543
  prevenção de fraturas em mulheres pós-menopáusicas, 334-335
Ranelato de estrôncio, prevenção de fraturas em mulheres pós-menopáusicas, 334-335
Ranibizumabe, degeneração macular relacionada à idade, 214-216
Rastreamento
  ambliopia, 207-208
  câncer colorretal, 196-197
  herpes genital, 636
  úlceras de pé diabético, 42
Raynaud, fenômeno de, 315-316
  tratamentos, 315-316
Reabilitação
  AVC, 67
  cardíaca, 83, 84
  doença pulmonar obstrutiva crônica, 390, 391

dor no ombro, 311
esclerose múltipla, 354-355
fratura de quadril, 317-319
vestibular, 134-135
Reabilitação cardíaca, prevenção de DCV, 83, 84
Reabilitação vestibular, 134-135
Realimentação, anorexia nervosa, 583-584
Reboxetina
 bulimia nervosa, 590-591
 depressão, 597-598
Redução de pressão, úlceras de pé diabético, 42, 43
Reestruturação cognitiva, transtorno de pânico, 614-616
Reflexologia, síndrome pré-menstrual, 561, 562
Refluxo gastresofágico, 180-181
 crianças, 502-503
 erradicação de *H. pylori*, 189-191
 tratamentos, 502-503, 180
  tratamento de manutenção, 180, 181
Refluxo vesicoureteral, crianças, 486-489
Regime Ingram, psoríase, 119-121
Reidratação intravenosa, diarréia
 veja também Terapia de reidratação
Relato de evento, transtorno de estresse pós-traumático, 611-612
Relaxantes musculares
 dor cervical, 301-302
 dor lombar, 304, 307
 hérnia de disco lombar, 323-324
Repaglinida, diabetes, 30-31
Reparo aberto com sutura, hérnia inguinal, 186-187
Reparo aberto com tela, hérnia inguinal, 186-187
Reparo laparoscópico totalmente extraperitoneal (TEP), hérnia inguinal, 186-187
Reparo laparoscópico transabdominal pré-peritoneal (TAPP), hérnia inguinal, 186-187
Reparo vaginal anterior, incontinência de estresse, 545-547
Repouso
 veja também Repouso no leito
 síndrome da fadiga crônica, 336-337
Repouso no leito
 veja também Repouso
 aborto recorrente, 412-413
 dor lombar, 304-306
 hérnia de disco lombar, 323-324
 hipertensão na gestação, 431, 432
 prevenção de parto pré-termo, 428
Resfriado comum, 377-378
 tratamentos, 377-378
Resinas, prevenção de DCV, 78
Resinas de trocas aniônicas, dislipidemia, 33-35

Respiração com pressão positiva intermitente, 471, 472
Ressecção histeroscópica, fibróides, 542-544
Ressecção transuretral da próstata (RTUP)
 hiperplasia prostática benigna, 577-578
 prostatite, 579
Ressuscitação
 asfixia perinatal, 447-448
 parada cardiorrespiratória, 500-501
Ressuscitação cardiopulmonar, 500-501
Restrição de líquidos, asfixia perinatal e, 447-448
Retalho de avanço anal, 182, 183
Retinóides, psoríase, 119-121
Retinopatia diabética, 47-48
 catarata e, 209-211
 hemorragia vítrea, 47, 48
 tratamentos, 47
Retreinamento da respiração, transtorno de pânico, 614-616
Revascularização
 angina, 51-52
 choque cardiogênico, 61-62
 prevenção de DCV, 83-85, 36-38
Ribavirina
 bronquiolite, 457-459
 hepatite C, 264, 265
Rifabutina
 doença por complexo *M. avium* (MAC), 434-435
 pneumonia por *P. carinii*, 434-435
Rifampicina
 clamídia genital, 629
 hanseníase, 259-260
 MRSA, 279-281
 tuberculose, 444, 445, 286-288
Rifaximina, doença diverticular do cólon, 178-179
Rimantadina, influenza, 267-268
Rimonabant, obesidade, 246
Rinite alérgica sazonal, 141-142
 tratamentos, 141-142
Risedronato, prevenção de fraturas em mulheres pós-menopáusicas, 334-335
Risperidona
 autismo, 453, 454
 demência, 592-594
 esquizofrenia, 603-605
 transtorno bipolar, 606
 transtorno de estresse pós-traumático, 611-612
Rituximabe, linfoma não-Hodgkin, 156
Rivastigmina, demência, 592-593
Rizatriptano, enxaqueca, 480-481
Rotação tarsal bilamelar, tracoma, 223
Roxitromicina, clamídia genital, 629
Rubéola, 505-508
 vacinação, 505-507

Índice

Rugas, 122-124
  prevenção, 122-123
  tratamentos, 122-123
Rupatadina, rinite alérgica sazonal, 141
Rutosídeo, úlceras venosas das pernas, 409-411
Sacro-histeropexia abdominal, prolapso genital, 556, 557
Sais de cálcio, cãibras nas pernas, 297-298
Sais de magnésio
  asfixia perinatal e, 447-448
  asma, 382-384
  cãibras nas pernas, 297-298
  constipação, 171-173
    em pessoas com prescrição de opióides, 17-18
  envenenamento por organofosforados, 397-399
  pré-eclâmpsia, 431, 432
  trabalho de parto pré-termo, 428, 429
Sal, dieta pobre em
  prevenção de DCV, 75-76, 81
  prevenção de pré-eclâmpsia, 431
Salbutamol
  asma, 450-452
  bronquiolite, 457-458
Saliva artificial, halitose, 623-624
Salmeterol, asma, 450
Salpingectomia, gestação ectópica, 420
Salpingografia, infertilidade, 548-550
Salpingotomia, gestação ectópica, 420-421
Sangramento nasal, 504
  tratamentos, 504
Sangue oculto nas fezes, teste de, 196-197
Sarampo, 505-508
  vacinação, 505
Saw palmetto, extrato da planta, hiperplasia prostática benigna, 577-578
Secnidazol, disenteria amebiana, 254-255
Secretina, autismo, 454
Sedativos, crupe, 472-473
Selegilina, demência, 592-594
Selênio, sulfeto de, dermatite seborréica, 99, 100
Seminoma veja Câncer de testículo
Sena, constipação, 171-173
  crianças, 464-465
  pessoas com prescrição de opióides, 17-18
Serotonina, inibidores da recaptação da
  veja também Inibidores seletivos da recaptação da serotonina (ISRSs)
  cefaléia do tipo tensional, 343-344
  incontinência de estresse, 545-546
  transtorno obsessivo-compulsivo, 617-618
Sertralina
  depressão, 475-477
  depressão pós-natal, 417
  transtorno de ansiedade generalizada, 609

transtorno de estresse pós-traumático, 612
transtorno obsessivo-compulsivo, 617-618
Sevelamer, doença renal terminal, 228
Sibilância na infância, 449-452
Sibutramina, obesidade, 246
Sífilis, notificação do parceiro, 634, 639
Sigmoidoscopia flexível, 196-197
Sildenafil, disfunção erétil, 575
Simeticona, cólica do lactente, 462-463
Síndrome antifosfolipídeo, 412-413
Síndrome da angústia respiratória aguda (SARA), 379-381
  intervenções, 379-380
Síndrome da fadiga crônica, 336-337
  tratamentos, 336-337
Síndrome da morte súbita do lactente (SMSL), 509-510
  prevenção, 509-510
Síndrome de ardência bucal, 625-626
  tratamentos, 625-626
Síndrome do choque por dengue, 248-250
  tratamentos, 248-250
Síndrome do cólon irritável, 198-199
  tratamentos, 198-199
Síndrome do túnel do carpo, 338-340
  tratamentos cirúrgicos, 338-340
  tratamentos medicamentosos, 338-339
  tratamentos não-medicamentosos, 338-340
  tratamentos pós-operatórios, 338-340
Síndrome dos ovários policísticos, 559-560
  tratamentos, 559-560
Síndrome pós-trombótica, 90
Síndrome pré-menstrual, 561-563
  intervenções dietéticas, 561, 563
  terapias físicas, 561, 562
  tratamentos cirúrgicos, 561, 563
  tratamentos hormonais, 561, 562
  tratamentos medicamentosos, 561, 562
  tratamentos psicológicos, 561, 562
Sinusite, 143-145
  tratamentos, 143-144
Slingoplastia intravaginal posterior, prolapso genital, 556, 557
Social Stories, autismo, 453, 454
Solução de reidratação oral com bicarbonato, diarréia, 251-253
Solução de reidratação oral de aminoácidos, diarréia, 251-253
Soluções doces, redução de dor durante coleta de sangue em lactentes, 460-461
Son-Rise, 453, 454
Sotalol
  fibrilação atrial, 58-60
  prevenção de DCV, 83, 84
  tremor essencial, 366, 367
Spray e alongamento, dor cervical, 301-302
Stanford V, tratamento de linfoma de Hodgkin, 151

Índice

Stents intracoronarianos, prevenção de DCV, 84-85, 36-38
Sterculia, constipação, 464-465, 171-173
Substituto de pele, úlceras venosas das pernas, 410-411
Substituto de pele cultivado alogênico, úlceras venosas das pernas, 410-411
Subtalamotomia, doença de Parkinson, 348-349
Sulconazol, nitrato de, pé-de-atleta, 116
Sulfadiazina, doença meningocócica, 256-257
Sulfadiazina de prata, creme de, queimaduras, 404-405
Sulfadoxina-pirimetamina *veja* Pirimetamina-sulfadoxina
Sulfametoxazol-trimetoprim *veja* Cotrimoxazol
Sulfassalazina
   artrite reumatóide, 294, 295
   doença de Crohn, 174-175
Sulfinpirazona, gota, 320-321
Sulfoniluréias, diabetes, 30-32
Sulodexida, úlceras venosas das pernas, 409-411
Sulpirida, esquizofrenia, 603-605
Sumatriptano, enxaqueca, 480-481
Suplementação de potássio, prevenção de DCV, 81-82
Suplementos vitamínicos *veja* Multivitamínicos; *vitaminas específicas*
Suporte de ar fluidificado, úlceras de pressão, 406-408
Suporte de peso, joanete, 325-326
Suporte inotrópico, asfixia perinatal, 447-448
Suportes suburetrais, incontinência de estresse, 545-547
Supositórios de glicerol/glicerina, constipação, 171-173
   pessoas com prescrição de opióides, 17-18
Supressão ovariana, infertilidade, 548-550
Suspensão com agulha, incontinência de estresse, 545-547
Suturas, métodos de, episiotomias, 414-416
Tabagismo, cessação de
   aborto recorrente, 412-413
   doença arterial periférica, 53-54
   doença de Crohn, 174-175
   doença pulmonar obstrutiva crônica, 390, 391
   fenômeno de Raynaud, 315-316
   insuficiência renal crônica, 234, 235
   prevenção de DCV, 83-85, 36
   prevenção de infecção pulmonar pós-operatória, 25
Tacrina, demência, 592-593
Tacrolimus
   eczema atópico, 101-102
   vitiligo, 127
Tadalafil, disfunção erétil, 575
Talamotomia
   distonia, 345-347
   doença de Parkinson, 348-349
Talas de punho, síndrome do túnel do carpo, 338-340
Talas gessadas, joanete, 325-326
Talas noturnas
   dor plantar no calcanhar, 313-314
   joanete, 325-326
Talidomida, mieloma múltiplo, 159-161
Tamoxifeno
   câncer de mama, 518-519, 522-524
   dor mamária, 537-538
   infertilidade, 548-550
Tansulosina, 577-578
Taquiarritmias ventriculares, 86-87
   tratamentos medicamentosos antiarrítmicos, 86-87
Taxanos
   câncer de mama, 518-520
   câncer de ovário, 526-527
Tazaroteno
   psoríase, 119-121
   rugas, 122-123
TEACCH, 453, 454
Tegafur, câncer de pulmão, 387-388
Tegaserod, síndrome do cólon irritável, 198-199
Teicoplanina, MRSA, 279-280
Temazepam
   insônia em idosos, 203
   transtorno de estresse pós-traumático, 611-612
Temozolomida, melanoma maligno, 111-112
Teofilina
   asma, 449-450, 382-383
   cãibras nas pernas, 297-298
   doença pulmonar obstrutiva crônica, 390, 391
   insuficiência renal aguda, 230, 231
Terapia centrada no cliente, transtorno de pânico, 614-615
Terapia cognitiva
   veja também Terapia cognitivo-comportamental
   automutilação deliberada, 586-587
   depressão, 600
   transtorno bipolar, 606-607
   transtorno obsessivo-compulsivo, 617-618
Terapia cognitiva do trauma, violência doméstica, 566-567
Terapia cognitivo-comportamental
   bulimia nervosa, 589-590
   cefaléia do tipo tensional, 343-344
   depressão, 475-477
   depressão pós-natal, 417-418
   disfunção erétil, 575-576
   epilepsia, 352
   esquizofrenia, 603-605

Índice

681

insônia em idosos, 203
síndrome da fadiga crônica, 336-337
síndrome de ardência bucal, 625-626
síndrome do cólon irritável, 198-199
síndrome pré-menstrual, 561, 562
transtorno de ansiedade generalizada, 609
transtorno de estresse pós-traumático, 611-612
transtorno de pânico, 614-616
transtorno obsessivo-compulsivo, 617-618
Terapia com líquidos
  veja também Hidratação; Terapia de reidratação
  cólica renal aguda, 239
  constipação, 464-465, 171-172
  dengue, 248-249
  diarréia, 251-253
  doença diverticular do cólon, 178-179
  insuficiência renal aguda, 230
Terapia comportamental dialética
  automutilação deliberada, 586-587
  bulimia nervosa, 589-591
Terapia de adesão, esquizofrenia, 603-605
Terapia de casal, transtorno de pânico, 614-616
Terapia de células-tronco
  câncer de mama, 524-525
  linfoma não-Hodgkin, 156-158
  mieloma múltiplo, 159-161
Terapia de deglutição, doença de Parkinson, 348-350
Terapia de drama, transtorno de estresse pós-traumático, 611-612
Terapia de exposição
  bulimia nervosa, 589-590
  transtorno de pânico, 614-616
Terapia de fala
  distonia, 346-347
  doença de Parkinson, 348-350
Terapia de família
  depressão, 475-477
  epilepsia, 352
  esquizofrenia, 603-605
Terapia de grupo
  depressão, 475-477
  depressão pós-natal, 417-418
  transtorno de estresse pós-traumático, 611-612
Terapia de linguagem, doença de Parkinson, 348-350
Terapia de onda de choque extracorpórea
  cotovelo de tenista, 299-300
  dor no ombro, 310, 311
  dor plantar no calcanhar, 313-314
  litotripsia (LECO), litíase renal, 238, 239
Terapia de orientação cognitiva, bulimia nervosa, 589-591

Terapia de reforço motivacional, bulimia nervosa, 589-591
Terapia de reidratação
  veja também Terapia com líquidos; Hidratação
  diarréia, 251-253
  gastrenterite, 482-483
Terapia de relaxamento
  cefaléia do tipo tensional, 343-344
  epilepsia, 352
  síndrome pré-menstrual, 561, 562
  transtorno de ansiedade generalizada, 609
  transtorno de pânico, 614-615
Terapia de relaxamento muscular, enxaqueca, 480-481
Terapia de reminiscências, demência, 592-594
Terapia de reposição de butirilcolinesterase, envenenamento por organofosforados, 397-398
Terapia de reposição hormonal (TRH)
  dor mamária, 537-538
  prevenção de DCV, 83, 84
  prevenção de fraturas em mulheres pós-menopáusicas, 334-335
  síndrome de ardência bucal, 625-626
Terapia de resolução de problemas
  automutilação deliberada, 586-587
  depressão, 600
Terapia de ressincronização cardíaca, insuficiência cardíaca, 64-66
Terapia de retreinamento de zumbido, 146-147
Terapia de substituição renal, 230-232
Terapia de visão ativa, 207-208
Terapia eletromagnética
  dor cervical, 301-302
  zumbido, 146-147
Terapia hipolipemiante
  veja também Colesterol, redução do
  dislipidemia em diabetes, 33-37
  prevenção de DCV, 78-80, 83, 84, 36, 37
Terapia hormonal
  veja também Terapia de reposição hormonal (TRH); hormônios específicos
  câncer de mama, 518-519, 522-525
  câncer de próstata, 568-570
  depressão pós-natal, 417
  endometriose, 539-541
  síndrome pré-menstrual, 561, 562
Terapia interpessoal
  bulimia nervosa, 589-591
  depressão, 475-477, 600
  depressão pós-natal, 417
Terapia larval, úlceras venosas das pernas, 409-411
Terapia ocupacional
  distonia, 346-347
  doença de Parkinson, 348-349

©BMJ Publishing Group Ltd 2007 www.clinicalevidence.bmj.com

Índice

Terbinafina
 dermatite seborréica, 99, 100
 infecções fúngicas das unhas dos pés, 108-110
 pé-de-atleta, 116
Terfenadina, rinite alérgica sazonal, 141-142
Termoterapia transpupilar, degeneração macular relacionada à idade, 214-216
Termoterapia transuretral com microondas hiperplasia prostática benigna, 577-578
 prostatite, 579-581
Testosterona, sintomas da menopausa, 564-565
Tetracaína, redução da dor durante coleta de sangue em lactentes, 460-461
Tetraciclina
 acne vulgar, 93, 94
 clamídia genital, 629
 MRSA, 279-280
 tracoma e, 223
 úlceras aftosas, 624-628
Tiacetazona, tuberculose, 444, 445
Tiagabina, epilepsia, 352
Tiamazol, hipertireoidismo, 241
Tiamina, dismenorréia, 534
Tibolona
 dor mamária, 537-538
 fibróides, 542-544
 síndrome pré-menstrual, 561, 562
 sintomas da menopausa, 564-565
Ticlopidina, angina, 51
Tienopiridinas, prevenção de DCV, 83, 84
Timolol, fibrilação atrial, 58-60
Timpanoplastia, otite média supurativa crônica, 139-140
Timpanostomia, otite média, 494, 495
Tinidazol, disenteria amebiana, 254-255
Tin-mesoporfirina, icterícia neonatal, 484
Tioconazol
 infecções fúngicas das unhas dos pés, 108-110
 pé-de-atleta, 116
Tireoidectomia, 241
Tirilazade, AVC, 68
Tiroxina, hipertireoidismo, 241
Tizanidina, nevralgia do trigêmeo, 359-360
Tobramicina, bronquiectasia, 385-386
Tocolíticos, parto pré-termo, 428, 429
Toki-shakuyaku-san, dismenorréia, 534
Tolcapone, doença de Parkinson, 348
Tolterodina, enurese noturna, 478-479
Topiramato
 bulimia nervosa, 589-590
 epilepsia, 352
 nevralgia do trigêmeo, 359-360
 transtorno bipolar, 606-607
 tremor essencial, 366, 367

Torção de tornozelo, 341-342
 tratamentos, 341-342
Toremifeno, dor mamária, 537-538
Torsades de pointes, 86-87
Toxina botulínica
 cefaléia do tipo tensional, 343-344
 distonia, 345-346
 esclerose múltipla, 354-355
Toxoplasmose
 congênita, 284-285
 profilaxia com infecção por HIV, 434-436
 tratamento durante gestação, 284-285
Trabalho de parto veja Parto
Trabeculectomia, glaucoma, 217
Tração
 dor cervical, 301-302
 dor lombar, 304-309
 fratura de quadril, 317-319
 hérnia de disco lombar, 323-324
Tracoma, 223-224
 cirurgia palpebral, 223
 prevenção, 223
Tramadol
 nevralgia pós-herpética, 283
 pancreatite, 193-195
Transfusão de sangue
 veja também Exsangüineotransfusão
 dengue, 248-250
 doença falciforme, 148-150
 malária, 271, 272
Transplante cardíaco, choque cardiogênico, 61-62
Transplante de fígado, envenenamento por paracetamol, 400-401
Transplante de medula óssea, linfoma não-Hodgkin, 156
Transtorno bipolar, 606-608
 prevenção de recaída, 606-608
 tratamentos em depressão bipolar, 606-607
 tratamentos em mania, 606-607
Transtorno de ansiedade generalizada, 609-610
 tratamentos, 609-610
Transtorno de déficit de atenção/hiperatividade, 511-512
 tratamentos, 511
Transtorno de estresse pós-traumático, 611-613
 prevenção, 611-612
 tratamento, 611-613
Transtorno de pânico, 614-616
 tratamentos combinados, 614-616
 tratamentos medicamentosos, 614-616
 tratamentos não-medicamentosos, 614-616
Transtorno depressivo maior, 601-602
Transtorno distímico, 601-602
Transtorno obsessivo-compulsivo, 617-618
 tratamento de manutenção, 617-618
 tratamentos de segunda linha, 617-618
 tratamentos iniciais, 617-618

Índice

Transtornos do sono
veja também Insônia em idosos; *Jet lag*; Apnéia do sono
  em crianças, 513-515
    dissonias, 513-515
    parassonias, 513-515
    tratamentos, 513-515
Transtornos invasivos do comportamento (TID), 455-456
Traquelectomia, câncer cervical, 516
Trastuzumabe, câncer de mama, 518-519, 522-524
Tratamento antiangiogênese, degeneração macular relacionada à idade, 214-216
Tratamento antibiótico
veja também drogas específicas
  amigdalite, 130
  apendicite, 163-164
  bronquiectasia, 385-386
  bronquite, 368-369
  celulite, 97
  cistite, 531-532
  clamídia genital, 629, 630
  conjuntivite, 212-213
  crupe, 471, 472
  diarréia, 251-253
  doença de Crohn, 174-175
  doença diverticular do cólon, 178-179
  doença falciforme, 148-150
  doença inflamatória pélvica, 631-632
  doença meningocócica, 256-258
  doença pulmonar obstrutiva crônica, 390, 391
  dor de garganta, 370, 371
  dor mamária, 537-538
  erisipela, 97
  erradicação de *H. pylori*, 189-192
  gonorréia, 633
  infecção do trato urinário em crianças, 486-487
  infecção neonatal por estreptococos do grupo B, 490
  mieloma múltiplo, 159-161
  mordeduras de mamíferos, 402-403
  MRSA, 279-281
  otite externa, 137-138
  otite média aguda, 494, 495
  otite média com efusão, 497-499
  otite média supurativa crônica, 139-140
  parto pré-termo, 428, 429
  pielonefrite, 553-555
  pneumonia, 372, 373
  profilaxia perioperatória de fratura de quadril, 317-319
  prostatite crônica, 579-581
  queimaduras, 404-405
  resfriado comum, 377-378
  sinusite, 143, 144
  tracoma e, 223
  trauma cranioencefálico, 363-364
  úlceras venosas das pernas, 410-411
  vaginose bacteriana, 640-641
Tratamento anti-retroviral, 439-441
  prevenção da transmissão da mãe para o bebê, 437-438
Tratamento antitrombina, angina, 51
Tratamento antitrombótico
  fibrilação atrial, 58-59
  prevenção de DCV, 83, 84
Tratamento de campo eletromagnético pulsado, dor cervical, 301-302
Tratamento fotodinâmico
  degeneração macular relacionada à idade, 214-216
  verrugas, 125
Tratamento funcional, torção de tornozelo, 341-342
Tratamento homeopático
  síndrome da fadiga crônica, 336-337
  torção de tornozelo, 341-342
  verrugas, 125
Tratamentos herbais
veja também tratamentos específicos
  candidíase vulvovaginal, 528-530
  dismenorréia, 534
  hiperplasia prostática benigna, 577-578
  piolho da cabeça, 117-118
  sintomas da menopausa, 564-565
Tratamentos psicológicos
veja também tratamentos específicos
  anorexia nervosa, 583-585
  automutilação deliberada, 586-588
  bulimia nervosa, 589-591
  depressão, 600-602
  herpes genital, 636
  psoríase, 119
  síndrome pré-menstrual, 562
  transtorno bipolar, 606-607
  transtorno de déficit de atenção/hiperatividade, 511
  transtorno de estresse pós-traumático, 611-612
  transtorno de pânico, 614-616
Tratamentos psicossociais, prevenção de DCV, 83, 84
Trauma cranioencefálico, 363-365
  redução de complicações, 363-365
Trazodona, demência, 592-594
Treinamento de cama seca, 478-479
Treinamento de habilidades sociais
  autismo, 454
  esquizofrenia, 603-605
Treinamento de integração auditiva, autismo, 453, 455-456

Índice

Treinamento de integração sensorial, autismo, 453-456
Tremor essencial, 366-367
   tratamentos medicamentosos, 366-367
Tretinoína
   acne vulgar, 93
   rugas, 122-123
Triazolam, insônia em idosos, 203
Trifluoperazina, transtorno de ansiedade generalizada, 609
Trimetazidina, doença de Menière, 134-135
Trimetoprim
   cistite, 531-532
   MRSA, 279-281
Trimetoprim-dapsona, pneumonia por *P. carinii*, 442
Trimipramina, síndrome do cólon irritável, 198
Trinitrato de glicerila
   dor no ombro, 310, 311
   fissura anal, 182
   prevenção de pré-eclâmpsia, 431
Triptanos, enxaqueca, 480-481
Triquíase, 223
Trombina, inibidores da
   angina, 51
   AVC, 67
Tromboembolismo, 88-90
   apoio de decisão computadorizado, 88, 90
   embolia pulmonar, 88-90
   prevenção com cirurgia de fratura de quadril, 317, 318
   trombose venosa profunda, 88-89
Trombólise
   AVC, 67, 68
   choque cardiogênico, 61-62
   infarto agudo do miocárdio, 61
   prevenção de DCV, 36-38
   tromboembolismo, 88-89
Trombose venosa profunda, 88-90
   prevenção com cirurgia de fratura de quadril, 317, 318
Trovafloxacina, clamídia genital, 629
Tuberculose, 286-288
   com infecção por HIV, 434-435, 444-446
     profilaxia, 434-435
       tratamentos de primeira linha, 444, 445
       tratamentos de segunda linha, 444, 445
   melhora da adesão ao tratamento, 286-288
   prevenção, 434-435, 286-288
   resistência a múltiplas drogas, 286-288
   tratamento, 444-445, 286-288
Tubos de ventilação
   otite média aguda, 494, 495
   otite média com efusão, 497-499
Úlcera duodenal, erradicação de *H. pylori*, 189-190

Úlcera gástrica, erradicação de *H. pylori*, 189-190
Úlcera péptica, erradicação de *H. pylori*, 189-191
Úlceras aftosas, 624-628
   tratamentos, 624-628
Úlceras de pé diabético, 42-43
   prevenção, 42
   tratamento, 42, 43
Úlceras de pressão, 406-408
   prevenção, 406-408
   tratamentos, 406-408
Úlceras venosas das pernas, 409-411
   prevenção de recorrência, 409-411
   tratamentos, 409-411
Ultra-som, terapia com
   dor lombar, 305-306
   dor no ombro, 311
   dor plantar no calcanhar, 313-314
   fibróides, 542-544
   síndrome do túnel do carpo, 338-340
   torção de tornozelo, 341-342
   úlceras de pressão, 406-408
   úlceras venosas das pernas, 409-411
Ultravioleta, terapia de luz
   psoríase, 119-121
   vitiligo, 127-128
Umidificação, crupe, 471, 472
Uracil, câncer de pulmão, 387-388
Ureterolitotomia, 238, 239
Ureteroscopia, 238, 239
Urolitíase, 239
Uveíte, 225-226
   tratamento com gotas oculares antiinflamatórias, 225
Vacina com bacilo Calmette Guerin (BCG), 259-260
Vacina contra varicela, prevenção de varicela, 289
Vacina pneumocócica
   doença falciforme, 148-150
   otite média e, 494, 495
   prevenção de pneumonia, 372
Vacinação
   veja também Vacina pneumocócica
   caxumba, 505
   hanseníase, 259-260
   hepatite B, 261-262
   herpes genital, 635-636
   influenza, 267-268
   malária: prevenção em viajantes, 275-276
   melanoma maligno, 113, 114
   pneumonia, 372
   rubéola, 505-507
   sarampo, 505
   tétano, mordeduras de mamíferos, 402-403

vacina MMR, 505-507
varicela, 289-291
verrugas genitais, 643-645
Vaginose bacteriana, 640-642
  tratamento antes de procedimentos ginecológicos, 640-641
  tratamento de parceiros masculinos, 640-641
  tratamentos antibacterianos, 640-641
  em mulheres grávidas, 640-641
Valaciclovir
  com infecção por HIV, 434-435, 636
  herpes genital, 635, 636
  herpes labial, 106, 107
  nevralgia pós-herpética, 282
  paralisia de Bell, 361-362
  varicela, 289-291
Valproato
  crises de ausência em crianças, 469
  transtorno bipolar, 606-608
Valproato de sódio
  veja também Valproato
  demência, 592-594
  epilepsia, 351, 352
  nevralgia do trigêmeo, 359-360
Vancomicina, MRSA, 279-280
VAPEC-B, tratamento de linfoma de Hodgkin, 151, 153-154
Vardenafil, disfunção erétil, 575
Varfarina
  angina, 51-52
  tromboembolismo, 88-89
Varicela, 289-291
  prevenção, 289-291
  tratamentos, 289-291
Varicocele, 582
  tratamentos, 582
Vaselina, sangramento nasal, 504
Vasodilatadores, choque cardiogênico, 61-62
VBM, tratamento de linfoma de Hodgkin, 151, 152
Vegetais, consumo de, prevenção de DCV, 75-77
Veias varicosas, 91-92
  tratamentos, 91-92
Venlafaxina
  bulimia nervosa, 590-591
  depressão, 475-477, 597-598
  transtorno de ansiedade generalizada, 609
  transtorno de estresse pós-traumático, 612-613
  transtorno obsessivo-compulsivo, 617-618
Venopunção, lactentes, 460-461
Ventilação
  asma, 382-383
  parada cardiorrespiratória, 500-501
  síndrome da angústia respiratória aguda, 379-380

Verapamil, fibrilação atrial, 58-60
Verrugas, 125-126
  genital, 643-645
  prevenção de transmissão, 643-645
  tratamentos, 643-645, 125-126
Verrugas genitais, 643-645
  prevenção de transmissão, 643-645
  tratamento, 643-645
Verteporfina, degeneração macular relacionada à idade, 214-216
Vigabatrina, epilepsia, 351, 352
Vinblastina, câncer de testículo, 572
Violência doméstica contra a mulher, 566-567
  intervenções, 566-567
Vírus da imunodeficiência humana veja HIV, infecção por
Vírus da varicela-zoster (VZV)
  veja também Nevralgia pós-herpética
  com infecção por HIV, 434-435
  varicela, 289-291
Vírus respiratório sincicial
  imunoglobulina, bronquiolite, 457-459
Vitamina A
  autismo e, 453, 454
  prevenção de transmissão de HIV, 437-438
Vitamina B_{12}
  dismenorréia, 534-535
Vitamina B_6 (piridoxina)
  autismo e, 453, 454
  dor mamária, 537-538
  eczema atópico, 101-103
  náuseas e vômitos durante a gestação, 426
  síndrome do túnel do carpo, 338-339
  síndrome pré-menstrual, 561, 563
Vitamina C
  autismo e, 453, 454
  prevenção de DCV, 83-85
  resfriado comum, 377-378
  rugas, 122-123
Vitamina D, análogos da
  prevenção de fraturas em mulheres pós-menopáusicas, 334-335
  psoríase, 119-121
  vitiligo, 127
Vitamina D, prevenção de fraturas em mulheres pós-menopáusicas, 334-335
Vitamina E
  cãibras nas pernas, 297-298
  dismenorréia, 534-535
  doença arterial periférica, 53
  dor mamária, 537-538
  eczema atópico, 101-102
  prevenção de DCV, 75-76, 83-85
  rugas, 122-123
Vitiligo, 127-129
  tratamentos clínicos, 127-128
  tratamentos com luz ultravioleta, 127-128

Índice

Vitrectomia, retinopatia diabética, 47, 48
Vômitos *veja* Náuseas e vômitos
Xantina oxidase, inibidores da, gota, 321-322
Xilometazolina, sinusite, 143, 144
Zaleplon, insônia em idosos, 203
Zanamivir, influenza, 267-268
Zidovudina, infecção por HIV, 439-440
    prevenção de transmissão da mãe para o bebê, 437
Zinco
    acne vulgar, 93
    degeneração macular relacionada à idade, 214-215
    eczema atópico, 101-103
    halitose, 623-624
    resfriado comum, 377-378
    úlceras venosas das pernas, 409-411
    zumbido, 146-147
Zinco, óxido de, herpes labial, 106, 107
Zinco, sulfato de
    doença falciforme, 148-150
    verrugas, 125-126
Ziprasidona
    esquizofrenia, 603-605
    transtorno bipolar, 606-607
Zolpidem
    insônia em idosos, 203
    jet lag, 205-206
Zonisamida, epilepsia, 352
Zopiclona
    insônia em idosos, 203, 204
    jet lag, 205-206
Zotepina, esquizofrenia, 603-605
Zumbido, 146-147
    tratamentos, 146-147